# 吕志平简介

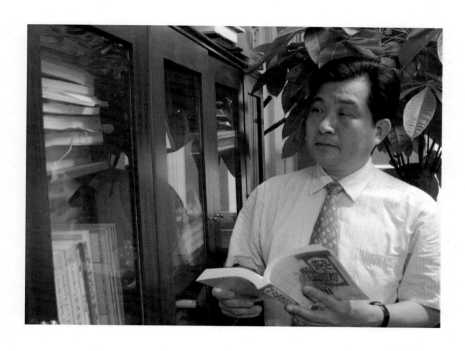

    吕志平，南方医科大学首席专家，中医药学院/中西医结合医院原院长，二级教授，主任医师，博士生导师，国家级中医教学名师，全国名老中医传承工作室专家，第五批、第六批全国老中医药专家学术经验继承工作指导老师，广东省名中医，享受国务院政府特殊津贴。先后主持各类课题 20 余项，其中国家自然科学基金重点课题 1 项、面上项目 6 项，获中国中西医结合学会科学技术奖一等奖 1 项、省部级科技进步奖二等奖 5 项、国家发明专利 5 项，出版论著 20 部，发表论文 200 余篇，培养研究生约 80 名。

# 贺松其简介

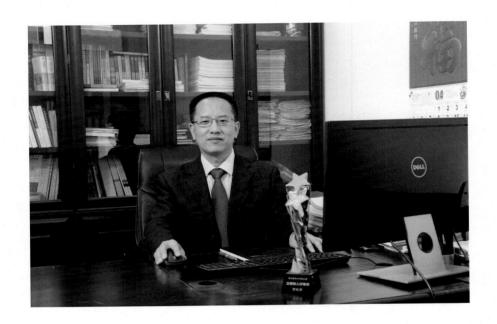

　　贺松其，医学博士，教授，主任医师，博士生导师，博士后合作导师，第四批全国中医临床优秀人才，全国名老中医药专家传承工作室负责人，现任南方医科大学中医药学院副院长，兼任教育部高等学校中医学类专业教学指导委员会委员、中国中西医结合学会教育工作委员会副主任委员、中国民族医药学会肝病专业委员会副主任委员，广东省中医药学会中医基础理论专业委员会主任委员。主持国家自然基金课题 4 项、省部级课题 15 项，发表论文120 多篇，主编、副主编教材及专著约 10 部，培养研究生约 20 人。

[资助项目]

1.全国名老中医药专家传承工作室项目（国中医药人教发【2016】42号）

2.第四批全国中医临床优秀人才研修项目（国中医人教发【2017】24号）

# 吕志平中西医结合肝病基础与临床

主　审　吕志平

主　编　贺松其

科学出版社

北　京

# 内 容 提 要

本书主要介绍全国名老中医传承工作室及全国老中医药继承工作指导老师、广东省名中医吕志平教授中西医结合防治肝病的学术思想、临床经验及诊疗特色，可概括为基础与临床两大部分。基础部分为第一章，重点介绍吕志平教授中西医结合肝病基础研究概述，包括肝病的历史沿革、病因病机、辨证施治、证型与治法等方面。临床部分为第二至八章，将临床实践经验与客观的科学研究证据相结合，着重介绍吕志平教授擅长的常见肝脏疾病的辨证治疗特色、规律、用药经验及医案精选等。其中第二章为病毒性肝炎，第三章为自身免疫性肝病，第四章为脂肪肝，第五章为肝纤维化，第六章为肝硬化，第七章为肝硬化腹水，第八章为肝癌。附录为吕志平教授学术团队论文发表情况及肝病相关的最新诊疗指南。书中附有主要参考书目及参考文献。

本书广泛适合于从事中医药行业教学、科研和临床工作的读者，特别适合于从事中医学、中西医结合肝病教学、科研及临床一线的工作人员，也可作为肝病患者的重要参考书。

**图书在版编目（CIP）数据**

吕志平中西医结合肝病基础与临床 / 贺松其主编.—北京：科学出版社，2020.10
ISBN　978-7-03-065973-6

Ⅰ.①吕…　Ⅱ.①贺…　Ⅲ.①肝疾病－中西医结合－诊疗　Ⅳ.①R575

中国版本图书馆 CIP 数据核字（2020）第 164320 号

责任编辑：郭海燕　国晶晶 / 责任校对：郭瑞芝
责任印制：徐晓晨 / 封面设计：蓝正设计

科学出版社出版
北京东黄城根北街 16 号
邮政编码：100717
http://www.sciencep.com
北京捷迅佳彩印刷有限公司 印刷
科学出版社发行　各地新华书店经销
*
2020 年 10 月第　一　版　　开本：787×1092　1/16
2020 年 10 月第一次印刷　　印张：24　插页：1
字数：630 000
**定价：148.00 元**
（如有印装质量问题，我社负责调换）

# 本书编委名单

主　审　吕志平

主　编　贺松其

副主编　张国华　张绪富

编　委　（按姓氏笔画排序）

安海燕　孙海涛　张丽华

张国华　张绪富　庞　杰

贺松其　高　磊　黄　莎

黄少慧

秘　书　孙海涛　黄　莎

# 前　言

　　名老中医经验总结与传承是发展中医的重要途径。吕志平教授为二级教授，主任医师，博士生导师，中西医结合肝病专家，国家级中医教学名师，全国名老中医传承工作室专家，第五批、第六批全国老中医药专家学术经验继承工作指导老师，广东省名中医，享受国务院政府特殊津贴，教育部重点学科中西医结合临床医学学科带头人，教育部中西医结合教学团队带头人，教育部高等学校中医教学指导委员会委员，中国中西医结合学会常务理事。吕志平教授从事中西医结合肝病临床医疗与科研工作 39 年，积累了丰富的实践经验，其学术思想、临床经验及诊疗特色，是在长期的临床、科研与教学实践过程中形成的，是理论与实践结合的产物。总结与传承吕志平教授的中西医结合诊治肝病经验，不仅可以丰富中西医结合治疗肝病的理论体系，同时还会对中西医结合防治肝病的学术进步产生较大的推动作用，将为中西医肝病的发展注入新的活力，对做好继承与发扬工作有重要意义。

　　本书注重中医原创思维，从基础与临床两个角度系统总结了名中医吕志平教授中西医结合防治肝病的学术思想、临床经验及诊疗特点。吕志平教授应用中西医结合的治疗方法，防治慢性肝炎、肝纤维化、肝硬化、肝癌、脂肪肝、肝硬化腹水、自身免疫性肝病等肝胆疾病，取得了良好的临床疗效。其研制的保肝宁、养肝降酶丸、熊胆清肝胶囊、熊胆利胆胶囊等院内制剂，取得了良好的社会效益。在解决疑难、复杂、危重疾病方面，吕志平教授以肝癌作为重点防治病种，探索肝炎-肝硬化-肝癌发展进程及肝癌系统性治疗的有效手段，建立肝癌预防评价体系，探索区域内肝癌高发人群健康管理，开展亚健康干预及肝癌早期筛查，探讨肝癌早期诊断和预后评估指标并研发肝癌早期诊断新方法，初步建立肝癌预防评价体系，获得了同行的广泛认可，同时对肝癌的不同类型，采取中西医结合方法，拟定肝癌术前、术后，结合化疗、放疗及保守治疗的不同中西医结合治疗方案，拟定相应方剂，取得较好临床疗效，有效地提高了区域肝癌诊治水平。

　　本书编写注重概念阐述标准化、语言陈述精练化，本着压缩文字、精练语言、规范概念、强化中西医结合特色的原则编写，注重理论联系实际，彰显吕志平教授原创的学术思想，在整体框架设计上，进一步突显科研思想创新、有效指导临床设计理念，在中西医结合防治肝病方面起引领示范效应。本书可直接服务于科研和教学工作，是从事中医及中西医结合肝病研究者的重要参考工具，亦可直接为临床服务，对提高肝脏病临床防治水平有指导意义。

　　希望本书对读者的临床、科研、教学有所帮助，这是我们编写本书的最大目的。由于水平有限，书中难免有不足之处，敬请同道、前辈批评指正。

编者

2019 年 5 月 1 日

# 目　录

# 吕志平中西医结合肝病学术思想

吕志平，二级教授，主任医师，博士生导师，国家级中医教学名师，全国名老中医传承工作室专家，第五批、第六批全国老中医药专家学术经验继承工作指导老师，广东省名中医，享受国务院政府特殊津贴，教育部重点学科中西医结合临床医学学科带头人，广东省攀峰学科中西医结合学科带头人，教育部中西医结合教学团队带头人，教育部高等学校中医教学指导委员会委员，中华中医药学会常务理事，中国中西医结合学会常务理事，中国医师学会中西医结合医师分会常务理事，中西医结合学会科研院所工作委员会副主任委员，中国中西医结合学会教育工作委员会副主任委员，中华中医药学会基础理论专业委员会副主任委员，中国中西医结合学会肝病专业委员会常委，广东省中医药学会副会长，广东省中西医结合学会副会长，广东省中西医结合教学指导委员会主任委员，广东省医师协会中西医结合医师分会主任委员，广东省中医药学会络病专业委员会主任委员，广东省中医药学会肝病专业委员会副主任委员，先后主持各类课题 20 余项，其中国家自然科学基金重点课题 1 项、面上项目 6 项，获中国中西医结合学会科学技术一等奖 1 项、省部级科技进步二等奖 5 项、国家发明专利 5 项，主编规划教材 4 部，出版论著 20 部（册），发表论文 200 余篇、SCI 收录 20 余篇，培养中医学术继承人 4 名、研究生 76 名，其中博士研究生 31 名、博士后 4 名。其学术成就从以下三点予以探究。

## 一、传承创新中医肝病学术思想

吕志平教授于 20 世纪 80 年代初毕业于广州中医学院，从事中医临床工作 39 年，1987 年在广州中医学院进修期间，跟随广东省名老中医关汝耀教授，深得其关爱、悉心指导，对其灵活运用经验方"调肝汤"治中医内科杂病有一定体会。1992 年，吕志平教授在山东读研究生期间，师承刘承才老师并得到山东省名老中医张珍玉教授指导，对其灵活运用"逍遥散""柴胡疏肝散""茵陈蒿汤""四逆散"治疗肝病等中医内科疑难病体会深刻。1995 年返校后，吕志平教授长期坚持中医临床工作，逐步形成了自己的学术思想和经验方法。

（1）肝位中焦，主疏泄、调气机，为气机之中枢，血之运行、津液之输布、脾胃之升降、胆汁之排泄、肺之肃降、腑气之畅通，均与气机密切相关，故肝气条达，关乎脏腑调和，气血津液运行输布，水谷纳化、排泄。临床治病，疏肝理气是重要治则。吕志平教授善用加味四逆散治疗中医内科杂病，效验确切。

（2）岭南为多湿多热之地，病毒性肝炎及多种肝病诊治应结合岭南地理特点，分期分证、审因论治。其认为，湿毒贯穿肝病始终，初期（活动期）多以湿热为主，治宜清热利湿（退黄）、解毒，用茵栀清肝汤；慢性期（肝纤维化期）多以肝郁脾虚、夹瘀为主，治宜疏肝理气健脾、祛瘀解毒除湿，自拟白丹软肝汤；肝硬化期（代偿期）以瘀毒湿滞、肝郁多虚为主，治宜软坚散结、除湿解毒、理气补虚，用双甲调肝汤；肝瘀期（失代偿期）以瘀毒湿滞、气滞水停、夹虚（诸虚）为主，治宜祛瘀毒、利水湿、疏郁滞、补诸虚，用灵甲护肝汤。

（3）阐明了肝炎后肝纤维化的病机关键是肝郁脾虚、湿热内阻、夹瘀毒，反映了广东地区慢性乙型肝炎的证候特点；提出隐证型患者肝组织呈现出由轻微病变至肝硬化的系列肝病谱，同样存在治疗必要性的新观点，为防治肝纤维化提供临床依据；开展肝炎后肝硬化的优化治疗方案工作且取得初步成果。

吕志平教授对消化系统疾病、抑郁症等有独到见解，认为消化系统疾病多累及肝、脾、胃肠、胆诸脏腑，以肝郁、肝火、肝胆湿热、脾虚、脾湿、胃肠湿热、胃阴不足多见，临床多采用抑本扶土法，常用四逆散合葛根芩连汤、四逆散合附桂理中汤，自拟补脾益肠汤、疏肝利胆汤等；抑郁症多表现为肝郁脾虚、肝郁化火、肝郁痰阻、痰浊扰心，日久可致心脾两虚、脾肾阳虚、肝肾阴虚等，常用加味逍遥散化裁，临床疗效确切，深受患者赞誉。

## 二、精研博采辨治中医疑难杂症

吕志平教授长期从事中医药学的临床工作，自 1995 年开始，一直负责南方医科大学南方医院和中西医结合医院肝胆病专科工作，尤其擅长应用中医理论及治疗方法防治慢性肝炎、肝纤维化、肝硬化、肝癌、脂肪肝、胆囊炎、胆石症及肝郁证等肝胆疾病，研制的保肝宁、养肝降酶丸、熊胆清肝胶囊、熊胆利胆胶囊等院内制剂取得较好疗效，同时对胃脘痛、腹痛、咳嗽、月经病等有丰富经验。

在治疗疑难杂症、慢性病等方面，吕志平教授团队选择以肝癌作为重点防治病种，探索肝炎、肝硬化、肝癌的发病规律及肝癌的中西医结合治疗手段，建立肝癌预防评价体系，探索区域内肝癌高发人群健康管理，开展亚健康干预及肝癌早期筛查，初步建立肝癌预防评价体系；同时对肝癌的不同类型，采取中西医结合方法，拟定肝癌术前、术后、结合化疗、放疗及保守治疗的不同中西医结合治疗方案，拟定相应方剂，且取得较好临床疗效，提高了区域肝癌诊治水平。

## 三、含英咀华培养中医肝病学科人才

吕志平教授现为教育部重点学科中西医结合临床医学学科带头人，广东省攀峰学科中西医结合学科带头人，广东省重点专科肝胆病专科学术带头人，南方医科大学中西医结合医院肝病科学术带头人，长期致力于学科建设。在打造学科平台、培养人才、提高科研水平等方面做了大量工作。吕志平教授一直在南方医科大学南方医院、中西医结合医院的名老中医传承工作室出诊，传道授业，培养新人。目前南方医科大学中西医结合医院将肝病科作为医院主要发展目标进行规划，吕志平教授团队紧密围绕肝郁证候机制研究、中药抗纤维化的机制与岭南中药抗病毒中药的筛选研究及肝炎后肝硬化-肝癌的基础及临床研究等专科研究方向有序开展工作，获多项国家和省级科研基金资助，制定和完善了《慢性乙型肝炎治疗常规》《肝硬化治疗常规》《肝癌诊疗常规》等诊疗常规，获批广东省中西医肝病工程技术研究中心、广州市中西医结合防治肝癌临床医学研究与转化中心（编号 201604020009）。本专科建设呈现良好发展势头，拥有床位 60 张，收治病种 15 种，年门诊量 6235 人次，年住院 1000 人次，床位使用率 91%，门诊中医治疗率 99%，病房中医治疗率 70%，获得医院制剂批文 5 个。本专科近几年培养出全国中医临床优秀人才 1 人，广东省中医临床优秀人才 1 名，广东省杰出青年基金获得者 1 人，中医学术继承人 4 人。

# 第一章　中西医结合肝病基础研究概述

## 第一节　中医肝病证治的历史沿革

### 一、先秦两汉时期中医肝病证治研究

先秦两汉时期，在阴阳、五行等中国古代哲学思想及天人合一系统整体观的指导下，结合早期的解剖知识及单纯的临床经验，逐步形成了中医学的理论框架，从而初步建立了中医学的基础理论体系。就肝病而言，《黄帝内经》及《难经》中已论述了有关肝脏的生理、病理、形态及足厥阴肝经循行等内容，并对肝病的诊断、治疗和预防有了初步阐述。东汉末年张仲景的《伤寒杂病论》对肝病的辨证分型、诊断治疗及组方用药做了重要论述，基本形成了理法方药四位一体的中医肝病诊疗体系，对中医肝病诊治理论的创新和发展产生了深远的影响。

#### （一）初步阐述了肝病病因病机及病理特点

**1. 肝病多为风邪致病，其发病与季节、时间相关，与情志相互影响**　肝在五行中属木，木生风，肝为风脏，风气通于肝，肝病可以生风，发生以动为特征的证候。风为百病之长，《素问·至真要大论》说"诸风掉眩，皆属于肝"，说明凡临床表现为掉眩即头晕目眩、肢体强直、角弓反张、口眼㖞斜、震颤抽搐等"中风"症状，大多数病变的根源在于肝，因此风邪致病一般从肝治疗。《素问·刺热》提到"肝热病者，小便先黄，腹痛多卧身热，热争则狂言及惊，胁满痛，手足躁，不得安卧"。可见，热病中正邪相搏时所见的狂言、惊厥、手足躁动等表现，都与肝木之风过盛密切相关。《素问·金匮真言论》中"东风生于春，其病在肝"及《素问·咳论》中"乘春则肝先受之"而出现肝咳，均说明肝春季易受邪，春季为肝病的好发季节，而起病时间如《素问·脏气法时论》所说"肝病者，平旦慧，下晡甚，夜半静"。肝主疏泄，调畅气机，主藏血运血，而人的正常情志活动常常依赖于气血的正常运行，疏泄正常则情志愉悦，疏泄失常则情志不调，如《素问·脉解》云："肝气当治而未得，故善怒。"《灵枢·本神》中"肝气虚则恐，实则怒"，说明肝的疏泄功能关系到人的情志活动。同时，人的情志活动也可反作用于肝的疏泄功能，暴怒或抑郁均可伤及肝。故《素问·阴阳应象大论》说"怒伤肝"；《灵枢·邪气脏腑病形》也说"有所大怒，气上而不下，积于胁下则伤肝"。

**2. 肝病对肝脏系统功能的影响**　肝与胆相表里，在体合筋，开窍于目，其华在爪，在液为泪，故肝受病，肝脏系统其他器官也会随之出现相应证候。

肝与胆互为表里，因而肝病最容易影响胆，如"肝咳不已，则胆受之"（《素问·咳论》）。除此之外，肝热易出现肝胆湿热蕴结，表现为呕恶、厌油、溲赤、大便黏腻、腹胀等证候，如"肝气热，则胆泄口苦"（《素问·痿论》）。在体合筋，"肝主身之筋膜"（《素问·痿论》），肝血营养筋膜，肝血少，致筋膜失养；"多食辛则筋脉急"（《素问·五脏生成》），过食辛物，筋力不健，筋急而挛，筋痿不能独立。肝气通于目，肝血养目，"肝和则目能辨五色"（《灵枢·脉度》），肝血不足则会出现双目红肿赤痛、视物模糊。其华在爪，"爪为肝之余"，为

筋的延续,肝血亏损或肝热伤筋,则爪甲枯薄、色泽不佳、软甲或易裂。泪由肝血所化,可润泽明目,肝血衰少或肝热肝火,则可引起双目干涩、视物不清,或者迎风流泪等。

**3. 肝病在其他脏腑间的传变**　肝病五行辨证,是指根据五行母子乘侮规律,以识别肝脏病机五行传变所表现证候的辨证思维方法,《黄帝内经》《难经》中已具雏形。《素问·玉机真脏论》云"肝受气于心,传之于脾,气舍于肾,至肺而死",肝木生心火,说明肝受病于心,子病及母;肝木克脾土,说明肝病可传及脾;肾水生肝木,说明肝病可传于肾,母病及子;肺金克肝木,意为肝病传于肺则死。"气有余,则制己所胜而侮所不胜。其不足,则己所不胜侮而乘之,己所胜轻而侮之"(《素问·五运行大论》),揭示了相乘相侮的规律:脏气有余,则制约自己所克制的脏器,反侮克制自己的脏器,肝木太过,则乘脾土,侮肺金;反之,则被克制自己的脏器制约,被自己克制的脏器反侮,肝木不及,则被肺金相乘,被脾土反侮。《黄帝内经》言"肝传之于脾,病名曰脾风、发瘅,腹中热,烦心出黄",均为肝病及脾的病理反映。由此可见,五脏之间犹五行之间相生相克,肝病也会对其他脏腑产生广泛的病理影响。

**（二）确立了肝病的基本诊断方法**

**1. 肝病的凭脉辨证**　肝脉为春脉,正常情况当为弦脉,太过谓之实证,不及谓之虚证,实则令人善怒,虚则胸痛引背。故《素问·玉机真脏论》曰:"春脉者肝也,东方木也,万物之所始生也。故其气来,耎弱轻虚而滑,端直以长,故曰弦,反此者病。"《素问·平人气象论》中对"肝平""肝病""肝死"三种情况下肝脉之象分别做了说明,如"平肝脉来,软弱招招,如揭长竿末梢,曰肝平。春以胃气为本。病肝脉来,盈实而滑,如循长竿,曰肝病。死肝脉来,急益劲,如新张弓弦,曰肝死"。《素问·脉要精微论》曰:"肝脉搏坚而长,色不青,当病坠。若搏,因血在胁下,令人喘逆。"《灵枢·邪气脏腑病形》曰:"肝脉急甚者为恶言;微急为肥气,在胁下若覆杯。缓甚为善呕;微缓为水瘕痹也。大甚为内痈,善呕衄;微大为肝痹,阴缩,咳引小腹。小甚为多饮;微小为消瘅。滑甚为癞疝;微滑为遗溺。涩甚为溢饮;微涩为瘈挛,筋痹。"《金匮要略》曰"肝旺色青,四时各随其色",肝受病则"肝色青而反白,非其时色脉,皆当病",肝病将死则"肝死脉,浮之弱,按之如索不来,或曲如蛇行者死"。以上论述均为后世肝病脉诊提供了重要依据。

**2. 肝病的循经辨证**　经络是外邪由表入里和脏腑之间病变相互传变的途径,其有一定的循行部位和脏腑络属,因而可以反映所属脏腑的病证。由此可知,肝病临床上也可出现经脉所过部位的各种病证。如"肝病者,两胁下痛引少腹,令人善怒;虚则目无所见,耳无所闻,善怒,如人将捕之,取其经,厥阴与少阳,气逆,则头痛耳聋不聪,颊肿"(《素问·脏气法时论》);"肝咳之状,咳则两胁下痛,甚则不可以转,转则两胠下满"(《素问·咳论》),可见肝经循行部位如胸胁、两乳和少腹等部位的胀满疼痛不舒与肝病直接相关。又如"伤寒六日,厥阴受之,厥阴脉循阴器而络于肝,故烦满而囊缩"(《素问·热论》),为经脉循行阴器部位病变的临床表现。"肝热病者,小便先黄,腹痛多卧身热,热争则狂言及惊,胁满痛,手足躁,不得安卧……"(《素问·咳论》);"肝痹者,夜卧则惊,多饮数小便,上为引如怀"(《素问·痹论》),为肝经循行泌尿系统及小腹等部位病变的临床表现。本经异常表现为腰痛不能前俯后仰,男子㿉疝,女子少腹肿胀,或见咽喉干燥,面色晦暗;病变旁及他经而见胸中满闷、呕吐、腹泻、遗尿或小便不通等。综上,肝病证候基本上是以肝经的经络病候为基础所呈现的一系列循经症状。

## （三）总结了肝病治疗的基本原则、药膳组方及用药规律

**1. 提出了肝病的治疗原则**  对于肝病的治疗，《黄帝内经》针对其不同的临床表现明确提出了甘缓、辛散、酸收三大治疗原则。《素问·脏气法时论》云"肝苦急，急食甘以缓之""肝欲散，急食辛以散之，用辛补之，以酸泻之"。肝主藏血，故肝以血为体，血为阴，然肝气主疏泄，故肝以气为用，气为阳，是以肝"体阴用阳"。木生酸，酸生肝，酸能补肝"体"之虚，而助其柔润，辛可补肝气，使之疏畅条达。故若肝体受到损害，宜用酸收甘缓之法，使之柔润，若肝气郁结，则可用辛散的方法，使之疏畅条达。甘缓以建立中气，从而缓肝之传变，故《难经》有"损其肝者，缓其中"之说。

东汉末年张仲景的《伤寒杂病论》在继承《黄帝内经》理论的基础上，结合实际的临床证候，对肝病辨证论治起到了重要的承前启后的作用。《金匮要略·脏腑经络先后病脉证》中指出"见肝之病，知肝传脾，当先实脾"，肝属木，脾属土，治肝的同时要注意补脾气，使之正气充足，以防肝之病传于脾，因此治疗肝病要明辨标本，整体兼顾；又云："夫肝之病，补用酸，助用焦苦，益用甘味之药调之。酸入肝，焦苦入心，甘入脾……"，肝属木，木生酸，补用酸是以本味补之，中医治疗遵循虚则补之，实则泻之，因而又有"肝虚则用此法，实则不在用之"，心属火，肝属木，心为肝之子，焦苦入心，子令母实，因此助用焦苦、甘味之药可以调和中气。

**2. 提出并发展了药膳疗法**  最早提出药膳理论原则和指导思想的是《黄帝内经》，它是食疗理论的奠基之作，提出食药一体、药食同功，最早提出味酸药物先入肝，为后世药物和食物的归经理论奠定了基础。《素问·腹中论》中"四乌贼骨一藘茹丸"，为最早的有文献记载的治肝药膳。《素问·脏气法时论》又有"肝色青，宜食甘，粳米牛肉枣葵皆甘"。

张仲景在此基础上进一步发展和运用药膳疗法而且卓有成效，在肝病治疗方面尤具独到之处。其中的药膳组方，如旋覆花汤、酸枣仁汤、半夏厚朴汤、小柴胡汤、甘麦大枣汤、奔豚汤、胶艾汤、鳖甲煎丸、当归生姜羊肉汤、茵陈蒿汤、桂枝茯苓丸、温经汤、当归芍药散、白头翁汤等，均被后世广泛地应用于中医肝病临床施治。

**3. 创制了众多治疗肝病的经典方药**  《伤寒杂病论》记载了众多治疗肝病的方剂，药味精练、配伍严谨、主治明确，是后世肝病用方的重要依据。如四逆散有透邪解郁、疏肝理脾之效，适用于肝脾气郁证，《伤寒论》有"少阴病，四逆，其人或咳，或悸，或小便不利，或腹中痛，或泄利下重者，四逆散主之"；小柴胡汤有和解少阳之功效，适用于少阳证，《伤寒论》有"伤寒五六日，中风，往来寒热，胸胁苦满，默默不欲饮食，心烦喜呕，或胸中烦而不呕，或渴，或腹中痛，或胁下痞硬，或心下悸，小便不利，或不渴，身有微热，或咳者，小柴胡汤主之"；奔豚汤有疏肝清热、降逆止痛之功效，适用于惊恐恼怒，肝气郁结，奔豚气上冲胸，《金匮要略》有"奔豚气上冲胸，腹痛，往来寒热，奔豚汤主之"；旋覆花汤有疏肝理气、通经散寒之功效，适用于肝脏受邪，胸闷不舒，气血瘀滞，着而不行的病证，《金匮要略》有"肝着，其人常欲蹈其胸上，先未苦时，但欲饮热，旋覆花汤主之"；茵陈蒿汤有清热、利湿、退黄之功效，适用于湿热黄疸，《伤寒论》有"身黄如橘子色，小便不利，腹微满者，茵陈蒿汤主之"；吴茱萸汤有温胃祛寒、降逆止呕之功效，适用于肝胃虚寒、浊阴上逆证，《金匮要略》有"呕而胸满者，吴茱萸汤主之"；甘麦大枣汤，以小麦养心，心主神，甘草、大枣补脾益气，用于情志不遂，伤及心肝之病证，如"妇人脏躁，喜悲伤欲哭，象如神灵所作，数欠伸，甘麦大枣汤主之"。

## 二、晋唐时期中医肝病证治研究

晋唐时期是中国医学史上一个重要的承上启下的发展阶段。该时期中医学在基础理论与临床方面取得了许多瞩目的成就。该时期肝病基础理论得到创新与发展，诸多医家对肝病证候的生理病理进行了系统总结；对肝病病因病机进行了深入阐述；对肝病脉象理论进行了新的发挥。在肝病的临床研究方面，证候分型更细致、更加切合临床；创新发展了肝病的治疗方法；对治疗肝病的单味中药进行了系统分类，且按照肝病的证候规律及分型特点收集并创制了有效新方剂，构建了当时肝病证治新的理论体系。

### （一）在肝病病因病机等基础理论方面的创新与发展

**1. 对肝脏生理病理方面的总结** 肝的主要功能为储藏血液，通气机，外通目，液走目为泪。晋唐时期的《诸病源候论》《备急千金要方》等医学著作都简要地阐述了内外相通、肝表相连、气血相通、肤色、体感等均可呈现肝病表征的理论。"肝象木，王于春，其脉弦，其神魂，其候目，其华在爪，其充在筋，其声呼，其臭臊，其味酸，其液泣，其色青，其藏血，足厥阴其经也""肝藏血，血舍魂，在气为语，在液为泪""血归于肝"，血流全身，为身体各部位实现自身功能提供了物质基础，才有"至目能视，至足能步，至掌能握，至指能摄"。若受内外病因刺激可伤魂，则"狂妄，其精不守，令人阴缩而挛筋"。病情严重时可能预后差，患者"毛悴色夭，死于夏"。

医家通过四诊合参，分别从患者面色、味觉、精神状态、脉象等方面描述了不同肝病证候的表现。例如，虚劳候"肝劳"可表现为"面目乾黑，口苦，精神不守，恐畏，不能独卧，目视不明"；肝病候的"气逆"症状为"头眩，耳聋不聪，颊肿"；脉象提到"微涩而短，是肺乘肝""大而宏者，是肾乘肝"；唾血候可出现"胸胁痛，唾鲜血"等。

**2. 对肝病病因病机的阐述** 七情内伤、六淫及肝经郁滞皆会导致肝病的发生。肝脏还受到其他脏器的病理影响，表现为不同类型的病证。胸胁痛候"肝胆与肾之支脉虚，为寒气所乘"。积聚候为风邪留滞不去而成。血病诸候皆因心肝俱损而致，其中吐血候因"大虚损及饮酒劳损"所致；呕血候为不良情绪"愁忧思虑"伤心，恶怒气逆伤肝，心肝藏伤故血流不止，气逆则呕血；汗血候则是"肝心伤于邪，血从肤腠出"等。病机方面，根据气血的经络走向描述：肝病候的致病机制为"肝气盛为血有余，则病目赤，两胁痛引少腹"；气逆是肝气实所致"肝气不足则病目不明，两胁拘急"；胸胁痛候为"足少阳经（胆经）、足厥阴经（肝经）、足少阳经（肾经）三经之支脉并行循于胸胁，气乘于胸胁故伤其经脉"，邪气兴，与正气交击，"故令胸胁相引而急痛也"；目疾诸候多为"肝气有热""风邪乘肝"，气冲于目引致目赤痛、风赤、泪流不止等症状。

**3. 对肝病脉象理论的发挥** 晋代医学家王叔和博采群集，并结合自己的临证经验，首次对中医脉学从理论到临床运用作了较为系统的总结，将脉象归纳为24种，撰成《脉经》，对每一种脉象的形状、辨认特点、指下感觉等都作了详细描述。对肝病证候的阐述有"肝气虚，则恐；实，则怒"。与患者的睡眠质量相联系时，描述为"平旦慧，下晡甚，夜半静"。病发于肝、脾、胃、肾等相关脏器均不同程度受累。若病程发展迅速多后果严重，"十日不已，死""冬日入，夏早食"。

《脉经》认为，正常情况下"肝脉搏而坚长，色不青"，当受多方因素影响成病时，不同脉象会反映相应的病证。如"若搏，血在胁下"而"逆喘"；"软而散""色泽者"则病在"溢饮"，出现津液入"肌皮肠胃"之外；"肝脉沉之而急，浮之亦然，苦胁下痛，有气支满，引少腹而痛，时小便难，苦目眩头痛，腰背痛，足为逆寒，时癃""青脉之至也，长而左右弹，诊曰有积气在心下，支，名曰肝痹。得之寒湿，与疝同法，腰痛，足清，头痛"。

《脉经》提出危象脉"肝脉来濯濯如倚竿，如琴瑟之弦，再至，曰平；三至，曰离经，病；四至，脱精；五至，死；六至，命尽。足厥阴脉也"或"肝死脏，浮之弱，按之如索不来，或曲如蛇行者，死"。五脏真气将绝之时，真气败露，会出现真脏脉。真脏脉即为五脏之常脉之上，无和缓之象是失去胃气之死脉。

### （二）肝病证候的分类及治法的创新与发展

**1. 肝病证候的分类** 在《脉经》"肝足厥阴经病证"中专门提出了几种肝病，并提出"若欲治之，当取其经"。肝中风，"头目𪖤，两胁痛，行常伛"；肝寒，面赤，有汗，胸中烦热；肝主胸中，"喘""胸中叉窒""有热""鼻窒"，气上不下而"积左胁下"，则伤肝，在此基础上"肝伤者，其人脱肉，又卧，口欲得张，时时手足青，目𪖤，瞳人痛"；肝胀，"胁下满而痛引少腹"；肝水，"胁下腹中痛"，津液微生；肝著，"病患常欲蹈其胸上，先未苦时，但欲饮热"；肝积，又称肥气，左胁下，"龟鳖状""久不愈，发咳逆，疟，连岁月不已"，发病季节多在夏季，因肺病传肝，肝当传脾，夏季脾旺"不受"，肝还肺，肺不受而积。

《诸病源候论》中与肝脏相关的主要证候有"虚劳候""肝病候""胸胁痛候""积聚候""十水候""血病诸候""目疾诸候"等。虚劳有"五劳六极七伤"，其中第五劳"瘦劳"又称肝劳，短气而面肿，鼻不闻香臭；胸胁痛候，由胆、肝与肾之支脉虚，为寒气所乘；积聚候，上下有所穷为聚，风邪搏于脏腑，留滞不去而积聚；十水候中"青水"，根在肝，先从面目肿；血病诸候中，吐血候、呕血候、唾血候、汗血候均与肝脏相关；目疾诸候中，目赤痛候、目风赤候、目风肝候、目液出不止候、目肤翳覆瞳子候皆因肝风或肝气有热所致。

**2. 创新并发展了肝病的治疗方法** 孙思邈把肝病分为"肝虚实""肝劳""筋极""坚癥积聚"。他创立了母子相互资生的诊疗观点——壮子益母法，将先秦的"虚则补其母"益之以"劳则补子"。如肝虚寒劳损方中，重用养心气、补心血的丹参和川芎。肝主气机，病时气机或升或降，升降合用法常用于调治肝病。如肝经实热证，除了选用苦寒降泄的黄芩、栀子、芒硝、竹叶、泽泻外，常配伍升麻、柴胡升发肝气，以降为主、降中有升。孙思邈对肝病进行虚实寒热分型，明确病位病性，处方用药的根据不再是病名或单一的证候，而是逐步转到伴随出现的一系列证候，即所谓的证候组合。

肝病的常用治法：①疏肝，是最常用的方法，适用于情志抑郁，肝失疏泄，气机不畅所致病证，如心血不足可使肝失所藏，肝阴亏耗，致疏泄失司。②暖肝，适用于寒邪凝结足厥阴肝经所致病证，对肝经所滞藏的湿热、寒湿、血瘀、气滞等所导致的肝病，以清肝利湿、疏肝理气、活血化瘀为主。③补肝，适用于肝虚证，以肝血虚和肝阴虚多见，血不足则气亦虚，气虚则寒自内生，胁腹部失去气的温煦和血的濡养，可产生疼痛。④清肝，适用于热郁肝经之证，瘀血阻络则通经利络，活血化瘀；湿热所滞则清热化滞，清肝利湿；寒湿凝滞则疏肝理气，温化寒湿。⑤镇肝，适用于肝阳亢盛，邪风内动之证。对肝病的治疗，疏肝理气不可缺少，方药宜随症配伍，肝气条达，有利于扶正除邪、消炎败毒，从而获取疗效。

### （三）整理并创制了治疗肝病的有效方剂

**1. 对治疗肝病的单味中药进行了系统分类** 唐朝政府组织各地方认真调查其主要的道地药材，进行了一次规模宏大的全国性的药物大普查，由药工进行鉴定，画师摹写其形，并把药物的标本、药图一并送往京师长安，供编修本草的专家学者参考，才得以编成《新修本草》，它是我国本草史上的一大创举。

对其中收载的中草药按治疗肝病的作用分类：①治疗肝病风眩的有菊花、飞廉、羊踯躅；②治疗肝病腹大水肿的有大戟、甘遂、巴豆、猪苓、防己、泽兰、泽泻、郁李仁、海藻、昆布、小豆、瓜蒂、鲤鱼、大豆、芫华；③治疗肝病黄疸的有茵陈、栀子、紫草、大黄、瓜蒂、秦艽、黄芩；④治疗肝病腹胀满的有麝香、甘草、人参、干姜、百合、浓朴、枳实、皂荚、大豆黄卷、卷柏；⑤治疗肝病积聚癥瘕的有空青、朴硝、芒硝、石硫黄、大黄、巴豆、附子、乌头、苦参、柴胡、鳖甲、蜈蚣、芫华；⑥治疗肝病瘀血的有蒲黄、琥珀、羚羊角、牛膝、大黄、干地黄、朴硝、紫参、桃仁、虎杖、茅根、虻虫、水蛭、蜚蠊、茯神、茯苓、白芷。

**2. 按照肝病的证候规律及分型特点创制了新的有效方剂** 晋唐医方有简、便、廉、验之特点。《肘后备急方》《风眩方》《小品方》《僧深师方》《删繁方》《集验方》《备急千金要方》《千金翼方》中收载的方药简便实用者占绝大多数。

搜集相关肝病治疗方剂，按照肝血瘀证、肝阴虚证、肝郁气滞证、肝火炽盛证、肝阳上亢证、肝风内动证等证型分类并举如下：①肝血瘀证方剂：秦皮汤（《小品方》），小黄芪酒（《集验方》），乌头汤、自菽薏苡汤、枳实丸（《备急千金要方》）等；②肝阴虚证方剂：删繁防风补煎方（《删繁方》），黄芪汤一、黄芪汤二（《小品方》），复脉汤、大建中汤、小建中汤、茯苓汤、大五补丸、大草乌头丸、补肝散（《千金翼方》），前胡泻肝除热汤方、柴胡泻热汤方、茯苓定肝定精神丸方、硫黄丸方、猪膏酒汤、槟榔汤方（《外台秘要》）等；③肝郁气滞证方剂：芍药汤、七气丸（《小品方》），竹沥泻热汤、前胡汤方、防风煮散方、远志煮散方、地黄煎方（《备急千金要方》），芍药丸方、鳖甲丸方、通草汤方、茯苓汤、柴胡浓朴汤方、郁李仁丸方、深师浓朴汤、千金浓朴七味汤、集验半夏汤方、大黄丸、当归汤方、大黄附子汤方、半夏茯苓方（《外台秘要》）等；④肝火炽盛证方剂：竹茹汤方、生地黄汤（《小品方》）等；⑤肝阳上亢证方剂：圣气丸、独活寄生汤（《备急千金要方》）等；⑥肝风内动证方剂：续命汤方一、防己地黄汤方、防风汤方（《风眩方》），大岩密汤（《小品方》），竹沥汤、防风枳实汤（《集验方》），大续命汤、小续命汤、赤散、第二竹沥汤（《备急千金要方》），紫雪（《千金翼方》）等。

### 三、宋金元时期中医肝病证治研究

宋金元时期，中医药学进入了一个新的历史发展阶段，涌现了大批著名医家，医学理论与临床实践等方面都取得了许多新的成就。在肝病证治方面，以朱丹溪、刘完素等为代表的医家在总结前人研究的基础上提出了全新的理论，丰富了肝胆病证的诊疗内容，肝病的治疗方药得到了创新与发展，立方遣药以求精专，并高度重视方剂配伍规律。

#### （一）在肝病证治理论方面发挥颇多

**1. 强调脏腑辨证思想在认识肝病中的指导作用** 脏腑辨证学说起源于《黄帝内经》，在《金匮要略》中多有发挥。到宋金元时期，脏腑辨证学说得到了进一步完善。在脏腑辨证思想指导下，《医学启源》中论述了肝的正常生理及肝脉的六种病理变化，"经曰：肝与胆为表里，足厥阴少阳也。其经王于春，乃万物之始生也。其气软而弱，软则不可汗，弱则不可下。其脉弦长曰平，反此曰病"，此为肝之正常生理；继而论述了"脉急甚主恶言，微急气在胸胁下。缓甚则呕逆；微缓水痹。大甚内痛吐血；微大筋痹。小甚多饮，微小痹……微滑遗尿。涩甚流饮，微涩疭挛"。其虚实寒热论述虽根植于《黄帝内经》《金匮要略》《中藏经》等，但对于各种脉象却根据多年临床经验提出了自己的见解："肝中寒，则两臂不举，舌燥，多太息，胸中痛，不能转侧，其脉左关上迟而涩者是也。肝中热，则喘满多嗔，目痛，腹胀不嗜食，所作不定，梦中惊悸，眼赤，视物不明，其脉左关阳实者是也。"

**2. 相火妄动直伤肝阴**　"相火"一词源于《素问·天元纪大论》，以概括暮春及盛夏的气候特点和物候现象。后世医家逐渐将其引入人体脏腑理论，朱丹溪继承了河间派刘完素及易水派李东垣的学术思想，依据"六气皆可化火"阐述人体内部"火热"的病机，提出了"阳有余而阴不足论"和"相火论"。他认为相火寄于肝肾二部，根于肝肾之阴。正常情况下，相火安于肝肾之中，温煦长养脏腑而不显形。然饮食劳倦、情志郁怒导致人身之相火易动，相火之动贵在有度，相火妄动则阴精随之而泄，致使阳有余而阴不足，且肝体阴而用阳，积郁过久则化火伤阴，故丹溪云"变化莫测，无时不有，煎熬真阴，阴虚则病，阴绝则死"（《格致余论·相火论》），相火妄动乃为元气之贼。

**3. 运用五运六气学说阐释肝脏生理、病理**　刘完素强调肝脏的生理病理与五运六气的联系，主张因时、因地、因人而论治。其于《素问玄机原病式·热类》中提出：一身之气皆随四时五运六气兴衰，而无相反，指出人与气运相应。木主春，在六气为风，于人体则为肝。他认为五运主病，诸风掉眩，皆属肝木；六气为病，风、寒、暑、湿、燥、火皆可致病。在"热类"中论述吐酸者有言，酸者，肝木之味也，由火盛制金，不能平木，则肝木自甚，故为酸也。外风侵袭，诸暴强直，支痛软戾，里急筋缩，皆属于风。凡因情志失调，五志化火，而有"俗云风者，言末而忘其本也，所以中风而有瘫痪诸证者，非谓肝木之风实甚，而卒中之也。亦非外中于风尔"（《素问玄机原病式·六气为病·火类》），与中风卒暴相联系，这就区别了内风与外风之不同，情志过极可致中风。

**4. 人体解剖学的发展深化了中医对肝病的认识**　两宋时期，由于政府准予解剖尸体，对人体内脏的认识和病证的研究进入了更为深化的阶段，是中医学史上的一次飞跃。吴简与宋景等所绘的《欧希范五脏图》是已知最早的人体解剖学图谱，它对于人体胸腹脏器间的位置及相互关系的描述较之前人详明而准确得多，明确指出肝位于心之右，纠正了左肝右脾的错误认识。其不仅在生理解剖方面取得了一定的成就，同时在病理解剖方面也有可贵发现。吴简云："肝则有独片者、有二片者、有三片者，肾则有一在肝之右微下，一在脾之左微上。"后世杨介的《存真图》在描述人体脏器的分布图解及相互关系上更为全面准确，其中心气图绘出了心脏与肺、脾、肝、肾等脏器的血管联系，这是中国古代生理解剖学史上的重要发现，也为中医肝病治疗奠定了解剖学基础。

### （二）在肝病治疗原则上强调扶正与攻邪同举

**1. 治肝当以扶正为主，注重滋阴**　刘完素创火热论，强调火热致病，朱丹溪则强调"扶正"和"滋阴泻火"的重要性，丰富了刘完素清热泻火的不足。诸风掉眩，属于肝火之动也。阴藏于内为阳之守，阳在外为阴之卫，若情志失调，嗜欲无节，阴气耗散，阳无以附，则阴虚发热，此热不同于实热，应当作阴虚而治，用补养之法。《格致余论》中论及肝病臌胀为"脾土之阴受伤，传输之官失职"，阴阳气血紊乱，清浊相混，隧道壅塞，气血郁而为热，湿热相生，而成臌胀。故其以补脾祛湿为纲，兼养肺金以制木，滋肾水以制火，用人参、白术补气，当归、川芎、芍药补血，兼以理气药、清湿热药。同时应予补气，气足方能行。

**2. 邪去正安，强调攻邪**　张子和主张祛邪而安正，其力主攻邪，认为邪气乃是疾病本源，疾病的形成、转归、预后与邪气进退息息相关。其根据邪气所犯部位，因势利导，善用"吐、汗、下"三法。在肝病治疗上，尤重下法，兼用吐法。"达，谓吐也，令条达。肝之郁，本当吐者，然观其病之上下，以顺为贵""诸风掉眩，皆属肝木。曲直动摇，风之用也。阳主动，阴主静。由火盛制金，金衰不能平木，肝木茂而自病。先涌风痰二、三升；次以寒剂下十余行；又以针刺百会穴，出血二杯，愈"（《儒门事亲》）。

**3. 顺四时以施补泻**　李东垣继承刘完素泻下清热之法，在肝病治疗中善用补泻之法，强调虚者补之，实者泻之，这方面与张子和攻中求补、攻中兼补的方法相似。但是其不主张使用温热峻补的药物，而主张按四时规律对实病采取汗、吐、下的不同治法。其有言"夫圣人治病，必本四时升降浮沉之理"。首辨肝病之虚实，肝脉实则有腹痛、手足酸，而肝脉微有抽筋，肝脉缓有"气疼"，肝脉浮洪见"眼赤"、"数见潮热"等肝病常见症状，"肝苦急，急食甘以缓之，甘草；欲散，急食辛以散之，川芎；以辛补之，细辛；以酸泻之，芍药；虚，以生姜、陈皮之类补之"（《东垣十书·肝脏苦欲补泻药味》）。不同于刘完素等前人，其认为病有虚实亦有寒热，如在论述臌胀时，提到寒证是"内虚不足，寒湿令人中满"，治疗应"上下分消"。

### （三）肝病的治疗方药得到了创新与发展

宋金元时期，方剂配伍规律得到了高度重视，组方重视君臣佐使，强调主次分明，相辅相成，相反相成，力主方证结合，立方遣药以求精专。张元素等首次阐发了五味之间的相生相制关系。例如，"肝、木、酸，春生之道也，失常则病矣。风淫于内，治以辛凉，佐以苦辛，以甘缓之，以辛散之"。肝木失常，导致风淫于内，火因风炽，当以辛凉解之，俾辛金克其木，凉水沃其火。

在肝病方药方面，更强调实用性，许多著作设大量篇幅专以论述。例如，宋代赵佶撰的《圣济总录》设肝脏门专述肝病，对肝虚、肝实、肝胀、肝中风、肝痹等诸多肝病均有详细的阐述，并根据不同证候因证而治的思想提供了大量方剂。如在叙述肝痹筋脉不利，上气烦满时，曰："治肝痹筋脉不利，拘挛急痛，夜卧多惊，上气烦满。薏苡仁汤方。"而在叙述肝痹头目昏塞，四肢不利时，用防风汤方；特别设"黄疸门"，将黄疸分为"三十六黄"，"其证其名，悉各不同。治皆有法"，治黄疸，遍身面目皆黄，多用黄连汤方；特别提出"肝黄"与"胆黄"，并分列证候予以鉴别，对后世研究黄疸的成因及分类有重要意义。

《太平惠民和剂局方》中方药行之有效，用之能检，关于肝病的名方亦不在少数，例如，治疗肝郁血虚脾弱之名方逍遥散，以柴胡疏肝解郁为君，白芍养血敛阴、柔肝缓急为臣，当归和血养血，与白芍合用共补肝体，加之柴胡达到补而助用之效。肝郁不仅易致血虚，且木郁乘土，肝病及脾，故用白术、茯苓健脾益气，加之薄荷疏肝解郁以助柴胡，煨生姜降逆和中、辛散达郁，甘草调和诸药，是以肝郁得疏，血虚得养，脾弱得复，为调肝养血的名方，在当今也得到了诸多医者的重视。

此时期一些医家搜集民间验方，整理个人多年临床用药经验，著述了大量民间方书，如严用和的《济生方》、朱丹溪的《局方发挥》、王硕的《易简方》等，对肝病证治用药发挥颇多。

## 四、明清时期中医肝病证治研究

明清时期是中医学发展史上的一个重要时期，中医基础理论和临床研究在这一阶段得到了全面发展。在这一时期，出现了诸如张景岳、赵献可、叶桂等一批著名医家。他们从临床实践出发，结合对中医经典的理性研究，创新性地发展了中医肝病证治的基础理论和临床证治方法，形成了鲜明的肝病证治特色，对后世医家研究和治疗肝病产生了深远的影响。

### （一）在肝病证治的基础理论方面有了新的突破

明清时期，医家根据临床观察，对肝脏在人体正常生理运行过程中的作用有了更深入的了解，因此在病机演变中更加重视肝脏的作用，从而丰富了肝病证治的基础理论。

**1. 确立了肝脏在内伤杂病病机演变中的主要地位** 中医认为，任何一脏病变日久皆可累及他脏。从这个理论出发，清初名医叶桂提出"阳化内风"和"胃痛治肝"观点。所谓"阳化内风"，是指"身中阳气之变动"而导致的"内风动越"的病理现象，即肝阳化风证。临床表现为眩晕欲仆，头摇而痛，项强肢颤，语言謇涩，手足麻木，步履不正，或卒然昏倒，不省人事，口眼㖞斜，半身不遂，舌强不语，喉中痰鸣，舌红苔白或腻，脉弦有力。叶氏在《临证指南医案》的"中风"中首次提出"肝为风脏。因精血衰耗，水不涵木。木少滋荣，故肝阳偏亢，内风时起"。虽然中风与多种因素有关，涉及的脏腑器官与临床症状也多，然"肝为风木之脏，又为将军之官"（《临证指南医案》），主生发，且性急而动，故中风之本几乎不离肝。

而对于胃痛，叶氏认为"肝为起病之源，胃为传病之所"，肝与胃土木相关，肝脾宜升，胆胃宜降，两者在生理作用上的相关性决定了其病理联系，故确立了胃痛多与肝有关的理论观点，更开创了胃痛治肝的经验方药体系。

乾隆时期的魏之琇主张"肝为万病之贼"，重视肝病理特点与生理作用的联系。"肝藏血而主疏泄，体阴而用阳，其性主升主动，肝之经络上至巅顶，下络阴器，旁与脾胃相邻，又与心包同属厥阴，故其疏泄失常则气机乖舛，或上逆，或下迫，或横犯脾胃，或窜入心包"（《续名医类案》）。魏氏用不同类型的肝气失常阐释具体病证病机。如呕吐、吐血、衄血、喘、呃逆等属于气机上逆；痢、疟痢、下血、疝及妇科病的经水、崩漏、产难与肝气下迫有关；气机横犯者可见胁痛、腹痛；而肝气窜入心包则导致厥、癫痫。

嘉庆时期的名医程文囿在《程杏轩医案》中指出："肝主春升之气，春气不生，则长养收藏之令息矣，而欲其无灾害者几希。夫病端虽始于肝，久则滋蔓他脏。"如情志抑郁，木郁生火，木火可以刑金，令肺失清肃之性；肝气横逆，可干犯脾土，使脾失健运，胃失和降；肝风内动，震动心营，使心失所主，神失所藏；至于肝病及肾，程氏认为，是肝阳吸引肾阴所致。

**2. 形成并进一步发展了"肝肾同治"理论** "乙癸同源"理论在明代时形成。明代李中梓发展了朱丹溪的学术观点，提出著名的"乙癸同源，肝肾同治"的理论观点。他认为在生理上相火寄于下焦肝肾；在治疗上，补肾即补肝，泻肝即泻肾。其论曰"东方之木，无虚不可补，补肾即所以补肝；北方之水，无实不可泻，泻肝即所以泻肾……肝肾同治……即泻即补，水木同腑"（《医宗必读·乙癸同源论》）。

虽然"乙癸同源"理论在明代时已经形成，但清代的温病学说对其发展同样有着不可忽视的影响。温邪属阳热亢盛之邪，亢阳伤阴是温病的基本病理之一。同时，温病的病程具有明显的阶段性，"始上焦，终下焦"（《温病条辨·中焦》）。当温病病邪侵入下焦时，临床上表现为肝肾阴伤的病理症状。叶桂、吴鞠通对此有很多论述，如"热邪不燥胃津，必耗肾液"（《外感温热论》）；"下焦痛，肝肾素虚也"（《外感温热论》）；"但下焦之病，多属精血受伤"（《外感温热论》）；"热邪深入，或在少阴，或在厥阴，均宜复脉……盖少阴藏精，厥阴必待少阴精足……乙癸同源也"（《温病条辨》）；"肾水本虚，不能济肝而后发痉"（《温病条辨》），等等。清代医家正是通过对肝之阴虚常与肾之阴虚并见的病理观察及治疗反证，揭示了肝肾阴液之间的密切关系，从而推动了"乙癸同源"理论的发展，丰富了"乙癸同源"理论的内涵。

**3. 用"相火"理论指导肝病的证治** 相火理论最早形成于元代，由朱丹溪提出。他认为"天主生物，故恒于动；人有此生，亦恒于动。其所以恒于动，皆相火之为也"（《格致余论·相火论》）。同时，他提出相火系于肝肾、上属于心，相火的运动与五脏六腑的生理活动情况息息相关，若相火妄动失其常，则为元气之贼，可"煎熬真阴，阴虚则病，阴绝则死"（《格致余论·相火论》）。

到了明代，相火理论经过医家的升华，直接被用于临床疾病尤其是肝病的论治上。戴思恭从朱丹溪"阳常有余，阴常不足"的观点出发，结合自己的临床实践，更强调了火邪致病的危害性，指出"火之为病，其害甚大，其变甚速，其势甚彰"（《证治要诀》），并且深刻地论述了人身之火除君相二火之外，无脏不有。且五志过极，七情之变均能化火，如"大怒则火起于肝"，并认为"诸风掉眩"，属于肝火之动。

明代另一医家赵献可将命门理论与相火相结合，纠正了相火治疗的时弊：命门内寄相火，相火藏于命门。他将"火"分为人火和相火，其中相火乃龙雷之火、无形之火，是火起于水，病证来源于肝肾；而人火则是心火实火。对于人火，治法上应采用苦寒直折法，对于相火应以火治火。

孙一奎将"相火"理论结合到自己的临床用药实践中，提出"抑火有三法：有泻、有降、有滋阴。黄芩、黄连、栀子，泻火之药，泻其有余。黄柏、知母，降火之药，补其不足。天门冬、麦门冬、生熟地黄、当归，助阴生滋阴之药"（《赤水玄珠》）。同时，孙氏还提出选用甘草、白术、陈皮、青皮、柴胡、白芍、瓜蒌、贝母、阿胶、五味子、石莲、芡实、秦艽等药性较平和的药物来治疗阴虚火旺证，以达到标本兼治的目的。

### （二）在肝病的临床分类及辨证分型方面有了新的发展

肝病证治经过长期发展，出现了多种临床分类及辨证分型方法。明清医家根据临床经验在前人基础上对此进行了进一步的总结。

**1. 张景岳对肝病的创新性分类总结**　明代医家张景岳一生潜心于医道，在总结前人肝病论治经验的基础上结合自己的临床实践，在《景岳全书·杂证谟》中将肝病分为积聚、黄疸、胁痛、臌胀等病证，并进行了详尽的论述。例如，提出积聚的治法"欲总其要，不过四法，曰攻，曰消，曰散，曰补，四者而已"，并分别进行论述"凡积坚气实者，非攻不能去"，多用化滞丸、化铁丹、遇仙丹等"攻剂之峻者"及三棱丸、胜红丸、温白丸等"攻剂之次者"；"凡不堪攻击，止宜消导渐磨"，可用中和丸、保和丸、大小和中饮等；"无形气聚，宜用散法"，用排气饮、神香散、十香丸等排散之药；"凡积痞势缓而攻补俱有未便者，当专以调理脾胃为主"，用大健脾丸、芍药枳术丸等调补脾胃之妙剂。又如，张景岳在《景岳全书·杂证谟·黄疸论证》中首次提出"黄之大要有四：曰阳黄，曰阴黄，曰表邪发黄，曰胆黄也"，把黄疸分为了四种，对后世医家治疗黄疸产生了深远的影响。

**2. 叶桂统一肝风、肝火、肝气三证，提出全新的"阳化内风"观点**　清代，对肝病临床论治影响最大的当属叶桂的《临证指南医案》。在这部医案中他提出全新的"阳化内风"观点，并据此统一肝风、肝火、肝气三证。其论曰"肝者将军之官，相火内寄，得真水以涵濡。真气以制伏，木火遂生生之机。本无症之名也。盖因情志不舒则生郁，言语不投则生嗔，谋虑过度则自竭，斯罢极之本，从中变火，攻冲激烈。升之不息为风阳，抑而不透为郁气，脘胁胀闷、眩晕猝厥、呕逆淋闭、狂躁见红等病，由是来矣。古人虽分肝风肝气肝火之殊。其实是同一源"（《临证指南医案》），深得肝病论治之要。

**3. 王泰林对肝气、肝火、肝风的进一步诠释**　清代的另一名医王泰林在叶氏的基础上做出进一步总结，他认为肝病虽杂，却可以肝气、肝火、肝风统之，而肝气、肝火、肝风的来源相同，均为肝用太过。始于气郁，化而为火，盛则为风，郁而不舒为肝气，气郁化火为肝火，阳升无制为肝风。其临床表现虽然复杂多变，但其基础为肝失疏泄，肝气郁结。因此王氏在《西溪书屋夜话录·肝病证治》中提出的治肝法以三者为纲，分别论治。对于肝气证治，他提出疏肝理气、疏肝通络、柔肝、缓肝、培土泻木、泄肝和胃、泄肝、抑肝等八法；对于肝风证治，有息风和阳、息风潜阳、培土宁风、养肝、暖土等五法；对于肝火证治，则有清肝、泻肝、清金制木、泻子、补母、化肝、温肝等七法。这些治法既各有特点，又互相联系。

与他同一时代的程文囿从用药方面论述了这一理论"治肝三法，辛散、酸收、甘缓，逍遥一方，三法俱备，木郁则火郁加丹栀名加味逍遥；滋水以生木，加熟地名黑逍遥。《己任篇》中一变疏肝益肾汤，再变滋肾生肝饮"（《程杏轩医案》）。

### （三）在肝病的治法及用药方面，由"肝无补法"逐渐转变为注重滋阴养柔

在明代，大多数医家都执"肝无补法"之观点，《金匮钩玄》里就说"肝止是有余"。这种说法直接导致对肝虚证的错误治疗，因此受到了清代众多医家的批判。如魏之琇就指出"肝无补法四字，遂使千万生灵，含冤泉壤"（《续名医类案》）。清代医家在治疗肝病时用药开始重视滋阴养柔。

**1. 肝为刚脏，非柔润不能调和**　叶桂认为"肝为刚脏，非柔润不能调和也"，主张肝病用药应以柔润濡养肝体，主要治法有镇肝息风、平肝潜阳、辛香温通、辛甘化风等。例如，在柔肝方面，多以酸甘化阴为主，多选用甘、酸之品如生地、阿胶、白芍、山茱萸之属以养阴息风；清热息风法治疗风阳燥热，喉舌干涸等，选用羚羊角、连翘、丹皮、黑山栀、青菊叶、元参、花粉、天麻；对肝阳上亢之证则多选用平肝潜阳之药物，如龟板、石决明、龙骨、牡蛎之属。若阳亢较甚者，则用磁石、珍珠母、代赭石、紫贝母以息风潜阳；"寒入肝经，络脉气滞，胁痛攻心，周身寒凛"（《临证指南医案》），用辛香温通治法，如荜茇、高良姜、半夏、延胡索、川楝子等；肝血不足，阳化内风，"头晕目眩耳鸣，非发散可解，非沉寒可清"（《临证指南医案》），用枸杞、桂圆、生地、阿胶等甘润，配以白蒺藜、冬桑叶等辛凉，"辛甘化风"，以达到养血滋阴、平肝息风的目的。另外，他因"柴胡劫肝阴"而罕用柴胡，徐灵胎对此评云："此老一生与柴胡无缘。"由此可见，叶氏治肝不崇伐肝而以养肝为要。

程文囿在肝病用药上深获叶氏之旨。他提出"肝为刚脏，宜柔宜和"，治疗上"不重在偏攻偏补，其要在乎用苦泄热而不损胃，用辛理气而不破气，用润滑燥湿而不滋腻气机，用宣通而不揠苗助长"（《程杏轩医案》），因而多用平和之剂逍遥散。

**2. 大剂滋润，则津液充而本自柔**　魏之琇秉承了叶氏的观点，提出"大剂滋润，则津液充而本自柔"，自创出用北沙参、麦冬、地黄、当归、杞子、川楝六味，可统治胁痛、吞酸、吐酸、疝瘕等一切肝病的"一贯煎"，为历来诸多医家所推崇。张山雷云："此方虽从固本丸、集灵膏二方脱化而来，独加一味川楝子，以调肝木之横逆，能顺其条达之性，是为涵养肝阴无上良药，其余皆柔润以驯其刚悍之气，苟无停痰积饮，此方最有奇功。"

同样，晚清名医费伯雄临诊治肝多从调营柔养着手，注重和缓醇正。他认为肝性至刚，故治肝"宜柔而不宜伐"（《医方论》）。不仅肝肾阴虚、营血亏损需滋涵柔养，清肝镇肝、泻木培土、清金制木等亦需调营柔肝。因此，其养肝用既补血又和血之当归、白芍、生地；和肝用活血而不破气之丹参、牛膝、赤芍；疏肝喜用理气而不香燥之蒺藜、郁金；壮水多用滋而少腻之南北沙参、天麦冬、沙苑子、女贞子等。

由此，清代医家在肝病用药上虽然各有特点，但大都重视柔肝、养肝，这一观点对于后世临床诊治肝病有很强的指导意义。

（贺松其　孙海涛）

# 第二节　中医学中肝脏的结构与功能

## 一、肝脏的解剖形态

### （一）肝的解剖位置

中医学的思维模式决定了其对内脏的认识方法与现代医学有明显不同，中医学注重功能、系统、联系、非线性、整体、宏观，西医则注重实体结构、线性、局部、微观。虽然中医学主要从功能的角度来认识内脏，但并非说中医学发展史中没有解剖学的认识。我国解剖学的知识渊源可追溯到两千多年前的秦汉时期，《黄帝内经》已经有大量解剖学知识的记载，不仅对人体外部有细致的观察，且通过解剖技术对人体内部器官也有很多研究；其而对某些器官的形状、大小、容量、构造等都有较为精确的描述，特别是对人体消化道的观察很是详尽；发现了心、肺、脾、肝、肾、膀胱、胆、脑、骨髓和女子胞（子宫）等器官及组织，并了解到它们的某些生理功能及与外部器官的关联，后来在实践过程中又不断补充，得以逐步完善。由于长期封建思想的束缚，尽管我国解剖学的知识渊源很早，但解剖学却始终没有得到相应的发展。

中医对肝的解剖位置的认识也可追溯到秦汉时期，如《黄帝内经》说"阙……在下者肝也"，这里"阙"指的是胸廓，在下即指季肋部，可见古人已经认识到肝的位置在季肋。《医宗必读·改正内景脏腑图》云"肝居膈下上着脊之九椎下"；《十四经发挥》中云"肝之为脏……其治在左。其脏在右胁右肾之前，并胃贯脊之第九椎"，都说明中医学早已正确地认识到了肝的部位是在右胁下右肾之前而稍偏左。这些描述虽不尽精确，但反映了中医关于肝最早的解剖学概念。肝位于腹部，横膈之下，右胁下而稍偏左。

需要指出的是，在中医学中还有"肝左肺右"之说。它始见于《素问·刺禁论》"肝生于左，肺藏于右"。为什么说左肝右肺呢？因为左右为阴阳之道路，人生之气，阳从左升，阴从右降。肝属木，应春，位居东方，为阳生之始，主生、主升；肺属金，应秋，位居西方，为阴藏之初，主杀、主降。左为阳升，右为阴降。故肝体居右，而其气自左而升；肺居膈上而其气自右而降。肝为阳主升发，肺为阴主肃降。故从肝和肺的生理功能特点来说是"左肝右肺"。可见"左肝右肺"并不是指解剖部位而言，而是指其功能特点而言，故张景岳在《类经·针刺类》中说："肝木旺于东方而主发生，故其气生于左。肺金旺于西方而主收敛，故其气藏于右。"总之，肝生于左，谓肝气主升，其治在左。根据左升右降理论，肝的行气部位在左，故曰"肝之为脏……其治在左"（《十四经发挥》）。

### （二）肝的形态结构

中医学认为，肝为分叶脏器，左右分叶，其色紫赤。对于肝的分叶，中医文献虽有记载，但有许多不确切之处，如《难经·四十一难》说："肝独有两叶。"《难经·四十二难》说："肝重四斤四两，左三叶，右四叶，凡七叶，主藏魂。"虽然有"肝独有两叶"和"左三叶，右四叶，凡七叶"之差异，但文中所言肝重与现代肝脏解剖学的认识男性平均肝重1450g大致相近。前者所言肝独有两叶当指肝脏本身，后者似指肝脏下面之胆囊、肝门等邻近器官。杨上善认为"肝者，据大叶言之，则是两叶也。若据小叶言之，则多叶矣"（《难经集注》）。杨氏的描述，接近于肝的表面分叶为左右两叶，内部分叶计五叶的解剖事实。

## 二、肝脏的生理功能

肝在五行属木，为阴中之阳，通于春气；在体合筋，开窍于目，其华在爪，在液为泪；肝藏魂，在志为怒；其经脉为足厥阴肝经，与足少阳胆经相互络属，互为表里。其主要生理功能如下：

### （一）主疏泄

所谓疏泄，即指肝气具有疏通、条达、升发、畅泄等综合生理功能。古代医家以自然界树木之生发特性来类比肝的疏泄作用。自然界的树木，春天开始萌发，得春风暖和之气的资助，则无拘无束地生长，疏畅条达。肝就像春天的树木，条达疏畅，充满生机。其舒展之性，使人保持生机活泼。

肝主疏泄这一生理功能，涉及范围很广，一方面代表着肝本身的柔和舒展的生理状态，另一方面主要关系着人体气机的调畅。人体各种复杂的物质代谢，均在气机的运动升降出入过程中完成。肝的疏泄功能正常，则气机调畅，气血调和，经脉通利，所有脏腑器官的活动正常协调，各种富有营养的物质不断化生，水液和糟粕排出通畅。若肝失疏泄，气机不畅，不但会引起情志、消化、气血水液运行等多方面异常，还会出现肝郁、肝火、肝风等多种肝的病理变化。

《素问·灵兰秘典论》说："肝者，将军之官，谋虑出焉。"《素问·六节藏象论》说："肝者，罢极之本，魂之居也。"肝主疏泄的功能主要表现在调节情志活动，助消化吸收，促进气、血、津液的正常运行，以及调节生殖功能等四个方面。

**1. 调节情志活动** 人的情志变化，是大脑对外界刺激的反应。在中医理论中，人的情志活动，除了为心所主宰外，还与肝的疏泄功能有密切的关系。肝的疏泄功能正常，气机调畅，方能保持精神乐观，心情舒畅，气血和平，五脏协调。反之，若肝主疏泄功能障碍，气机失调，就会导致精神情志活动的异常，表现为如下两方面：一是肝的疏泄功能减退，导致人体气机阻滞不畅，不但出现胸胁、两乳胀闷疼痛，同时还可出现郁郁寡欢、闷闷不乐、情绪低沉、多疑善虑等病理现象，中医称之为肝郁，或肝气郁结；二是肝的疏泄功能太过，情志亢奋，出现头胀头痛、面红目赤、急躁易怒，甚则不能卧寐等症状，中医称之为肝火亢盛。此外，肝调畅情志与肝藏血密切相关。肝藏血，血舍魂，肝血充足，肝体得到肝血的滋养，则疏泄功能正常，方能很好地调节情志活动。若肝血亏损，疏泄无权，则出现种种情志活动异常的病症，如惊骇多梦、卧寐不安、梦游等。肝疏泄失职，可引起情志的异常；反之，也可因外界七情的刺激，特别是郁怒，或在长久反复的不良刺激下，引起肝的疏泄功能失常，产生肝气郁结或气滞血瘀的病理变化。因此，中医学又有肝喜条达而恶抑郁、暴怒则伤肝的说法。

**2. 助消化吸收** 人体的消化功能，包括对饮食物的受纳和腐熟、水谷精微的输布和吸收等生理、生化过程。这些生理活动，虽然主要由脾胃主管，但也需要得到肝主疏泄的促进作用，方能维持消化过程的顺利进行。归纳起来，肝助消化的作用，主要体现在下述两个方面：一是肝能促进胆汁的生成和排泄；二是维持脾胃气机的正常升降。

胆附于右肝叶之后，胆内储藏胆汁，具有较强的消化饮食物的作用。胆汁的生成、排泄都依靠肝之余气，通过疏泄作用，溢入胆，聚合而成。肝疏泄正常，气机调畅，胆道畅通，胆汁方能顺利排入消化道，以起到帮助消化的作用。若疏泄失职，胆汁分泌和排泄异常，常出现黄疸、口苦、呕吐黄水、胁肋胀痛、食欲减退等症。这说明胆汁的分泌和排泄代表了肝疏泄功能的一个重要方面。

另外，肝助消化作用还表现在协调脾胃的正常升降方面。脾与胃同居中焦，脾主升，胃主降，只有脾升胃降协调，饮食物的消化过程才能正常。而脾胃的正常升降不仅与脾胃本身的生理活动有关，而且还和肝主疏泄的功能活动有密切联系。所以肝的疏泄功能正常，是脾胃正常升降，维持消化功能旺盛的一个重要条件。若肝的疏泄功能异常，则不但影响胆汁的生成和排泄，而且还会导致脾胃的升降功能紊乱。如脾不升清，在上发为眩晕，在下发为飧泄；如胃不降浊，在上发为呕逆嗳气，在中发为脘腹胀满疼痛，在下发为便秘。前者称为肝脾不和，后者称为肝气犯胃，两者可统称为木旺乘土。对此，临床常采用疏肝理气、调和脾胃的方法予以治疗。

**3. 促进气、血、津液的正常运行** 气、血、水等物质在体内处于不停的流行状态。气、血、水流行通利状态，除了和心、肺、脾、肾等脏腑的生理活动有关外，还和肝的生理功能有密切的关系。例如，气的正常运行要依靠肝的疏泄功能，因为疏泄功能直接影响气机的调畅。肝主疏泄，气的运行通利，气的升降出入才能正常。若肝的疏泄功能失职，气机不畅，气的运行则发生障碍，可出现气滞不行的病理变化，出现胸、胁、乳房胀痛等症状，对此，多采用疏肝、理气的方药治疗，常能获得满意的效果。

气是血运行的动力，气行则血行，气滞则血瘀。这里所说的气，除了与心气推动、肺气助心行血、脾主统摄血行等作用有关外，还与肝主疏泄的功能有关。若疏泄正常，则血液循环保持通利状态；若疏泄失职，通利作用失常，则出现血瘀等种种病证，如胸胁刺痛、月经不调等。

肝的疏泄通利作用在促进水液代谢、保持水液代谢平衡方面也发挥着重要作用。肝调节水液代谢，主要体现在调畅三焦气机，维持三焦水道通畅，使水液易于流行等方面。如肝的疏泄失职，气机失调，不但影响到三焦水道的通利，使水液的输布排泄障碍，而且气滞则血瘀，瘀血阻滞脉道，进一步阻遏气机，致水湿停留于人体某些部位，留而为饮，凝而为痰，痰气互结，又可形成痰核、瘰疬。如水湿停留于胸腹腔，则形成胸腔积液和腹水。

肝主疏泄的这三个方面，相互之间是密切联系的。例如，情志障碍可影响胆汁的分泌和排泄，同样又可影响脾胃的消化功能。胆汁的分泌排泄功能障碍也可影响消化功能。情志不调，又可影响气血、水液的运行；反之，气血运行不利，也可影响情志活动。所以，这三个方面是不能孤立看待的，只有互相结合、全面去看，才能在临床实践中正确理解肝的疏泄功能。

**4. 调节生殖功能** 足厥阴肝经绕阴器，经少腹联络冲任二脉，而冲任同起胞中，冲为血海，任主胞胎，与女性生殖密切相关；肝在体合筋，前阴为众多筋脉汇聚之处。正如朱丹溪《格致余论》在总结肝肾两脏对人体性活动的调控作用时所说："主闭藏者肾也，司疏泄者肝也。"

### （二）主藏血

肝藏血是指肝脏具有储藏血液和调节血量的功能。人体的血液由脾胃消化吸收来的水谷精微所化生。血液生成后，一部分运行于全身，被各脏腑组织器官所利用；另一部分则流入肝脏储藏，以备应急的情况下使用。

在一般情况下，人体各脏腑组织器官的血流量是相对恒定的，但又必须随人体的功能状态及气候变化的影响而发生适应性调节。例如，人体在睡眠、休息等安静状态下，机体各部位对血液的需求量就减少，则一部分血液回归于肝储藏。当在劳动、学习等活动量增加的情况下，人体对血液的需求量就相对增加，肝脏就把储藏的血液排出，从而增加有效血循环量，以适应机体对血液的需要。

正因为肝有储藏血液和调节血量的生理功能，故有"肝为血海"的说法。所以人体各部位的生理活动，皆与肝有密切关系。如果肝脏有病，藏血功能失常，不仅会出现血液方面的改变，还会影响到机体其他脏腑组织器官的生理功能。藏血功能失常，主要有两种病理变化：一是藏血不足，血液虚少，则分布到全身其他部位的血液减少，不能满足身体的生理需要，因而产生肢体麻木，月经量少，甚至闭经等；二是肝不藏血，可导致各种出血，如吐血、咳血、衄血、崩漏等。

另外，藏象学说中还有肝藏魂之说。魂乃神之变，是神所派生的，它们都以血为其主要物质基础。心主血脉而藏神，肝藏血，血舍魂。肝藏血的功能正常，则魂有所舍。若肝血不足，心血亏损，则魂不守舍，可见惊骇多梦、夜寐不安、梦游、梦呓及出现幻觉等症。

综上所述，肝能藏血，又主疏泄，而这两种功能之间又存在着相互依存、相互制约的密切关系，表现在生理方面，则肝主疏泄，调畅气机，气行血行，血方能归藏。肝血充足，肝之阴血又能制约肝之阳气，使其不致疏泄太过；表现在病理方面，藏血与疏泄的病变常相互影响，如肝失所藏，血虚阴不足，血不养肝，则肝的疏泄功能失常，可表现为情绪易于激动、烦躁不宁或性情抑郁沉闷、睡眠多梦，同时又可见到胸胁隐痛、月经不调等症。

### （三）肝的生理特性

**1. 肝气主升**　肝在五行属木，方位为东，季节为春，居阳升之方，行春升之令，其气以升发为顺。肝气升发则生养之政可化，诸脏之气生生有由，化育既施则气血冲和，五脏安定，生机不息。

**2. 肝喜条达恶抑郁**　清代唐容川的《血证论》云："肝属木，木气冲和条达。"自然界中凡木之属，其生长之势无不喜枝条舒展顺畅，即有压抑，亦不畏阻遏而伸其天性。肝属木，其性亦喜舒展顺达而行其疏泄功能，诸般抑郁皆可阻遏肝气，使之不舒而失疏泄条达。

**3. 肝体阴用阳**　《临证指南医案》云："肝为风木之脏，因有相火内寄，体阴而用阳。"体，指肝脏之本体；用，言肝脏之功能活动。肝属五脏之一，《素问·金匮真言论》曰："言人身之脏腑中阴阳，则脏者为阴，腑者为阳。"且肝主藏血，血属阴，故言体阴。肝之功能主疏泄，以气为用，性喜条达而主升，内寄相火，故言用阳。体阴与用阳之间既相互为用，又相互影响，揭示了肝藏血与肝主疏泄之间的内在联系，即藏血是疏泄的物质基础，疏泄是藏血的功能表现。

### （四）肝与形窍志液的关系

**1. 在体合筋，其华在爪**　筋，即筋膜，包括肌腱和韧带等，附着于骨与关节，因膝关节处筋之聚集较多，故曰"膝为筋之府"（《素问·脉要精微论》）。筋的主要功能是连接关节、肌肉，主肢体运动。故《素问·痿论》言："宗筋主束骨而利机关也。"肝主筋，是由于筋有赖于肝之气血的滋养。《素问·经脉别论》云："食气入胃，散精于肝，淫气于筋。"只有肝之气血充盈，筋脉得到充分的濡养，肢体运动才能灵活，筋力强健而耐疲劳。若肝血衰少，筋失所养，则会出现肢体麻木，屈伸不利，易于疲劳，甚则痿废不用或手足震颤，肌肉瞤动。如《素问·上古天真论》云："丈夫……七八，肝气衰，筋不能动。"他如热入营血，劫伤津血，或肝阴亏虚，肝阳上亢，筋脉失养而见肌肉、肢体震颤，四肢抽搐，甚则牙关紧闭，角弓反张等病理表现，均为肝主筋功能失常，一般统称为肝风内动，如《素问·至真要大论》云："诸风掉眩，皆属于肝。"

爪，即爪甲，包括指甲和趾甲，是筋之延续，故有"爪为筋之余"之说。肝主筋，爪甲的荣润亦赖肝血的濡养，故《素问·五脏生成》说："肝之合筋也，其荣爪也。"若肝血充盈，则爪甲坚韧而红润光泽；肝血不足，则爪甲痿软而薄，色夭而枯，甚则变形脆裂。临床上通过观察爪甲的质地、形态、色泽变化，有助于判断肝的生理功能与病理变化。

**2. 开窍于目**　目,《黄帝内经》称为"精明""命门",为专司视觉的器官。中医将目的外部结构划分为五个部分,分属于五脏,形成了目分"五轮"之说,即白睛为气轮,属肺;黑睛为风轮,属肝;瞳孔为水轮,属肾;目内外眦之血络为火轮,属心;上下眼睑称"约束",俗名"眼胞",为肉轮,属脾。在病理情况下,肝病往往反映于目。如情志不畅,致肝气郁结,久而火动痰生,蒙阻清窍,可致两目昏蒙,视物不清;肝阴血不足,双目失于濡养,则两目干涩,视物不清或夜盲;肝经风热,则目赤痒痛;肝火上炎,则目赤肿痛;肝阳上亢,则头目眩晕;肝风内动,则目睛上吊,两目斜视。目疾的治疗主要从肝辨治。

**3. 肝在志为怒**　怒是常见的激情反应,是否定性的情绪变化。《素问·阴阳应象大论》曰:肝"在志为怒"。由于肝为将军之官,其性条达而不堪委曲,若遇屈辱则肝必应之而生怒,故怒志属肝。在一般情况下,当怒则怒,怒而有节,未必有害,时或有疏展肝气,令其畅达之功。在病理情况下,怒的产生与肝的功能失调之间互为因果。一方面,肝的疏泄功能失常,常致患者急躁易怒,如疏泄不及,肝气抑郁,多为郁怒恚恨,愤懑难伸;疏泄太过,肝气暴涨,则见暴怒盛怒。另一方面,怒易伤肝,诚如《灵枢·百病始生》所说:"忿怒伤肝。"其病机变化一为情志抑郁不畅,甚或郁怒不解,导致肝失条达,气机郁滞,日久常致津停、血瘀,或者耗伤肝阴肝血;二为暴怒盛怒,可致肝气、肝阳暴涨,升动无制,气逆于上,血随气逆,发为出血或中风昏厥等病证。正由于怒与肝之关系如此密切,故清代沈金鳌的《杂病源流犀烛》谓治怒为难,惟平肝可以治怒,此医家治怒之法也。

**4. 肝在液为泪**　泪从目出,肝开窍于目,故泪为肝之液。泪有濡润、保护眼睛的功能。正常情况下,泪液分泌濡润而不外溢。泪的过多过少,若非情志悲哀致泪液流出,均属病态,且大多与肝有关。肝阴不足,泪液分泌减少,则两目干涩,甚或干而作痛;肝经风热或肝肾不足,可见迎风流泪;肝胆火旺,可致目眵增多。

## 三、肝脏与其他脏腑的关系

### (一)肝与心的关系

心主行血而肝主藏血,心藏神而肝主疏泄、调畅情志。心与肝的关系,主要表现在血液运行及调节情志两个方面。

**1. 血液运行**　心为一身血液运行的枢纽,肝是储藏血液、调节血量的重要脏器,而人体血液生化于脾,储藏于肝,并通过心以运行全身。如心的行血功能正常,则血运正常,肝有所藏。而肝藏血充足,疏泄有度,随人体生理需求进行血量调节,也有利于心行血功能的正常进行。心血与肝血同是一身之血的一部分,正是由于心和肝在血液运行方面密切相关,故在临床上"心肝血虚"常常同时出现。此外,心血瘀阻可累及肝,肝血瘀阻也可累及心,最终导致心肝血瘀的病理变化。

**2. 调节情志**　人的精神、意识和思维活动虽由心所主,但与肝的疏泄功能密切相关。心肝两脏相互为用,才能共同维持正常的精神活动。心血充盈,心神健旺,有助于肝气疏泄,情志调畅;而肝气疏泄有度,情志畅快,也有利于心神内守。而在病理情况下,心神不安与肝气郁结,心火亢盛与肝火亢逆,两者常并存或相互引动。前者常出现以精神恍惚、情绪抑郁为主症的心肝气郁证,后者则可出现以心烦失眠、急躁易怒为主症的心肝火旺的病理变化。由于情志所伤,易化火伤阴,因而在临床上也常见心肝阴虚、心肝火旺相互影响或同时并见。

### （二）肝与肺的关系

肝调畅全身气机，其气主升；肺主一身之气，其气主降。肝升肺降，气机调畅，气血流行，脏腑安和，所以两者关系主要表现在气机升降的调节方面。

肝肺两脏气机一升一降，相辅相成，对维持全身气机的正常升降运动起重要作用。肺主一身之气，肺气以清肃下行为顺，肃降正常，有利于肝气的升发并防止其升发太过；肝气疏泄，升发条达，调畅全身气机，有利于肺气的肃降。可见，肝升与肺降既相互制约，又相互为用，以维持人体气机的正常升降运动。病理情况下，肝肺病变可相互影响。如肝郁化火，可耗伤肺阴，使肺气不得肃降，而出现咳嗽、胸痛、咯血等肝火犯肺之证，五行学说称为"木火刑金"。另外，肺失清肃，燥热内盛，也可伤及肝阴，致肝阳亢逆，而出现头痛、易怒、胁肋胀痛等。"左右者，阴阳之道路也"。天地阴阳之气左升右降，人与之相应，故有"肝生于左，肺藏于右"之说。

肝肺的气机升降，实际上也是气血的升降。肝藏血，调节全身之血；肺主气，治理调节一身之气。肺调节全身之气的功能又需要得到血的濡养，肝向周身各处输送血液又必须依赖于气的推动。总之，全身气血的运行，虽赖心所主，但又须肺主治节及肝主疏泄和藏血作用的制约，故两脏对气血的运行也有一定的调节作用。

### （三）肝与脾的关系

肝主疏泄，脾主运化；肝主藏血，脾主生血统血。肝与脾的关系，主要表现在饮食物消化和血液运行两个方面。

**1. 饮食物消化**　肝主疏泄，调畅气机，能协调脾胃升降，并疏泄胆汁，注入肠道，从而促进脾胃对饮食物的消化、吸收和转输；脾气健旺，运化正常，水谷精微充足，气血生化有源，则肝体得以濡养而肝气冲和条达，有利于肝之疏泄功能的发挥。病理情况下，肝脾两脏的病变常常相互影响，肝病可以传脾，脾病可以传肝。若肝失疏泄，气机郁滞，易致脾失健运，形成精神抑郁、胸闷太息、纳呆腹胀、肠鸣泄泻等肝脾不调之候；而脾失健运也可引起肝失疏泄，导致"土壅木郁"之证，或因脾虚生湿化热，湿热郁蒸肝胆，胆热液泄，还可形成黄疸等症。

肝主疏泄，分泌胆汁，输入肠道，帮助脾胃对饮食物的消化。所以，脾得肝之疏泄，则升降协调，运化功能健旺。所以说"木能疏土而脾滞以行"（《医碥·五脏生克说》）。"脾主中央湿土，其体淖泽……其性镇静是土之正气也。静则易郁，必借木气以疏之。土为万物所归，四气具备，而求助于水和木者尤亟……故脾之用主于动，是木气也"（《读医随笔·升降出入论》）。脾主运化，为气血生化之源。脾气健运，水谷精微充足，才能不断地输送和滋养于肝，肝才能得以发挥正常的作用。总之，肝之疏泄功能正常，则脾胃升降适度，脾之运化也就正常了。所谓"土得木而达""木赖土以培之"，所以说"肝为木气，全赖土以滋培，水以灌溉"（《医宗金鉴·删补名医方论》），"木虽生于水，然江河湖海无土之处，则无木生。是故树木之枝叶萎悴，必由土气之衰，一培其土，则根本坚固，津液上升，布达周流，木欣欣向荣矣"（《程杏轩医案》）。

**2. 血液运行**　血的正常运行虽由心所主持，但与肝、脾的关系也十分密切。肝主藏血，调节血量，脾主生血，统摄血液。而脾气健旺，生血有源，统血有权，使肝有所藏；肝血充足，藏泻有度，血量得以正常调节，气血才能运行无阻。只有肝脾相互协作，才能共同维持血液的正常运行。病理情况下，若脾气虚弱，则血液生化无源而血虚，或统摄无权而出血过多，均可导致肝血不足。此外，肝不藏血与脾不统血也可同时并见。

肝与脾在病理上相互影响，主要表现在饮食水谷的消化吸收和血液方面，这种关系往往通过肝与脾之间的病理传变反映出来。或为肝病及脾，肝木乘脾（又名木郁乘土）而肝脾不调，肝胃不和；或为脾病传肝，土反侮木，而土壅木郁。

### （四）肝与肾的关系

肝肾之间的关系，有"肝肾同源"或"乙癸同源"（以天干配五行，肝属乙木，肾属癸水，故称）之称。肝主藏血而肾主藏精，肝主疏泄而肾主封藏，肝为水之子而肾为木之母。肝与肾之间的关系，主要表现在精血同源、藏泄互用、阴阳互资互制及同具相火等方面。

**1. 精血同源**　肝藏血，肾藏精，精血皆由水谷精微化生和充养，且能相互资生，故曰同源互化。血的化生有赖于肾中精气的气化，而肾中精气的充盛也有赖于血液的滋养，即精能生血，血能化精，故称之为"精血同源"。在病理情况下，精血的病变常相互影响，如肾精亏损可导致肝血不足，肝血不足也可引起肾精亏损，从而出现头昏目眩、耳聋耳鸣、腰膝酸软等肝肾精血两亏的病变。

**2. 藏泄互用**　肝主疏泄，肾主封藏，两者之间存在着相互为用、相互制约的关系。肝主疏泄可促使肾气封藏有度，而肾气闭藏可防止肝气疏泄太过。疏泄与封藏相反相成，还可调节女子月经来潮、排卵和男子排精的有序进行。若肝肾藏泄失调，女子可见月经周期失常，经量过多、过少或闭经，以及排卵障碍；男子则可见阳痿、遗精、滑泄或阳强不泄等症。

**3. 阴阳互资互制**　肝在五行属木，肾在五行属水，水能生木。肝主疏泄和藏血，体阴用阳。肾阴能涵养肝阴，使肝阳不致上亢，肝阴又可资助肾阴的再生。在肝阴和肾阴之间，肾阴是主要的，只有肾阴充足，才能维持肝阴与肝阳之间的动态平衡。可见肝肾阴阳息息相通，相互制约，协调平衡，故在病理上也常相互影响。如肾阴不足可引起肝阴不足，阴不制阳而导致肝阳上亢，称之为"水不涵木"；肝阴不足也可导致肾阴亏虚，而致相火偏亢。此外，肝火太盛也可下劫肾阴，形成肾阴不足的病理变化。因此，临床十分常见以腰酸胁痛、头晕耳鸣、男子遗精、女子月经量少、五心烦热、潮热盗汗、舌红少苔等为主要症状的肝肾阴虚证。

**4. 同具相火**　相火是与心之君火相对而言的。一般认为，相火源于命门，寄于肝、肾、胆和三焦等。故曰"相火寄于肝肾两部，肝属木而肾属水也。但胆为肝之府，膀胱者肾之府。心包者肾之配，三焦以焦言，而下焦司肝肾之分，皆阴而下者也"（《格致余论·相火论》）。由于肝肾同具相火，所以称"肝肾同源"。

总之，因为肝肾的阴液、精血之间相互资生，其生理功能皆以精血为物质基础，而精血又同源于水谷精微，且又同具相火，所以肝肾之间的关系称为肝肾同源、精血同源。又因脏腑配合天干，以甲乙属木，属肝，壬癸属水，属肾，所以肝肾同源又称"乙癸同源"。

因此，肝与肾之间的病理影响主要体现于阴阳失调、精血失调和藏泄失司等方面。临床上，肝或肾不足，或相火过旺，常常肝肾同治，或滋水涵木，或补肝养肾，或泻肝肾之火，就是以肝肾同源理论为依据的。此外，肝肾同源又与肝肾之虚实补泻有关。故有"东方之木，无虚不可补，补肾即所以补肝；北方之水，无实不可泻，泻肝即所以泻肾"（《医宗必读·乙癸同源论》）之说。

### （五）肝与胆的关系

肝胆同居右胁下，胆附于肝之短叶间，足厥阴肝经属肝络胆，足少阳胆经属胆络肝，两者构成表里相合关系。肝与胆的生理联系，主要表现在共同促进消化功能、调节情志两个方面。

**1. 促进消化功能**　肝主疏泄，分泌胆汁；胆附于肝，储藏、排泄胆汁，共同合作使胆汁疏泄到肠道，以帮助脾胃消化食物。所以，肝的疏泄功能正常，胆才能储藏、排泄胆汁，胆之疏泄正常，胆汁排泄无阻，肝才能发挥正常的疏泄作用。若肝气郁滞，可影响胆汁疏利，或胆腑湿热，也可影响肝气疏泄，最终均可导致肝胆同病，出现肝胆气滞、肝胆湿热、肝胆火旺等病理变化。

**2. 调节情志**　《素问·灵兰秘典论》说："肝者，将军之官，谋虑出焉。胆者，中正之官，决断出焉。"肝主疏泄，调节精神情志；胆主决断，与人之勇怯有关，而决断又来自肝之谋虑，两者协调配合，遇事方能做出正确决断。肝胆两者相互配合，相互为用，人的精神、意识、思维活动才能正常进行。故曰"胆附于肝，相为表里，肝气虽强，非胆不断，肝胆相济，勇敢乃成"（《类经》）。

实际上，肝胆共主勇怯必须以两者同主疏泄为基础，若肝胆气滞，或胆郁痰扰，均可导致情志抑郁或惊恐胆怯等症。

## 四、中西医学中肝的异同

西医所说的肝脏主要是从解剖学概念来认识，肝脏是一个具体的解剖器官。其解剖位置在人右腹腔深部横膈膜的下面，具有解毒、合成、代谢、排泄及调整血液量等诸多功能。解剖学中明确指出肝脏是人体中最大的消化腺，活体呈红褐色，质软而脆，成人肝重约 1500g。肝脏大部分位于右季肋部和腹上部，小部分在左季肋部，肝脏可分上、下两面和前、后两缘。肝脏的上面隆起贴于膈。

中医学所说的肝是一个较抽象的概念，是一个功能活动系统，比西医所说的概念更广、更复杂一些，它不仅包括解剖学上的肝脏，更重要的是一个以肝脏为中心，与胆腑相表里，通过经脉与目窍相连，与皮毛筋骨、四肢百骸相通，具有独特的生理功能、病理表现，同时又与其他脏腑互相影响的一个功能性活动系统。人的精神情志活动等都涉及中医肝的功能范围。综合中医学对肝的认识，可以归纳为肝为五脏之一，居于右胁部，是人体重要而且最大的脏器，其阴阳属性是阴中之阳，又称厥阴；肝具有升发，喜条达，恶抑郁，体阴而用阳的特性；其功能主疏泄、主藏血、主筋华爪、开窍于目，与胆相表里；此外，肝有主藏魂、司生殖的作用。这种认识基本上包括了肝脏的生理及一系列代谢功能和一部分中枢神经系统、内分泌系统、血液系统、消化系统等某些功能。因此中医肝病的范围是以肝与胆的功能失调和其经络循行部位所引起的病证为主，主要是一组病证概念，由于中医肝胆生理功能上的特性及经络循行部位的复杂性，决定了其所涉及的病症很广。例如，某些眼科疾病在中医诊疗时，常可听到医生说是肝火上炎、肝肾阴虚、肝血不足等，有些患者则以为自己的肝脏出了问题，但这不属于西医肝病的范畴。

虽然中西医对肝的认识有很大的不同，但中医的肝也是以实质性肝脏为形态学基础的，其生理病理的某些认识也不同程度源于实体；实体肝脏生理、病理特点观察可能作为认识来源之一，参与构筑了中医肝藏象理论。中医肝除少部分内容投射于西医肝脏生理病理中外，其绝大多数内涵超越了实体，涉及多系统、多器官。通过梳理中医肝认识发展脉络，不难看出，中医肝虽源于解剖，却不止于解剖，是由解剖、生理病理观察，逻辑推理，哲学思想渗透等多重因素构筑的"同形异构体"。

中西医对肝认识的差异，归根到底是由两种医学体系不同的认知方法论决定的。从认识来源来看，中医学侧重从临床观察、经验总结中获取认识；西医学主要从解剖、生理、生化等微观研究中获得认识。从认识角度来看，中医学把人置于自然、社会的大系统中，以"天人相应""形神相关"观点认知生命；西医学把人从自然、社会环境中，从机体的普遍联系中抽取出来，单独加以考察。从认识内容来看，中医学注重考察整体的功能联系；西医学重点着眼器官、组织的结构分析。从认识层次来看，中医学把握的是宏观整体的联系和规律；西医学把握的是微观局部的结构与属性。从认识方法来看，中医学倾向以思辨和心悟来领会医学的真谛，耻于形态结构研究，忽视实证；西医学在"结构性原则"指导下，密切与自然科学新技术、新成果相结合，把对人体的认识逐步推进到微观的层次。

在生理学方面，西医学所说的"肝"的概念和传统中医学所说的"肝"有许多相似之处，如中医学"肝藏血"的功能与西医学肝脏和血液系统之间的关系。"肝藏血"一说始于《黄帝内经》。其本意即指肝内储有一定量的血液。清代、民国一些医家运用解剖学手段证实了"肝为藏血之脏器"。如恽铁樵谓："惟其含血管丰富，故取生物之肝剖之，几乎全肝皆血……故肝为藏血之脏器。"这一直观认识与西医学"肝脏为人体一大贮血库，整个肝脏系统可储存全身血容量的 50%"基本一致。此外，现代研究还证实，人静卧时肝脏血流量可增加 25%，印证了"人卧则血归于肝"的说法。肝藏血尚有"收摄血液"之意。"肝主收摄血液"是对临床"肝不藏血"现象的观察与总结。"肝不藏血"以出血伴见一系列肝火征象为特征，其发病常由不良情志所诱发。一般认为，情志因素导致出血是以人体应激机制为介导，表现为神经、内分泌、凝血等多环节的病理变化。可见，"肝收摄血液"过程涉及了多方面的因素，与西医学"肝脏和凝血、抗凝物质生成、清除有关，因而具有凝血功能"的作用显然不相等同。

中医学"肝协助脾胃消化"与西医学肝脏和消化系统之间既有区别又有联系。中医肝协助脾胃消化，一般认为它包括了肝脏分泌胆汁、胆汁促进消化的作用。在中医学文献中，虽有"肝之余气泻于胆，聚而成精"的论述，但却无胆汁直接参与消化的明确记载。唐容川在《血证论》提出"木之性主于疏泄，食气入胃，全赖肝木之气疏泄之而水谷乃化"及"胆中相火如不亢烈，则为清阳之木气，上升于胃，胃土得其疏达故水谷化"，似乎蕴含"肝胆化物"之意。中医学"肝协助脾胃消化"更多来自"肝病传脾"病理现象与调肝法治疗脾胃病效应的观察。现代研究表明，肝胃不和证以大脑皮质、自主神经功能紊乱，平滑肌脏器如胃肠道、食管、胆总管、胆管、胰等活动或分泌障碍为特征。肝脾不和证病理基本与之类同，但消化吸收功能减退、代谢紊乱、机体营养不良更为明显。由此可见，中医肝协助脾胃消化的机制在于神经系统，特别是自主神经系统对消化道脏器的整体调控。相比而言，西医学言肝脏与消化系统的关系主要局限在肝脏分泌胆汁、胆汁促进消化方面，两者的立足点截然不同。

中医学"肝胆相表里"与西医学肝脏和胆囊之间亦有区别与联系。肝脏与胆囊解剖位置邻近、肝脏分泌胆汁、肝胆病理相互传变等方面，中西医认识有类似之处，提示"肝胆相表里"能部分反映西医学肝脏与胆囊的关系特点，然而两者仍有相异之处。如肝胆经脉相互络属、肝胆共主神志皆为中医学所特有。再如胆汁分泌、排泄的调节，中医学认为肝主疏泄对胆汁排泄分泌过程具有调节作用。现代医学证实胆汁排泄分泌过程受神经、体液、肠肝循环等因素影响。梗阻、炎症、代谢紊乱、情绪刺激等皆可通过干扰胆汁排泄、分泌过程的正常调节因素，或造成肝胆局部病损，致胆汁分泌、排泄障碍。由此可见，中医肝主疏泄、调节胆汁排泄分泌过程涉及神经、内分泌等多重因素，并非肝脏功能所能概括。

中医学"肝开窍于目"与西医学肝脏和眼的关系认识明显不同。彭清华等对眼底病三证型进行了肝、肺血流图描记，发现眼底病患者肝血流图有特异性改变，而肺血流图则变化不明。此外，眼底病三证型间肝脏血流图也呈现一定差异，从肝辨证的眼病其肝脏循环血流量减少、流入阻力增大的程度均较未从肝辨证的眼病明显，提示眼病与肝脏存在特异联系，实体肝脏可能是中医学"肝开窍于目"的物质基础之一。此外，据研究肝脏与眼在胚胎发生学上具有特殊的亲缘关系，将成年人肝组织移植到原肠胚的囊胚腔中，能诱导双目形成，进一步为"肝开窍于目"的理论提供了实验依据。

中医学"怒伤肝"与西医学肝脏在怒应激状态下的病理改变有区别亦有联系。现代研究揭示出怒行为损伤肝胆有以下几条途径：怒—交感神经—肾上腺髓质系统兴奋，怒—肾素—血管紧张素—醛固酮系统兴奋，怒—应激反应—下丘脑、垂体、肾上腺皮质兴奋，怒—垂体—甲状腺兴奋。怒时胰高血糖素分泌增多而胰岛素分泌减少，从而减少胰高血糖素和胰岛素刺激肝细胞再生及护肝作用，说明怒伤肝胆以人体应激机制为介导，涉及全身多系统的变化。可见中医学"怒伤肝"并非仅仅局限于怒行为对肝胆的损伤，而是对应激状态下机体一系列病理反应的综合概括，实体肝脏结构或功能的改变只是其中一个环节。

中医学肝主疏泄与西医学肝脏对全身调节作用不尽相同。"肝本质"研究揭示出中医肝与神经-内分泌-免疫网络相关，提示肝主疏泄对全身气血的调畅是通过神经、内分泌等整体调控作用来实现的。西医学肝脏作为代谢器官，对全身的调节主要通过代谢功能实现。此外，肝脏还能分泌多种激素及其类似信息物，对其他靶组织具有广泛调节作用，因此也可视为内分泌器官。可见中医"肝"概念中包含了实体肝脏的成分，两者统一的基础在于神经-内分泌-免疫网络。

中西医肝病有差异亦有联系，如慢性肝炎基本可从中医肝辨证施治，胁痛、乏力、胃肠道症状、眼部症状、指甲表现、脉弦、春季多发等特点一定程度上反映了中医肝的某些病理特点，与中医学"胁为肝位""肝病传脾""开窍于目""其华在爪"等理论相应，提示实体肝脏病理特点的观察可能作为认识来源之一，参与构筑了中医肝藏象理论。后者对前者的诊断、治疗均有一定指导意义。诊断方面，从中医学"肝开窍于目""其华在爪"等理论出发，临床注意观察、询问患者眼部证候、指甲改变对肝病的早期诊断、早期防治有重要价值。治疗方面，以"肝合胆"理论为指导，重用利胆药治疗肝大，可获满意疗效。此外，研究发现，补肝实脾药对肝损伤大鼠肝脏功能的改善情况较单纯治肝为佳，为"治肝实脾"提供了可靠依据，从治疗学角度反证了中西医肝病的相关性。

此外，从中医肝病症状特点出发进行的研究也趋向了两者一致性认同。聂凤褆等观测了30例"胸胁苦满"患者的胆道声像图，发现均有肝外胆管轻度扩张，与相应门静脉比值增大，服用小柴胡汤后，患者症状消失，肝外胆管上段内径与门静脉比值也随之恢复正常。费兆馥发现，弦脉组肝血流图异常者多，而平、滑脉组肝血流图正常者多，由此认为弦脉与"肝藏血"功能失常有关。彭清华的"肝主目"研究也提示，眼病与肝脏有特异性联系。以上研究均说明中医肝病和实体肝脏存在某种内在的病理联系。

可见，西医学所说的"肝"的概念和传统中医学"肝"的概念与内涵是不同的。它们之间既有明显的区别，又有着千丝万缕的联系。

（张国华）

# 第三节　肝病的病因病机研究

## 一、肝病的病因研究

古代医家对病因作过一定的归类，如汉代张仲景在《金匮要略》中记载"千般疢难，不越三条，一者，经络受邪入脏腑，为内所因也；二者，四肢九窍，血脉相传，壅塞不通，为外皮肤所中也；三者，房室、金刃、虫兽所伤。以此详之，病由都尽"，明确指出疾病发生有三条途径。宋代陈无择引申张仲景之意，提出"三因学说"，他说："六淫，天之常气，冒之则先自经络流入，内合于脏腑，为外所因；七情，人之常性，动之则先自脏腑郁发，外形于肢体，为内所因；其如饮食饥饱，叫呼伤气，金疮踒折，疰忤附着，畏压溺等，有背常理，为不内外因。"即六淫邪气为外因，情志所伤为内因，而饮食劳倦、跌仆金刃及虫兽所伤等为不内外因。综上所述，传统中医病因学说的基础为"三因学说"，但究其根本，仍不外乎内因和外因。

肝病病因复杂多变，不同的肝病或同一肝病的不同病变发展阶段，常表现出不同的病因病理特征，故而在临床实践中应注意审查病因及证候，为临床辨证施治提供依据，做到以患者为中心，增强疗效。然而，中医和西医对肝病的认识与定义不一样，因此，我们结合中医学对肝病的认识，从中医角度上认识西医肝病病因这两大方面论述肝病的病因研究，以期较为完整、科学地论述其病变机制。肝病发生的病因整体上可分为外感与内伤两大类，其中，外感性致病因素包括六淫邪气和疫毒等；内伤性致病因素包括七情内伤、饮食失宜、劳逸失度和禀赋异常等；此外，还有病理产物类致病因素，如痰饮、瘀血；其他致病因素如寄生虫感染和药邪等。

## （一）外感性致病因素

**1. 风邪**　风为六淫之首、百病之长，善行而数变，且四时皆可伤人，故六淫之中，以风邪致病最广。中医学认为"风气通于肝"，风邪可因营卫空疏而内客于肝，从而引起"肝风"等病证。如《素问·风论》说："以春甲乙伤于风者为肝风……肝风之状，多汗，恶风，善悲，色微苍，嗌干善怒，时憎女子，诊在目下。"这里所说的肝风主症有汗出恶风，可知属于外风致病范围。在肝病的发病过程中，外感风邪致病虽不普遍，但在一些常见肝病初期症状中并不少见，其可与寒、热、湿等邪气相合为病。如急性甲型病毒性肝炎初期，可见恶寒、发热、头痛、全身酸痛等风寒袭表、营卫失和之证。在急性黄疸型乙型病毒性肝炎中，同样可见到一些患者出现发热、恶寒、咳嗽、咳痰等风寒犯肺、肺失宣降的症状。此外，在药物性肝炎患者中可见到荨麻疹或皮疹，其发病与风邪善行而数变的性质相符，具有起病快、消退迅速、出没不定的特点。

此外，在中医学中认为肝主筋，肝气血不足，风邪趁虚侵犯筋脉，从而导致一系列筋脉运动失常的病变，如转筋、风颤、面瘫、破伤风、中风等。《三因极一病证方论》曰："风颤者，以风入肝脏经络，上气不守正位，故使头招摇，而手足颤掉也。"《济阳纲目·中风》说："肝主筋，居东方风木，气之相感，以类而从，故风邪乘虚，肝脏先受，则筋缓而不荣，所以有㖞斜瘫痪之状也。"虽然现代医学认为以上病证大多和神经系统有关，而其主要症状以筋脉病变为主，故在中医学仍属肝病范围。

**2. 寒邪**　寒邪侵犯人体，其性凝滞，能收引筋脉，阻碍气血运行，不通则痛，会出现各种疼痛病证。寒邪所致的肝病，主要指寒邪侵犯足厥阴肝经所导致肝经气滞的一类病证。如《素问·举痛论》说："寒气客于厥阴之脉，厥阴之脉者，络阴器系于肝，寒气客于脉中，则血泣脉急，故胁肋与少腹相引痛矣。厥气客于阴股，寒气上及少腹，血泣在下相引，故腹痛引阴股。"临床中，肝病患者可表现出寒凝肢节的关节冷痛和寒邪中里的腹痛、腹部挛急等症状。

《灵枢·百病始生》说："卒然外中于寒……温气不行，凝血蕴里而不散，津液涩渗，著而不去，而积皆成矣。"寒邪客于肝经脉络，血得寒则凝，导致血行不畅，临床可见腹部肿块硬满、寒凝胞宫、月经不调等病变。《医方类聚·简易方》中记载"筋受寒，则筋不能动，十指爪皆痛"，说明寒邪客于筋脉，会导致筋脉活动不利。肝主筋，故筋脉病变也可归属于肝病范畴。

**3. 湿邪**　湿为阴邪，易伤阳气，其性重浊黏腻，易阻遏气机，困阻脾阳；且湿性黏滞，易和他邪相兼为病。大多数肝病在一定程度上具有湿热的基本特征，因此，肝病最为常见的致病因素为湿热之邪。湿热相合，熏蒸肝胆，导致肝失疏泄、胆汁不循常道，从而浸渍肌肤，上染目睛，下流膀胱，可见目黄、身黄、小便黄的黄疸症状。湿热内犯肝胆，影响脾胃，导致脾胃纳运失和，消化功能障碍，可见纳呆、腹胀、腹泻等常见的胃肠道症状。湿热内蕴，阻遏气机，气血运行受阻，脉道失利，可见两胁胀痛、刺痛等。若湿热之邪蕴结大肠，可引起腹泻、大便脓血、里急后重等症状，类似现代医学的细菌性肝脓肿。

肝胆病多伴脾胃症状，其病因可为寒湿内犯，困阻脾胃，脾阳虚衰，水湿内停，出现腹满便溏、小便不利、肢体浮肿或腹水的症状。若寒湿困遏脏腑经络，气机阻滞，升降失常，可致恶心呕吐、脘腹胀闷、胁肋剧痛等症。

**4. 燥邪** 《素问·至真要大论》指出"燥之胜也，风木受邪，肝病生焉"，表明燥邪虽为肺金主气，但燥邪太胜仍可伤肝。燥邪伤肝之阴血或消耗津液导致筋脉失养及肝经气血运行不畅，如《儒门事亲》说："燥金盛，乘肝则肝气郁，肝气郁则气血壅，气血壅则上下不通，故燥结于里。"《证治准绳·杂病·耳》曰："燥邪伤肝，聋。"因此，治疗这类病证以养血柔肝、滋液润燥为法。

**5. 火热之邪** 肝为风木之脏，升发为其生理特性之一，主疏泄。火热之邪为阳邪，其性炎上，易使肝之升发疏泄太过而致病，若气机上逆，则肝病中可出现面红目赤、呕吐呃逆等症状；火热邪气易伤津耗气，热淫于内，一方面可迫津外泄；另一方面则直接煎熬阴津，耗伤人体阴液，故可见肝病过程中出现高热、汗出、烦躁、口渴喜冷饮、小便短黄、大便干结等症状。同时，若火热之邪入于血分，可聚于局部，耗伤气血，腐蚀血肉，甚则化脓或发为痈肿疮疡，如《灵枢·痈疽》说："大热不止，热胜则肉腐，肉腐则为脓，故名曰痈。"临床上可见肝脓肿患者表现出高热、肝内成脓、脓黏稠色黄的症状和体征；若热扰心神或热入营血，迫血妄行，可导致肝病患者出现心烦失眠、烦躁不安，甚至吐血发斑等症状。邪热伤肝，肝气上逆，患者可表现为急躁易怒，如《太平圣惠方·治肝气逆面青多怒诸方》曰："邪热伤于肝，伏留不除，则肝气壅实，实则气逆，故令面青多怒也。"此外，《灵枢·寒热病》曰"暴瘅内逆，肝肺相搏，血溢鼻口"，明确指出邪热可引动肝火上逆，导致木火刑金，出现鼻衄的症状。

**6. 疫毒** 是一类有强烈传染性、流行性、季节性和特异性的致病因素，传染性肝炎可视为疫毒致病。疫毒发病急骤，来势凶猛，变化多端，病情险恶。如急性重症肝炎表现为起病急骤，黄疸迅速加深，肝脏缩小，若不及时治疗，很快出现谵妄、神志昏迷、抽搐等精神症状，有并发出血、腹水、脑水肿和急性肾衰竭等坏证的倾向，病情极为凶险。

## （二）内伤性致病因素

**1. 七情内伤** 七情，是指七种正常的情志活动，即喜、怒、忧、思、悲、恐、惊，是机体对外界环境刺激的不同反应，一般不会导致疾病。只有强烈而持久的情志刺激，损伤机体脏腑精气，导致功能失调，诱发或直接导致疾病的发生时，才视为病因之一。七情致病，除了与外界情志刺激的强度、方式等有关外，与个体身心的功能状态、防御、调节和适应能力也有密切关系。人的精神活动与疾病的生理病理变化密切相关。中医学认为，肝主疏泄，可调畅气机，使气机的升、降、出、入运动正常，保持气血运行通畅；人的精神状态与肝主疏泄功能的正常与否密切相关。《王孟英医案》中记载："肝主一身之里……七情之病必由肝起。"怒、悲、忧、恐等情志过度均可影响肝的疏泄功能，而七情内伤是肝病的致病因素，同时也是病情反复的重要诱因。

《素问·阴阳应象大论》说："怒伤肝。"怒为肝之志，肝性喜条达，主疏泄，主一身之气机，怒影响肝，主要导致气血逆乱，使肝失去疏泄条达之用，从而导致气机不畅或气机郁结的病理变化，如《素问·举痛论》曰："怒则气逆，甚则呕血及飧泄。"《素问·生气通天论》曰："大怒则形气绝，而血菀于上，使人薄厥。"若气机不畅，临床可见胸胁闷胀，嗳气，得矢气则舒；肝气郁结，横逆犯脾，可见腹胀、胁痛、纳呆、大便不调等肝脾不和的症状。同时，大怒常常可诱发或加重肝病患者的急慢性肝炎、肝硬化或肝癌的临床症状。

《三因极一病证方论》曰："因思则意舍不宁，土气凝结，肝木乘之。"中医学认为，肝主谋虑，忧思过度则气结，气结则肝气郁结，疏泄不畅，表现为不思饮食、胸胁胀满等症。张介宾在《类经·疾病类·脾瘅胆瘅》中说："数谋虑不决则肝胆俱劳，劳则必虚，虚则气不固，故胆气上溢而口为之苦。"表明谋虑过度可损伤肝胆之气，使胆汁上溢，导致口苦之症。此外，思虑过度不但损伤肝气，使筋失所养，表现为肢体倦怠无力，而且影响肝的疏泄功能，使气机不利，水饮内停，形成水肿、臌胀等，正如《明医指掌》曰："尽力谋虑，劳伤乎肝，应乎筋极。"《杂病广要·内因类·水饮》指出："肝主虑，久虑而不决，则饮气不行。"

《灵枢·本神》曰"肝悲哀动中则伤魂，魂伤则狂忘不精"，明确指出因悲哀太过而伤及肝所藏之魂，魂伤便会狂妄而不精神，行为举止失常。悲哀则伤魂的机制，正如《素问·玉机真脏论》说："悲则肺气乘矣。"王冰注曰："悲则肺气移于肝，肝气受邪，故肺气乘也。"

《灵枢·本神》曰："肝气虚则恐，实则怒。"惊恐也可导致气血运行失常，而气血逆乱又与肝的疏泄功能直接相关，如《灵枢·口问》曰："大惊卒恐，则血气分离，阴阳破散，经络厥绝，脉道不通，阴阳相逆，卫气稽留，经脉虚空，血气不次，乃失其常。"临床上可见到大惊卒恐而导致面青色脱者。

**2. 饮食失宜**　饮食是维持人体正常生命活动的基本保证，饮食失宜，如饮食不洁、饮酒过度、饮食偏嗜常常成为诱发多种疾病的重要原因。肝病与饮食的关系紧密相关。

饮食不洁，指进食不洁净或有毒的食物，常常会导致疾病的发生。病毒性肝炎、肝包虫病、胆道蛔虫、细菌性肝脓肿等肝病可由饮用或进食被寄生虫、疫毒或污秽所污染的不洁之物引起。

过食肥甘厚味是导致肝病发生的重要因素，《针灸甲乙经》中描述："伤食胁下满，不能转展反侧，目青而呕。"《血证论》曰："木之性主于疏泄，食气入胃，全赖肝木之气以疏泄之，而水谷乃化。设肝之清阳不升，则不能疏泄水谷，渗泄中满之症，在所不免。"肥甘厚味容易积滞化热，影响脾胃运化，从而聚湿生痰化热。湿热内困脾胃，熏蒸肝胆，影响肝脏的疏泄功能，故可出现胸胁胀痛、腹满、纳呆、便溏、呕逆或黄疸等症状，临床上的脂肪肝、胆囊炎、胆石症等患者多属此类病证。

饮酒过度既指一次饮酒过量，也指长期嗜酒。酒为水谷之精、熟谷之液，适量饮酒可御寒保暖，调畅气血，活血通络，驱除疲劳。然而酒味辛辣，其性大热，极易引起湿热内蕴，若饮酒过度必扰乱气血，湿热蕴结，对肝脏的损害极大。《诸病源候论·恶酒候》曰："酒者，水谷之精也。其气慓悍而有大毒，入于胃则酒胀气逆，上逆于胸内，熏于肝胆，故令肝浮胆横，而狂悖变怒，失于常性，故云恶酒也。"可见古人早已认识到饮酒过量会导致酒毒熏蒸肝而致病，与现代医学的认识是相一致的，如酒精性肝病就是因为慢性酒精中毒所致，还可见一些患者因过量饮酒导致肝硬化甚至肝癌，出现神志昏迷，昏聩而死。

此外，饮食偏嗜，五味所伤，不良的饮食习惯久之也可成为一些疾病的发生原因。五味中，过食酸和辛味的食物，是引起肝病的常见饮食因素。一般认为，酸味入肝，食酸可以补肝，然而味过于酸，会导致肝气太过，继而乘脾土，导致脾气虚弱。如《素问·生气通天论》曰："味过于酸，肝气以津，脾气乃绝。"《素问·五脏生成》曰："多食酸，则肉胝皱而唇揭。"辛味入肺，多食辛则肺金太过，易乘肝木而为病，导致肝气虚不能养筋。如《素问·生气通天论》说："味过于辛，筋脉沮弛，精神乃央。"《素问·五脏生成》又说："多食辛，则筋急而爪枯。"以上关于过食酸味和辛味食物导致肝病的论述为临床治疗和预防肝病提供了理论依据。

**3. 劳逸失度**　合理调节劳逸，是保证人体健康的必要条件，正常的劳动，有利于气血流通并增强体质，但劳逸失度，可导致脏腑经络及精气血津液失常而引起疾病发生，可作为某些肝病（如慢性肝炎、肝硬化、肝结核）复发、加重甚至恶化的直接或间接原因。

过度劳累主要包括三个方面：劳力过度、劳神过度、房劳过度，均可导致肝病。劳力过度，又称"形劳"，主要指过度劳力，损耗脏腑精气，导致脏气虚少，功能减退。肝藏血，且肝主筋，过度劳累，耗血伤津，筋失濡养，导致筋脉运动功能失常，可表现出筋疲不用、肢体乏力，如《素问•宣明五气》曰："久行伤筋。"此外，肝开窍于目，人体的视觉需要肝血的濡养，故"目受血而能视"，若久视，易耗伤肝血，出现"久视伤血"的眼睛酸痛、眼红流泪等眼部症状。

劳神过度，又称"心劳"，指长期用脑过度，思虑劳神而积劳成疾。肝主谋虑，胆主决断，多虑或久虑可耗伤肝胆之气，如《三因极一病证方论•五劳证治》中说："以其尽力谋虑则肝劳。"同时，劳神过度，耗伤精血，常可见肝病患者出现心肝血虚的症状，如心悸、头晕健忘、失眠多梦等。

房劳过度，又称"肾劳"，指房事太过，耗伤肾精肾气而致病。由于肝肾精血同源，且肝与冲任二脉关系密切，足厥阴肝经绕阴器，主宗筋，故房劳太过可导致肝劳虚损。女子月经来潮，男子排精是肝主疏泄和肾主闭藏相互协调作用的结果，房劳过度，易使肝劳虚损，形成阳痿不起、带下频频等症状，故《下经》曰："筋痿者，生于肝，使内也。"《杂病广要•身体类•痿》说："大抵痿之为病，皆因客热而成。好欲贪色，强力过极，渐成痿疾……筋痿属肝。"

过逸包括过度安逸与嗜卧，可出现"久卧伤气"，导致气血郁滞，使气血、筋骨、肌肉失其生理常态，降低人体的抵抗能力，引起肝病的发生并影响其发展和恢复。因此，适当体力活动，有利于促进肝血的活动、气机的调畅和胆汁的疏泄。禁忌过劳与过逸。

**4. 禀赋异常**　即人出生以前就已经显现或潜伏存在的一类病因，主要包括禀赋不足、妊娠失养和疾病遗传三方面。

（1）禀赋不足：常见形体消瘦，体质虚弱，发育迟缓，脏腑不荣，抵抗疾病的能力减弱，是导致发病的重要因素之一。肝病患者可表现为肝胆系统功能失调，或对某些疾病具有易感性，如病毒性肝炎，易致母婴感染，且感染后常常病势较重，治疗难度增大，乃至迁延难愈。

（2）妊娠失养：可由于母体体弱多病，阴血亏虚，精气不足，胎儿失养，肝胆失健，经脉失荣；亦可因近亲结婚，或孕前或妊娠中外感邪毒；或因误食有毒污染食物或药物等，可致胎儿生长发育障碍，或脏腑孕育不全，出现某些脏腑畸形，如肝脏囊肿、胆道畸形等病证。

（3）疾病遗传：父母的某些疾病遗传给后代，而成为致病因素之一。如现代常见的乙型和丙型病毒性肝炎、肝豆状核病变、肝癌发病的潜在因素等，都可能与遗传因素相关。此外，父母的体质因素，如形体的壮衰、脏腑的偏虚偏盛都可能与遗传有一定的关系，对于肝胆及其经脉病证的发病与转归具有一定潜在的影响或作用。

### （三）病理产物类致病因素

**1. 痰饮**　痰饮的生成，主要与肺、脾、肾、三焦气化功能失常，水液输布障碍相关。其中，脾为生痰之源，肺为贮痰之器。此外，若肾虚不能制水，也可上泛为痰。肝的疏泄功能失常，导致气机不畅，水道不利，也可产生痰饮，而痰饮又是产生和加重肝病的重要因素。

痰饮分而言之，稠浊者为痰，清稀者为饮。痰气互结于肝经，会导致"梅核气"，出现咽喉不适，有异物感的症状；若痰饮停于肝，出现胁下支满，嚏则相引而痛的"悬饮"；而肝硬化腹水或并发胸腔积液，当以饮邪论之。

痰饮所致的肝病，大多为痰与气、痰与风、痰与火等相兼为患，正如《临证指南医案》曰："盖肝者将军之官，善干他脏者也。要知肝气一逆，则诸气皆逆，气逆则痰生，遂火沸风旋，神迷魂荡，无所不至矣。"痰之为病，病理变化多种多样，临床表现异常复杂，故有"怪病多痰""百病多由痰作祟"之说。痰浊上扰清窍则头晕目眩；壅阻于肺则咳喘痰多，可见于肝性脑病、肝外症状的呼吸道感染；痰浊凝结，可为痰核、瘰疬，如肝癌、肝硬化的淋巴结肿大等病证；痰浊若阻碍气机升降，可见胁肋胀满、肝区疼痛等；肝风夹痰上扰或风痰阻络，可见昏仆、肢体麻木、手足蠕动等，可见于肝豆状核变性、肝病并发癫痫的动风症状。

**2. 瘀血**　既包括脉管中凝聚的不行之血，又包括体内存积的离经之血，既是病理产物，又是致病因素。因肝主疏泄、藏血，故肝病与气血的关系紧密相关。瘀血并无正常血液的濡养作用，而且作为致病因素又会阻滞气机，影响血液运行，导致脏腑功能失调，并可阻碍新血的生成，引发机体多种病证发生。

外伤或其他脏腑病变均可导致瘀血，如《灵枢·邪气脏腑病形》曰："有所重坠，恶血留内……积于胁下，则伤肝。"《灵枢·百病始生》说："卒然外中于寒，若内伤于忧怒，则气上逆，气上逆则六输不通，温气不行，凝血蕴里而不散，津液涩渗，著而不去，而积皆成矣。"瘀血形成后，导致血瘀气滞，经脉不通，不通则痛，可见胸胁胀满刺痛，痛处不移，在临床上肝病患者可出现肝区刺痛的症状。若瘀血阻滞气机，阳气郁遏，日久化热，可见午后低热、手足心热等，如肝癌患者可出现低热的症状。瘀血阻滞脉道，可表现为血不循经而致出血之症，肝硬化食管静脉曲张破裂之消化道出血、肝掌、蜘蛛痣等均属于此类。若瘀血停蓄凝结于一处而形成癥积，如肝脾大即为血液瘀积于肝脾所致。瘀水互结导致臌胀，即肝硬化所致的腹水，以面色黧黑、腹部青筋暴起而胀大为主症。

## （四）其他致病因素

**1. 寄生虫感染**　与肝胆病有关的寄生虫主要有蛔虫和血吸虫。蛔虫在我国较为常见，尤以儿童易感，多因饮食瓜果、生冷、不洁之物所致。蛔虫性好窜善钻，畏寒喜热，遇酸则安，得苦则伏，得辛则化，若蛔虫钻入胆道便成胆道蛔虫症，临床可见绕脐腹痛、口吐清水、面见白斑、白睛蓝斑等，甚或突然脘腹剧痛、心下钻顶样疼痛、烦躁、吐蛔、四肢厥逆等。

血吸虫肝病具有传染性和流行性，其症状随病情发展阶段而不同，早期可见恶寒、发热、皮疹等；中期若肝脾受损，可出现黄疸、腹胀、积聚痞块、下利脓血；晚期气滞血瘀水停，可见腹水。

**2. 药邪**　是指用药不当而发生毒副作用或变生他病的一种致病因素。在肝胆及经脉病证的治疗过程中，或因辨证失误，或因用量过大，或因滥用某些有毒药物等，可对肝胆及其经脉造成损害，如药物中毒出现的肝脏损害可属此类病证。

此外，在治疗肝脏阳衰阴损的过程中，容易误用补法或泻法造成肝脏损害。如《本草求真》曰："昔人云，肝无补，非无补也，实以肝气过强，则肝血不足，补之反为五脏害，故以无补为贵。讵知肝气不充，是犹木之体嫩不振而折甚易，若非用以山茱萸、杜仲、续断、鸡肉壮气等药以为之补，乌能制夭折之势乎？肝血即竭，是犹木之鲜液而槁在即，若非用以地黄、山药、枸杞以滋其水……其何以制干燥之害乎？"说明在使用补泻法的时候，必须辨证准确，且适度而用。

过用或久用温热助阳药，不但可导致阳盛太过，化热生风，走窜经脉；又可导致火热太过，耗伤肝阴。过用滋阴养血方药，可导致脾胃气机壅滞，土壅木郁，导致肝脉气机郁滞，疏泄功能失调。若在治疗肝胆气结血瘀的病理过程中，过用三棱、莪术、水蛭、红花等药物，可因过度攻伐而耗伤正气，对肝脏造成一定损伤。

肝为刚脏，不宜用大量苦寒攻伐之品，林珮琴在《类证治裁》中指出："大抵肝为刚脏，职司疏泄，用药不宜刚而宜柔，不宜伐而宜和，正仿内经治肝之旨也。"疏肝理气之属，其性多香燥，多用则易伤肝阴。此外，肝郁一般用药宜辛凉，若过用温药，易使邪从火化，正如《柳州医话》中说："凡肝郁病误用热药，皆贻大患。"临床上误用大寒大苦之品泻肝之实，常导致脾胃损伤，胃气虚损，则肝木越旺。总之，配伍或攻邪过猛，均可损伤正气，病及肝脏。

## 二、肝病的病机研究

毒、痰、热、瘀、湿、虚等多种病因交织缠绵贯穿于肝病全过程，寒热错杂、痰瘀互结、虚实相兼，病机错综复杂。临床症状特点一般有胁痛不适、乏力纳差、腹胀等。各种肝病的生成，主要表现于肝气的疏泄功能大过、不及或障碍，肝血濡养功能的减退，以及肝脏阴阳制约关系的失调等方面。所以肝脏阴阳、气血失调的病机特点是肝阳、肝气常有余，肝阴、肝血常不足。肝的阳气失调，以肝气、肝阳的亢盛有余为多见，而肝之气虚或阳虚则较为少见。且由于肝阳上亢，多为肝阴不足，阴不制阳，而致肝阳相对亢盛，故肝阳上亢亦多在肝阴、肝血失调中有所体现。因此，肝气、肝阳失调的病机，主要表现在肝气郁结、肝气横逆及肝火上炎等方面，亦常影响脾胃的功能，使其和降失常，运化失职。常见肝病的病机如下：

### （一）急性病毒性肝炎

病毒性肝炎是由多种肝炎病毒引起的以肝脏为主要病变并可导致多种器官损害的一种传染病，临床上以食欲减退、恶心、上腹部不适、肝区痛、乏力为主要表现。目前，已确定的肝炎病毒有甲型肝炎病毒、乙型肝炎病毒、丙型肝炎病毒、丁型肝炎病毒和戊型肝炎病毒。急性病毒性肝炎主要指甲型、戊型肝炎和其他型肝炎急性发作，以肝脏急性损害为主，常见症状有黄疸、胁痛、腹胀等，属于中医学"黄疸""胁痛""肝瘟"等范畴，其具有传染性、流行性，对人体健康具有极大危害。

急性病毒性肝炎为内外合邪之病，从外邪来说，以外感湿热或疫毒之邪为主，阻滞气机，使肝失疏泄，湿热蕴结，困阻脾胃；从内因来说，可因饮食失宜，损伤脾胃，导致湿热内生，熏蒸肝胆；也可因素体肝胆脾胃功能失调，气血生化不足，或久病大病后正气虚损，导致湿热侵袭，内蕴中焦，湿郁热蒸，不得泄越，熏蒸肝胆，以致肝失疏泄，胆汁外溢而发黄。其病位主要在肝、胆、脾、胃。细究其病因病机，则可由风、湿、热、毒、瘀相互作用而成。其中，风为阳邪，性主开泄，善行而数变，故本病初起，多伴风热之证，可见恶寒发热的症状。肝炎病毒为湿热毒邪，常常损伤脾胃运化功能，出现纳差、恶心呕吐的症状。若湿热蕴结肝胆，使肝失疏泄，气机升降失调，胆汁不循常道外溢，导致口苦、厌油腻、胁痛、腹胀、乏力等。瘀血既可由湿热之邪阻滞气血运行而成，又可由肝气郁滞而成，其本身又可引起多种疾病。急性肝炎证属瘀血者，多见面色晦暗，舌质暗，边有瘀点或瘀斑，触诊或临床检查可见肝脾大或质地改变等。

综上，邪毒感染（风、湿、热、毒、瘀）是急性病毒性肝炎的主要原因，而脾胃失运，水谷不化，湿热内生是导致发病的内在条件。正如《温病条辨》曰："夏秋疸病，湿热气蒸，外干时令，内蕴水谷。"

### （二）慢性病毒性肝炎

慢性肝炎是指肝脏组织学呈现慢性炎症的一种疾病，导致肝脏出现慢性炎症的最常见的原因是各类肝炎病毒，肝炎病毒目前可分为甲型、乙型、丙型、丁型、戊型五种，其中乙型肝炎病毒和丙型肝炎病毒在临床过程中多表现为慢性肝炎，而慢性乙型肝炎在我国最为常见。慢性乙型肝炎在临床上以食欲减退、恶心、厌食、腹部胀痛不适、倦怠乏力，甚至黄疸、肝脾大等为主要表现。中医学并无此病名，根据其临床症状，慢性病毒性肝炎可属于"胁痛""黄疸""臌胀""积聚"的范畴，其致病因素主要为湿热、感受疫毒、饮食不节、劳逸失度和情志因素。慢性乙型病毒性肝炎的病位多在肝脾，常累及胆、胃、肾等脏腑。

慢性病毒性肝炎早期多为外感湿热之邪，蕴结在里，气机郁而不达，而正气不虚，此时多为实证。湿遏脾困，导致脾胃运化失常，水谷精微输布全身的功能不足，则气血生化乏源；热蕴肝胆，导致肝失疏泄，阻滞气机。若湿热之邪微而不著，可见身困乏力、纳呆胁痛；若湿热内盛，熏蒸肝胆，导致胆汁外泄，浸入肌肤，下流膀胱，可导致黄疸，出现面黄、目黄、小便黄的症状。慢性肝炎患者黄疸的有无、显著与轻微，主要随湿热的轻重、消长而转移变化。湿热瘀毒郁结是本病的始动因素，常出现湿热蕴结、气滞血瘀、湿热中阻等证，中晚期湿热与瘀毒郁久，耗损正气，进一步形成新的病理产物，如肝病日久，可有血瘀表现，病程日久，气虚则血不行，或肝气郁滞，病情由气入血，血行不畅，瘀滞肝络，甚至瘀血完全阻滞脉道，血溢脉外出现呕血、便血等症状。瘀血既是病情发展的病理产物，又是慢性病毒性肝炎发病的致病因素。

慢性肝炎患者可由无症状的隐匿型转为临床发病型，具有活动期与静止期交替出现的临床特征，这与明代医学家吴又可提出的"戾气学说""凡邪所客，有行邪有伏邪""先伏而后行"的理念相符合。

饮食不节或嗜酒过度皆能损伤脾胃，使运化功能失常，湿浊内生，郁而化热，熏蒸肝胆，甚则胆汁不循常道，浸淫肌肤而发黄。正如《圣济总录·黄疸门》中描述的"大率多因酒食过度，水谷相并，积于脾胃，复为风湿所搏，热气郁蒸，所以发黄为疸"，指的即为这种情况，脾胃虚弱，内生湿邪，复感外邪，两邪相合，病及肝胆而发病。

在慢性乙型肝炎患者中，除了湿热之邪，肾精亏损的表现也较常见，可能由于患者长期携带病毒，"久病及肾"，临床表现为体虚乏力、眩晕耳鸣、腰膝酸软、足跟痛等。现代研究认为，慢性乙型肝炎患者是由于机体免疫功能低下，导致乙型肝炎病毒持续感染，中医学认为免疫功能低下属机体正气不足，而肾精、肾气是正气的基础。

人的精神活动与肝密切相关，肝主疏泄的功能正常不仅能保证脾胃运化功能正常，也是维持人体心情舒畅、气机调顺的重要基础。"肝喜条达而恶抑郁"，故抑郁等不良情绪也能影响肝的疏泄功能，导致肝气郁结、烦躁易怒、两胁胀痛，或女子月经不调、乳房胀痛结块等。同时，肝炎患者应注意休息，过度劳累常常是肝炎迁延反复的诱发因素之一，过度劳累导致机体正气虚衰，易受外邪侵袭。

### （三）重症肝炎

重症肝炎是一种死亡率较高的肝脏疾病，主要是由肝炎病毒引起的以肝细胞大块坏死或突发严重的肝功能损害为主的危重疾病，临床以深度黄疸和肝功能损害为特征，具有病重势急、变症多、治疗棘手等特点。其基本病变是肝细胞变性，大块、亚大块或大灶性的肝坏死，伴肝细胞的重度水肿或新旧不等的亚大块坏死伴再生，肝内胆汁瘀积。与免疫因素、内毒素血症及肝脏微循环障碍有关。

重症肝炎主要包括急性重症肝炎（即暴发性肝炎或急性肝坏死）、亚急性重症肝炎（亚急性肝坏死）及慢性重症肝炎三种类型，在中医学属于"急黄""瘟黄""血证""臌胀""癫狂"

"昏迷"等范畴，其致病因素主要是外感时邪，饮食失节，脏腑内伤；临床主要表现为发病急骤，病情险恶，尿色深、量少，乏力、恶心、呕吐、纳呆，口中臭秽，出血、身热，行为反常，烦躁不安，意识障碍，腹水，黄疸等。

外感湿热或疫毒之邪，邪气由表及里，或直中于里，郁遏不达，损伤脾胃，或饮食失宜使脾胃运化失常，均可导致湿热内生，肝失疏泄，胆汁外溢，外浸肌肤，出现黄疸。重症肝炎的神志改变可由热伤营血，内陷心包，或痰热互结，内扰心神所致。此外，长期慢性重症肝炎可因气血亏虚、血瘀内停、清气不升、浊阴不降、清窍失养而出现神志改变。

肝藏血，脾胃为气血生化之源，脾主统血，血液行于脉中，内至脏腑，外达肌肤官窍，以濡养和滋润全身。当各种原因导致脉络损伤或血液妄行时，就会出现出血。重症肝炎患者，可由于外邪入侵，导致脉络损伤；或饮食失节导致脾胃损伤，湿热内生，热迫血行；久病导致脾胃虚弱，正气虚损，气虚不摄血；久病入络，血脉瘀阻，血行不畅，血不循经等，而出现出血症状。

重症肝炎的腹胀可分为气胀、水胀，可累及肝、脾、肾三脏。若情志内伤，肝失疏泄，肝气郁结，久则气滞血瘀，水湿不化，出现水湿气血瘀阻内停。若饮食失节，脾胃损伤，运化功能失调，湿浊内生；若脾虚及肾，开阖不利，也可导致水湿内停。或因黄疸、积聚日久，脉络气血瘀阻，气机升降失常，导致腹胀。

近代医家对重症肝炎提出了新的认识，如关幼波将活血、解毒、化痰作为治疗重症肝炎的重要方法，提出："治黄必活血，血行黄易却；治黄需解毒，毒解黄易除；治黄需化痰，痰化黄易散。"常德成也认为重症肝炎多属热与痰，痰热蕴毒，毒火攻心，导致内闭。谌宁生指出其病因不外为毒、瘀二字，湿热毒盛，病情凶险，传变极快，易伤营血，形成血瘀毒症。张秋云指出湿热毒痢为其病因，其基本病机为湿热瘀毒深入血分，瘀热毒蕴胶着难解，湿热毒痢损伤肝体。急性重症肝炎为湿热疫毒侵犯脾胃、蕴结肝胆；或热毒炽盛弥漫三焦，损伤肝胆，而致胆汁排泄不循常道。亚急性重症肝炎早期病机为湿热疫毒内盛，肝疏泄功能失常，胆汁外溢；晚期则邪壅三焦，热入营血而见神昏、出血、尿闭诸症，甚则内闭外脱，阴阳离绝而亡。对于慢性重症肝炎，其病因多为外感湿热疫毒或是胎毒，病机关键为正虚邪实，实邪有湿热、瘀、毒、痰，又以湿邪为主，正虚为肝、脾、肾阴阳失调。

### （四）肝硬化

肝硬化是临床上的一种常见病、多发病，好发于中年男性，以腹胀、乏力、乳房胀痛、疲倦等症状为主要表现。肝硬化可由肝纤维化发展而成，为所有慢性肝脏损伤的最终病理阶段。肝硬化又可分为代偿期（早期肝硬化）和失代偿期（肝硬化腹水）。根据临床表现，肝硬化代偿期多属于中医"痞块""积聚""癥瘕"的范畴，而肝硬化失代偿期属于"水臌""单腹胀""石水"的范畴。

正气虚弱是本病发生的重要基础。《素问·评热病论》曰："正气存内，邪不可干。"《素问·刺法论》曰："邪之所凑，其气必虚。"这说明正气不足是疾病发生的内在条件。久病体虚与肝硬化的发生有密切关系，如《景岳全书》曰："壮人无积，虚人则有之。"由于病久，正气日益虚损，气虚而血行滞缓，导致血瘀，湿热蕴久灼津生痰，痰瘀互结，阻滞血络，循环往复，导致肝脾大，进一步损害脏腑功能，故而出现腹部青筋暴露等。肝硬化代偿期发病，多因急、慢性肝炎失治、误治，或治疗不彻底所致。其病机关键多为气滞导致血瘀内结，涉及肝、脾两经，因肝失疏泄，脾失健运，肝郁脾虚，气血瘀滞；也可因饮酒过度，贪食生冷、肥腻之品，损伤脾胃，导致运化失常，湿郁化热，或聚湿成痰，痰气交阻，均可阻滞脉络成积。《丹溪心法·胁痛》曰："胁痛……有死血，有痰流注。"《丹溪心法·积聚痞块》说"积，在左为血块……痰与食积、死血而成也",说明痰瘀互结也是肝硬化形成的主要病机。

肝硬化出现腹水是典型的失代偿期的重要标志。腹水的形成,多属本虚标实之证,与肝、脾、肾三脏密切相关,病理因素不外乎气滞、血瘀、水停。肝硬化腹水属中医学"臌胀"范畴,与"风""痨""膈"并称为四大顽症。喻嘉言的《医门法律·胀病论》指出:"胀病亦不外水裹、气结、血瘀。"朱丹溪在《格致余论·鼓胀论》指出:"七情内伤,六淫外侵,饮食不节,房劳致虚,脾土之阴受伤,转运之官失职,胃虽受谷,不运化,故阳自升,阴自降,而成天地不交之否,清浊相混,隧道壅塞,郁而化热,热留为湿,湿热相生,遂成胀满。"现代医家认为肝硬化的病因虽与酒食不节、情志所伤、血吸虫感染等有关,但直接原因当责之于黄疸、胁痛、积聚等病迁延日久,使肝、脾、肾三脏功能失调,气、血、水瘀积于腹内,以致腹部日渐胀大,而成臌胀。初起,肝脾先伤,肝失疏泄,脾失健运,两者互为相因,乃至气滞湿阻,清浊相混,此时以实为主;进而湿浊内蕴中焦,阻滞气机,既可郁而化热,而致水热蕴结,亦可因湿从寒化,出现水湿困脾之候;久则气血凝滞,脉道壅塞,水停更甚。肝脾日虚,病延及肾,肾火虚衰,无力温补脾阳,蒸化水湿,且开阖失司,气化不利,而致阳虚水甚;若阳损及阴,或湿热内盛,耗伤阴液,则肝肾之阴亏虚,肾阴既损,阳无以化,则水津失布,阴虚水停,故后期以虚为主。

近年来对肝硬化的重要临床表现,如黄疸、上消化道出血、贫血、腹水、肝性脑病等的病因病机进行了探讨分析。

中医理论认为,胆汁泌于肝,储藏于胆腑,下输注于小肠以助消化饮食水谷。因此,肝胆健盛,气血调畅,使疏泄有度,胆汁能泌,胆腑畅利,则胆汁能泌能利,是为常态。肝病则胆汁分泌失常,肝内胆管不畅,胆汁内聚,泛溢而发为黄疸。肝硬化时出现黄疸的病理因素主要是湿邪,正如《金匮要略》中说:"黄家所得,从湿得之。"湿邪既由外感而得,又可脏腑失调,由内而生。湿困中焦,脾胃运化失常,影响肝胆疏泄,导致胆汁不循常道,外溢肌肤而成黄疸。

西医学认为,上消化道出血是肝硬化常见的并发症之一。门-体侧支循环任何部位的破裂都可能引起急速大量的出血,最常见的是食管下段及胃底静脉曲张破裂出血,门脉高压的压力与食管静脉曲张出血具有密切关系。肝硬化时出现的消化道出血,中医认为主要是因肝藏血与脾统血的功能失调,或瘀热灼伤血络所致。若肝血瘀阻,疏泄失常,营血失调,累及脾脏则失其统血之职,固摄无能,导致营血外渗,出现鼻衄、齿衄、皮下紫斑等症。若肝营血受阻,血郁胃络(食管下段、胃底静脉),郁甚可化热,使静脉充盈曲张,腐伤破溃,营血大量内溢,上出而为呕血,下出则为便血。虚证可因久病气虚,不能固摄血液,或阴虚火旺,灼伤血络而出血。若救治不及时,常可危及患者生命。随着出血的增加或久延,肝脏损害往往迅速恶化,出现贫血,腹水加重,甚至昏迷等症状。

肝硬化患者出现的贫血,在中医学属"血虚"范畴。其主要原因为瘀血不去,新血不生,瘀血可阻滞气机,影响脾胃的运化功能,水谷精微不能及时化生精血;在失代偿期时,又可因肾虚精髓不足,血液化源不足而致血虚,或反复消化道出血或其他部位出血造成血虚。

肝性昏迷是肝硬化晚期的一种恶性转归,中医认为是病程迁延,正不胜邪,邪毒攻心,以致病情恶化而成。正虚邪陷,邪毒攻心,邪毒主要是湿浊蒙蔽心窍或痰热扰心,正虚主要是气阴两竭。临床可表现为精神症状、两手震颤、病理反射、肝臭、昏迷等症状和体征。

吕志平教授认为肝硬化起病隐匿,早期病情轻微,缺乏特异性,所以病情常被患者及家属忽视,多数患者就医时已是具有明显症状或伴有严重并发症的失代偿期,这就给中医治疗带来了一定困难,使得肝硬化的预后欠佳。面对肝硬化一旦形成就难以逆转的特点,以及失代偿期出现的复杂、严重的并发症,应充分认识到中医"治未病"这一思想的重要性,在肝硬化的病机分析及辨证施治过程中，要注意未病先防、既病防变、病后防复，即当疾病尚未发展为肝硬化时，应对原发病进行及时有效的治疗，防止其发生；而当肝硬化形成后，更应积极辨证施治，缓解病情及延长代偿期；当肝硬化失代偿期出现并发症后，在辨证治疗并发症使其消失后，要防止并发症再次发生。

### （五）原发性肝癌

原发性肝癌是指肝细胞或肝内胆管细胞发生过度增生、异常结构及特殊破坏功能的一种恶性肿瘤，是我国常见的恶性肿瘤之一，临床上以肝脏不规则的进行性肿大、质地变硬、肝区疼痛、进行性消瘦、黄疸、发热、腹水、出血、消化功能紊乱、甲胎蛋白阳性等为主要表现。

导致原发性肝癌的病因尚未完全清楚，流行病学研究表明，肝癌的发病与乙型肝炎病毒感染密切相关，与丙型肝炎病毒感染也有一定的关系，与黄曲霉毒素、亚硝胺类化合物及饮水污染也有明显关系。乙型肝炎病毒与黄曲霉毒素在导致肝癌的过程中具有协同作用。此外，肝癌的形成与个体遗传易感性也有一定的关系。目前认为肝癌的发生是多种致癌因素在肝脏内发生综合作用的结果。

肝癌是西医学称谓，中医学并没有此病名，传统的中医理论体系将其归属于"癥瘕""积聚""肝积""胁痛""臌胀"等范畴，其病因病机多为七情、劳倦内伤，外感六淫疫疠之气，饮食失宜，脏腑虚损，气血失调，导致气滞血瘀，气血凝聚日久而成，与体内的"正气不足"和外来的"邪气滞留"密切相关，是正虚和邪实共同存在，内因和外因相互作用而产生的病理产物，其以脏腑气血亏虚为本，气、血、湿、热、瘀、毒互结为标，主病在肝，渐为癥积而成。如《灵枢·百病始生》提出外因于"四时八风之客于经络之中，为瘤病者也""积聚者，乃阴阳不和，脏腑虚弱，受于风邪，搏于脏之气所为也"。肝癌也是一种因虚致病、本虚标实的疾病，如《医学必读》指出"积之成者，正气不足，而后邪气踞之"；张景岳在《景岳全书》中则说"癥者，由脏腑虚弱，食生冷之物，脏既虚弱不能消之，结聚成块"，均符合"邪之所凑，其气必虚"，说明肝癌的发生与自身脏腑阴阳虚损有密切关系。

现代医学发现，肝炎病毒和黄曲霉菌产生的代谢产物——黄曲霉毒素是导致肝癌发生的重要诱因，而气候潮湿有利于黄曲霉菌的繁殖和肝炎的流行，故湿邪与肝癌的发生有一定关系，正如《灵枢·百病始生》曰："湿气不行，凝血蕴裹而不散，津液涩渗，著而不去，而积皆成矣。"内伤七情与肝癌的发生也有一定关系，如《黄帝内经》中论及："内伤于忧怒……而积皆成矣。"怒伤肝，肝失疏泄，气机升降出入失调，气为血帅，则血行不利，积于脉道，而成肝积。《诸病源候论》也论及与肝癌相似病证的病因病机，如"癥者，由寒温失节，致府脏之气虚弱，而食饮不消，聚结在内，染渐生长块段，盘牢不移动者，是癥也……若积引岁月，人即柴瘦，腹转大，遂致死""病饮停滞积聚成癖，因热气相搏，则郁蒸不散，故胁下满痛，而身发黄，名为癖黄"。由此可见，肝癌的发生是多种致病因素共同作用的结果。

肝癌按组织学分型可分为肝细胞癌、胆管细胞癌和混合型肝癌，其中以肝细胞癌最为常见。根据病程又可分为以下三期：Ⅰ期，无明显肝癌症状和体征者；Ⅱ期，超过Ⅰ期标准而无Ⅲ期证据者；Ⅲ期，有明显恶病质、黄疸、腹水或远处转移之一者。肝癌早期与湿阻、气滞有关，而体质以偏脾虚为主；随着病情的发展，可出现气滞、血瘀、湿热、热毒等表现，后期常见阴虚津亏的症状，最终可因湿浊上蒙，火毒上扰心神而致昏迷。

肝癌患者临床常见肝区疼痛、肝脏进行性肿大、纳差、消瘦、发热、腹水、黄疸等症状和体征。90%以上的肝癌患者都有不同程度的肝区疼痛，胀满不适，初期多为间歇性，随着病情的发展，疼痛逐渐加剧，间歇期逐渐缩短，最后呈持续性疼痛，甚者用止痛药不能缓解。中医学认为，不通则痛，肝喜疏泄，肝癌患者因忧郁而导致气滞，气滞则不能行血而导致血瘀，故不通则痛，临床多见刺痛，也可见胀痛或灼热疼痛。

肝脏进行性肿大，坚硬如石，表面高低不平，或有结节，推之不移，可认为是六淫邪毒郁结，气滞血瘀，留而不去，则成积聚，如《诸病源候论》曰："诸脏受邪，初未能为积聚，留滞不去，乃成积聚。肝之积，名曰肥气。在左胁下，如覆杯，有头足。久不愈，令人发痎疟，连岁月不已。"

肝癌患者常出现身体消瘦、倦怠乏力、纳差等症，为"肝木乘土"，肝病及脾，脾胃为后天之本，主受纳水谷，脾病则水谷精微无以化生，水液代谢失常。"病脾，则怠惰，嗜卧，四肢不收，大便泄泻""脾病而四肢不用"。

肝癌患者常出现持续性低热，或不规则发热，或间歇性高热。中医学没有肝癌发热这一名词，多从"内伤发热"来论述，认为其发病机制主要为人体气血阴阳失衡，导致脏腑功能失调，加之热、毒、痰、瘀等致病因素相互交杂而为病，而肝癌癌性发热可分为血瘀、血虚、气滞、气虚、阴虚等不同证候，临床多见津液亏损，阴虚发热。六淫邪毒内侵，郁久化热，热毒内蕴，也可见肝癌患者出现发热，多表现为低热、口干、便秘、尿赤、舌红绛、苔薄黄、脉弦细数等。现代病理认为肝癌组织坏死，其产物被血液循环吸收，或并发感染，而成"热气相搏，则郁蒸不散"。

肝癌患者肿瘤壅积肝脏，或癌细胞侵入门静脉、肝静脉及下腔静脉，使门静脉入肝受阻，导致肝血瘀阻，疏泄无能，胆汁瘀滞，累及脾胃，转输运化失调，湿浊内生，水湿停聚于腹中，导致肝脾大、黄疸、高度腹水等。正如《诸病源候论·水症候》曰："经脉痞涩，水气停聚，在于腹内，大、小肠不利。"肝癌后期常见巩膜及全身黄染，这种黄疸可为瘀血久蓄所致，黄疸日益加重，黄色晦暗，甚至面色黧黑，兼见腹部胀满、大便色黑、胁下有癥块，正如《张氏医通·黄疸》曰："有瘀血发黄，大便必黑，腹胁有块或胀。"肝癌患者出现黄疸也可由湿热郁蒸肝胆，胆汁不循常道而外溢所致，临床可见目黄、身黄（其色黄如橘子色）、小便黄赤、胁胀、纳差、口干、舌红、苔薄黄腻、脉弦数等一系列湿热内蕴、湿困脾胃的症状。

### （六）脂肪肝

脂肪性肝病（简称脂肪肝）在临床上不是一种独立的疾病，是由疾病、药物、饮食等多种病因导致肝脏脂肪代谢紊乱，肝细胞内脂肪异常沉积的临床病理综合征，其肝内脂肪含量超过肝湿重的5%，肝活检可见弥漫性肝细胞脂肪变性。脂肪肝依脂肪含量多少可分为轻型（脂肪含量5%～10%）、中型（脂肪含量10%～25%）、重型（脂肪含量＞25%）三类；也可根据患者有无长期、过量饮酒史分为酒精性脂肪肝和非酒精性脂肪肝，两者均可由单纯性脂肪肝进一步发展为脂肪性肝炎、肝纤维化、肝硬化甚至是肝细胞癌。

脂肪肝为西医病名，在中医文献中未见记载。但根据其临床症状和发病特点，可将其归属于中医学的"胁痛""积聚""肝痞""痰浊""肥气""湿气"等范畴，中医认为导致脂肪肝的病因主要为饮食失节，情志内伤，或久病体虚等，病机基础与痰、湿、瘀、积等有关，与肝、脾、肾三脏功能关系密切。在整个脂肪肝发病过程中，脾虚是基本病机，且肝郁脾虚、痰浊内蕴贯穿始终，最终导致痰湿、血瘀互结，痹阻于肝。

脂肪可谓膏脂，《灵枢·五癃津液别》有云"五谷之津液和而为膏"，津液的形成与肝主疏泄、脾主运化、肾主水的生理功能密切相关。肝主疏泄，可维持气血、津液的运行，疏利三焦、通调水道，若肝失疏泄，气机阻滞，津液不化，则气血津液分布失司，水液停聚而生痰。如《灵枢·百病始生》曰："肝之积，曰肥气。"脾主运化，既对水液有吸收、转输、散布的功能，又对食物有消化吸收的作用。若饮食不节，嗜食膏粱厚味、肥甘厚腻，则胃中浊气熏蒸生痰；或暴饮暴食，或嗜酒成性，损伤脾胃，脾之运化失司，津液输布失常，湿气内生，从而聚湿生痰。如《丹溪心法》中说："痞块在中为痰饮，在右为食积，在左为血块。气不能作块成聚，块乃有形之物也。痰与食积死血而成也……治块当降火消食积，食积即痰也。"若肾主水的功能失调、气化失司，津液可停聚而为痰湿。正如《石室秘录》曰："肥人多痰。"脂肪肝的生成，与津液输布代谢失常而酿生为痰紧密相关，其与肝失疏泄、脾失运化、肾失气化密切关联。此外，若七情所伤，气机不畅，或外感湿浊或湿邪内蕴，气郁湿阻，湿郁化热，热伤阴血，灼津生痰，痰瘀阻络，脂肪肝证属痰浊内阻者临床表现为肝脏肿大不适，疼痛不明显，痰多咳嗽，胸部满闷，脘腹胀满，恶心呕吐等；属湿热内蕴证者可表现为右上腹疼痛，乏力，肢体困重，口干、口苦，纳差，面黄，小便黄，大便黏，舌质红，苔黄腻，脉弦数或弦滑等；属气血瘀阻证者可见肝脏肿大，胁下刺痛，痛处固定，面颈部可见赤丝血缕，舌质暗，边有瘀斑、瘀点，脉细涩。

综上所述，脂肪肝的病因病机为饮食不节、劳逸失常、情志失调、正气亏虚而致早期脾失健运，肝郁气滞，继而痰湿内生，痰湿日久化热，久病成瘀，瘀血阻滞，痹阻于肝脏脉络，痰浊瘀血结聚于肝脏发为本病。

### （七）肝脓肿

肝脏的急性细菌性感染或原虫感染，产生化脓性病变，均称为肝脓肿。临床可分为细菌性肝脓肿和阿米巴肝脓肿。细菌性肝脓肿可由多种细菌引起，如葡萄球菌、大肠杆菌、链球菌等，细菌可通过血行、胆道或直接蔓延的途径进入肝脏，临床表现为突然高热寒颤、上腹部疼痛、肝脏肿大与压痛，可伴有脾大、腹水或黄疸等。阿米巴肝脓肿是阿米巴肠病最重要的并发症，由于阿米巴破坏肝组织，形成脓腔，内含棕褐色或棕红色的脓汁；若有细菌感染，脓汁为黄白色或草绿色，伴有臭味。临床上常见发热，肝脏肿大，肝区剧痛，常放射至肩背，晚期常伴有贫血。

肝脓肿，又称肝脓疡，中医称本病为"肝痈"，认为是肝叶生疮形成脓疡，以寒战高热、肝区疼痛、肝脏肿大、有明显触痛和叩击痛为特征。肝痈见于《灵枢·邪气脏腑病形》"肝脉急甚者为恶言；微急为肥气，在胁下若覆杯……大甚为内痈，善呕衄"。其病因病机多为外感湿热毒邪；饮食所伤，火毒蕴结；情志失调，肝胆郁热。正如《外科心法要诀》所说："痈疽原是火毒生，经络阻塞气血凝。"《灵枢·痈疽》也说："营卫稽留于经脉之中，则血泣而不行，不行则卫气从之而不通，壅遏不得行，故热，大热不止，热盛则肉腐，肉腐则为脓……"

湿热毒邪入侵，内蕴不解，影响肝之疏泄，气机郁结，血行不畅，气血与湿热毒邪互结，胁下热壅血瘀，血败肉腐化脓成痈。饮食不洁，或过食生冷，或嗜酒过度，伤及肝脾，脾胃运化失健，水谷不化，聚而生湿，湿阻气滞，气滞血瘀，气、血、湿相搏胁下，郁而化热，蕴酿成痈，如《诸病源候论》曰："内痈者，由饮食不节，冷热不调，寒气客于内，或在胸膈，或在肠胃，寒折于血，血气留止，与寒相搏，壅结不散，热气乘之，则化为脓，故曰内痈也。"情志抑郁或恼怒伤肝，使肝失疏泄，气机郁结，郁久化热生火，气滞血瘀，聚而成痈，正如陈士铎在《辨证录》云："恼怒则肝叶开张，肝气大逆之后，肝叶空胀而不平服，再加恼怒，则肝叶不得安，且怒必动肝火，怒益多而火益盛，肝血被灼，肝气大燥，在肝血枯干的情况下，更易发怒，郁结既久，势必成痈。"《医宗金鉴·外科》也指出："肝痈愤郁气逆成，期门穴肿更兼疼，卧惊怯满溺不利，清肝滋肾即成功。"

### （八）酒精性肝病

酒精性肝病是指由于长时间大剂量摄入酒精而发生的肝损害性疾病，包括酒精性脂肪肝、酒精性肝炎和酒精性肝硬化，其中酒精性脂肪肝临床较为常见，约占酒精性肝病的 90%，其病理特点为肝细胞内脂质蓄积超过肝湿重的 5%。

酒精性肝病根据其临床症状表现，可归属于中医学"酒疸""积聚""胁痛""肝著""臌胀"等范畴。其病因病机为嗜酒过度，酒为助湿生热之品，长时间过量饮酒无节制，导致脾胃受损，脾胃者，仓廪之官，主运化，司腐熟水谷，若运化失职，湿浊内生，郁而化热，从而滋生湿热痰浊，熏蒸肝胆，胆汁不循常道，浸淫肌肤而发黄；若湿浊凝聚成痰，阻塞气机，肝气郁滞，血行不畅，脉络壅阻，痰浊与气血搏结而成积聚；若酒湿浊气壅阻中焦，清浊相混，壅阻气机，肝失条达，气血郁滞，脾虚更甚，进而波及肾，开阖不利，水湿渐积渐多，排泄不利，遂成臌胀。

### （九）血吸虫肝病

血吸虫病是一种感染血吸虫引起的寄生虫病，不论是急性、慢性或晚期，病理变化主要在肝脏。血吸虫肝病不是一个独立的病种，包括了临床中的血吸虫性肝纤维化和血吸虫性肝硬化两大类，其临床症状主要为胁下、剑突下积块，初起按之较软，逐渐坚硬，面色苍黄或晦暗，形体消瘦，上腹饱胀，胁下胀痛，甚或腹部胀大如鼓，腹皮青筋暴露，脐心突起等。根据其临床特征，可归属于中医学"臌胀""癥瘕""积聚"等病范畴。

本病的病因为蛊毒侵袭，如程钟龄的《医学心悟·鼓胀》指出："鼓者，中空无物，有似于鼓；蛊者，中实有物，非虫即血也。"《石室秘录》进一步指出其病机"乃虫积于血中，血囊于虫之内"。《诸病源候论·水蛊候》曰："此由水毒气血结聚于内，令腹渐大之故。"《医学必读》指出："积之成也，正气不足，而后邪气踞之。"可见本病形成与"邪气踞之"和"正气不足"两方面有关。本病因蛊毒侵袭而起病，以致肝失疏泄，肝络阻塞，气滞血瘀；继而肝病传脾，脾失健运，气血生化无源，加重血瘀；久则肝脾益损，累及肾脏，命门火衰，久病入络，瘀阻更甚。故"邪气踞之"主要指血瘀；"正气不足"主要指脾气虚弱。虫毒之邪自皮肤毛孔而入，侵袭肺卫，继而蕴结脾胃，化湿生热，湿热相搏，出现咳嗽、发热、皮疹、腹痛下痢等急性感染证候。肝为藏血之脏，性喜条达疏泄，血吸虫侵犯肝，肝受累，肝络壅塞，气滞血瘀，日久遂成癥积，胁下有积块。肝失条达，肝气横逆犯脾，脾失健运，水湿内停，或脾虚及肾，肾气不足则气化失常，开阖失司，水湿停于腹中。肝不藏血，脾不统血，血液离经，可见皮肉间红痕赤缕，腹大青筋，以及鼻衄、齿衄、呕血、便血等出血证候。肝病及脾，水谷纳少，气血生化乏源，导致大肉脱陷、羸弱消瘦。

综上，血吸虫肝病的病机为蛊毒侵袭而致肝络阻塞、气滞血瘀，但脾气虚弱作为本病发生发展的内在重要环节，也不应忽视，正如《沈氏尊生书》曰："臌胀病其根在脾。"朱丹溪云"臌胀病乃脾虚之甚"，脾胃为气血生化之源、后天之本，且"知肝之病必当传脾"，故脾气虚弱在本病的发生发展中也起重要作用。

### （十）药物性肝病

药物性肝病是药物的毒副作用所引起的肝脏损害。根据药物导致肝病的作用机制，可将这些药物分为两类，一类是本质性肝毒素，如鞣酸、乙硫氨酸等，本质性肝毒素对肝脏的损伤一般是能预测的，损伤程度常与剂量大小有关；另一类药物是由于患者自身的特异性或过敏反应而引起的肝脏损伤，如氯丙嗪、甲基睾酮等，这类药物对肝脏的损伤是难以预测的，潜伏期较长，损伤程度一般与剂量关系不大。中医认为本病属于"胁痛""黄疸""积聚""臌胀"等病的范畴。因药物应用不当或过量使用，或接触有毒药物，导致毒邪直中脏腑，而发为本病。药物性肝病的病因虽为药毒，然药毒侵入人体，又可根据药物不同性质及患者体质的不同，变生湿、热、痰、瘀等病理产物，使气机升降失常，气血运行受阻，阻碍肝的疏泄功能，影响脾胃的运化功能，病久可损及肝肾之阴阳。本病临床病机复杂，虚实相兼，易生变证，临床时必须详审病机，仔细分辨虚实、阴阳、寒热。

## （十一）肝囊肿

肝囊肿是发生于肝脏内的一种良性占位性病变，属于肝良性肿瘤之一，可分为寄生虫性和非寄生虫性两种。其中以非寄生虫性肝囊肿中的先天性肝囊肿及潴留性肝囊肿最为常见。寄生虫性肝囊肿又称肝包虫病，是人体吞入动物的绦虫虫卵，其蚴虫侵入人体内脏并寄生于肝脏而形成囊肿，其在肝内可发生梗阻，早期可无明显症状，随虫卵渐增则出现肝区疼痛、腹胀、黄疸、可触及肿块、具波动感等症状和体征。非寄生虫性肝囊肿又可分为先天性和后天性两种，先天性多发为多囊肝，儿童多见，一般无症状，较大囊肿可压迫相邻器官，出现肝区不适、疼痛、包块等症状；后天性为肝内损伤，以致血液、胆汁、黏液、淋巴潴留而形成。可结合现代辅助检查手段如 X 线片、超声、腹腔镜检查等来辅助诊断。

根据本病的症状，肝囊肿可归属于中医的"积聚""胁痛""痰饮"等范畴。中医认为先天性肝囊肿主要是由母亲怀孕期间情志失调，忧思郁怒太过，七情郁结，五志化火，火灼伤阴精，阴阳不得生，故渐渐耗伤人体之正气，气虚则不足以卫外，从而导致胞宫内胎儿抵抗外邪的能力减弱，从而使邪气有机可乘，聚于肝、胆二经，蕴久而成疾；或由于母亲妊娠期间感受湿热、痰湿邪气，邪毒与气血互结，蕴于肝胆，气血凝滞，脉络瘀阻，气机升降失常，渐渐形成本病。待机体正气虚衰之时，六淫外邪或七情内伤、饮食不节、湿热蕴结等外邪引动，而成各类肝囊肿。张景岳的《景岳全书·杂证谟》云："积聚之病，见饮食、血气、风寒之属，皆能致之。"皇甫中的《明医指掌》曰："两胁走注，痛而有声者，痰饮也。左胁下有块作痛不移者，死血也。右胁下有块作痛饱闷者，食积也。"表明胁痛定位于肝胆，痰饮、瘀血、食积皆可致病，与后天性肝囊肿的成因颇相似。

## （十二）自身免疫性肝病

自身免疫性肝病是由于机体自身免疫反应过度造成肝组织损伤，从而出现相应临床症状和肝功能异常的一类自身免疫性疾病，主要包括自身免疫性肝炎、原发性胆汁性肝硬化、原发性硬化性胆管炎三种，这三种疾病以单一病型出现者较少，常以两种病型同时发病的综合性病理表现多见，诊断本病的主要依据为特异性生化改变，自身抗体及肝组织病理学改变。西医认为其病因尚不明确，主要与遗传易感性和分子模拟机制有关。

自身免疫性肝病好发于女性（70%以上），病程早期多数无明显症状，部分患者可出现严重的黄疸、发热、右上腹疼痛和肝功能异常，故根据其临床症状，可归属于中医学的"黄疸""胁痛""痞满""臌胀"等范畴。中医认为本病为本虚标实之病，本虚以肝肾阴虚为主，标实以湿热为主，并夹气滞、血瘀等。自身免疫性肝病以女性多发，发病年龄多在绝经期前后，此时女性机体功能由盛转衰，出现冲任虚损、气血不足、阴阳失调、阴血不足等病理改变，又复感湿热之邪，肝络郁滞而发病，湿毒之邪最易留恋，湿阻脾胃，正虚邪恋，故病情迁延，缠绵难愈，气机郁滞日久，血运不畅，又可形成瘀血，终成本虚标实，虚实夹杂的证候。

（张国华）

# 第四节　肝病的辨证施治研究

## 一、肝病的辨证要点

肝为刚脏，体阴而用阳，乃罢极之本，主藏血，主疏泄，性升发，喜条达。肝病可虚可实，可寒可热，或虚实夹杂，寒热错杂。吕志平教授认为肝病的病因病机极其复杂，涉及阴、阳、寒、热、虚、实、气、血、毒、痰、瘀、湿等复杂的病理变化，因此把握肝病的病变规律，抓住肝病的辨证要点，对于临床正确的诊断与治疗，以及提高临床疗效意义重大。

### （一）辨虚实

虚、实是辨别邪正盛衰的两个纲领。虚指正气不足；实指邪气盛实。虚证反映人体正气虚弱而邪气也不太盛。实证反映邪气太盛，而正气尚未虚衰，邪正相争剧烈。对于肝病，辨虚实可以掌握肝病患者邪正盛衰的情况，为治疗提供依据。

一般来说，肝病以实证为多，虚证较少，甚至肝病有执"有泻无补"之说者。实证可见于肝病全过程，风、寒、湿、热、毒、痰饮、瘀血均可为病。不同邪气其临床表现亦各不相同。常见的临床表现有发热，腹胀痛拒按，胸闷，烦躁，甚至神昏谵语，呼吸气粗，痰涎壅盛，大便秘结，或下利，里急后重，小便不利，淋沥涩痛，脉实有力，舌质苍老，舌苔厚腻。

虚证多见于肝病中后期，乃多种慢性肝病耗损正气所致，其临床表现相对较复杂，各种虚证的表现多不一致，常见的临床表现为面色淡白或萎黄，精神委靡、身疲乏力，心悸气短，形寒肢冷，自汗，大便滑脱，小便失禁，舌淡胖嫩，脉虚沉迟，或为五心烦热，消瘦颧红，口咽干燥，盗汗潮热，舌红少苔，脉虚红数。

从临床来看，肝病虚证或实证的一些证候表现，可出现于实证，也可见于虚证，如胁痛、腹痛、纳差、腹胀、腹泻等，肝病虚证、实证均可见到。因此，必须四诊合参，多方面进行综合分析，来鉴别肝病虚实。一般来说，肝病虚证必身体虚弱，实证多身体粗壮。虚证者声息低微，实证者声高息粗。久病多虚，暴病多实。舌质淡嫩，脉象无力为虚；舌质苍老，脉象有力为实。另肝病虚证与实证常发生虚实错杂、虚实转化、虚实真假等证候表现。临床须加以细察，避免误诊。其中虚实夹杂者最为多见，其临床表现极为复杂，要根据虚实的多少，分清实证夹虚、虚证夹实、虚实并重等不同的情况。只有这样，在治疗时，才能根据虚实的孰多孰少，来确定治疗用药时攻与补的轻重主次。

肝病虚证，从脏腑阴阳气血角度而言，多见肝肾阴虚、脾肾阳虚、气血亏虚。肝肾阴虚以口干舌燥、手足心热或低热盗汗、头晕耳鸣、失眠多梦、男子梦遗滑精、女子经少经闭、舌质红、苔少或无苔、脉弦细数为辨证特点。脾肾阳虚以面色苍黄、畏寒肢冷、脘闷纳呆、腰膝酸软、小便短少不利、大便溏薄、舌淡胖或淡紫、边有齿痕、苔白滑、脉沉细无力为辨证要点。气血亏虚以面色㿠白或萎黄、心悸气短、头目眩晕、失眠健忘、多梦自汗、少气懒言、神疲乏力或发色不泽、唇甲淡白或食少纳呆、饮食无味、形体消瘦或手足麻木、肌肤不仁为特点。

肝病实证，临床常见肝郁气滞、痰湿阻络、痰瘀互结、肝胃不和、湿热阻滞、水饮内停、气滞湿阻、肝脾血瘀等。精神抑郁易怒，胁肋胀痛，或胸闷不舒，喜叹息，纳呆嗳气，脘腹胀，大便失调，舌苔薄白，脉弦，多为肝郁气滞；腹部胀满，困倦乏力，纳呆口黏，大便油滑，或黏腻不爽，小便浊，舌苔白腻，脉弦滑，多为痰湿内阻；面色晦暗，纳呆口渴，恶心厌油腻，咳吐痰涎，脘腹痞闷，肝肿大，钝痛或刺痛，舌体胖大、边有齿痕，或舌质暗有瘀斑，脉弦滑涩，多为痰瘀互结；胁肋胀（隐）痛，精神抑郁或易怒，饮食减少，脘腹胀痛，肠鸣矢气多，大便不调，苔薄白，脉弦细，多为肝胃不和；脘腹胀满，胁肋胀痛，肢体困倦，食欲不振，厌食油腻，口黏或口苦，或恶心，大便溏薄如糊状而气臭，尿黄，苔腻而黄，或舌根部黄腻难消，脉濡数，多为湿热阻滞；腹膨大如鼓，按之坚满，脘闷纳呆，恶心欲吐，大便溏泄，小便不利，舌淡红，苔白腻或薄白，脉弦细或弦缓，多为水饮内停；腹大胀满，胁肋胀痛，纳呆食少，食后腹胀，嗳气无力，小便短少，大便溏薄，腹胀按之不坚，胁下痞块，苔白腻，脉弦缓，多为气滞湿阻；腹大坚满，脉络怒张，胁腹攻痛，腹中肿块，面颈胸臂可见赤纹血蛛，面色晦暗唇紫，口渴不欲饮，大便色黑，舌质紫暗，或有瘀斑，脉细涩，多为肝脾血瘀。

　　肝的病证常表现为虚实夹杂。肝病中往往阳虚气滞与血瘀水停并见，阴虚内热也常夹杂气血凝滞。所以临床辨证必须辨清以虚为主还是以实为主，即便是气滞血瘀之实，亦应辨清血瘀与气滞的主次，只有抓住主要矛盾，兼而治之，方能奏效。

### （二）辨寒热

　　寒、热是辨别疾病性质的两个纲领。寒证与热证反映机体阴阳的偏盛与偏衰。阴盛或阳虚表现为寒证；阳盛或阴虚表现为热证。"寒者热之、热者寒之"，寒热不同，其治法亦不相同。辨寒热在肝病的治疗中有重要意义。

　　肝病有虚有实，也有寒热之分。肝病寒证，须分清虚寒与实寒的不同。实寒为寒邪直中；虚寒乃肝阳本虚，功能衰弱，即《太平圣惠方》所说："肝虚则生寒。"寒即阳气不足之意。肝气虚衰，寒邪直中厥阴，结于下焦，气机被阻，则小腹胀痛，四肢不温，脉象弦细。肝脉络阴器，甚则阴囊挛缩，此乃寒主收引之故。肝脏本身阳虚，功能衰弱，属于虚寒。如肝阳虚衰，筋失温煦、弛缓、松软，表现为身体懈怠无力，不耐劳作；或筋脉挛急，四末欠温，脉迟无力。

　　肝热亦有实热与虚热之别，实热常见湿热与肝郁化热，其中湿热为肝病最为常见的病理特征，临床需辨别湿热之偏重。如急性病毒性肝炎乃湿热郁蒸为病，身目发黄为湿热俱盛，便干为热重，便稀为湿盛；脉数为热重，脉缓为湿重。同时要注意病情的转归，湿为阴邪，易伤阳气；热为阳邪，易耗阴液。虚热多因肝肾阴虚，或血虚生热所致。肝的病证常表现为寒热错杂。所以临床辨证必须辨清寒热孰多孰少，抓住主要矛盾，方获良效。

### （三）辨气血

　　肝主疏泄，调畅气机，主藏血，因此气血失调是肝病最常见的病理变化。气机失调，肝郁气滞是肝病早期最常见的病理机制。精神抑郁易怒，胁肋胀痛，或胸闷不舒，喜叹息，纳呆嗳气，脘腹胀，大便失调，舌苔薄白，脉弦，多为肝气郁滞。如肝硬化腹水，以腹部胀满，按压腹部，按之即陷，随手而起，如按气囊，鼓之如鼓等症为主者，多以气滞为主；气机郁滞，血行不畅，继之则出现血瘀，此时两胁疼痛可顽固不化，舌质也逐渐变为瘀红色。由气滞进一步发展为肝脾血瘀，则肝脾大，质地变硬，皮肤与黏膜出现瘀斑、出血点，肝掌、蜘蛛痣更加明显，面部色素沉着，舌质紫红或夹有瘀斑。血不利则为水，若腹部胀大，状如蛙腹，按之如囊裹水，或见腹部坚满，腹皮绷急，叩之呈浊音，多以水停为主。肝病后期患者面色㿠白或萎黄，心悸气短，头目眩晕，失眠健忘，多梦自汗，少气懒言，神疲乏力，或发色不泽，唇甲淡白，或食少纳呆，饮食无味，形体消瘦，或手足麻木，肌肤不仁，多为气血亏虚。

### （四）辨标本缓急

　　肝病之病机，不外邪气亢盛、本脏虚实及体用矛盾失调。就邪正而言，肝虚为本，邪盛为标；就体用关系而言，肝体为本，肝用为标。概而言之，本为病之源，标为病之变。肝病的发生也和其他疾病发生一样，先有正气内虚，功能和抵抗力低下的内在因素。从现代医学角度来看，许多慢性肝病的发生与机体自身免疫反应有关。但是在肝病的发生发展过程中，由于不同阶段表现出不同的病证，标本也常常相互转化。因此对于肝病辨证，辨清标本缓急、轻重是重要方面。

辨清标本缓急，急则以标为主。如因外邪入侵，蕴遏于肝胆，致使肝失疏泄者，往往以标病为主要矛盾。如肝病黄疸，就是以湿热郁遏为标，疏泄失职为本，治疗则必须清利湿热，解毒退黄先治其标，后疏肝以治其本。又如对肝气有余，气郁化火的肝火上炎之证，也是以肝火冲逆无制的临床表现为病之标，标为病变的主要矛盾，故治疗肝火的原则一般以苦寒之品，适当配以辛散、疏肝、养肝等法。再如肝硬化腹水，腹水为标，为主要矛盾，利水消肿治其标为当务之急。

标本俱急或俱缓时，标本兼治。在肝病过程中，本虚标实的证型最为多见。如常见的肝阳上亢之证，就是以风阳上扰为其标，肝阴不足为其本，所以在治疗上，因阳亢风动标病急时，宜急则治其标，先平肝潜阳，待风阳平息后再培其本。如表现为标病较稳定时，平时应以培补肝肾之阴为主，如采用"壮水之主以制阳光"之法或标本兼顾，内外兼施。再如对肝病日久，已成肝硬化或腹水之证，虽然肝之阳气、阴血不足为其本，瘀血、积水为其标，然如腹水较甚，小便不利，标病甚急时，也宜先治其标，待病情稳定后再治其本。由此可见，肝病多以本虚标实为多见，而辨证时只有辨明标本主次，分清缓急先后，治疗才能泾渭分明，取得较好的疗效。

肝病过程中，由于肝本身阳气不足，其病变也有表现为肝用不足为主，而见一系列虚弱证候，但临床上因这类病证与脾、肾等脏阳气虚衰易相互影响，往往责之于脾、肾。此外，由于肝血不足，对全身的濡养功能减退，而表现出一系列失血不能荣养的虚象，则多为本虚标实为主的病证，故治疗往往只需滋补肝血，待肝血得充，肝体得养，标证自除，这与肝阴不足，阴不制阳的本虚标实之证是有区别的。

肝癌发病后，病情进展迅速，病情重。因此要全面掌握辨证要点。辨虚实者本虚标实极为明显，本虚表现为乏力倦怠，形体逐渐消瘦，面色萎黄，气短懒言等；而右胁部有坚硬肿块而拒按，甚至伴黄疸、脘腹胀满而闷、腹胀大等属标实的表现。辨危候晚期可见昏迷、吐血、便血、胸腔积液、腹水等。

### （五）辨主症

**1. 胁肋胀痛**　肝经之脉布于胁肋，凡六淫七情有伤于肝，使气血凝滞不通，每多引起胁肋或胀或痛，或胀痛兼作，其胀多为气滞，其痛多属血瘀，胀痛兼作则多为气滞血瘀。肝病出现胁肋胀痛，常以肝气郁滞为主，胀之甚者，往往上及胸膈，下连少腹；痛之甚者，多有针刺感或烧灼感，此为实证。若营血素亏，或用香燥理气太过，便可由实转虚，症见胁痛隐隐，悠悠不止，伴有头晕目眩、疲倦乏力等。但风寒、痰饮、湿热等因也可引起胁肋胀痛，不能一见胁痛，均认为是肝病。

**2. 黄疸**　以身黄、目黄、小便黄为特征，可由脾胃湿热，或由内湿困郁所致，但在肝病每多出现，根据其黄色鲜明与晦暗，分为阴黄与阳黄两类。肝病黄疸首辨阳黄与阴黄。《临证指南医案》说："阳黄之作，湿从火化，瘀热在里，胆热液泄，与胃之浊气共并，上不得越，下不得泄，熏蒸遏郁，侵于肺则身目俱黄，热流膀胱，溺色为之变赤，黄如橘子色。阳主明，治在胃。阴黄之作，湿从寒水，脾阳不能化热，胆液为湿所阻，渍于脾，浸淫肌肉，溢于皮肤，色如熏黄。阴主晦，治在脾。"由此观之，黄疸的形成与胆汁郁阻有关，胆与肝相为表里，肝病每多影响到胆，所以肝病出现黄疸是常见的。舌苔黄而垢腻，表示湿盛；舌质淡而晦暗，为阳气被遏之象；舌下络脉青紫、迂曲怒张，为瘀血凝滞之征。本病不可仅据黄疸鲜明或晦暗而判定阳黄或阴黄，因本病多瘀血阻络，痰浊凝滞，为时日久色质多呈现晦暗；因而判定阴黄尚须参照是否出现其他阴证证候，如口不渴、舌质淡、纳呆、神疲乏力、脉虚无力。小便自利是血瘀黄疸的特点之一。有些患者面部尤其眼睑或身体其部位的皮肤出现黄色斑块，属痰浊凝滞之征。

**3. 少腹胀痛**　肝之经脉循于少腹，故《素问·标本病传论》云："肝病头目眩，胁支满……三日腰脊少腹痛。"从"肝病……痛引少腹、令人善怒""络季胁，引少腹而痛胀"之经旨来理解其原因：或为气滞而发胀，或为血瘀而痛生，或为气滞血瘀而胀痛兼作。若腹部胀大，逐渐积水，青筋暴露，按之坚满，称为臌胀，亦应责之于肝，传变及脾，多因肝郁脾湿，湿热相结，气聚水停，形成此患。久之则由实转虚，而致虚实相兼，但必须与腹满相鉴别。腹满乃内有满闷不舒之感，而外无胀急之形，此属胃气不行，并非肝经之病。

**4. 眩晕与抽搐**　眩为眼花，晕为旋转。属肝者，其病机乃由于阴血不足，肝阳化风上扰所致。故《素问·至真要大论》云："诸风掉眩，皆属于肝。"抽搐，是指四肢经脉拘急张纵不宁，多见于热病伤阴之后。肝主筋，管理肢节骨肉之运动，若阴血耗伤过甚，筋脉失去濡养，则痉挛拘急，抽搐震颤便可产生，此为肝风的症状之一。

**5. 口苦与多怒**　凡肝热或胆热，多见口苦，《素问·奇病论》称为"胆瘅"，说："此人者，数谋虑不决，故胆虚，气上溢，而口为之苦。"《素问·痿论》说："肝气热，则胆泄口苦，筋膜干。"可见口苦与肝胆之关系密切。"肝在志为怒""肝气实则怒"。这是因为肝喜条达，恶抑郁，郁甚则激，激甚则横，横逆则失其和畅，所以肝病善怒，反之怒亦伤肝。凡性情急躁，动辄发怒，不能自制者，多见于肝气、肝火之证。

**（六）辨舌脉**

凡肝胆病变，脉来多见弦象。无论阳邪或阴邪为病，都可以见到弦脉。不过阳邪为病，脉多弦大而滑；阴邪为病，脉多弦紧兼细。弦脉有两个特点：一是挺直而长，且极稳重地搏动，而不会轻易地变换，即如《黄帝内经》所言的"端直以长"；二是张力较大，如张弓弦。脉之见弦，主要是由于肝气亢盛所致，但痰饮、疟疾等病，往往也见弦脉，不可不辨。根据弦脉来诊断肝病，不能忽视兼脉，如弦细为肝血虚，弦迟为肝寒，弦数为肝热，弦细数为肝虚内热，弦大数为肝火旺盛等。从脉位言，左关属肝，肝病多见左关脉弦；右关属脾，脾胃寒盛，则右关脉弦。若因肝病引起腹满胀大，则六脉俱弦，预示证情渐笃。

肝为藏血之脏，舌为心之苗窍，肝病及心，表现于舌。舌之两侧，隶属于肝。一般舌红为热，舌起红刺为肝火，舌青紫不论小如针头或大如斑块，为内有瘀血，如伴见胁肋胀痛，色红而绛，短缩不伸，则为肝风夹痰。舌体强硬，运动不利，或颤抖，或歪斜则多见于肝风证。就其舌苔而言，如半边黄，半边白，为肝胆郁热。若边红中黑而滑，为肝胆有热，胃肠有寒。肝病变化甚多，察舌辨苔固然重要，但必须结合其他证候进行辨证，才不失于片面。

察舌对湿邪的辨析具有重要意义，大凡感受湿邪，患者舌苔多呈白滑或白腻，应注意的是苔的厚薄、兼色及进退变化。苔厚湿重，苔薄湿轻，兼热者则呈黄腻；湿邪弥漫三焦则舌苔满布全舌；湿郁中焦脾胃则苔多限于舌中部；湿邪残留则苔存于舌后根部。若见舌中轴线部分腻苔渐消而两侧腻苔依旧，此乃湿邪久留，肝气受遏，郁久化热之象；倘若舌中线出现裂纹，则说明肝阴已伤。

## 二、肝病的治疗原则

肝病的治疗原则有扶正祛邪、调和气血、调整阴阳、分清标本、疗养结合。

### （一）扶正祛邪

由于肝在生理上体阴而用阳，肝阴不足，肝阳上亢，故治疗应补肝体之不足，泻肝用之有余。补肝体之不足，可取补肝血、补肝气、补肝阴、补肝阳诸法；泻肝用之有余，可取清肝法、凉肝法、平肝法、镇肝法诸法。若因不当补而补之，则易敛邪为害，不当泻而泻之，则易犯"虚虚"之戒。

**1. 扶正**　适用于以正虚为主，而邪不盛实的虚证。肝病虚证常见气、血、阴、阳不足。扶正是原则，"虚则补之"为治法。如气虚、阳虚证，宜采取补气、壮阳法治疗；阴虚、血虚证，宜采取滋阴、养血法治疗。从脏腑而言有养肝补血、滋阴养肝、养肝补气、养肝温阳、滋肾清肝、滋肾养肝、健脾养肝等。

**2. 祛邪**　适用于以邪实为主，而正未虚衰的实证。肝病实证，临床常见肝郁气滞、痰湿阻络、痰瘀互结、肝胃不和、湿热阻滞、水饮内停、气滞湿阻、肝脾血瘀等。肝病病理变化的特点，除正虚外，毒侵、气郁、湿阻、血瘀为最常见的病理变化。"实则泻之"，故行气解郁、利水祛湿（痰）、清热解毒、活血化瘀为治疗肝病实证的常用方法。肝病实证还有如下常用的具体治法：疏肝理气、疏肝和胃、清肝泻热、清肝泻火、肝平降逆、镇肝息风、清胆利湿、清热化湿、解郁化湿、湿阳化湿、行气化湿（利水）、解毒化浊、豁痰化瘀、通络化瘀等。

湿、毒、瘀是肝病的重要病因，且在整个病程中始终存在。然而几者常常相互联系、互为因果，吕志平教授主张采用多法联用的法则，强调整体观念对肝病治疗具有重大意义。因为人是一个有机的整体，正气的强弱、气血的盛衰、脏腑功能的状态，与肝病的发生、发展、转归密切相关。肝病的病机不外乎正中邪恋和气血失调两个方面，治疗时应确立祛邪、扶正、调理气血相结合的原则。祛邪应以清热利湿为重点；扶正应以滋阴血，补肝肾，健脾胃为重点；调理气血应以活血化瘀为重点，再结合患者每个时期的病情发展状况、证候表现、化验指标的变化随证选药，标本兼顾，药物之间力求互补，从而达到整体治疗的目的。有机地结合应用西药如干扰素、拉米夫定等的抗病毒治疗作用，在抗病毒的同时，辅以中药增强机体免疫力，从而增强抗病毒作用。因此，在治疗普通肝病时，灵活应用中西药物各取所长，各补其短，能明显提高疗效。因为肝病病情复杂，应当综合应用多种疗法，从不同途径，针对不同环节，综合应用多种方法，以提高疗效，临床上还可以结合应用食疗、情志疗法、外治法、针灸推拿等疗法。

### （二）调和气血

肝气宜疏畅条达，不论横逆和郁结均应调理功能使其畅达。肝气横逆、胀满痞闷，宜平宜泄；肝脏气血郁滞，郁则宜舒，结则宜散，滞则宜化，以遂其条达之性。故《素问·至真要大论》说："疏其气血，令其调达而致和平。"肝病气失调最常见的为肝郁气滞、气虚；肝病血失调最常见的为血虚、血瘀。因此，行气化瘀是治疗肝病最常见的调理气血之法。调理气血的具体方法还有益气、养血、气血双补、行气解郁、疏肝理气、活血化瘀、通络化瘀等。

### （三）调整阴阳

调整阴阳，"以平为期"是中医治疗疾病的根本法则，肝病亦不例外。针对机体阴阳偏盛偏衰的变化，采取"损其有余、补其不足"的原则，使阴阳恢复于相对的平衡状态。

补其不足，是指对于阴阳偏衰的病证，采用"虚则补之"的方法予以治疗的原则。病有阴虚、阳虚、阴阳两虚之分，其治则有滋阴、补阳、阴阳双补之别。

损其有余，又称损其偏盛，是指阴或阳的一方偏盛有余的病证，应当用"实则泻之"的方法来治疗。在肝病中，"实者泻之"最常用的治法有清肝泻火、清肝泻热、清肝利胆、清肝解毒等。

### （四）分清标本

在肝病过程中，不同阶段可以表现出不同的病证。如肝阴不足，肝阳上亢，阳化内风，则风阳之证为标，肝阴不足为本，治疗时宜急则治标，必须先平肝潜阳以息内风，待风阳息再补肝阴以治其本。又如湿热黄疸，湿热郁遏为标，疏泄失职为本，治疗时则用清利湿热、解毒退黄以治其标，湿热去后，再疏肝理气以治其本。再如眩晕、心悸属肝血不足，病证缓，当治本，宜滋补肝血，肝血得充，则诸症自解。

肝病患者有以气血亏虚为本，气血湿热瘀毒互结为标的虚实错杂的病机特点，扶正祛邪，标本兼治，以恢复肝主疏泄之功能，则气血运行流畅，湿热瘀毒之邪有出路，从而减轻和缓解病情。治标之法常用的有疏肝理气、活血化瘀、清热利湿、泻火解毒、消积散结等，尤其重视疏肝理气的合理运用；治本之法常用的有健脾益气、养血柔肝、滋补阴液等。要注意结合病程、患者的全身状况处理好"正"与"邪"、"攻"与"补"的关系，攻补适宜，治实勿忘其虚，补虚勿忘其实，还应注意攻伐之药不宜太过，否则虽可图一时之快，但耗气伤正，最终易致正虚邪盛，加重病情。

### （五）疗养结合

肝病的治疗用药应当如《黄帝内经》所说"肝欲酸""肝苦急，急食甘以缓之""肝散，急食辛以散之，用辛补之，酸泻之"，以此来调整和恢复其正常的功能。另外，又须注意调动机体自身的抗病能力。当然，这可从整体治疗角度来设法达到益肝、补肝、养肝的目的，在用药上应该避免过多、过量地用苦辛克伐之品。一旦病去七八，当予以调养，以待正气来复。由于肝病与情志关系密切，故治疗肝病除药物外，应十分注重精神情志的调养。"善医者，必先医其心，而后医其身"。肝病患者只有注意保持情志舒畅，情绪稳定，气血平和，形神兼养，建立稳固的心理防御机制，才能保证脏腑发挥其正常的生理功能。同时，机体的免疫系统也会发挥其抵御疾病的最大作用，其积极作用或许是任何药物都无法比拟的。

（张国华）

# 第五节 肝病常见证型及治法的中西医结合研究进展

## 一、肝郁气滞与疏肝解郁

肝司疏泄，气以条达为顺，一有郁结，则气郁为病。大凡肝病初期，多在气在经，先见肝气郁结之证。肝气郁结，气机失于调畅，可见神志、消化、气血等功能失调的表现。

### （一）病毒性肝炎

证型为肝郁气滞者，可见胁肋胀满疼痛，走窜不定，胸闷不舒，喜太息，心烦易怒或情志抑郁，纳呆，口苦喜呕，或头晕目眩，妇女月经不调，痛经或经期乳房胀痛，舌淡苔白脉弦滑等症状，治宜疏肝解郁。牛祎明使用疏肝解毒汤治疗慢性乙型肝炎，该方由甘草 6g，陈皮 6g，制大黄 9g，藿香 9g，栀子 10g，虎杖 10g，石菖蒲 10g，白芍 10g，香附 10g，厚朴 10g，柴胡 10g，白花蛇舌草 15g，茵陈 15g，赤芍 15g 组成。疏肝解毒汤中，陈皮可理气降逆、调中开胃；制大黄可攻积滞、清湿热；藿香有化湿醒脾、辟秽和中的作用；栀子能护肝、利胆；虎杖、茵陈有利湿退黄、清热解毒的功效；石菖蒲可抗菌消炎；白芍养血调经、柔肝止痛；香附疏肝解郁、理气宽中；厚朴燥湿消痰、下气除满；柴胡和解表里、疏肝升阳；白花蛇舌草清热解毒、利湿通淋；赤芍清热凉血、活血祛瘀，最后辅以调和的甘草。诸药合用，共行疏肝解郁、解毒化瘀之功效。临床结果表明，相比治疗前，患者服药 12 周后其肝功能指标明显降低，且能提高患者的生活质量指标包括身体功能（FP）、躯体角色功能（RP）、躯体疼痛（BP）、总体健康感觉（GH）、精力（VT）、社会功能（SF）、情感功能（RE）和心理健康（MH）等，可见疏肝解毒汤在有效保护患者肝脏功能的同时能明显缓解乙型肝炎患者的症状、改善其生活质量。皮峥嵘等联合恩替卡韦和疏肝退黄汤（柴胡 10g，茵陈 20g，大黄 8g，栀子 10g，法半夏 10g，半枝莲 15g，白花蛇舌草 20g，虎杖 15g，丹参 20g，赤芍 20g）治疗慢性乙型肝炎。疏肝退黄汤以疏肝解郁为主，兼有利湿退黄、活血化瘀的功效。其中柴胡、半枝莲、白花蛇舌草、赤芍、丹参、虎杖、大黄、栀子、茵陈具有疏肝解郁、抗纤维化的作用；大黄、栀子、茵陈可利湿退黄、改善肝脏功能；再佐以法半夏燥湿健脾。临床试验发现，疏肝退黄汤与恩替卡韦联合治疗能有效降低慢性乙型肝炎患者血清中丙氨酸转氨酶、天门冬氨酸转氨酶和总胆红素的水平，且疗效优于单用恩替卡韦组，差异有统计学意义。结果表明，恩替卡韦联合疏肝退黄汤能显著改善肝脏功能，是一种有效、安全的治疗乙型肝炎的方案。

### （二）肝硬化

证型为肝郁气滞者，可见肝脾大或仅有肝大，按之则痛，纳食减少，面浮而色晦黄，入暮足胫微肿，舌质暗红不泽，舌体较胖，或边有齿痕，脉象虚弦，重按无力。治宜疏肝解郁，活血消癥。朱锦妍等通过临床实验研究疏肝散合汤（黄芪 15g，柴胡 15g，枳壳 15g，香附 15g，白芍 15g，茯苓 15g，白术 15g，厚朴 15g，陈皮 15g，郁金 15g，青皮 10g，猪苓 10g，炙甘草 10g，川芎 10g）对代偿性肝硬化的治疗作用。疏肝散合汤中，黄芪可补气升阳；柴胡、枳壳、香附、郁金等能疏肝理气；此外，川芎、白芍均可养血和血；炙甘草、陈皮等具有运脾化湿的作用。诸药合用，共同协作，起到疏肝解郁、活血燥湿的功能。结果表明，疏肝散合汤能有效降低肝纤维化指标，包括透明质酸、层粘连蛋白及Ⅲ型前胶原，且治疗后的门静脉直径、脾厚度及乙型肝炎病毒定量均明显少于治疗前，证实疏肝散合汤的疗效确切，护肝功能明显，安全性较高。马玉美等联合恩替卡韦和柴胡疏肝散（醋炒陈皮、柴胡各 9g，川芎、麸炒枳壳、白芍、香附各 6g，炙甘草 3g）治疗肝炎后肝硬化。经典方剂柴胡疏肝散来自《景岳全书》，功效为疏肝行气、和解透邪、活血止痛。现代药理实验研究表明，柴胡可降低肝脏中三酰甘油的含量，具有抑制纤维增生和促进纤维吸收的作用；白芍能减轻肝细胞变性坏死，促进肝细胞再生。本研究结果显示，联合疗法在恢复肝脏功能指标的同时，其肝脏硬度值（通过肝脏硬度测量仪 Fibrotouch 检测）也明显降低，且效果皆优于单用恩替卡韦组。

### （三）脂肪肝

证型为肝郁气滞者，可见胁肋胀痛，每因情志变化而增减，肝脏肿大或不大，情志抑郁，或见乳房胀痛，食少，便溏不爽，或腹痛欲便，泻后痛减，舌淡红苔白，脉弦缓。治宜疏肝解郁，理气除脂。李伟杰等使用疏肝消脂Ⅲ方胶囊治疗非酒精性脂肪肝，该方由牛黄、三七、柴胡、白芍、枳壳、佛手、荷叶、丹参、山楂、郁金、田基黄、川草薢、泽泻等组成。疏肝消脂Ⅲ方胶囊以"肝主疏泄"理论为基础组方，以疏肝理气、祛瘀化痰为治疗大法。该方主要以牛黄田七散合四逆散加减化裁而成，其中牛黄、三七是一著名药对，对降解肝内脂质蓄积有良好疗效。此外，方中柴胡、白芍、枳壳行气疏肝解郁；佛手、荷叶等辅助行气疏肝之力，升清降浊；丹参、山楂、郁金等活血祛瘀消脂；田基黄、川草薢、泽泻等清肝利胆，祛湿而降脂。诸药合伍共奏疏肝解郁、行气化痰、活血化瘀之功，药效平和，不易损伤人体正气。临床研究表明，疏肝消脂Ⅲ方胶囊能改善肝脏功能和血脂代谢指标，减轻脂肪肝患者肋胁疼痛、脘腹胀闷等临床症状，且肝脏 B 超显示治疗后肝实质颗粒变粗，回声光点减轻，肝内血管走行显示清晰，后场回声增强，肝肾界面显示清晰。李林华研究了疏肝健脾汤（苦参 12g，茯苓 12g，八月札 12g，柴胡 12g，炙黄芪 15g，陈皮 9g，炒白术 9g，枳壳 9g）联合多烯磷脂酰胆碱对非酒精性脂肪肝患者的治疗作用。疏肝健脾汤为疏肝理气、健脾化湿代表方剂，方中柴胡具有疏肝解郁之功效；八月札、枳壳可疏肝理气；炙黄芪、炒白术、茯苓可健脾益气化湿；苦参可清中下焦之热；陈皮可理气运脾调中。全方合用，共奏疏肝理气、健脾化湿、清热解毒之功效。现代药理学证实，柴胡、黄芪、白术可增强机体免疫力，且黄芪在提高细胞免疫功能的同时，还可增加单核巨噬细胞、自然杀伤细胞的功能。结果显示，联合治疗组可显著改善患者的肝功能，降低血脂水平，其治疗总有效率为 91.18%，高于单用多烯磷脂酰胆碱组的 70.59%，在临床治疗中具有重要意义。

### （四）肝癌

证型为肝郁气滞者，可见右胁胀痛，触之有肿块，胸闷不舒，情志抑郁，纳差，形体消瘦，舌苔薄白，脉弦。治宜疏肝解郁，行气散结。基于此，谢洁芸等进行了疏肝健脾软坚方治疗原发性肝癌的临床观察，该方由黄芪 20g，白术 15g，茯苓 20g，薏苡仁 40g，皂角刺 15g，莪术 15g，半枝莲 30g，甘草 5g，白花蛇舌草 30g，夏枯草 30g，王不留行 15g，柴胡 15g，赤芍 15g，生牡蛎 30g 组成。方中柴胡疏肝解郁；黄芪、白术、茯苓健脾益气；薏苡仁健脾兼散结；皂角刺、莪术、王不留行、生牡蛎行气活血、软坚散结；赤芍凉血柔肝祛瘀；白花蛇舌草、夏枯草清热解毒散结。全方扶正与祛邪相配合，攻补兼施，清热化痰、活血散瘀之中不忘健脾扶正，同时结合肝喜条达喜润的特点给予疏肝柔肝。经治疗后，服用疏肝健脾软坚方的患者临床症状减轻，且肝癌症状分级量化评分明显降低。可见，疏肝健脾软坚方对原发性肝癌有明确的临床疗效，可提高患者生活质量，减轻症状，无明显毒副作用，患者接受度高。袁春樱等在临床上观察了疏肝消瘤汤联合替吉奥胶囊治疗原发性肝癌的临床效果，该方由柴胡、党参、制半夏各 15g，白芍 25g，浙贝母 12g，半枝莲、鳖甲各 30g，连翘 9g，枳实、陈皮、甘草各 6g 组成。方中柴胡升发阳气、疏肝解郁，党参补中益气、养血和胃，共为君药；白芍敛阴养血柔肝，与柴胡合用，补养肝血、条达肝气，浙贝母、制半夏清热化痰、开郁散结，连翘解毒、消痈散结，鳖甲滋阴潜阳、软坚散结，共为臣药；佐以枳实理气解郁；使以甘草、陈皮，调和诸药，益脾和中。临床观察结果表明，相比单用替吉奥胶囊化疗的患者，中西医联合用药能明显减轻使用替吉奥胶囊化疗带来的毒副作用，改善患者症状，降低肝癌的症状积分，且联合用药患者的 1 年生存率明显升高。可见，使用疏肝解郁法能对化疗药物治疗肝脏恶性肿瘤起到增效减毒的作用。

## 二、湿热内阻与清热利湿

本证主要由于感受湿热之邪，或偏嗜肥甘厚味，酿湿生痰，或脾胃失运，湿邪内生，郁而化热所致，故以胁肋胀痛、纳呆、尿黄、舌红苔黄腻为辨证要点。

### （一）病毒性肝炎

证型为湿热内阻者，可见胁胀脘闷，恶心厌油，纳呆，身目发黄而色泽鲜明，尿黄，口黏口苦，大便黏滞臭秽或先干后溏，口渴欲饮且饮而不多，肢体困重，倦怠乏力，舌苔黄腻，脉弦数或弦滑数等，治宜清热利湿。曾素娥等研究了清热利湿方对病毒性肝炎的临床疗效，其中对照组给予西药常规对症治疗，治疗组在此基础上给予清热利湿方中药治疗。清热利湿方的基本组成为茵陈 30g，金钱草 30g，大黄 10g，虎杖 15g，田基黄 20g，茯苓 20g，薏苡仁 20g，郁金 15g，丹参 15g，赤芍 15g，山楂 30g，甘草 10g；热盛者加栀子 15g，湿重者加厚朴 15g，腹胀者加枳壳 15g，素体虚者加黄芪 20g、大枣 20g。方中茵陈、金钱草、大黄可清热利湿、利胆退黄；虎杖、田基黄清热解毒；茯苓、薏苡仁健脾利湿；丹参、赤芍活血化瘀退黄；郁金、山楂理气和胃。诸药合用，共奏清热利湿、活血退黄之功效。药理研究表明，茵陈、金钱草、大黄、虎杖、田基黄等清热解毒利湿药可促进胆汁分泌，增加胆红素的排泄；丹参、赤芍等活血化瘀药可减轻肝细胞活性、坏死，保护肝细胞，改善肝细胞微循环，有结果显示两组患者肝功能指标和黄疸症状在治疗后均有明显改善，且治疗组改善效果优于对照组。彭清华运用蛇珠乙肝康方治疗慢性乙型肝炎，该方由白花蛇舌草、叶下珠各 30g，生黄芪、丹参各 20g，北豆根、当归各 12g，白术、白芍、茯苓各 10g，柴胡 8g，薄荷、甘草各 6g 组成。方中重用叶下珠、白花蛇舌草、山豆根为主，突出清热解毒以祛邪；柴胡、薄荷疏肝解郁，调畅气机；生黄芪、白术、茯苓、甘草益气健脾；当归、白芍养血柔肝，扶正以助祛邪之力；丹参活血化瘀以生新。诸药共奏清热解毒、疏肝健脾、活血化瘀之功效。其主治明确，配伍严谨，药量适当，突出君臣佐使的组方原则，是临床治疗慢性乙型肝炎较为有效的制剂。临床研究表明，经过 3个月的治疗后，相比对照组，服用蛇珠乙肝康方患者的肝功能包括谷丙转氨酶和谷草转氨酶明显好转，临床症状及体征明显改善，肝大的程度减轻，乙肝六项指标检查改善，总有效率为95%，是临床治疗慢性乙型肝炎较为有效的制剂。

### （二）肝硬化

证型为湿热内阻者，可见肝脾俱肿，胁痛脘痞，头眩口苦，纳减腹胀，心烦易怒，溺短而黄，大便秘结或溏滞不爽，并可出现黄疸，苔黄厚腻，脉多弦数。治宜清肝利胆，泻热渗湿。刘敏联合败黄肝宁合剂和思美泰片治疗乙型肝炎肝硬化，败黄肝宁合剂是由茵陈 120g，败酱草 100g，金钱草 100g，北柴胡 60g，栀子 60g，大黄 120g，白茅根 100g，龙胆草 60g，赤芍60g，山楂 60g，神曲 60g，厚朴 60g，甘草 40g 制成的 1000ml 药液。败黄肝宁合剂重用清热利湿之品以清除湿热之邪；配伍活血散瘀之品，以攻逐血分瘀积；同时佐以调和脾胃之品，健脾益气，调畅气机。脾胃为后天之本、气血生化之源，脾气充则气血盛，正气足，不使正虚邪恋。综合全方，诸药共奏清热利湿、健脾疏肝、行气化瘀之功效。现代药理学研究表明，方中多药具有促进胆汁分泌、保护肝细胞、抗纤维化、抗肝炎病毒、提高机体免疫力的作用，同时可加速肝细胞摄取、结合及排泄胆红素，降低血清酶指标，增强肝脏解毒功能，从而促进肝脏炎症及黄疸的消退。临床观察表明，联合用药组患者的脘腹胀闷、胁肋疼痛、食欲不振、口干口苦等症状明显改善，肝功能指标降低，其治疗的总有效率高于单用思美泰组。此外，患者的生命体征平稳，血尿粪三大常规、肾功能、凝血功能、电解质等均未出现明显变化，提示败黄肝宁合剂无明显的不良反应和副作用。刘莲等研究了清热利湿解毒化瘀方对肝炎后肝硬化的治疗作用[茵陈 15g，栀子 12g，炙鳖甲 15g，当归 12g，赤芍 15g，川芎 9g，姜黄 12g，郁金 15g，白花蛇舌草 10g，藿香 12g，山甲珠 10g，云苓 20g，泽泻 12g，生白术 15g，生薏米 30g，白茅根 15g。加减：腹水较多者，加用大腹皮 15~20g，车前子 12~15g，马鞭草 15g；鼻出血与齿出血者，加用仙鹤草 15g，三七粉 2~3g（冲服）；腹胀明显者，加用广木香 9g，陈皮 9~12g]。该方首选茵陈、栀子、炙鳖甲为君药，可清热利湿解毒、软坚散结，茵陈，苦，微寒，归脾、胃、肝、胆经，既能清热化湿，又能祛除黄疸。白花蛇舌草、藿香、山甲珠清热解毒化湿、软坚散结；云苓、泽泻、生薏米、生白术、白茅根健脾清热利湿，共为佐药。综观本方，针对本病的病理机制特点，寒温并用，散中有收。诸药合用，共奏清热利湿、解毒通络活血之功效。其对肝炎肝硬化所引起的湿热毒蕴，肝络瘀阻之证具有较好的临床疗效。临床结果表明，患者经清热利湿化瘀解毒方治疗后肝功能指标，包括谷氨酸氨基转移酶（ALT）、天冬氨酸氨基转移酶（AST）、氨基丁酸转移酶（GGT）、白蛋白（ALB）、总胆红素（TBIL）、胆碱酯酶（CHE）等，与治疗前比较均有改善，且患者的证候积分明显下降，表明清热利湿解毒化瘀方对改善肝炎肝硬化具有确切疗效。

### （三）脂肪肝

证型为湿热内阻者，可见胸胁痞满胀痛，胁下肿块，口苦口渴，食纳减少，肢体困倦，小便黄，大便不畅，舌红苔黄腻，脉弦滑而数等。治宜清热利湿，疏肝理脾。王豹选用清热利湿疏肝健脾汤治疗非酒精性脂肪肝，该方组成：茵陈 30g，栀子 10g，大黄 6g，泽泻 10g，车前子 15g，薏苡仁 30g，佩兰、茯苓、柴胡、郁金、香附、赤芍各 10g，丹参 30g，决明子 20g，生山楂 30g；胁痛者加延胡索、炒川楝子各 10g；腹胀者加枳壳、厚朴各 10g；乏力者加黄芪 15g；恶心欲吐者加半夏 9g，竹茹 10g；纳呆者加焦三仙各 10g。方中茵陈、栀子、大黄苦燥可祛脾肾肝胆之湿，寒凉可清脾肾肝胆之热；泽泻、车前子、薏苡仁、佩兰、茯苓清热利湿健脾，导热下行；柴胡、郁金、香附疏肝利胆理气；赤芍、丹参活血化瘀；决明子清肝泻火润肠；生山楂消食化积，活血化瘀。现代药理研究证明，柴胡可减轻肝细胞炎症，抑制纤维增生和促进纤维重吸收，柴胡皂苷可稳定肝细胞膜，改善肝功能。丹参苦，微寒，归心、肝经，可改善肝脏循环及结缔组织增生，抑制和消除免疫复合物的有害作用，抑制肝细胞变性坏死，可促进已形成的胶原纤维降解和肝纤维的重吸收，有利于肝损伤修复和再生。泽泻能影响脂肪分解，减少乙酰辅酶 A 的合成，影响三酰甘油的合成。决明子能增加肠蠕动，抑制脂肪和胆固醇在肠道内吸收。生山楂的有效成分金丝桃苷、熊果酸，能降低总胆固醇，升高高密度脂蛋白，降低低密度脂蛋白，消除外周过多的胆固醇，从而改善体内的脂质代谢。临床结果表明，经清热利湿疏肝健脾汤治疗 2 个月后，患者的临床症状及体征明显好转，肝脏超声显示肝脂肪变性减轻，肝功能指标下降 >50%，可见清热利湿疏肝健脾汤治疗原发性非酒精性脂肪性肝炎临床疗效显著。刘锦成进行了清肝利湿降脂汤治疗酒精性脂肪肝的临床疗效观察，该方由柴胡 12g，黄芩 12g，茯苓 15g，生山楂 15g，丹参 20g，泽泻 15g，决明子 15g，甘草 6g 组成。方中以柴胡、黄芩疏肝理气，决明子泻热清肝，三者共为君药，疏肝理气以治其本；臣以茯苓、泽泻、生山楂健脾化湿，祛瘀泄浊，以消除无形之痰湿；更以丹参活血理气，通瘀散结，使气机调畅，湿浊得化；甘草调和诸药。经治疗后患者的临床症状得到明显改善，肝功能指标明显下降，B超示回声衰减明显减轻。

### （四）自身免疫性肝病

证型为湿热内阻者，可见皮肤红斑或见斑疹，口干咽干，渴喜冷饮，心中烦热，咳嗽，气急胸痛，大便秘结或溏垢不爽，便前腹痛，舌质暗红或有瘀斑瘀点，苔黄或腻，脉弦数。治宜清热利湿，凉血解毒。史文丽采用三物黄芩汤加减治疗自身免疫性肝病，方由苦参 30g，黄芩10g，生地 15g，薏苡仁 20g，郁金 10g，瓜蒌 15g，甘草 30g，石见穿 15g，赤芍 60g，豨莶草15g，茜草 15g 组成。该方以三物黄芩汤为主方，并重用苦参以清热燥湿解毒，既能抗过敏、抗感染，直接抑制免疫反应，降低免疫复合物引起的血管炎，又能抑制脂质过氧化作用，保肝降酶、抗肝纤维化；再佐以郁金、石见穿、赤芍、豨莶草和茜草化瘀血、退黄疸，加甘草、薏苡仁益气健脾，调节免疫。临床研究表明，三物黄芩汤加减可有效改善自身免疫性肝病患者皮肤大片丘疹、瘙痒、口苦腹胀、疲劳乏力等症状，且明显降低患者的肝脏功能、凝血酶原活动度和自身免疫 6 项指标，且腹部 B 超提示肝实质弥漫性损伤和脾大明显减轻。

### （五）肝癌

证型为湿热内阻者，可见黄疸日深，经久不退，色晦暗，面鳘黑，发热胁痛，恶心纳差，口苦干，小便短赤，舌绛，苔黄腻或焦黄，脉弦或滑数。治宜清热利湿，利胆化痰。吴菊意等采用龙胆泻肝汤加减联合化疗治疗湿热内阻型原发性肝癌，方剂组成：龙胆草 15g，黄芩 9g，生甘草 9g，栀子 9g，木通 9g，生地 12g，当归 12g，泽泻 15g，车前子 15g，柴胡 9g。方中黄芩、生甘草、栀子可清热泻火；泽泻、龙胆草可清热解毒；生地、当归具有滋阴凉血的功效；柴胡可疏肝解郁、和解退热；车前子、木通具有较好的利湿功效。诸药合用，利中有滋、泻中有补，可疏肝解郁、湿浊分清。临床研究证实，龙胆泻肝汤在湿热内阻型原发性肝癌患者的治疗中可以有效改善患者甲胎蛋白、谷丙转氨酶、总胆红素及碱性磷酸酶水平，提高患者的生活质量，提示在湿热内阻型原发性肝癌的治疗过程中可以采用龙胆泻肝汤加减联合化疗治疗，能取得较好的临床疗效。盛庆寿等使用蒿栀清肝丸联合射波刀治疗中晚期原发性肝癌，蒿栀清肝丸由青蒿 100g，栀子 15g，厚朴 10g，薏苡仁 15g，柴胡 10g，延胡索 15g，半枝莲 15g，甘草8g，党参 10g 组成。蒿栀清肝丸以清热利湿、扶正化瘀立方，方中青蒿苦寒，清热利湿退黄，归肝、胆经，为君药。延胡索可活血散郁、理气止痛；薏苡仁清热利湿健脾；柴胡疏肝解郁、升举阳气；厚朴行气消积、燥湿健脾；党参益气健脾，五药合用共行清热利湿、扶正化瘀止痛之功效，为臣药。此外，栀子清热利湿、凉血解毒；半枝莲可清热解毒、散瘀止血消肿，辅助君、臣清热利湿、扶正化瘀之功，为佐药。甘草调和诸药，为使药。诸药合用共奏清热利湿、扶正化瘀之功效。临床结果表明，蒿栀清肝丸联合射波刀可有效抑制和延缓肿瘤生长，延长患者寿命，提高患者生活质量。

## 三、疫毒内侵与解毒化浊

慢性乙型肝炎系疫毒之邪入侵，疫毒多为湿热之性，感染人体后，由于人体正气匮乏，无力鼓邪外出，使湿热疫毒很快隐伏血分，形成伏邪，一旦机体抗病能力降低则湿热疫毒"伏毒泛溢"，导致发病。当疫毒内侵，化湿生热，壅阻中焦，采用解毒清热除湿法既可清除病邪，有利于正气的恢复，又可防止病情复发或加重。

证型为疫毒内侵者，可见神疲乏力，恶心纳差，腹胀不适，胁肋胀满疼痛，烦躁易怒，舌淡苔白脉弦等症状，治宜解毒化浊。王会哲等观察了化浊解毒汤联合注射用脂溶性维生素（Ⅱ）治疗重症肝病的疗效，化浊解毒汤由柴胡 10g，郁金 12g，赤芍 12g，炒酸枣仁 15g，全瓜蒌

20g，葶苈子 12g，大腹皮 12g，木防己 10g，车前子 12g，大青叶 15g，败酱草 12g，白头翁 12g，大黄 8g，灵芝 6g 组成，方中灵芝可扶正固本，以复元气；柴胡、郁金行气解郁、破瘀退黄，且引药入肝；赤芍、炒酸枣仁养肝活血、调神解郁；全瓜蒌、葶苈子、大腹皮、木防己化浊祛湿；大青叶、败酱草、白头翁解毒除湿、逐瘀通经；车前子利尿解毒，大黄逐瘀通腑，两药使邪气从二便而走，以上诸药相合共奏化浊解毒之功。现代药理学研究证明，柴胡的有效成分柴胡皂苷、多糖类物质及挥发油可改善肝功能，减少肝细胞的损伤与坏死，提高肝病患者生存率。赤芍的有效成分赤芍总苷、黄酮具有明显的保肝作用，可对抗氧化损伤，改善肝脏微循环，达到保护肝功能的目的。相关研究显示，血清蛋白 Z（PZ）、游离三碘甲状腺原氨酸（$FT_3$）、游离甲状腺素（$FT_4$）水平变化与重症肝病患者的预后呈负相关关系，对于重症肝病的早期诊断及各种治疗方案临床效果的评估具有重要意义。临床结果表明，化浊解毒汤能有效改善肝炎患者的肝功能，改善其临床症状，同时升高 PZ、$FT_3$、$FT_4$ 的水平，提示化浊解毒汤联合注射用脂溶性维生素（Ⅱ）治疗重症肝炎疗效确切，能有效改善患者症状体征，值得临床推广应用。

## 四、血瘀停留与活血化瘀

肝司气机，且为藏血之脏，所以初病在气，继而气病及血，肝病发展到一定阶段，多表现为肝血瘀滞之证。若疫毒内侵，病久失治，肝络不荣，营血不畅，也易久滞成瘀。主要以血脉瘀阻于肝，导致癥瘕积聚形成为辨证要点，如胸胁刺痛，触及肝脾肿大或肝体萎缩等。

### （一）病毒性肝炎

证型为血瘀停留者，可见面色晦暗，或见赤缕红丝，肝脾肿大，质地较硬，蜘蛛痣，肝掌，女子行经腹痛，经水色暗有块，舌暗或有瘀斑，脉沉细涩等。治宜活血化瘀。余晓珂等观察了化瘀软肝汤对代偿期乙型肝炎肝硬化患者肝脏功能及凝血功能的影响，化瘀软肝汤由白芍 30g，茯苓 30g，鳖甲 20g，山药 20g，虎杖 20g，柴胡 10g，厚朴 10g，郁金 10g，白术 10g，枳壳 10g，炮穿山甲 8g，丹皮 6g 组成，临床使用时根据症状加减，气血乏力者加太子参、黄芪；纳差嗳气者加焦麦芽、焦神曲、焦山楂；舌淡脉迟者加附片、炮姜；黄疸者加栀子、茵陈。化瘀软肝汤中白芍、柴胡具有柔肝之效；茯苓可利湿化浊、益肺补脾；鳖甲具有抗痨滋阴之效；山药具有消渴生津、通便健脾之效；虎杖、郁金可行气活血；厚朴、白术、枳壳具有补肾护脾之效；炮穿山甲具有活血镇痛、散瘀通络之效；丹皮具有清热凉血之效。诸药合用，共奏护肝健脾、活血化瘀之功。临床观察发现，患者给药治疗后其血清谷丙转氨酶、谷草转氨酶及血清总胆红素的水平明显降低，提示化瘀软肝汤能够有效改善乙型肝炎肝硬化患者的肝功能。此外，治疗后患者的血浆凝血酶原时间、活化部分凝血酶原时间和凝血酶原固定时间缩短，表明化瘀软肝汤具有活血化瘀之功，能够改善肝细胞的血流量，调节肝脏凝血功能。董胜肖等联合扶正化瘀胶囊和恩替卡韦片治疗乙型肝炎肝硬化，扶正化瘀胶囊的主要成分为丹参、虫草菌粉、桃仁、绞股蓝、松花粉和五味子，方中丹参可活血化瘀、疏肝散结、理气解郁；虫草菌粉补益肝肾；桃仁活血祛瘀；绞股蓝健脾益气、清热解毒；松花粉化湿益气、祛风化瘀；五味子补肾生津。诸药合用共奏活血化瘀、益气养肝、扶正祛邪之功效。临床研究结果表明，联合用药组的肝纤维化指标包括透明质酸、Ⅲ型前胶原肽、Ⅳ型胶原和层粘连蛋白水平均明显降低，同时脂质过氧化指标包括丙二醛、晚期蛋白氧化产物、谷胱甘肽过氧化物酶和超氧化物歧化酶水平也得到了改善，且整体效果优于单用恩替卡韦组。

## （二）肝硬化

证型为血瘀停留者，可见左胁下有明显癥块，颧有红纹，鱼际有红斑，膺臂有红痣，面色晦暗，两胁时见刺痛、胀或酸，舌质紫暗或有瘀斑，脉沉弦而涩。治宜活血化瘀，消癥散结。吕小燕等研究了保肝宁抗酒精性肝硬化的作用和机制，中药复方保肝宁是吕志平教授等于20世纪90年代初创立的，以四逆散疏肝解郁、理气通络为本，合用黄芪益气健脾，重用丹参、桃仁活血化瘀，再佐以醋炙鳖甲软坚散结，黄芩、白背叶根清热解毒利湿。诸药合用，具有清热利湿、活血化瘀、软坚散结、益气健脾疏肝的功效。实验研究发现，保肝宁能显著降低肝纤维化大鼠血清中的细胞外基质的主要成分：透明质酸（HA）、III型前胶原（PCIII）、IV型胶原（CIV）、层粘连蛋白（LN）的表达水平，抑制谷丙转氨酶（ALT）、谷草转氨酶（AST）的表达，减轻肝纤维化大鼠的纤维增生程度，具有保护肝细胞，抗酒精致大鼠肝纤维化的作用。同时保肝宁具有减轻过氧化氢（hydrogen dioxide，$H_2O_2$）导致的大鼠肝细胞氧化损伤，抑制HSC-T6细胞增殖及细胞内的I型胶原的分泌，抑制体外培养的肝星状细胞增殖，以及促进体外培养肝星状细胞凋亡的作用。张意兰等研究解郁软坚活血方联合西药恩替卡韦及甘草酸二铵治疗乙型肝炎肝硬化的临床疗效，解郁软坚活血方组成：丹参、黄芪各30g，金钱草、龙胆草、炙龟板、山豆根、炙鳖甲各20g，牡蛎、赤芍、郁金、苦参各12g，桃仁、延胡索、木香各10g。方中丹参、桃仁、延胡索、赤芍活血化瘀、通经止痛、凉血消痈；郁金、木香理气解郁；黄芪补气固表、托毒排脓、利尿；金钱草、龙胆草、苦参利水通淋、清热解毒、散瘀消肿；炙龟板、牡蛎、炙鳖甲滋阴潜阳、软坚散结；山豆根清热解毒、消肿利咽。以上诸药合用可活血化瘀，兼有疏肝理气、清热燥湿、软坚散结的功效。临床研究结果显示，解郁软坚活血方联合西药组患者经治疗后透明质酸、层粘连蛋白、IV型胶原及III型前胶原等四项肝硬化指标水平均明显低于单用西药组，总有效率为92.00%，高于单用西药组的74.00%。结果提示，解郁软坚活血方结合西药恩替卡韦及甘草酸二铵治疗乙性肝炎肝硬化具有显著疗效。

## （三）脂肪肝

证型为血瘀停留者，可见胁下刺痛，多呈固定性，肝脾肿大，或见肝掌，纳呆乏力，舌暗红，边有瘀点或瘀斑，脉弦细或涩。治宜活血化瘀，疏肝通络。李靖等研究清肝方对脂肪肝的疗效，清肝方是吕志平教授经过10多年临床实践总结的治疗脂肪肝的经验方。根据中医理论和多年的临床经验，笔者认为脂肪肝多与肝胆郁热、脾虚湿困、气滞血阻、瘀血内结等有关，治当以清肝解郁、健脾利湿、理气活血、化瘀散结为主。方中柴胡、枳壳、白芍寓四逆散之意，舒肝解郁、调达气机；山楂、虎杖、草决明、荷叶等，消食化积、健脾活血、清热利湿、润肠通便，降脂促代谢，具有纠正脂质代谢紊乱、抗肝损伤的作用；三七、丹参活血化瘀止痛，同时蕴含祛瘀生新之意，增加清肝降脂之功；制何首乌益肾填精、养血降脂、扶正固本，可防清热利湿之药久服伤正气。全方清肝利湿不伤正，活血化瘀降血脂。现代药理研究也证实，这些中药大多有较好的降低血脂、促进肝内脂肪消退、改善肝脏血液循环、保护肝细胞、防治肝纤维化等作用。临床研究结果显示，清肝方在改善患者的症状、体征，促进肝功能、血脂恢复，以及提高肝/脾 CT 值方面有很好的疗效。王晓芳等使用化瘀降脂汤联合西药洛伐他汀治疗非酒精性脂肪肝，化瘀降脂汤由生山楂30g，茯苓、女贞子各25g，赤芍、泽泻、车前子各15g，白术、丹参、半夏、黄芩各10g组成，其中生山楂味酸而性微温，有行气化积、消食散瘀的功能；茯苓有渗湿利水、宁心安神之效；泽泻有利水渗湿、健脾泻热的作用；车前子味甘而性寒，有清肺化痰、通淋利尿、清肝明目止泻的功能；丹参可活血祛瘀、凉血消痈、调经止痛；

女贞子具有补益肝肾的作用；半夏味辛性温，具有化痰燥湿、散结消痞、降逆止呕的功效；黄芩味苦性寒，可达到清热泻火、凉血燥湿、除热解毒的功效。诸药合用，具有活血化瘀、化痰消积的功效。临床实验结果显示，化瘀降脂汤联合西药洛伐他汀能有效改善脂肪肝患者的肝功能指标，包括丙氨酸氨基转移酶、天冬氨酸氨基转移酶和谷氨酰转肽酶，同时降低血中胆固醇和三酰甘油水平，降低氧化应激指标丙二醛和超氧化物歧化酶水平。研究结果表明，自拟化瘀降脂汤不仅可降低血脂、改善肝功能，还能提高机体抗氧化水平，减轻自由基对肝脏等器官的损伤，有利于病情转归。

### （四）肝癌

证型为血瘀停留者，可见胁痛如刺，痛引腰背，固定不移，按之痛甚，胁下有癥块，嗳气泛酸，舌质紫暗，有瘀点或瘀斑，脉弦细或涩。治宜活血化瘀，消癥散结。钱赟达等进行了膈下逐瘀汤联合精准经导管肝动脉栓塞化疗术治疗中晚期原发性肝癌的临床研究，其中膈下逐瘀汤组成：灵芝、川芎、丹皮、赤芍、乌药、枳壳、甘草各10g，当归、桃仁、红花各15g，延胡索、香附各6g。有肝区积块疼痛者，加用蒲黄、五灵脂各10g；伴发热者，加薄荷、柴胡各10g；恶心呕吐者，加藿香10g，竹茹15g；若舌光无苔者，加石斛、沙参各10g；有出血倾向者，加白茅根、仙鹤草各10g；若肝肾亏损者，加山茱萸、枸杞各10g；伴大量腹水，加猪苓、泽兰各10g；若黄疸明显者，加茵陈10g。方中红花、桃仁活血消积化瘀；当归、川芎活血养血行血，化瘀不伤正；枳壳行气消积；丹皮清热凉血，亦可活血化瘀；甘草调和诸药。诸药合用，共奏活血化瘀、健脾益气功效。有研究报道，膈下逐瘀汤可利胆，抑制血小板聚集，从而改善血液黏稠度，调节微循环，降低门静脉压力，提高机体免疫力及修复能力的功效。临床研究表明，膈下逐瘀汤联合精准经导管肝动脉栓塞化疗术治疗中晚期原发性肝癌，可提高其综合疗效，改善肝脏功能，缩小瘤体，能一定程度地改善患者生活质量。患者谷丙转氨酶、总胆红素、谷氨酰转肽酶和甲胎蛋白等指标均明显下降，说明采用该方法后患者的肝功能得到修复，这可能和膈下逐瘀汤的保肝作用相关，其能通过改善肝脏微循环进一步修复肝脏功能。石相如等进行了益气活血方对肝癌放疗后肝脏微循环及肝纤维化的临床疗效分析，益气活血方由当归、百部各12g，红花、川芎、杏仁各10g，黄芪30g，沙参、女贞子、香附、生地各20g，瓜蒌15g，甘草6g组成。其中当归、红花、川芎、香附等可活血化瘀、疏肝行气，有助于恢复机体气血运行，进而改善肝脏微循环，提高血氧含量，增强癌肿组织对放射线的敏感性；黄芪、瓜蒌、甘草等可益气健脾、培补正气，有助于恢复机体免疫功能，进而减轻或解除机体的抗肿瘤免疫抑制；沙参、女贞子、生地、百部、杏仁等可滋补肝肾、清热养阴，有利于缓解机体因射线所致的热毒损伤。研究结果显示，联合治疗组和化疗组的总有效率之间无统计学差异，但联合治疗组的稳定率高于化疗组，且治疗后患者腹胀、纳差、恶心呕吐、乏力、胁痛、黄疸等中医证候积分显著下降且明显低于化疗组，提示益气活血方有助于稳定癌瘤，并可有效减轻放疗的不良反应，缓解患者病痛。

## 五、脾气虚弱与益气健脾

脾气主升，以升为用，胃气主降，以降为顺。肝主疏泄，调畅气机，协助脾胃的气机升降。若肝脏受病，疏泄失职，就会影响到脾胃的升降功能，日久造成脾气虚弱，症状主要表现在饮食物的消化吸收、血液运行和水液代谢方面。

（一）病毒性肝炎

证型为脾气虚弱者，可见胁肋胀满疼痛，胸闷太息，精神抑郁，性情急躁，纳食减少，口淡乏味，脘痞腹胀，午后为甚，少气懒言，四肢倦怠，面色萎黄，大便溏泄或食谷不化，每因进食生冷油腻或不易消化食物而加重，舌淡苔白脉沉弦。治宜疏肝理气，健脾和中。袁海宁等进行了益气健脾方剂治疗慢性乙型肝炎重症患者的临床观察。以五行论肝病，肝属木、脾属土，两者是对立而又互相制约的。肝病最易伤脾，引起脾胃的病变，即是"木克土"。脾虚受邪后不能散精于肝、淫气于筋，从而使肝失濡养。故益气健脾方剂由党参、白术、黄芪、甘草、丹参、茯苓、陈皮、山药、薏苡仁、白扁豆组成，其基本方是四君子汤。现代研究表明，甘草的主要成分是甘草甜素，能结合、吸附毒物及具有皮质激素样抗应激反应，提高机体对毒物的耐受力，同时具有抗感染、抗病毒及作为干扰素诱导因子的作用。党参和白术能保护胃肠黏膜，防治黏膜损伤，从而使机体消化吸收功能得以改善。黄芪具有双向免疫调节作用，它不仅能使机体从免疫功能低下的状况中恢复，而且可使处于免疫亢进状态的机体恢复正常，同时还具有促进肝细胞功能恢复的作用。临床试验结果表明，益气健脾方剂能有效降低患者的血清总胆红素水平，下降率为29.4%，高于单用西药保肝治疗组的16.5%；此外，服用益气健脾方剂患者的饮食量明显恢复，提示益气健脾方剂在明显改善肝脏功能的同时还能有效修复肝病造成的脾胃功能损伤。陈禄等进行了自拟益气扶阳汤用于慢性乙型病毒性肝炎的疗效观察，益气扶阳汤由制附子10g，熟地18g，桂枝10g，山药15g，茯苓15g，炙甘草10g，黄芪30g，白芍10g，干姜5g，砂仁10g组成。有化热倾向者加茵陈15g；脾虚明显者加炒白术10g，炒扁豆15g；湿重者加泽泻、猪苓各10g；宿食不消者加鸡内金、焦三仙各10g；肝脾肿大者加鳖甲10g，牡蛎15g；肾亏明显者加肉苁蓉、山茱萸各10g；肝气不舒者加紫苏叶、生麦芽各10g。其中黄芪可增强机体免疫功能、祛邪外出；桂枝与白芍可敛阴止痛、调和营卫；炙甘草可健脾和中；白芍和茯苓具有健脾益气化湿之效；干姜具有燥湿温中、行郁解浊、补益火土及消纳饮食等功效。本研究结果显示，服用益气扶阳汤治疗组患者的丙氨酸氨基转移酶、天门冬氨酸氨基转移酶、γ-谷氨酰转肽酶及总胆红素等各肝功能指标水平均较治疗前明显降低，且效果优于单用西药保肝治疗组，差异均有统计学意义。

（二）肝硬化

证型为脾气虚弱者，可见腹中气胀，朝宽暮急，纳后胀甚，疲倦乏力，精神抑郁，面黄无华，食欲减少，舌胖苔白腻，脉弦缓无力。治宜益气健脾，理气化湿。莫婵等进行了灵丹多糖胶囊对肝纤维化的保护作用研究，灵丹多糖胶囊由灵芝、丹参和黄芪3味中药经提炼精制而成，主要是由丹参多糖、灵芝多糖及黄芪多糖为原料组成的制剂。灵芝、丹参、黄芪均为传统的中草药，现代研究表明它们均具有益气、护肝、解毒的药理作用，是肝脏疾病治疗的常用药材。而多糖类物质不仅是生命有机体的重要组成成分，还具有广泛的生物活性，包括保肝、抗感染、抗病毒、免疫调节等。研究表明，灵丹多糖胶囊可以改善肝纤维化模型小鼠的健康状况、肝功能生化指标，减轻小鼠病理损伤，减少肝脏的胶原沉积，进而延缓肝纤维化的病变程度。牛胜利研究了益气健脾软肝汤对早期肝硬化的治疗作用，益气健脾软肝汤由黄芪60g，䗪虫30g，大黄、鳖甲各20g，桃仁、丹参、三七各12g，茵陈、大腹皮、人参、白术、熟地、白芍、三棱、莪术各15g，甘草9g组成。若兼有肝气郁结者加柴胡、香附各15g，水湿内阻者加熟附子12g，茯苓15g；湿热内蕴者加黄芩、黄连各15g；肝肾阴虚者加沙参、麦冬各15g；脾肾阳虚者加茯苓、泽泻各15g；瘀血阻络者加川芎、延胡索各15g。方中以黄芪健脾益气、培补元气；

䗪虫攻下积血、破癥消肿，共为君药，培脾运中，推陈致新。以大黄清热凉血、破积消聚；鳖甲软坚散结、消散积聚，共为臣药，助君药逐干血，起积聚。桃仁、丹参、三七活血通络、攻血逐瘀；茵陈利胆退黄；大腹皮下气行水；人参、白术大补元气、健脾利水；熟地、白芍滋阴补肾、养血柔肝；三棱、莪术化瘀消癥；甘草缓急和中，共为佐使药。诸药合用，健脾益气以养正，通络破癥以除积，可收标本兼治之效。观察数据显示，益气健脾软肝汤能明显减轻肝硬化患者的临床症状，使肝脾大缩小或稳定不变，肝脾区无明显压痛及叩击痛，改善肝功能并维持在正常范围，总有效率为84.48%，高于单用西药治疗组的53.45%。

### （三）脂肪肝

证型为脾气虚弱者，可见肢面虚肿，腹胀便溏，神疲乏力，或有胁胀不适，舌体胖，舌苔白腻，脉象濡缓。治宜益气健脾，化瘀降浊。基于此，李忠等运用益气化瘀降脂汤治疗脂肪肝，该方由党参、升麻、柴胡、黄芪、苍术、泽泻、薏苡仁、郁金、厚朴、广木香、桃仁、红花、丹参、甘草等组成，方中党参、升麻、柴胡、黄芪益气；苍术、泽泻、薏苡仁除湿；郁金、厚朴、广木香行气；桃仁、红花、丹参活血化瘀；甘草调和诸药，共奏益气化瘀、消痰、消除脂肪肝之功。临床研究表明，益气化瘀降脂汤能明显减轻脂肪肝患者的临床症状体征如肥胖体型、面色无华、脘腹痞闷、四肢倦怠乏力等，同时恢复肝脏功能，且B超探查显示脂肪肝变性明显恢复，总有效率为92%，临床效果满意。陈科进行了健脾益气汤结合药膳治疗脂肪肝的临床疗效观察，健脾益气汤由人参9~12g，黄芪20~30g，炙甘草10~12g，白术12g，山药15g，大枣10枚，生姜9g，桂枝、五味子、砂仁各6~9g组成。方中人参可大补元气，复脉固脱，补脾益肺；黄芪也有补气升阳、益卫固表之功能，再加上白术、山药、生姜等起到除湿益燥、和中益气、温中、祛脾胃中湿的作用。在服用健脾益气汤的同时给予患者药膳疗法：以山药10g，大枣10枚，瘦肉2两，粳米50g煮成山药瘦肉粥分早晚服用。临床观察结果表明，健脾益气汤结合药膳治疗能够有效改善患者肝脏功能，促进消脂，帮助修复肝脏结构，且药物安全有效，值得临床推广使用。

### （四）肝癌

证型为脾气虚弱者，可见神疲乏力，纳差消瘦，腹胀，便溏，胁痛，肢痛，足肿脚胀，舌淡胖，苔白腻，脉弦滑。治宜益气健脾，理气化湿。徐玉玲观察了甘温益气健脾汤联合介入疗法对中晚期原发性肝癌患者生存质量的影响，甘温益气健脾汤由白花蛇舌草24g，白术18g，黄芪30g，茯苓18g，甘草10g，酸枣仁15g，三七粉10g，仙鹤草24g，当归18g，党参24g组成。方中黄芪可补气固表、利尿托毒；茯苓具有健脾和胃、渗湿利水、宁心安神等功效；甘草可泻火解毒、益气补中、调和诸药；酸枣仁能宁心安神、养肝敛汗；白花蛇舌草可清热解毒、消痈散结、利尿除湿；白术能健脾益气、燥湿利水；三七粉具有活血化瘀、滋补强壮等功效；仙鹤草可收敛止血；当归能补血活血、润燥滑肠；党参具有补中益气、和胃生津等功效。现代药理研究表明，黄芪具有调节免疫力和促进肝脏细胞修复的功能；白花蛇舌草具有抗菌消炎、抗肿瘤的作用；白术含有葎草烯、苍术酮等成分，具有抗肿瘤作用；甘草含有大量的甘草酸，具有解毒、抗感染、抗癌等作用；三七粉具有抗癌、抗感染、保护肝脏的作用；党参含有大量的苷类、黄酮及多糖，可提高及调节机体免疫功能，促进干扰素的分泌，提高机体抗病能力。研究结果显示，与治疗前相比，甘温益气健脾汤联合介入疗法能明显降低患者丙氨酸氨基转移酶和天门冬氨酸氨基转移酶水平，同时患者的心理健康、社会功能、躯体活动、认知功能、角色功能评分均显著升高，且效果优于单用介入疗法组，提示对中晚期原发性肝癌患者采用甘温益气健脾汤联合介入疗法治疗，可显著减少肝功能损伤，提高患者生存质量。此外，甘温益气健脾汤能有效减轻患者实施介入疗法带来的不良反应，如恶心呕吐、发热、头晕、食欲下降和乏力等。庄旭升等研究了益气抗癌方联合经导管动脉栓塞化疗（transcatheter arterial chemoembolization，TACE）对原发性肝癌的影响，益气抗癌方由黄芪 30g，白术 30g，茯苓 30g，生地 25g，党参 25g，百合 20g，半夏 15g，陈皮 15g，杏仁 10g，瓜蒌 10g，贝母 10g，当归 10g，柴胡 10g，芍药 10g，枳实 5g，桂枝 5g，甘草 5g，生姜 5g，五味子 5g，大枣 5g 组成。方中以黄芪、白术、茯苓为君药，黄芪归肝、脾、肾经，有补中益气、活血固表之效，且药理学研究证实黄芪可改善机体细胞免疫及体液免疫，抗氧化损伤，保肝护肝，拮抗氧化应激反应；白术归脾、胃经，有燥湿利水、健脾益气之效；茯苓归脾、肾、肺、心经，可利水渗湿、健脾。而生地、党参、百合、半夏、陈皮为臣药，其中生地归肝、肾经，有清热凉血、养阴生津之效；党参归脾、肺经，有补中益气、养血生津、健脾益肺之效；百合、半夏、陈皮则滋阴润肺、燥湿化痰、消痞散结、理气健脾。同时芍药养血柔肝、缓急止痛；杏仁补益肺气；瓜蒌清热散结；贝母清热补血；当归补血活血；柴胡疏肝解郁、和解表里；枳实、桂枝化痰散结、破气消积；甘草调和诸药。诸药共用，共奏疏肝健脾、补气益气、滋阴养肾、养血抗癌之效。其研究中，对照组单用 TACE 治疗，观察组加用益气抗癌方，结果显示其整体治疗缓解率高于对照组，同时治疗后患者临床症状及体征积分改善情况优于对照组，进行实验室指标监测发现，两组治疗后血清癌胚抗原、甲胎蛋白、肿瘤坏死因子α、巨噬细胞移动抑制因子、血管内皮生长因子、白介素-8 水平的变化水平均降低，且观察组降低幅度高于对照组。结果提示，在原发性肝癌患者的临床治疗中，采用益气抗癌方联合 TACE 方案的治疗疗效肯定，可明显改善患者临床症状及体征，优化实验室指标，改善患者生存质量，且安全性肯定。

## 六、肝肾阴虚与滋养肝肾

肝藏血，肾藏精，肝血有赖于肾精的滋养，肾精也不断得到肝血所化之精的填充，精血是相互资生的，所以有"精血同源""肝肾同源"之说。肝病肝肾阴虚的病机多为肝阴既亏，殃及肾阴而致肝肾阴虚。治疗以滋养肝肾、养阴益气为主。

### （一）病毒性肝炎

证型为肝肾阴虚者，可见右胁隐痛，腰膝酸软，四肢拘急，头晕目眩，耳鸣如蝉，两目干涩，口燥咽干，失眠多梦，潮热或五心烦热，形体消瘦，面色黧黑，毛发不荣，牙龈出血，鼻衄，男子遗精，女子经少闭经，舌红有裂纹，花剥苔或少苔无苔，脉细数无力等。治宜滋补肝肾，养阴润燥。温艳东进行了养阴疏肝汤治疗肝肾阴虚型慢性肝炎的临床疗效观察，养阴疏肝汤以一贯煎为主方，主要由生地、北沙参、当归、枸杞子、麦冬、川楝子、郁金、片姜黄、五味子、桂枝尖等组成，其中生地、北沙参、当归、枸杞子、麦冬滋补肝肾以养肝体，桂枝尖、五味子益气温养以助肝用，佐川楝子、郁金、片姜黄疏肝解郁以调肝性。诸药合用，共奏养阴疏肝、滋补肝肾之效，正治慢性肝炎属肝肾阴虚证型者。临床观察结果表明，养阴疏肝汤治疗组患者的谷草转氨酶、谷丙转氨酶水平明显降低，患者症状体征显著改善，总有效率为80.95%，且停药3个月以上没有明显反跳现象。房荣等研究了慢肝养阴胶囊联合替比夫定治疗慢性乙型肝炎的临床效果，慢肝养阴胶囊的主要成分为生熟地、制首乌、枸杞子、北柴胡、川楝子、丹参、鸡骨草，其中生熟地可益精填髓、滋阴补血、清热解毒，在湿热阻滞、肝肾阴虚证治疗中效果显著，为君药。制首乌、枸杞子可滋阴养血、滋补肝肾；川楝子可疏肝行气；北柴胡具有疏肝解郁的功效，诸药合为臣药。丹参活血化瘀；鸡骨草疏肝止痛，上述药物联合使用可共奏扶正祛邪、清除湿热邪气的功效。研究结果显示，治疗后患者的乙肝病毒定量水平及中医证候积分明显低于治疗前，且慢肝养阴胶囊联合替比夫定治疗组明显低于单用替比夫定组；此外，联合治疗组患者的 HBeAg 阴转率及 HBsAg 阴转率明显更高，表明慢肝养阴胶囊联合替比夫定治疗慢性乙型肝炎疗效确切，可抑制乙肝病毒复制，提高机体的免疫应答能力，治疗效果明确。

### （二）肝硬化

证型为肝肾阴虚者，可见腹大中满，腹皮紧，四肢瘦，面颧黧黑，腹部青筋显露，午后发热，心烦，肌肤或见紫癜，或时见鼻衄牙宣，尿少，舌红少苔，或有瘀斑，脉细弦数。治宜滋养肝肾，利水消肿。袁成民等进行了芪冬复肝合剂抗肝纤维化的临床观察，芪冬复肝合剂由黄芪 30g，麦冬 30g，蚤休 10g，三七粉 3g 组成。其中黄芪、麦冬益肝气、养肝阴为君药，一阳一阴相得益彰；三七粉通脉行瘀，改善肝脏微循环，助黄芪、麦冬增强益气养阴的效果，为臣药；蚤休为苦泄解毒之品，《本草正义》谓"能入足厥阴肝经，清解肝胆之郁热"，为佐使药。全方共奏益气养阴、活血解毒散结之功效。现代药理研究证实，黄芪含黄酮、皂苷类成分，可抑制胶原合成并促进其降解而对实验性肝硬化具有治疗作用。其中麦冬具有免疫调节、抗衰老、抑制平滑肌细胞增殖的作用；三七皂苷能明显降低肝纤维化大鼠血清中Ⅲ型前胶原、透明质酸、层粘连蛋白的含量；蚤休的化学成分甾体皂苷、黄酮苷及氨基酸具有抗肿瘤、止血止痛、抑菌消炎、免疫调节等作用。通过瞬时肝弹性测定表明，芪冬复肝合剂具有明显的增强肝脏弹性的作用。本研究结果表明，芪冬复肝合剂治疗组显效率为 65%，总有效率为 90%，且能显著降低层粘连蛋白、透明质酸、Ⅲ型前胶原、Ⅳ型胶原的血清水平。结果表明，芪冬复肝合剂对肝硬化具有确切临床疗效，提示益气养阴、活血散结是肝硬化的重要治法。黄亚平等研究了灵丹王胶囊对肝硬化的治疗作用，灵丹王胶囊由灵芝、三七、人参、白术、白芍等中药组成，其中以白术、人参益气健脾；白芍、灵芝养血柔肝；配合三七活血化瘀，从而达到益气养血、柔肝健脾、活血化瘀的目的。实验研究结果表明，灵丹王胶囊能明显降低肝胶原蛋白含量，从而使肝纤维化程度减轻，组织学观察结果亦可证明灵丹王胶囊能明显阻止肝硬化的形成，有抑制纤维增生和溶解已形成的胶原纤维的作用。

### （三）脂肪肝

证型为肝肾阴虚者，多以本虚标实，上盛下虚为特点，可见胁肋隐痛，腰膝酸软，失眠多梦，颧红盗汗，或见阵发头痛，甚如刀劈，眩晕呕恶，舌红少苔，脉细数等症状。治宜滋养肝肾，解毒化浊。李之清进行了养阴消脂方治疗脂肪肝的临床研究，养阴消脂方由柴胡、泽泻、生地、制首乌、山楂、厚朴、茵陈、丹参等组成，方中泽泻祛湿运脾以绝痰源，其有效成分提取物对各种原因引起的动物脂肪肝均有不同程度的抑制作用，能减轻肝内脂肪含量，并能修复肝功能，有改善肝脏代谢的作用；丹参活血化痰通络，改善微循环，抑制胶原纤维增生，预防和阻断肝纤维化的发生和发展；柴胡、厚朴疏肝理气解郁；茵陈等清肝泄浊、宣壅除滞，有降低游离脂肪酸和胆固醇的作用，能改善极低密度脂蛋白的合成分泌；山楂消导酒食陈腐之积，活血化瘀消脂；生地、制首乌滋养肝肾，顾其肾水涵木、肝木体阴用阳之生理特点，首乌有显著降低血清胆固醇的作用，动物实验显示其能减少胆固醇在肠道的吸收，也有认为首乌中所含卵磷脂能阻止胆固醇在肝内沉积，生地有保肝、抗感染之效。诸药合用，养阴柔肝、化湿消脂、解郁活血，从而达到降脂护肝之效。临床观察显示，养阴消脂方能显著降低血脂、修复肝损伤、减轻肝纤维化，无明显不良反应，充分显示了中医药在治疗脂肪肝中的优势。孔莹运用芪黄龟苓膏治疗肝肾阴虚型非酒精性脂肪肝，其中芪黄龟苓膏由生地、熟地、生黄芪、当归、丹参、百合、枸杞子各 15g，醋柴胡、桃仁、炒栀子、泽泻、决明子、山楂、玉竹、山萸肉、灵芝、醋鳖甲各 10g，菊花 12g 等药物组成。膏方系指将中药材用水煎煮，取药液浓缩，加炼蜜、冰糖或饴糖收膏制成的半流质制剂，是传统中医药五大主要剂型之一。膏方入药，使全方补而不腻、行而不散，在滋补肝肾的同时不忘疏肝通络。临床观察结果表明，芪黄龟苓膏可有效改善脂肪肝患者肝区隐痛、腰膝酸软、倦怠乏力、眼目干涩、五心烦热、失眠多梦等临床表现，降低患者血清谷草转氨酶、谷丙转氨酶、三酰甘油、总胆固醇水平，总有效率为 93.8%，且膏方具有服用方便、口感好、易于长期服用等优点而被广大患者所接受。

### （四）肝癌

证型为肝肾阴虚者，可见烦热口干，低热盗汗，形体消瘦，小便短赤，吐衄便血，或腹水经久不退，舌红少苔或光剥有裂纹，脉弦或细涩。治宜滋阴补肾，养血柔肝。潘锦瑶等研究了扶正养阴方与高强度超声聚焦（HIFU）联用对晚期肝癌疗效的影响，扶正养阴方由太子参、石斛、花粉、麦冬、茵陈、蛇舌草、虎杖、黄芪、半枝莲、板蓝根、鳖甲和全蝎等组成。其中以太子参、石斛、花粉、麦冬、黄芪扶正生津，培本固源；茵陈护肝退黄；蛇舌草、虎杖、半枝莲、板蓝根清热解毒，结合鳖甲、全蝎活血软坚，全方攻补兼施，培补而不助，攻伐而不伤正。临床研究表明，其能明显改善患者的精神状态，增进食欲，减轻发热、腹痛、胁痛等临床症状，增加对 HIFU 治疗的耐受性。实验结果表明，扶正养阴方可显著缓解患者的术后发热和肝功能损害，证实其在改善肝功能、减轻患者症状等方面确有良效，而在遏制肿瘤方面，HIFU 起主导地位，中药的作用相对较弱。由此可知，HIFU 和扶正养阴中药在肝癌治疗中的作用和地位不尽相同，两者联用可相互协同，取长补短，有效发挥对晚期肝癌的治疗作用。马立伟等进行了养阴补肝汤结合 TACE 治疗原发性肝癌的临床研究，养阴补肝汤由枸杞子 15g，白芍 15g，制首乌 15g，柴胡 12g，陈皮 10g，甘草 6g 组成，方中白芍养血柔肝、敛阴止痛为君；枸杞子、制首乌补肝肾、益精血为臣；柴胡疏肝解郁，陈皮理气健脾、燥湿化痰，共为佐药；甘草益气补中、调和诸药为使，全方共奏养阴血、补肝肾之功。白芍、枸杞子、制首乌、甘草具有益气养阴之功，可提高机体免疫力，减轻化疗药物所致的副作用，提高患者对 TACE 的耐受性，缓解术后综合征。现代医学研究理论证实，健脾益气药物能够改善患者的细胞免疫能力，促进细胞生长代谢活性，可一定程度上抑制癌细胞生长，同时调节自然杀伤细胞的活性，而正常肝细胞起到一定的保护作用。柴胡、陈皮具有疏肝解郁、理气运脾功效。现代研究表明，理气药能改善正常肝组织的功能状态，具有抗感染、减轻肝损伤、促进肝细胞代谢再生能力、有效缓解疼痛等作用，以达到保护肝脏细胞和增加肝脏细胞活性的作用。另外，理气中药还具有调节免疫的自身稳定性和促进及诱导肿瘤细胞凋亡的作用。临床研究结果表明，养阴补肝汤在改善患者生活质量，减轻化疗药物毒副作用如骨髓抑制及恶心呕吐方面，较单纯 TACE 治疗优势明显，表明养阴补肝汤在肝肾阴虚型原发性肝癌临床治疗中具有显著临床疗效，与 TACE 配合能够减毒增效，临床疗效更佳。同时由于养阴补肝汤药物组成简单、取材方便、药味少而价格低廉、临床疗效肯定等原因，更值得进一步研究及推广。

（张国华）

# 第二章 病毒性肝炎

## 第一节 概 述

中医对于病毒性肝炎的认识，散见于"黄疸""胁痛""郁证""臌胀""瘕积"等病证中。早在《素问·平人气象论》中即指出目黄为黄疸的重要特征，"已食如饥者，胃疸……目黄者，曰黄疸"。《灵枢·论疾诊尺》更明确指出黄疸与食欲不振的关系，"身痛而色微黄，齿垢黄，爪甲上黄，黄疸也。安卧，小便黄赤，脉小而涩者，不嗜食"。《素问·脏气法时论》指出："肝病者，两胁下痛引少腹。"《素问·刺热》说："肝病者，小便先黄……胁满痛……"《备急千金要方》谓："肝伤，其人脱肉又卧，口欲得张，时时手足青、目瞑、瞳仁痛，此为肝脏劳伤所致也。"《金匮翼·胁痛统论》说"肝郁胁痛者，悲哀恼怒，郁伤肝气""肝虚者，肝阴虚也。阴虚则脉细急，肝之脉贯膈布胁肋，阴虚血燥则经脉失养而痛"。《古今医鉴·胁痛》详细阐述了胁痛的病因病机、治疗原则与方法。如曰："胁痛者……若因暴怒伤触，悲哀气结，饮食过度，冷热失调，颠仆伤形，或痰积流注于血，与血相搏，皆能为痛……治之当以散结顺气，化痰和血为主，平其肝而导其气，则无有不愈矣。"

### 一、中医对病毒性肝炎的认识

中医虽无"病毒性肝炎"的病名，但据其临床表现可归属于"黄疸""胁痛"等范畴，并提出黄疸系湿热所致，如《素问·六元正纪大论》说："湿热相交，民当病瘅。"《伤寒论》对伤寒发黄已有较多的论述，计有发黄的条文共18条，其中"太阳篇"6条，"阳明篇"11条，"太阴篇"1条。岳美中老中医认为"伤寒发黄"较杂病黄疸更接近于黄疸型传染性肝炎。如"阳明篇"241条："阳明病，发热汗出者，此为热越，不能发黄也。但头汗出，身无汗，剂颈而还，小便不利，渴引水浆者，此为瘀热在里，身必发黄，茵陈蒿汤主之。"263条："伤寒，发汗已，身目为黄，所以然者，以寒湿在里，不解故也。以为不可下也，于寒湿中求之。"264条："伤寒七八日，身黄如橘子色，小便不利，腹微满者，茵陈蒿汤主之。"261条："伤寒身黄发热者，栀子柏皮汤主之。"262条："伤寒瘀热在里，身必黄，麻黄连翘赤小豆汤主之。"《诸病源候论·黄疸诸候》说："脾胃有热，谷气郁蒸，因为热毒所加，故卒然发黄。"此论述对黄疸的病因病机有明确认识。《圣济总录》释："失饥饱甚，则胃中满塞，谷气未化，虚热熏蒸，遂为谷疸。"《症因脉治》曰："有疠气胁痛之症，病起仓卒，暴发寒热，胁肋刺痛，沿门相似，或在一边或在两边，痛之不已，所谓疠气流行之疫症。"可知肝病常有胁痛。

慢性肝炎以乙型、丙型、丁型为主，久病迁延，正虚邪实互见。一方面，湿热与瘀毒互结，深入血分，阻滞肝络，临床表现为身目晦滞，胁痛如刺而固定，黄疸残留；另一方面邪毒伤正，肝脾损伤，气阴亏虚，表现为乏力或不耐劳累、口干、纳呆、腹胀等症。治疗当以凉血、解毒、化湿、调养肝脾为主要大法。亦有少部分患者表现为寒湿瘀毒互结，肝脾两伤，当温化寒湿与化瘀解毒协同治疗。如久病不愈，部分患者可进展为肝硬化，属于"臌胀""癥积"范畴，其病理特点为久病邪实正虚，肝脾肾亏虚，气滞、湿阻、血瘀相互痼结，痞塞三焦。以"癥积"为主要表现者，当行气活血、化瘀通络与柔肝益脾、补气养血并进；以"臌胀"为主要表现者，当行气化瘀利水，补肝健脾益肾。部分患者在病程中，因湿热疫毒内陷心肝营血，邪正相争，多脏同病，可出现急黄重症，相当于急性或亚急性重型肝炎，临床表现为黄疸急剧加深，高热，出血，或见腹水，昏迷，其病机关键为血分瘀热火毒炽盛。

甲型和戊型肝炎多经粪-口传播，其病因主要是饮食污秽不洁，湿热毒邪入侵。病机为湿热蕴结脾胃，困遏肝胆，病变中心在中焦气分，常易出现黄疸，发病急，病程短，正虚较少见，当以清化湿热、疏肝健脾为主法。但须防止少数患者邪毒过盛而内陷营血，形成"急黄"，尤其是哺乳期妇女患戊型肝炎者，更应警惕坏证出现，须密切观察黄疸进退。如《金匮要略》指出："黄疸之病，当以十八日为期，治之十日以上瘥，反剧者为难治。"

乙型肝炎主要通过血液传播，湿热疫毒蕴结，肝脾失调是基本病机。湿热瘀毒贯彻乙型肝炎的发病始终，治疗大法为凉血解毒、化瘀祛湿。急性期病变主要在气分，要防止热毒化火内陷，形成急黄；慢性期病变主要在血分，邪毒可以伤正，要把握邪正虚实的主次。慢性乙型肝炎病机颇复杂，邪实主要是湿热瘀毒，可兼有气滞、痰湿、寒湿等因素。正气受损初起表现为脾虚，继则可出现肝脾气阴两虚、肝肾阴虚和肝肾阳虚。丙型肝炎起病隐袭，临床症状较轻，但更易慢性化，约50%以上的患者可转为慢性，输血或使用血液制品是感染的主要途径。疫毒直接进入血分，留于肝脏，湿热蕴结之气分证很少，多表现为瘀热毒邪夹湿，深伏营血。"瘀毒"是主要病理因素，与乙型肝炎相比，丙型肝炎患者更易发生肝纤维化，进而形成肝硬化，甚至恶变为肝癌，均与"瘀毒"密切相关。

"乙型肝炎的发生，是由于湿热疫毒隐伏血分，再加上正虚不能抗邪所致。与甲型肝炎之不同点，犹如外感病中的新感与伏邪之别，甲型肝炎犹如新感，虽然有一定的潜伏期，是因为外邪在气分不发病，深入血分以后再发病。而乙型肝炎犹如伏邪，湿热疫毒感染后，很快隐伏血分，但是当时并不发病，如果体质好、正气足，完全可以不出现任何临床症状。如果因饮食失节，劳倦过度或重感外邪，脏腑、气血功能失调，机体抗病能力降低则湿热疫毒由血及气，以致枢机阻遏、伤及中州，壅滞肝胆则发病。其表现同样可见有湿热浸淫偏于中、上焦，或偏于中、下焦，或弥漫三焦，以及湿重、热重或湿热并重等证候。若湿热疫毒阻于血分，瘀热内燔，血脉受阻，胆汁不能循其常道，逆于肌肤，仍可瘀而发黄出现黄疸。由于湿热疫毒隐伏血分，深侵胶固，所以往往迁延不愈；湿热困脾日久则生化无源，后天不济先天，则肾精不足；肝胆湿热，肝阴劫灼、肾水枯竭，甚至气血两虚，故临床多见有脾肾两虚，肝肾两虚或气血两虚而湿热毒邪未清等证型"（《关幼波临床经验选》）。

邹良材老中医认为："甲型肝炎以湿热壅滞，气机失调为主，如脾胃困遏，肝胆失疏，每见腹胀、纳呆，并可出现黄疸。因湿热蕴结未深，邪伏部位较浅，经治易获痊愈。乙型肝炎以湿热裹结，瘀滞血分为特点，故较少出现黄疸，临床常有龈血、衄血、红丝赤缕，痕积不消，面色黧黑等血分见症，病情迁延难愈，易发展成慢性肝炎。"夏德馨老中医认为："乙型肝炎的临床表现，多见面萎，腰膝酸软，畏寒肢冷，遗精带下，舌淡，脉细弱等，此乃肾虚。五脏六腑失其真阳之鼓舞，失其元精之滋荣，故取一般补肾药难以奏效。经现代医学实验室检查，这一类肾上腺皮质功能往往低下，免疫功能异常。故治疗上取温肾补肾，佐以清热化湿为法。"现代医学认为新生儿时期的HBV感染易慢性化，与中医以肾为先天，新生儿肾气未充的认识是颇为一致的，而肝肾同源、补肾法为主治疗慢性乙型肝炎也正是这一观点的具体应用。

中医学无"重型肝炎"这一病名，但有类似病名，如"急黄""瘟黄""疫黄""血证""臌胀"等。《伤寒论》114条："太阳病中风，以火劫发汗，邪风被火热，血气流溢，失其常度，两阳相熏灼，其身发黄。阳盛则欲衄，阴虚小便难，阴阳俱虚竭，身体则枯燥。但头汗出，剂颈而还，腹满微喘，口干咽烂，或不大便，久则谵语，甚则至哕，手足躁扰，捻衣摸床，小便利者，其人可治。"129 条："太阳病，身黄，脉沉结，少腹鞕，小便不利者，为无血也，小便自利，其人如狂者，血证谛也，抵当汤主之。"261 条："伤寒七八日身黄，如橘子色，小便不利，腹微满者，茵陈蒿汤主之。"238 条："阳明病，发热，汗出者，此为热越，不能发黄也。但头汗出，身无汗，剂颈而还，小便不利，渴引水浆者，此为瘀热在里，身必发黄。"

《诸病源候论·急黄候》云："脾胃有热，谷气郁蒸，因为热毒所加，故卒然发黄，心满气喘，命在顷刻，故云急黄也。有得病即身体面目发黄者，有初不知是黄，死后乃身面黄者，其候得病但发热心战者，是急黄也。"《沈氏尊生·黄疸》曰："又有天行疫疠，以致发黄者，俗称之瘟黄，杀人最急。"《济生方·吐衄》曰："夫血之妄行也，未有不因热之所发，盖血得热则淖溢，血气俱热，血随气上，乃吐衄也。"《张氏医通·杂门》指出："有瘀血发黄，大便必黑，腹胁有块或胀，脉沉或弦，大便不利，脉稍实而不甚弱者，桃核承气汤，下尽黑物则退。"

近代中医对病毒性肝炎进行了较为系统的研究。新近中国中医药学会内科肝胆病专业委员会已建议把病毒性肝炎的中医病名定为"肝瘟"。"肝瘟"病名出自《古今图书集成医部全录》"肝瘟方（玄参、细辛、石膏、栀子、黄芩、升麻、芒硝、竹叶、车前草）治肝脏温病，阴阳毒，先寒后热，颈筋挛牵，面目赤黄，身重直强"。从方药组合及病机分析，把病毒性肝炎的中医病名定为"肝瘟"似有一定的实际意义。近来，中医药在治疗慢性乙型肝炎方面积累了大量的资料，对其病机的认识也逐渐趋于一致。对乙型肝炎易慢性化的中医病机也有较为清楚的认识。

病毒性肝炎病因不同，临床表现多样，要根据不同的病原，不同临床类型及组织学损伤，区别对待，探索中西医结合的治疗方法，注意调动医护人员和患者的积极性，密切配合，提高疗效。以肠道传播的甲型肝炎病毒、戊型肝炎病毒和以血制品、注射器、密切接触等经血传播的乙型、丙型、丁型肝炎病毒均可引起急性病毒性肝炎。急性病毒性肝炎一般为急性起病，大多有发热、恶心、厌油、纳差、腹胀、便溏等消化道症状，体检有肝脏轻度或中度肿大，肝区叩击痛或压痛。实验室检查可发现肝功能异常和病毒抗原抗体系统的特异性标志物阳性。

## 二、病毒性肝炎的流行病学概述

病毒性肝炎按病原学目前至少可分为甲、乙、丙、丁、戊 5 型，临床上最常见的为乙型病毒性肝炎。全球 60 亿人口中，约 1/2 生活在 HBV 高流行区，约 20 亿人被证明有 HBV 感染，3 亿～4 亿人为 HBV 慢性感染，其中 25%～40%最终将死于肝硬化和肝癌。世界卫生组织报告，全球前 10 位疾病死因中乙型肝炎占第 7 位，每年因乙型肝炎死亡约 75 万例。根据我国卫生统计年鉴资料，2002 年我国发病前 10 位的传染病中，病毒性肝炎发病占首位。

HAV 归类于小核糖核酸病毒科的肠道病毒 72 型，是一无囊膜的 20 面体立体对称的球形颗粒，直径 27nm，内含单股正链 RNA 基因组，沉降系数 33～35s，HAV 仅有一个血清型和一个抗原抗体系统。病毒存在于患者的粪便、血清、胆汁及肝细胞浆内。HAV 在体外抵抗力甚强，低温下能长期存活，能耐受 pH 3.0 的酸性环境，耐乙醚（4℃条件下 12 小时仍稳定）及耐热（56℃条件下 30 分钟不能灭活），60℃条件下 1 小时仅能部分灭活。但在甲醛溶液（1：4000，37℃条件下 72 小时）、3%漂白粉、5%次氯酸钠溶液中及加热煮沸 5 分钟即可灭活。甲型肝炎的发病机制尚未充分明了，目前认为 HAV 经口进入消化道黏膜后，先在肠道中繁殖，经过短暂的病毒血症后，病毒在肝细胞内增殖，以其致细胞病变作用的方式杀伤肝细胞。另外，免疫反应机制可能也参与甲型肝炎的发病过程，可能由于 HAV 在肝细胞内增殖和 HAV-Ag 在肝细胞膜上表达，引起细胞毒性 T 细胞攻击而导致肝细胞损伤，随着病情发展，血循环内先后出现抗-HAV IgM 及 IgG 抗体，HAV 被清除，病情恢复。

HBV 属于独特的嗜肝 DNA 病毒，电子显微镜下可观察到乙型肝炎患者血清中存在三种颗粒。①直径约为 40nm 并由双层外壳包裹的完整的 HBV 颗粒，即 Dane 颗粒；②直径约为 20nm 的圆形颗粒，其含量为 Dane 颗粒的 103～106 倍；③直径约为 20nm，但其长度不等的管形颗粒。Dane 颗粒由 HBV 表面蛋白（HBs）构成的外壳包裹内层核衣壳，后者含有 HBV 基因组及 DNA 多聚酶（DNA-P）等与病毒复制有关的组分。Dane 颗粒是具有感染性的 HBV 颗粒。后两者分别为过剩的 HBV 外壳蛋白和不完整（或空心的）病毒颗粒。这些亚病毒颗粒因为不含有病毒核酸组分而不具感染性。HBV 的抵抗力极强，56℃条件下 1 小时不能灭活，60℃、10 小时仅部分灭活，100℃条件下 10 分钟其感染性完全消失，但仍保持其抗原性；20℃保存 15 年，室温下 6 个月仍有感染性，121℃、718.2Pa 压力、高压消毒 15 分钟，或干热160℃、2 小时，均能灭活。0.5%～1.0%次氯酸钠 30 分钟，1：4000 甲醛 12 小时，2%碱性戊二醛 10 小时，以及环氧乙烷气体消毒，均可使病毒灭活。HBV 对醚、乙醇、酚等均有抵抗性，但 pH 2.1，胃蛋白酶（1μg / ml），尿素（8M）处理后可灭活。HBV 抗原系统包括表面抗原（HBsAg）、前 S1 和前 S2 蛋白、核心抗原（HBcAg）、e 抗原（HBeAg）、x 抗原（HBxAg）及 DNA 多聚酶（DNA-P）六种。HBsAg 为主要外壳蛋白，广义的 HBsAg 主要包括表面蛋白（S 蛋白或小分子 HBsAg）、大分子 HBsAg 及前 S1 和前 S2 蛋白。狭义的 HBsAg 仅指 S 蛋白。HBsAg 具有一个共同的抗原决定簇 a 和两组彼此排斥的亚型抗原决定簇，即 d 和 y，r 和 w，因此 HBsAg 可分为 adr、adw、ayr 和 ayw 四种亚型。前 S1、前 S2 和 S 蛋白具有良好的抗原性，可分别诱导机体产生相应的特异性抗体。其中，抗 HBs 具有保护力已众所周知；前 S1 蛋白在 HBV 附着和侵入宿主肝细胞机制中起着重要的作用；前 S2 抗体可调节宿主的体液和细胞免疫应答，对清除循环内病毒和阻止病毒感染健康的肝细胞提供重要的免疫防御作用。HBcAg 为 HBV 的核心蛋白，由于循环内 HBcAg 外裹 HBsAg，以及少量游离的 HBcAg 可分解为 HBeAg 或被抗 HBc 结合形成免疫复合物，因此在患者血清中很难检测到 HBcAg，而只有在肝细胞（主要是细胞核）和直接从 Dane 颗粒中提取方能检出。肝细胞膜表面的 HBcAg 被认为是宿主 T 细胞作用的主要靶抗原。前 C 蛋白（ProC）可使 HBcAg 与细胞内质网结合，以分泌 HBeAg、HBcAg 和 HBsAg 配装成完整的病毒颗粒。HBeAg 是一种可溶性抗原，由 ProC 的 P25 在肝细胞内经蛋白酶分解而成。在外周血清中可检测到。HBxAg 主要与 HBV 早期感染有关。DNA-P 具有逆转录酶活性，在 HBV 复制中起着关键作用。

HBV 在肝细胞内繁殖，并不损伤肝细胞，肝脏病变主要取决于宿主的免疫应答，其确切机制尚待阐明。急性肝炎患者的免疫功能正常，HBV 在肝细胞内复制，在肝细胞膜上表达为特异性抗原。HBsAg 与 HBcAg 可能是主要的靶抗原。肝细胞膜上的靶抗原与致敏的淋巴细胞结合，进而通过淋巴因子杀伤肝细胞。同时，特异性体液免疫应答产生抗体（如抗-HBs）释放入血，中和病毒，将病毒清除，感染停止，疾病痊愈。

HCV 分类属于黄病毒科，是单股正链 RNA 病毒，病毒颗粒有类脂包膜，直径<80nm，一般为 36～62nm，与黄热病病毒和瘟病毒相似。在蔗糖中的浮密度为 1.09～1.11g/ml，沉降系数为140s，可从稀释的血液中离心沉淀。含有脂质的外膜，对高浓度的氯化铯敏感，经 1：1000 福尔马林，37℃、96 小时，或加热 100℃、5 分钟，或 60℃、10 小时，其传染性消失。由于 HCV 复制不涉及逆转录酶活性，不通过 cDNA 进行复制，并不具有阅读保护酶来修正复制中的错误的作用，所以 HCV 变异性较大。基因的高度变异导致的抗原特性不同，不仅给诊断方法、预防带来困难，而且不同型的 HCV 感染所引起的肝损伤程度及对干扰素治疗的反应也有差异。HCV 在肝细胞内复制引起肝细胞结构和功能改变，或干扰肝细胞内蛋白合成，造成肝细胞变性和坏死。免

疫因素尤其是细胞免疫异常可能会引起急性肝损伤，但更可能是慢性肝损伤的重要机制。

HDV 是一种有缺陷的病毒，其生物周期的完成，在许多方面需要嗜肝病毒如 HBV 的帮助。嗜肝 DNA 病毒为其提供衣壳，如 HBsAg，以及在装配、成熟、释放和再感染等环节发挥作用。HDV 病毒颗粒直径为 35～37nm，其外壳为 HBsAg。HDV 的内部由 HDAg 和一个低分子量的 HDV-RNA 组成。经分子杂交术证明，HDV-RNA 与 HBV-DNA 无同源性，也不是宿主的 RNA，而是 HDV 的基因组。HDAg 耐热，煮沸 20 分钟后抗原性仍不完全丢失，在下列试剂中性能仍稳定：2mmol/L EDTA 钠盐、0.5%脱氧胆酸盐、0.5%NP40、0.5%吐温 80、乙醚、0.2mmol/L pH 2.4 甘氨酸-盐酸缓冲液、10%DNA 酶 I 或 1%RNA 酶 A。HDAg 在下列试剂中将失去部分活力，如 0.1%胰蛋白酶（丢失 34%）、1%三氯醋酸（丢失 92%）和链蛋白酶（丢失 96%）。HDAg 可存在于病毒颗粒中，也存在于感染的肝细胞核中，推测是一种非常类似糖皮质蛋白受体结合样物质促使 HDAg 向肝细胞核转移。由于 HDV 不具有逆转录的作用，因此不能够以 RNA 为模板，转录成 DNA 的复制中间体进行复制。由于从感染的肝脏中分离得到的 HDV-RNA 有多种形态，而且肝组织内还存在互补基因组 RNA，因此推测 HDV 复制不同于已知的动物病毒，可能与植物病毒相似，可以通过双旋转周期模式复制其 RNA。HDV 对肝细胞有直接细胞毒作用，可直接损伤肝细胞。HDV 可增加 HBsAg 携带者急性肝炎的发病率及病死率。

HEV 颗粒呈球状形，直径 27～38nm，平均 32.2nm，大小可因地区不同而异，无囊膜，内部密度不均，密的部分含有 RNA，此与 HAV 结构相似；沉降系数为 183s，浮密度为 1.29g/cm$^3$，对氯化铯及冻融敏感。HEV 虽然存在多种分离株，但只有一个血清型。株间有一定差异，且地理位置越远差异越大，但它们之间有血清交叉反应，也有交叉保护作用。HEV 经口感染，由肠道侵入肝脏繁殖，于潜伏期末及急性期由粪便排出病毒。HE 的肝脏病变与 HA 相似，经免疫组织化学检查，肝组织坏死灶浸润的大多数细胞为 CD8$^+$细胞，不少含 HEV 颗粒的肝细胞并不发生变性，故认为 HEV 无直接细胞致病性，损伤的肝细胞常与淋巴细胞接触密切，表明本病肝细胞损害可能由细胞免疫介导。

急性重型肝炎，又称暴发性肝炎，属于急性肝衰竭的范畴，是临床上极少见的严重急性肝脏损伤。美国每年有大约 2000 例既往无肝病史的患者表现为急性肝衰竭，其病死率达 40%～80%，2005 年 AASLD（美国肝病研究联合会）发表《急性肝衰竭的处理》意见。

重型肝炎是肝炎的严重临床类型，多见于病毒性肝炎，也可见于药物性肝炎及中毒性肝炎，包括急性重型肝炎即暴发性肝炎、亚急性重型肝炎和慢性重型肝炎。国内外学者认为，肝性昏迷达 II 度以上者始能诊断为重型肝炎。虽然近期有一些不同见解，如无肝性脑病而有重度黄疸和腹水者也可诊断为重型肝炎，但目前正在讨论之中。肝炎发病后 10 天内出现肝性脑病者，为急性；发病 10 天以上昏迷者，为亚急性；临床表现同亚急性重型肝炎，但有慢性病毒性肝炎或肝炎后肝硬化病史、体征及严重肝功能损害者，称为慢性重型肝炎。重型肝炎的病因有病毒感染、药物损伤等。

急性重型肝炎的病理特征为肝细胞呈大块性坏死（坏死面积≥肝实质的 2/3）或亚大块坏死，或见大灶性的肝坏死伴肝细胞的重度水肿。亚急性重型肝炎的病理学形态表现为肝细胞新旧不等的亚大块坏死（坏死面积≤50%）；小叶周边出现团块状肝细胞再生；小胆管增生，并常与增生的肝细胞移行，出现重度淤胆，尤其是小叶周边增生的小胆管及小叶间胆管较为显著。慢性重型肝炎的病变特点表现为在慢性肝病（慢性肝炎或肝硬化）的病变基础上，出现大块性（全小叶性）或亚大块性的肝实质坏死。慢性病毒性肝炎的病理变化与临床表现的轻重程度明显相关。轻度可见肝细胞变性，点、灶状坏死，或可出现嗜酸小体，汇管区扩大，并有炎症细胞浸润和轻度碎屑状坏死，但小叶结构一般均完整；中度者表现为汇管区炎症明显，伴中度碎屑状坏死，小叶内炎症重，伴有桥接状坏死，小叶内纤维间隔形成，但其结构大部分保存；重度的特点为汇管区炎症重度碎屑状坏死，桥接状坏死范围广泛，累及多个小叶，小叶内纤维间隔较多，小叶结构紊乱或形成早期肝硬化。

各种病毒性肝炎的基本病理变化是相同的，其特点为肝实质细胞的变性和坏死、肝脏炎症和渗出反应及肝细胞的再生。少数特殊类型的肝炎，以胆汁瘀积为突出的病理表现。

各型病毒性肝炎的临床表现基本相同，很难鉴别，根据病程的长短、病情严重程度、黄疸出现与否及特殊临床表现，临床分型如下。①急性肝炎：急性无黄疸型、急性黄疸型；②慢性肝炎：轻度、中度、重度；③重型肝炎：急性重型肝炎、亚急性重型肝炎、慢性重型肝炎；④淤胆型肝炎；⑤肝炎后肝硬化。

（贺松其）

# 第二节　病因病机

病毒性肝炎的病因病机当归纳为毒、痰、瘀、虚四方面，正虚（主要指肝、脾、肾虚）是发病内因，是发病根本所在。整个病变的发展由气及血，由阳入阴，由中焦到下焦，同时"湿毒"之邪贯穿于疾病的始终。

## 一、湿热疫毒内侵是发病的首要条件

疫毒，又称为"疫疠"，为一类具有强烈传染性的致病邪气。肝炎病毒即属于"疫毒"的范畴。其致病特点及临床表现又具有湿热的性质，当属"湿热疫毒"。湿邪既可以从外感受，也可自内而生。若湿热侵袭人体，内蕴中焦，湿郁热蒸，不得泄越，熏蒸肝胆，以致肝失疏泄，胆汁外溢而发黄。由于致病因素的不同和体质差异，湿的转归有以下几方面：一为湿从热化，湿热交蒸，即出现阳黄证；若湿热壅盛，传变迅速，内陷营血，突然黄疸或迅速加重，且出现神昏谵语等症，谓之"急黄"。二是湿从寒化，寒湿郁滞中焦，胆液为寒湿所阻，不循常道而浸于肌肤，黄疸色晦暗，谓之阴黄证。毒热炽盛，湿气秽浊，湿热痰结，痰热蕴毒，痰热毒火攻心以致内闭。病者或嗜睡，或烦躁；由于毒邪弥漫周身，三焦不利，决渎失司，所以小便少，更使邪无出路，留滞体内，以致出现腹水胀满。

湿热内郁化火，迫血妄行，湿易困脾，脾虚则不统血，痰湿阻络，血络瘀阻而致络伤血外溢。湿浊痰瘀郁闭于内，毒热窜入心包，清窍被蒙，以致终于陷入昏迷。若为正气本亏之体，邪热燔灼于内，营阴被耗，其最终的发展是气阴两虚，正虚邪陷。湿热毒邪为患，壅滞于肝，则肝失疏泄，留阻于脾则脾失健运，病位主要在气分且湿热郁蒸中焦，易发黄疸。病理性质属于邪实。湿热较盛，则病毒复制活跃，ALT明显升高，甚至血清胆红素升高。

《金匮要略·黄疸病脉证并治》说"黄家所得，从湿得之""湿热相搏，民病黄瘅"，说明黄疸的发生与湿热邪毒密切相关。湿热毒邪羁留，缠绵不解，既是慢性乙型肝炎的病因，又是其病理产物，大量的临床和基础研究均表明，湿热活动是慢性活动性肝炎的主要病变特征，在本病各种证型中均有湿热活动的表现，湿热活动与血清ALT的升高存在正相关关系，辨证属湿热型的慢性活动性乙型肝炎，肝内组织学改变存在灶状坏死、桥状坏死、嗜酸性变、嗜酸性小体、肝细胞内淤胆及汇管区炎细胞浸润等典型的组织学特征。此外还发现，湿热与HBV复制有一定的相关性。我们亦发现，湿热邪毒与乙型肝炎活动呈正相关关系，即乙型肝炎活动越严重，临床湿热表现越明显，出现口苦、口黏、脘痞腹胀、纳少厌油、恶心、呕吐，或有嗳气、肠鸣、大便溏泄或秘结、小溲色黄、舌质红、苔黄腻、脉濡滑等症；若湿热瘀阻肝络，使胆汁外溢，可出现黄疸及 ALT 持续不降，湿热留恋日久，损伤肝脾，可导致肝脾两虚，气血亏损。可见，在慢性乙型肝炎过程中，标实本虚皆缘于湿热，因此，清利湿热就成为治疗慢性乙型肝炎的基本大法。

东汉张仲景在《金匮要略》中指出："寸脉浮而缓，浮则为风，缓则为痹，痹非中风，四肢苦烦，脾色必黄，瘀热以行。"这里的"瘀热以行"乃湿热交瘀于血分，导致瘀血发黄之意。正如唐容川在《金匮要略浅注补正》一书中所阐述的那样："一个瘀字，便见黄皆发于血分，凡气分之热不得称瘀，小便黄赤短涩而不发黄者多矣……故必血分湿热乃发黄也。"因湿热交瘀血分，其邪具有传染性、致病性、滞血性，可引起多脏腑损伤，称为湿热毒邪。

毒邪留恋，脏腑虚损。湿热毒邪内蕴血分，长期留恋不解，是病毒性肝炎从急性发展成慢性乃至肝硬化的主要因素。生理情况下，肝血充足，肝体得养，肝用才能正常发挥。若湿热毒邪内蕴于肝，损其肝体，伤其肝用，初为气血不和，肝脾失调，进而表现为肝肾亏损、心脾两虚，终则脏腑虚损、六郁成积。

根据肝的生理特点，气血不和主要表现在肝体和肝用的关系方面，"柔肝之体即所以养肝之用"，正是对这种依赖关系的最好描述。生理情况下，木气冲和条达，不致遏郁，则血脉得畅。若湿热毒邪内蕴血分，血热成瘀，损其肝体，则肝的疏泄条达之性必然失和，进而导致脾胃升降和气血运行紊乱。

以肝脾关系而论，黄元御说得好："肝随脾升，胆随胃降。"肝血的充盈及肝气的疏泄适度有赖于脾气的运化与滋养，而脾气的运化功能又必须依赖肝气的疏泄作用去协调。脾为气机升降之枢纽，有斡旋气血之功。若脾运失司，可致"土壅木郁"；病久脾虚，气血生化不足，肝体失养，又可导致"土不荣木"，正如赵羽皇所说："盖肝为木气，全赖土以滋培，水以灌溉，若中土虚，则木不升而郁。"可见，气郁虽责之于肝，但与脾密切相关。湿热毒邪留恋不解，不仅导致肝脾不和，气滞血瘀，而且久必伤肾。肾受五脏六腑之精而藏之，肝藏血，精血互化，肝肾俱荣，正如石寿棠云"肾中真阴之气，即因肾阳蒸运于上通于各脏腑之阴，阳助阴升，以养肝木，则木气敷荣，血充而气畅矣"（《医原·五行生克论》）。由于肝肾的特殊关系，所以慢性肝炎初病在肝、脾，久病及肾。临床上，除有湿热毒邪内蕴血分见症外，常伴有腰膝酸软、头晕耳鸣、两目干涩、阳痿遗精、月经不调等症，都与肝肾亏损有关。

总之，湿热毒邪内蕴血分留恋不解，是病毒性肝炎慢性化的主要因素。由于邪毒深伏，病在血分，不易外解，必酿生他变，初则气血失调，进而精血亏损，终则气滞血瘀，久必成积。这就是慢性肝炎的主要病机。

外界湿热之邪侵袭难以驱除，内部容易滋生湿热。由于"阴中有阳，阳中有阴，五五二十五阳，五五二十五阴"，所以湿热之邪虽与脾虚相关，但会随着气、血、津液而流注五脏六腑、四肢百骸，上可至头，下可至足，内而脏腑，外而腠理，何处虚亏，就会乘虚滞留于何处。此时若肝阴肝血不足，必然招致湿热之邪在肝脏及肝经的滞留。机体湿热可以来自父母的先天遗传、长期湿热性气候的浸淫及饮食长期不慎等。

病毒性肝炎以其感邪之众，发病之广，病状之相似，甚至阖门相染为特点，当属"疫病"范畴。疫毒侵入体内，久留不去，入于血分而隐伏，邪不去反伤正，而且扰乱气血，导致气滞血瘀。外来湿热毒邪侵入人体，素有脾虚或其他正气不足的内在因素，内外合邪，出现一系列相应的临床证候。因湿热毒邪为传染性致病因子，邪毒易于深伏血分，长期留恋不易外解，致使病情缠绵难愈。疫毒病邪，性似湿热，由表及里，郁而不达，内阻中焦，脾胃运化失常，内生湿热，湿热交蒸，则胆汁外溢，出现黄疸。另外，湿阻气机，肝失疏泄而郁，出现胁痛；疫毒伤人，其病势暴急，具有传染性。

## 二、正气不足是发病的内在条件

吴有性不但创造性地提出了病疫之由是感天地之疠气，同时还指出了疫邪与人体正气在发病中的辩证关系。如《温疫论》中说："邪之所着，有天受，有传染，所感虽殊，其病则一……若其年气来盛厉，不论强弱，正气稍衰者，触之即病，则又不拘于此也。其感之深者，中而即发，感之浅者，邪不胜正，未能顿发，或遇饥饱劳碌，忧思气怒，正气被伤，邪气始得张溢。"在感受疫毒之后是否发病，正气的强弱起到重要的作用。先天不足，素体虚弱，或久病体虚，或劳欲过度，以致精血亏损，阴阳失调。机体抗病能力低下，不能祛邪外出，以致迁延难愈。

正气不足则毒邪难去，毒邪不去则正气难扶；郁不解则血难通，血不行则气必滞。病毒性肝炎的发生发展，亦经历由急性到慢性的过程，甚至病邪可直入心肝营血，发生重症肝炎，即中医之急黄重症。疫毒之邪，性似湿热；湿为阴邪，易损阳气，湿邪羁留体内，脾阳首受其害；肾阳和脾阳原本存在着先天和后天的互相依存，脾阳需靠肾阳催动才能运而不息，肾阳需靠脾阳不断化生饮食精微，才能继而不竭，脾阳既虚，肾阳最终也就耗损而成脾肾阳虚；热为阳邪，肝阴受灼，造成肝阴亏损，而肝肾同源，肝阴亏损后，渐及肾阴，终致肝肾两阴俱亏。正气虚衰，不足以抗御病邪，故而发病。正虚有三：一是脾虚，中土实则元气充，中土虚则肝木乘之，湿邪内阻，困扰脾阳则毒邪难除；二是肾虚，湿重伤阳，久病及肾，肾之精气亏损则免疫功能低下，元气不足则久病迁延；三是肝阴虚，肝藏血，体阴而用阳，邪毒外羁肝脏，阴血暗耗，或肾虚精亏，肝体失养。

## 三、饮食不节（洁）

恣食生冷，饮食不洁，饥饱失常，或嗜酒过度，皆能损伤脾胃，以致运化功能失职，湿浊内生；此时更易感受外湿，内湿与外湿相合为病。湿邪久滞又可郁而化热，熏蒸肝胆，胆汁不循常道，浸淫肌肤而发黄。

湿热相互搏结，弥漫三焦，浸于脾胃，结于肝胆，可致湿热内蕴，胃失和降，脾失健运，肝胃不和及肝郁脾虚，湿热壅盛，化火伤阴伤气，可致肝肾不足，气阴两虚。究其病位主要在肝、胆、脾、胃，病久亦可及肾。初病多实，久则每多虚实夹杂。饮食不节（洁）或嗜酒过度，皆能损伤肝、胆、脾、胃，以致脾胃运化功能失常，湿浊内生，郁而不化。食滞不化，阻遏气机，复又致肝气不舒。脾运失司，气血生化无源，日久导致气血亏虚，酒为辛热之品，热邪伤阴耗气，可致气阴亏虚。

## 四、郁而为瘀

肝郁而气有余，横溢脾土则为肝郁脾湿；肝气犯胃则肝胃不和。大多数乙型肝炎患者长期表现为肝区不适、乏力、纳差、嗳气、腹胀、大便不爽、脉弦等肝脾（胃）见症。湿热壅遏，脉络阻滞；肝失疏泄，血行不畅；脾不统摄，血失常道；肾气亏损，不足以温煦推动血脉，皆可致瘀血阻滞。乙型肝炎多存在微循环灌注不足、血细胞黏附聚集现象和肝纤维化改变，都是脉络瘀阻的基本特征。

情志因素导致的湿热是较为重要的方面，长期肝郁气滞、胃火不降、肝阳上升、心肺火旺都能促进湿热的生成与积累。情志抑郁，或暴怒伤肝，木失条达，气机阻滞，气滞则血行不畅，瘀血阻络，形成积聚；肝郁也可横克脾土，导致脾虚，内湿由是而生，肝气郁久化热，以致湿热蕴结。肝主疏泄，喜条达，肝郁则为病，肝气郁结是基本病机。

脾属土，乃后天之本，主运化水谷精微，为气血生化之源，又为气机升降之枢纽，若脾胃健运，则气机升降如常，气血充盈，可有效地抵抗湿热毒邪之侵袭；反之，若脾失健运，脾胃不能运化水谷精微，则可使气血化生乏源，从而使机体抗病能力减退，易于受湿热邪毒的侵扰；又脾主水湿，脾虚则水湿内停，内湿外湿，同气相求，相互为引，尤易导致湿热之邪为病，故薛生白在《湿热病篇》中说："太阴内伤，湿饮停聚，客邪再至，内外相引，故病湿热。"陈复正在《幼幼集成》中亦说："脾土强者，足以捍御湿热，必不生黄。惟其脾虚不运，所以湿热乘之。"可见，脾虚在发病之初即已存在，若在乙型肝炎急性期过用苦寒，清利太过，损伤中气，或是随着病情之发展，湿热邪毒羁留不去，又可进一步加重脾虚，出现周身乏力、纳呆、大便稀溏等临床证候。另外，由于肝脾在生理病理上的密切联系，决定了肝病时脾土最易受病，导致肝郁脾虚，所谓"见肝之病，知肝传脾"；反之，脾虚又易导致肝木乘脾，所谓"土虚木贼"，如脾胃强健，则可防止木来克土，而阻止病情的发展。

近20年的文献研究表明，有关病毒性肝炎的病因病机有以下几种提法：贺江平等认为慢性重型乙型肝炎内毒素入血，导致血分热毒，而慢性病毒性肝病血瘀贯穿始终，瘀久化热，暗伤营血，血伤气亦伤，故有气阴两伤之本虚，从而认为血瘀血热、气阴两虚为本病的主要病机。彭杰等认为慢性重型乙型肝炎的主要病因为湿热和热毒两个方面，肝胆湿热和热毒炽盛为本病的主要病机。崔丽萍等认为本病为外感湿热疫毒，或内有郁热，蓄而成毒，或正气内虚，邪气内陷；或客于阳明、营血，或逆传心包，而致肝、脾、肾三脏受损，脏腑功能失调。李筠认为湿热邪毒深入血分、瘀热毒蕴胶着难解为本病的病理特点。汪承柏等研究认为，慢性重型乙型肝炎的病机在于脾肾虚损，继则出现湿阻、气滞、血瘀、水聚等邪实标急之象。陶夏平等认为，湿热疫毒之邪深入营血，出现瘀热相搏的病理状态，是重型肝炎的重要发病机制。佘万祥认为，慢性重型肝炎因过用苦寒，或真阴素虚，可致寒湿凝滞血脉，气血败坏而成阴黄之证。"湿热疫毒"伤于肝，湿热交织，必阻遏气机，气机受阻，血行不畅，久则必产生瘀血，而热邪亦可直接耗伤阴血。瘀血为继发的主要病理因素，正气受损以肝之体阴损伤为主。然阴阳互根，无阳则阴无以生，无阴则阳无以化，近代名医张锡纯将肝喻作物之萌芽，虽有蓬勃生气，却嫩脆易损，他在《医学衷中参西录》中说："不知人之元气，根基于肾，而萌芽于肝。凡物之萌芽，皆嫩脆易损。"可见肝气肝阳也会"常不足"，本病又受到"湿热疫毒"的侵袭和严重的瘀血阻碍，其肝之生气焉能幸存？故肝气肝阳必遭祸害。总之，"湿热疫毒"损伤肝体，即"毒损肝体"，进而导致肝用受损，并产生瘀血，形成肝"体用同损""毒瘀胶着"的局面，是本病最基本的病因病机。

与脾的关系：可导致脾气脾阳受损，运化功能失职。从生理角度来看，肝之疏泄功能正常，气机调畅，则脾的运化功能健旺；脾气健旺，则运化如常，气血得生化，血液得统摄，清气得转输，则肝有所养，方能藏血而主疏泄。从病理角度分析，肝气郁结，失于疏泄，则克伐脾土，使脾失健运，所以，《难经•七十七难》曰："见肝之病则知肝当传之于脾，故先实其脾气，无令其受肝之邪。"若脾失健运，气血生化无源，气机升降受阻，血液失于统摄，肝血、肝气失其所养，气机疏泄受其阻碍，则肝亦不能藏血、主疏泄，即所谓"土壅木郁"。慢性重型乙型肝炎"毒损肝体""肝体肝用俱损""毒瘀胶着"之病机，一则可出现毒瘀壅滞，肝郁不疏，克于脾土；二则肝阴、肝血、肝气虚损，疏泄严重不及，均可使脾之健运功能严重受挫。脾脏受伤，又可反作用于肝，加重肝体与肝用的损害，而使病情日益严重。

与肾的关系："毒损肝体"极易导致肾之阴精、阳气受损，临床表现为"肝肾同病，其胶着"是慢性重型乙型肝炎水湿产生的重要原因，而水湿化热又可加重"毒瘀"之邪对肝体肝用的损害。从生理角度来看，明代李士材的《医宗必读•乙癸同源论》对肝肾的密切关系有精辟的论述，即"乙癸同源"，乙癸系以甲乙属木、壬癸属水，而肝属木，肾属水，"乙癸同源"即"肝肾同源"。其基本内涵有三：其一，肝和肾互相滋养；其二，肾水与肝木相生，互为母子；其三，肝肾同司相火。从病理角度分析，肝肾乙癸同源，如唇齿相依，毒瘀损害肝体与肝用，阴血不能疏泄而藏于肾，则肾精失于滋养而亏虚，肝肾同司相火，肝用既损，气损及阴，肝阳不足，相火失于温养，则肾气、肾阳亦衰，严重者可致肾气衰败，肾不主水，而生癃闭之变。肝之精气受损，不能生血而藏于肝，又会加重肝体肝用的损害。

与血分病的关系：由于瘀毒胶着，互为因果，日趋严重，造成肝脏败坏，死血滞著，所以，慢性重型乙型肝炎还有一个突出的特点为肝脾"严重血瘀"，并有"死血滞著"。湿热疫毒入于血分，瘀血、水湿久居亦可化热，所以血热在本病的表现也十分突出，由于脏腑病位以肝胆为主，常表现为"肝胆热毒炽盛"。

综上所述，肝炎的病因是感受疫毒，而正气不足为发病的内在根据，饮食不节（洁）、情志不和是诱发因素。病机不外乎肝胆湿热、肝郁脾虚、肝肾阴虚、脾肾阳虚、瘀血阻络等几个主要方面。临床表现为虚实夹杂之候。其病位在肝，涉及脾、肾两脏和胃、胆、三焦之腑。

（贺松其）

# 第三节 临床表现

## 一、各型急性病毒性肝炎的临床表现

各型急性病毒性肝炎的临床表现基本相同，可分为急性黄疸型肝炎和急性无黄疸型肝炎。它们病程和病情还有一些差异，并各有一些特殊的临床表现。

### （一）急性黄疸型肝炎

急性黄疸型肝炎的病程经过可分为黄疸前期、黄疸期和恢复期三个阶段。黄疸前期，因尚未出现黄疸，诊断比较困难。常见的前驱症状为食欲不振、发热、上腹不适、右上腹痛、恶心或呕吐等。部分病例有咳嗽、流涕、咽痛等上呼吸道感染症状，少数有关节痛、腹泻、荨麻疹和浮肿等。黄疸前期历时1～21天，平均5～7天；黄疸出现后，伴有尿如茶色、巩膜和皮肤黄染加深，可伴有皮肤瘙痒，大便色变浅，以及乏力、厌食、肝区胀痛和肝大等。黄疸一般持续1～6周，消退后即进入恢复期，仍可有乏力、肝区痛及腹胀等症状。极少数黄疸型肝炎可以发生神经系统障碍的症状，或者并发血小板减少性紫癜、溶血性贫血、再生障碍性贫血、胰腺炎、非典型肺炎和心肌炎等。

另外，有少数黄疸型肝炎以胆汁瘀积为特征，黄疸持续较久较深，伴有瘙痒、白陶土样大便等表现，诊断为急性淤胆型肝炎。

### （二）急性无黄疸型肝炎

急性无黄疸型肝炎比急性黄疸型肝炎少见，一般症状与黄疸型肝炎相同，但病程中无黄疸出现，有时肝区疼痛和不适较为突出，其余症状比黄疸型肝炎为轻。

### （三）各型急性肝炎的特点

**1. 急性甲型肝炎** 甲型肝炎传染期，为潜伏期的后期及症状出现后的最初1周内，系粪-

口途径传播，可通过食物、饮水和人与人密切接触而传播，食物和饮水传播往往引起暴发性流行。潜伏期2～6周，平均25～30天。急性黄疸型甲型肝炎一般起病较急，有畏寒、发热、乏力、纳差、厌油、恶心、呕吐、腹胀等，尿黄渐深，经5～7天，巩膜、皮肤出现黄染，随后体温渐退，胃肠道症状好转，部分成人患者胃肠道症状持续或短时间加重。黄疸于3～5天达高峰。黄疸较深时，大便可呈灰白色，皮肤瘙痒。黄疸持续2～6周或稍长，然后进入恢复期。黄疸渐退，症状减轻至消失。此期历时2周至4个月，平均1个月。成人患者黄疸持续时间比儿童长，病程亦较长。体检发现，除黄疸外，甲型肝炎起病后可有肝大，一般肋下1～3cm，质充实，有触痛及肝区叩击痛。部分患者合并轻度脾大。至恢复期，肝脾肿大回缩。无黄疸型肝炎仅表现为纳差、乏力、恶心、呕吐、腹胀、肝区痛等，病程较短。尚有一部分病例仅有肝大及肝功能异常，在普查时被发现，即所谓"亚临床型"肝炎，以至于隐性感染者数量更多。暴发型肝炎（国内称重症肝炎），占临床病例的0.01%～1%，包括急性重症肝炎（暴发型肝炎）及亚急性重症肝炎（亚急性肝坏死），起病较急，黄疸迅速加深，肝脏迅速缩小。急性期病程一般为2～4周，并发重型肝炎者很少。另外，患急性甲型肝炎的孕妇，不会传染给胎儿。

**2. 急性乙型肝炎** 乙型肝炎的传染源为各型急性、慢性乙型肝炎患者及HBsAg携带者。乙型肝炎主要经血液或注射途径而传播，含有HBV的血液或体液（唾液、乳汁、羊水、精液、分泌物等）直接进入或通过破损的皮肤、黏膜进入体内而导致感染。急性乙型肝炎潜伏期为1～6个月（平均60天），起病常比较隐匿，前驱症状大多不明显，多数患者无发热，很少有高热。在前驱期部分患者有皮疹、荨麻疹、血管炎、肾小球肾炎等。急性期症状与一般急性肝炎相同，无黄疸型比黄疸型多见。病程一般较长，至少需3个月或更长时间才能恢复。

**3. 急性丙型肝炎** 丙型肝炎主要通过输血、血制品输注、注射、性生活、母-婴和密切接触传播。急性丙型病毒性肝炎因起病常不明显，非输血后散发性病例的潜伏期尚待确定，输血后丙型肝炎的潜伏期为30～83天，约8周，潜伏期的长短显然与输入血量，即输入的病毒量有关。急性丙型肝炎亦分黄疸型、急性无黄疸型和急性淤胆型。与甲型肝炎和乙型肝炎比较，无黄疸型占绝大多数，病起时甚少发热，全身症状和消化道症状的出现率亦低。肝功能异常率低于甲型和乙型肝炎，异常者主要是ALT升高，其峰值较甲型和乙型肝炎为低。反复检测ALT，观察其动态曲线，发现有三种类型：单相型、多峰型和双相型。单相型呈一过性升高，初步证实是一种急性自限性HCV感染，预后良好。多峰型呈反复ALT增高，是向慢性肝炎进展的现象。双相型在病理初期ALT下降后又上升，病情随之加重，易出现黄疸。血清胆红素约为70μmol/L，可表现为淤胆型肝炎，但甚少。急性期血清IgM正常，恢复期血清γ-球蛋白可稍增，不超过20.0g/L。急性丙型肝炎的临床表现一般较轻，亚临床型较为多见。与乙型肝炎比较，本病血清ALT活性和胆红素含量水平较低，黄疸持续时间较短，病情相对较轻，但发展为慢性肝炎的比例较高，有学者认为可达40%～50%，其余为自限性，可自行康复。

**4. 急性丁型肝炎** HDV的传播方式与HBV基本相同，是经血或注射途径传播。与HBV相比，HDV的母-婴垂直传播少见，而性传播相对较为重要。HDV与HBV的共感染往往为急性（自限性）肝炎，少数可并发重型肝炎或转为慢性肝炎。共感染的潜伏期4～20周，与典型的急性乙型肝炎一样，部分患者可出现双相的经过，临床表现和血清ALT活性恢复后，于2～4周后再度异常。在第一个高峰时，血清内HDAg阳性，第二个高峰时出现明显的免疫反应，抗HDV阳性，这种情况可能由于多次接种HDV和HBV所致。

**5. 急性戊型肝炎** 戊型肝炎通过粪-口传播，往往呈水源性暴发流行，也可通过密切接触、食物污染等方式传播。潜伏期为2～8周，平均为6周。感染后可表现为临床型和亚临床型。成人临床型感染较多见，儿童多为亚临床型感染。而妊娠后期患本病易并发重症肝炎及DIC。

病程一般为 4～8 周，合并肝内淤胆患者，黄疸可持续较长时间。

## 二、各型慢性肝炎的临床表现

### （一）慢性乙型肝炎

慢性乙型肝炎病程较长，在半年以上，具有湿热表现和血分症状同时存在的证候特点，既表现肝区不适、隐痛、腹胀、纳呆、胃纳不振、乏力、下肢酸软、口苦口黏、舌苔黄腻等湿热久恋的症状，又有面色暗滞、舌红绛有瘀斑、肝掌、蜘蛛痣及齿衄、鼻衄、痤疮、关节痛等血分症状表现，为湿热毒邪内蕴血分提供了临床依据。部分患者有头晕、失眠、心悸、胸闷等表现。有些患者可出现黄疸、发热等。另外可有肝外表现如肾炎、脉管炎、糖尿病、干燥综合征及贫血等。体格检查大多有肝病面容，面色多呈灰黑，面、颈、胸部皮肤可见蜘蛛痣，可有肝掌和轻、中度皮肤、黏膜黄染，肝脏轻、中度肿大，质地中等，有压痛及叩击痛，脾常可触及，严重者可出现腹水，下肢浮肿。

在临床实践中我们还观察到，慢性肝炎患者的湿热表现不同于一般的湿热病证，多病程长，病情缠绵难愈。这主要是湿热入血，气血失调，脏腑被伤所致。清代温病大家吴又可在《温疫论》中指出："正气衰微，不能托出，表邪留而不去因与血脉合而为一，结为痼疾也。客邪交固于血脉，主客交浑，最难得解，久而愈痼。"明确阐述了正气虚弱之人，邪可入于血分，与血脉合而为一，胶痼难解而成为慢性顽疾。因此，我们提出湿热毒邪内蕴血分是病毒性肝炎主要病因的观点，也是慢性肝炎易于出现邪恋不解、脏腑虚损、气血逆乱等复杂病情表现的病理基础。

### （二）慢性丙型肝炎

慢性丙型肝炎的临床表现与慢性乙型肝炎相比症状常较轻微，重症病例少见。丙型肝炎的患者大多无明显症状，据报道 HCV 的发病史全世界极为相似，约 1/4 患者有症状，3/4 无症状；1/3 为黄疸型，2/3 为无黄疸型。一般临床可表现为不同程度的倦怠乏力、恶心、呕吐、纳差、厌油、腹胀脘痞、胁肋胀痛、小便黄赤、胁下癥瘕、手掌红斑、血痣赤缕、面色晦暗等。

HCV 重叠感染多发生于慢性 HBV 感染者，其临床表现主要取决于受感染者原是 HBsAg 携带者，还是慢性乙型肝炎患者。如果是 HBsAg 携带者，常突然出现发热、恶心、呕吐及血清 ALT 活性升高等急性肝炎临床表现；若为慢性乙型肝炎患者，则表现为反复肝炎发作史。

## 三、急性重型肝炎的临床表现

急性重型肝炎发病早期的临床表现与急性黄疸型肝炎相似，但病情进展迅速，患者极度乏力，消化道症状严重，黄疸进行性加深，伴有严重神经精神症状，病死率高。急性重型肝炎的临床特点可概括为：①一因一果：病因以 HBV 感染为主（约占 75%），亦可见多种诱因，后果为严重肝细胞坏死。②一少一多（指发病率与年龄、体质的关系）：急性重型肝炎发病率比亚急性重型肝炎、慢性重型肝炎相对少（约占肝炎的 0.1%），40 岁以下的青壮年多发[占 78%（39/50）]。既往体格健壮者，对症状的耐受性较强，因此疾病早期仍能坚持劳动或工作。人们对疾病的发展认识不足，也是使病情加重和迅速恶化的原因之一。③一短一长：起病至出现肝性脑病的时间短，误诊时间长。多数是在 10 天内，故以发病 10 天内为急性重型肝炎，10 天以上为亚急性重型肝炎，但也有少数病例，最长可达 2～3 周始出现肝性脑病，其病理表现仍是急性肝坏死。这些病例必须做病理检查才能正确诊断，早期（昏迷发生前）极易误诊。

④一快一慢：进入深昏迷很快，恢复清醒或死亡相对较慢。⑤一小一大：肝脏绝对浊音界缩小或进行性缩小，而脑水肿突出，脑体积增大。我们曾用 B 超探测急性重型肝炎的肝脏大小，其中 3 例肋下 1～2cm 可测到肝脏，13 例剑突下测到肝脏，说明此型肝缩小不显著。而坏死型肝脏均明显缩小，以缩小至少 1 个肋间隙者居多。张清泉等发现，139 例暴发性肝衰竭患者中肝脏不缩小和肝大者占 34%。急性重型肝炎的死亡病例则不同，多数肝体积明显缩小，重量减轻。北京佑安医院的 20 例尸检报告中，肝脏平均重量为（815±236）g，比正常肝脏缩小近半，其中＜1000g 者为 16 例。多数患者起病后迅速出现明显乏力，严重食欲不振，频繁恶心，呕吐不止，高度腹胀、鼓肠。多数病例在起病 3～5 天后首先出现欣快、兴奋，性格行为异常，可有多语，答非所问，白天嗜睡，夜间兴奋不眠，步履不稳，视物不清等精神症状，计算力及定向力出现障碍，并可出现扑翼样震颤，锥体束征阳性。若病情继续进展，即进入兴奋状态，患者狂喊尖叫，躁动不安。病情严重者可突然表现为因脑水肿而致颅内压增高，如伸肌强直、全身肌张力增强、阵发性强直性痉挛及角弓反张；血压升高，球结膜水肿，甚至可见瞳孔大小不等，忽大忽小。出现颞叶沟回疝和小脑扁桃体疝时，呼吸可突然停止或血压下降而死亡。

急性重型肝炎患者，起病后黄疸迅速加深，数天后就有出血倾向，最早可见皮肤瘀点或瘀斑，尤其是在躁动时受碰撞的肢体及皮肤皱褶处、注射及静脉穿刺部位。急性重型肝炎患者肝脏绝对浊音界缩小或进行性缩小，并可出现腹水、体温急剧上升、顽固性低血压和休克。常见并发症有感染、急性肾衰竭、急性肺水肿、呼吸衰竭、DIC 及水电解质酸碱平衡紊乱。

### 四、亚急性重型肝炎和慢性重型肝炎的临床表现

两者临床表现相似，全身乏力随病程的延长而加重。起床或翻身均需别人帮助，四肢抬举困难，双手握力显著减弱。腹水量随病程延长而增加，后期高度腹胀或腹水，腹胀是严重中毒症状和中毒性肠麻痹的表现，出现消化道出血的比例高于急性重型肝炎。

亚急性和慢性重型肝炎，主要以黄疸加深和出现腹水为主，发生肝性脑病者多见于晚期，昏迷越深，存活率越低。亚急性与慢性重型肝炎患者的肝脏大小无一定规律性，取决于病期的早晚、病程的长短、肝细胞坏死的程度与增生的比例等。一般肝脏缩小不明显，若肝细胞增生多于肝细胞坏死，加之有明显淤胆存在，有炎症肿胀等因素，肝脏可肿大。若病情继续加重，肝细胞坏死多于增生者，肝脏则进行性缩小。凡亚急性或慢性重型肝炎导致肝衰竭死亡者，肝脏体积多缩小。

（贺松其）

## 第四节 诊断与鉴别诊断

### 一、诊断标准

#### （一）急性无黄疸型肝炎

**1. 病史** 与确诊病毒性肝炎（尤其是急性期）患者密切接触史，即同吃、同住、同生活或经常接触肝炎病毒污染物（如血液、粪便）或有性接触而未采取防护措施。在半年内曾接受

输血、血液制品及消毒不严格的药物注射、免疫接种、针刺治疗等。

**2. 症状**    患者近期内出现持续几天以上的，无其他原因可解释的症状，如乏力、食欲减退、恶心等。

**3. 体征**    大部分患者有肝大并有压痛、肝区叩击痛，部分患者可伴有轻度脾大。

**4. 实验室检查**

（1）肝功能：血清 ALT、AST 活性升高。

（2）病原学检查

1）甲型肝炎：血清抗-HAV-IgM 阳性。但在慢性乙型肝炎或自身免疫性肝病患者血清中也可出现抗-HAV-IgM 阳性，须鉴别。

2）乙型肝炎：①血清 HBsAg 阳性；②血清 HBV-DNA 阳性；③HBV-DNA 聚合酶阳性；④血清抗-HBc-IgM 阳性；⑤肝内 HBcAg 和（或）HBsAg 阳性或 HBV-DNA 阳性。

3）丙型肝炎：①ALT 多呈轻度和中度升高；②抗-HCV；③HCV-RNA 阳性。HCV-RNA 常在 ALT 恢复正常前转阴，但也有 ALT 恢复正常而 HCV-RNA 持续阳性者。有上述①+②+③或②+③者可诊断。

4）丁型肝炎：临床诊断为 HBV 感染的患者遇到下列情况应进行 HDV 标志的检测：①急性乙型肝炎病程中表现二次黄疸和 ALT 升高过程；②无症状 HBsAg 携带者出现急性肝炎发作的临床表现；③慢性活动性乙型肝炎病程中出现急性恶化征象；④慢性活动性肝炎病情逐渐加重，而 HBV 活动标志反而转阴，无 HBV 复制依据；⑤病情进展较快的亚急性或重型肝炎；⑥HDV 感染高危人群中的乙型肝炎患者。只要从肝组织或血清检测出 HDVAg、HDV-RNA、抗-HDV 或抗-HDVIgM 任何一项标志阳性，即有诊断价值。

5）戊型肝炎：血清抗-HEV-IgM、抗-HEV-IgG 阳性或滴度由低到高，或抗-HEV-IgG 阳性＞1∶20，或斑点杂交法或聚合酶链反应（PCR）检测血清和（或）粪便 HEV-RNA 阳性。

凡肝功能异常（血清 ALT、AST 升高），且病史、症状、体征三项中有两项阳性或肝功能及体征（或症状）均明显阳性，并排除其他疾病者可诊断为急性无黄疸型肝炎。凡单项血清 ALT 增高或仅有症状、体征，或仅有流行病学史，均为疑似病例，对疑似病例应进行动态观察或结合其他检查（包括肝组织活检）做出诊断，疑似病例如病原学诊断阳性，且除外其他疾病才可确诊。

### （二）急性黄疸型肝炎

凡符合急性无黄疸型肝炎诊断条件，且血清胆红素>17.1μmol/L，或尿胆红素阳性，并排除其他原因引起的黄疸，可诊断为急性黄疸型肝炎。

急性病毒性肝炎确诊的命名形式为临床分型与病原学分型相结合。如病毒性肝炎（甲型；甲型乙型同时感染）、急性黄疸型（或急性无黄疸型）。

### （三）慢性肝炎

**1. 病史与体征**    既往有乙型、丙型、丁型肝炎或 HBsAg 携带史或急性肝炎病程超过半年的病史，目前仍有肝炎症状及体征。

**2. 实验室检查**

（1）肝功能：实验室检查是对慢性肝炎进行监测和严重程度分级的常用方法，能够定量而被广泛应用。大多数患者发病时 ALT 和 AST 水平升高，当疾病减轻或治疗有效时降至正常范围。但 ALT 和 AST 血清水平并不能可靠地反映疾病的严重程度，不如以肝脏组织学来分级，而且，血清 ALT 或 AST 正常并不能保证肝病无活动。另外，长期的 ALT 或 AST 升高可反映严重程度，具有预后价值。ALT 升高可以分为轻度升高，在正常值 3 倍以下（或<100U/L）；中度升高，为正常值的 3～10 倍（或 100～400U/L）；重度升高，大于正常值 10 倍（或>400U/L）。氨基转移酶作为评价慢性肝炎分级的可靠性需要进一步研究。根据肝功能损害程度，临床可分为轻度、中度和重度，具体如表 2-1。

表 2-1 慢性肝炎实验室检查异常程度参考指标

| 项目 | 轻度 | 中度 | 重度 |
| --- | --- | --- | --- |
| ALT（U/L） | ≤正常 3 倍 | 4～10 倍 | >10 倍 |
| 总胆红素（μmol/L） | 17.1～34.2 | 34.3～85.5 | >85.5 |
| 白蛋白（g/L） | ≥35 | 33～34 | ≤32 |
| A/G | 1.3～1.5 | 1.0～1.2 | ≤0.9 |
| γ-球蛋白（%） | ≤21 | 22～25 | ≥26 |
| 凝血酶原活动度（%） | 71～79 | 61～70 | 40～60 |

（2）病原学检查

1）慢性乙型肝炎：下列指标至少有一项以上为阳性。①血清 HBsAg；②血清 HBV-DNA 或 HBV-DNA 聚合酶；③血清抗-HBc-IgM；④肝组织内 HBcAg 和（或）HBsAg，或 HBV-DNA，且病程超过半年者均可诊断。

2）慢性丙型肝炎：血清抗-HCV 阳性，或血清和（或）肝内 HCV-RNA 阳性。

3）慢性丁型肝炎：血清抗-HDVIgG 持续高滴度，HDV-RNA 持续阳性，肝内 HDV-RNA 和（或）HDAg 阳性。

（3）外周血象：部分患者有轻度贫血，白细胞、血小板正常或轻度减少。

（4）免疫学检查

1）体液免疫：血清球蛋白增高，尤其是 IgG、IgM 和 IgA 亦可有不同程度增高，活动期抗 LSP 抗体、类风湿因子和单链 DNA 抗体可阳性，静止期转阴。偶可测到低滴度的抗平滑肌抗体、抗核抗体。血清中还可存在血清抑制因子（SIF）。

2）细胞免疫：HBeAg 阳性患者外周血 $CD4^+$ / $CD8^+$ 值可能会降低，抑制性 T 细胞和 NK 细胞活力降低。总补体和 $C_3$ 下降，临床好转时可回升，血清内可测出循环免疫复合物。

（5）影像学检查

1）B 超检查：慢性病毒性肝炎患者可见肝脏较正常人有增大倾向，表面尚平整，肝缘轻度钝化或正常，肝内回声增粗、增强，肝纤维化明显者，可见弥漫性散在的线状回声，血管纹理随病情进展可显示不清，脾静脉及门静脉内径增宽，脾脏可轻度肿大，胆囊壁轻度增厚。肝功能损害严重者，可见胆囊腔内有低回声沉积物。

2）CT 检查：慢性病毒性肝炎患者可见肝脾大，肝内可见弥散性 CT 值增高等。

（6）腹腔镜检查：慢性病毒性肝炎患者肝脏表面粗糙不平，呈橘皮状，肝脏可见轻度肿大或缩小，肝包膜纤维增生呈灰白或黄色，纤维增生不明显处，肝组织隐约可见，呈暗红色，多种色彩相间而形成"大花肝"。

（7）肝穿刺活体组织学检查：肝穿刺活体组织检查、肝脏病理诊断可为临床诊断提供依据，有助于判断疗效和估计预后，但亦有其局限性，如肝穿刺取样少，而且肝脏弥散性病变分布并非绝对均匀，因此可能出现抽样误差。因此，对于肝活检结果应结合临床资料进行综合判断。慢性病毒性肝炎肝穿刺活体组织检查的病理变化已如前述。

（四）重型肝炎

**1. 急性重型肝炎** 既往无肝炎病史的急性黄疸型肝炎患者，伴有高热、严重消化道症状（食欲极度减退、频繁呕吐、腹胀、呃逆等）、极度乏力等。发病 10 天内，出现神经精神症状，昏迷Ⅱ度以上，若有基于肝功能损害基础上Ⅰ度昏迷，而无其他原因可解释者，应按照早期急性重型肝炎对待，积极治疗，防止恶化。

急性重型肝炎具有明显的出血倾向，可见皮肤、黏膜或穿刺部位出血点和瘀斑。黄疸迅速加深。胆红素每天上升 17.1μmol/L 以上或血清胆红素＞171μmol/L。凝血酶原时间延长 1 倍以上和（或）凝血酶原活动度（PTA）逐渐降低，最后降至 40% 以下。肝脏绝对浊音界进行性缩小。肝穿刺检查符合急性重型肝炎的病理特征。

**2. 亚急性重型肝炎** 急性黄疸型肝炎起病后 10 天以上，凝血酶原时间明显延长（PTA 低于 40%），同时具备以下指征之一：出现Ⅱ度以上肝性脑病症状；黄疸迅速加重（数日内血清胆红素＞171μmol/L），肝功能严重损害（血清 ALT 升高或酶胆分离、A/G 倒置、γ-球蛋白升高）；高度乏力及明显食欲减退或恶心呕吐，重度腹胀或腹水，可有明显出血现象（对无腹水及明显出血现象者，应注意是否为本型早期）。

**3. 慢性重型肝炎** 发病基础：①慢性肝炎或肝硬化病史；②慢性乙型肝炎病毒携带史；③无肝病史及无 HBsAg 携带史，但有慢性肝病体征（如肝掌、蜘蛛痣等）、影像学改变（如脾脏增厚等）及生化检测改变（如球蛋白升高，A/G 下降或倒置）；④肝穿刺检查支持慢性肝炎；⑤慢性乙型或丙型肝炎，或慢性 HBsAg 携带者重叠甲型、戊型或其他肝炎病毒感染时要具体分析，应除外由甲型、戊型和其他型肝炎病毒引起的急性或亚急性重型肝炎。慢性重型肝炎起病时的临床表现同亚急性重型肝炎，随着病情发展而加重，达到重型肝炎诊断标准（凝血酶原活动度低于 40%，血清总胆红素大于正常值 10 倍）。

为便于判定疗效及估计预后，亚急性重型和慢性重型肝炎可根据其临床表现分为早、中、晚三期。

早期：符合重型肝炎的基本条件，如严重乏力及消化道症状，黄疸迅速加深，血清胆红素大于正常值 10 倍，凝血酶原活动度≤40%；或经病理学证实，但未发生明显的脑病，亦未出现腹水。

中期：有重度肝性脑病或明显腹水、出血倾向（出血点或瘀斑），凝血酶原活动度≤30%。

晚期：有难治性并发症如肝肾综合征、消化道大出血、严重出血倾向（注射部位瘀斑等）、严重感染、难以纠正的电解质紊乱或重度以上肝性脑病、脑水肿、凝血酶原活动度≤20%。

慢性重型肝炎须具备以下几点才能诊断：①有慢性肝炎病史 1 年以上；②无临床肝病史（隐匿发病的慢性肝炎），但必须具有慢性肝病体征和（或）慢性肝炎的实验室检查结果，如肝病面容、肝掌、蜘蛛痣、肝脏质地硬、脾脏肿大、血清γ-球蛋白增高、血清 A/G 值异常等。肝硬化基础上发生的重型肝炎，必须具有门静脉高压症和脾功能亢进的表现。

**4. 各型重症肝炎的实验室检查**

（1）肝功能：重型肝炎患者的血清 ALT 活性在起病时可明显升高，但其升高程度不能作为急性肝病的鉴别指标，亦与预后无关。随着病程延长，ALT 活性可逐渐下降，而胆红素却不断升高，因而在某一时期形成特有的酶胆分离现象，按病程估计，此现象在肝细胞严重坏死10天以后始为显著，这一变化是一个动态变化的过程。因此，并非全部重型肝炎都有此现象。血清 AST/ALT 活性比值在 0.31～0.63 预后良好，1.20～2.26 提示肝坏死，预后极差。除急性重型肝炎早期患者外，血清胆红素均超过 171μmol/L。

（2）凝血酶原时间（PT）和凝血酶原活动度（PTA）：PT 延长，PTA≤40%为肝细胞坏死的肯定界限，PTA 与患者预后关系密切。PTA 越低，患者死亡率越高。

（3）血糖和血脂：低血糖常发生在急性重型肝炎极早期，若在静脉滴注葡萄糖前取血查血糖浓度，常可明确诊断。严重肝细胞损害时，胆固醇在肝脏内合成减少，故血浆中的胆固醇明显下降。若<2.6mmol/L，提示预后不良。

（4）血清蛋白电泳：各型重型肝炎患者，若病程延长至3～4周，白蛋白可降低；肝硬化转为慢性重型肝炎患者，A/G 多数倒置。各型重型肝炎患者γ-球蛋白均增高。

（5）血清补体 $CH_{50}$ 和 $C_3$：重型肝炎患者的 $CH_{50}$、$C_3$ 均明显降低，$CH_{50}$<40U/ml，$C_3$<50mg/dl者，病死率往往可高达 90%以上。

（6）血氨：急性重型肝炎患者，血氨可正常，且与预后关系不明显。但亚急性和慢性重型肝炎患者，血氨增高者预后差。

（7）血浆支链氨基酸/芳香氨基酸（BCAA/AAA）值：重型肝炎患者血浆 BCAA/AAA 值低于正常值［（3～4）：1］，除急性重型肝炎患者 BCAA 轻度升高外，其他两种重型肝炎患者的 BCAA 均降低。各型重型肝炎 AAA 均增高，昏迷者 BCAA/AAA 值更低。以 BCAA/AAA 值的高低来估计病情的严重程度及预后，有一定的参考价值。

（8）电解质与酸碱平衡：重型肝炎极易发生电解质紊乱及酸碱失衡。电解质紊乱最常见的是低钾、低氯和低钠、低钙、低磷等。肝性脑病者，呼吸性碱中毒的发生率最高，也可见代谢性碱中毒和代谢性酸中毒。

（9）周围血象：重型肝炎患者的外周血白细胞总数及粒细胞百分比均增高，一般在 $10\times10^9$/L 以上。

（10）病原学检查：甲、乙、丙、丁、戊型肝炎病毒均可单独或混合感染而引起重型肝炎。据报道，以 HBV、HBV+HDV 和 HCV 比例为高。

（11）B 超探查

1）急性重型肝炎的 B 超特点：①随病情恶化，肝脏体积逐渐缩小；②病情恶化时，肝脏表面由光滑变皱褶；③肝内回声及光点较粗且不均匀，肝静脉变细，直至消失。

2）亚急性重型肝炎患者，如肝细胞增生多于坏死，则肝脏缩小不显著，并可能增大。如坏死多于增生，则肝脏形态变小、失常，肝包膜有皱褶，常易误诊为肝硬化。

3）慢性重型肝炎的 B 超表现具有慢性肝炎或肝硬化的形态特点。脾肿大和（或）增厚是其特征之一。

## 二、鉴别诊断

### （一）急性肝炎

**1. 慢性肝炎急性发作** 症状不明显的慢性肝炎如有急性发作，往往类似急性肝炎，特别是乙型肝炎、丙型肝炎较常见。

下列各点可资鉴别：

（1）既往有肝炎发作史或黄疸史。

（2）血清 ALT 活性及胆红素含量升高程度较轻，持续较久。

（3）血清球蛋白增加而血清白蛋白减少。

（4）病程已逾半年。

（5）肝活体组织检查呈慢性肝炎病理改变。

（6）各种病毒急性感染指标阴性。

（7）抗-HBc-IgG 阳性。

**2. 传染性单核细胞增多症**

（1）有发热、咽峡炎及颈后淋巴结肿大。发热较高，持续较久。

（2）肝大及肝功能改变明显或轻微，厌食不明显，但脾肿大及触痛较明显。

（3）外周血象：白细胞计数正常或增多，淋巴细胞增多，主要是异常淋巴细胞增多，可超过白细胞计数的 10%。

（4）嗜异性凝集试验阳性，效价＞1：64 或血清抗 EBV 效价递增。

（5）肝活检可见弥漫性单核细胞浸润及局灶性肝坏死。

**3. 其他病毒所致肝炎**　巨细胞病毒、风疹病毒、麻疹病毒、腺病毒及柯萨奇病毒等感染可引起血清 ALT 活性升高，但较少见，且罕有黄疸，确诊依靠血中分离病毒、双份血清抗体效价及肝脏组织学检查。

**4. 钩端螺旋体病**

（1）流行区夏秋季节的 1～3 周内有疫水接触史。

（2）起病急骤，有畏寒、发热、头痛、身痛、腿痛、乏力、结膜充血、腓肠肌明显压痛、腋下及腹股沟淋巴结肿大。

（3）血象常见白细胞计数增高、中性粒细胞增多、血沉增快，可有出血及肾损害。

（4）肝内病毒的病原学或血清学检查阴性。

**5. 药物性肝炎**　是仅次于病毒性肝炎的常见肝炎，主要根据发病前的用药史来诊断。

**6. 脂肪肝**　一般有肥胖、糖尿病病史及饮酒史。另外，一些药物及营养不良也可导致脂肪肝，其确诊有赖于肝脏活体组织检查。

**7. 其他疾病**　疟疾、胆囊炎、胆石症、胆道蛔虫症、原发性肝癌、胆管癌、胰头癌等疾病，有时亦能出现类似症状，应仔细询问病史、全面体格检查及重点进行相关检验，以资鉴别。

## （二）慢性病毒性肝炎

**1. 药物性慢性肝炎**　能诱导慢性损伤的药物有双醋酚汀、甲基多巴、呋喃妥英、异烟肼、氮烷、磺胺药、阿司匹林、氯丙嗪及丙硫氧嘧啶等。其中以双醋酚汀、甲基多巴和呋喃妥英等药物引起的肝损害与慢性病毒性肝炎临床表现相似。结合服药的病史和病毒标志物等病原学检查，有助于两者的鉴别。

**2. 酒精性肝炎**　肝脏是乙醇代谢的器官，乙醇代谢产物乙醛可损伤肝细胞线粒体的氧化功能和脂肪酸的代谢功能。酒精性肝炎的临床表现与慢性肝炎非常相似，但其饮酒史、病毒标志物均为阴性，GGT 增高较明显、AST/ALT 值常大于 2 等特点有助于两者的鉴别。

**3. 自身免疫性肝炎**

（1）约 70% 的患者起病隐袭，逐渐出现肝炎症状。

（2）可出现满月脸、多毛、紫纹、皮疹、男性乳房发育，以及心、肺、肾等脏器功能损害。

（3）本病 3/4 发生于青年女性。

（4）球蛋白升高，常能检出自身抗体。

（5）用肾上腺皮质激素治疗本病，效果较好。

（6）病毒标志物均为阴性。

**4. 肝脏 Wilson 病（肝豆状核变性）** 为一种常染色体隐性遗传病，系由于铜代谢障碍导致肝、脑、角膜等组织内铜的沉积。有些患者可出现进行性食欲不振、黄疸、肝大，或皮肤出血点、鼻衄、关节痛、脾肿大、肝功能异常等，易误诊为慢性病毒性肝炎。在病程进展过程中，若仔细检查能发现肌张力改变或病理反射。少数患者巩膜 K-F 环阳性。可有阳性的家族史。

## （三）重型肝炎

（1）深度黄疸型急性肝炎：血清胆红素在 171μmol/L 以上，但全身中毒症状如乏力、全身不适及消化道症状较轻，肝脏不缩小，无腹水及出血倾向，更主要的是 PT 延长不超过正常值 3s，PTA 在正常范围或略低于正常值。

（2）淤胆型肝炎：症状轻而黄疸深，血清 ALT 增高，但 PTA 正常，ALP、胆固醇和胆汁酸浓度升高。因淤胆而致肝脏肿大。

（3）妊娠急性脂肪肝：常于肝衰竭症状出现前就出现严重出血及肾功能损害，其特征性改变为黄疸虽深，但尿中胆红素阴性，B 超可见脂肪肝声像，肝病理检查可见肝小叶至中带细胞增大，胞浆中充满小的脂肪空泡，呈蜂窝状，无大块肝坏死现象。

（4）药物性肝损害：严重者可致急性或慢性肝坏死。导致药物性肝损害的常见药物有四环素、对乙酰氨基酚等。详细询问病史及服药史有助于鉴别诊断。

（5）化学性毒剂致肝坏死：化学性毒剂有机磷、砷等制剂，如灭鼠药、DDV 等可引起肝坏死及中枢神经系统症状。详细询问病史有助于鉴别诊断。

（6）毒蕈中毒：进食毒蕈后数分钟至 10 多小时，可发生肝坏死的症状，其肝肾损害及中枢神经系统症状类似急性重型肝炎。询问病史是否服用毒蕈是最可靠的诊断依据。

（7）急性溶血性黄疸致脑水肿昏迷：急性溶血可发生黄疸、溶血性贫血而致缺氧性脑水肿昏迷。据贫血貌，并追问病史以确认昏迷前是否有服食蚕豆史，即可明确诊断。

（贺松其）

# 第五节 辨证要点与治疗

辨证是论治的前提。辨证的过程，就是分析疾病病机变化的过程。由于肝病症情复杂，临床表现变化多端，脏腑病机涉及肝、脾、肾、胆、胃诸脏腑，因此，为了达到准确辨证的目的，除了要熟悉掌握中医学系统理论和诊断方法外，还要详细掌握从以下几个方面来对肝病进行辨证：识别邪正虚实；辨清在气在血；洞察阴阳偏盛；分清证候主次，注意主证转化；详查病症标本，分清轻重缓急；注重八纲、气血、脏腑三大辨证互参。

## 一、肝炎辨证的基本证型

肝炎的辨证大致分为肝胆湿热、肝火内蕴、肝郁气滞、气滞血瘀、肝肾阴虚等五大类型。

## （一）肝胆湿热证

肝胆湿热因湿邪与热邪合而为患，治当清热利湿，然湿为阴邪，缠绵难愈，难以速去，热为阳邪，其患易除，故临床上治疗除注意辨别湿热轻重外，尤要注意除湿邪，湿邪一去，则热无所附。最忌热去湿留，徒伤正气，湿邪残留，致使病情迁延难愈。且肝胆相连、表里相关，治疗时应注意利胆药的运用。

代表方剂：茵陈蒿汤。茵陈、栀子、大黄。方中茵陈清热利湿、利胆退黄；栀子清利三焦湿热，引热下行，使湿热自小便排出；大黄泻瘀热利大便，三药合用，前后分消，为清利湿热之良方。临床上常加苍术、车前子、白茅根、茯苓等渗湿利尿药，以求除湿务尽，杜绝后患。

## （二）肝火内蕴证

肝气郁滞，久则化火，治当苦寒清热泻火。治疗时应注意使邪出有路，或利小便使热从小便出，或通大便以泻热清腑。肝藏血，肝有热常易耗伤阴血，治疗时宜滋养阴血，顾护肝体。另外，清热泻火之药多苦寒，易伤脾胃，应注意用量，把握时机，中病即止，以防伤正。

代表方剂：龙胆泻肝汤。龙胆草、黄芩、栀子、泽泻、木通、车前子、当归、生地、柴胡、甘草。方中龙胆草大苦大寒，清肝泻火；配黄芩、栀子增加泻火之力；泽泻、木通、车前子清热利小便；当归、生地滋养阴血，标本兼顾；柴胡为肝引经药。若湿热明显，可去当归、生地以防恋邪。

## （三）肝郁气滞证

肝郁气滞是肝脏气机失常所致，治当舒肝解郁，应用疏肝理气药，但治疗时应避免过用辛散条达之品，以免耗伤肝血。在选方用药时注意加用柔肝养阴之品，既防辛燥伤阴，又可提高疗效。肝郁气滞日久，常伤及脾胃，使脾虚失运。治疗时，佐以健脾开胃之品，有助于肝病的早日恢复。

代表方剂：丹栀逍遥散。丹皮、栀子、茯苓、柴胡、白芍、白术、当归、甘草、薄荷。方中柴胡以疏肝解郁为主，助肝升发条达；白芍敛阴柔肝；丹皮、栀子清理肝内湿热，白术、茯苓健脾化湿；少量薄荷清肝郁之火。诸药合用疏肝而不劫，调阴敛肝而不碍邪。

## （四）气滞血瘀证

肝病日久，气血运行不畅，必导致气滞血瘀，治疗应理气舒肝、活血化瘀。

代表方剂：柴胡舒肝散。柴胡、香附、川芎、枳壳、白芍、陈皮。方中柴胡、香附疏肝理气；川芎活血行气；枳壳行气消痞。临床上可根据病情，加入桃仁、红花、蒲黄、五灵脂等活血化瘀药；若病程日久，肋下积块，可加入三棱、莪术、鳖甲等软坚散结药物，以期标本兼治。

## （五）肝肾阴虚证

肝藏血，肾藏精。肝病日久，往往精血亏损，致使肝肾阴虚，治当从肝肾两方面着手，滋补肝肾。

代表方剂：一贯煎。沙参、生地、当归、麦冬、枸杞、川楝子。方中重用生地滋阴养血，以补肝肾；麦冬、沙参养阴生津；当归补血养血；枸杞平补肝肾；少量川楝子疏通肝气。临床治疗中，常加入砂仁、三仙等健脾开胃药及木瓜、茯苓等淡渗利湿药，以防滋腻留邪；尚应加入解毒通络之品，如虎杖、白花蛇舌草、郁金、重楼等以抗病毒，使患者早日康复。

在临床实践中，肝炎的辨证论治要注意以下几个方面：①在整个肝炎病变过程中，要抓住湿热为患的病理机制，不仅在湿热表现明显时注意清热利湿，而且在湿热表现不明显时，或以其他证候为主时，也要注意清理蕴伏之湿热；②肝炎患者往往表现出本虚标实之证，尤其慢性肝炎更为突出，在治疗时要注意扶正，补益气血，补益肝肾；③在肝病整个病变过程中，要注意湿热毒邪入血的病理机制，这是肝病病程长、病情重、变化多端的病机关键所在。因湿热蕴毒，深伏营血，使病情反复发作，缠绵难愈，故应运用一些直入血分的药物，活血化瘀，以遏制病邪深入，达到清理肝脏的目的。

## 二、各型肝炎的辨证要点

### （一）急性病毒性肝炎

（1）察舌辨湿热之轻重与转化：湿热交蒸为本病的病理特征，察舌对湿邪的辨析具有重要意义，大凡感受湿邪，舌苔多呈白滑或白腻，应注意的是苔的厚薄、兼色及进退变化，苔厚湿重，苔薄湿轻，兼热者则呈黄腻。湿邪弥漫三焦则舌苔满布全舌；湿郁中焦脾胃则苔多限于舌中部；湿邪残留则苔存于舌后根部。若见舌中轴线部分腻苔渐消而两侧腻苔依旧，此乃湿邪久留，肝气受遏，郁久化热之象；倘若舌中线出现裂纹，则说明肝阴已伤。

（2）辨湿热之偏重：急性病毒性肝炎乃湿热郁蒸为病，身目发黄为湿热俱盛，便干为热重，便稀为湿盛；脉数为热重，脉缓为湿重。同时要注意病情的转归，湿为阴邪，易伤阳气；热为阳邪，易耗阴液。

（3）辨阳黄与阴黄：不可仅凭黄色鲜明与否而定阴阳，湿重或夹瘀者的黄疸色泽亦可较为晦滞不鲜。阴黄辨证除肤黄晦暗如烟熏外，尚有口和不渴、便溏、喜温、脉虚无力等，可资鉴别。

### （二）慢性病毒性肝炎

由于素体禀赋、条件、年龄、性别、性格等各个方面的差异，以及病因的不同，慢性肝炎临床表现差异亦较大，在临床辨证过程中，要注意辨病邪的性质与盛衰；辨脏腑、气血、阴阳等正虚的属性与程度；辨血瘀与气滞的主次。由于慢性肝炎病情复杂，必须广泛收集四诊资料，分清主症和次症，确定病位和病性。

### （三）重型肝炎

重型肝炎的病因病机为湿热疫毒炽盛，痰瘀互结，毒火攻心以致内闭，痰蒙心窍。始为实热之证，但邪盛伤正，很快就有正虚之候。临床辨证应辨清虚实，实证当清当攻，虚实夹杂者且攻且补，后期一派虚象时，且任受补。

### （四）淤胆型肝炎

患者黄疸病程多为1个月以上。舌苔黄而垢腻，表示湿盛；舌质淡而晦暗，为阳气被遏之象；舌下络脉青紫、迂曲怒张，为瘀血凝滞之征。本病不可仅据黄疸鲜明或晦暗而判定阳黄或阴黄，因多瘀血阻络，痰浊凝滞，为时日久色质多呈现晦暗；因而判定阴黄尚须参照是否出现其他阴证证候，如口不渴、舌质淡、纳呆、神疲乏力、脉虚无力。小便自利是血瘀黄疸的特点之一。有些患者面部尤其眼睑或身体其部位的皮肤出现黄色斑块，属痰浊凝滞之征。

## 三、辨证施治

### （一）急性肝炎

湿热为急性病毒性肝炎的主要病因，祛湿清热是其基本治则。但在临床上应根据病机演变灵活应用，或以祛湿为主，或以清热为主，并可兼疏肝、和胃、健脾、补肾等治法，后期也可兼用活血化瘀法。

**1. 基本治法**

基本治法：祛湿清热，解毒活血。

基本方药：茵陈、栀子、黄柏、虎杖、车前子、连翘、泽兰、板蓝根。

方中以茵陈、车前子、虎杖清热利湿；茵陈、黄柏燥湿、利湿退黄；栀子、连翘、板蓝根、虎杖清热解毒；配泽兰活血、利湿。

随症加减：热偏重者加大黄、黄芩；湿偏重者加茯苓、猪苓、泽泻、藿香；恶心、胃脘满闷明显者，可加厚朴、杏仁；腹泻频作者，加薏苡仁、煨葛根；大便黏滞不爽或见黏液者，可加白头翁、秦皮；有出血倾向者加生地、丹皮、白茅根。

**2. 分型施治**

（1）急性黄疸型肝炎

1）阳黄证

主症：尿黄，身目俱黄，色泽鲜明，恶心，厌油，纳呆，口干苦，头身困重，胸脘痞满，乏力，大便干，小便黄赤，苔黄腻，脉弦滑数。

治则：清热解毒，利湿退黄。

例方：茵陈蒿汤合甘露消毒丹。

药物：茵陈、栀子、大黄、滑石、黄芩、石菖蒲、川贝、木通、藿香、射干、连翘、薄荷、白蔻仁。

肝区疼痛者，加柴胡、延胡索；大便黏滞不爽或有黏冻者，加全瓜蒌；恶心欲吐者，加橘皮、竹茹；心中懊恼者，加黄连、豆豉。

用药时，还须注意区别湿重于热或热重于湿。湿重于热可用茵陈五苓散加减；热重于湿则以茵陈蒿汤化裁。

2）阴黄证

主症：身目发黄，色泽晦暗，形寒肢冷，大便溏薄，舌质淡，舌体胖，苔白滑，脉沉缓无力。

治则：健脾和胃，温化寒湿。

例方：茵陈术附汤。

药物：茵陈、附子、白术、干姜、甘草、肉桂。

胁痛者，加郁金、厚朴；身痒者，加赤芍、丹皮、白鲜皮；舌质瘀斑者，加丹参、赤芍、穿山甲；头身困重、下肢酸软者，加苍术、茯苓、怀牛膝、黄柏；腹胀者，加枳壳、薏苡仁；大便干结，暖腐恶食，苔垢浊者，去干姜、肉桂，加生大黄、枳实。

（2）急性无黄疸型肝炎

1）湿阻脾胃证

主症：脘闷不饥，肢体困重，怠惰嗜卧，或见浮肿，口中黏腻，大便溏泻，苔腻，脉濡缓。

治则：清热利湿，健脾和胃。

例方：茵陈五苓散。

药物：茵陈、泽泻、猪苓、白术、茯苓、桂枝。

若脾虚明显者，加党参、砂仁；纳呆者，加麦芽、神曲；舌苔厚腻、腹胀明显者，加厚朴、藿香、紫苏梗。

2）肝郁气滞证

主症：胁肋胀痛，胸闷不舒，善太息，情志抑郁，不欲饮食，或口苦喜呕，头晕目眩，苔白滑；妇女月经不调，痛经或经期乳房作胀，舌苔薄白或白滑，脉弦。

治则：疏肝理气。

例方：柴胡疏肝散。

药物：柴胡、香附、枳壳、陈皮、川芎、白芍、甘草。

胁痛重者，酌加青皮、郁金；若气郁化火，症见胁肋掣痛，心急烦躁，口干口苦，溺黄便秘者，去川芎，加丹皮、山栀、黄芩、八月札、延胡索；若为阴伤而见舌红少苔无津者，去川芎，加当归、何首乌、枸杞子、菊花；若为脾虚而见肠鸣腹泻，加白术、茯苓、薏苡仁；若为胃失和降，症见恶心呕吐者，加陈皮、制半夏、藿香、砂仁、生姜。

## （二）慢性肝炎

**1. 基本治法**

基本治法：凉血活血解毒，益气养阴补肾。

基本方药：丹参、丹皮、生地、猫人参、车前草、党参、白术、枸杞子、女贞子、菟丝子、巴戟天、桑寄生、青皮。

方中以丹参、丹皮、生地、猫人参、车前草凉血活血解毒；党参、白术益气健脾；枸杞子、女贞子养阴柔肝；巴戟天、菟丝子补肾益精；佐以青皮疏肝理气。

随症加减：舌苔黄腻，大便干结者，加大黄、制半夏；黄疸明显者，加茵陈、栀子、赤芍；腹胀、纳呆者，加炒谷芽、炒麦芽、神曲等；胁痛明显者，加延胡索、郁金等；大便稀溏者，加薏苡仁、山药、葛根；齿衄、鼻衄者，加茅根、小蓟、水牛角片；肝脾大者，加鳖甲、穿山甲等；热毒较盛而见口干、口臭、舌质红绛、苔黄厚、尿赤、便干者，可加虎杖、白花蛇舌草、蒲公英。

**2. 分型施治**

（1）湿热中阻证

主症：右胁胀痛，脘腹满闷，恶心厌油，身目黄或无黄，小便黄赤，大便黏滞臭秽，舌苔黄腻，脉弦滑数。

治则：清利湿热，凉血解毒。

例方：茵陈蒿汤合甘露消毒丹加减。

药物：茵陈、栀子、大黄、滑石、黄芩、石菖蒲、川贝母、藿香、射干、连翘。

口苦而黏，小便黄赤者加车前子、泽泻、竹叶等；发热，口干、口臭，舌苔黄厚者加黄连、银花、虎杖、白花蛇舌草；皮肤瘙痒或有皮疹渗液，口中黏腻，腹满、便溏者，加炒薏苡仁、土茯苓、炒白术等；齿龈红肿渗血或鼻衄者加丹皮、青黛、小蓟。

（2）肝郁脾虚证

主症：胁肋胀满，精神抑郁，性急，面色萎黄，纳食减少，口淡乏味，脘腹痞胀，大便溏薄，舌淡苔白，脉沉弦。

治则：疏肝解郁，健脾和中。

例方：逍遥散。

药物：柴胡、当归、白芍、白术、茯苓、薄荷、甘草。

胁痛明显、妇女月经愆期，加香附、川芎、延胡索；疲乏无力、肢倦嗜卧、食入不化、苔白质淡、边有齿痕者，加炒党参、山药、黄芪、莲子肉。

（3）肝肾阴虚证

主症：头晕耳鸣，两目干涩，咽干，失眠多梦，五心烦热，腰膝酸软，女子经少、经闭，舌红体瘦少津或有裂纹，脉细数。

治则：养血柔肝，滋阴补肾。

例方：一贯煎加减。

药物：沙参、麦冬、生地、何首乌、枸杞子、山萸肉、女贞子、墨旱莲、桑椹子、鳖甲。

眩晕、耳鸣较甚者，加天麻、钩藤、磁石；腰膝酸软较甚者，加桑寄生、牛膝、杜仲、川断；如属气阴两虚而兼见面黄无华、全身乏力、气促、心悸者，加入黄芪、党参、山药、白术等益气之品。

（4）脾肾阳虚证

主症：畏寒喜暖，少腹腰膝冷痛，食少便溏，食谷不化，甚则滑泄失禁，下肢浮肿，舌质淡胖，脉沉无力或迟。

治则：健脾益气，温肾扶阳。

例方：附子理中汤合五苓散或四君子汤合肾气丸。

药物：黄芪、党参、白术、茯苓、甘草、炮姜、附子、炙桂枝、山药、黄精、生地、山萸肉、枸杞子、菟丝子、肉苁蓉。

兼有畏寒、四肢不温或男子阳痿、女子经少或闭者，加巴戟天、仙茅、仙灵脾、补骨脂。

（5）瘀血阻络证

主症：面色晦暗或见赤缕红斑，肝脾大、质地较硬，蜘蛛痣、肝掌，女子行经腹痛、经水色暗有块，舌质暗紫或有瘀斑，脉沉细或细涩。

治则：活血化瘀，散结通络。

例方：膈下逐瘀汤。

药物：当归、桃仁、红花、川芎、丹皮、赤芍、延胡索、八月札、丹参、鳖甲。

兼有气滞者，加陈皮、木香、厚朴等；舌质光红无苔者，可加生地、北沙参、麦冬、五味子；有齿衄、鼻衄等出血倾向者，加青黛、仙鹤草、墨旱莲、茜草；女子痛经、经水色暗有块者，可加鸡血藤、小茴香或合失笑散。

上述分证在临床具体运用时要注意各证型之间相互联系、转化和相兼，如兼郁、兼痰及两证或多证交叉互见，形成虚实夹杂、寒热互见的复杂病机变化。

（三）重型肝炎

**1. 基本治法**

基本治法：清热凉血解毒，开窍醒神。

基本方药：水牛角片、生地、赤芍、丹参、茵陈、大黄、黄芩、连翘、石菖蒲、远志、玄参、郁金、栀子、秦艽。

随症加减：神志昏迷者，佐以开窍，用安宫牛黄丸、至宝丹；热甚者，可用紫雪丹或神犀丹；肝风内动者，加钩藤、羚羊角粉（另吞），严重者可用生铁落；血络瘀阻者，加桃仁、红花、大黄、川芎等；气阴两竭者，加炙甘草、人参、枸杞子、白芍；偏于阳脱者，可加人参、附子。

**2. 分型施治**

（1）毒热炽盛证

主症：病势凶险，高热烦渴或渴不欲饮，胸腹胀满，黄疸迅速加深，烦躁不安，神昏谵语，皮肤瘀斑，舌绛红，苔黄腻，脉弦数。

治则：清热解毒，凉血救阴。

例方：神犀丹。

药物：犀角（用水牛角片代之）、鲜生地、石菖蒲、板蓝根、豆豉、玄参、天花粉、紫草、金银花、连翘。

阳明腑实者，加大黄、厚朴、枳实、芒硝等；痰热蒙闭心包而见神志昏迷者，可用安宫牛黄丸，或以生大黄、生槐花等保留灌肠；黄色深重者，加茵陈、赤芍、山栀、大黄。

（2）脾肾阳虚，痰湿蒙闭证

主症：黄疸色不鲜，面色㿠白，神疲倦怠，口中黏腻，喉中有痰声，腰膝冷痛，腹胀尿少，便溏，舌淡胖，脉细小。

治则：健脾温肾，行气利水，化痰开窍。

例方：茵陈四逆汤合菖蒲郁金汤加减。

药物：茵陈、干姜、附子、甘草、茯苓、白芍、白术、藿香、瓜蒌、石菖蒲、郁金。

如阴寒重，嗜睡，或表情淡漠者，加用苏合香丸；患者陷入深度昏迷，色败脉微，呼之不应，宜急用生脉注射液静脉滴注；四肢逆冷者，用大剂量参附汤，从胃管灌入；伴有消化道出血者，可用白及、生大黄、生地炭、白茅根煎汤，加人参、三七粉或云南白药 2g，从胃管灌服。

（3）气阴两虚，脉络瘀阻证

主症：极度乏力，面色黧黑，黄疸晦暗，皮肤花纹瘀斑，两胁胀痛，尿少甚或无尿，舌质暗红或绛，苔少或薄白，脉弦细涩。

治则：益气救阴，活血化瘀。

例方：生脉饮合桃红四物汤。

药物：人参、麦冬、五味子、玄参、桃仁、红花、当归、赤芍、生地、生甘草。

尿少甚或无尿、昏迷者，取生大黄 30g、芒硝 30g、地榆 15g、槐米 15g，水煎至 150～200ml，加 10ml 食醋，保留灌肠，每日 1～2 次，导泻灌肠；出血重者，可加地榆、茜草根、仙鹤草、白茅根、三七粉等。

（四）淤胆型肝炎

**1. 基本治法**

基本治法：凉血活血解毒，祛湿化痰。

基本方药：茵陈、赤芍、虎杖、大黄、丹皮、郁金、车前子、白茅根、茜草、瓜蒌。

方中茵陈清肝胆湿热；虎杖、大黄清热解毒；赤芍、丹皮、郁金、白茅根、茜草凉血活血、消瘀化滞；大黄、车前子使邪从二便而出；配瓜蒌开启中焦气机，化痰散结解毒；茵陈、大黄、郁金利胆退黄。

随症加减：胸腹满闷，按之不舒者，加厚朴、黄连、半夏；心烦欲呕者，加炒栀子、淡豆豉、藿香、蔻仁；口不渴、神疲困乏、舌质淡胖、脉弱者，加制附片；大便溏或泄泻者，去大黄，加炒白术、干姜、党参、山药、薏苡仁；发热者，加银花、连翘；寒热往来、咽干、胸胁苦满者，加柴胡、黄芩；身痒甚者，加当归、地肤子、防风、凌霄花；身黄日久、神疲乏力者，加黄芪、党参。如黄疸经久不退或苔垢厚腻者，可加黛矾散（硝石12g、矾石10g、青黛30g，共研细末）每次2g，每日3次。

**2. 分型施治**

（1）湿热发黄

主症：面目发黄，继之全身发黄，颜色鲜明，黄色如橘子色。湿者重，兼有头身困重，大便溏薄，腹胀脘闷，口淡不渴，苔薄白，脉濡数。热重者，兼见发热，烦渴，尿少，便结，苔黄腻，脉弦数。

治则：热重者，清热化湿；湿重者，利湿解热。

例方：热重者，茵陈蒿汤；湿重者，茵陈五苓散。

药物：热重者，茵陈、栀子、大黄；湿重者，茵陈、桂枝、猪苓、泽泻、白术、茯苓。

腹胀脘闷加厚朴、香附、砂仁化湿理气；胁肋痛者，理气止痛加川楝子、延胡索；便秘者加元明粉、枳实；发热者加银花、连翘清热解毒；恶心呕吐者加陈皮、半夏化湿和胃；纳呆者加鸡内金、生山楂消食。

（2）疫毒发黄

主症：身目黄染，迅速加深，色泽鲜明，腹胀满闷，高热口渴，烦躁易怒，神志不清，齿鼻出血，斑疹隐隐，舌质绛，苔黄干燥，脉细弦或弦细。

治则：清营凉血。

例方：犀角散加减。

药物：犀角（可用水牛角代替）、黄连、升麻、山栀、茵陈、大黄、生地、丹皮、赤芍、紫草。

烦躁不安、神志不清者加服安宫牛黄丸或至宝丹；风动抽搐者加服羚羊角粉、紫雪丹；齿鼻出血加青黛、茜草、仙鹤草凉血止血；腹部满胀，尿不利者，加马鞭草、车前草、瞿麦。

（3）胆郁发黄

主症：身目发黄，色鲜明，常突然出现。伴有两胁肋部疼痛，或伴有怕冷发热，恶心呕吐，大便呈陶土色，小便色赤。或疼痛如钻顶状，时作时止，呕吐蛔虫。苔黄厚，脉细弦。

治则：疏肝利胆。

例方：柴胡疏肝汤加减。

药物：柴胡、赤芍、陈皮、枳壳、川芎、香附、郁金、茵陈、金钱草、虎杖、甘草。

疼痛明显者加川楝子、延胡索理气止痛；呕吐蛔虫者加乌梅、黄连、生山楂安蛔止痛；恶心呕吐者，加黄连、竹茹、制半夏。

（4）瘀血发黄

主症：身目发黄，面色晦暗，胁肋痞块，身体消瘦，午后低热，齿鼻出血，唇舌暗紫边有瘀斑，脉沉涩。

治则：活血化瘀。

例方：血府逐瘀汤。

药物：当归、生地、桃仁、红花、枳壳、赤芍、柴胡、甘草、川芎、大黄。

胁肋痞块疼痛者加活血软坚之品如穿山甲、鳖甲；午后低热加青蒿、银柴胡、龟甲；口干欲饮，苔黄，脉数者，为瘀热互结，加水牛角、丹皮、丹参、茵陈。

（5）寒湿发黄

主症：黄色晦暗，欠光泽，乏力脘闷，便溏心悸，神疲畏寒，舌质淡，苔薄白或腻，脉濡缓。

治则：温化寒湿。

例方：茵陈术附汤。

药物：茵陈、附子、干姜、白术、甘草、茯苓、泽泻、瞿麦、猪苓。

腹胀脘闷、泛恶，舌苔厚腻者，加厚朴、藿梗；胁肋隐痛作胀者，加柴胡、郁金、香附等理气疏肝之品。

## 四、西药治疗

### （一）急性肝炎

西医治疗急性病毒性肝炎缺乏特效药，重点在于对症治疗。

（1）恶心、呕吐者，甲氧氯普胺口服，或肌内注射 10mg/次，必要时可重复 2～3 次。

（2）腹胀、食欲不振者，可口服多酶片、胰酶、酵母片等。

（3）恶心、呕吐明显，胃纳不佳者，可静脉滴注 10%葡萄糖溶液。

（4）黄疸持久不退者，可采用门冬氨酸钾镁 10～20ml 加入 10%葡萄糖溶液 250ml 中，静脉滴注；也可使用甘利欣注射液 20～30ml 加入 10%葡萄糖溶液 250ml 中，静脉滴注，每日 1次，或维生素 $K_1$ 10～20mg 静脉滴注，每日 1 次。

（5）其他：可口服维生素 B、维生素 C。

### （二）慢性肝炎

#### 1. 抗病毒治疗

（1）干扰素（IFN）疗法：为最常用的抗病毒疗法，有不同的制剂，可供选用。如国产重组 IFN-α1 型和 IFN-α2 型、威康大药厂的类淋巴母细胞干扰素、上海罗氏制药有限公司的 IFN-α2a、美国先灵葆雅（北京）动物制药有限公司的重组人干扰素（IFN-α2b）、美国安进公司的合成干扰素（IFN-CONL）等。

IFN 与受体结合刺激肝细胞产生三种抗病毒蛋白，即 RNA 依赖性蛋白激酶、2′-5′寡腺苷合成酶及蛋白 MX，抑制病毒复制。此外，IFN 有免疫调节活性，可增强抗原递呈细胞作用。由于它可增强肝细胞膜上 HLA-Ⅰ类抗原的表达而增强毒性 T 细胞破坏感染的肝细胞的作用，增强 NK 细胞作用等，因而在抗病毒药中是作用最强的。

IFN 的各种亚型疗效近似，剂量亦相似，常用剂量为 3～5MU/d，第一周每日 1 次，然后改为隔日 1 次或每周 3 次。p-IFN 比 a-IFN 剂量大些，这种方案要比一开始就隔日给药效果为好。疗程：慢性乙型肝炎多采用 6 个月疗程，而慢性丙型肝炎多采用 6～12 个月疗程，以防止复发。目前多数专家认为最好以 5MU 治疗 6 个月以上。慢性丁型肝炎对干扰素治疗亦有反应，但远期疗效欠佳。

在慢性乙型肝炎的干扰素治疗过程中，为取得满意疗效，多选择病程不超过 5 年，HBV 复制的患者作为治疗的对象（HBeAg、HBV-DNA 和 DNA-P 阳性及血清 ALT 升高者）。亦可阿糖腺苷或皮质激素与干扰素联合应用，可提高干扰素疗效。

干扰素治疗各型肝炎的第 1 周内，常见的不良反应是发热畏寒、肌肉疼痛、头痛、疲乏、纳差、恶心。如使用＞$5×10^8$U/次，个别患者可出现低血压、发绀、意识模糊，甚至癫痫等不良反应。

　　在干扰素治疗数周后，较多患者可出现疲乏无力、食欲减退、肌痛嗜睡、易发怒激忿及情绪波动、体重下降等现象；部分患者有脱发、轻度骨髓抑制及自身抗体形成等可逆性不良反应。少数患者有抑郁、无法控制的激动、呕吐、干扰素抗体形成、自身免疫性甲状腺病等。

　　（2）核苷类药物：拉米夫定（商品名：贺普丁）是新一代抗病毒核苷类药物，目前已被我国批准为治疗乙型肝炎的药物。在体外和动物模型中，拉米夫定显示出很强的抑制 HBV 复制的作用。国内、外临床试验证明拉米夫定可迅速降低 HBV-DNA 浓度，改善肝组织学的病变。在临床上，用拉米夫定治疗乙型肝炎的最大问题是该药可以引起 HBV 产生变异，其中以 P 基因 C 区 YMDD 变异最为常见，从而影响拉米夫定的疗效。其他核苷类药物如阿德福韦酯、恩替卡韦、替比夫定等可以根据临床实际情况酌情使用。

　　（3）其他药物：如阿昔洛韦（无环鸟苷）、阿糖腺苷、膦甲酸钠等，有抑制 HCV 的作用，但其适应证、剂量、疗程、远期疗效及和其他药物的联合应用，尚需进一步确定，利巴韦林对 HCV-RNA 有抑制作用，但疗效不如干扰素，可作为干扰素的替代方案。

　　**2. 免疫调节剂**　抗乙肝免疫核糖核酸、聚肌胞、转移因子、胸腺素、左旋咪唑、白细胞介素 2 及干扰素-7 等，抗病毒的疗效有待进一步证实。另外，猪苓多糖加乙肝疫苗疗法，以及肝炎灵注射液疗法等均可作为抗病毒药物治疗的替代方案，这些方案通过宿主免疫功能的增强而清除病毒，但其确切机制尚未阐明。

　　**3. 保肝治疗**　护肝药物对慢性病毒性肝炎的疗效大多未能肯定，适当补充一些维生素如复合维生素 B、维生素 C 及维生素 K 是必要的。临床上常用的有以下几种。

　　（1）易善力（肝得健）：为磷脂和维生素等的复合制剂，能保护肝细胞结构。

　　（2）水飞蓟宾：为水飞蓟的提取物，能保护细胞膜及肝细胞生长，促进肝脏代谢功能。

　　（3）肌苷：可促使受损肝细胞恢复，防止脂肪肝，改善肝病患者症状。

　　（4）齐墩果酸：能减轻肝细胞变性、坏死及肝脏炎症和纤维化过程，改善症状和恢复肝功能。

　　（5）促肝细胞生长素：能促进肝细胞再生。

　　（6）强力宁或甘利欣：具有抗感染、保护肝细胞、免疫调节和抗病毒多种作用。

　　（7）甘草甜素：能减轻肝细胞脂肪变性及炎症反应，促进肝细胞再生。

　　（8）葡醛内酯：能抑制肝糖原分解，促进肝糖原量增加、脂肪量减少。

　　（9）疗尔健：主要为肉毒碱，具有保肝、降脂等作用。

　　**（三）重型肝炎**

　　重型肝炎病情凶险，进展迅速、变症丛生，必须及时发现才能在治疗上争取主动。对病情的发展应该定时进行下列动态观察：①生命体征如体温、呼吸、脉搏、血压、神志和瞳孔大小等的变化；②脑电图、心肺功能、血气分析、血糖、血氨、凝血酶原时间及肝肾功能；③注意肝性脑病程度、扑翼样震颤、肝臭、计算能力、定向能力等。

　　**1. 注意水、电解质及热量平衡**　进食量少的患者宜静脉补充水、电解质及葡萄糖，但要防止输液过多引起脑水肿。葡萄糖输入也要适量，须经常监测血糖水平，过多的糖使肝细胞内糖原大量积聚可导致脂肪积聚，不利于肝细胞功能的恢复。

　　**2. 病原治疗**　清除病毒有利于疾病恢复。重型肝炎时血中干扰素的水平低，可用干扰素治疗，但易引起病情加重，须密切观察。针对乙型重型肝炎，可选用拉米夫定、膦甲酸钠（可耐）。

　　**3. 免疫调控**　重型肝炎患者有免疫调节功能紊乱，抑制性 T 细胞功能低下。每日用胸腺素 20mg 加入葡萄糖溶液中静脉滴注或肌内注射，每日 1 次，作为辅助治疗措施。其他免疫促进剂如转移因子、左旋咪唑、LAK 细胞也可选用。目前日本学者主张应用免疫抑制剂环孢素。

**4. 防止肝细胞坏死，促进肝细胞再生**

（1）血制品、白蛋白静脉输注：输注血浆或白蛋白可提高患者的血浆蛋白含量，促进肝细胞的修复和再生，对利尿、消腹水也有作用。贫血及出血者宜输新鲜全血，不仅能补充调理素及凝血因子，而且能提高血液的带氧能力，有利于患者康复。

（2）胰高血糖素-胰岛素疗法：胰高血糖素 1mg 加普通胰岛素 10U，每日静脉滴注 1 次，可防止肝细胞坏死，促进肝细胞再生，还可降低血氨，提高支链氨基酸/芳香氨基酸（BCAA/AAA）值。

（3）肝细胞生长素（HGF）：可促进肝细胞再生；前列腺素 E1（PGE）可防止肝细胞坏死，临床可试用。另外，适当补充 ATP、辅酶 A，对保护肝细胞亦有好处。

**5. 肝性脑病的治疗**

（1）清除和抑制肠道有毒物质（内毒素）及氨的产生和吸收：①清洁灌肠：可用水 100ml 加食醋 30ml 灌肠以减少氨的吸收；②口服新霉素 4g/d，或甲硝唑 0.6～0.8g/d，或诺氟沙星 0.6～0.9g/d，以清除肠道细菌，减少蛋白质分解；③口服乳果糖或β-半乳糖-山梨醇苷，可抑制消化道细菌的繁殖，减少氨的吸收。

（2）降血氨：常用谷氨酸钠 23g，谷氨酸钾 25.2g 或精氨酸 10～20g 加入葡萄糖溶液中静脉滴注，每日 1 次。根据血钾、钠浓度和 pH 调整用量，以早期使用为佳。

（3）脑水肿的治疗：及时、足量、反复使用高渗性脱水剂是重要措施。常用方法：①降低颅内压：采用 20%甘露醇，每次 1～2g/kg，在 20 分钟内快速静脉注射，4～6 小时 1 次，疗程 3～5 天，最长 7 天；②早期使用地塞米松 5～10mg/d，静脉滴注或注射，连用 3～5 天；③在用高渗性脱水的同时予利尿、导泻，并反复应用缓解脑血管痉挛药物，如东莨菪碱、山莨菪碱、阿托品等；④50%甘油 50～100ml，鼻饲注入，每 3～4 小时 1 次，或 10%甘油溶液 1.2g/kg，每日 1 次静脉滴注，有较好的降颅压作用，且维持时间长。

**6. 纠正氨基酸代谢紊乱** 补充支链氨基酸，恢复其与芳香族氨基酸的正常比例，可预防及治疗肝昏迷，同时又补充了氨基酸营养。目前，临床常用的主要有肝安注射液、6AA-520 等。

**7. 改善微循环**

（1）654-2：每日 40～60mg 静脉滴注，心率过快或高热者慎用。

（2）肝素：每日 50mg 缓慢静脉滴注。如确诊有 DIC 发生，肝素的剂量可加大，但要定期监测凝血时间以掌握用量。也可输注新鲜血浆。

**8. 控制出血**

（1）每日输液中加维生素 $K_1$ 30～40mg 以改善凝血酶原时间；或补充凝血酶原复合物，剂量为 300U，静脉注射，每日 1 次。

（2）口服雷尼替丁 150mg，每日 2 次；或奥美拉唑 20mg，每日 1 次，以预防消化道出血。如已有上消化道出血可服用凝血酶 2000～20 000U，每 1～6 小时 1 次，亦可灌注。必要时用三腔二囊管压迫止血。

**9. 预防及控制继发性感染** 细菌感染和真菌感染是重型肝炎常见并发症，且往往无发热和白细胞增多。主要感染菌是肠道革兰阴性杆菌。口服抗生素（新霉素和制霉菌素加多黏菌素或制霉菌素加诺氟沙星）后，患者细菌感染的发生率显著降低。

**10. 预防及治疗肾功能不全** 积极控制感染，消除高度黄疸、血容量不足、低血钾、出血等肾功能损害的诱因，对预防肾功能不全具有重要意义。肾衰竭时持续滴注多巴胺［2～4μg/（kg·h）］可增加肾血流量，逆转或减慢肾功能恶化。

### （四）淤胆型肝炎

由于淤胆型肝炎的发病机制尚未完全阐明，因而缺乏特异性治疗方法，一般采取对症治疗。

（1）退黄：目前常用肾上腺皮质激素，如泼尼松，每日 30mg，间隔 5～7 天减量，若第 1 周内黄疸无下降趋势，立即停药，继用无效。此外还可采用苯巴比妥 30～60mg，每日 2～3 次，5～7 天黄疸开始下降，2 周后减量，疗程为 4～8 周。其他一些利胆药物如熊去氧胆酸每次 150mg，每日 3 次，s-腺苷甲硫氨酸每日 800～1800mg，可根据病情适当采用。

（2）止痒：考来烯胺每日 6～15g，分 3 次口服，起效后逐渐减量至每日 1～3g 维持。其他常用药有氢氧化铝、氯苯那敏、地西泮等。

（3）一般支持治疗：病情严重时，可采用输注冰冻血浆或新鲜血浆等以支持。另外，胰高血糖素-胰岛素疗法可抑制肝细胞坏死，促进肝细胞再生，尚有促进胆汁分泌作用。其给药方法通常是将胰高血糖素 1mg 与胰岛素 10U 加入 5%～10%葡萄糖溶液 250～500ml 内，每日早、晚各 1 次，静脉滴注。

（4）抗病毒治疗：在慢性淤胆型肝炎病因治疗中可采取抗病毒疗法。

（5）保护肝细胞：可予维生素类如施尔康、维生素 B、维生素 C 和维生素 E，黄疸深者可加用维生素 $K_1$ 10～20mg 肌内注射，每日 1～2 次。另外，门冬氨酸钾镁、甘利欣或甘草甜素亦可使用。

## 五、非药物治疗

### （一）精神治疗

俗话说："善治不如善养，三分吃药，七分调养。"肝病的调养意义重大。喜、怒、忧、思、悲、恐、惊是人体七种主要的精神情志活动，长期慢性情绪刺激或突然的情志活动，超过了人体的调节适应能力，往往会成为致病因素。肝为刚脏，喜条达而恶抑郁。怒则伤肝，致肝失调达，疏泄失常，可导致气血逆乱。忧思伤脾，脾伤则运化失常，湿浊内生，最易导致内湿与湿热疫毒相合，使病情迁延难愈。肝脾不和，为许多肝脏病常见的病理变化。若肝病而脾不虚者，则病情较为单一；若忧思伤脾，则肝病易于传脾，使肝脾同病，使病情趋于复杂。《金匮要略》有云："见肝之病，知肝传脾，当先实脾。"即此寓意。由此可见，肝病的精神调养极为重要。总的原则是避免思虑过度，过度的思虑易于损伤脾气，暗耗心血，不利于肝病的康复，肝病的调养宜保持平和的心态，淡泊宁静；防止怒伤肝，精神抑郁、强烈的暴怒皆可导致肝气血失调，影响肝的疏泄功能，加重病情，肝病患者宜节情志，避免过度的精神刺激，尤须慎怒；保持乐观的精神状态，调养期间宜保持心情舒畅、情绪乐观，树立与疾病作斗争的勇气，切莫产生悲观、消沉、畏惧等情绪。对急性病毒性肝炎患者，要解除其思想负担，保持乐观情绪，安心静养，不可过分忧虑。慢性病毒性肝炎患者大多有情志不畅，不仅会影响其社会关系，而且也不利于康复，应加强心理疏导，增强其战胜疾病的信心。实践证明，性格开朗，心胸宽阔，情绪饱满者，可较好地调节自身的免疫功能，减轻病痛，有利于治疗和病体的恢复。气功有入静作用，患者可参加一些有益的气功锻炼，有助于康复。对淤胆型肝炎患者，应注意达理怡情，和颜制怒，宽以待人，开朗乐观，心情舒畅，则病易早愈。

### （二）起居

有规律的生活、工作，对于保持身体健康有着十分重要的作用。同样，合乎适宜的起居对于肝炎患者的恢复来说有着重要的意义。做到起居有常，主要从以下三个方面入手：避免劳累，肝主筋，司全身筋骨关节之运动，过劳则耗血损气而伤肝，致正虚邪恋，疾病缠绵难愈；慎避外邪，肝炎患者大多体质虚弱，极易受外邪侵袭，随时注意居室通风，防寒保暖，须做到"虚邪贼风，避之有时"；节情抑欲，房劳伤肾，肝肾同源，精血互生，母病及子，致肝肾同病，从而使肝病缠绵难愈，因此肝炎患者宜节制房事，使神气充沛，增强机体的抗病能力。

急性肝炎早期，应住院或留家隔离治疗休息。在肝炎症状明显期，应让患者卧床休息，有黄疸的病例更应注意。卧床休息时间要持续到症状和黄疸明显消退，方可起床活动。初起活动时可在室内散步；如症状继续好转，体力增强，可以逐步扩大活动范围，并延长活动时间。活动量一般以不觉疲乏为度。卧床休息，不仅能减少机体体力和热量消耗，而且能减少活动后的肝糖原过多分解、蛋白质分解及乳酸形成而增加肝脏负担。另外，卧床休息可增加肝脏的血流量，有利于肝脏营养和氧气供给，但不能过分强调卧床休息，以免营养过度，活动太少而形成脂肪肝，不利于肝炎的痊愈。急性病毒性肝炎患者应保持情绪稳定、生活规律、避免感冒、节制房事。肝功能正常后，仍需休息1～2个月，待情况稳定后，可恢复半日工作，逐步过渡到全日工作，并在1年内避免重体力劳动和剧烈运动。

对于慢性肝炎无明显自觉症状或症状轻微，血清氨基转移酶未见明显升高者，一般不需卧床休息，但要做到生活规律、睡眠充足、情绪乐观、饮食合理，并适度运动，如散步、做广播体操、打太极拳、练气功等。总的原则是运动量的增加以不疲劳为度。运动后如果食欲好转，身心愉快，乏力减轻，肝功能改善，则可在此基础上量力而行地加大活动量。适当的运动可强身健体，有利于疾病的康复。

重型肝炎患者必须绝对卧床休息，注意个人卫生，预防感染。

淤胆型肝炎患者一般不主张卧床休息，但症状明显，肝功能不正常的患者例外。待症状明显好转，可适量增加活动量，但以不引起疲劳为原则。饮食宜清淡而富含营养。有条件的情况下，可于每晚临睡前洗1次温水澡，可缓解皮肤瘙痒症状。

药物性肝炎患者应注意休息，高热量高蛋白饮食，多吃蔬菜。

（三）饮食

《黄帝内经》中即有"谷肉果菜，食养尽之"的记载，清代医家王孟英也有食物药用"性最平和，味不恶劣，易办易服"之说，因此饮食疗养对肝炎患者尤为重要。肝炎患者的饮食应坚持合理搭配、饮食有节、饮食宜忌、食宜清淡四大原则，坚持辨证施食，即根据疾病的寒热虚实，选用不同寒、热、温、凉或平性的食物而施用，以取得良好的"养"和"疗"的效果。

**1. 急性肝炎** 合理安排肝炎患者的饮食对促进其康复很重要。急性期应以流质、半流质或易消化食物为主，少量多餐，保证水分的供给，以利于利尿退黄。恢复期可以根据患者的饮食习惯加以调剂，注意适当增加蛋白质和维生素的摄入。蛋白质按每日1.5～1.8g/kg补充，对脂肪不必严格限制，以免影响食欲的恢复，但须防止医源性糖尿病和脂肪肝的形成。

在饮食宜忌方面，急性肝炎早期大多有食欲不振、恶心、呕吐等消化道症状，往往会导致对食物中的蛋白质和脂肪的消化、吸收障碍，所以不能片面强调营养，应选择清淡、易消化的食物，或是流质、半流质，如牛奶、豆浆、稀粥、面条之类；蔬菜如西红柿、竹笋、冬瓜、茭白；水果如西瓜、橘子、橙子、柚子、山楂等。少量多餐，一般除一日三餐外，上、下午各多加一餐。待食欲好转后，再逐渐增加蛋白质类食品。常用食疗食物：芹菜、菠菜、生梨、豆腐、墨鱼、鲫鱼、田螺、赤小豆、蘑菇等。忌食香燥、动火、滋腻食品，如大蒜、辣椒、韭菜、羊肉、狗肉、鸽肉、烧鹅、烧鸭等。

食疗方有：

（1）河鱼 250g，绿豆 120g，陈皮 6g，炖烂，吃豆及鱼，喝汤。

（2）黄花菜 10g，玉米须 20g，茅根 30g，煎水服，连服 10 日。

（3）1%王浆蜂蜜（由王浆与蜂蜜调和而成），4 岁以下每次口服 5g，5～10 岁每次服 10g，10 岁以上及成人每次服 20g，每日 2 次。

（4）雪梨 10 个，洗净切片，浸于米醋中，放置 4 小时，口服，每日 3 次。

（5）赤小豆 30g，茵陈 18g，洗净加水煮沸。服汤，每日 2 次，每次 1 小杯。

（6）黄瓜根捣烂取汁，每日早晨温服 1 小杯。

**2. 慢性病毒性肝炎**　患者一般忌偏食，一切以有利于肝脏的营养、修复而不加重其损害为原则，宜选择清淡易消化、富含维生素和矿物质的新鲜瓜果、蔬菜及适量的瘦肉、鱼及兔肉等。烹调尽量避免用煎、炸等方法。辛辣及刺激性食物也不宜食用。

食疗方有：

（1）米醋 1000g，鲜猪骨 500g，红、白糖各 120g，置锅内共熬（不加水），至煮沸后 30 分钟取出过滤，成人每次口服 30～40ml，小儿（5～10 岁）每次服 10～15ml，每日 3 次，饭后服。1 个月为 1 个疗程。慢性者可服 2～3 个疗程。

（2）活鲤鱼 500g，赤小豆少许放入锅内，加水 2～3L 炖之，炖至鱼熟豆烂；除去鱼头、骨、内脏，分次将鱼肉、豆、汤全部吃完。

（3）鸡骨草煲鸡蛋：鸡蛋 2 个，鸡骨草 60g，共放煲内加清水适量同煎，鸡蛋熟后，取出去壳，再放进煲内煮一会儿，喝汤吃蛋。每日 1 次，连续服用 1 周。

（4）泥鳅粉：泥鳅若干条，放进烤箱内烘干，取出研末，每服 10g，每日 3 次，饭后服用，小儿酌减。

（5）红萝卜 100g，鲜车前草 60g，芹菜 100g，共洗净切碎捣汁，加蜜糖适量调服。

（6）鲜鸡肫 1 个，萝卜 1 个，陈皮 1 片，生姜 2 片，同放入砂锅中，微火炖至烂熟。连汤带渣服用。

**3. 重型肝炎**　患者宜食用低蛋白、低脂等食物，以及新鲜水果、蔬菜。饮食宜柔软，避免粗糙、带刺及煎炸的生硬食品，以免损伤食管引起消化道大出血。严禁饮酒，忌食辛辣有刺激性的食品及调味品。

食疗方有：

（1）豆枣黄花粥：绿豆、黄花菜各 30g，红枣 10 枚，粳米 100g，白术 3g，共煮烂成粥，每日服 1～2 次。

（2）猪皮红枣羹：猪皮 500g，红枣 250g，冰糖 30g，共煮烂炖熟成羹，分多次吃，有清热止血功效。

（3）绿豆赤小豆汤：绿豆 30g，赤小豆 30g，白糖 15g，将前两味加水煮烂，加入白糖，分 2 次服用。

（4）栀子粥：栀子 5g，大米 60g，将栀子研成细末，大米煮粥，粥熟后加入栀子末，分 2 次服用。

（5）西瓜汁：西瓜 1 只，剖开，用纱布滤汁。每日少量频服。有清热解毒、凉血救阴的功效，适用于亚急性重型肝炎。

**4. 淤胆型肝炎**　患者应卧床休息，进流质、易消化的饮食，禁饮酒，避免应用对肝脏有损害的药物，宜食用蔬菜、水果、瘦肉、豆制品等清淡有营养的食品，忌食肥甘、辛辣、滋腻之品。

食疗方有：

（1）生猪胆、冰糖各适量，置锅内隔水蒸熟，配以 20%糖浆，每日服 3 次，每次服 33ml，可连服 1 个月。

（2）茯苓赤豆薏米粥：白茯苓粉 20g，赤小豆 50g，薏仁米 100g，先将赤小豆浸泡半天，与薏仁米共煮粥，赤小豆煮烂后，加茯苓粉再煮成粥，加白糖少许，随意服食，每日数次。

（3）鲜茅根 150g，瘦猪肉丝 250g，加水适量共煮熟，加食盐、佐料，分顿服用。

（4）百合蒸，和蜜食之。治黄疸有效。

（5）芹菜煮食，治黄疸。

（6）其他一些既是食物又是药物且具有利胆退黄功效的有苜蓿、甘薯、柳叶、茭白、荸荠、麦芽等。

（贺松其）

# 第六节 医案精选

## 医案一

阮某，男，50 岁。就诊日期：2015 年 9 月 15 日。

患者无明显诱因下出现尿黄伴身目黄染、乏力 4 天，胃纳一般，无厌油腻，无腹痛腹胀，无皮肤瘙痒，无恶心呕吐，大便稀，棕褐色，每天 2～3 次，无黏液脓血便，无白陶土样大便，无发热，无咳嗽咳痰，无胸闷胸痛。20 年前发现乙肝，多次查肝功能正常，未予抗病毒治疗。

查体：神志清，精神可，全身皮肤及巩膜黄染，无蜘蛛痣，无肝掌，心肺（-）。腹平软，全腹部无压痛及反跳痛，墨菲征阴性，麦氏点无压痛，肝脾肋下未触及，肝区叩击痛阳性，双肾区无叩击痛，移动性浊音阴性，肠鸣音正常，双下肢无水肿。舌质淡红有齿痕，苔黄，脉弦滑。

辅助检查：HBV-DNA 定量：$4.23\times10^5$U/ml；两对半：大三阳；肝胆彩超：肝实质回声稍粗，肝右叶钙化灶，胆囊多发息肉伴胆囊炎声像，脾未见明显异常；肝功能 AST 240.1U/L，ALT 203.6U/L，GGT 60.9U/L，总胆红素 54.3μmol/L，直接胆红素 22.7μmol/L，间接胆红素 31.6μmol/L，白蛋白 37.3g/L，胆汁酸 20.1μmol/L，血糖 4.91mmol/L；血脂四项大致正常；血常规：WBC 8.1G/L，N% 45.44%，PLT $106\times10^9$/L，Hb 151g/L；尿常规：尿胆原阳性（1+），胆红素阳性（1+）。

诊断：中医诊断：黄疸（脾虚湿热）。西医诊断：①慢性乙型病毒性肝炎；②胆囊多发息肉。

治法：清热解毒，健脾祛湿退黄。

方药：茵陈解毒汤合参苓白术散加减。茵陈 15g，栀子 10g，大黄 6g，叶下珠 15g，白背叶根 30g，白术 15g，白花蛇舌草 20g，苦参 10g，土鳖虫 10g，五味子 10g，垂盆草 15g，土茯苓 20g，党参 15g，白扁豆 10g，山药 15g，砂仁 10g，薏苡仁 20g。水煎服，每日 1 剂。同时配合西药抗病毒治疗。

患者先后服用本方 2 周余复诊，黄疸消失，大便稍稀，1～2 次/天，自我感觉良好，偶感胸闷。复查肝功能：AST 54.2U/L，ALT 65.3U/L，总胆红素 22.3μmol/L，直接胆红素 12.1μmol/L，间接胆红素 10.2μmol/L，舌质淡红，苔薄，脉弦滑，嘱上方继续服用，1 个月后复诊，定期检查。

评析　患者不慎感染疫毒之邪，未及时治疗，迁延日久，内伤肝脾，肝失条达，脾失健运，以致运化功能失职，湿热内蕴，随脾胃阴阳盛衰从热化，熏蒸或阻滞于脾胃肝胆，致肝失疏泄，胆液不循常道，随血泛溢，浸淫肌肤而发黄。患者身目黄染，小便黄，大便正常，舌质淡红有齿痕，苔黄，脉弦滑，证属脾虚湿热，方用茵陈解毒汤合参苓白术散加减。方中以茵陈解毒汤解毒祛湿，参苓白术散健脾益气。茵陈、栀子、大黄、垂盆草清热利湿退黄，具有保肝降酶、利胆退黄之效；叶下珠、白背叶根、白花蛇舌草清热解毒，利尿除湿，可提高机体非特异性免疫功能，抗病毒，保护肝脏；苦参清热燥湿，抗病毒；土鳖虫破血逐瘀；五味子敛阴降酶；土茯苓解毒，除湿；党参、白扁豆、山药健脾益气；砂仁行气调中。诸药合用，共奏利湿退黄、健脾和中之效。

## 医案二

韩某，男，41岁。就诊日期：2015年11月24日。

患者感全身乏力，食欲胃纳欠佳10天余，伴小便色黄如茶水色，厌油腻，时有恶心呕吐，伴腹胀，无腹痛，无发热咽痛，无咳嗽咳痰，无胸闷心悸，未重视及治疗。近2日感头晕无头痛，于医院求诊。患者10余年前发现乙肝标志物阳性，病毒定量及氨基转移酶不详。2014年3月发现氨基转移酶、胆红素升高，外院治疗，并开始替比夫定抗病毒治疗，自行隔日1次口服，不规律检查肝功能正常，病毒载量低于检测值。

查体：全身皮肤及巩膜中度黄染，未见蜘蛛痣及肝掌，心肺（−）。腹平软，全腹部无压痛及反跳痛，墨菲征阴性，麦氏点无压痛，肝脾肋下未触及，肝脾区及双肾区无叩击痛，移动性浊音阴性，肠鸣音正常，双下肢无水肿。舌质红，苔黄腻，脉弦滑。

辅助检查：HBV-DNA定量：低于检测值；两对半：小三阳；肝胆彩超：肝、胆囊、脾未见明显异常；肝功能：AST 56.1U/L，ALT 72.6U/L，GGT 39U/L，总胆红素75.3μmol/L，直接胆红素35.7μmol/L，间接胆红素39.6μmol/L，白蛋白45.3g/L，胆汁酸18.1μmol/L，血糖4.58mmol/L。

诊断：中医诊断：黄疸（肝胆湿热）。西医诊断：慢性乙型病毒性肝炎。

治法：清热解毒退黄。

方药：茵陈解毒汤加减。茵陈15g，栀子10g，大黄6g，叶下珠15g，白背叶根30g，白术15g，白花蛇舌草20g，苦参10g，五味子10g，垂盆草15g，土茯苓20g。水煎服，每日1剂。

患者先后服用本方月余复诊，疲劳、纳差较前明显缓解，小便仍偏黄。舌质红，苔薄黄，脉滑。复查肝功能较前好转（肝功能：AST 45.6U/L，ALT 53.3U/L，总胆红素35.6μmol/L，直接胆红素22.4μmol/L，间接胆红素13.2μmol/L），舌质淡红，苔薄，脉弦滑，上方加薏苡仁20g，佩兰15g，清热除湿，继续服用，1个月后复诊。

评析　患者不慎感染疫毒之邪，迁延日久，内伤肝脾，肝失条达，脉络不和，脾失健运，气血化生无源，水湿内停，湿热内蕴，熏蒸或阻滞于脾胃肝胆，致肝失疏泄，胆液不循常道，随血泛溢，浸淫肌肤而发黄，肝失疏泄，故肝功能异常；湿热下注，而故尿黄。患者全身乏力，食欲胃纳差，小便色黄如茶水色，腹胀，时有恶心欲呕，大便干结，舌质红，苔黄腻，脉弦滑，证属肝胆湿热，方用茵陈解毒汤加减。方中茵陈、栀子、大黄、垂盆草清热利湿退黄，具有保肝降酶、利胆退黄之效；叶下珠、白背叶根、白花蛇舌草清热解毒，利尿除湿，可抗病毒，保护肝脏；苦参清热燥湿，抗病毒；五味子敛阴降酶；土茯苓解毒，除湿。诸药合用，共奏利湿退黄、清热解毒之效。

### 医案三

郑某，男，34岁。就诊日期：2016年5月24日。

患者因熬夜劳累，感乏力不适，活动后明显，休息后无缓解3月余，伴时有小便色黄，胃纳欠佳，无发热、身目黄染，无恶心呕吐，无腹痛腹胀，于医院求诊。患者15余年前出现乙肝标志物阳性，病毒定量、肝功能情况不详，未定期复查。2015年因"黄疸"于外院就诊，予护肝降酶处理，口服恩替卡韦抗病毒治疗，2015年年底因生育原因，自行停药。停药后未定期复查乙肝五项、病毒定量、上腹部影像学等。

查体：全身皮肤及巩膜无黄染，无蜘蛛痣，无肝掌，心肺（-）。腹平软，全腹部无压痛及反跳痛，墨菲征阴性，麦氏点无压痛，肝脾肋下未触及，肝脾区及双肾区无叩击痛，移动性浊音阴性，肠鸣音正常，双下肢无水肿。舌质淡红，苔薄黄，脉弦。

辅助检查：HBV-DNA定量：$5.06\times10^5$U/ml；乙肝五项：大三阳；AFP 7.2ng/ml；上腹部彩超：肝内光点增粗，脾偏大，请结合临床；肝功能：ALT 75.3U/L，AST 89.3U/L，GGT 62.4U/L，总胆红素31.3μmol/L，直接胆红素18.7μmol/L，间接胆红素12.6μmol/L。

诊断：中医诊断：肝著（肝郁脾虚）。西医诊断：慢性中度乙型病毒性肝炎。

治法：清热解毒，疏肝利胆。

方药：茵陈解毒汤合柴胡疏肝散加减。茵陈15g，栀子10g，大黄6g，叶下珠15g，白背叶根30g，白术15g，白花蛇舌草20g，苦参10g，五味子10g，垂盆草15g，土茯苓20g，柴胡15g，川芎10g，香附10g，枳壳10g，芍药10g，首乌藤30g，合欢皮15g，甘草10g。水煎服，每日1剂。同时配合西药抗病毒治疗。

患者先后服用本方月余复诊，疲劳、纳差较前明显缓解，睡眠较前改善，大便正常。舌质红，苔薄，脉弦。复查肝功能正常，上方去大黄、首乌藤、合欢皮，嘱继续服用，1个月后复诊。

评析 患者不慎感染疫毒之邪，未能及时治疗，迁延日久，内伤肝脾，肝失条达，不达则郁而伤脾，故胃纳欠佳。肝气郁滞，气血循环受阻，气血不和，气郁不舒则精神疲倦。患者食欲胃纳欠佳，乏力，时有小便黄，大便时稀烂，睡眠欠佳，舌质淡红，苔薄黄，脉弦，证属肝郁脾虚，方用茵陈解毒汤合柴胡疏肝散加减。方以茵陈解毒汤解毒祛湿，柴胡疏肝散疏肝解郁。茵陈、栀子、大黄、垂盆草清热利湿退黄，具有保肝降酶、利胆退黄之效；叶下珠、白背叶根、白花蛇舌草清热解毒，利尿除湿，可抗病毒，保护肝脏；苦参清热燥湿，抗病毒；五味子敛阴降酶；土茯苓解毒，除湿；柴胡、香附、枳壳疏肝解郁、理气宽中，可抗感染保肝；川芎活血行气；芍药柔肝止痛；首乌藤、合欢皮帮助睡眠；甘草调和诸药。诸药合用，共奏清热解毒、疏肝利胆之效。

### 医案四

杨某，男，30岁。就诊日期：2016年10月18日。

患者右胁胀闷不适1周，伴小便黄，痞满嗳气，大便2～3次/天，胃纳欠佳，无恶心厌油，无皮肤瘙痒，无尿频尿急尿痛，睡眠可。10余年前体检发现乙肝标志物阳性（具体不详），乙肝病毒定量不详，当时无自觉症状，查肝功能正常。2015年于当地医院体检时查ALT 575U/L，乙肝病毒定量不详，AFP 12ng/ml，遂住院予以护肝降酶、抗病毒治疗，好转后出院，出院后不规律服用抗病毒药物，目前自行停药1年。

查体：面色晦暗，全身皮肤及巩膜无明显黄染，胸前可见多发散在陈旧性瘢痕。无蜘蛛痣，无肝掌，心肺（-）。腹平软，全腹部无压痛及反跳痛，墨菲征阴性，麦氏点无压痛，肝脾肋下未触及，肝脾区及双肾区无叩击痛，移动性浊音阴性，肠鸣音正常，双下肢无水肿。舌质淡，苔白，脉沉缓。

辅助检查：HBV-DNA 定量：$4.81×10^4$U/ml；乙肝五项：大三阳；AFP 128.75ng/ml；肝功能 ALT 172U/L，AST 87U/L，ALP 68U/L，GGT 81.9U/L，总胆红素 35.6μmol/L，直接胆红素 15.7μmol/L，间接胆红素 19.9μmol/L。

诊断：中医诊断：胁痛（脾虚湿阻）。西医诊断：慢性中度乙型病毒性肝炎。

治法：疏肝健脾，祛湿退黄。

方药：茵陈解毒汤合枳实消痞汤加减。茵陈 15g，栀子 10g，大黄 6g，叶下珠 15g，白背叶根 30g，白术 15g，白花蛇舌草 20g，苦参 10g，五味子 10g，垂盆草 15g，土茯苓 20g，党参 15g，柴胡 15g，姜厚朴 10g，法半夏 10g，枳壳 10g，黄连 5g，甘草 10g。水煎服，每日 1 剂。同时配合西药抗病毒治疗。

患者先后服用本方月余复诊，右胁胀闷、痞满嗳气较前明显缓解，胃纳一般，大便较稀。舌质淡，苔薄，脉缓。复查肝功能：ALT 54.3U/L，AST 76.5U/L，总胆红素 23.6μmol/L，直接胆红素 11.2μmol/L，间接胆红素 12.4μmol/L。上方去大黄、垂盆草、苦参，加薏苡仁 20g，黄芪 15g，赤小豆 20g，嘱继续服用，1 个月后复诊。

评析　患者不慎感染疫毒之邪，迁延日久，内伤肝脾，肝失条达，肝木横逆克脾土，脾失健运，水湿内停，故痞满嗳气，胃纳不佳；痰湿停聚于肝，肝失疏泄，故右胁胀满不适。患者右胁胀闷不适，伴小便黄，痞满嗳气，胃纳欠佳，舌质淡，苔白，脉沉缓，证属脾虚湿阻，方用茵陈解毒汤合枳实消痞汤加减。方以茵陈解毒汤解毒祛湿，枳实消痞汤消痞除满、健脾和胃。茵陈、栀子、大黄、垂盆草清热利湿退黄，具有保肝降酶、利胆退黄之效；叶下珠、白背叶根、白花蛇舌草清热解毒，利尿除湿，可抗病毒，保护肝脏；苦参清热燥湿，抗病毒；五味子敛阴降酶；土茯苓解毒，除湿；柴胡、枳壳、姜厚朴疏肝解郁、理气宽中，可抗感染保肝；党参补中益气健脾；黄连、法半夏辛开苦降，以除痞满；甘草调和诸药。诸药合用，共奏疏肝健脾、祛湿退黄之功。

## 医案五

张某，男，61 岁。就诊日期：2016 年 12 月 13 日。

患者目黄、尿黄 1 周，肝区隐痛，伴头晕目眩、乏力，复查肝功能异常，无腹泻，无黑粪，无恶心呕吐，无畏寒发热，无胸痛胸闷，无皮疹，无咳嗽咳痰，食欲胃纳欠佳，睡眠可。患者于 20 余年前发现乙肝，后未定期复查肝功能等。

查体：神清，胸廓无畸形，双肺触觉语颤对称，双肺叩诊清音，双肺呼吸音稍粗，双肺未闻及干湿啰音。心律齐，各瓣膜区未闻及病理性杂音。腹平软，全腹无压痛及反跳痛，墨菲征阴性，肝肾区叩痛阴性，麦氏点压痛阴性，移动性浊音阴性，肠鸣音正常，双下肢无水肿。舌质淡，苔黄，脉弦滑。

辅助检查：HBV-DNA 定量：$4.81×10^4$U/ml；乙肝五项：大三阳；肝功能：ALT 79.3U/L，AST 68.5U/L，GGT 56.3U/L；总胆红素 38.4μmol/L，直接胆红素 8.20μmol/L，间接胆红素 30.2μmol/L；AFP 13.27μg/ml。上腹部 MRI 平扫+MRCP+增强示：肝脏 S6 段多发小囊肿，胆囊形态增大，请结合临床相关，必要时定期复查随诊。

诊断：中医诊断：黄疸（肝郁脾虚，痰瘀气滞）。西医诊断：①慢性乙型病毒性肝炎；②甲胎蛋白异常；③肝囊肿。

治法：解毒退黄，理气化痰。

方药：茵陈解毒汤合六君子汤加减。茵陈 15g，栀子 10g，大黄 6g，叶下珠 15g，白背叶根 30g，白术 15g，白花蛇舌草 20g，苦参 10g，五味子 10g，垂盆草 15g，土茯苓 20g，柴胡 15g，香附 10g，党参 15g，法半夏 10g，甘草 10g。水煎服，每日 1 剂。同时配合西药抗病毒治疗。

患者先后服用本方月余复诊，目黄、尿黄减轻，头晕疲劳较前明显缓解，胃纳一般。舌质淡，苔薄黄，脉弦。复查肝功能正常。嘱上方继续服用，1 个月后复诊，定期复查。

评析 患者不慎感染疫毒之邪，迁延日久，内伤肝脾，肝郁气滞，影响脾失健运，气机不畅，痰湿内停，故头晕乏力；肝失疏泄，胆液不循常道，随血泛溢，故目黄、尿黄、右胁胀满不适。患者目黄尿黄，肝区隐痛，头晕目眩，乏力，舌质淡，苔薄黄，脉弦滑，证属肝郁脾虚，痰瘀气滞，方用茵陈解毒汤合六君子汤加减。方以茵陈解毒汤解毒祛湿，六君子汤健脾和胃、理气化痰。方中茵陈、栀子、大黄、垂盆草清热利湿退黄，具有保肝降酶、利胆退黄之效；叶下珠、白背叶根、白花蛇舌草清热解毒，利尿除湿，可抗病毒、保护肝脏；苦参清热燥湿，抗病毒；五味子敛阴降酶；土茯苓解毒，除湿；柴胡、香附疏肝解郁、理气宽中，可抗感染保肝；党参补中益气；法半夏辛开苦降，化痰除湿；甘草调和诸药。诸药合用，共奏解毒退黄、理气化痰之功。

## 医案六

张某，男，49 岁。就诊日期：2017 年 4 月 18 日。

患者感肝区隐痛 1 月余，伴头晕，目干涩，时有失眠多梦，胸部有压迫感，腰酸胀，五心烦热，乏力，无尿黄、目黄，无畏寒、发热，精神、食欲可，大小便如常。体检发现肝功能明显异常，故来医院求诊。多年前体检确诊慢性乙型病毒性肝炎（具体时间不详），肝功能正常，未治疗。

查体：全身皮肤及巩膜无黄染，未见肝掌及蜘蛛痣，全身浅表淋巴结无肿大，心肺（-）。腹平软，全腹无压痛及反跳痛，肝脾肋下未触及，肝区叩痛阴性，墨菲征阴性，麦氏点压痛阴性，双肾区叩痛阴性，移动性浊音阴性，双下肢不肿。舌红，苔薄黄，脉沉细。

辅助检查：HBV-DNA 定量：$1.77 \times 10^5$U/ml；乙肝五项：小三阳；AFP 10.99ng/ml；肝功能 ALT 107U/L，AST 72U/L，GGT 384U/L，ALP 166U/L，总胆红素 24.8μmol/L，直接胆红素 10.2μmol/L，间接胆红素 14.6μmol/L。

诊断：中医诊断：胁痛（肝肾阴虚）。西医诊断：慢性乙型病毒性肝炎。

治法：益气养阴，清热祛湿。

方药：茵陈解毒汤合归芍地黄汤加减。茵陈 15g，栀子 10g，大黄 6g，叶下珠 15g，白背叶根 30g，白术 15g，白花蛇舌草 20g，苦参 10g，五味子 10g，垂盆草 15g，土茯苓 20g，熟地 15g，泽泻 9g，云茯苓 15g，山药 15g，丹皮 9g，当归 9g，白芍 15g，楮实子 15g，黄精 15g，枸杞子 24g，胡黄连 9g，小蓟 15g，淡黄芩 9g，败酱草 15g，生麦芽 15g，炒枣仁 15g。水煎服，每日 1 剂。同时配合西药抗病毒治疗。

患者先后服用本方月余，头晕、胁痛、腰酸及失眠多梦等均消失，自我感觉良好，仍偶感胸闷，大便稍稀。复查肝功能：ALT 56.2U/L，AST 61.3U/L，总胆红素 15.2μmol/L，直接胆红素 8.3μmol/L，间接胆红素 6.9μmol/L。上方去败酱草、小蓟、炒枣仁、胡黄连，加苡米 30g，芡实 12g，隔日 1 剂。服 12 剂后，以杞菊地黄丸善后。随访半年，未复发。

评析 患者不慎感染疫毒之邪（HBV），未能及时治疗，迁延日久，内伤肝脾，肝失条达，脉络不和，气血化生无源，水湿内停；痰湿停聚于肝，肝失疏泄，故实验室检查肝功能异常，日久迁延于肾，致使肝肾两虚。患者感肝区隐痛，头晕，目干涩，时有失眠多梦，胸部有压迫感，腰酸胀，五心烦热，乏力，舌红，苔薄黄，脉沉细，证属肝肾阴虚，方用茵陈解毒汤合归芍地黄汤加减。方以茵陈解毒汤解毒祛湿，归芍地黄汤滋补肝肾、养血柔肝。茵陈、栀子、大黄、垂盆草清热利湿退黄，具有保肝降酶、利胆退黄之效；叶下珠、白背叶根、白花蛇舌草清热解毒，利尿除湿，可抗病毒、保护肝脏；苦参清热燥湿，抗病毒；五味子敛阴降酶；土茯苓解毒，除湿；楮实子、枸杞子滋肾清肝明目；黄精补虚填精，益气滋阴；胡黄连清热燥湿；五味子敛阴降酶；败酱草清热解毒；生麦芽消食和中；炒枣仁养肝益气。据报道，小蓟根煎服可以减轻肝区疼痛，使肝功能有不同程度的好转趋势，并明显改善黄疸指数、胆红素及氨基转移酶，但禁用于恶性肝炎、明显肝功能不良及肝炎并胃肠道出血者。黄芩提取物黄芩素可以降低ALT。取大麦低温发芽的幼根干燥磨粉制成糖浆内服可消除厌食，缩小肝脏肿大及降低氨基转移酶。由于本案在辨证上紧紧抓住了肝肾阴虚的病机，用药上又参照了许多药理研究的成果，药证相得，故获良效。

## 医案七

陈某，男，29岁。就诊日期：2017年6月13日。

患者感劳累后肝区隐痛不适2周，伴全身乏力明显，故来医院求诊。患者无发热黄染，食欲胃纳尚可，晨起小便色黄，精神一般，全身乏力，肝区隐痛，无恶寒发热汗出，无头晕头痛，无咳嗽咳痰，无胸闷心悸，无腹痛腹泻，食欲、睡眠可，晨起小便色黄，大便1～2天1次。患者10余年前体检发现乙肝标志物阳性，肝功能正常，未治疗；曾间断口服中药汤剂治疗，未应用抗病毒治疗。

查体：全身皮肤及巩膜无黄染，未见肝掌及蜘蛛痣，全身浅表淋巴结无肿大，心肺（-）。腹平软，全腹部无压痛及反跳痛，肝脾肋下未触及，肝区叩击痛阴性，墨菲征阳性，麦氏点压痛阴性，双肾区叩痛阴性，移动性浊音阴性，双下肢不肿。舌淡红有齿痕，苔黄腻，脉弦滑。

辅助检查：HBV-DNA定量：$7.71 \times 10^6$U/ml；AFP 8.3ng/ml；肝功能：AST 72U/L，AST 86U/L，GGT 87.1U/L，胆红素、尿酸、血钙、血磷、肌酐、尿素氮未见明显异常。

诊断：中医诊断：胁痛（脾虚湿热）。西医诊断：慢性乙型病毒性肝炎。

治法：清热解毒，健脾利湿。

方药：茵陈解毒汤加减。茵陈15g，栀子10g，大黄6g，叶下珠15g，白背叶根30g，白术15g，白花蛇舌草20g，苦参10g，五味子10g，垂盆草15g，土茯苓20g。水煎服，每日1剂。

患者先后服用本方月余复诊，肝区隐痛、疲劳较前明显缓解，胃纳一般，大便较稀。舌质红，苔黄，脉弦。复查肝功能正常。上方去大黄、垂盆草、叶下珠，加薏苡仁20g，柴胡15g，郁金15g，赤小豆20g，嘱继续服用，1个月后复诊，定期复查。

评析　患者不慎感染疫毒之邪（HBV），未能及时治疗，迁延日久，内伤肝脾，肝失条达，故肝区隐痛不适，脉络不和，肝木横逆克脾土，脾失健运，气血化生无源，水湿内停，痰湿停聚于肝，肝失疏泄，而致湿热内蕴，气机不畅而患者自感疲劳、尿黄，舌淡红有齿痕，苔黄腻，脉弦滑，证属脾虚湿热，方用茵陈解毒汤加减。方中茵陈、栀子、大黄、垂盆草清热利湿退黄，具有保肝降酶、利胆退黄之效；叶下珠、白背叶根、白花蛇舌草清热解毒，利尿除湿，可抗病毒、保护肝脏；苦参清热燥湿，抗病毒；五味子敛阴降酶；土茯苓解毒，除湿。诸药合用，共奏利湿退黄、解毒清热之功。

**医案八**

邓某，女，35岁。就诊日期：2017年12月19日。

患者半年来无明显诱因出现右胁肋部刺痛，无放射痛，无腹胀腹痛，无恶心欲呕，无厌食油腻，无头痛头晕，无腹泻，胃纳可，寐欠佳，大小便正常。复查肝功能异常，故至医院就诊。患者明确诊断"大三阳"，未进行规律抗病毒治疗，服用五酯片、水飞蓟宾葡甲胺片进行护肝降酶治疗，每月规律复查肝功能发现肝功能反复异常。

查体：全身皮肤及巩膜无黄染，无蜘蛛痣，无肝掌，心肺（-）。腹平软，全腹部无压痛及反跳痛，墨菲征阴性，麦氏点无压痛，肝脾肋下未触及，肝脾区及双肾区无叩击痛，移动性浊音阴性，肠鸣音正常，双下肢无水肿。舌质红，有瘀斑，苔黄，脉弦细。

辅助检查：HBV-DNA定量：$4.25×10^6$U/ml；AFP 4.62ng/ml；乙肝五项：大三阳；ALT 29U/L，AST 75U/L，GGT 62.0U/L，胆红素正常；肝胆脾胰彩超未见异常。

诊断：中医诊断：胁痛（肝郁血瘀）。西医诊断：慢性中度乙型病毒性肝炎。

治法：活血化瘀，清热祛湿。

方药：茵陈解毒汤加减。茵陈15g，栀子10g，大黄6g，叶下珠15g，白背叶根30g，白术15g，白花蛇舌草20g，苦参10g，土鳖虫10g，五味子10g，垂盆草15g，土茯苓20g，当归10g，赤芍10g，丹参10g，柴胡10g，郁金10g，甘草10g。水煎服，每日1剂。

患者先后服用本方月余复诊，肝区刺痛明显缓解，胃纳一般，大便稀。舌质红，苔薄黄，脉细。复查肝功能正常。上方去大黄、垂盆草、苦参，加薏苡仁20g，赤小豆20g，车前子15g，嘱继续服用，1个月后复诊，定期复查。

评析　患者因"右胁肋部隐痛，肝功能反复异常半年"求诊。患者不慎感染疫毒之邪，未能及时治疗，迁延日久，内伤肝脾，肝失条达，气滞血瘀，脉络不和，故右胁隐痛，舌有瘀斑，证属肝郁血瘀，方用茵陈解毒汤加减。方中茵陈、栀子、大黄、垂盆草清热利湿退黄，具有保肝降酶、利胆退黄之效；叶下珠、白背叶根、白花蛇舌草清热解毒，利尿除湿，可抗病毒、保护肝脏；苦参清热燥湿，抗病毒；土鳖虫破血逐瘀；五味子敛阴降酶；土茯苓解毒，除湿；柴胡、郁金疏肝解郁、理气宽中，可抗感染保肝；当归活血补血；赤芍、丹参活血祛瘀；甘草调和诸药。诸药合用，共奏活血化瘀、清热祛湿之功。

**医案九**

张某，女，21岁。就诊日期：2018年5月22日。

患者无明显诱因感日常活动后疲乏无力1月余，食欲欠佳，饭量稍有减少，怕冷，手脚凉，腰酸，尿频，大便稀，2~3次/日。无腹胀、腹痛，无恶心、呕吐，无反酸、嗳气，无头晕、头痛，无胸闷、气短等不适。

查体：全身浅表淋巴结无肿大，心肺（-），腹平软，全腹无压痛及反跳痛，肝脾肋下未触及，肝区叩痛阳性，墨菲征阴性，麦氏点压痛阴性，双肾区叩击痛阴性，移动性浊音阴性，双下肢不肿。舌质淡而胖，苔薄白，脉细。

辅助检查：HBV-DNA定量：$3.37×10^8$U/ml；乙肝五项：大三阳；ALT 170U/L，AST 136U/L，总胆红素32.6μmol/L，直接胆红素12.2μmol/L，间接胆红素20.4μmol/L。

诊断：中医诊断：肝著（脾肾阳虚）。西医诊断：慢性中度乙型病毒性肝炎。

治法：温肾健脾，祛湿退黄。

方药：茵陈解毒汤合肾气丸加减。茵陈15g，栀子10g，大黄6g，叶下珠15g，白背叶根

30g，白术 15g，白花蛇舌草 20g，苦参 10g，五味子 10g，垂盆草 15g，土茯苓 20g，肉桂 10g，黑顺片（先煎）10g，山茱萸 10g，熟地 10g，泽泻 10g，山药 10g，丹皮 10g。水煎服，每日 1 剂。

患者先后服用本方月余复诊，怕冷、腰酸较前明显缓解，胃纳一般，大便稀。舌质淡，苔白，脉细。复查肝功能：ALT 56.4U/L，AST 72.3U/L，总胆红素 18.8μmol/L，直接胆红素 12.2μmol/L，间接胆红素 6.6μmol/L。上方去大黄、叶下珠、苦参、垂盆草，加煨诃子 10g，党参 15g，车前子 15g，薏苡仁 20g，嘱继续服用，1 个月后复诊，定期复查。

评析 患者不慎感染疫毒之邪（HBV），未能及时治疗，迁延日久，内伤肝脾，肝失条达，脉络不和，肝木横逆克脾土，脾失健运，气血化生无源，水湿内停；痰湿停聚于肝，肝失疏泄，故实验室检查肝功能异常；疫毒迁延难愈，损伤正气，日久损耗脾肾阳气，导致脾肾阳虚，正气不足以抗击阴邪疫毒，故病毒载量高，机体无法及时清除疫毒，方用茵陈解毒汤合肾气丸加减。方以茵陈解毒汤解毒祛湿，肾气丸温阳健脾。茵陈、栀子、大黄、垂盆草清热利湿退黄，具有保肝降酶、利胆退黄之效；叶下珠、白背叶根、白花蛇舌草清热解毒，利尿除湿，可抗病毒、保护肝脏；苦参清热燥湿，抗病毒；五味子敛阴降酶；土茯苓解毒，除湿；肉桂、黑顺片辛甘而温，温通阳气，二药相合，补肾阳，助气化；熟地滋阴补肾生精，配伍山茱萸、山药补肝养脾益精；泽泻利水渗湿，配肉桂又善温化痰饮；丹皮活血散瘀，可调血分之滞。诸药合用，使肾阳振奋，气化复常，解毒祛湿，则诸症自除。

## 医案十

李某，男，35 岁。就诊日期：2018 年 11 月 27 日。

患者近 1 年反复上腹部隐痛，加重 1 月余，纳差，五心烦热、口干口臭，便秘，无黏液脓血便，无恶心呕吐，无反酸，时有嗳气，精神、食欲尚可，小便黄，大便正常，睡眠好。患者 10 年余前发现乙肝标志物阳性（具体不详）。2017 年 8 月开始替诺福韦抗病毒，予护肝、制酸护胃治疗。后门诊复查，继续抗病毒、中药治疗。

查体：体型偏胖，全身浅表淋巴结无肿大，双肺呼吸音清，未闻及干湿啰音。腹平软，脐周轻压痛，无反跳痛，余腹无压痛、反跳痛，肝脾肋下未触及，肝区叩击痛阴性，墨菲征阴性，麦氏点压痛阴性，双肾区叩击痛阴性，移动性浊音阴性，双下肢不肿。舌质红，苔黄，脉弦。

辅助检查：HBV-DNA 定量：$2.56×10^4$U/ml；乙肝五项：小三阳；AFP 3.29ng/ml；ALT 42U/L，AST 72U/L，总胆红素 23.8μmol/L，直接胆红素 12.2μmol/L，间接胆红素 11.6μmol/L；肝组织病理：慢性乙型肝炎 G2S2 期；胃镜：慢性浅表性胃炎伴糜烂。

诊断：中医诊断：腹痛（肝胃阴虚）。西医诊断：①慢性中度乙型病毒性肝炎；②慢性浅表性胃炎伴糜烂。

治法：养阴和胃，清热退黄。

方药：茵陈解毒汤合一贯煎加减。茵陈 15g，栀子 10g，大黄 6g，叶下珠 15g，白背叶根 30g，白术 15g，白花蛇舌草 20g，苦参 10g，五味子 10g，垂盆草 15g，土茯苓 20g，北沙参 15g，麦冬 15g，生地 15g，川楝子 10g。水煎服，每日 1 剂。

患者先后服用本方月余复诊，上腹隐痛、纳差较前缓解，便秘好转。舌质红，苔黄，脉弦。复查肝功能正常。上方加薏苡仁 20g，佩兰 15g，玉竹 15g，嘱继续服用，1 个月后复诊，定期复查。

评析 患者不慎感染疫毒之邪（HBV），未能及时治疗，迁延日久，肝体失养，则疏泄失常，肝气郁滞，进而横逆犯胃，脾失健运，故胸脘胁痛、吞酸吐苦；肝气久郁，阴虚津液不能上承，故咽干口燥、舌红少津，证属肝胃不和，方用茵陈解毒汤合一贯煎加减，方以茵陈解毒汤解毒祛湿，一贯煎滋阴疏肝。茵陈、栀子、大黄、垂盆草清热利湿退黄，具有保肝降酶、利胆退黄之效；叶下珠、白背叶根、白花蛇舌草清热解毒，利尿除湿，可抗病毒、保护肝脏，缓解肝损伤；苦参清热燥湿，抗病毒；五味子敛阴降酶；北沙参、麦冬养阴清热，益胃生津；生地清热生津滋阴；川楝子疏肝泻热，理气止痛。药证相得，故获良效。

（贺松其）

## 第七节　病毒性肝炎的中西医结合研究进展

慢性乙型病毒性肝炎（chronic viral hepatitis type B，CHB）是一种主要表现为肝脏损害的全身性传染病，全球约 20 亿人曾感染 HBV，约 3.5 亿人为慢性 HBV 感染者，每年约有 65 万人死于 HBV 感染所致的肝衰竭、肝硬化和肝细胞癌。病毒性肝炎是危害我国公众健康的重要因素，我国 HBV 携带者有 1.2 亿～1.6 亿，其中慢性乙型肝炎患者约 3000 万。作为我国的常见病，慢性乙型肝炎 15%～40%将发展为肝硬化、肝衰竭或肝癌，病情进一步发展甚至会导致患者死亡。

### 一、HBV 的复制过程及发病机制

HBV 属于嗜肝病毒科，由一个基因组长约 3.2kb 的环状双链 DNA 组成。部分环状双链DNA 包含由 4 个部分重叠的开放阅读框（ORF）编码的 7 个病毒蛋白。前 C 基因编码 HBVe抗原（HBeAg），而 C 基因开始编码的蛋白质为 HBV 核心抗原（HBcAg，病毒核壳体的主要组成部分）。HBV 的聚合酶包含三个功能域即逆转录酶（RT）/DNA 聚合酶、核糖核酸酶 H（RNaseH）和末端蛋白（TP）。而 HBV 表面抗原（HBsAg）是脂质被膜的重要组成部分，在病毒中由 S 基因编码，有小包膜蛋白（S）、中包膜蛋白（M）和大包膜蛋白（L）三种形式。这些表面蛋白与病毒附着、成熟、分泌和免疫原性息息相关，其中由 X 基因编码的 HBVX 蛋白（HBx）是一个多功能蛋白，尽管其具体功能尚不清楚，但在病毒的生命周期、病毒-宿主相互作用及 HCC 的形成中起着重要作用。

乙肝病毒入侵细胞后，释放衣壳中的松弛环状 DNA（relaxed-circular DNA，RC DNA）入肝细胞核，并在病毒 P 蛋白及宿主因子的帮助下形成共价闭合环状 DNA（covalently closed cirular DNA，cccDNA），病毒在体内持续性感染主要依赖于肝细胞核内的 cccDNA。cccDNA可以结合到组蛋白上形成微小染色质，作为病毒转录的模板转录成前基因组 RNA（pregenomic RNA，pgRNA）。pgRNA 在核衣壳中包装及反转录，从而形成病毒或者重新回到核内形成cccDNA。乙型肝炎反复发作主要是由于 cccDNA 难以完全清除及免疫逃逸。

肝炎病毒引起人体损害的主要发病机制：①机体对肝炎病毒进行免疫应答反应；②肝炎病毒直接损伤机体细胞，导致正常细胞大量死亡。因此，抗病毒治疗的主要目的是抑制病毒复制，减少传染性；改善肝功能；减轻肝组织病变；提高生活质量；减少或阻止肝硬化和原发性肝癌的发生等。对慢性肝炎患者进行抗病毒治疗对清除患者体内病毒、控制患者病情、抑制患者健康状态进一步恶化显得尤为重要。随着科学技术的不断发展进步，近几十年来，针对乙型肝炎和丙型肝炎等病毒性肝炎的抗病毒药物研究不断取得突破，其研制和开发水平取得了很大发展和进步。

## 二、西药抗病毒的研究进展

抗肝炎病毒的药物研究已有多年的历史,这期间此类研究取得了很大的进步和突破。目前,抗 HBV 的药物主要有干扰素α(interferon-alpha)、拉米夫定(lamivudine)、阿德福韦酯(adefovir dipivoxil)、恩替卡韦(entecavir),以及替诺福韦、替比夫定、L-氧用阿糖尿嘧啶(L-FMAU)、伐昔洛韦(valaciclovir)、二脱氧氟硫胞嘧啶(FTC)、洛布卡韦(lobucavir)、环氧羟碳脱氧鸟苷(BMS2000475)等近几年研制出来的药物。

### (一)干扰素α

干扰素α是第一个被用于乙型肝炎抗病毒治疗的药物,具有抑制细胞分裂、调节免疫、抗病毒、抗肿瘤等多种作用,在慢性乙型肝炎的治疗中,它的主要作用是降解 mRNA 及刺激机体产生抗病毒蛋白,抑制 mRNA 翻译和合成病毒蛋白从而抑制 HBV 的复制。其在抗病毒方面作用相对较小,但具有比较强的免疫调节功能,可以调节患者免疫功能,增加患者抗病毒的免疫力。干扰素α可以降低患者体内病毒载量、抑制病毒复制,使患者体内 ALT 水平恢复正常,并使体内 HBeAg 及 HBV-DNA 转阴。国际多中心临床试验显示,HBeAg 阳性的慢性乙型肝炎患者,予 PegIFN α-2α治疗 48 周,停药随访 24 周时 HBeAg 血清学转换率为 32%~36%,HBsAg 转换率达 3%;停药后随访 48 周,HBeAg 血清学转换率为 43%。另外,干扰素α也可用于 HIV 及疱疹病毒的治疗,且可以获得不错的疗效。

### (二)拉米夫定

拉米夫定是抗 HBV 核苷类药之一,是我国最早应用于治疗慢性乙型肝炎的药物。它由于具有口服方便、不良反应少等优点,一用于乙型肝炎抗病毒治疗,便引起了很大反响。其通过掺入乙型肝炎患者病毒 DNA 链,有效地抑制病毒 DNA 复制,减轻肝功能损害,控制疾病的进展。拉米夫定治疗 1 年内便可以显著抑制患者体内 HBV-DNA 复制,使患者体内 ALT 水平尽快恢复正常水平及使体内 HBeAg 转阴。但有研究表明,拉米夫定治疗慢性乙型肝炎的第 1~2 年,耐药率为 15%~25%。另外,由于拉米夫定疗效显著,被广泛用于全球各地,甚至到了不合理及滥用的地步。

### (三)阿德福韦酯

阿德福韦酯于 2002 年被应用于抗 HBV 治疗领域,除是一种无环核苷类药,其内在的立体结构是一个非常重要的抗病毒因素。在进入体内之后可快速转化为阿德福韦,不但能够直接对 HBV-DNA 发挥抑制作用,降低 HBV-DNA 滴度,减少病毒载体,而且可通过对血清 HBV-DNA 聚合酶活性发挥抑制作用而达到抗病毒的功效。此外,阿德福韦还可促进 T 淋巴细胞活性重建,逐步达到增强患者机体免疫力,提升自身机体抗病毒能力的功效。阿德福韦酯可以有效抑制 HBV-DNA 的复制,且和拉米夫定相比,阿德福韦酯耐药的可能性较低,5 年治疗耐药发生率仅为 29%。这种速度较慢的耐药性的发展可能与阿德福韦酯灵活的无环结构相关。相较于单纯给予阿德福韦酯治疗,阿德福韦酯联合拉米夫定治疗在抑制 HBV-DNA 复制、提高 HBeAg 转阴率方面作用更显著,且能够更好地改善肝功能指标,表明阿德福韦酯联合拉米夫定治疗可有效缓解患者临床症状,改善肝功能,提高临床效果。

## （四）恩替卡韦

恩替卡韦是一种高选择性抗 HBV 药物，于 2005 年开始被应用于慢性乙型肝炎治疗领域，被我国 2015 年版《慢性乙型肝炎防治指南》确定为 CHB 初治患者的首选口服用药之一。临床试验表明，恩替卡韦因有较强的抑制 HBV 作用及低耐药性，具有良好的耐受性和安全性。恩替卡韦具有两个突出的特征：①它是一种环戊烷的核苷，属于一个新亚群，其在抑制 HBV 方面效果显著；②恩替卡韦可以使 67%的 e 抗原阳性和 90%的 e 抗原阴性的乙型肝炎患者于治疗 1 年后 HBV-DNA 转阴。研究表明，口服恩替卡韦 3 年后可以使 91%的乙型肝炎患者 HBV-DNA 转阴。HBeAg 阳性慢性乙型肝炎患者接受 ETV 治疗 5 年，HBV DNA 转阴率可达 94%，ALT 复常率为 80%，治疗 5 年的累积耐药发生率为 1.2%。另外，恩替卡韦在抗 HBV 治疗中具有强效、快速的抗病毒效果，而且发挥抗 HBV 的作用时间早于阿德福韦酯。恩替卡韦强有力的抗病毒效应可能和其内部相关细胞磷酸化活性三磷酸衍生物有关，也和它在抑制 HBV-DNA 合成方面的多种作用有关。

## （五）替比夫定

替比夫定是继拉米夫定、阿德福韦酯和恩替卡韦后又一种新的用于治疗慢性乙型肝炎的口服抗病毒核苷类药物。替比夫定类的磷酸化产物三磷酸盐与胸腺嘧啶-5-三磷酸盐竞争，可终止 DNA 的合成，从而抑制 HBV 复制，达到抗病毒的目的。替比夫定在抑制 HBV-DNA 复制方面作用明显强于拉米夫定。研究表明，替比夫定治疗慢性乙型肝炎的有效率达 93.5%，比拉米夫定更为有效，而且替比夫定治疗慢性乙型肝炎的长期疗效好于拉米夫定。因此尤其适合那些拉米夫定耐药的乙型肝炎患者。

用于乙型肝炎抗病毒治疗的药物还有 L-氧用阿糖尿嘧啶（L-FMAU）、代昔洛韦（famciclovir）、二脱氧氟硫胞嘧啶（FTC）、洛布卡韦（lobucavir）、环氧羟碳脱氧鸟苷（BMS2000475）等。随着医学技术不断进步，慢性 HBV 感染抗病毒治疗也在不断进展，作用于不同靶点的抗病毒药物，有望为治疗病毒性肝炎带来新的治疗方案，增加治疗成功率，甚至彻底治愈 HBV 感染。

# 三、中西医结合治疗病毒性肝炎

中医药用于治疗病毒性肝炎历史悠久，《神农本草经》《伤寒杂病论》《本草纲目》等众多医药典籍中收录的相关中草药因疗效确切，沿用至今。此外，中药抗 HBV 治疗病毒性肝炎具有不良反应小、不易产生耐药性、疗效稳定持久等特点，部分中药还能通过调节免疫功能发挥间接抗病毒作用，联合西药抗病毒治疗，往往可取得更好的治疗效果，降低西药的耐药性。

## （一）单味中药结合抗病毒治疗病毒性肝炎

随着现代科学技术的发展，单味药联合西药治疗病毒性肝炎的研究及观察也逐渐深入。苦参属于清热药中的清热燥湿药，有悠久的药用历史，从苦参中提取的苦参碱具有保肝、抗肝纤维化和抗脂肪肝等药理作用。王秀清等选取适合抗病毒治疗的 100 例慢性乙型肝炎患者，将其分为观察组与对照组（各 50 例），对照组仅服用恩替卡韦进行抗病毒治疗，观察组在抗病毒治疗的基础上，加用苦参素口服，比较两组患者的临床指标。结果显示，经过治疗后，HBsAg、HBeAg、HBV-DNA 观察组患者转阴率分别为 78.0%、48.0%、84.0%；而对照组分别为 46.0%、

18.0%、50.0%，两组比较差异具有统计学意义，且治疗后肝功能中胆红素、AST、ALT，肝纤维化指标 HA、LN、Ⅳ-C、PCⅢ水平均较治疗前下降，和对照组相比，观察组各项指标下降幅度更明显，表明恩替卡韦联合苦参素治疗病毒性肝炎能明显提高病毒血清标志物转阴率及改善肝纤维化状态，临床治疗效果优于单用恩替卡韦抗病毒治疗。崔琨等通过实验研究发现，阿德福韦酯联合丹参片治疗 48 周后，治疗组血清肝纤维化指标（HA、LN、Ⅳ-C、PC Ⅲ）下降、B 超检查脾门厚度减低、Child-Pugh 评分下降均优于对照组（$P<0.01$ 或 $P<0.05$）。结论：两药联合使用抗肝纤维化的疗效明显优于单纯阿德福韦酯治疗，能够有效控制病情发展，延缓或者阻断肝纤维化的进程。除此之外，叶下珠在体内外均具有抗 HBV 作用，能够抑制 HBeAg 及 HBV-DNA，具有清除 HBsAg 的作用。还有其他中药如茵陈、黄芪、丹参等也具有抗病毒、保护肝脏的功效。

### （二）中医辨证论治结合西药抗病毒治疗病毒性肝炎

中医讲究辨证论治为主，在治疗病毒性肝炎过程中，单纯给予西药或应用中药治疗，往往达不到预期的效果。越来越多的研究表明，采用中医辨证论治联合西药治疗病毒性肝炎，往往可取得满意的效果。中医有众多方剂可治疗病毒性肝炎，如小柴胡汤、逍遥散等。哈明昊等将 64 例慢性乙型肝炎患者随机分为两组（各 32 例）。观察组患者口服恩替卡韦和逍遥散（柴胡、白芍、党参、白术、茯苓、丹参、当归等）汤剂，肝区明显疼痛不适者加延胡索、郁金；偏湿热者，加茵陈、栀子；偏血瘀者加桃仁、红花。对照组患者口服恩替卡韦。结果：观察组患者 ALT 复常率明显高于对照组，在 4 周、12 周时差异有显著统计学意义（$P<0.05$）。治疗结束时，观察组患者中医证候显效率、总有效率均优于对照组（$P<0.05$）；两组患者治疗后 HBV-DNA 阴转率和 HBeAg 阴转率比较，差异无明显统计学意义（$P>0.05$）。结论：应用恩替卡韦联合逍遥散治疗肝郁脾虚型慢性乙型肝炎临床疗效较好，且优于单用恩替卡韦者。盛雄等将 80 例存在血清肝纤维化指标异常的慢性乙型肝炎患者随机分为观察组和对照组，每组 40 例。对照组采用重组人干扰素α-2b 抗病毒治疗，在其基础上，观察组采用小柴胡汤，1 剂/日。治疗周期均为 24 周。研究结果表明，经过治疗后，两组肝功能指标（ALT、AST、TBIL）、病毒学指标（HBeAg、HBsAg、HBV-DNA）及肝纤维化指标（PCⅢ、Ⅳ-C、LN、HA）均较前改善，且观察组上述指标改善程度显著优于对照组，差异均具有统计学意义。而且观察组 $CD4^+$、NK 细胞比例及 $CD4^+/CD8^+$ 值均显著升高，$CD8^+$ 比例显著降低，与治疗前及对照组比较差异均具有统计学意义。结果表明在慢性乙型肝炎肝纤维化的治疗中，小柴胡汤联合干扰素α具有良好的疗效，可以显著改善 T 细胞免疫状态，抗病毒效果优于单纯使用干扰素α。

除了一些经典名方具有良好的治疗病毒性肝炎的效果，现代在辨证施治的基础上，自拟的方剂也具有良好的治疗效果。李小林等总结在阿德福韦酯用药治疗的基础上，予疏肝健脾补肾方治疗 52 例慢性乙型肝炎。结果显示，治疗组患者治疗后 HBV-DNA 的水平平均值为（$5.3\pm1.3$）U/ml，与治疗前（$6.2\pm1.8$）U/ml 相比获得显著改善，并且改善程度明显优于单纯抗病毒组；T 细胞亚群方面：治疗组与对照组治疗后的 $CD3^+$ 和 $CD4^+$ 的百分比水平均明显增大，而治疗组增加 $CD4^+$ 和减少 $CD8^+$ 的现象更加明显；NK 活性和 IL-2 方面：治疗组 NK 活性、IL-2 和细胞因子水平的改善程度明显大于单纯抗病毒组的改善程度。结果表明在阿德福韦酯用药治疗的基础上，结合疏肝健脾补肾方能够显著性改善患者紊乱的免疫系统，彻底清除体内的肝炎病毒，具有更优良的临床效果。凌春萍等将 70 例慢性乙型肝炎肝肾阴虚型患者随机分为两组，对照组 35 例单纯口服恩替卡韦分散片治疗，治疗组 35 例在对照组治疗基础上加用补肾养肝祛邪方颗粒剂，疗程均为 24 周。结果表明治疗组在减轻中西医临床症状体征、恢复肝功能、提高 HBeAg 转阴率及 HBeAb 阳转率、降低 HBV-DNA 水平、降低肝脏弹性检测值方面均优于对照组，总有效率治疗组为 91.4%，对照组为 54.3%，差异具有统计学意义。结果表明补肾养肝祛邪方协同治疗慢性乙型肝炎肝肾阴虚证能显著保护患者肝脏功能、改善临床症状及提高临床疗效。

中西医结合不仅可以提高病毒性肝炎患者 HBeAg 和 HBV-DNA 阴转率，还可以减轻西药抗病毒所带来的副作用，具有提高临床疗效、减少医疗费用、安全性高等优势，值得临床推广应用。

## 四、中药治疗病毒性肝炎的分子机制研究

### （一）中药的保肝、降酶作用

血清氨基转移酶升高是肝细胞损伤的重要标志之一，其中谷丙转氨酶（ALT）是氨基酸脱氨基时重要的催化酶之一，主要存在于肝细胞胞浆内，当肝细胞破坏或细胞膜通透性增加时释放入血，使血中 ALT 增高。ALT 活性检测是病毒性肝炎过程中最敏感、最早出现的指标，在诊断中占重要地位，也是疗效评定的重要标准之一。张玉峰等以葆肝康配方为底方加减联合恩替卡韦治疗 66 例慢性乙型肝炎患者。结果显示治疗组总有效率为 93.75%，对照组总有效率为 75.00%，且肝脏生化指标 ALT、AST、TBIL，血清纤维化指标Ⅲ型前胶原（PCⅢ）、Ⅳ型胶原（Ⅳ-C）、层粘连蛋白（LN）、透明质酸（HA）降低幅度均优于对照组。随后，陈少东等以菖郁逍遥方加减联合恩替卡韦治疗慢性乙型肝炎患者也收到相似的临床疗效。邹增城等选取证型属肝郁脾虚型慢性乙型肝炎患者 96 例为临床观察研究病例，随机分为观察组（小柴胡汤加减联合恩替卡韦治疗组）和对照组（常规乙型病毒性肝炎西药治疗组）各 48 例，对比两组患者临床疗效及 ALT 复常率、HBeAg 转阴率、HBV-DNA 转阴率、应答率。结果表明，观察组治疗后总有效率显著高于对照组，观察组治疗后 ALT 复常率、HBeAg 转阴率、HBV-DNA 转阴率及应答率均显著高于对照组。结论：小柴胡汤加减联合恩替卡韦治疗肝郁脾虚型慢性乙型肝炎效果显著，能够有效改善患者肝功能、症状，提高 HBeAg 转阴率、HBV-DNA 转阴率及应答率，表明中药具有良好的保肝降酶、缓解肝脏炎症的功效。

### （二）调节免疫功能

病毒性肝炎患者机体免疫功能低下，尤其是细胞免疫功能低下，是导致发病和使病情趋向慢性化的重要原因。因此，调节机体的免疫功能，尤其是增强细胞免疫功能，是治疗本病的重要原则之一。中药对免疫功能有和缓与持久的综合调节作用。研究表明，Th17/Treg 失衡是造成病毒性肝炎病程演变的重要因素，随着 HBV 感染者病情的发展，外周血 Th17/Treg 比例升高，机体受到 Th17 细胞介导的炎性反应，造成肝细胞损伤。聂红明等研究补肾颗粒对病毒性肝炎患者 $CD4^+T$ 细胞免疫调控的作用，发现经补肾颗粒治疗后患者 Th17 比例降低，Treg 比例升高，Treg/Th17 比例升高，得出补肾颗粒通过整体调控的方式调节病毒性肝炎免疫功能，在不同环节上调节机体免疫功能状态，其优势环节在细胞因子水平。通过中医药治疗后，使 CHB 患者 Th17/Treg 的失衡得到改善，从而减轻肝脏炎症；反之，通过检测该指标变化，可了解肝脏的病变程度。

$CD4^+$ 和 $CD8^+T$ 淋巴细胞各亚群共同维持着机体的免疫微环境。慢性 HBV 感染者体内 T 淋巴细胞亚群失衡主要是由 $CD8^+T$ 淋巴细胞比例升高、$CD4^+T$ 淋巴细胞比例下降引起，并且和 HBV-DNA 滴度有一定的线性关系。林建军等采用自拟解毒化瘀疏肝方联合阿德福韦酯治疗病毒

性肝炎患者，发现观察组 CD4$^+$、CD4$^+$/CD8$^+$值明显上升，在加用解毒化瘀疏肝方后，病毒性肝炎患者临床症状明显缓解，且抑制 HBV-DNA 的复制，其机制可能与改善 T 淋巴细胞亚群水平有关。另外，中药制剂还通过改善患者 Th1、Th2 细胞亚群水平，纠正 Th1/Th2 失衡，调控阻断程序性死亡分子-1/程序性死亡分子–配体 1 信号通路，从而达到治疗病毒性肝炎的目的。

我国采用中药治疗慢性乙型肝炎历史悠久，众多方剂及单味中药，单独或与西药联合用于治疗慢性乙型肝炎，显著提高了 HBeAg 和 HBsAg 血清转换率及 HBV-DNA 清除率，并能显著改善干扰素和核酸类似物耐药性问题。中药抗 HBV 作用机制研究，对推动抗 HBV 中药的研究取得新进展具有重要的临床意义。

（贺松其）

# 第三章　自身免疫性肝病

## 第一节　概　述

自身免疫性肝病（autoimmune liver disease，AILD）暂无统一中医病名，多表现为胁肋部疼痛不适、食欲下降、胃脘部或腹部胀满不适、乏力消瘦，女性患者多见，多有情志不畅，皮肤、巩膜黄染，肝脾大，腹水等，大部分医家根据其临床特点和表现，认为本病当归属于中医"胁痛""黄疸""虚劳""痞满""臌胀""积聚"等范畴，部分医家认为本病还可散见于"痹证""血证""水肿""阴阳毒""燥证""血枯闭经"等病证中。本病病因以情志不遂、饮食不节、服药不当及他病所致的内伤为主，或致气血失调，肝胆络脉失和；或因湿热内壅，侵袭血脉，血瘀阻滞，血脉流通不畅，热毒耗伤阴精，以致阴虚血亏，血脉瘀阻致阳气不通，而出现肝郁脾虚、湿热中阻、血瘀阻络、肝肾阴虚等证。自身免疫性肝病病因病机复杂，或因先天禀赋不足，或情志所伤，或正气不足等引起，病位多与肝、胆、脾、胃、肾相关，证属本虚标实。

### 一、中医对自身免疫性肝病的认识

古代医籍无自身免疫性肝病的记载，但"胁痛""黄疸""虚劳""痞满""臌胀""积聚"等早有记载。

胁痛，在《马王堆医书》中已有其病名的记载，而《黄帝内经》中，也有多处关于胁痛的记载，并且其中相关记载对后世影响颇深。如《素问》言简意赅指出"肝病者，两胁下痛引少腹，令人善怒"，不仅明确了胁痛与肝密切相关，还指出了情绪是胁痛的病因。此外，《灵枢·五邪》还记载"邪在肝，则两胁中痛⋯⋯恶血在内"，指出胁痛病位在肝，与瘀血相关。《灵枢·经脉》曰"胆足少阳之脉⋯⋯善太息，心胁痛，不能转侧"，指出了胁痛与胆经病变相关。黄疸病名首见于《黄帝内经》，如《素问·平人气象论》云"目黄者曰黄疸"，指出目黄者为黄疸，后在《灵枢·论疾诊尺》中又有云："面色微黄，齿垢黄，爪甲上黄，黄疸也，安卧，小便黄赤，脉小而涩者，不嗜食。"即指出身黄和小便黄也是黄疸的重要表现，这也是中医对黄疸的最早定义。对于痞满的直接描述相对较少，因痞满多是一种自觉症状，主要部位在心下（即胃脘部），散见于"满""痞""否""心下否""否满"等中医称谓中，其中"满"作为病名，最早记载见《素问·异法方宜论》"藏寒生满病"，且仅见于此。而"痞"则常常被当作一种症状的表述，如《素问·六元正纪大论》记载"凡此太阴司天之政⋯⋯民病寒湿腹满，身䐜愤胕肿，痞逆寒厥拘急""故民病寒客心痛⋯⋯痞坚腹满"。隋代《诸病源候论》记载"痞者，塞也，言腑脏痞塞不宣通也"，指出了痞满的基本特点，即痞塞不通。明代王肯堂在《证治准绳》中不仅认同两者之间当区别有形和无形，其具体部位亦当区分，即所谓"胀在腹中，痞在心下"。高世栻在《黄帝素问直解》中言："其病否塞，土气不升也。"清代张志聪在《黄帝内经素问集注》中言："脾病于中，而上下之气不交也。"自此可略见"否病"与脾之气机升降相关。"痞满"病名相关描述少见，却是古文献里常见症状之一，如《类经》中"阳明之复⋯⋯病生肤胁，气归于左，善太息，甚则心痛痞满，腹胀而泄⋯⋯"，指出了痞满与心痛、腹胀腹泻等同时出现。再如《湿温时疫治疗法》曰："慢痧症，安起乍寒乍热……四肢倦怠，甚或麻木，肌肉烦疼，胸脘痞满，恶心欲呕，心膈闷乱。"宋代《太平圣惠方》在描述"冷劳"中指出"心腹痞满，呕吐吞酸……甚者心腹常痛，大肠泄痢……日渐羸瘠是也"。可见将"痞满"划分为自身免疫性肝炎的中医病名范畴，虽不能严格等同，但对于以消化道症状为主要表现，尤其是明显胃脘部胀闷、胀满或痛，伴恶心欲呕等症状时，尤为适用。关于"虚劳"病名的相关记载，"虚"和"劳"亦都首见于《黄帝内经》，《素问·通评虚实论》简明扼要地定义"虚"为"精气夺则虚"，而关于"劳"的病名虽没有正面的诠释，但有"五劳所伤"的详细描述，也算是对"劳"的一种侧面解释。"虚劳"合称，作为一个病名首次提出来，当属汉代张仲景在《金匮要略》虚劳篇中所提出，并且其中尚有关于虚劳证候、舌脉象、治法、方药的详细阐述，直接深刻地影响到后世医家对虚劳的进一步认识和治疗。唐代孙思邈在《备急千金要方》中同时提及虚损和劳的名称，而王焘的《外台秘要》也对此分别进行了描述。至宋代陈言在《三因极一病证方论》中直接有虚损、五劳、六极三者并列的描述，指出需区别三者之间的不同。此外，虚劳在古籍文献中还有少许其他称谓，如《严氏济生方》及《丹溪心法》中提出的"劳瘵"，王衮《博济方》及《全生指迷方》分别提出了"劳证"和"劳伤"，均是指的虚劳。因虚劳在疲倦乏力症状上表现突出，且与自身免疫性肝病发展后期的表现相符合，故可作为自身免疫性肝炎中医病名之一。臌胀，特指腹部胀大如鼓的一类病证。"臌胀"病名亦首出于《黄帝内经》，又可称为"蛊胀"。《灵枢·水胀》中"臌胀何如？岐伯曰，腹胀，身皆大，大与鼓胀等也，色苍黄，腹筋起，此其候也"，是最早的对于臌胀病名及证候的描述。《素问·腹中论》中"有病心腹满，旦食则不能暮食……名为臌胀"，指出了臌胀患者的自觉不适。清代陈念祖在《金匮要略浅注》中云："至腹胀而四肢不肿，名曰单臌胀。"不仅描述了臌胀中不伴有四肢肿者为单臌胀，同时还总结了前人对臌胀病因病机的认识，如因"水病而攻破太过，宿有癥瘕积块痞块，复加外感而发者"等。《伤寒杂证保命歌括》曰："诸书所谓鼓胀、水胀、气胀、血胀之病，名虽不同，其实则一也。"因臌胀的临床特点与现代医学所指的肝硬化腹水极为相似，因而适用于自身免疫性肝炎进展至肝硬化伴腹水阶段。

## 二、现代医学对自身免疫性肝病的认识

自身免疫性肝病是一组免疫介导的，以肝脏为靶器官，由机体自身免疫反应过度造成的肝组织损伤，出现肝功能异常及相应症状体征的自身免疫性疾病，主要包括以肝细胞损伤为主的自身免疫性肝炎（autoimmune hepatitis，AIH），以胆系损害、胆汁淤积为主的原发性胆汁性肝硬化（primary biliary cirrhosis，PBC）、原发性硬化性胆管炎（primary sclerosing cholangitis，PSC）及这三种疾病中任何两者的重叠综合征，以 AIH 和 PBC 多见。虽然每个疾病各有特点，但存在一定的共性，均是病因和发病机制不明，反映了诱发因素、自身抗原、基因易感性和免疫调节网络之间的综合作用结果，自身免疫反应失调引起的一组疾病。自身免疫性肝病发病率逐年增高，在我国以非病毒性肝病的构成比来看，自身免疫性肝病的发病率占第二位。既往认为酒精性肝病发病率低，在临床属少见病，但近 20 年来有逐渐增加的趋势，特别是近 10 年来对其重视度有显著的提高。该病以白种人居多，在英国、爱尔兰、北欧等国家发病率较高，但报道不一致，为（20～100）/10 万；亚洲黄种人发病率很低，约 10/10 万，且目前国内尚无较完整的大宗病例报道。随着对其临床表现和诊断的认识加深，自身免疫性肝病患者并不像以前所认为的那样少见，因而越来越受到国内外研究者的重视和关注。

自身免疫性肝炎（AIH）是一类原因尚未明了的、因肝脏免疫耐受减退而致肝脏组织抗原成分不能被肝脏组织所识别而产生的自身免疫性肝脏炎症性疾病，该病以高γ-球蛋白血症、血

清氨基转移酶升高、血清自身抗体阳性及肝组织学特征性改变（包括界面性炎症、汇管区淋巴浆细胞浸润、肝细胞穿入现象和玫瑰花结样变）及对免疫抑制剂治疗应答为特点。AIH 呈隐匿起病，可发生于任何年龄，妇女为好发人群，是危害中年女性身体健康的主要肝病之一。临床上常见的症状是疲倦乏力、肝区不适，此外恶心、食欲不振、体重减轻、腹部不适或疼痛、皮疹、关节痛、肌痛等也较常见；还可伴有肝外自身免疫性疾病，如自身免疫性甲状腺疾病、类风湿关节炎、骨质疏松等。在北欧白种人群中，自身免疫性肝炎年发病率为 1.9/10 万，但流行率为 16.9/10 万。在美国，AIH 影响 100 000～200 000 个体，占欧洲肝移植登记处肝移植的 2.6%，占美国肝移植的 5.9%。全世界范围内任何年龄、种族的人都可能患 AIH，女性比男性更易罹患，比例为 3.6∶1。目前认为 AIH 是具有遗传易感性的个体在一个或多个环境因素的作用下引发的，而免疫调节失控可能是疾病发生、发展的关键，亦是一些激发因子、自身抗原、遗传倾向和免疫调节网络之间错综复杂的相互作用而打破自身耐受，由自身免疫反应导致的持续性肝细胞损害的结果。人们对 AIH 明确的环境因素了解甚少，其遗传背景更为复杂，存在明显的家族成员集中发病现象，AIH 的易感基因是多基因的，已知的风险因素为女性和主要组织相容复合物Ⅱ型等位基因 DR3 和 DR4，在人类称为人类白细胞抗原（human leukocyte antigen，HLA），HLA-DR3 和 HLA-DR4 作为自身免疫性肝病的遗传背景现已得到公认。由于该病早期多无症状或者症状无明显特异性，使得该病的早期诊断难度较大。

　　PBC 是一类由自身免疫机制介导的，以肝内小叶间胆管进行性、非化脓性炎症为特征的慢性胆汁淤积性疾病，胆汁淤积一般进展缓慢，进而发生纤维化、肝硬化，最终致肝衰竭。PBC 主要见于 40 岁以上的中年女性（男女比例为 1∶9），儿童少见，以黄疸和瘙痒为临床表现。PBC 起病隐袭，是一种慢性进展性疾病，病因不明，在任何年龄段均可发病。PBC 的患病率和发病率存在区域差异性，但由于医疗条件等原因导致部分患者无法进行造影检查确定诊断，且部分患者血清碱性磷酸酶（ALP）水平可表现为正常，造成对 PBC 实际发病率和患病率统计的偏倚。PBC 呈全球性分布，但现有的流行资料主要来源于北美和欧洲等西方国家。PBC 是相对少见的疾病，但其发病率却有逐年升高的趋势。我国目前尚缺乏关于 PBC 的自然史及流行病学资料。PBC 可发病于任何年龄，发病年龄高峰约为 40 岁，且多数为男性患者，男女之比约为 2∶1，女性的诊断年龄平均为 45 岁。在 PBC 和溃疡性结肠炎（UC）同时存在的人群中，男性比例为 60%～70%，疾病诊断年龄一般为 30～40 岁，而在不伴有 UC 的患者中女性稍多于男性。近年来国内外报道 PBC 发病率有上升趋势，这可能与人们对该病的认识提高有关。2002 年美国肝病学会推出 PBC 诊治指南，尽管 PBC 检出率越来越高，但其发病机制至今仍未完全阐明。越来越多的临床资料显示遗传易感性和环境因素共同导致 PBC 的发生，但也非简单的显性或隐性遗传，而且具有家庭聚集倾向，一级亲属患病率为 4282/10 万，约为普通人群的 1000 倍。PBC 为多种遗传因子引起的疾病，在基因多态性的基础上，加上某些附加因子的作用形成多因子性疾病因素，大量资料显示与体液免疫和细胞免疫的免疫失调有关。几项大规模的全基因组相关性分析报道了 PBC 的相关易感位点。人类白细胞抗原单体型与 PBC 的相关性也早有报道。PBC 与炎症性肠病（IBD）密切相关提示自身免疫在 PBC 发病中发挥作用。其他可能的发病机制包括编码囊性纤维化跨膜受体基因发生突变及反复发生的细菌感染。目前主要认为 PBC 是遗传易感者发生的一种免疫异常疾病，宿主及外界因素可能也参与其发生。

　　原发性硬化性胆管炎（PSC）是一种特发性淤胆性疾病，病因尚不清楚。多发于中青年男性，70% 左右的患者合并炎性肠病（主要是溃疡性结肠炎）。其特征性病理改变为胆管弥漫性炎症，广泛纤维化增厚和胆管狭窄，可累及肝内、肝外胆管或肝内外胆管同时受累，以肝外胆管病变明显。胆管病变可为均一性、节段性或不规则性。PSC 诊断主要依靠典型的 ERCP 改变，自身抗体检查，特别是 ANCA 阳性支持本病的诊断，但不具有特异性。肝组织病理学检查有助于除外其他病因和进行分期，但是由于病变的局灶性分布及肝活体组织检查取材过小等因素，仅 30%的患者发现典型的 PSC 改变。PSC 可逐渐发展致胆汁性肝硬化、门静脉高压症、肝衰竭而死亡。

　　在临床上，有相当一部分患者其临床、血清学、组织学特征不典型，而表现出兼有以上几种疾病的特征，我们称之为自身免疫性肝病重叠综合征（简称重叠综合征）。重叠综合征同时具有 PBC〔ALP 升高 2 倍以上、抗线粒体抗体（AMA）阳性、肝脏有胆管损害〕和 AIH（ALT 升高 5 倍以上、血清 IgG 升高 2 倍以上或抗平滑肌抗体阳性、肝脏中度以上碎屑样坏死）主要特点各 2 个以上。重叠综合征有两种形式：一种是真正的重叠，同一患者同时发生其中任何两种疾病；另一种形式为交叉，患者在完全满足一种自身免疫性肝病诊断标准的同时存在其他自身免疫性肝病的临床、生化、免疫或组织学的部分特点，而未达到诊断另一自身免疫性肝病的标准，也可以表现为两种疾病均无特征性标志，从一种自身免疫性疾病转为另一种疾病。其主要包括 AIH-PBC 重叠综合征、AIH-PSC 重叠综合征、AIH-自身免疫性胆管炎（AIC）重叠综合征及极少报道的 PSC-PBC 重叠综合征等。据文献报道，17%～20%的自身免疫性肝病患者具有不同于典型 AIH、PBC、PSC 的特征；AIH 患者有 5%～8.3%发生 AIH-PBC 重叠综合征；PBC 患者有 2.1%～19%发生 AIH-PBC 重叠综合征；PSC 患者有 7.4%～14%发生 AIH-PSC 重叠综合征。目前重叠综合征的发病机制仍存在较大争议，比如其究竟是一种独立的自身免疫性肝病还是由于个人遗传背景不同导致的某一种自身免疫性肝病的临床、生化和组织学上的变异，亦或是两种自身免疫性肝病发生、发展过程的中间阶段，目前仍无定论。2011 年国际 AIH 工作组认为，重叠综合征不是独立的疾病，而是自身免疫性肝病患者同时具有 PBC 或 PSC 和 AIH 两种疾病特征。重叠综合征临床表现多样，目前医学界尚无全球统一的规范化的诊断标准及治疗方案，给临床工作带来很大挑战。

　　自身免疫性肝病的病因和发病机制不明，是诱发因素、自身抗原、基因易感性和免疫调节网络之间的综合，自身免疫反应失调引起的一组疾病。自身免疫性肝病均具有自身免疫性疾病的一些表现，常有多种自身抗体的异常。自身免疫性肝病均具有自身免疫性疾病的一些表现，常有多种自身抗体的异常。抗核抗体（antinuclear antibodies，ANA）是自身免疫性肝病中第一个被测出的自身抗体，也是最先被发现的 AIH 相关自身抗体，它不仅见于 AIH，还可见于 PBC、PSC、病毒性肝炎、药物性肝炎及酒精性和非酒精性脂肪性肝炎。根据血清自身抗体谱可以把 AIH 分成三个血清学亚型：Ⅰ型 AIH，抗核抗体（ANA）和（或）抗平滑肌抗体（ASMA）阳性；Ⅱ型 AIH，抗肝肾微粒体 1 型抗体（抗 LKM-1）阳性；Ⅲ型 AIH，抗可溶性肝抗原/肝-胰抗原（SLA-LP）阳性。因抗核抗体有多种，包括抗核仁、核浆内蛋白及核膜型等。至今 AIH 到底与哪种抗核抗体有关还不清楚，除上述抗体外，自身免疫性肝炎患者血清中还可出现其他自身抗体，如抗平滑肌抗体（ASMA）、抗肝肾微粒体抗体、抗可溶性肝抗原抗体（抗 SLA）、抗去唾液酸糖蛋白受体抗体（抗-ASGP-R）、抗可溶性肝抗原抗体或抗肝胰抗体（抗 SLA/LP）、抗中性粒细胞胞浆抗体（pANCA）、抗细胞骨架蛋白抗体等。AMA 被认为是 PBC 特异且敏感的诊断指标，分为 M1～M9 共 9 个亚型，其中只有 M2 型较特异。M2 抗体的靶抗原为线粒体上的 2-氧酸脱氢酶复合体，在一部分慢性肝炎（包括慢性病毒性肝炎和自身免疫性肝炎）中也出现。自身免疫耐受的缺失是酒精性肝病的主要发病机制，有学者以调节自身免疫有关的细胞及细胞因子为研究对象，寻求酒精性肝病的发病机制及治疗靶点，文献报道体液免疫和细胞免疫反应均参与酒精性肝病的自身免疫，由于病原体的某些抗原表位与人体组织蛋白的抗原表位相同或相似，导致病原体刺激机体产生激活淋巴细胞，或抗体与组织抗原发生交叉反应，导致组织、器官的损伤。酒精性肝病均有遗传因素与环境因素共同起作用，目前认为主要与遗传易感性和分子模拟机制有关，病原体可能通过分子模拟导致机体免疫耐受丧失，参与自身免疫性肝病的发病，但关于酒精性肝病遗传学基础方面的知识也不完整。自身免疫性肝病发病率逐年增高，在我国以非病毒性肝病的构成比来看，自身免疫性肝病的发病率占第二位，逐渐引起国内肝病学界重视。

（张绪富）

# 第二节 病 因 病 机

古代医家认为自身免疫性肝病的中医病因主要为外感侵袭、情志不调、饮食失宜、素体禀赋不足、他病传变等；其间又往往错综复杂，内外因相互影响，最终导致脾胃虚弱，肝肾不足，瘀血痰湿内阻、或湿瘀热互结，虚实夹杂，缠绵难愈。

## 一、病因

因自身免疫性肝病既可隐匿起病，亦可急性发作，加之其临床表现多样，因此其病因也复杂多样。随着对本病认识的不断加深，古人对本病病因的认识也由单一到复杂，归纳起来主要从外邪侵袭、先天禀赋不足、情志不遂、饮食失宜、他病传变等方面考虑。

### （一）外邪侵袭

外邪侵袭主要指风、寒、湿、热等六淫之邪及疫毒之邪，或独感一邪，或风寒、湿热、湿热疫毒等邪兼并而病。《黄帝内经》言"诸腹胀大，皆属于热"，指出热邪与膨胀之间的关系，《素问·至真要大论》也同样指出"诸病有声，鼓之如鼓，皆属于热"。而刘河间在上述所言基础上进一步阐明："腹胀大而鼓之有声如鼓者，热气甚则然也……是以热气内郁，不散而聚，所以叩之如鼓也。"即膨胀乃病发于热气内郁不散。《伤寒论》中指出"伤寒发汗已，身目为黄，所以然者，以寒湿在里不解故也""或以表邪未解，下之太早，热邪内陷而发黄"，指出了黄疸的发病与寒湿热邪之间的关系，这也为后世对阴黄和阳黄的分而论之奠定了基础。明代汪机善于运用运气学说来认识疾病的发生发展，其在《运气易览》中指出黄疸的发病乃"溽暑至，大雨时行，寒热互作"由之。而明代王绍隆在《医灯续焰·疸脉证》中曰："疸者，黄疸也，谓湿疸、谷疸、女劳疸、酒疸及黄汗也……人之病也，若内无脾胃之郁，外无风湿之搏，虽有外邪，气机自利，热不蒸，黄又何自而成乎？"由此可见，古代医家认为黄疸的发病与外邪中寒、湿、热之关系最为密切。宋代《太平圣惠方·治伤寒心腹痞满诸方》云："夫伤寒，太阳少阴并病……则作痞，痞者心下满也……若热毒气乘心，则心下痞满，面赤目黄。"指出了痞满的发病与太阳少阴病相关，若并发面赤目黄之症，则与热毒之邪相关。《太平圣惠方》中还指出了寒邪可致虚劳发病，同时也可导致痞满不适，如"夫虚劳损伤血气者，皆因虚也，复为寒邪所乘，故令心腹痞满也"。《诸病源候论·腹痛诸候·胸胁痛候》也记载"胸胁痛者……为寒所乘故也"。《三因极一病证方论·胀满叙论》《黄帝内经》有臌胀。《黄帝内经太素》作"谷胀……或冒寒暑风湿，随其经络，传至阳明，致胀满者，属外所因"。总之，由上述条文可以看出，感受风、寒、湿、热之邪既可以是本病发生的单独病因，亦可在各种病因致脏腑已病的基础上，复感外邪所致。至于疫毒之邪，《医宗金鉴》记载"天行疫病发黄，名曰瘟黄，死人最暴"。可见疫毒之邪所致黄疸起病急,病情重。沈金鳌在《杂病源流犀烛》中也指出天行疫毒所致"瘟黄"者,具有"杀人最急"的特点。而清代陆懋修在《内经遗篇病释》中曰:"民病风厥涎潮……久而伏郁……夭亡,脸肢腑黄疸,满闭。"可见无论是外感疫毒还是病情发展至"伏郁化疫"阶段,均难治。

### (二)先天禀赋不足

古人在众多疾病的发病病因中均认识到先天禀赋不足的重要性,本病亦不例外,而且相关文献颇多。如《华佗神方·论脾虚实寒热生死逆顺脉证之法》记载"脾病其色黄……心腹胀满,身体重,肢节痛,大便硬,小便不利,其脉微缓而长者,可治。脾气虚则大便滑,小便利,汗出不止……又积在中,久不愈,则四肢不收,黄疸,食不为肌肤,气满胀而喘不定也……"指出黄疸发病与脾虚之人多有关。宋代《圣济总录·虚劳心腹痞满》言:"论曰虚劳之人,气弱血虚,营卫不足,食饮入胃,不能传化,故中气痞塞,胃胀不通,使人心腹痞满也。"可见虚劳之人,具有气血虚弱,营卫之气不足的特点。《太平圣惠方》云:"心腹鼓胀者,由阴阳不和,脏腑虚弱,风邪冷气在于腹内,与脏气相搏。"明代《考证病源》曰:"痞满者……其由脾倦不能运化饮食,以致积湿成痰,留于中脘而觉痞闷也。"明代李梴在《医学入门》中指出:"五积六聚皆属脾,经曰:积聚、癥瘕、痞满,皆太阴湿土之气。"清代江涵暾在《笔花医镜》中言:"肝之虚,肾水不能涵木而血少也……其症为胁痛,为头眩……"《医学见能》云:"肾虚赢弱之人,多有胸胁间隐隐作痛,此肝肾精虚,不能化气,气虚不能生血而然。"由此可见,疾病的发生与先天禀赋密切相关,而肾为先天之本,脾为后天之源,两者为生命之根本,与先天禀赋关系更为紧密,本病的发生与先后天之本息息相关,且后天之本不足更易受外因诱导发病。

### (三)情志不遂

肝主升主动,性喜条达而恶抑郁;又主疏泄,能疏通和畅达全身气机。肝的疏泄功能不及或太过,或因情志抑郁,悲忧善虑,或因暴怒伤肝,以致气机阻滞,日久由气及血,脉络瘀阻。另外,肝气郁结不畅,易横逆犯脾,脾之健运失常,水湿内停,气、血、瘀结,或见胁痛,或痞满,或臌胀,日久可见虚劳诸候。早在《金匮翼·胁痛通论》中即言:"肝郁胁痛者,悲哀恼怒,郁伤肝气。"可见七情之中悲怒失常最易致肝气郁结,进而发为胁痛。宋代严用和在《严氏济生方》中指出不仅仅是悲和怒,如"肝病者,两胁下痛,多因疲极嗔怒,悲哀烦恼,谋虑惊忧,致伤肝脏"。明代虞抟在《医学正传》中也云:"大怒而血不归经,或随气而上出于口鼻,或留于本经而为胁痛。"由上述可知,胁痛的发生与情志的关系甚为密切,其中又以大怒最为明显。而至于臌胀,《三因极一病证方论·胀满》《杂病源流犀烛·肿胀源流》里均认为源于怒伤肝而致肝气乘脾,进而发展至臌胀,前者还提出与忧思气郁相关,如言:"忧思聚结,本脏气郁……皆内所因。"综上所述,情志不遂为本病的主要病因之一,其中又以郁怒及忧思常见,因此情志不遂所致发病的病机也主要为肝气郁结,伴或不伴脾虚。

### (四)饮食失宜

饮食失宜主要有两大类,一为饮食有失常度,如饥饱失常、饮食偏嗜;二为饮食不洁或不当。《金匮要略》云:"凡饮食滋味以养于生,食之有妨,反能为害……若得宜则益体,害则成疾,以此致危。"即谓饮食得当则益体养生,饮食不当则害体生疾。本病之发生,盖因饮食有失常度,在或不在素体脾胃虚弱之基础上。如《金匮要略》中曰:"风寒相搏,食谷即眩,谷气不消，胃中苦浊，浊气下流，小便不通，阴被其寒，热流膀胱，身体尽黄，名曰谷疸。"汪机的《医学原理》论曰："黄疸之症，方书有酒、食、大饥、女劳、失治五者之分。"均指出了黄疸的发生与饮食相关。《圣济总录·虚劳心腹痛》云："虚劳之人，气弱胃虚，饮食伤动，冷气乘之，邪正相干，则腹痛不已……"明代《普济方·虚劳门》亦云："夫虚烦之疾，非止一端，究其大概，多是体虚者，摄养有乖，营卫不调，使阴阳二气，有所偏胜，或阴虚而阳盛，或阴盛而阳虚。"可见虚劳多本虚不足，而饮食失宜是其重要的诱发因素。丹波元坚在《杂病广要》中云："又有饮食填塞太阴，肝气被压……上冲之则胃脘痛，横行之则两胁痛，惟消食顺气，少兼温散，则食下而肝气自舒，胁痛自止。"不仅指出胁痛可因饮食失宜所致，还提出了消食顺气，兼以温散的治法。朱震亨在《丹溪心法》中云："西北地高，人多食生冷、湿面、湮酪……以致腹皮胀痛，甚则水鼓胀满，或通身浮肿，按之如泥不起，此皆自内而出也。"指出西北之地因长期饮食生冷等习惯，而诱发臌胀，而《素问·腹中论》指出臌胀"旦食则不能暮食"，同时还指出了饮食失宜是臌胀反复的原因。即"帝曰：其时有复发者，何也？岐伯曰：此饮食不节，故时有病也"。总之，饮食既可以是本病发生的原发病因，又可以是诱发病因。

## （五）他病传变

他病传变主要是指其他病邪和或病变在其发生发展过程中，可逐渐转移或演变至另外一种疾病。掌握好传变的规律对于预防疾病发展及判断预后具有重要意义。本病因其临床症状覆盖范围广泛，古代医家对此也论述较多，传变规律难以统一，略举如下：金代刘完素在《黄帝素问宣明论方》中言："五脏六腑，四季皆有积聚。心之积，名曰伏梁……肝之积，名曰贲气，在左胁下，覆如杯，有头足……脾之积，名曰痞气，在胃脘，覆大如杯。久不愈，令人四肢不收，发黄疸，饮食不为肤肌。"宋代《扁鹊心书》云："由饮食失节，损其脾气，若被庸医转下凉药，重损脾气，变生他病，成虚劳臌胀泄泻等证。"可见古人认为，饮食失节导致脾气受损，此时若误治，进一步损伤脾气，则可变生虚劳、臌胀等疾病。而明代李中梓在《内经知要》中言："是主肾所生病者，口热舌干，咽肿上气，嗌干及痛，烦心心痛（经脉之病也），黄疸肠澼（黄疸肠澼，咎由湿热，水虚者多有之），脊股内后廉痛，痿厥嗜卧，足下热而痛。"由上述可知，本病的发生可由他病传变而致。

## 二、病机

关于本病的病机，古代医家各持己见，归纳起来主要从以下几个方面考虑。

### （一）与肝疏泄功能失常相关

本病表现为肝气郁结，或肝郁湿滞，或肝郁化火等。如《金匮翼》中记载"肝郁胁痛者，悲哀恼怒，郁伤肝气"，乃肝气郁结之表现。而《杂病源流犀烛》云"气郁，由大怒气逆，或谋虑不决，皆令肝火动甚，以致胁肋痛"，乃肝郁化火之表现。又如《古今医统大全》记载："肝火盛木气实而胁痛者，或因怒气太逆，肝气郁甚，谋虑不决，风中于肝，皆使木气甚，火盛则肝急矣。"清代江涵暾在《笔花医镜》中言："胁痛者，肝火郁也。"《景岳全书·痞满》记载："怒气暴伤，肝气未平而痞。"总之，肝的气机失调在本病的发病过程中具有重要地位。

### （二）与肝、脾、肾、胃脏腑之间功能失调相关

本病主要表现为脾虚，或肝血虚，或脾胃虚弱，或肝旺乘脾，或肝肾不足等。如《诸病源

候论》中记载："凡诸疸病……脾胃有瘀热所致，其病身面皆发黄。"《外台秘要》同样认为黄疸的发生与脾胃有热有关，如其所言"脾胃有热，谷气郁蒸。因为热毒所加，故卒然发黄"。宋代王惟一在《难经集注》中云："脾之积名曰痞气。在胃脘。覆大如盘。久不愈。令人四肢不收。发黄疸……肝病传脾。脾当传肾。肾以冬适王。王者不受邪。脾复欲还肝。肝不肯受。故留结为积。"指出肝脾肾之间相互病变影响。宋代史堪在《史载之方·诊黄疸》中将黄疸分为"肝热刑脾而疸"和"湿极而疸"，即"黄疸有二，有肝热刑脾而疸，有湿极而疸，若肝脉洪大，胃脉濡弱而浊，肝脉加之浮，肾脉搏而击，即发黄疸，若胃脉重浊而弦长，按之无骨力，肾脉搏而沉，心脉有动象，即湿极而发疸"，强调了肝、脾、胃、肾之间功能失调对于黄疸发病的影响。《古今医统大全》云"右胁痛，多属脾经气滞而致"，这与大部分医家认为胁痛与肝气不畅相关稍有不同。

### （三）痰湿瘀热内阻或互结所致

仲景早有"然黄家所得，从湿得之"。这也对后世治疗黄疸产生了深远影响。又《伤寒论·辨阳明病脉证并治》记载"瘀热在里，身必发黄"，指出了瘀热在里可致黄疸。《医学心悟》也有："瘀血发黄，亦湿热所致。瘀血与积热熏蒸，故见黄色也。"《仁斋直指附遗方论·五疸论》亦记载："自其湿热瘀而伤血，此又为血证发黄，何以明之？疸证之黄，小便不利；血证之黄，小便自利耳。"清代叶天士在《临证指南医案》中也总结到："病从湿得之……阳黄之作，湿从火化，瘀热在里，胆热液泄……熏蒸遏郁，侵于肝则身目俱黄。"可见湿瘀热在黄疸发病中极为常见。至于胁痛，《古今医统大全》记载"死血、瘀血、恶血停留于肝，归于胁下而痛"，指出瘀血致胁痛的关系。宋代《圣济总录》言："论曰留饮之病，得于三焦壅痞，气脉凝涩，致水饮不消，留聚于胸膈之间，令人痞满短气，胁下胀痛，喜渴数饮，是其候也。"指出了痰饮停聚，可致痞满胁痛。明代肖京在《轩岐救正论》中记载："凡虚劳之症。大抵心下引胁俱疼。盖滞血不消，新血无以养之也。"指出虚劳与瘀血停滞有关。《中西汇通医经精义》曰："脾恶湿，飧泄洞泄痞满肿胀水饮等。证皆是湿气有余，脾土不能克化。"《医学入门》曰："人身元气，与血循环……而为痞满、刺痛等症，皆由气结甚，为痰饮初起。"清代黄元御在《四圣心源》中言："百病之生，悉由土湿，是以多有痰证。"而随后又提到这"百病之中"，臌胀、虚劳尤其。综上，上述致病因素中，有单一因素致病，有夹合为病。唯有孰多孰少、兼夹之邪不同而已。

### （四）本虚与邪实同在

明代李中梓在《诊家正眼》中记载："面黄而淡，脾胃有伤，四肢痿弱，腹胀，面黄而浊如熏，湿盛黄疸。"可见黄疸的发病，脾胃不足为本虚，湿盛为邪实。明代李梴《医学入门》对虚疸的描述为"黄疸者，肾虚为湿热乘之"；又云："脾居中，能心肺之阳，降肝肾之阴。今内伤、外感，脾阴受伤……四肢痿弱，腹胀，面黄而浊如熏，遂成鼓胀。"清代陆廷珍在《六因条辨》中言："脾气内虚，则身倦嗜卧，湿蕴中焦，则目溲俱黄。斯湿热与谷气熏蒸，蕴酿，必成黄疸。"清代蒋示吉在《医宗说约》中言："从来痞满无痛块，胸满虚闷难通泰，皆由土弱失运行，湿热食痰多作怪。"综上所述，本病起病，或因外感侵袭；或因情志不调，肝气不畅；或因素体禀赋不足，或脾胃虚弱，或肝肾不足；或因饮食失宜，其间又往往错综复杂，内外因相互影响，最终导致肝脾肾不足，瘀血痰湿内阻，或湿瘀热互结，虚实夹杂，缠绵难愈。

（张绪富）

# 第三节　临床表现

## 一、自身免疫性肝炎

自身免疫性肝炎（AIH）女性多见（女：男为 3.6：1），各年龄组人群均可发病，呈双峰状，即青春期（15～24 岁）和女性更年期（46～64 岁）两个高发年龄段；临床表现多样，大多数 AIH 患者起病隐匿，一般表现为慢性肝病，也可呈急性甚至暴发性发作，但急性肝衰竭少见；多数患者可有纳差、乏力、恶心、腹胀不适或疼痛、黄疸、低热、尿黄、食欲不振、肝脾大等；偶尔可出现皮肤瘙痒、牙龈出血、腹泻、水肿、关节肿痛等，肝外表现常见关节炎、血管炎、皮疹、内分泌失调、甲状腺炎和干燥综合征等。确诊时约 30% 已发肝硬化，10%～20% 患肝硬化失代偿，少数患者以食管-胃底静脉曲张破裂出血引起的呕血、黑粪为首发症状。少部分患者可伴发热症状，10%～20% 的患者没有明显症状，仅在体检时意外发现血清氨基转移酶水平升高。AIH 可在女性妊娠期或产后首次发病，早期诊断和及时处理对于母婴安全非常重要。约 25% 的 AIH 患者表现为急性发作，甚至可进展至急性肝衰竭。部分患者 AIH 病情可呈波动性或间歇性发作，临床和生物化学异常可自行缓解，甚至在一段时间内完全恢复，但之后又会复燃。AIH 常合并其他器官或系统性自身免疫性疾病如桥本甲状腺炎、糖尿病、炎症性肠病、类风湿关节炎、干燥综合征、银屑病和系统性红斑狼疮等。

## 二、原发性胆汁性肝硬化

原发性胆汁性肝硬化（PBC）早期大多数无明显临床症状，研究表明约 1/3 的患者可长期无任何临床症状，但是大多数无症状患者会在 5 年内出现症状。我国文献总结显示，乏力和皮肤瘙痒是最常见的临床症状。此外，随着疾病的进展及合并其他自身免疫性疾病，可出现胆汁淤积症相关的临床表现和自身免疫性疾病相关的临床表现。乏力是 PBC 最常见的症状，可见于 40%～80% 的患者。乏力可发生在 PBC 的任何阶段，与组织学分期及肝功能损伤程度无相关性。可表现为嗜睡、倦怠、正常工作能力丧失、社会活动兴趣缺乏和注意力不集中等，从而导致生活质量降低。瘙痒可见于 20%～70% 的 PBC 患者，约 75% 的患者在诊断前即存在皮肤瘙痒。可表现为局部或全身瘙痒，通常于晚间卧床后较重，或因接触羊毛、其他纤维制品、热或怀孕而加重。门静脉高压后期，可发生肝硬化和门静脉高压的一系列并发症，如腹水、食管-胃底静脉曲张破裂出血及肝性脑病等。门静脉高压也可见于疾病早期，甚至在肝硬化发生之前就可出现，其发病机制可能与门静脉末支静脉闭塞消失所导致的结节再生性增生有关。胆汁淤积症相关表现：PBC 患者骨代谢异常可导致骨软化症和骨质疏松。PBC 患者骨质疏松发生率显著高于年龄、性别相匹配的健康人群。文献报道 PBC 患者骨质疏松的发生率为 14%～52%，骨量减少发生率为 30%～50%。绝经后老年女性、体重指数低、肝纤维化程度严重、病程长、病情重的患者骨质疏松发生率更高；患者胆酸分泌减少可能会导致脂类吸收不良，但临床上脂溶性维生素 A、维生素 D、维生素 E 和维生素 K 缺乏可导致夜盲、骨量减少、神经系统损害和凝血酶原活力降低等；PBC 患者常伴有高脂血症，胆固醇和三酰甘油均可升高，但典型表现为高密度脂蛋白胆固醇升高。目前尚无证据表明它可增加动脉粥样硬化的危险性。通常并不需要降脂治疗，但当患者存在其他心血管危险因素时，在适当的监测下，应用他汀及贝特类药物也是安全的；合并其他自身免疫性疾病的表现：PBC 可合并多种自身免疫性疾病，其中以干燥综合征最常见，此外，还包括自身免疫性甲状腺疾病、类风湿关节炎、自身免疫性血小板减少症、溶血性贫血和系统性硬化等。

### 三、原发性硬化性胆管炎

原发性硬化性胆管炎（PSC）患者临床表现多样，可起病隐匿，15%～55%的患者诊断时无症状，仅在体检时因发现 ALP 升高而诊断，或因 IBD 进行肝功能筛查时诊断；出现慢性胆汁淤积者大多数已有胆道狭窄或肝硬化。患者出现症状时，最常见的可能是乏力，但无特异性，常会被忽略而影响早期诊断。其他可能出现的症状及体征包括体重减轻、瘙痒、黄疸、肝脾大等。黄疸呈波动性、反复发作，可伴有中低热或高热及寒战。突然发作的瘙痒可能提示胆道梗阻。患者还可伴有反复发作的右上腹痛，酷似胆石症和胆道感染。PSC 的并发症包括门静脉高压、脂溶性维生素缺乏症、代谢性骨病等，还可伴有与免疫相关的疾病，如甲状腺炎、红斑狼疮、风湿性关节炎、腹膜后纤维化等。

### 四、重叠综合征

重叠综合征是指临床上同一患者在同一时间段或病程中出现上述两种或两种以上疾病的临床表现。

（张绪富）

## 第四节　诊断与鉴别诊断

### 一、诊断标准

#### （一）自身免疫性肝炎

自身免疫性肝炎（AIH）的诊断参照国际自身免疫性肝炎小组 1998 年修订的《AIH 诊断标准及评分标准》和《2010 美国肝病学会自身免疫性肝炎诊治指南要点》。

**1. 临床表现**　见本章第三节自身免疫性肝炎的临床表现。

**2. 血清生化检查**　血清氨基转移酶升高，特别是血清碱性磷酸酶不显著升高的肝功能异常。血清α-1 抗胰蛋白酶、铜蓝蛋白和血清铜浓度正常。

**3. 血清免疫球蛋白检查**　血清球蛋白或γ-球蛋白或 IgG 浓度超过正常上限的 1.5 倍。血清免疫球蛋白 IgG 和（或）γ-球蛋白升高是 AIH 特征性的血清免疫学改变之一。血清 IgG 水平可反映肝内炎症活动程度，经免疫抑制治疗后可逐渐恢复正常，该项指标不仅有助于 AIH 的诊断，对检测治疗应答具有重要的参考价值。由于血清 IgG 水平的正常范围较宽，部分（5%～10%）患者基础 IgG 水平较低，疾病活动时即使 IgG 水平有所升高，但仍处于正常范围内，而治疗后检测可见到 IgG 水平的明显下降。AIH 患者血清 IgM 水平一般正常，血清 IgA 水平偶见升高。

**4. 血清抗体检查**　几乎所有 AIH 都会出现一种或多种高滴度自身抗体，自身抗体包括抗核抗体、抗肝肾微粒体 I 型抗体（抗 LKM-1）、抗平滑肌抗体、抗可溶性肝抗原抗体、抗中性粒细胞胞浆抗体、抗肌动蛋白抗体、I 型抗肝细胞胞浆抗体和抗唾液酸糖蛋白受体抗体等。抗核抗体（ANA）和抗平滑肌抗体（ASMA）为诊断 AIH 的敏感指标，ANA 和 ASMA 滴度越高，与自身免疫性疾病的相关性越大。ANA 和 ASMA 为非器官组织特异性自身抗体，在高滴度阳性时支持 AIH 诊断，低滴度阳性可见于各种肝病患者甚至正常人。临床上 70%～80%的 AIH 患者呈 ANA 阳性，20%～30%呈 ASMA 阳性，ANA 和（或）ASMA 阳性者可达 80%～90%。高滴度抗 F-肌动蛋白诊断 AIH 的特异度较高。血清 ANA、ASMA 或抗 LKM-1 抗体滴度大于 1：80，较低的滴度（特别是 LKM-1）在儿童中有显著意义。AIH 可根据自身抗体的不同分为两型：ANA 和（或）ASMA 或抗可溶性肝抗原/肝胰抗原抗体（抗-SLA/LP）阳性者为 1 型 AIH；抗 LKM-1 和（或）抗肝细胞溶质抗原-1 型（抗 LC-1）阳性者为 2 型 AIH。抗-SLA/LP 对 AIH 具有高度诊断特异性，国内外报道其特异性均接近 100%。对那些常规自身抗体阴性却仍疑诊 AIH 的患者，建议检测其他自身抗体如非典型核周型抗中性粒细胞胞质抗体（pANCA）和抗去唾液酸糖蛋白受体抗体（ASGPR）等。

**5. 肝组织学检查** 对 AIH 的诊断和治疗非常重要。肝组织学检查的临床意义包括可明确诊断、精确评价肝病分级和分期；多数自身抗体阴性患者（10%～20%）的血清 IgG 和（或）γ-球蛋白水平升高不明显，肝组织学检查可能是确诊的唯一依据。AIH 特征性肝组织学表现包括中度或重度的界面性肝炎，或伴小叶性肝炎或中央区-汇管区桥接坏死，但不伴胆管病变或明确的肉芽肿或其他提示不同病因的主要病变。①界面性肝炎：在疾病状态下，肝实质（肝细胞）与间质（门管区/纤维间隔）交界处炎症细胞向小叶内延伸，导致肝细胞呈单个或小簇状坏死、脱落，界面呈"虫蛀"状，病变严重时可出现桥接坏死。根据界面破坏范围，界面性肝炎可分为轻、中、重度。轻度：局灶性门管区破坏；中度：<50%的门管区或纤维间隔破坏；重度：>50%的门管区或纤维间隔破坏。中度及以上界面性肝炎支持 AIH 诊断。②淋巴-浆细胞浸润：多见于门管区及其周围，但也有部分患者浆细胞浸润并不明显甚至缺失。③"玫瑰花环样"肝细胞：指由 3～5 个水样变性的肝细胞形成假腺样结构，形似玫瑰花。④穿入现象：是界面炎附近淋巴细胞主动进入肝细胞的现象，是 AIH 的另一典型组织学表现，其出现数量与肝内炎症和纤维化程度呈正相关；其他少见的 AIH 组织学表现包括小叶中央坏死、多核或巨核肝细胞及胆管损伤。2008 年国际自身免疫性肝炎小组（IAIHG）提出了《AIH 简化诊断评分标准》，将肝组织学变化归纳为三类：典型、符合和不典型。"典型"AIH 表现包括界面性肝炎伴门管区/小叶内淋巴-浆细胞浸润、肝细胞"玫瑰花环样"改变和穿入现象，三项同时存在计 2 分；"符合"AIH 指慢性肝炎伴淋巴细胞浸润，但缺乏"典型"AIH 的三项特征，计 1 分；"不典型"AIH 为有支持其他诊断的组织学表现，计 0 分。

**6. 病毒标志物** 甲、乙、丙、丁、戊型病毒标志物及其他嗜肝病毒阴性。

**7. 其他致病因素** 平均乙醇摄入量少于 25g/d。最近无已知的肝毒性药物服用史。

**8. 其他辅助检查** 对于临床表现、实验室生化、血清免疫学或肝组织学非典型的病例使用 AIH 诊断评分系统进行综合评估。2008 年 IAIHG 提出了《AIH 简化诊断评分标准》，分为自身抗体、血清 IgG 水平、肝组织学表现和排除病毒性肝炎等四个部分，每个组最高计 2 分，共计 8 分。积分 6 分者为"可能"AIH；积分≥7 分者可确诊 AIH（表 3-1）。

**9. 自身免疫性肝炎分型**

Ⅰ型：称经典型或狼疮型，以 ANA 和（或）ASMA 阳性、高球蛋白血症为主要特征，女性患者多见，易并发类风湿关节炎、甲状腺炎、溃疡性结肠炎等肝外自身免疫疾病。

Ⅱ型：相对少见，多见于欧洲及南美某些国家。血清学抗 LKM-1 阳性，易合并溶血性贫血、1 型糖尿病、皮肤白斑病、Ⅰ型自身免疫性多腺体综合征等肝外表现。

Ⅲ型：有人主张该型归为Ⅰ型，SLA/LP 是此型特征性抗体，其临床表现与Ⅰ型相似，故有人认为Ⅲ型实为Ⅰ型变种，对免疫抑制剂反应好。

Ⅳ型：小部分 AIH 患者自身抗体阴性，可能存在目前尚不能检出的自身抗体，称之为Ⅳ

型。Ⅳ型 AIH 与慢性隐源性肝病的区别是前者对糖皮质激素治疗有效，而后者多无效。

表 3-1　《AIH 简化诊断评分标准》（2008 年）

| 变量 | 标准 | 分值 | 备注 |
|---|---|---|---|
| 自身抗体 | | | |
| ANA 或 ASMA | ≥1∶40 | 1 分 | 相当于我国常用的 ANA 1∶100 的最低滴度 |
| ANA 或 ASMA | ≥1∶80 | 2 分 | 多项同时出现时最多 2 分 |
| 或 LKM-1 | ≥1∶40 | | |
| 或 SLA/LP 阳性 | 阳性 | | |
| IgG | ＞正常值上限 | 1 分 | |
| | ＞1.10 倍正常值上限 | 2 分 | |
| 肝组织学表现 | "符合" AIH | 1 分 | 界面性肝炎、汇管区和小叶内淋巴-浆细胞浸润、肝细胞玫瑰样花环及 |
| | "典型" AIH | 2 分 | 穿入现象被认为是特征肝组织学改变，4 项中具备 3 项为典型表现 |
| 排除病毒性肝炎 | 是 | 2 分 | |

## （二）原发性胆汁性肝硬化

**1. 临床表现**　见本章第三节原发性胆汁性肝硬化（PBC）的临床表现。

**2. 血清生化检查**　典型生化表现是胆汁淤积。ALP 是本病最突出的生化异常，96% 的患者可有 ALP 升高，通常较正常水平升高 2～10 倍，且可见于疾病的早期及无症状患者。血清 GGT 亦可升高，但易受乙醇、药物及肥胖等因素的影响。ALT 和 AST 通常为正常或轻至中度升高，一般不超过 5 倍正常值上限（ULN），如果患者的血清氨基转移酶水平明显升高，则需进一步检查以除外其他病因。

**3. 血清免疫球蛋白检查**　血清免疫球蛋白 M（IgM）升高，IgM 升高是 PBC 的实验室特征之一。IgM 可有 2～5 倍升高，甚至更高。但是 IgM 升高亦可见于其他多种疾病，包括自身免疫性疾病、感染性疾病等，因此缺乏诊断特异性。

**4. 血清抗体检查**　血清 AMA 是诊断 PBC 的特异性指标，尤其是 AMA-M2 亚型的阳性率为 90%～95%。在 AMA 呈阴性时抗核抗体（ANA）阳性可作为诊断的另一重要标志，对 PBC 较特异的 ANA 包括抗 Sp100、抗 Gp210、抗 P62、抗核板素 B 受体，在 AMA 阴性的 PBC 患者中，约 85% 有一种或一种以上的抗体阳性。此外，关于抗 SOX13 抗体、抗 SUMO-1 抗体、SUMO-2 抗体等在 PBC 诊断中的价值也有报道，但仍需进一步验证。

**5. 肝组织学**　AMA 阳性并且具有典型临床表现和生化异常的患者，肝活组织检查对诊断并非必须。但是，对于 AMA 阴性者，或者氨基转移酶异常升高的患者，需行肝穿刺活组织病理学检查，以除外 AIH、非酒精性脂肪性肝炎等疾病。此外，肝组织病理学检查有助于疾病分期及判断预后。

PBC 组织学表现为慢性非化脓性破坏性胆管炎，又称旺炽性胆管炎，表现为门管区淋巴-浆细胞浸润破坏小叶间胆管，出现上皮水肿、空泡化、扭曲等，有时被破坏的胆管上皮磷脂样物质渗出，可引起周围组织细胞吞噬和上皮样细胞聚集，形成肉芽肿。随着病变的进展，门管区增生的细胆管可随浸润的炎症细胞一起向小叶内延伸（胆汁性界面炎），肝细胞出现羽毛样变、Mallory-Denk 小体等胆汁淤积表现，最终形成肝硬化。PBC 的纤维间隔周围常有水肿形成空晕样结构，且结节大小不一，形成"七巧板样"，门管区胆管数量明显减少甚至缺失。胆管缺失定义：至少 10%的门管区内肝动脉无胆管伴行，或不同门管区内至少 2 个肝动脉无胆管伴行，而不论总的门管区数量。PBC 分期如下：

Ⅰ期：胆管炎期。汇管区炎症，淋巴细胞及浆细胞浸润，或有淋巴滤泡形成，导致直径 100μm 以下的间隔胆管和叶间胆管破坏。胆管周围淋巴细胞浸润且形成肉芽肿者称为旺炽性胆管病变，是 PBC 的特征性病变。可见于各期，但以Ⅰ期、Ⅱ期多见。

Ⅱ期：汇管区周围炎期。小叶间胆管数目减少，有的完全被淋巴细胞及肉芽肿所取代，这些炎性细胞常侵入临近肝实质，形成局灶性界面炎。随着小胆管数目的不断减少，汇管区周围可出现细胆管反应性增生。增生细胆管周围水肿、中性粒细胞浸润伴间质细胞增生，常伸入临近肝实质破坏肝细胞，形成细胆管性界面炎，这些改变使汇管区不断扩大。

Ⅲ期：进行性纤维化期。汇管区及其周围的炎症、纤维化，使汇管区扩大，形成纤维间隔并不断增宽，此阶段肝实质慢性淤胆加重，汇管区及间隔周围肝细胞呈现明显的胆盐淤积改变。

Ⅳ期：肝硬化期。肝实质被纤维间隔分隔成拼图样结节，结节周围肝细胞胆汁淤积，可见毛细胆管胆栓。

**6. 影像学检查** 有胆汁淤积表现的患者需行超声检查，以除外肝外胆道梗阻。如果诊断不确定，尤其是 AMA 阴性、短期内胆红素明显升高或者超声检查结果可疑者，可行磁共振胰胆管成像，以除外原发性硬化性胆管炎或者其他大胆管病变。瞬时弹性测定检查可作为一种评估 PBC 患者肝纤维化程度的无创性检查手段。

**7. 诊断要点** 以中年女性为主，其主要临床表现为乏力、皮肤瘙痒、黄疸、骨质疏松和脂溶性维生素缺乏，可伴有多种自身免疫性疾病，但也有很多患者无明显临床症状；生物化学检查：ALP、GGT 明显升高最常见；ALT、AST 可轻度升高，通常为（2～4）×ULN；免疫检查：免疫球蛋白升高以 IgM 为主，AMA 阳性是最具诊断价值的实验室检查，其中以第 2 型（AMA-M2）最具特异性；影像学检查：对所有胆汁淤积患者均应进行肝胆系统的超声检查；超声提示胆管系统正常且 AMA 阳性的患者，可诊断 PBC；肝活组织病理学检查：AMA 阴性者，需进行肝活组织病理学检查才能确定诊断。

### （三）原发性硬化性胆管炎

**1. 临床表现** 见本章第三节原发性硬化性胆管炎（PSC）的临床表现。

**2. 血清生化检查** PSC 的血清生化异常主要表现为胆汁淤积型改变，通常伴有 ALP、γ-GT 活性升高，但并无明确诊断标准的临界值。ALP 水平波动范围可以很广，部分 PSC 患者在病程中 ALP 可以维持在正常水平，有研究认为 ALP 低水平与 PSC 较好预后存在一定相关性。血清氨基转移酶通常正常，某些患者也可升高至 2～3 倍正常值上限。氨基转移酶水平显著升高需考虑存在急性胆道梗阻或重叠有自身免疫性肝炎（AIH）可能。在病程初期胆红素和白蛋白常处于正常水平，随着病情进展上述指标可能出现异常，疾病晚期可出现低蛋白血症及凝血功能障碍。

**3. 血清免疫蛋白检查** 约 30%的患者可出现高γ-球蛋白血症，约 50%的患者可伴有免疫球蛋白 IgG 或 IgM 水平的轻至中度升高。PSC 患者可出现 IgG4 轻度升高，血清 IgG4≥1.35g/L 可作为 IgG4 相关疾病包括 IgG4 相关硬化性胆管炎的血清学诊断标准之一。

**4. 血清抗体检查** 超过 50%的 PSC 患者血清中可检测出多种自身抗体，包括抗核抗体（ANA）、抗中性粒细胞胞质抗体（pANCA）、抗平滑肌抗体（ASMA）、抗内皮细胞抗体、抗磷脂抗体等，但上述抗体一般为低滴度阳性，且对 PSC 均无诊断价值，PSC 特异性的自身抗体目前尚未发现。

**5. 肝组织学**  PSC 的诊断主要依赖影像学，肝脏活组织检查对于诊断 PSC 是非必需的。原发性 PSC 基本的组织学改变是中等或大胆管周围"洋葱皮样"管周纤维化及胆管上皮变性、萎缩，最终为透明的瘢痕组织所取代，累及整个肝内外胆道系统，少数仅累及肝外胆道系统，后期肝实质细胞可受损。组织学上肝内大胆管的改变与肝外胆管所见相似，胆管纤维化呈节段性分布，狭窄与扩张交替出现；肝内小胆管典型改变为胆管周围纤维组织增生，呈同心圆性洋葱皮样纤维化，但相对少见。肝穿刺标本出现上述表现加上小叶间胆管数量减少，对 PSC 具有诊断价值。

在病理组织学上可将 PSC 分为 4 期：Ⅰ期即门静脉期，炎性改变仅仅局限在肝门区，包括淋巴细胞浸润，有时为中性粒细胞向胆管浸润，胆管上皮变性坏死等，可以有不同侧重的表现，还可以出现胆管上皮的血管化和胆管增生；Ⅱ期即门静脉周围期，病变发展到肝门周围实质的炎性改变，出现肝细胞坏死、胆管稀疏和门静脉周围纤维化；Ⅲ期即纤维间隔形成期，纤维化及纤维间隔形成和（或）桥接状坏死，肝实质还表现为胆汁性或纤维化所致的碎屑样坏死，伴有铜沉积，胆管严重受损或消失；Ⅳ期即肝硬化期，出现胆汁性肝硬化的所有表现。虽然肝脏活组织检查不能诊断 PSC，但约有 5% 的 PSC 患者为小胆管型 PSC，病变仅累及肝内小胆管，此部分患者胆道成像无明显异常发现，肝脏活组织检查对于诊断胆道影像正常的小胆管型 PSC 是必需的。

**6. 影像学检查**

（1）经内镜逆行性胰胆管造影（ERCP）：胆道成像对于 PSC 诊断的确立至关重要，以往 ERCP 被认为是诊断 PSC 的金标准，尤其是对诊断肝外胆管及一级肝内胆管等大胆管型 PSC 意义较大。PSC 典型的影像学表现为肝内外胆管多灶性、短节段性、环状狭窄，胆管壁僵硬缺乏弹性、似铅管样，狭窄上端的胆管可扩张呈串珠样表现，进展期患者可显示长段狭窄和胆管囊状或憩室样扩张，当肝内胆管广泛受累时可表现为枯树枝样改变。

（2）磁共振胰胆管成像（MRCP）：对于可疑 PSC 患者，过去 10 年中 MRCP 已逐渐取代了 ERCP 检查，目前已成为诊断 PSC 的首选影像学检查方法。PSC 的 MRCP 表现主要为局限或弥漫性胆管狭窄，其间胆管正常或继发性轻度扩张，典型者呈"串珠"状改变，显著狭窄的胆管在 MRCP 上显影不佳，表现为胆管多处不连续或呈"虚线"状，病变较重时可出现狭窄段融合，小胆管闭塞导致肝内胆管分支减少，其余较大胆管狭窄、僵硬似"枯树枝"状，称"剪枝征"，肝外胆管病变主要表现为胆管粗细不均，边缘毛糙。MRCP 和 ERCP 对于诊断 PSC 及判断是否存在肝内胆管狭窄具有相似的诊断价值，但 ERCP 更有助于判断肝外胆管梗阻及严重程度，可能与 MRCP 检查不注射对比剂、胆管张力较低有关。

（3）经腹超声检查：超声检查常作为肝脏、胆道疾病首选方法。PSC 患者腹部超声检查可显示肝内散在片状强回声及胆总管管壁增厚、胆管局部不规则狭窄等变化，并可显示胆囊壁增厚程度与胆系胆汁淤积情况及肝内三级胆管的扩张情况等。

**7. 诊断要点**  由于 PSC 自然史的高度变异性及缺乏特异性诊断标志物，PSC 严格的诊断标准尚未建立。中华医学会肝病学分会发布的《原发性硬化性胆管炎诊断和治疗专家共识》（2015）推荐诊断标准如下：

（1）患者存在胆汁淤积的临床表现及生物化学改变。

（2）胆道成像具备 PSC 典型的影像学特征。

（3）除外其他因素引起的胆汁淤积。

（4）若胆道成像未见明显异常，但其他原因不能解释的 PSC 疑诊者，需肝脏活组织检查进一步确诊或除外小胆管型 PSC。

## （四）重叠综合征

重叠综合征指两种 AILD 的重叠，常见为 PBC-AIH 重叠综合征，认为同时满足 PBC 和 AIH 诊断标准中两条或两条以上者即可诊断为 PBC-AIH 重叠综合征。PBC 的诊断标准：①存在胆汁淤积的生物化学表现，主要表现为血清碱性磷酸酶（AKP）水平至少超过正常值上限（ULN）2 倍，或者谷氨酰转肽酶（γ-GT）水平至少超过正常值上限（ULN）5 倍；②特异性自身抗体：抗线粒体抗体（AMA）滴度≥1∶100，阳性率超过 90%；③肝脏组织病理活检：标本上表现为中度或以上的非化脓性破坏性胆管损害或淋巴细胞碎屑样坏死。AIH 的诊断标准：①血清 ALT 水平至少超过正常值上限（ULN）5 倍；②IgG 水平至少超过正常值上限（ULN）2 倍和（或）抗平滑肌抗体（ASMA）阳性；③肝脏组织病理活检标本显示中到重度汇管区淋巴细胞、浆细胞浸润及周围炎症，并排除其他可能导致肝脏炎症性病变的疾病，如乙型病毒性肝炎、丙型病毒性肝炎、丁型病毒性肝炎、酒精性肝炎、血吸虫性肝硬化、原发性胆管硬化症等。

PBC-AIH 重叠综合征可侧重于 PBC 或 AIH 的典型表现，基于此可将 PBC-AIH 重叠综合征分为两种变异型。第一种变异型的组织学表现符合 AIH，表现为中-重度界面性肝炎；但血清学检查类似 PBC，表现为 AMA-M2 阳性，IgM 明显升高而 IgG 相对较低，ANA 和 ASMA 阳性率低于单纯的 AIH，其他表现如 ALP、γ-GT、血清氨基转移酶升高，抗肝肾微粒体抗体阳性；一般对免疫抑制剂治疗反应好，也可称为 AMA 阳性的 AIH。另一种变异型组织学表现符合 PBC 标准，一般 AMA 阴性；ANA 和 ASMA 阳性率高于 PBC 但低于 AIH，IgG 和γ-球蛋白浓度偏低，IgM 浓度低于 PBC 患者，其他表现如 ALP 和γ-GT 升高，血清氨基转移酶升高。此变异型也可称为自身免疫性胆管炎。

## 二、鉴别诊断

### （一）自身免疫性肝炎

ANA 和 ASMA 等自身抗体缺乏疾病特异性，低滴度的自身抗体可见于其他多种肝内外疾病如病毒性肝炎、非酒精性脂肪性肝病、Wilson 病等肝病，以及系统性红斑狼疮、类风湿关节炎等自身免疫性疾病，自身免疫性肝炎需与其鉴别。

以慢性肝损伤为表现的 AIH 常需与慢性病毒性肝炎，其他 AILD 如 PBC、PSC，以及 Wilson 病鉴别：

（1）HCV 感染：血清 ANA 可低滴度阳性或抗 LKM-1 阳性，IgG 水平轻度升高；抗 HCV 抗体和 HCV-RNA 阳性；肝细胞脂肪变性、淋巴滤泡形成、肉芽肿形成。

（2）药物性肝损伤：药物史明确，停用药物后好转；血清氨基转移酶水平升高和（或）胆汁淤积表现；汇管区中性粒细胞和嗜酸粒细胞浸润、肝细胞大泡脂肪变性、肝细胞胆汁淤积，纤维化程度一般较轻（低于 S2）。

（3）非酒精性脂肪性肝病：1/3 的患者血清 ANA 可低滴度阳性，血清氨基转移酶轻度升高；肝细胞呈大泡脂肪变性、肝窦纤维化、汇管区炎症较轻。

（4）Wilson 病：也可有类似 AIH 的表现，但多见于年轻人，血清 ANA 可阳性，血清铜蓝蛋白低，24 小时尿铜升高，可有角膜色素环（K-F 环）阳性；存在肝细胞脂肪变性、空泡状核形成、汇管区炎症，可伴界面炎，可有大量铜沉着，肝活检常有脂肪变和糖原核（肝细胞核空泡样变），肝组织中有铜沉积，基因检测可确诊。

急性发病的 AIH 可出现小叶中央坏死和小叶炎，需与急性病毒性肝炎和药物性肝损伤（DILI）进行鉴别。血清病毒学指标可鉴别病毒性肝炎，AIH 特有的组织学表现包括浆细胞浸润、"玫瑰花环样"肝细胞和穿入现象；而汇管区中性粒细胞、嗜酸粒细胞浸润，肉芽肿形成，肝内胆汁淤积，以及脂肪变多见于 DILI。DILI 与 AIH 相比纤维化程度较轻。

### （二）原发性胆汁性肝硬化

（1）丙型肝炎：组织学可表现为淋巴细胞聚集，但常伴有脂肪变，免疫组化检测有助于鉴别，血清病毒学有助于明确诊断。

（2）PSC：与 PBC 相比，PSC 的胆管炎症程度往往较轻，以胆管上皮变性、萎缩、消失为主，有时可见胆管周围纤维化，而非干酪样肉芽肿则多见于 PBC。

（3）结节病：常见多个肉芽肿，周围有纤维组织包绕，门管区和小叶内均可见，全身其他部位也能发现。

（4）DILI：门管区可有嗜酸粒细胞浸润，结合用药史有助于鉴别。

### （三）原发性硬化性胆管炎

继发性硬化性胆管炎是一组临床特征与 PSC 相似但病因明确的疾病。常见病因包括胆总管结石、胆道手术创伤、反复发作的化脓性胆管炎、肿瘤性疾病（胆总管癌、肝细胞癌侵及胆管、壶腹部癌、胆总管旁淋巴结转移压迫）、胰腺疾病（胰腺癌、胰腺囊肿和慢性胰腺炎）、肝胆管寄生虫、IgG4 相关性胆管病、缺血性胆管病（如遗传性出血性毛细血管扩张症、结节性多动脉炎和其他类型的脉管炎、肝移植相关缺血性胆管炎）、肝动脉插管化学治疗（主要为 5-氟尿嘧啶）、腹部外伤等，少见原因有自身免疫性胰腺炎、胆总管囊肿、肝脏炎性假瘤、组织细胞增生症、与艾滋病和其他类型的免疫抑制疾病相关的感染性胆管炎、先天性胆管异常或胆道闭锁、囊性纤维化等。特别是 PSC 患者既往有胆管手术或同时患有胆道结石或肝胆管肿瘤时，两者的鉴别诊断很有难度。仔细询问病史资料和病程中是否伴有 IBD 对于鉴别尤为重要。

（张绪富）

## 第五节　辨证要点与治疗

### 一、中医辨证治疗

自身免疫性肝病病程较长，初期因肝疏泄功能减退，则肝郁气滞，病程中肝横克脾土可导致肝郁脾虚；气机阻滞，血液运行受阻，又可导致血行不畅，脉络瘀阻；或脾虚生湿，湿邪内蕴化热致肝胆湿热，肝肾同源，肝病日久及肾，致肝肾阴虚；或郁久化火伤阴加之激素属纯阳之品，长期应用使阴更伤，到一定阶段则虚中有实，实中有虚。治疗应以疏肝健脾为基本大法，根据证型的不同而分别配合解郁、养阴柔肝、活血行瘀、清热利湿等法，随症论治。

### （一）自身免疫性肝炎

**1. 肝郁脾虚证**

主症：胁肋胀痛，情绪抑郁或急躁易怒，喜太息，面色无华，纳差，乏力嗜睡，腹痛欲泻，泻后痛减或便溏不爽，舌质淡、舌苔白或腻、舌体胖边有齿痕，脉弦或细。

治则：疏肝解郁，健脾益气。

例方：逍遥散加减。

药物：柴胡、白芍、郁金、茯苓、白术、当归、山药、扁豆、五味子、甘草、防风、茵陈。

**2. 肝胆湿热证**

主症：身目发黄，皮肤瘙痒，口干口苦，胸闷纳呆，疲乏无力，恶心厌油腻，小便短赤，大便干燥，舌质红，苔黄腻，脉弦滑数。

治则：清利湿热，利胆退黄。

例方：茵陈蒿汤合小柴胡汤加减。

药物：茵陈、栀子、大黄（后下）、柴胡、黄芩、半夏、虎杖、丹皮、茯苓、蒲公英、白花蛇舌草。

**3. 气滞血瘀证**

主症：胸胁脘腹胀闷窜痛，偶有刺痛，痛有定处拒按，或情志抑郁、急躁易怒，腹部青筋外露或有蜘蛛痣，舌紫或有斑点，脉弦涩。

治则：疏肝解郁，益气活血。

例方：柴胡疏肝散合桃红四物汤加减。

药物：柴胡、枳实、赤芍、白芍、甘草、香附、川芎、丹参、陈皮、鳖甲粉、五味子、防风、茵陈。

**4. 肝肾阴虚证**

主症：胁肋灼痛，劳累加重，头晕目眩，耳鸣健忘，腰痛或腰酸腿软，口眼干涩，五心烦热或低热，或伴见耳鸣，头昏，大便干结，小便短赤，舌红少苔，脉细或细数。

治则：滋补肝肾，养阴清热。

例方：一贯煎加减。

药物：沙参、当归、川楝子、麦冬、生地、枸杞、白芍、郁金、五味子、甘草、防风、茵陈。

**5. 脾肾阳虚证**

主症：畏寒肢冷，身目萎黄，神疲乏力，纳差食少，腰腹或小腹冷痛，面浮肢肿，甚者出现腹水，小便不利或清长，大便稀溏，或五更泄泻，舌淡胖大或齿痕，苔白或白腻，脉沉细或弱。

治则：温补脾肾，利水消肿。

例方：茵陈术附汤合金匮肾气丸。

药物：茵陈、制附子、炒白术、干姜、甘草、肉桂、熟地、山萸肉、山药、茯苓、泽泻、丹皮。

### （二）原发性胆汁性肝硬化

辨证论治是中医临床最鲜明的特色，近年来对PBC最常用的诊疗方法是采用分型辨证论治。本病起病，或因外感侵袭；或因情志不调，肝气不畅；或因素体禀赋不足，或脾胃虚弱，或肝肾不足；或因饮食失宜，其间又往往错综复杂，内外因相互影响，最终导致肝脾肾不足，瘀血痰湿内阻，虚实夹杂，缠绵难愈。

**1. 肝郁脾虚证**

主症：情绪不佳，善太息，面白无华，纳差，乏力嗜睡，脘腹痞胀，大便干结或溏薄，舌质淡，舌体胖，边有齿痕，脉弦或弦缓。

治则：疏肝解郁，理气健脾。

例方：柴胡疏肝散合甘麦大枣汤。

药物：柴胡、川芎、枳壳、白芍、香附、浮小麦、甘草、大枣、陈皮、党参、白术。

加减：胁痛甚，可加青皮、延胡索以增强理气止痛之力；肠鸣、腹泻、腹胀者，可酌加茯苓；肝郁化火，耗伤阴津，症见胁肋隐痛不休、眩晕、失眠、舌红少津、脉细者，可去川芎，酌配枸杞子、菊花、丹皮、栀子；若兼见胃失和降，恶心呕吐者，可加姜半夏、姜竹茹、生姜等；若氨基转移酶持续升高不下者，可酌加垂盆草、鸡骨草、五味子。

**2. 肝胆湿热证**

主症：胁肋胀痛或灼热疼痛，口干口苦，身黄，目黄，小便黄，胸闷纳呆，恶心呕吐，大便不爽，舌红，苔黄，脉弦。

治则：清热化湿，利胆退黄。

例方：茵陈蒿汤合甘露消毒丹加减。

药物：茵陈、大黄、栀子、滑石、黄芩、石菖蒲、木通、藿香、连翘、白蔻仁、甘草。

加减：身黄、目黄、小便黄持续不退者，加青黛、大青叶、金钱草以清热利湿、利胆退黄；若湿热煎熬，结成砂石，阻滞胆道者，可酌加海金沙、金钱草等利胆化石。

**3. 湿滞血瘀证**

主症：腹胀，纳少，身目萎黄，色晦暗，胁下痞块，坚硬不移，胁肋隐痛，或痛若针刺，颈面部可见赤丝、红缕，赤掌，大便稀溏，舌质暗，苔白腻，脉弦细或涩。

治则：活血祛瘀，利湿退黄。

例方：血府逐瘀汤合二陈汤加减。

药物：桃仁、红花、川芎、当归、熟地、赤芍、柴胡、枳壳、党参、白术、甘草、半夏、橘红、茯苓。

加减：气滞者可加用香附、延胡索、川楝子等行气活血之品；小便黄持续不退者，加茵陈、金钱草以清热利湿。

**4. 肝肾阴虚证**

主症：腰痛或腰酸腿软，胁肋隐痛，劳累加重，口眼干涩，五心烦热或低热，或伴见耳鸣，头昏，大便干结，小便短赤，舌红少苔，脉细或细数。

治则：滋补肝肾，理气止痛。

例方：知柏地黄汤合一贯煎加减。

药物：山药、丹皮、白茯苓、山萸肉、泽泻、黄柏、熟地、生地、沙参、麦冬、当归、枸杞。

加减：若皮肤瘙痒属阴虚血热者，加石菖蒲、玄参、白鲜皮等以凉血止痒；若胁肋刺痛、肝脾大、面色黧黑、舌质有瘀斑属肝脾血瘀，加丹参、郁金、鳖甲、穿山甲、川芎、大黄等活血化瘀。

## 二、西医治疗

### （一）自身免疫性肝炎的治疗

AIH 治疗的总体目标是获得肝组织学缓解，防止肝纤维化的发展和肝衰竭的发生，延长患者的生存期和提高患者的生存质量。临床上可行的治疗目标是获得完全生物化学指标缓解，即血清氨基转移酶（ALT/AST）和 IgG 水平均恢复正常。肝组织学完全缓解者较之未获得组织学完全缓解者肝纤维化逆转率较高，生存期也显著延长。因此，肝组织学缓解可能是治疗的重要目标。

**1. 治疗指征** 中度以上炎症活动的 AIH 患者（血清氨基转移酶水平>3×ULN、IgG>1.5×ULN），急性 ALT 和（或）AST>10×ULN，甚至重症伴凝血异常：国际标准化比值（INR）>1.5，应及时启动免疫抑制治疗，以免出现急性肝衰竭；对于轻微炎症活动（血清氨基转移酶水平<3×ULN、IgG<1.5×ULN）的老年（>65 岁）患者需平衡免疫抑制治疗的益处和风险作个体化处理。暂不启动免疫抑制治疗者需严密观察，如患者出现明显的临床症状，或出现明显炎症活动可进行治疗；从肝组织学角度判断，存在中度以上界面性肝炎是治疗的重要指征。桥接性坏死、多小叶坏死或塌陷性坏死、中央静脉周围炎等特点提示急性或重症 AIH，需及时启动免疫抑制治疗。轻度界面炎患者可视年龄而区别对待；所有活动性 AIH 患者均应接受免疫抑制治疗，并可根据疾病活动度调整治疗方案和药物剂量。

**2. 治疗方案** 泼尼松或泼尼松龙：初次治疗：单一疗法，成人 20~60mg/d，儿童 1~2mg/(kg·d)；联合治疗（加用硫唑嘌呤或 6-巯基嘌呤），成人 15~30mg/d，儿童 1~2mg/(kg·d)。维持治疗：单一疗法，成人 5~15mg/d，儿童 1mg/(kg·d)；联合治疗，成人 5~10mg/d，儿童 0.5~1mg/(kg·d)。

硫唑嘌呤：初次治疗：联合治疗（与泼尼松或泼尼松龙并用），成人 50~100mg/d，儿童 1.5~2mg/(kg·d)。维持治疗：单一疗法，成人 50~200mg/d，儿童 1.5~2mg/(kg·d)；联合治疗，成人 50~150mg/d，儿童 1.5~2.0mg/(kg·d)。

AIH 患者一般优先推荐泼尼松（龙）和硫唑嘌呤联合治疗方案，联合治疗可显著减少泼尼松（龙）剂量及其不良反应。泼尼松（龙）可快速诱导症状缓解、血清氨基转移酶和 IgG 水平的复常，用于诱导缓解，而硫唑嘌呤需 6~8 周才能发挥最佳免疫抑制效果，多用于维持缓解。单药治疗适用于合并血细胞减少、巯基嘌呤甲基转移酶功能缺陷、妊娠或拟妊娠、并发恶性肿瘤的 AIH 患者。已有肝硬化表现者多选择泼尼松（龙）单药治疗并酌情减少药物剂量。"可能"诊断为 AIH 患者也可以单剂泼尼松（龙）进行试验性治疗。

其他：布地奈德：初次治疗，成人 9mg/d；维持治疗，成人 6mg/d。MMF：有时在成人中可作为难治性疾病的治疗选择，和（或）对硫唑嘌呤或 6-巯基嘌呤不耐受的患者。熊去氧胆酸（UDCA）：有时与泼尼松和（或）硫唑嘌呤联合应用。

**3. 疗效评价** 免疫抑制治疗一般应维持 3 年以上，或获得生物化学缓解后至少 2 年以上。除完全生物化学应答外，停用免疫抑制剂的指征包括肝内组织学恢复正常、无任何炎症活动表现，因为即使轻度界面性肝炎的存在也预示着停药后复发的可能。复发可定义为血清氨基转移酶水平>3×ULN，伴血清 IgG 和（或）γ-球蛋白水平不同程度的升高，复发的危险因素包括先前需使用联合治疗方案才能获得生物化学缓解者、并发自身免疫性疾病和年龄较轻者。以单剂免疫抑制剂治疗即可获得长期完全生物化学缓解至少 2 年以上的患者获得持续缓解的可能性较高。虽然均在正常范围内，较高的血清 ALT 和 IgG 水平仍与复发相关。停药后初次复发患者，建议再次以初始治疗的剂量给予泼尼松（龙）和硫唑嘌呤联合治疗，逐渐减量甚至停药并以硫唑嘌呤（50~75mg/d）维持治疗；而硫唑嘌呤不能耐受的患者可给予小剂量泼尼松（龙）（≤10mg/d）或与 MMF 联合长期维持治疗。2 次以上复发者建议以最小剂量长期维持治疗。

**4. 应答不完全的处理** 应答不完全定义为经 2~3 年治疗后，临床表现、实验室指标[血清氨基转移酶、TBIL、IgG 和（或）γ-球蛋白]和肝组织学等改善但未完全恢复正常。免疫抑制治疗应答不佳或无应答者应首先考虑 AIH 诊断是否有误和患者对治疗的依从性如何。少数 AIH 患者确实显示对免疫抑制治疗应答不佳或应答不完全，部分患者可能在激素减量过程中或在维持治疗过程中出现反跳。该类患者可酌情短期（1 周）给予大剂量甲泼尼龙（40～60mg/d）静脉输注，待缓解后改为口服泼尼松（龙）治疗（30～40mg/d），适当放缓减量速度，并加以免疫抑制剂维持治疗。泼尼松（龙）和硫唑嘌呤联合治疗 2 年仍未达到缓解的患者，建议继续用泼尼松（龙）（5～10mg/d）+大剂量硫唑嘌呤［最高达 2mg/（kg·d）］，12～18 个月后行肝活组织病理学复查。对于已接受至少 36 个月连续治疗但临床、实验室和组织学改善未达到治疗终点的不完全应答患者，建议将泼尼松或硫唑嘌呤调整至适合剂量以长期维持治疗，以使此类患者处于无症状、实验室指标稳定的状态。

**5. 特殊情况处理**

（1）急性起病和急性肝衰竭：急性起病的 AIH 通常表现为病程短（<30 日）且没有既往明确肝脏疾病史，临床症状明显（如黄疸、疲乏、发热、恶心、全身不适等），血清学明显异常（血清 ALT>5×ULN，TBIL 水平>34.2μmol/L）。小叶中央坏死是急性起病 AIH 的肝组织学特征，及时发现有助于早期诊断和干预。在 IAIHG 提出的《AIH 简化诊断评分标准》中，自身抗体和血清 IgG 水平是诊断 AIH 的两个重要因素，而急性起病 AIH 常常缺少这两个重要特征。早期足量静脉使用甘草酸制剂可缓解急性发作性 AIH 的进展。短期大剂量糖皮质激素（60mg/d）治疗对 36%～100% 的急性起病 AIH 患者有效，治疗反应的差异与开始治疗是否及时有关。肝组织学上有小叶中央坏死的急性起病 AIH 患者倾向于对激素治疗反应良好，急性起病 AIH 患者对激素的反应与预后密切相关。终末期肝病模型（MELD）能有效评估风险及定量分析病情的改善或恶化。临床上可使用 1～2 周糖皮质激素疗法来判断是否需继续激素治疗，同时必须进行 MELD 评分，判断是否需要肝移植术。

（2）胆汁淤积型 AIH：AIH 患者可出现肝内胆汁淤积表现，约 20% 的胆汁淤积型（血清 TBIL≥40μmol/L）AIH 患者对糖皮质激素治疗无应答，并与病死率和肝移植率显著增高相关。UDCA 可有效缓解患者胆汁淤积表现，可联合使用。胆汁淤积型 AIH 患者在初期应避免使用硫唑嘌呤以免加重胆汁淤积，可先使用大剂量糖皮质激素（40～60m/d）缓解病情，在血清 TBIL 显著下降后再加用硫唑嘌呤联合治疗。

（3）自身抗体阴性 AIH：血清自身抗体是 AIH 的免疫学特征之一，约 10% 的 AIH 患者常规自身抗体检测呈阴性，该类患者常常血清 IgG 水平升高幅度较小甚至正常，但肝组织学仍可见界面性肝炎、淋巴细胞-浆细胞浸润、玫瑰花环等 AIH 特征性改变。因此，疑似自身抗体阴性 AIH 时强烈建议行肝活组织检查以明确诊断，有时肝组织学表现是其唯一确诊依据。这类患者可予糖皮质激素单药治疗或联合治疗，对免疫抑制剂治疗应答常常与典型 AIH 相似。

（4）AIH 相关肝硬化：约 1/3 的 AIH 患者在诊断时已存在肝硬化表现，活动性肝硬化患者仍有免疫抑制治疗的指征。治疗方案以选择糖皮质激素单药治疗为宜，适当减少泼尼松（龙）初始剂量（20～30mg/d），同时注意消化道出血和（或）感染等并发症的发生。AIH 相关肝硬化出现腹水等并发症，提示进入失代偿期。此阶段需仔细评估糖皮质激素可能的不良反应，如消化道出血、肺部感染和自发性细菌性腹膜炎的可能性。如疾病仍有明显活动如血清氨基转移酶和 TBIL 水平升高、血清 IgG 水平显著增高，在预防并发症的基础上可谨慎使用小剂量糖皮质激素（15～20mg/d）口服，疾病好转后应快速减量至维持量（5～7.5mg/d）。部分患者可获得生物化学应答，腹水等并发症好转而转入代偿期并获得长期缓解。如疗效不佳或无法耐受糖皮质激素治疗者，需尽早与肝移植中心联系进行肝移植治疗。

（5）AIH 合并病毒性肝炎：AIH 合并慢性病毒性肝炎常难以识别和确诊，容易造成延误诊断，大多数患者诊断时合并肝硬化。AIH 合并 HBV 感染者先以核苷和核苷酸类药物口服抗病毒治疗，然后再开始免疫抑制治疗。而 AIH 合并 HCV 感染患者首先考虑免疫抑制剂治疗，获得生物化学缓解后再考虑使用长效干扰素α等抗病毒治疗。

（6）妊娠期 AIH：AIH 患者妊娠过程中，可予小剂量泼尼松（龙）（5~10mg/d）维持治疗。AIH 患者有较高的胎儿流产及早产的可能性，胎儿死亡率达 19%，大多发生在孕 20 周内，产死亡率约为 3%。妊娠过程中母体的免疫抑制可保护嵌合胎儿，在分娩后 AIH 可复燃或出现加重趋势。因此，应在分娩后加大糖皮质激素的用量，以防止复发或反跳。在妊娠前 AIH 控制较差或妊娠期不治疗与 AIH 复燃有关，而 AIH 复发与孕妇出现失代偿、婴儿进入特护病房的危险性有关。目前没有关于因使用硫唑嘌呤治疗 AIH 而引起胎儿畸形的报道，所以建议 AIH 患者在怀孕期间停用硫唑嘌呤。美国 FDA 将硫唑嘌呤定为妊娠 D 级，故建议尽量在妊娠期间停用。

（7）老年 AIH：20%的成人 AIH 在 60 岁以后发病，发病常常更为隐匿，易被漏诊。糖皮质激素可用于老年患者，应答相对较好且停药后复发概率较低。布地奈德可以考虑用于这一特殊人群中。在老年 AIH 患者中，预防骨质疏松尤为重要，应鼓励常规锻炼，服用钙剂（1~1.5g/d）和维生素 $D_3$（400U/d）。已经有骨质疏松的患者可考虑使用二磷酸盐制剂。应进行基线骨密度测定，并每年复查以观察严重程度和疗效。

## （二）原发性胆汁性肝硬化的治疗

**1. 基础治疗** UDCA 是目前唯一被国际指南推荐用于治疗 PBC 的药物，其主要作用机制为促进胆汁分泌、抑制疏水性胆酸的细胞毒作用及其所诱导的细胞凋亡，从而保护胆管细胞和肝细胞。推荐剂量为 13~15mg/（kg·d），分次或 1 次顿服。如果同时应用考来烯胺，两者应间隔 4 小时以上。UDCA 治疗可以有效地降低血清胆红素、ALP、GGT、ALT、AST 及胆固醇水平。UDCA 能改善对治疗有生物化学应答的 PBC 患者的疾病进展。出现临床症状后才就诊、生物化学指标明显异常及自身免疫特征较多者，可导致对 UDCA 的应答欠佳。对 UDCA 生物化学应答欠佳的患者，目前尚无统一治疗方案。已有多项研究探索了对应答欠佳患者的治疗方法，包括甲氨蝶呤、吗替麦考酚酯、他汀类药物、水飞蓟宾和大剂量 UDCA 等，但其疗效均尚未经大样本随机对照临床研究证实。布地奈德、贝特类降脂药及新药 6-乙基鹅去氧胆酸即奥贝胆酸在临床研究中显示出一定疗效，可考虑用于这一类患者的治疗，但其长期疗效仍需进一步验证。

**2. 对症治疗**

（1）皮肤瘙痒：考来烯胺是治疗胆汁淤积性疾病所致皮肤瘙痒的一线药物。其推荐剂量为 4~16g/d。如果患者不能耐受考来烯胺的不良反应或治疗无效时，利福平可作为二线用药。推荐剂量为 150mg，每天 2 次，对治疗无效的患者可逐渐增加剂量至 600mg/d。阿片类拮抗剂可作为三线用药。由于 5-羟色胺系统可能与瘙痒有关，因此昂司丹琼及舍曲林也被用于皮肤瘙痒的治疗。

（2）乏力：目前对于乏力尚无特异性治疗药物，多种药物被尝试用于乏力的治疗，包括 UDCA、氟西汀、秋水仙碱、甲氨蝶呤、昂丹司琼，但是仅有莫达非尼可能改善 PBC 患者因白天过度嗜睡导致的乏力。此外，应注意寻找并处理可能导致乏力的多种其他因素，如贫血、甲状腺功能减退、抑郁及睡眠障碍等。

（3）骨质疏松：PBC 患者发生代谢性骨病（如骨量减少及骨质疏松等）的机制复杂，涉及脂溶性维生素吸收障碍、胆汁淤积对骨代谢的直接影响等诸多因素。PBC 患者骨折发生率比普通人群高约 2 倍。因此，对每位 PBC 患者均需考虑骨质疏松的预防及治疗，建议患者补充钙及维生素 D 以预防骨质疏松。我国营养协会推荐普通成人每日元素钙摄入量 800mg；绝经后妇女和老年人每日元素钙摄入推荐量为 1000mg。目前的膳食营养调查显示我国老年人平均每日从饮食中获得元素钙 400mg，故平均每日应再补充元素钙 500~600mg。维生素 D 的成年人推荐剂量为 200U/d；老年人因缺乏日照及摄入和吸收障碍，故推荐剂量为 400~800U/d。维生素 D 用于治疗骨质疏松时，剂量应该为 800~1200U/d。

（4）脂溶性维生素缺乏：脂溶性维生素吸收障碍常见于进展期 PBC 患者。对于维生素 A、维生素 E、维生素 K 缺乏的患者，应根据病情及实验室指标给予适当的补充。

（5）干燥综合征：PBC 患者常合并干燥综合征，是自身免疫疾病累及外分泌腺体的表现，主要表现为口干燥症、干燥性角膜炎及其他部位干燥。治疗措施包括停止吸烟、饮酒，并避免服用引起口干的药物，勤漱口，避免口腔念珠菌感染。对于干眼症的患者首选人工泪液。环孢霉素 A 眼膏是批准用于干眼症的处方药物。

**3. 其他药物**

（1）布地奈德：是第二代皮质类固醇激素，口服后 90%的药物于肝内首过代谢。在肝脏内被清除前可以高浓度作用于致病淋巴细胞，而避免了全身不良反应。组织学分期 Ⅰ~Ⅱ 的 PBC 患者，给予布地耐德（9mg/d）联合 UDCA 比安慰剂联合 UDCA，能更好地改善肝脏生物化学指标，血清 IgG、IgM 水平，以及组织学表现，对于接受 UDCA 治疗后病情稳定的患者，不建议加用布地奈德。

（2）贝特类药物：UDCA 联合非诺贝特能改善患者 ALP、GGT、IgM 及三酰甘油的水平。苯扎贝特可改善 ALP、GGT、ALT、IgM、三酰甘油及总胆固醇的水平，但是对病死率和皮肤瘙痒无改善。尽管严重不良反应率两组无差异，但苯扎贝特不良反应较对照组高，故在治疗过程中应监测其不良反应。

（3）奥贝胆酸（OCA）：是法尼酯 X 受体激动剂。对 UDCA 应答欠佳的 PBC 患者，加用 OCA 治疗可降低 ALP、GGT、ALT 水平。

## （三）原发性硬化性胆管炎的治疗

**1. 药物治疗**　小剂量 UDCA 可以改善 PSC 生物化学指标、临床症状和组织学表现；中等剂量 UDCA 可以改善患者肝脏生物化学、肝纤维化程度及胆道影像学表现；建议可以对 PSC 患者尝试进行 UDCA 经验性治疗，但不推荐高剂量。

**2. 内镜治疗**　由于胆汁排出受阻和病原微生物的过度生长，PSC 患者易出现频发胆管狭窄和结石。明显的胆管狭窄可致胆道梗阻，造成急性肝功能损伤，甚至迅速发展至肝衰竭。PSC 所致的胆道梗阻累及各级胆管树，从微观胆小管到肝外胆管，内镜治疗仅能针对较大的胆管，ERCP 适用于肝外胆管及肝内大胆管的显性狭窄，可减轻皮肤瘙痒和胆管炎等并发症，并对胆管癌进行早期诊断，改善生存状况。大部分患者可通过应用 ERCP 下的球囊扩张术或支架置入术来改善症状。球囊扩张是胆道狭窄最基础的内镜治疗方法，可减轻 PSC 患者的胆管狭窄、缓解临床症状、改善胆汁淤积引起的酶学改变、延长生存期。对于主胆管狭窄、伴有明显胆汁淤积或以胆管炎为主要症状的 PSC 患者，可行 ERCP 球囊扩张治疗。对于经球囊扩张治疗和胆汁引流效果欠佳的患者考虑胆管支架置入术。短期支架置入可以改善 PSC 患者肝脏功能，减少支架闭塞和胆管炎的风险，建议对于有严重狭窄的患者可以使用以改善症状。

**3. 经皮治疗**　如果 ERCP 操作失败或无法行 ERCP 时可行经皮胆管造影治疗。经皮穿刺胆道造影、扩张胆管或放置支架可用于行空肠 Roux-en-Y 吻合或胃旁路术的 PSC 患者，也可用于肝内胆管狭窄或狭窄非常紧、不能进行内镜下放置导丝或扩张器的患者。该治疗耗时，且并发感染、肝动脉损伤、胆道出血及胆汁性腹膜炎等较为常见，经皮放置引流管也可引起患者不舒适和不耐受，因此经皮治疗通常作为 ERCP 之后的二线方法。

**4. 外科治疗** 姑息性手术适用于非肝硬化的 PSC 患者，以及肝门或肝外胆管显著狭窄、有明显胆汁淤积或复发性胆管炎、不能经内镜或经皮扩张者。通过胆道重建行胆肠内引流术可使临床症状改善的持续时间延长，缓解黄疸和胆管炎，但也可能会导致胆管炎风险和病死率增加。但近年来考虑到患者最终仍需接受肝移植，而先前行姑息性胆道手术的患者常使移植手术时间延长、失血较多、术后并发症增加、术后瘢痕也增加了肝移植的难度，故对于有条件接受移植的患者不提倡这种手术。

**5. 肝移植** 终末期 PSC 患者，肝移植为唯一有效的治疗方法。肝移植指征与其他病因导致的肝硬化相似，包括反复食管-胃底静脉曲张破裂出血、肝性脑病、顽固性腹水、自发性细菌性腹膜炎和肝肾综合征等并发症经内科处理疗效不佳，终末期肝病模型（MELD）＞15 分或 Child-Pugh 积分＞10 分，或符合肝移植标准的合并肝癌患者。PSC 患者出现以下临床表现时可提高其肝移植的优先等级：①胆管炎反复发作，菌血症发作＞3 次，脓毒症发作＞1 次；②胆管癌直径＜3cm 且无转移征象；③顽固性皮肤瘙痒。

**6. 其他治疗** 合并急性细菌性胆管炎的患者应给予针对革兰阴性杆菌、肠球菌、类杆菌和梭状芽胞杆菌有效的广谱抗菌药物，可选用对胆道有高度渗透性的药物，常用的抗菌药物如三四代头孢菌素、硝基咪唑类及碳青霉烯类。

PSC 患者的皮肤瘙痒症状与其他胆汁淤积性肝病类似，通常在夜间、潮湿的环境中更为严重，热水浴、接触化纤衣物等可诱发，搔抓可能引起皮肤并发症，有时可严重影响患者生活质量。轻度瘙痒可应用润肤剂及抗组胺药治疗，中重度瘙痒可应用胆汁酸螯合剂如考来烯胺、阿片类药物拮抗剂纳曲酮治疗，上述药物作用不明显时还可酌情选用利福平、苯巴比妥、舍曲林等。

### （四）重叠综合征的治疗

目前尚无标准治疗方案，文献报道较多的方案包括单用 UDCA 治疗、UDCA 联合免疫抑制剂（主要为泼尼松、泼尼松龙、硫唑嘌呤）治疗及 UDCA 单药治疗无效后加用免疫抑制剂治疗。对 UDCA 治疗无应答且伴有重度界面性肝炎的患者，进行 UDCA 和免疫抑制联合治疗。对于伴有重度界面性肝炎的 PBC 患者，单用 UDCA 治疗多无效，需加用免疫抑制剂；对糖皮质激素和硫唑嘌呤无应答者，可考虑换用二线免疫抑制剂（环孢素 A、他克莫司和 MMF），可诱导对初始免疫抑制无应答的患者获得生物化学缓解。具体可参考自身免疫性肝炎、原发性胆汁性肝硬化、原发性胆汁性胆管炎的治疗。

（张绪富）

# 第六节 医 案 精 选

## 医案一

吴某，男，42 岁。就诊日期：2015 年 8 月 17 日初诊。

患者 1 年前无明显诱因出现身目黄染、小便黄，遂到当地医院住院治疗。经查甲、乙、丙、戊肝的相关病毒均为阴性，肝功能谷丙转氨酶和胆红素明显升高，对症治疗无效，其后转诊广州某三甲医院经肝脏活检诊断为"自身免疫性肝炎"，给予地塞米松及泼尼松治疗，谷丙转氨酶波动在 120U/L 左右，胆红素波动在 80μmol/L 左右，泼尼松减到 15mg/d，病情即反复加重，为求进一步诊断来医院就诊。身目黄染，色如橘黄，乏力倦怠，食少纳呆，厌油腻，脘腹胀满，右胁隐痛，便溏，溲黄。

查体：形体适中，身目黄染，精神欠佳，肝脾肋下未触及，舌质红，苔黄，脉滑。

辨证：湿热熏蒸肝胆，阻滞胆道，胆汁溢于肌肤。

治法：清热利湿退黄，活血通脉。

方药：茵陈蒿汤加减。茵陈 40g，虎杖 20g，制大黄 10g，通草 10g，茜草 15g，赤芍 15g，炒栀子 10g，苍术 15g，云茯 15g，地龙 10g，郁金 10g，甘草 10g。10 剂水煎服，日 1 剂。

二诊：2015 年 8 月 28 日。黄疸变浅，自觉腹胀及胁痛减轻，食欲改善，但大便仍溏泄，日行 2~3 次，舌质略红，苔黄，脉滑，肝胆湿热渐去，气机稍畅之征，宜加健脾之品，脾旺则湿祛，上方加炒白术 20g，薏苡仁 20g，豆蔻仁 10g，15 剂水煎服，日 1 剂。

三诊：患者自觉轻度乏力，巩膜及皮肤无明显黄染，食欲增加，偶有便溏，舌质淡红，苔薄黄，脉略弦。复查肝功能：ALT 25U/L，AST 35U/L，TBIL 25μmol/L，DBIL 3.3μmol/L，湿热之邪渐去，脾气受损，正气未复。前方加黄芪 30g，党参 20g，陈皮 10g，砂仁 10g，10 剂，将其研磨制成丸剂，每次 10g，每日 3 次。

评析　本案患者中年男子，身目黄染如橘色，小便不利，舌红苔黄，属中医"阳黄"范畴，此为湿热熏蒸肝胆，胆汁入于血分，外溢肌肤所致，治宜清热利湿、活血通脉。《金匮要略》有"黄家所得，从湿得之"之说，指出"诸病黄家，但利其小便"。黄疸发病与湿邪关系密切，故化湿、利小便是黄疸的重要治则。方中茵陈，味苦微寒，有清热利湿退黄之功，为治黄疸第一要药，于《本草述钩元》谓其"发陈致新，与他味之逐湿热者殊，而渗利为功者尤难相匹。黄证湿气胜，则如熏黄而晦；热气盛，则如橘黄而明，湿因蒸热，热亦聚湿，皆从中土湿毒以为本，所以茵陈宜"。故治无论阴黄、阳黄，茵陈为必用之药。制大黄之性减，其不仅能泻下邪热，又能清泻血分之瘀积，配伍虎杖、茜草、赤芍、炒栀子气血同活，清热利湿，活血通脉；化湿必利小便，使湿热之邪从小便而出，故用通草、云苓、薏苡仁利湿退黄；郁金、地龙行气活血通络；湿热之邪缠绵日久，脾胃受损，用黄芪、党参、云苓、苍白术、陈皮、薏苡仁益气健脾，脾旺则湿祛，黄疸除。

## 医案二

陈某，女，36 岁。就诊日期：2016 年 8 月 17 日。

患者于 2005 年 8 月初因食欲不振，胸闷嗳气，10 日后面目发黄，渐及全身，大便灰白色而稀，住某医院诊为"急性黄疸型传染性肝炎"，经住院治疗，各种症状消失而出院。2016 年 8 月初，自觉头晕，疲乏无力，纳呆，中脘隐隐胀痛，失眠多梦，大便溏，小便黄，经治疗十余日，出现黄疸。肝功能：黄疸指数 60U，总胆红素 80μmol/L，ALT 240U/L，碱性磷酸酶 10U/L，总蛋白 64g/L，其中，白蛋白 34g/L，球蛋白 30g/L，硫酸锌浊度实验 16U。肝肿于右肋下 3cm，质硬，超声波检查呈现"密集微小波"，伴见"复波"。体型消瘦，神疲懒言，少睡多梦，面色黧黑萎黄，双目全身发黄，呈现深绿色，脘腹胀满，右肋下隐隐作痛，纳减，腹部及下肢轻度浮肿，按之下陷，口虽干而不喜多饮，月经不规则，经常推迟，量少血色淡，生育三胎，舌尖红，苔白腻略干，脉弦细。

诊断：西医诊断：原发性胆汁性肝硬化。中医诊断：黄疸（肝郁气滞，郁结酿成湿热）。

治法：柔肝疏郁兼湿热。

方药：滋水清肝饮加减。怀山药18g，山茱萸9g，丹参18g，带皮茯苓30g，泽泻9g，当归6g，黄芪15g，茵陈18g，佛手柑9g，车前子10g，白术15g，北柴胡9g，鳖甲18g。水煎服，日1剂。

以上方为主，加减治疗1个月后，黄疸消退，腹部及下肢浮肿已愈，肝区疼痛减经，胃纳转佳，但消瘦与神疲未见好转，继用一贯煎加减，并配合下方：西洋参1g，鸡内金1.5g，三七2g，共研细末，分3次于饭后服，继续服药3个月后，肝功能检查正常，患者体质逐渐恢复。

评析 患者曾有急性黄疸型肝炎病史，治疗不彻底或病情反复，久之转为慢性肝炎或肝硬化。一般而言，黄疸初起湿热居多，其病理与肝胆、脾胃湿热熏蒸有关。由于病久多虚，气阴不足，肝失所养，导致肋下隐隐而痛，头晕乏力，懒言少寐，口干不欲饮；肝郁失疏，气滞不行，肝病及脾，肝脾失调，而饮食减少，胃脘胀满，大便溏；木郁克土，脾不化湿，气滞湿阻。湿热内生，肝络瘀滞，致正虚邪实，面暗少华，身目深黄，经行错后。治宜标本兼治以养肝阴兼清湿热法。本案以气滞、血瘀、水湿偏盛为标实，气阴不足为本虚，用黄芪、佛手柑、北柴胡等扶正理气，用丹参、当归、山茱萸、鳖甲养阴活血，用带皮茯苓、茵陈、泽泻、车前子、白术渗湿利水，标本兼治。继以柔肝疏郁的一贯煎加减，补气养阴的西洋参，活血祛瘀的三七，消食理脾的鸡内金，消补兼施，故能取效。

## 医案三

王某，女，36岁。就诊日期：2016年5月16日。

面目发黄伴发热11天。患者于11天前无明显诱因出现发热恶寒，汗少，汗出不畅，以前额为主，偶有咳嗽，痰少，继则面目黄染，色黄明亮，皮肤略痒，纳差腹胀，神疲乏力，曾于当地社区医院就诊，给予抗菌、消炎等治疗，效果不佳。乃转诊于广东某医院治疗，经肝脏组织活检及血清自身抗体等检查，确诊为"自身免疫性肝炎"，给予激素等对症治疗后病情未得到缓解，遂至医院求治于中医。刻诊：发热，微恶风寒，汗出不畅，仅前额微汗出，面目黄染，黄色鲜明，皮肤略痒，厌食油腻，纳差腹胀，神疲乏力，肝区隐痛，寐尚可，大便黏溏，日1次，小便黄赤，舌边红，苔薄白，脉浮略数。

查体：体温38.2℃，皮肤、巩膜黄染，上腹部轻压痛，无反跳痛，肝脾肋下未触及。

辅助检查：TBIL 118μmol/L，DBIL 68μmol/L，IBIL 50μmol/L，ALT 184U/L，AST 153U/L；血清自身抗体阳性；B超未见明显异常。

诊断：中医诊断：黄疸（阳黄）。西医诊断：自身免疫性肝炎。

辨证：内蕴湿热，感受外邪。

方药：麻黄连翘赤小豆汤加减。炙麻黄6g，连翘12g，赤小豆35g，杏仁15g，桑白皮15g，茵陈25g，丹皮10g，生甘草6g。7剂，水煎服，日1剂，分2次早晚温服。

二诊：2016年5月24日。恶寒发热除，皮肤黄染较前明显减轻，精神状况改善，感觉身体轻松，食欲渐佳，舌质略红，苔薄黄，脉弦。上方去炙麻黄、杏仁，加郁金10g行气解郁，继服7剂。

三诊：2016年6月2日。黄疸消退，食欲欠佳，大便偏稀，小便可，舌质淡，苔薄白，脉细。实验室复查：TBIL 15.3μmol/L，DBIL 7.1μmol/L，IBIL 8.2μmol/L，ALT 24U/L，AST 34U/L。辨证：脾胃虚弱证。处方参苓白术散加减以善后：党参15g，炒白术20g，薏苡仁25g，炒扁豆20g，陈皮10g，砂仁10g，黄芪20g，茵陈12g，茯苓10g，炒山药20g，炙甘草10g。

评析 该患者素体湿热内蕴，同时感受风寒之邪，郁而不达，有入里化热之势，引动体内湿热之邪，湿热内侵脾胃，伤及肝胆，致胆液外泄，溢于肌肤而成黄疸。湿热在里，黄在肌肤，感受外邪，故用麻黄连翘赤小豆汤透达外邪，清热退黄，麻黄连翘赤小豆汤首见于《伤寒论》第 262 条："伤寒瘀热在里，身必黄，麻黄连轺赤小豆汤主之。"《医宗金鉴》曰："伤寒表邪未解，适遇其人阳明素有湿邪，热入里而与湿合，湿热蒸瘀，外搏肌表，身必发黄也。若其人头有汗，小便不利，大便硬，则或清、或下、或利小便，自可愈也。今乃无汗小便利，是里之瘀热未深，表之郁遏犹甚，故用麻黄连翘赤小豆汤，外发其表，内逐其湿也。"邪在表当汗出而解，但不可太过，尤其是夹有湿邪，故方中用少量麻黄直走肌表，微微发汗，使阳气周流全身，营卫畅通，让湿邪随汗而排出体外；赤小豆、桑白皮、茵陈渗利走下，内清湿热；连翘清热散结；丹皮清瘀热，奏解表退黄之效，最后益气健脾，以复脾运善后。

## 医案四

蒋某，女，52 岁。就诊日期：2015 年 3 月 12 日。

反复肝功能异常 1 年余。1 年以来，反复出现肝功能异常，常于发热后出现，ALT 200～1300U/L，伴有轻度胆红素升高，轻度 GGT 升高，4 个月前在医院行肝活检术，病理诊断：自身免疫性肝炎，遂给予泼尼松龙 30mg，每日 1 次口服。2014 年 7 月 12 日肝功能：ALT 67U/L，AST 63U/L，TBIL 32.5μmol/L。刻诊：胁肋隐痛，劳累加重，头晕头昏，健忘，腰酸腿软，眼睛干涩，盗汗，二便可，舌红少苔，脉细。

辨证：肝肾阴虚证。

治法：滋补肝肾，养阴清热。

方药：一贯煎加减。南沙参 20g，当归 12g，川楝子 10g，麦冬 10g，生地 15g，枸杞 15g，白芍 20g，郁金 10g，五味子 10g，茵陈 15g，青皮 10g，甘草 6g。

7 剂，水煎服，日 1 剂，分 2 次早晚温服。

二诊：2015 年 3 月 20 日。服药 1 周后症状改善，胁肋隐痛、眼睛干涩、盗汗明显减轻，头晕、腰酸缓解，偶有腹胀、食欲不佳，舌质略红，苔薄白，脉弦细。上方去青皮、川楝子，加党参 15g，炒麦芽 20g，炒山楂 15g，7 剂。

三诊：2015 年 3 月 28 日。复查肝功能恢复正常；相关症状明显改善，按时服用中药，随症加减，定期复查随访，随访一年半有余，肝功能虽偶有波动，但病情稳定，生活质量良好。

评析 肝藏血，肾藏精，精血互生，乙癸同源，盛则同盛，衰则同衰，故需肝肾同调。该患者老年妇女，绝经期前后，肾气逐渐衰弱，冲任二脉渐渐虚惫，阴阳失调，易导致肝肾不足，故需滋补肝肾，柔肝调肝。方中南沙参、麦冬、生地、枸杞、五味子滋补肝肾，养阴清热；党参、麦冬、五味子益气养阴；郁金、茵陈、青皮行气清热利湿。全方共奏滋补肝肾、养阴清热之功。

## 医案五

吴某，女，42 岁。就诊日期 2016 年 7 月 6 日。

右侧胁肋胀痛 3 个月余。患者于 2016 年 4 月初无明显诱因出现右侧胁肋胀痛，按之得舒，情绪抑郁，喜太息，纳差，神疲乏力，夜寐不安，大便溏，每日 3 行，舌质淡胖，边有齿痕，苔白，脉弦细。自身免疫性肝炎抗体测定示 ANA、ASMA 阳性。

辨证：肝郁脾虚证。

治法：疏肝解郁，健脾益气。

方药：逍遥散加减。柴胡 10g，白芍 12g，炒白术 20g，香附 10g，郁金 10g，陈皮 10g，茯苓 15g，炒山药 15g，炒白扁豆 15，炙甘草 10g。

7 剂，水煎服，日 1 剂，分 2 次早晚温服。

二诊：2016 年 7 月 14 日。患者服上方后右侧胁肋胀痛明显减轻，偶有刺痛感，食欲改善，心情状况改善，无便溏，舌质淡红，舌下静脉瘀紫，苔薄白，脉细涩。原方去香附、茯苓、郁金，加旋覆花 10g，当归 12g，茜草 10g 以行气活血，7 剂。

三诊：2016 年 7 月 22 日。患者服上方 7 剂后偶有右侧胁肋胀痛，稍感乏力，夜寐渐安，无便溏，舌质淡红，舌下静脉瘀紫减轻，苔薄白，脉细。上方加党参 15g，黄芪 20g 益气健脾。门诊随诊半年，病情稳定。

评析　患者因疾病缘故，抑郁忧思，肝气郁结，肝失条达，气机不利，出现右侧胁肋胀痛，按之得舒，情绪抑郁，喜太息；横逆克犯脾胃，影响脾胃运化功能，导致脾胃虚弱，故出现纳差，神疲乏力，夜寐不安，大便溏，每日 3 行，舌质淡胖，边有齿痕，苔白，脉弦细均为肝郁脾虚之象。故治以疏肝理气，健脾益气。方中柴胡、白芍、香附、郁金疏肝行气止痛；炒白术、陈皮、茯苓、炒山药、炒白扁豆健脾益气，经服用上方 7 剂后，患者胁肋痛刺痛减轻，舌脉兼有血瘀之象，治法上加以活血化瘀，选用旋覆花汤，《金匮要略·五脏风寒积聚病脉证并治》提出："肝著，其人常欲蹈其胸上……旋覆花汤主之。"故方中加旋覆花、当归、茜草以行气活血。

## 医案六

戴某，男，58 岁。就诊日期 2016 年 4 月 18 日。

反复面目黄染伴脘腹胀痛 2 月余。患者于 2016 年 1 月初出现身目发黄，伴脘腹胀痛，皮肤瘙痒，口干口苦，食欲不振，神疲乏力，恶心厌油腻，小便黄，舌质红，苔黄腻，脉弦滑数。患者体胖，平时嗜食肥甘厚味之品，无饮酒史。自身免疫性肝炎抗体测定示 ANA、ASMA 阳性。

辨证：黄疸（肝胆湿热证）。

治法：清利湿热，利胆退黄。

方药：茵陈蒿汤加减。

茵陈 30g，栀子 15g，大黄（后下）6g，柴胡 10g，黄芩 10g，虎杖 20g，丹皮 12g，茯苓 15g，蒲公英 15g，白花蛇舌草 15g，龙胆草 15g，甘草 10g。7 剂，水煎服，日 1 剂，分 2 次早晚温服。

二诊：2016 年 4 月 26 日。服药 7 剂后皮肤黄染、小便黄颜色变浅，口干口苦减轻，仍脘腹胀痛，伴有恶心乏力，食欲有所改善，舌质红，苔薄黄，脉濡。上方去大黄、龙胆草、蒲公英，加厚朴 15g，陈皮 10g，苍术 12g，炒麦芽 30g，12 剂。

三诊：2016 年 5 月 8 日。患者服上方 12 剂后皮肤黄染消退，小便颜色正常，脘腹胀痛减轻，仍乏力，口淡无味，大便稀，舌质淡，苔白微腻，脉沉细。疾病证型转为脾胃虚弱证，予参苓白术散加减：党参 20g，茯苓 15g，炒白术 20g，郁金 10g，炒薏苡仁 20g，厚朴 10g，当归 10g，炒白扁豆 15g，炙甘草 6g，10 剂。

四诊：患者服上方 10 剂后已无脘腹胀痛，无恶心，大便成形，进食已正常，继服原方 14 剂以巩固疗效。

评析　该患者皮肤、巩膜黄染，小便黄，属于中医"黄疸"的范畴。患者体胖，加之嗜食肥甘厚味，导致脾胃受损，运化功能失常，湿浊内生，湿浊之邪郁于肝胆，日久化热，湿热熏蒸，胆汁溢于肌表，故出现黄疸；湿热之邪困阻脾胃，脾不升清，胃不降浊，故出现食欲不振、恶心；中焦为湿热之邪所困，上下不能通达，故出现脘腹胀痛。辨证为肝胆湿热证。治宜清利湿热，利胆退黄。方选茵陈蒿汤加减，方中茵陈以其苦寒降泄，清利脾胃肝胆湿热；栀子泻热降火，清利三焦湿热；配伍蒲公英、白花蛇舌草、龙胆草加强清热利湿的作用；大黄泻热逐瘀；虎杖、丹皮活血散瘀。疾病后期，随着湿热之邪消退，患者本虚的证候逐渐显现，此阶段治疗以扶正为主，祛邪为辅，选用参苓白术散加减益气健脾，邪去正安，诸症悉除。

### 医案七

张某，女，46岁。就诊日期：2010年9月8日。

身体反复瘙痒，纳差，乏力2年余。患者因皮肤反复瘙痒，间断乏力，纳差，脘腹不舒，睡眠差，大小便正常，先后在多家医院皮肤科、消化内科门诊治疗，诸症时好时坏，经别人介绍就诊于陕西中医学院附属医院肝病科。查乙肝五项、丙肝抗体为阴性，AMA（+），ANA（-），肝功能：谷丙转氨酶38U/L，谷草转氨酶40U/L，谷氨酰转肽酶50U/L，碱性磷酸酶152U/L，总胆红素20.1μmol/L，其中，结合胆红素6.8μmol/L，间接胆红素13.3μmol/L，葡萄糖5.1mmol/L，血尿常规正常，腹部B超显示胆囊壁毛糙，肝光点增粗，肝左叶增大，脾大，不排除早期肝硬化。

查体：神清，皮肤巩膜无黄染，皮肤伴片状抓痕、色暗，心肺未见异常。患者平素身体尚可，情志不舒，小便可，大便溏，舌质淡，苔白腻，脉弦细。该患者无烟酒嗜好，否认肝炎家族病史及其他家族病史。

西医诊断：原发性胆汁性肝硬化。

辨证：肝失疏泄，气郁血虚。

治法：疏肝理气，益气健脾，养血活血。

方药：黄芪四君子汤合柴胡疏肝散加减。黄芪30g，党参15g，炒白术20g，云苓15g，炒山药20g，柴胡12g，赤芍15g，白芍15g，枳壳10g，当归10g，鸡血藤15g，刺蒺藜15g，甘草8g。

14剂，日1剂，水煎服。给予熊去氧胆酸胶囊250mg，2次/天，口服。

复诊：随症加减。经治疗1个月后瘙痒、乏力消退，纳食增加，其余症状缓解，小便畅，大便调。

评析　原发性胆汁性肝硬化多见于中年女性，早期多无明显临床症状，就诊多因皮肤、双目或小便发黄，以皮肤瘙痒为主诉者多就诊于皮肤科，从而疏忽了本病的早期诊断，该病临床表现不论是早期瘙痒、乏力，还是中晚期黄疸或臌胀，其形成机制与肝胆枢机不利，肝失疏泄，胆汁排泄失于常道，外溢肌肤有关。涉及脏腑除肝胆外，亦与中焦脾胃的关系密切。瘙痒的病机为血虚藏风，皮肤失于濡养，风性善行而数变，故肌肤瘙痒居无定处。血虚之因责于脾胃虚弱，健运失权，不能化生气血，补气亦可生血；乏力之症究其原因为气血亏虚，同样责之于脾胃，治疗采用疏肝健脾为主，灵活运用辨证施治，西医给予熊去氧胆酸胶囊口服。

### 医案八

聂某，女，53岁。就诊日期：2006年10月21日。

巩膜、皮肤黄染2个月。患者既往体健，今年8月初低热，右上腹痛，并出现巩膜皮肤黄染，伴皮肤瘙痒，逐渐加重。于当地医院就诊，经各项检查诊断为"原发性硬化性胆管炎"，给予泼尼松40mg/d治疗至今，黄疸未消，遂来医院就诊。ERCP示：胰胆管及胆总管均正常，肝内胆管系统，充盈困难，全部胆管系、索均正常。B超示：原发性硬化性胆管炎可能性大，不排除原发性胆汁性肝硬化。ESR 78mm/h，ALT 662U/L，AST 462U/L，ALP 203U/L，GGT 63U/L，总胆红素 482μmol/L，间接胆红素 312.2μmol/L。症见皮肤及巩膜均深度黄染，色鲜明，低热，皮肤瘙痒，精神不振，口干苦，饮食欠佳，肝区不适，尿黄不畅，大便正常。舌质淡，苔白，脉弦细。

中医诊断：黄疸（肝胆湿热，气滞血瘀）。

治法：清利肝胆，活血退黄。

方药：小柴胡汤加减。柴胡 10g，黄芩 10g，党参 10g，半夏 10g，炙甘草 6g，茵陈 15g，金钱草 50g，海金沙（包煎）10g，石菖蒲 10g，郁金 10g，威灵仙 15g，石韦 15g，生姜 3 片，大枣 5 枚。

每日 1 剂，水煎服。

二诊：2006 年 11 月 4 日。服药 14 日后，皮肤黄染减轻，尿色变浅，大便变溏，仍低热，复查总胆红素 250μmol/L，间接胆红素 188μmol/L，舌脉同前。方用逍遥散加丹皮 10g，黄芩 10g，金钱草 10g，茵陈 15g，薏苡仁 30g，秦艽 15g，地骨皮 15g，再服用 14 剂。

三诊：体温正常，黄疸消退明显，尿液变清，大便成形，精神体力饮食均佳。化验血 ESR 50mm/h，ALT 186U/L，AST 119U/L，ALP 133U/L，GGT 39.3U/L，总胆红素 66μmol/L，间接胆红素 9.41μmol/，泼尼松用量 25mg/d。初诊方去威灵仙、石韦，加车前子（包煎）10g，桑寄生 20g，金毛狗脊 15g。以上方为主方，加减服药 40 余剂，复诊时黄疸完全消失，无自觉不适。泼尼松用量 25mg/d，复查 ALT 28U/L，AST 20U/L，ALP 1013U/L，GGT 114U/L，总胆红素 22μmol/L，间接胆红素 7.0μmol/L。

评析 本案患者皮肤目珠黄染深重，色泽鲜明，伴身热口干、便干尿赤，故证属阳黄。乃湿热熏蒸肝胆日久，胆热液泄，溢于皮肤所致。方以小柴胡汤为主清泻少阳肝胆郁热，加茵陈、金钱草、海金沙、石菖蒲、郁金、秦艽、威灵仙利胆退黄，尤其重用茵陈，利胆之效尤强，而威灵仙性味辛温走窜，通行十二经，药理证实能利胆消炎止痛。本案经治疗 2 月余，虽同服激素，但黄疸完全消退，肝功能、胆红素几近正常，疗效满意。

（张绪富）

# 第七节 自身免疫性肝病的中西医结合研究进展

自身免疫性肝病（AILD）是一组由自身免疫反应介导的，以肝脏病理损害和肝功能异常为主要表现的非传染性肝病，主要包括自身免疫性肝炎（AIH）、原发性胆汁性肝硬化（PBC）、原发性硬化性胆管炎（PSC）中的一种或任意两者的重叠综合征。自身免疫性肝病发病率逐年增高，在我国以非病毒性肝病的构成比来看，自身免疫性肝病的发病率占第二位。近 20 年来有逐渐增加的趋势，随着对其临床表现和诊断的认识加深，自身免疫性肝病患者并不像以前所认为的那样少见，因而越来越受到国内外研究者的重视和关注。这类疾病的诊断常需要结合临床表现、血清自身抗体及肝脏组织学综合判断，尤其是临床表现非特异、自身抗体阴性的患者，组织学表现在诊断中往往起着至关重要的作用。

## 一、AILD 临床表现研究进展

AILD 的发病与遗传因素、环境因素、生活方式、情绪因素、药物副作用等有关，不同类型 AILD 临床表现不同。李宗帅等对 AILD 进行了 10 年的回顾性研究，发现患者入院主要常见症状为黄疸、乏力、纳差、腹胀。其中，AIH、PBC 患者入院主要常见症状为黄疸、乏力、纳差、腹胀；而 PSC 患者为黄疸、腹痛、乏力、发热、瘙痒；AIH-PBC 患者为黄疸、乏力、纳差、腹胀；PBC-PSC 患者为黄疸、乏力、纳差、腹胀、恶心。余主要症状包括贫血、肝区不适、厌油、腹水、水肿、关节疼痛、腹泻、疲劳、粪色变浅、意识障碍、行为异常，昏迷少见，部分并发消化道出血患者伴呕血、黑粪，夜盲、女性闭经未见。少数患者无明显症状但发现肝功能异常，其中 AIH 6 例（5.61%），PBC 46 例（9.98%），PSC 1 例（9.09%），AIH-PBC 1 例（3.03%）。AILD 患者入院主要常见体征为黄疸(53.54%)、腹水征(15.96%)、水肿(15.64%)、肝掌（14.82%）、肝大（13.52%）。其中，AIH 患者入院主要常见体征为黄疸、肝掌、肝大、水肿、蜘蛛痣；而 PBC 患者为黄疸、腹水征、水肿、肝掌、肝大；PSC 患者为黄疸、肝大、脾大、肝掌、腹水征；AIH-PBC 患者为黄疸、肝大、肝掌、水肿、腹水征；PBC-PSC 患者为黄疸、肝掌。余主要体征包括肝小、脾大、皮疹、皮肤色素沉着、皮肤粗糙、腹部压痛、肝区叩痛，满月脸、痤疮、多体毛、黄瘤少见。

## 二、自身抗体在 AILD 诊断中的作用

不同类型的 AILD 有不同特征的自身抗体，自身抗原和抗体不仅在发病机制中发挥作用，而且还有重要的临床价值。高滴度抗核抗体（ANA）和抗平滑肌抗体（ASMA）阳性是 1 型 AIH 的主要标志。抗肝肾微粒体抗体-1（抗 LKM-1）和抗肝细胞溶质抗体-1（抗 LC-1）是 2 型 AIH 的诊断标志。抗可溶性肝抗原/肝胰抗原抗体（抗 SLA/LP）在 AIH 患者中的阳性率为 20%～30%，是目前已知唯一的 AIH 特异性自身抗体，诊断特异性近 100%，通常预示患者病情严重且预后不良。抗去唾液酸糖蛋白受体抗体（抗 ASGPR）是与 AIH 密切相关的肝特异性膜脂蛋白的组分之一，主要发现于 AIH 患者,据报道在 1 型 AIH 患者中阳性率可达 75%～82%；在疾病活动期、诊断初期及未进行激素治疗的患者中检出率最高,而在免疫抑制治疗的过程中,该抗体水平可迅速下降，但该抗体特异性并不高。抗线粒体抗体（AMA）分为 M1～M9 九个亚型，其中 M2 是主要亚型，是诊断 PBC 的标志性抗体，诊断特异性高达 90%～95%，对 PBC 诊断、预后及无症状者随访有重要意义。抗-sp100 在 PBC 患者中的阳性率为 30%，对 PBC 的诊断特异性＞95%，是 AMA 阴性 PBC 的辅助诊断指标。抗-gp210 对 PBC 诊断具有高度特异性（＞95%），在 PBC 患者中的阳性率为 8%～30%，是 AMA 阴性 PBC 的诊断指标。约半数以上的 PSC 患者血清中可检测到 ANA、非典型核周型抗中性粒细胞胞浆抗体（p-ANCA）、ASMA、抗内皮细胞抗体、抗磷脂抗体等多种抗体，但一般为低滴度且对 PSC 无诊断特异性。ANCA 在 PSC 患者中的阳性率可高达 80%～94%。

庞志杰等对接诊的自身免疫性肝病患者 57 例（A 组）、病毒性肝炎患者 40 例（B 组）血清自身抗体进行检测，并对其检测结果做出分析比较，结果显示，A 组的血清自身抗体总阳性率高于 B 组，差异具有统计学意义（$P<0.05$）。AIH 组的 LC-1 抗体阳性率为 13.33%、ASMA 抗体阳性率为 93.33%、LKM-1 抗体阳性率为 23.33%，明显比 B 组的 3.7%、3.7%、0.0%高，差异具有统计学意义（$P<0.05$）。A 组的 gp210、AMA-M2 与 sp100 抗体阳性率比 B 组低，差异具有统计学意义（$P<0.05$）。结果证实，血清自身抗体检测有助于鉴别诊断自身免疫性肝病。周培刚将 80 例自身免疫性肝病患者、370 例其他肝病患者与同期在该医院进行体检的 80 例健康人作为研究对象，对三组研究对象均进行相关抗体的检测（检测的指标包括 ANA、ASMA、AMA、ANCA、AMA-M2、LKM-1、LC-1 和 SLA/LP），然后比较三组研究对象上述各项指标的阳性检出率，结果显示自身免疫性肝病组患者 ANA、AMA、AMA-M2 和 SLA/LP 的阳性检

出率均高于其他肝病组患者与参照组健康人（$P<0.05$）。结果证实，通过检测患者的相关抗体可较为准确地诊断其自身免疫性肝病，且能将此病与其他肝病进行鉴别诊断。

黎灵锋选取自身免疫性肝病患者 40 例作为研究对象，并以同期在医院接受体检的健康志愿者 40 名作为对照，对其血清肝功能生化指标及多种自身抗体进行测定，结果显示 AIH 组患者、PBC 组患者及健康志愿者 AST 检测结果分别为（112.7±51.4）U/L、（90.7±48.2）U/L、（31.2±12.1）U/L；ALT 检测结果分别为（156.9±49.3）U/L、（60.9±31.5）U/L、（30.2±10.9）U/L；γ-GCT 检测结果分别为（36.2±19.4）U/L、（91.2±43.2）U/L、（24.7±14.2）U/L；CHE 检测结果分别为（3032.7±1422.9）U/L、（4529.8±1984.7）U/L、（6902.8±2874.7）U/L；TBA 检测结果分别为（34.2±23.9）μmol/L、（105.8±58.2）μmol/L、（7.8±3.4）μmol/L；PAB 检测结果分别为（43.8±12.1）g/L、（91.8±34.2）g/L、（279.2±81.5）g/L；自身免疫性肝病患者的 ALT、AST、γ-GCT、TBA 等指标均显著高于健康对照组，而 CHE 和 PAB 的比较则呈相反规律。不同分类的自身免疫性肝病患者比较结果显示，AIH 组患者的 ALT、AST 均显著高于 PBC 组，而γ-GCT、CHE、TBA 和 PAB 的比较呈相反规律，上述比较差异有统计学意义（$P<0.05$）。AIH 组患者以 ANA 阳性率最高，为 75.0%。PBC 组患者 ANA、AMA、AMA-M2抗体阳性率均为 100.0%，其余均为 0.0%。对照组则所有抗体检测结果均呈阴性。结果证实，通过联合检测自身免疫性肝病患者的血清生化指标与各种自身抗体，可以为疾病的诊断、分类提供依据，并指导患者的治疗，以有效控制患者的病情，值得临床推广应用。

### 三、病理检查在 AILD 诊断中的作用

AIH 具有诊断意义的组织学改变是界面性肝炎（肝细胞碎屑样坏死）、淋巴-浆细胞为主的炎细胞在门管区及其周围浸润、肝细胞玫瑰样花结形成及穿入现象（淋巴细胞进入肝细胞），且门静脉系统的损害常不累及胆道系统。IAIHG 分别在 1993 年及 1999 年制定的 AIH 诊断积分系统基础上提出了一个《AIH 简化诊断评分标准》，将肝组织学变化归纳为三类：典型、符合和不典型。"典型"AIH 表现包括界面性肝炎伴门管区/小叶内淋巴-浆细胞浸润、肝细胞"玫瑰花环样"改变和穿入现象，三项同时存在计 2 分；"符合"AIH 指慢性肝炎伴淋巴细胞浸润，但缺乏典型 AIH 的三项特征，计 1 分；"不典型"AIH 为有支持其他诊断的组织学表现，计 0 分。旧积分系统中如肝组织学出现脂肪变性、铁沉积或胆管改变时需减分，简化系统则无减分项目，最高分为 2 分（25%，2/8）。简化积分系统中，肝脏组织学所占比例较前提高而且是不可或缺的。

Nakanuma 等针对 PBC 提出了一项新的组织学分期和分级系统。分级由胆管炎和肝实质炎症（界面炎和小叶炎）组成；分期取决于三个指标：纤维化、胆管缺失和胆汁淤积。该系统的优势在于：①新增胆管缺失和胆汁淤积，使 PBC 分期更为精准；②新增小叶炎症强弱，反映PBC 肝实质免疫损伤程度；③有效降低肝活检取样误差。

### 四、AILD 中西医结合治疗进展

自身免疫性肝病的治疗以免疫抑制剂为主，熊去氧胆酸广泛应用于自身免疫性疾病的治疗中，但仍对部分患者治疗应答不佳。

近年来，吕胜祥等采用经外周静脉输注脐带间充质干细胞（UC-MSCs）治疗自身免疫性肝病患者。经 UC-MSCs 治疗后，6 例患者均达到临床病情缓解标准；治疗后血清白蛋白水平为（38.85±6.98）g/L，显著高于治疗前水平［（33.51±5.32）g/L，$P<0.05$］，治疗后 ALT 和 AST分别为（39.65±18.87）U/L 和（35.52±17.24）U/L，显著低于治疗前水平［分别为（69.95±

47.96）U/L 和（65.71±43.64）U/L，$P<0.05$]，但 TBIL、ALP 和 GGT 在治疗前后变化无统计学差异；治疗后无严重并发症发生；治疗前基线血清 IFN-γ水平为 139.30～219.34pg/ml，治疗 24 个月后下降为 116.82～167.65pg/ml，差异有统计学意义（$P=0.0368$）；基线 IL-4 为 29.31～55.23g/ml，治疗 24 个月后上升为 43.89～69.99pg/ml，差异有统计学意义（$P=0.0418$）。结果证实，UC-MSCs 治疗可明显减轻自身免疫性肝病患者的临床症状，改善肝功能。

　　大量研究证实，肠内微环境的破坏和肠道微生物群改变参与了肝病的发生。肠道细菌过度生长、肠道菌群变化、细菌及其产物的易位与胆汁酸代谢的相互作用等是多种肝病发生、发展的重要共同途径。某些肠道细菌成分或代谢物可通过"分子模拟"等多个机制启动针对肝细胞的自身免疫机制，因此肠道菌群在自身免疫性肝病发生、发展及治疗过程中也发挥了重要作用。研究发现，携带 HLA-DR3 基因的 AIH 小鼠肠道微生物的种类和数量降低。与健康志愿者相比，AIH 患者肠上皮细胞结构蛋白减少，血浆脂多糖水平升高，肠道厌氧菌（如双歧杆菌和乳酸菌）数量减少。Lv 等对 42 例早期 PBC 患者的肠道菌群进行分析，发现潜在的有益菌包括产酸杆菌、乳酸菌、埃氏拟杆菌和布氏瘤胃球菌数量减少，而一些有机会性致病菌增加，如γ-变形杆菌、肠杆菌科、奈瑟球菌、螺旋菌、韦荣球菌、链球菌、克雷伯氏杆菌、孪生厌氧菌、阿氏肠杆菌、副流感嗜血杆菌等，提示肠道菌群改变参与 PBC 的早期形成。大量研究证实了肠道菌群改变在自身免疫性肝病发生、发展和治疗过程中发挥了一定的作用，自身免疫性肝病与肠道菌群相关性有待进行深入研究。

　　金实教授治疗 AIH 以疏气和络为主要大法，疏（疏肝解郁）、清（清热解毒、清肝泻火、清热凉血、清热燥湿）、化（芳香化湿、淡渗利湿、活血化瘀）、补（柔养肝阴）为具体治法。在辨证治疗基础上加入调节机体免疫功能的药物，取得了较好的临床效果。孙风霞根据中医四诊将 55 例 AIH 患者分成以下四型：湿热中阻型，湿重于热；气滞血瘀型；肝肾阴虚型；寒湿黄疸型，在治疗过程中应注意活血化瘀及滋阴养血。高丽英等将 AIH 分为脾虚湿蕴、肝郁脾虚、瘀血内阻三型，脾虚湿蕴型以二陈汤合三仁汤加味，肝郁脾虚型以柴胡疏肝散合甘麦大枣汤加味，瘀血内阻型以血府逐瘀汤合四君子汤加味。郭英君等认为 AIH 属于祖国医学"黄疸"的范畴，以中医辨证论治为原则，治疗上重视活血通络法的应用，应以调理后天为主，切不可一味地清热、利湿、退黄；同时在临床组方中重用甘草，借助其"类激素"样作用来抑制机体的自身免疫反应，从而提高临床疗效，临床结果初步显示其可明显提高疗效，缩短激素治疗的疗程，并降低激素的副作用。蒋健等采用 UDCA 和中药中西医结合方法治疗 PBC，中药辨证与辨病相结合：皮肤瘙痒属血热风燥者，治以祛风凉血止痒，自拟"止痒方"（石菖蒲、甘草等）主之；肝脾大等属血瘀者，治以活血化瘀，自拟"软坚散"（丹参等）主之；黄疸属湿热蕴积者，治以清利湿热、利胆退黄，自拟"消黄散"（青黛等）主之；肝功能异常以 ALT 升高为主者，予垂盆草冲剂；以 AST 升高为主属热毒壅盛者，治以清热解毒，自拟"解毒饮"（蒲公英、皂角刺等）主之；乏力、轻度贫血和（或）WBC 下降者，予螺旋藻胶囊；肝区疼痛属阴虚气滞者，治以理气养阴止痛，予一贯煎加减；慢性腹泻属脾胃虚弱者，自拟"止泻散"（白术等）主之。杨静波等根据临床辨证将 14 例 PBC 患者分为四型：肝肾阴虚型，以六味地黄汤、知柏地黄汤、杞菊地黄汤合一贯煎化裁以滋补肝肾、养阴、理气止痛；肝郁脾虚型，以柴胡疏肝散合四君子汤加减以疏肝解郁、理气健脾；肝胆湿热型，以茵陈蒿汤或茵陈五苓散、甘露消毒丹化裁以清利肝胆湿热；瘀血阻络型，以膈下逐瘀汤合六君子汤加减以祛瘀软坚、扶正健脾。以中药为主辨证治疗，取得了较好的疗效。

　　黄峰等将 56 例 PBC 患者随机分为治疗组 30 例，予熊去氧胆酸加中药补阳还五汤加味治疗；对照组 26 例，采用熊去氧胆酸片内服。结果：治疗组基本治愈 6 例，显效 10 例，有效

10 例，无效 4 例，总有效率为 86.67%；对照组显效 8 例，有效 8 例，无效 10 例，总有效率为 61.54%，差异具有统计学意义。中西医结合诊治在改善症状、肝功能复常等方面治疗组明显优于对照组。唐海鸿等观察 UDCA 联合通胆汤治疗 PBC 患者 30 例的临床疗效结果显示：UDCA 联合通胆汤可以明显缩短 UDCA 完全反应的时间，改善症状与提高生化指标复常率。因此可以认为通胆汤对 UDCA 有一定的增效作用。窦宇明等观察柴胡舒肝汤联合 UDCA 治疗 PBC 患者 32 例。结果显示，联合用药可明显改善患者乏力、纳差、腹胀等症状，对皮肤瘙痒和肝功能亦有改善。

　　自身免疫性肝病是一组免疫介导的肝功能异常及相应症状体征的自身免疫性疾病，近年来由于自身抗体检测及病理检查的发展，自身免疫性肝病的诊断更准确，并在中西医结合方法治疗下取得了良好的效果。

（张绪富）

# 第四章 脂肪肝

## 第一节 概　述

　　祖国医学中无脂肪肝的病名，但对其病因病机、临床表现很早就有论述。脂肪肝以形体肥胖，肝脏肿大，右胁疼痛、不适，倦怠乏力，舌质淡红，舌苔白腻等为临床主要特征，属中医"胁痛""积聚""肥气""痰浊""血瘀""肝癖""酒疸"等范畴。《难经》曰"肝之积，名曰肥气"，是关于本病的已知最早记录。《灵枢·卫气失常》中也指出人体内有"膏""脂""肉"，并依据形体的不同将人分为"膏人""脂人""肉人"，并描述各自的特征："膏者，多气而皮纵缓，故能纵腹垂。肉者，身体容大。脂者，其身收小。"《难经·五十六难》曰："肝之积，名曰肥气，在左胁下，如覆杯，有头足。"张志聪在《灵枢集注》中云："中焦之气，蒸津化液，其精微溢于外则皮肉膏肥，余于内，则膏脂丰满。"《难经·五十五难》谓："积者五脏所生，聚者六府所成。积者阴气也，其始发有常处，其痛不离其部，上下有所终始，左右有所穷处，聚者阳气也，其始发无根本，上下无所留止，其痛无常处，谓之聚。故以是别知积聚也。"《古今医鉴·胁痛》曰："胁痛者……或痰积流注于血，与血相搏，皆为痛……治之当以散结顺气，化痰和血为主。"我国古代医学大家吴鞠通亦云"肝气之郁，痰瘀阻络"，认为本病与痰湿瘀血有关。

### 一、中医对脂肪肝的认识

　　古代中医文献中未见脂肪肝的病名，而现代医家共识的脂肪肝古代称谓共有三个，即"肝癖""胁痛""积聚"。1997 年中国中医药学会诊断专业委员会主编的《中医诊断学》中首次将本病命名为"肝癖"，又名"肝痞"。肝癖是因肝失疏泄，脾失健运，痰浊瘀积于肝，以胁胀或痛，右胁下肿块为主要表现的积聚类疾病。本病以痰湿内停，血瘀气滞为主要病机，多因饮食失调、肝气郁结、湿热蕴结、中毒所伤等致病，强调痰瘀内阻为主要病机。

　　《灵枢·邪气脏腑病形》曰："肝脉微急，为肥气，在胁下，若覆杯。缓甚为善呕，微缓为水瘕痹也，为五积之一。"《金匮要略·五脏风寒积聚病脉证并治》中述："积者，肝病也，终不移……脉来细而附骨者，乃积也。"《景岳全书·痢疾论积垢》曰："饮食之滞，留着于中，或积聚成块，或胀满硬痛，不化不行，有所阻隔者，乃为之积。"《灵枢·邪客》曰："肝有邪，其气留于两腋。"《灵枢·脏气法时论》曰："肝病者，两胁下痛引少腹，令人善怒。"《灵枢·五邪》曰："邪在肝，则两胁中痛，寒中，恶血在内。"《素问·大奇论》曰："肝壅，两胁满。"《金匮要略》曰："心下坚，大如旋盘……枳术汤主之。"《金匮要略·痰饮咳嗽病脉证治》曰"水在肝，胁下支满，嚏而痛""心下有痰饮，胸胁支满，目眩，苓桂术甘汤主之"，以水湿论治胁痛，且详述其辨证施治，理法方药均具备。《金匮要略·疟病脉证并治》提出癥瘕的名称及治法方药，谓："疟久不解，结为癥瘕，名曰疟母，急治之，宜鳖甲煎丸。"鳖甲煎丸功能行气活血，祛湿化痰，软坚消积，以方测证，可见论治癥瘕（积聚）也以气血湿为要。《河间六书》曰："病胁下满，逆气不已，息而不消，积而不散，气元在胃，妨饮食，不可针灸，宜导引服药尔，白术丸主之。水得燥则消散，而得湿则不消，乃为积饮也。"《丹溪心法》曰"胁痛，肝火盛，木气实，有死血，有痰流注""木气实，用苍术、川芎、青皮、当归之类""痞块在中为痰饮，在右为食积，在左为血块"。《诸病源候论•积聚病诸候》对积聚的病因病理有进一步的阐述，其认为积聚主要由正虚感邪所致，且有一渐积成病的过程："积聚者，由阴阳不和，脏腑虚弱，受于风邪，搏于脏腑之气所为也……诸脏受邪，初未能为积聚，留滞不去，乃成积聚"。《古今医鉴》曰："胁痛……或痰积流注于血，与血相搏留而为病。"《医学入门》曰："胁痛本是肝家病，宜分左右审实虚""实者，肝气实也，痛则手足烦躁不安卧，小柴胡汤加川芎、当归、白芍、苍术、青皮、龙胆草，或单用黄连丸""左为怒火与死血""右食痰饮七情居""两胁常兼左右证"，强调脾虚不运湿停致生积聚之病机。

肝主疏泄，若肝疏泄功能失常，通过气机的变化影响全身脏腑器官，出现一系列病理变化。疏泄不及，气机郁滞，称"肝气郁结"，常出现情志抑郁，胸肋、乳房、少腹等部位胀痛不适，脘腹痞满等症。血与津液的运行、输布同样依赖于肝主疏泄的功能正常。气为血之帅，气行则血行，气滞则血瘀。若肝疏泄失常，气机郁滞，血行不畅，则可形成血瘀，或为肿块。津液的生成、输布、排泄亦依赖于气的升降出入运动，若肝主疏泄功能失常，则导致津液输布排泄障碍，产生痰饮、水湿等病理产物。脾主运化，为气血生化之源、津液输布之枢纽，脾气充足则散精之职充沛，津液运化正常，膏脂四布、入内、溢外发挥濡养作用。若脾失健运则散精之职不畅，水谷精微不归正化，水液输布失常，形成膏脂痰湿，膏脂痰湿转运输布不利，湿痰郁结，瘀毒阻滞，滞留营中而形成高脂血症。脂肪肝之病位在肝，肝主疏泄，可调畅一身之气机、助脾胃运化及调畅全身气、血、津液及情志；肝的疏泄功能异常，气机郁结不畅，导致津液输布代谢发生障碍，膏脂痰浊阻于肝络而形成脂肪肝。

气有余便是火，肝气郁久可以化热，热为火之渐，火为热之极，热极化火，火性上扬故可见头晕目眩、目赤肿痛、耳鸣、耳聋等症。同时肝郁影响脾的健运，加之平素嗜食肥甘厚味、酒食，日久损及脾胃，伤及肝胆，蕴而化热，气机阻滞，气滞血行不畅，导致气、血、痰、浊、热相互搏结，蕴结于肝，发为脂肪肝。

《黄帝内经》谓："诸风掉眩，皆属于肝。"中医学认为造成肝风内动的主要原因有两个：一是肝阳化风，多系肝病日久，肝肾阴虚，水不涵木，肝阳浮越，阳亢日久则化风。如《临证指南医案》说："肝为风脏，因精血衰耗，水不涵木，木少滋荣，故肝阳偏亢，内风时起。"二是热极生风，多是肝热郁久化火，热极则生风。脂肪肝日久耗损可导致肾气亏虚，肾主水，司体内津液的代谢输布，气化不利，清阳不升，浊阴不降，清从浊化，津液内停而化为痰浊，水不涵木，肝风夹痰浊上扰清窍，气血逆乱，痰浊、气血等内附于肝，发为脂肪肝。

肝主藏血，血是极为重要的营养物质，五脏六腑、四肢百骸皆赖肝血的滋养。肝病日久，最易耗动肝血，引起肝血亏虚。血能养气，气的充盛及其功能的发挥离不开血液的濡养，血足则气旺，血虚则气衰，气衰则脾失健运。肝失疏泄，气血津液输布失常，气滞血瘀，痰浊内生，若血瘀水停、痰瘀互结，停积于肝，为积为痛，发为脂肪肝。

肝火素旺或肝郁日久化热最易耗伤肝阴引起肝阴亏虚。在脂肪肝后期，多出现肝阴虚的证候，如胁肋隐痛、耳鸣、烦热、多梦等症；而肝阴亏虚日久常可累及肾阴，使肾水亏竭，水不涵木，肝木失于条达，疏泄异常，亦导致气机失调，进而影响水津的输布，痰瘀互结，痹阻于肝而发为脂肪肝。

## 二、脂肪肝的现代医学概述

脂肪肝（fatty liver）是指由于各种原因引起的肝细胞内脂肪堆积过多的病变，是一种病理诊断的概念，又是一种疾病的概念。脂肪肝正严重威胁国人的健康，成为仅次于病毒性肝炎的第二大肝病。随着人们生活习惯与饮食结构的改变，以及临床 B 超技术的进步与广泛应用，近年来脂肪肝的检出率日益增多。现代临床流行病学研究表明，脂肪肝发病率呈上升趋势，且发病年龄日趋年轻化，由于脂肪肝患者多肥胖且初期无明显症状，多数患者于健康体检做彩超检查时才发现。

脂类物质是体内的一类重要物质，包括脂肪（即三酰甘油）、类脂（磷脂、胆固醇等）及其衍生物，具有难溶于水的共同物理特性。健康人肝脏的脂肪含量一般为肝重量的 2%～4%，当各种原因引起肝脏脂类物质代谢障碍，动态平衡失调，使肝细胞内脂质尤其是三酰甘油蓄积过多，超过肝重的 5% 时就称为脂肪肝。通常所述的狭义脂肪肝即指中性脂肪——三酰甘油蓄积过多的病变，如果因卵磷脂或胆固醇蓄积过多所致，则分别称为卵磷脂性或胆固醇性脂肪肝。脂肪肝是一常见的临床综合征，根据其病程和缓急可分为急性脂肪肝和慢性脂肪肝两大类。根据有无长期过量饮酒史，慢性脂肪肝可分为酒精性脂肪性肝病和非酒精性脂肪性肝病（即非酒精性脂肪肝）。在 B 超、CT 等影像学检查时，脂肪肝可分为常见的弥漫性脂肪肝、弥漫性脂肪肝伴正常肝岛和少见的局灶性脂肪肝。根据不同的病因可分为肥胖性脂肪肝、糖尿病性脂肪肝、酒精中毒性脂肪肝、营养失调性脂肪肝、药物性脂肪肝、妊娠急性脂肪肝、甲亢性脂肪肝、炎症性脂肪肝及其他类型脂肪肝。依据病理学改变脂肪肝可分为单纯性脂肪肝、脂肪性肝炎、脂肪性肝纤维化和脂肪性肝硬化四种主要类型。在美国，约有 25% 的人患有脂肪肝。对日本冲绳岛 2575 名居民的调查表明，脂肪肝流行率为 14%。我国一般人群的脂肪肝流行率与其他国家或地区相似。北京报道 818 名健康体检者的脂肪肝流行率为 18.3%。浙江调查 11 372 名健康体检者的脂肪肝流行率为 9.6%。上海地区对某高校 1600 名教师用 B 超普查发现脂肪肝患病率为 8.8%。脂肪肝发病率明显随年龄增长而上升。国内对 11 372 名健康体检者的调查表明，20～29 岁年龄组脂肪肝流行率为 2.4%，30～39 岁、40～49 岁和 50 岁以上各组的脂肪肝流行率分别为 5.5%、12.4% 与 24.5%。然而，近年来脂肪肝患病年龄有低龄化趋势，美国一项新近调查显示，一般儿童的脂肪肝流行率为 2.6%，但肥胖儿童为 22.5%～52.8%。日本一项调查也报道 12 岁以下儿童脂肪肝患病率为 2.6%，其中男性为 3.4%、女性为 1.8%，最小患儿仅 6 岁。

脂肪肝的发病率较高，不同种族、不同年龄与不同性别的人群均可发生脂肪肝。现代临床流行病学调查显示引起脂肪肝的原因很多，同一患者身上的脂肪肝可能由一种或多种因素引起，常见病因如下。

### （一）过度饮酒

酒精中毒性脂肪肝在国外较多见，系长期饮酒所致。每日摄入乙醇 100～200g，连续 10～12 日，不论其饮食是否含蛋白质，均可发生脂肪肝。流行病学研究表明，每日饮烈性酒 80～120g 或 8 瓶啤酒持续 10 年以上者，10%～35% 的人有酒精性肝炎与肝硬化，90% 的人可有脂肪肝，故酒精性脂肪肝是酒精性肝病中最为常见的、最早期、最良性的一种类型。酒精性脂肪肝病变的程度与酒的种类关系不大，而与饮酒量、饮酒时间的长短有关。如每天摄入 300g 纯乙醇者，8 天后就可出现肝脏脂肪化，摄入 150g 者，需要 21 天才出现，然而间断饮酒一般不会引起肝脏脂肪化。每天 80～160g 乙醇的摄入量为肝功能障碍的危险阈。乙醇对肝内三酰甘油代谢有直接的毒性作用，乙醇代谢产物乙醛对肝脏的直接毒性也是导致脂肪肝的一个重要原因，此外与个体对乙醇的敏感性也有关。长期饮酒或经常酗酒的人，最容易患脂肪肝，其原因在于乙醇可引起慢性胃炎、慢性肠炎或慢性胰腺炎，以致影响食欲和消化吸收功能，导致营养不良；患者常以乙醇作为热能的主要来源，其他食物摄入较少而加重了营养不良；乙醇有特异性地增加胆碱需要量的作用，而胆碱又是合成磷脂的原料之一，所以，胆碱的缺乏可促进脂肪肝的形成；乙醇还可使脂库转运到肝的脂肪增加，并减少了脂肪由肝内的运出；乙醇直接增加了肝细胞将脂肪酸转化为三酰甘油的能力或减少了脂肪酸在肝内的氧化。实验证明酒精性脂肪肝的产生，必须有垂体及肾上腺皮质激素的参与，故认为酒精性脂肪肝的发生机制可能系乙醇使垂体分泌增加，垂体能使肾上腺皮质分泌增加，皮质激素使脂库中的脂肪移至肝脏所致。国内外的研究均已提示慢性酒精中毒所致的脂肪肝、脂肪肝性肝炎、脂肪肝性肝硬化是一个渐进的病理过程。轻度单纯性酒精中毒的病例症状轻微，无明显的特征。一般来说，只要戒酒，大多数患者的酒精性脂肪肝的病变是可逆的。如果是极其严重的酒精性脂肪肝患者，同样会因酒精中毒而导致死亡。我国流行病学调查显示，嗜酒率和酒精性肝病的患病率分别 14.8%～56.3% 和 2.3%～6.1%，其中酒精性脂肪肝患病率在 0.5%～2.2%。男性的嗜酒率和酒精性肝病的患病率均显著高于女性。来自医院的嗜酒者病例分析显示，在酗酒超过 5 年者中酒精性脂肪肝、酒精性肝炎和酒精性肝硬化的患病率分别为 50%、10%、10%。在过去 10 年间，我国因终末期酒精性肝病而接受肝移植患者的数量不断增多。因此，酒精性肝病已成为不可忽视的重要问题。

（二）肥胖

人体重的增加，主要是由于机体内生理功能和生化功能的改变而导致脂肪组织的蓄积过多的状态。一般认为超过标准体重 10% 为超重，超过标准体重 20% 为轻度肥胖，超过标准体重 30% 为中度肥胖，超过标准体重 50% 为重度肥胖。肥胖的人容易发生糖尿病、高脂血症、中风、睡眠呼吸暂停综合征等，也容易发生肝胆疾病。许多肥胖者经过 B 超检查或肝穿刺检查常常可发现肝脏发生脂肪变性，严重者会发生脂肪肝。肝组织检查表明，肥胖人群中约有 50% 发生脂肪肝，其中以腹部肥胖的人发生脂肪肝的机会更多，并且常与胆囊炎、胆石症同时出现。

肥胖人大多有过食高糖饮食的习惯，伴随大量糖质进入肝脏，超过了肝脏合成糖原的储存能力，而使过多的糖经代谢转化为乙酰辅酶 A，进而合成脂肪酸，摄糖越多脂肪酸越多。而肥胖的人的体型特点，对脂肪肝的形成也有一定的影响，凸肚形（腹型）肥胖的人脂肪肝的发生率比其他型稍多，这是因为腹部组织周围的脂肪细胞对刺激更敏感，以致由腹部组织周围的脂肪细胞输送至肝的脂肪酸增加。由于肝内脂肪酸的去路除部分合成磷脂和胆固醇外，主要合成三酰甘油，新合成的三酰甘油再与肝细胞的粗面内质网膜上合成的载脂蛋白结合，形成极低密度脂蛋白-三酰甘油而释放入血，当肝内合成的三酰甘油超过了肝将三酰甘油转运出肝的能力，或极低密度脂蛋白的输出发生障碍时，都可导致三酰甘油在肝内质网堆积而发生脂肪肝。另外，肥胖人多合并糖耐量降低和高胰岛素血症，在肥胖病性脂肪肝的发病中起了重要作用。由于周围组织对胰岛素的感受性降低，以致葡萄糖不能充分被利用，过剩的葡萄糖不断刺激胰岛细胞分泌大量的胰岛素。肝脏在胰岛素的作用下，以葡萄糖和脂肪酸为原料合成大量的三酰甘油，继而发生内源性高脂血症和脂肪肝。日本长崎县 810 名老年男性和 1273 名老年女性中，正常体重组男女（BMI<26）的脂肪肝流行率分别为 3.3% 与 3.8%；而肥胖组（BMI>26）的男女人群则分别为 21.6% 与 18.8%。肥胖也是儿童发生脂肪肝的主要原因。随着近年来生活水平的提高与膳食结构的变化，不少儿童摄入大量高热量食品，并缺乏锻炼，据估计我国城市儿童男孩体重超标和肥胖者超过了 12%，而一项调查发现，在单纯性肥胖的儿童中，B 超诊断脂肪肝的发生率为 38%。

（三）药物

很多药物通过肝脏代谢发挥作用，同时也影响肝脏的正常功能，用药不当可引起各种类型的肝损害。脂肪肝就是常见的肝损害之一。药物性脂肪肝常伴有明显的肝细胞损害，如不及时诊断和正确处理，可发展为肝细胞衰竭，必须引起高度重视。不同药物引起的脂肪肝的机制有所不同，绝大多数是由于脂蛋白合成和排泄障碍，如四环素、乳清酸和乙硫氨酸等引起的脂肪肝即是这样。皮质醇激素、甲丙氨酯、对氨基水杨酸等可促进脂肪动员，增加血液及肝脏的脂肪酸含量。四环素是引起急性脂肪肝的最常见药物，肾上腺皮质激素，抗肿瘤药物甲氨蝶呤、嘌呤霉素，某些有毒的植物中药、矿物中药等也可引起脂肪肝。其他医源性疾病因素如在肝炎治疗中和恢复期，盲目要求患者进食高热能饮食，由于患者处于休息状态，消耗过少，致使体重过度增加，血中胆固醇增加、血脂过高；有的长期持续静脉滴注高渗葡萄糖或口服较大量糖类食品，以及滥用肾上腺皮质激素和不恰当地使用抗生素，如四环素等可引起脂肪肝。

### （四）内分泌及代谢因素

最常见的内分泌失调如库欣综合征（皮质醇增多症）、甲状腺功能障碍（如甲状腺功能亢进症）、妊娠、糖尿病、肥胖、高尿酸血症、半乳糖血症等疾病，均可引起肝细胞脂肪变性，其中尤以 2 型糖尿病、高脂血症、妊娠期与脂肪肝最为密切，最常见的为糖尿病性脂肪肝、急性妊娠期脂肪肝。糖尿病性脂肪肝的发病率各家报道不一，范围为 50%～60%，脂肪肝患者伴发糖尿病的有 25%～36.7%。糖尿病时肝脏脂代谢紊乱，脂蛋白合成障碍、胰岛素分泌不足等是形成脂肪肝的重要原因。糖尿病患者的肝脂肪变性主要是由于储脂组织中脂肪动员增加，大量释放游离脂肪酸，在肝脏大量合成与储存三酰甘油形成脂肪肝。糖尿病时肝脏对糖的利用障碍与释放增加，也是形成脂肪肝的原因之一。据报道，肝内脂肪沉积的程度和糖尿病的严重程度无关，而明显与体重有关。在瘦弱的老年性糖尿病患者中无脂肪肝的发生，故有人提出糖尿病性脂肪肝的发生是和肥胖有关的一种病态反应。至于肥胖、糖耐量异常、高脂血症与糖尿病性脂肪肝形成的关系，前三者可为后者的致病原因，也可以同时发生。具有肥胖、糖耐量低下、高脂血症、糖负荷增加时，出现高胰岛素血症和脂肪肝等特点的症候群，这可能是一种独立的代谢疾病。单纯性肥胖或单纯性高脂血症并不一定都合并脂肪肝，只有合并这种糖代谢异常的肥胖者才特别容易并发脂肪肝。这些患者大多有糖尿病和肥胖病的家族史，考虑本症的发生有一定遗传因素，在过食情况下即发生高血糖和高胰岛素过度分泌，暴露出糖和脂肪代谢的缺陷，容易发生糖尿病性脂肪肝。妊娠期急性脂肪肝，又称产科急性黄色肝萎缩，是一种少见的预后恶劣的妊娠合并症，国内外均有报道。该病多在孕期末 3 个月发病，临床表现常与暴发性病毒性肝炎相类似，易导致多系统的损害，脑、肾、胰、心等组织均有脂肪变性，以肝脏最为严重。临床上除较快出现肝衰竭、黄疸、高氨血症及肝性脑病外，同时可有胰腺炎、肾衰竭及弥散性血管内凝血，多因肝外因素而导致死亡。

### （五）感染与炎症因素

各种慢性感染，如慢性肝炎、慢性胆囊炎、慢性胰腺炎、慢性溃疡性结肠炎、慢性肾盂肾炎、慢性副鼻窦炎、慢性支气管炎，以及结核菌、链球菌感染和肺炎、伤寒、产褥热、胸膜炎、黄热病等可引起肝细胞脂肪变性、坏死及炎性细胞浸润。最常见感染因素为肝炎，是患者长期使用高糖、高脂肪饮食和肥胖综合作用的结果。高糖饮食后大量的糖质进入肝脏，超过肝脏将其合成糖原储存的能力，使相当量的糖经代谢转为乙酰辅酶 A，进而合成脂肪酸，摄入的糖越多，合成的脂肪酸就越多，越易形成脂肪肝。

## （六）营养失调

营养素是维持人体生长发育必不可少的物质，人体缺乏某种营养素有可能发生脂肪肝。人们工作和生活方式的改变，如长时间饥饿、人为节食、神经性厌食、肠道病变所致吸收不良等原因致蛋白质缺乏，尤其是蛋氨酸、胱氨酸缺乏，引起机体动员过多体脂进入肝内，使血中脂肪酸浓度增高，肝脏摄取脂肪酸也增多，从而三酰甘油在肝内堆积造成脂肪肝（营养不良）；生活水平的提高和饮食结构的改变导致糖摄入过量、某种维生素缺乏或长期服用某种高脂肪饮食或高胆固醇饮食等造成脂质代谢紊乱而引发脂肪肝（营养过剩）。

## （七）化学因素

引起脂肪肝的化学因素主要为可预测性肝毒物质，其致病作用主要与毒物本身的性质及剂量有关。如四氯化碳、磷、氯仿等中毒，巴比妥类、双香豆类等药物的应用，长期大剂量使用糖皮质激素、生长激素，或三磷酸腺苷、水杨酸制剂等。

## （八）遗传因素

某些遗传代谢疾病伴有肝类脂的增加是形成脂肪肝的重要内在因素之一，这些疾病通常是由遗传性酶缺陷所致物质中间代谢紊乱引起的，主要表现在肝脏形态、结构和功能上的病变，常伴其他脏器的损害。如先天性痴呆综合征、糖原累积病、遗传性果糖耐量低下、肝豆状核变性、瑞富森综合征、家族性高脂血症、低β蛋白血症等。

## （九）社会、心理因素

许多脂肪肝的发生与精神、心理和社会因素有关，在不同的时期、不同的国家和地区及不同的人群中，脂肪肝的发病率及病因分布不一。尤其是现代化的工作环境、多坐少动的生活方式、西化的饮食（高脂肪、高热量的饮食结构及生活懒散的因素）与肥胖、糖尿病及其他相关性脂肪肝关系密切，而 Reye 综合征的发生可能与许多环境因素有关。

## （十）其他因素

如小肠分流术后、原发性脂肪肝、Reye 综合征及某些消化系统疾病引起的脂肪代谢障碍，不良的饮食习惯，某些社会风俗习惯的影响等常常成为脂肪肝的诱发因素。

引起脂肪肝的病因很多，在脂肪性肝病的发生、发展过程中可以主要由一种病因引起，也可由多种病因同时作用或先后参与，而且致病因素的性质也可能发生新的变化。然而无论其病因如何复杂，归纳起来不外乎以下几点：

（1）食物中脂肪供应过多。长期大量进食高脂饮食导致外源性脂肪大量增加，致小肠吸收入血的乳糜微粒增加，肝脏摄取或合成三酰甘油相继增多，超出肝细胞的转运能力造成三酰甘油在肝细胞内异常沉积而形成脂肪肝。

（2）血浆游离脂肪酸过多。糖皮质激素、生长激素等可激活外周脂肪组织的脂肪酶，导致机体储存的脂肪水解为甘油和脂肪酸，大量游离脂肪酸进入血液，肝细胞从血液中摄取脂肪酸的能力增加，合成三酰甘油也相继增多。

（3）肝细胞脂肪酸氧化利用减少。脂肪酸在肝细胞内如能得到充分的氧化转变成能量，肝细胞合成三酰甘油的量就会减少。当肝细胞对脂肪酸氧化障碍时必将通过加速合成三酰甘油以代谢脂肪酸。如大量饮酒或药物等可抑制肝线粒体脂肪酸氧化能力，使三酰甘油合成增加，易导致脂肪肝的形成。

（4）肝内 VLDL 合成及排泄障碍。肝细胞合成的三酰甘油主要是与载脂蛋白结合成 VLDL 的形式转运入血。如长期营养不良、肝细胞炎症或某些药物及先天性载脂蛋白合成缺陷等可造成蛋白质的来源不足或肝细胞微观结构及功能受损，从而影响 VLDL 的合成与排泄。因此任何原因引起肝细胞内三酰甘油和 VLDL 分泌之间失去平衡，均可使脂肪在肝细胞内异常沉积而形成脂肪肝。

（张绪富）

# 第二节　病　因　病　机

## 一、病因

肝为刚脏，主疏泄，喜条达；主藏血，体阴而用阳。如肝疏泄不及，肝郁气滞，脾土壅滞，水湿内生；或情志所伤，气郁日久，气滞及血，肝脾失调，痰湿内生；或日久肝肾亏虚，气化不及致痰湿瘀积，均可导致脂肪肝发生。引起脂肪肝的病因很多，古今医家多有论述。《济生拔萃》曰："风寒暑湿得以外袭，喜怒忧思得以内伤，食啖生冷，过饮寒浆，扰动冲和，如是阴气当升不升，阳气当降不降，中焦痞塞，必成胀满。"《临证指南医案》云："而但湿从内生者，必其人膏粱酒醴过度。"现代医家多认为本病多为饮食不节、劳逸失度、情志失调及他病失治传变导致湿热痰瘀内积，肝脾失和。

### （一）饮食不节

长期过食肥甘厚腻，或嗜酒，是脂肪肝发生的主要原因。《黄帝内经》云："肥者令人内热，甘者令人中满。"当今社会，物质丰厚，肥甘厚味食之太过，必伤脾胃，肥能生热，甘能壅中，肥性黏腻，甘性偏缓，过食肥甘则阻碍胃肠功能，脾胃气机失常，升降失司，中焦阻滞，清阳不升，浊阴不降，津液失于散布，溢于肌肤则为肥胖。辛辣炙煿，壅遏中焦，湿热内生，熏灼肝胆；或饮食不洁，湿热疫毒或秽浊之物从口而入，损伤脾胃，化热生毒，移聚肝胆；或脾胃不健，运化失职，痰浊内生，湿滞肝胆，导致痰浊膏脂内积于肝则为脂肪肝。《医方论》云："人非脾胃无以养生，饮食不节，病即随之。多食辛辣则火生，多食生冷则寒生，多食浓厚则痰湿俱生。于是为积聚，为胀满，为泻痢，种种俱见。"过食肥甘，易阻碍中焦脾胃运化功能，以致运化不健，不能正常输布水谷精微，清阳不升，浊阴不降，湿聚成痰；过食肥甘，饮食不节，也致营养过剩，形肥体胖，气虚不化，痰浊内滞于肝脏；酗酒过多呈湿滞之性，并有肝毒之弊，可致痰湿内滞于肝而为脂肪肝。

酒精性脂肪肝属中医学"酒癖"的范畴。对于"酒癖"，古人早有论述，如巢元方在《诸病源候论》中曰："夫酒癖者，因大饮酒后，渴而引饮无度，酒与饮俱不散，停滞于胁下，结聚成癖，时时而痛，因即呼为酒癖，其状胁下弦急而痛。"又曰："人有性嗜酒，饮酒既多，而食谷常少，积久渐瘦，其病遂常思酒，不得酒即吐，多睡不复能食，云是胃中有虫使然，名为酒癖者。"长期饮酒致病，脾胃首当其冲，脾胃受损，气机升降失常，运化失职，痰湿内生，痰阻气机，气失调畅，气血不和，气、血、痰、湿搏结于胁下，形成积块而成酒癖。此阶段基本病机可归结为"肝脾不和、痰瘀内阻"。此为酒癖的早、中期阶段。随着病情进展，邪势未衰，而正气已伤，脾胃运化失司，气血生化乏源，气、血、痰浊、酒毒、湿热蕴结，病及肝、脾、肾，三脏功能失调，三焦气化不利，水液内生，气滞、血瘀、水湿搏结于腹部，终至腹部胀大而成"酒臌"之证。此阶段正虚邪恋，本虚标实而以正虚为主，此为酒癖晚期。总之，酒癖的产生是由于酒食所伤，滋生痰浊，影响气血运行，导致气机郁滞、血脉瘀阻，气、血、痰互相搏结胁肋而成癖病。

## （二）劳逸失度

正常的运动与休息可以使人气机通畅，筋骨强劲，保持健康。《黄帝内经》曰："起居有常，不妄作劳，故能形与神俱，而尽终其天年。"过劳或过逸，均可损伤人体而致病。王孟英说"过逸则脾滞，脾气困滞而少健运，则饮停聚湿矣"，说明过度安逸则津停痰成，壅滞气血，阻于肝脉则肝气不舒，肝血瘀滞。《注解伤寒论》云："脾，坤土也。脾助胃气消磨水谷，脾气不转，则胃中水谷不得消磨。"脾胃本为气血生化之源，一旦失于运化，"脾虚不分清浊，停留津液而痰生"（《证治准绳》）。研究认为脂肪肝与劳动强度、工作压力、体育锻炼及睡眠有关。特别是当今长期伏案工作，从事脑力劳动者，由于过度安逸少劳，致筋骨懈惰，气血不畅，壅遏不行；久不活动，脾失健运，水谷之气堆积不行，进而痰饮、水湿内停，痰瘀互结，阻于肝络而致病。有些虽无肥胖之形，但饮食不节，嗜酒无度，又久坐不动，缺乏锻炼，亦可致肝脾瘀滞，浊瘀内积而发生脂肪肝。

## （三）情志失调

随着社会竞争的加剧，因情志导致的疾病日益增多。七情致病既可直接伤及内脏，致使脏腑功能紊乱，也可导致气机升降失调，影响水液代谢、血液运行，而变生痰瘀。肝失疏泄，情志失调与情志过极均可影响肝脏而产生疾病，严用和在《济生方·胁痛评估》中云："夫胁痛之病……多因疲极嗔怒，悲哀烦恼，谋虑惊扰，致伤肝脏。肝脏既伤，积气攻注，攻于左，则左胁痛；攻于右，则右胁痛；移逆两胁，则两胁俱痛。"《素问·阴阳应象大论》云："暴怒伤阴，暴喜伤阳，厥气上逆，脉满去形。"肝气郁结，肝郁乘脾，脾失健运，痰浊内生，终成痰浊瘀血，流注于肝则成脂肪肝。忧思气结，气机不利，可诱导和促进痰浊内滞，肝血瘀滞；肝郁气滞，也可致肝脾不调，脾失健运，湿浊不化，聚湿成痰。张学文教授提出肝经郁热、气滞血阻、瘀血内结是脂肪肝发生、发展的重要病机，认为肝喜条达舒畅，更忌抑郁，失调则肝气郁滞。人身之病多生于郁，元代王道安在《医经溯洄集·五郁论》中说："凡病之起也，多由乎郁，郁者，滞而不通之义。"朱丹溪在《丹溪心法·六郁》中云："气血冲和，万病不生，一有怫郁，诸病生焉，故人身诸病，多生于郁。"肝气郁滞则脏腑、气血、津液皆受其害，其为病繁杂，变证多端，为百病之始，诸郁之首。情志抑郁，肝失疏泄，气机不畅，是脂肪肝发生的重要诱因。

## （四）他病失治传变

肝病迁延不愈，日久引起肝阴亏虚，肝失濡养，痰浊、瘀血易停滞于肝。而肝肾病变又相互影响，同盛同衰。中老年人体质下降，脾肾之气日虚，痰浊瘀积体内，常可引起脂肪肝。司晓晨认为，肾精亏虚，水不涵木，肝失疏泄，血脂失于运化，积瘀于肝而为脂肪肝。如糖尿病、高血压、高脂血症等，久病失调，以致阴伤气弱，影响气血运行，痰血凝滞于肝，而继发本病。久病及肾，肾气不足，或年老肾气渐衰，气化不及，可加重或者诱使痰湿痰滞，气滞血瘀。

以上各种病因可相互影响、交互作用，或致痰浊瘀滞，或致气滞血瘀，或气虚阴亏，最终致气血失司瘀滞形成脂肪肝。

中医学强调人体是一个有机整体，脂肪肝与脏腑、气血、痰湿的关系如下：

（1）与脏腑的关系：脂肪肝发病机制主要涉及肝、脾、肾三脏，病位在肝。肝主藏血，主疏泄，肝失疏泄，易导致气郁血滞。肝气郁滞多贯穿于脂肪肝的病机演变过程中。脾主运化水谷精微，运化水湿，脾不健运，脾气虚弱，可成生痰之源，其病理产物可演化为脂肪肝的发病"物质基础"。肾主水，肾气不足、气化不及，故痰湿内停和凝滞。

（2）与气血的关系：血为气之母，气为血之帅，气滞血瘀或气虚血瘀是气血病变的基本状态之一。由于肝为藏血、疏泄之官，脂肪肝病变与气结血瘀的病机联系极其密切。

（3）与痰湿的关系：痰湿既是病理产物，又是脂肪肝发病的物质基础。痰湿郁久可化热。因此痰湿也是脂肪肝寒、热演变的重要因素。

脂肪肝的病机特点是本虚标实。本虚指脾气亏虚，肾气不足；标实指气滞、痰阻、水湿、血瘀壅滞于肝。无论是饮食失节，脾失健运，情志失调，肝失疏泄；还是劳逸失度，他病传变，肾气亏虚，最终都影响肝的疏泄，脏腑气血津液皆受其害，痰浊湿瘀滞于肝而成脂肪肝。脂肪肝的发展是个漫长的过程，早期因各种病因致脾失健运，肝失疏泄，以肝郁脾虚为主要病机；中期，在肝郁脾虚的基础上反复迁延，导致痰湿内蕴，湿浊不化，郁而化热，此期以痰湿内蕴和湿热内蕴为主；后期，脂肪肝迁延不愈，在原基础上将进一步加重，湿浊内阻，气滞血瘀，痰、湿、瘀互结于肝，痹阻脉络，此期以气滞血瘀为主要病机。总之，脂肪肝主要责之于肝，并与脾、肾密切相关。其发病与病理产物痰、湿、瘀、积相关，病势较为复杂，既可由实转虚，也可由虚转实，甚或虚中夹实，实中夹虚；既可气滞及血，又可血瘀阻气；既可痰湿阻遏气机，又可气虚痰湿停滞。但总不外乎病在气，或病在血，或气血同病，而痰湿又始终贯穿于气血之中。

综上所述，脂肪肝的病因可以认为是饮食不节，嗜食肥甘或饮酒无度，脾失健运，肝失疏泄，湿热蕴积脾胃，痰浊内生，气滞血瘀，最终导致气滞、痰湿、湿热、瘀血内结，积于胁下，病位在肝脾，与脾有关，与痰浊、湿热、瘀血、气滞等病理因素有关，其中尤以痰瘀最为关键。其病机可概括为肝失疏泄，肝血瘀滞；脾失健运，痰浊内生；肾气失化，痰瘀留滞。故其治疗方法有健脾、疏肝、活血、利湿、祛痰等。基于脂肪肝的病因病机与痰瘀关系最为密切，而且部分病例可以转化为肝硬化，因此治疗重在祛痰、化痰和软坚三方面。

## 二、病机

现代医学认为肝脏不仅是脂肪酸代谢的重要场所，也是调节体内整个脂肪酸供应的中心，任何影响肝细胞代谢的因素均可影响这一调节，导致脂肪酸代谢紊乱，继而发生脂肪肝、肝纤维化甚或肝硬化。影响脂肪酸代谢的因素很多且机制复杂，目前公认的脂肪肝的发病机制主要有以下几种：

**1. 肝脏脂质代谢障碍**　肝脏脂质代谢稳态的变化是构成各种形式脂肪肝的基础，包括肝脏摄取游离脂肪酸增加，内源性合成增加，线粒体β氧化障碍和三酰甘油运转障碍。脂肪氧化代谢主要在线粒体内进行，由于线粒体 DNA 缺乏组蛋白和非组蛋白的保护及修复功能，易受细胞内自由基侵袭，导致碱基对缺失突变从而影响肝细胞脂肪代谢和能量转换，诱发肝损伤。肝细胞内增多的游离脂肪酸本身有很强的细胞毒性，且可通过加强 TNF 等细胞因子的毒性引起线粒体功能不全，肝细胞变性、坏死和炎性细胞浸润。

**2. 胰岛素抵抗（IR）**　大泡型或混合型脂肪肝病变的各种原因中几乎普遍存在 IR 发病机制。IR 促使外周脂解和肝摄取 FFA 增加，脂氧化酶细胞色素 $P_{450}$ 2E1（CYP 2E1）和 CYP4A

表达增高及 FFA 的β氧化障碍；线粒体功能不全的发生加剧脂质过氧化反应导致能量稳态失调；铁吸收增加及其蓄积效应及网状上皮系统功能，IR 相关激素如瘦素、雌激素、胰高血糖素及细胞因子 TNF 的增加，进一步导致介导代谢和免疫功能紊乱。

**3. 氧应激和脂质过氧化**　促氧化物增多和抗氧化物减少的氧应激，可致来自分子氧的游离基或反应性氧（ROS）产生增加，ROS 与多价不饱和脂肪酸起脂质过氧化反应生成过氧化脂质（LPO）。ROS 可通过传递电子直接氧化细胞的大分子物质，造成脂质、蛋白质、CHO 及核酸等氧化或再氧化损害，破坏细胞功能及完整性。LPO 不仅使内源性过氧化物毒性增强，且可抑制抗氧化系，增加对外源性过氧化物毒害的敏感性。再生肝的脂肪肝中，LPO 可反映其 TG 蓄积改变。脂质过氧化反应可能是脂肪肝诱发脂肪性肝炎和肝纤维化的重要机制。

此外，脂肪肝的发病机制还包括遗传、环境等因素。由于脂肪肝的发病机制至今尚未明确定位，所以以上所述可能只在脂肪肝发生、发展的不同时期起一定的作用。随着脂肪肝研究的深入，对其发病机制又有了新的认识，这就是最近提出的"二次打击"学说。该学说认为各种不同病因通过氧应激促使 ROS 增加作为发病的基础机制（初次打击）。在此基础上许多因素通过加强氧化活性和脂质过氧化作为共同致病途径对肝脏实施二次打击，导致脂肪肝发生及其后的病变进展。"二次打击"学说强调了脂肪肝发病机制中线粒体、氧应激、脂质过氧化及细胞防御机制改变的作用及相互关联的关系。对相关分子生物学的研究、探寻与 NASH 及 ASH 遗传敏感性有关的基因、开拓临床防治对策提供了新的思路。尽管学术界已有人提出了"二次打击"学说，但总体理论还不完整，而且目前临床还缺乏氧应激和脂质过氧化的可靠生化标志物。因此，有关脂肪肝的"二次打击"发病机制还有待进一步深入研究。

（张绪富）

# 第三节　临　床　表　现

## 一、脂肪肝的一般临床表现

脂肪肝的临床表现多样，与其病因和病理类型有关，轻度脂肪肝多无临床症状，易被忽视。有报道称约 25%以上的脂肪肝患者临床上可以无症状。有的仅有疲乏感，而多数脂肪肝患者较胖，故更难发现轻微的自觉症状。但随着病情的发展，中度或重度脂肪肝特别是病程长者症状可较明显，有类似慢性肝炎的表现，出现疲倦乏力，胁痛，食欲不振，恶心欲呕，食后腹痛，右上腹或两胁不适，在食后及运动时较为明显。少数出现轻度黄疸、脾大，偶可发展成肝硬化。当肝内脂肪沉积过多时，可使肝被膜膨胀、肝韧带牵拉，而引起右上腹剧烈疼痛或压痛、发热、白细胞增多，易误诊为急腹症而做剖腹手术。脂肪囊泡破裂时，脂肪颗粒进入血液也可引起脑、肺血管脂肪栓塞而突然死亡。此外，脂肪肝患者可伴有多种维生素缺乏的症状，如舌炎、口角炎、皮肤瘀斑、角化过度、四肢麻木、四肢感觉异常等末梢神经炎。少数患者也可有消化道出血、牙龈出血、鼻衄等。重度脂肪肝患者可以有腹水和下肢水肿，电解质紊乱如低钠血症、低钾血症等。脂肪肝临床表现多样，诊断困难时，可做肝活检以确诊。另外，脂肪肝的临床表现与肝脏脂肪的浸润程度显著相关，肝内过多脂肪被移除后症状可消失。

## 二、不同病理类型脂肪肝的临床表现

妊娠期急性脂肪肝、Reye 综合征、酒精性泡沫样脂肪变性及四环素和丙戊酸钠中毒所致的小泡型脂肪肝有明显症状,多呈急性起病,临床表现类似急性或亚急性重症肝炎,如出现疲劳、恶心、呕吐,其后可迅速出现黄疸,伴或不伴有意识障碍或癫痫发作,常伴有广泛的代谢功能障碍,表现为肝肾衰竭和弥散性血管内凝血,常因伴发脑水肿和脑疝而导致死亡。严重病例于数小时内死于这些并发症,死亡率最高可达 60% 以上。

慢性大泡性脂肪肝起病隐匿,常在体检时因无痛性、平滑而广泛的肝大或影像学检查而被发现,多见于酗酒、肥胖或糖尿病患者。右上腹疼痛、发热、黄疸、白细胞增多和肝功能异常的征象,慢性肝病体征的出现往往提示已并发脂肪性肝炎,或可能因代谢因素出乎意料地突然死亡,脂肪肝可能是唯一的异常体征。少数酒精性和糖尿病性脂肪肝有时可因肝细胞内脂肪迅速沉积出现右上腹疼痛,甚至误诊为外科急腹症。非酒精性大泡性脂肪肝即使已并发脂肪性肝炎和隐匿性肝硬化,临床表现仍可轻微或缺如,仅部分患者有肝区隐痛不适、纳差、乏力等非特异性症状。由于大多数慢性脂肪性肝病患者症状轻重与肝脂肪变性、脂肪性肝炎和纤维化之间无相关性,因此临床表现无助于判断慢性脂肪肝的有无及其程度轻重。

脂肪肝患者可因营养不良而呈消瘦状,亦可因肥胖症或其他原因引起的肥胖而呈现肥胖外观。轻度脂肪肝多无明显体征,中度以上脂肪肝可触及肿大的肝脏(一般在右肋下 2～3cm 以内),表面光滑,边缘圆钝,质地软或中等硬度,可有轻度压痛,部分患者有叩击痛,少数患者可有脾肿大和肝掌。重症患者可出现肝硬化表现,体检可见慢性肝病面容、蜘蛛痣、肝掌、食管-胃底静脉曲张、门静脉高压、腹水等,以及乳房发育、月经过多、睾丸萎缩、阳痿等与雌激素增多有关的症状体征,尤其是慢性酒精性脂肪肝其肝病面容和蜘蛛痣较为明显。亦有患者因肝细胞脂肪堆积压迫胆小管使胆汁排泄受阻引起胆汁淤积,出现全身皮肤和巩膜黄染等黄疸的症状。

另外,脂肪肝患者常伴有某些原发病的特异性体征。例如,妊娠期急性脂肪肝可在妊娠晚期出现意识障碍和出血倾向等;药物及化学物质中毒性脂肪肝多伴有肝损伤和药物过敏的体征,如肝区叩痛、肝大、皮疹,严重者可有急性或亚急性重型肝炎表现,如起病急骤、身目重度黄染、烦躁不安、神志错乱、出血倾向、肝性脑病等。

## 三、各型脂肪肝的症状

### (一)酒精性脂肪肝

酒精中毒时脂肪肝发生率很高,可达 70%～80%,是酒精性肝病中最常见、最早期、最良性的一种类型。一般情况下,轻症酒精性脂肪肝并无明显自觉症状,偶可有肝区不适或疼痛、肝大等症状,饮酒后表现尤甚,同时,肝功能 ALT 可有小幅波动,γ-GT、AKP 升高,如果不再饮酒,异常的肝功能可恢复到正常水平,肿大的肝脏可回缩。然而,在酒精性脂肪肝向酒精性肝炎甚至酒精性肝硬化发展的进程中,患者可有食欲不振、恶心欲呕、全身倦怠,病情严重者出现黄疸、肝胆肿大和肝区疼痛、蜘蛛痣、肝掌、男性乳房发育,甚或有门静脉高压症,以及腹水、胃肠道出血、肝性脑病等危重症状。据报道,慢性酒精中毒者发生脂肪肝后,肝硬化的发生率为一般人群的 7 倍。临床上可将酒精性肝病分为四型:酒精性脂肪肝、酒精性肝炎、酒精性肝纤维化及酒精性肝硬化。前两型较为多见,后两型少见。酒精性肝炎的临床表现可包括从非活动性无症状的肝大,到严重的肝细胞衰竭伴胆汁淤滞和门静脉高压等症状体征,肝大是常见的特征，与非酒精性肝炎不同，如果不再饮酒，异常的化验数值可恢复到正常水平，肿大的肝脏可回缩，仅在脂肪变性急性进展阶段（伴有脂肪囊肿），或伴有肥胖、早期糖尿病时，脂肪动员延续。然而，酒精性脂肪肝合并酒精性肝炎时，则可有浮肿、蜘蛛痣、肝掌、脾肿大、舌炎等表现。另外，患者常因嗜酒而发生蛋白质摄入不足，血清白蛋白降低、球蛋白升高或浊度异常者比肥胖性脂肪肝为多。约有25%的病例有高胆红素血症，个别病例出现肝内胆汁淤滞，这时易误诊为胆道疾病。如果误诊而进行剖腹手术者则可因此致死，必须注意鉴别。如重视酗酒史，腹部触诊可查到显著肿大而质软的肝脏，对正确诊断极有帮助。酒精性脂肪肝患者在没有很好治疗的情况下，经过5~10年的时间也会转为肝硬化。有些患者在脂肪肝阶段发生了肝脏周围小静脉纤维化，如果继续饮酒则有可能发展为肝硬化。肝脏周围小静脉纤维化可作为即将发生肝硬化的先兆现象，这一研究对早期估计患者的转归有实际意义。因此通过肝组织活检来认识肝周围小静脉纤维化是有价值的，便于在组织学上证实酒精性肝损害。

### （二）肥胖性脂肪肝

一般认为超过标准体重的20%及以上者为肥胖，病态的肥胖通常指超标准体重的75%~100%。但目前多数学者认为应以体重指数（BMI）作为衡量是否肥胖的标准，当男性BMI>24、女性BMI>26时，为肥胖。肥胖性脂肪肝所含脂类主要为三酰甘油。对肥胖者进行肝活检发现，50%有脂肪肝，其中以腹部肥胖者发生脂肪肝的机会更多，并常与胆囊炎、胆石症同时出现。本病最初仅表现为肥胖本身所带来的不适，如不爱活动，体重过重，易疲劳，动则气促，心悸，食量较大，喜吃油腻食物等，但随病情发展可出现肝区隐痛、乏力、厌油，当出现脂肪性肝炎时临床表现更为明显，有腹胀、恶心、肝区隐痛、肝大、脾大等。

### （三）营养不良性脂肪肝

营养不良性脂肪肝多有长期蛋白质缺乏、高糖或高脂饮食、严重肠道慢性炎症、空-回肠分流、慢性消耗性疾病等营养失调的某些相关病史及其临床表现。轻度脂肪肝本身多无明显症状，中重度脂肪肝可出现肝区胀痛、乏力、恶心、腹胀、大便次数增多等类似慢性肝病的非特异性症状，极少数患者可见食欲极差、恶心呕吐、尿黄等症状，体检可见消瘦、体温较低甚至不升，肝脏较大，脾脏也偶可扪及，双下肢水肿，继发感染，低血糖反应等。常见类型有Washiorkor病、空-回肠分流术脂肪肝与炎症性肠病脂肪肝。

### （四）糖尿病性脂肪肝

成人糖尿病患者约50%有脂肪肝，且与肥胖有关。超标准体重肥胖型糖尿病多半有脂肪肝，而青年型糖尿病则极少有脂肪肝。糖尿病性脂肪肝的临床表现较复杂，绝大部分患者的症状被糖尿病"三多一少"（多饮、多食、多尿，体重减轻）的症状所掩盖，一般是在B超检查肝脏时发现。但亦有少数糖尿病患者症状不明显，呈隐匿状态。如糖尿病病情稳定，则中重度脂肪肝可出现类似于慢性肝炎的症状，如乏力不适、恶心呕吐、食欲不振、腹胀、嗳气、肝区疼痛等，90%可伴有肝大，极少数可见显著肝大，多为无痛性，约30%患者伴脾肿大。目前认为，糖尿病性脂肪肝的严重程度与糖尿病本身的病情程度无明显关系，而与体重超重程度显著相关。体质消瘦的老年性糖尿病患者较少发生脂肪肝，而肥胖型糖尿病患者则较多见。糖尿病性脂肪肝实验室检查可见胰岛素反应低下，有中度高血糖，尿糖阳性，血中游离脂肪酸增加，血清胆固醇和三酰甘油水平增高。

### （五）药物性脂肪肝

据估计，至少有 200 多种药物可引起不同程度的肝损害。有报道，成人肝炎患者中约 10% 属于药物性肝损害，而在 50 岁以上肝炎患者中约有 40% 与药物性肝损伤有关。其中肝细胞脂肪变性是较为常见的一种，其发生率仅次于药物性皮肤黏膜损害和药物热，占第三位。四环素是最常见的引起急性脂肪肝的药物，短期口服常规剂量，一般对肝几乎无损害，但其剂量超过 2g，持续 10～14 天静脉滴注可引起急性脂肪肝，表现为食欲不振、呃逆、呕吐、腹部不适、倦怠及衰弱等，迅速出现黄疸，且进行性加重，可陷入呕血、休克、昏迷甚至死亡。实验室检查可见末梢血白细胞总数增多，血清氨基转移酶可达 400U/L，血清总胆红素可高达 171μmol/L 左右，浊度试验异常，凝血酶原活性高度低下。重症患者可有代谢性酸中毒、高氮质血症和血淀粉酶上升等。肾上腺皮质激素（如泼尼松）长期应用常引起库欣综合征改变，可同时伴有脂肪浸润。临床上表现为体重增加，肝大而软，葡萄糖负荷试验呈糖尿病型曲线。丙戊酸钠诱发的脂肪肝多无症状，可伴碱性磷酸酶轻度增高。抗肿瘤药物如甲氨蝶呤、嘌呤霉素、天门冬酰氨基酶可引起脂肪肝，其中甲氨蝶呤仅可引起氨基转移酶或碱性磷酸酶升高，而后两者可引起类似妊娠期急性脂肪肝的表现，严重时可危及生命。

### （六）妊娠期急性脂肪肝

妊娠期急性脂肪肝常发生于妊娠晚期，一般在 35～36 周，亦有早在妊娠 30 周发病的报道，多见于初产妇及妊娠期高血压症患者，妊娠期急性脂肪肝的发病率不高，临床上较为少见。有报道称，双胞胎妊娠比单胞妊娠患急性脂肪肝的概率大，但近年来其发病率有上升趋势。妊娠脂肪肝的死亡率高达 80%，开始时症状并不特殊，往往出现恶心呕吐、腹痛（尤其是上腹痛）、纳差、腹泻等消化道症状，并伴有头痛、乏力，继之发热、周身不适。有的孕妇则表现为上腹部烧灼感，类似妊娠期反流性食管炎的症状，或有高血压、下肢水肿及蛋白尿等类似先兆子痫，或者血小板减少，幼红细胞降低，数日后出现肝病表现，如黄疸、神志不清或昏迷、腹水等，可伴有妊娠相关症状，如阴道出血、分娩发作等。病情早期亦可出现弥散性血管内凝血，表现为皮肤瘀斑、阴道流血、尿血、便血或呕血甚至颅内出血。疾病晚期则会出现黄疸、呕吐、穿刺部位出血、急性胰腺炎、低血糖、呼吸窘迫综合征、产后大出血等危险征象。辅助检查中有血清碱性磷酸酶水平升高，但不一定有标准的肝功能异常，B 超提示为脂肪肝的典型表现，病理学检查可见肝小叶结构清晰，但肝细胞出现急性脂肪变性。如未能早期发现或及时治疗，常于症状出现后数日至数周死亡，或者分娩后数日死亡。

### （七）肝炎后脂肪肝

肝炎后脂肪肝多见于各种急性病毒性肝炎恢复期或慢性病毒性肝炎病程中，尤其 HBV 感染后的慢性病原携带或慢性肝炎状态与脂肪肝两者合并存在，已成为我国脂肪肝类型中常见的类型之一。慢性病原携带者除近期体重增加外无明显症状，仅在肝活检行病理检查时发现有脂肪肝存在；慢性肝炎患者多数可表现为原有肝炎症状加重，如乏力、食欲不振、腹胀、腹泻等；亦可在肝炎病情好转、肝功能恢复"正常"后，出现不明原因的肝区疼痛、乏力、食欲欠佳、肝大、体重增加等而进行 B 超检查时发现。肝炎后肝硬化合并脂肪肝者，可见面色晦暗、蜘蛛痣、肝掌、肝区叩击痛阳性、脾大甚至腹壁静脉曲张、腹水和双下肢水肿等。

（张绪富）

# 第四节　诊断与鉴别诊断

## 一、诊断标准

### （一）酒精性肝病

**1.病史**　有长期饮酒史，一般超过 5 年，折合乙醇量男性＞40g/d，女性＞20g/d，或 2 周内有大量饮酒史，折合乙醇量＞80g/d。

**2.临床表现**　可无症状，或有上腹胀痛、食欲不振、乏力、体重减轻，一般无体征，严重时有黄疸、肝掌、蜘蛛痣等。酒精性肝病根据病变程度可分为酒精性脂肪肝、酒精性肝炎、酒精性肝纤维化及酒精性肝硬化，这些病变往往相继发生，可以单独发生，也可合并存在，临床表现略有不同。

酒精性脂肪肝：轻度酒精性脂肪肝大多无症状或症状轻微。重度则类似慢性肝炎的表现：轻度乏力、食欲缺乏、右上腹隐病、腹泻、黄疸（一般少见或轻度）等。33%的患者可有肝大，但表面光滑，偶有触及。

酒精性肝炎：轻者除肝轻度肿大外，无任何自觉症状。一般患者有乏力消瘦、食欲减退、恶心、呕吐、腹部隐痛、体重减少等症状，偶有发热。重症酒精性肝炎可出现肝性脑病、肺炎、急性肾衰竭、上消化道出血、腹水，伴有内毒素血症，有黄疸、肝大并有压痛，同时有脾大、腹水、水肿、面色发灰、蜘蛛痣，病情严重时可出现神经精神系统表现。

酒精性肝硬化：一般在 50 岁左右时出现症状，早期常无任何症状，后出现体重减轻、食欲缺乏、腹痛、乏力倦怠、发热、尿色深、牙龈出血、鼻血等。失代偿期可出现黄疸、腹水、水肿、食管-胃底静脉曲张破裂出血，并可有肝性脑病、顽固性腹水、自发性细菌性腹膜炎、肾衰竭及呼吸循环系统功能紊乱等。体检可见面色灰暗、营养差、巩膜黄染、腹水、下肢水肿、毛细血管扩张、蜘蛛痣、肝掌。

**3.实验室检查**　AST、ALT、GGT、TBIL、凝血酶原时间（PT）、平均红细胞容积（MCV）和缺糖转铁蛋白（CDT）等指标升高。其中 AST/ALT＞2、GGT 升高、MCV 升高为酒精性脂肪肝的特点。禁酒后这些指标可明显下降，通常 4 周内基本恢复正常（但 GGT 恢复较慢），有助于诊断。

酒精性脂肪肝：此阶段肝生化检查基本正常，或血中三酰甘油、β脂蛋白、胆固醇轻至中度增高。肝功能检查见血清 AST、ALT、GGT 轻度升高。

酒精性肝炎：总胆红素增高，达 17.1μmol/L 或以上；具有特征性的酶学改变，表现为 AST 升高，ALT 中度水平升高，AST/ALT＞2。GGT 特异性增高；谷氨酸脱氢酶（GDH）和碱性磷酸酶（ALP）活力增高。PT 等指标也可有不同程度的改变，PT 延长，使用维生素 K 不能纠正。患者可出现各种形态异常的红细胞，包括靶形细胞、巨红细胞、刺状细胞和口形细胞，而且 MCV 往往增加。

酒精性肝硬化：AST、ALT 轻度升高，血清白蛋白下降，球蛋白升高，血浆 IgG 和 IgA 升高，其中 $IgA_2$ 占 20%以上，$IgA_1/IgA_2$ 下降，PT 延长。血小板减少和贫血。

**4.B 超或 CT 等影像学检查**
（1）超声
1）弥漫性脂肪肝声像学改变：①肝区前场弥漫性点状高回声（明显高于脾和肾）；②肝区

后场回声衰减，光点稀疏；③肝内管道结构显示不清晰；④肝轻度或中度肿大，肝前缘变钝。凡具备①加其余1项以上者可确诊为脂肪肝，仅具备①者为疑似诊断。按脂肪肝的超声特征可大致判断病变程度。轻度脂肪肝：光点细密，近场回声增强，远场回声轻度衰减，血管结构清晰；中度脂肪肝：光点细密，近场回声增强，远场衰减明显，血管结构不清；重度脂肪肝：光点细密，近场回声显著增强，远场回声显著衰减，血管结构不能辨认。

2）局灶性脂肪肝为肝实质内出现相对回声增强的光团，也可为相对低回声。边界较清楚，呈椭圆形，后方无衰减，周围无声晕，可与肝癌或肝血管瘤相鉴别。

（2）CT：正常情况下肝脏密度均匀，CT值为50~70Hu，脾的CT值为50~65Hu，肝的CT值比脾脏高8Hu左右。CT上脂肪肝累及的部位密度降低，密度降低与脂肪化严重程度相一致。目前习惯以肝脾CT比值小于1作为诊断脂肪肝的标准。脂肪肝患者肝实质密度普遍下降而与血液密度相近时CT上肝内血管影模糊不清或不显示。

弥漫性脂肪肝时肝的密度普遍低于脾脏、肾脏和肝内血管密度，由于CT值的高低与肝内脂肪浸润程度呈负相关，而脾脏CT值多较固定，故可根据肝/脾CT值来衡量脂肪肝的程度。如果肝脏的密度（CT值）低于脾脏或肝/脾CT值之比<1可诊断为脂肪肝。两者的比值可作为衡量脂肪肝程度的参考标准。CT平扫对脂肪肝的分级标准为：轻度，肝脏密度降低，CT值稍低于或等于脾脏，肝/脾CT值≤1；中度，肝/脾CT值≤0.7，肝内血管显示不清或肝内血管密度等于肝密度；重度，肝密度显著降低甚至呈负值，肝/脾CT值≤0.5，肝内血管密度明显高于肝密度，形成鲜明对比。

局灶性脂肪肝：平扫肝实质可见不均质地图状、节段或局灶性低密度影，轮廓多平直，边缘模糊，无明显占位效应，CT值低于脾脏密度，血管穿越其间无扭曲移位，一般好发于肝左叶圆韧带、胆囊窝及肝门附近，也可发生于任何部位，可单发或多发，这多与门静脉血供异常有关；增强扫描无占位表现，病变范围及形态不变，肝内血管走行正常，无变形、移位。

**5. 排除**　排除嗜肝病毒现症感染及药物、中毒性肝损伤和自身免疫性肝病等。

## （二）非酒精性脂肪肝

**1. 病史**　无饮酒史或饮酒折合乙醇量<140g/w（女性<70g/w）；除外病毒性肝炎、药物性肝病、全胃肠外营养、肝豆状核变性、自身免疫性肝病等可导致脂肪肝的特定疾病。

**2. 实验室检查**　不明原因的血清ALT和（或）AST、GGT持续增高半年以上；减肥和改善胰岛素抵抗后，异常酶谱改善甚至恢复正常。

**3. 病理学诊断**　非酒精性脂肪肝的病理特征为肝腺泡3区大泡性或以大泡为主的混合性肝细胞脂肪变，伴或不伴肝细胞气球样变、小叶内混合性炎性细胞浸润及窦周纤维化。参照美国国立卫生研究院NASH临床研究网病理工作组指南，常规进行NAFLJD活动度积分（NAFLD activity score，NAS）。NAS积分（0~8分）：肝细胞脂肪变，0分（<5%）；1分（0%~33%）；2分（34%~66%）；3分（>66%）。小叶内炎症（20倍镜计数坏死灶），0分，无；1分（<2个）；2分（2~4个）；3分（>4个）。肝细胞气球样变，0分，无；1分，少见；2分，多见。NAS为半定量评分系统而非诊断程序，NAS<3分可排除NASH，NAS>4分则诊断NASH，介于两者之间者NASH可能。规定不伴有小叶内炎症、气球样变和纤维化但肝脂肪变>33%者为NAFL，脂肪变达不到此程度者仅称为肝细胞脂肪变。

**4. 影像学诊断**

（1）超声：①肝脏近场回声弥漫性增强（明亮肝），回声强于肾脏；②肝内管道结构显示不清；③肝脏远场回声逐渐衰减。具备以上3项中的2项。

（2）CT 诊断：脂肪肝的依据为肝脏密度普遍降低，肝/脾 CT 值＜1.0。其中，肝/脾 CT＜1.0 但＞0.7 者为轻度，＜0.7 但＞0.5 者为中度，＜0.5 者为重度。

## （三）特殊类型脂肪肝

**1. 妊娠期急性脂肪肝**　起病急，病情发展迅速，母婴病死率高，常发生在妊娠 28～40 周，多见于 35 周左右的初产妇，孪生妊娠妇女发生本病占 14%。尤以妊娠高血压综合征、双胎和男胎较易发生。初期可有持续性恶心、呕吐、食欲缺乏、喜食冷饮、烦渴、多尿、乏力、上腹痛、下肢水肿、血压升高等症状。数天至 1 周后出现黄疸且进行性加深，常不伴瘙痒，易发生早产、死胎、死产。常在分娩后病情迅速恶化，出现凝血功能障碍，表现为皮肤瘀斑、齿龈出血、消化道及阴道出血，继而出现少尿、无尿、肾衰竭、弥散性血管内凝血等。B 超主要表现为肝脏衰减波，整个回声显示透声性增强，似有一层薄雾，故有"亮肝"之称，有时可见肝脏缩小。CT 检查示肝实质为均匀一致的密度减低。典型的病理变化为肝细胞弥散性、微滴性脂肪变性，炎症、坏死不明显。肝小叶结构清晰，基本正常。经特殊染色，细胞中脂肪小滴的阳性率更高。

**2. 肝炎后脂肪肝**　慢性肝炎患者约有 50%发生脂肪肝，患者吃糖过多，由于其肝功能降低，不能将摄入体内的糖完全合成利用，致使过剩的热量转化为脂肪，沉积于肝脏，以致引起脂肪肝。主要可见体重超标、乏力，消化系统症状如恶心、胃脘不适、腹胀、腹痛、肠鸣、矢气、便溏等，还有肝区痛等表现。

## 二、鉴别诊断

### （一）酒精性肝病与梗阻性黄疸的鉴别诊断

酒精性肝病在脂肪肝、肝炎、肝硬化各阶段均可出现胆汁淤积。因此需要与梗阻性黄疸相鉴别。皮肤黏膜呈深黄色-黄绿色和瘙痒是胆汁淤积和梗阻性黄疸最显著的表现。肝大在两者均常见，而胆囊肿大、无压痛提示梗阻性黄疸。实验室检查对两者的鉴别意义不大，而 B 超、CT、经内镜逆行胰胆管造影（ERCP）、磁共振胰胆管造影（MRCP）和经皮肝穿刺胆管造影（PTC）等影像学检查可显示肝内外胆管扩张及胆道阻塞部位，对梗阻性黄疸的诊断有指导价值。在鉴别诊断困难时，可进行泼尼松或苯巴比妥治疗试验，如胆红素浓度降低 50%以上，胆汁淤积可能性大。

### （二）酒精性肝炎与梗阻性黄疸的鉴别诊断

酒精性肝炎与慢性药物性肝病中慢性活动性肝炎的临床表现相似。详细询问用药史，了解过去、目前用药情况，知晓何种药物可引起哪一类型的药物性肝病，并分析用药品种、剂量、时间和出现肝损害的关系等。停药观察如能迅速好转，有利于本病的诊断。如再次给药而肝病复发即诊断可确立。

### （三）酒精性肝病与震颤语妄的鉴别诊断

震颤语妄与酒精性肝病并发肝性脑病，特别是二期肝性脑病的临床表现有相似之处，但两者的治疗截然不同，故需要做鉴别诊断。震颤语妄见于酒精中毒者停饮或大量减饮后 1～2 天，主要表现为焦虑不安、肌肉粗大震颤、精神恍惚、语无伦次，伴有大量幻觉、错觉和片断妄想，以夜间为重，严重者可有高热、大汗、心率加快等自主神经功能紊乱症状，如不及时处理，病死率可达 15%。肝性脑病见于酒精性肝炎和肝硬化患者，常见的诱因有上消化道出血、高蛋白饮食、大量排钾利尿、放腹水、使用安眠镇静药或麻醉药、感染、便秘等。震颤语妄一般伴有幻觉，而肝性脑病则不常有。震颤语妄常表现为焦虑和精神运动性兴奋，肝性脑病则无。震颤语妄有肌肉的粗大震颤，而肝性脑病则有扑翼样震颤。震颤语妄常伴有自主神经功能紊乱，而肝性脑病一般无。实验室检查方面，明显肝功能损害和血氨增高有助于肝性脑病的诊断。

### （四）非酒精性脂肪肝与酒精性脂肪肝的鉴别诊断

非酒精性脂肪肝与酒精性脂肪肝主要根据饮酒量鉴别。非酒精性脂肪肝患者无饮酒史或饮酒折合乙醇量男性＜140g/w，女性＜70g/w。酒精性脂肪肝患者有长期饮酒史，一般超过 5 年，折合乙醇量男性＞40g/d，女性＞20g/d，或 2 周内有大量饮酒史，折合乙醇量＞80g/d，γ-谷氨酰转移酶的特异性增高，尤其在大量乙醇摄入和（或）酒精性脂肪肝时显著升高，有助于发现酒精性脂肪肝；但对于男性平均每周饮酒量介于140～210g乙醇及女性平均每周饮酒介于70～140g乙醇的人群，应考虑其具有酒精滥用和代谢因素共存的可能。

### （五）非酒精性脂肪肝与自身免疫性肝炎的鉴别诊断

自身免疫性肝炎女性多见，但以青春期（15～24 岁）和绝经期前后（45～64 岁）高发，起病隐匿，部分患者伴发其他自身免疫性疾病。实验室检查 ALT 明显升高，胆红素水平中度升高，球蛋白明显升高，自身抗体如抗核抗体（ANA）、抗肝肾微粒体抗体（LKM）、抗平滑肌抗体（ASMA）等呈阳性。

### （六）非酒精性脂肪肝与病毒性肝炎的鉴别诊断

各种病毒性肝炎多具有其特定的免疫学特征，实验室检查有肝功能异常，检测相应的抗原、抗体及病毒 RNA 拷贝量等指标多可做出明确的诊断。但慢性乙型病毒性肝炎、基因 3 型慢性丙型病毒性肝炎与非酒精性脂肪肝的共存可能性较高。

（张绪富）

# 第五节　辨证要点与治疗

## 一、脂肪肝辨证的基本证型

根据脂肪肝的证候特点，本病属肝郁、痰湿范畴。周学海的《读书随笔》云："故凡脏腑十二经之气化，皆必借肝胆之气化以鼓舞之。始能调畅而不病。凡病之气结、血凝、痰饮、浮肿、鼓胀、痉厥、癫狂、积聚、痞满、眩晕……皆肝气之不能舒畅所致也。"指出肝胆气化失调是引起气郁、血瘀、痰饮等病证之关键。历代医家认为，痰、饮、水三者互为因果，其产生虽与脾、肺、肾三脏有关，但肝胆气机郁滞，亦可聚湿生痰，成饮为水。治疗当分清标本，以培脾益肾为主。脂肪肝的基本证型有肝郁脾虚、痰湿内阻、湿热内蕴、痰瘀互结、肝肾阴虚五大类。

**1.肝郁脾虚证**　可见于脂肪肝的初始阶段，症见胸胁胀痛，情志不畅，脘腹痞闷，恶心呕吐，乏力，纳差，便溏不爽或完谷不化，女子月经不调，舌胖苔白腻，脉弦缓或弦细。当以柴胡疏肝散合逍遥散疏肝健脾，消滞散结。

**2. 痰湿内阻证**　见于脂肪肝的早中期阶段，相当于现代医学的单纯性脂肪肝、脂肪性肝炎、酒精性脂肪肝。症见形体肥胖，面色滞浊，头昏头重，胸闷作呕，胸肋隐痛，腹胀不适，倦怠乏力，纳呆口黏，大便油滑或黏腻不爽，舌质淡胖，边有齿痕，苔白腻，脉滑或濡缓。当以平胃散合二陈汤加减健脾燥湿，祛痰化浊。

**3. 湿热内蕴证**　患者多为过食肥甘厚味、嗜酒，湿热之邪羁留不解而成，亦可因外感湿热之邪，肝脾湿热蕴结，肝失条达，脾不运化而致。症见形体肥胖，肢体沉重，口苦咽干，口干不欲饮，肋痛腹胀，身热不扬或热势起伏，汗出热不解，甚则黄疸，恶心欲吐，纳食欠香，大便干或溏薄，小便黄赤，舌红，苔黄腻或厚腻，脉弦滑或脉濡数。当以小柴胡汤合茵陈蒿汤加减清热化湿，疏肝健脾。

**4. 痰瘀互结证**　患者病久而成痰、成瘀，二邪在体内交结，故病情顽固，病势缠绵，病程较长。症见形体肥胖，面色灰暗或无华，胸闷脘痞，纳呆口渴，厌食油腻，呕恶痰涎，肝区可有局部持续性胀痛、刺痛或闷痛，或者局部见有肿块，部位固定不移，精神倦怠，嗜睡，舌体胖大，边有齿痕，或舌质暗或有瘀点、瘀斑，苔厚腻，脉弦滑或弦涩。当以二陈汤合丹参饮加减疏肝健脾，化痰祛瘀。伴恶心呕吐者，加姜竹茹、广木香、苏梗；苔腻者加苍术、茵陈。

**5. 肝肾阴虚证**　多为病程较长，病移日久，正气渐虚，脾胃不健，生化乏源，既不能生血养肝，更不能生精滋肾，进而导致水不涵木。症见胸胁隐痛，头晕目眩，腰膝酸软，足跟痛，头晕耳鸣，失眠，午后潮热，盗汗，消瘦，舌红少津，脉细或细数。当以六味地黄汤合一贯煎加味滋阴补肾，养血柔肝。

## 二、脂肪肝的辨证要点

### （一）酒精性肝病

根据酒精性肝病的病理发展过程，可将酒精性肝病分为轻度酒精性肝病、重度酒精性肝病、酒精性肝炎、酒精性肝纤维化和酒精性肝硬化几个阶段，其病机变化主要是痰湿困脾或湿热内蕴，肝郁气滞，肝胆湿热，痰瘀互结，正虚水泛。

**1. 辨病**

（1）轻度酒精性肝病：此期主要病机为酒毒湿热之邪初犯脾胃，湿热蕴结于内，或脾胃困阻，痰湿内生。治宜清热利湿，健脾化痰。

（2）重度酒精性肝病：此期主要病机为湿热、痰湿郁结于内，阻滞气机，肝气郁结，气滞血瘀。以肝郁气滞为主，伴有湿热或血瘀。治宜疏肝解郁，利湿清热，佐以活血化瘀之品。

（3）酒精性肝炎：此期主要病机为肝气郁结，若酒食仍不节，可致湿热熏蒸，困遏脾胃，甚或湿热熏蒸，胆汁不循常道，泛溢肌表。以肝胆湿热为主，可夹有气滞、血瘀、脾虚所致症状。治宜清肝利胆，健脾退黄。

（4）酒精性肝纤维化：此期主要病机为湿热蕴结，气机不畅，血脉运行不畅，气滞血瘀，脾虚痰湿，痰瘀相搏，以痰瘀互结为主，可夹脾虚、气滞、阴虚等症。治宜活血化瘀，软坚散结，扶正健脾。

（5）酒精性肝硬化：此期主要病机为痰瘀互结日久，正气亏虚，阴阳俱损，甚或气化不利，水液停聚，水、痰、瘀互于内。以水、痰、瘀互结为主。治宜扶正祛邪。

酒精性肝病的病机主要在于气血阴阳亏虚为本，湿热痰瘀为标，两者互为因果。但其病机演变是一个渐进加重的过程，因此治疗也应当从不同阶段来论治。分期论治是从整体认识疾病的发生、发展规律，辨别其目前所处的时期，然后根据本期的证型特征，辨证施治；而辨证论治则是对疾病发展过程中的某一阶段进行病理概括，确定其所属何证，再针对该证予以相应治疗的过程。在酒精性肝病的治疗中，截断病因，尽早戒酒是治疗的关键。根据酒精性肝病的病机演变过程，可将其分为三个阶段来论治。早期：酒精性肝病早期以湿热之邪盛为主，邪盛而正气未衰，病位主要在脾、胃，以湿热内蕴，肝气郁结为主，相当于轻度酒精性肝病、重度酒精性肝病，治当疏肝理气、解毒清热化湿。中期：属气血痰浊互结于内，气血湿热酒毒郁结于胁下，病位主要在肝、脾。此期相当于酒精性肝炎或早期肝硬化，湿热者当清利湿热为主；气滞痰阻者以理气化痰为主。末期：邪气盛而正气初衰，相当于肝纤维化阶段。肝胆末期以气滞血瘀，水湿内停，气血亏虚，三脏俱损，正气衰竭明显，此期相当于酒精性肝硬化肝功能失代偿期，因此当以益气活血，扶正固本，逐水利湿为主。

**2. 辨证**

（1）辨阴阳：为酒精性肝病辨证的主要纲领，阴证主要表现为恶寒喜温，食少纳呆，喜热饮，小便清长，大便稀溏，面色苍白或晦暗无光，身疲乏力，精神委靡，声低少言，气短息弱，腹痛喜按，肢冷，舌淡胖，苔滑润，脉沉、细、迟而无力等；而阳证主要表现为身热喜凉，厌食、口干喜凉饮，心烦不安，小便短赤，大便干结而臭，面色潮红或通红，狂躁不安，口唇燥裂，语声高亢，多言气粗，腹痛拒按，肌肤灼热，舌红苔黄，脉浮、洪、数、大有力等。酒精性肝病早期多以阳证为多，中后期则以阴证为多。

（2）辨虚实：酒精性肝病首先是由酒毒湿热之邪蕴积于内，日久导致正气衰败，脏腑受损，最终气血阴阳俱衰而亡。但湿热酒毒之邪贯穿于始终，因此在早期，正气未衰，而湿热之邪蕴积于内，属实证，可见脘腹痞满不适，胁肋胀痛，恶心，欲呕，纳呆，不欲饮食等。而到中期或晚期，酒毒湿热之邪依然蕴结于内，但正气开始衰败，至晚期气血阴阳衰竭，脏腑功能失调，痰、形、水互结于内，虚实夹杂，本虚标实。故其晚期症状可见形寒肢冷，神疲乏力，心悸气短，腹胀如鼓，如囊裹水，青筋暴露，胁下积块，其质硬如卵石，面色晦暗如熏，且日渐消瘦，并且常生变证，如酒毒湿热之邪蕴而化火，灼伤血络，迫血妄行，或肝脾失于藏蕴和统摄，血不循血脉，溢出于外，可见赤痣血缕，掌腹红印，身有瘀斑、瘀点，甚至鼻衄、齿衄、呕血、便血等血出不止之症。

（3）辨病位：酒食入腹，胃先受之，酒乃体湿性热有毒之品，长期嗜酒无度，则生湿热，湿热阻滞气机，加之嗜酒之人，多有肝郁，湿热阻滞则气机不舒更甚。故早期，病位主要在肝、胃。病至中期，肝郁气滞日久，血脉瘀滞；湿邪困脾，脾失运化，久则脾胃虚弱，痰浊内生，气血生化无源，故此期病位在肝、脾。晚期，气血亏虚，肾失濡养，肾气亏虚，久则阴阳俱虚，水湿内停；湿热之邪不去，痰湿困阻脾、胃；肝郁气滞，瘀血停滞，水、痰、瘀互结于内，其病位在肝、脾、肾。

由于本病随病情发展，气滞、血瘀、痰湿、水停等症可相互兼夹，且变证较多，故临床辨证施治时应当分期论治、辨证论治结合。其治疗原则为初期以理气活血，解毒化湿为主；中期以理气化瘀，消瘀化痰为主；晚期则以扶正祛邪，攻补兼施为主。针对具体病情，及时合理地选用理气活血、祛湿化痰、化湿利水等治法。

### （二）非酒精性脂肪肝

非酒精性脂肪肝的主要诊断依据：一是以两肋胀痛或隐痛，疲倦乏力，食欲缺乏，恶心呕吐，上腹胀满等表现为特征。二是部分患者可见肝掌、蜘蛛痣、黄疸、肝脾大、水肿等症状。三是常有饮食不节、情志内伤、劳逸失度；多伴有肥胖、消渴、眩晕等病史。临证时，首先要分清肝郁、脾虚、痰浊、瘀血、湿热等的不同，部分单纯性非酒精性脂肪肝患者可表现为脘腹、胁肋胀闷不适，疲劳，纳差，舌淡，苔白腻，脉弦细，但还有部分单纯性非酒精性脂肪肝患者并无明显的症状体征。其主要病机为肝郁脾虚，治疗应以疏肝理脾为主。

非酒精性脂肪性肝炎常见临床症状：口苦、心烦易怒、肝区胀闷、乏力、脘腹痞闷、恶心欲呕、小便短黄、纳差、口黏、口淡、肝区隐痛、舌体胖大边有齿痕、苔白腻、脉濡缓，或舌红、苔黄、脉弦滑数。其病机特点为湿热痰浊互结，肝、脾、肾功能失养。治疗以清热利湿、泄浊、调养肝脾为大法。非酒精性脂肪肝相关的肝纤维化和肝硬化的常见症状有肝区胀闷疼痛、口黏、脘腹痞满、纳差乏力、肝脾大质硬、舌质瘀暗或见瘀斑、舌下脉络瘀滞、脉细涩等。其核心病机在于痰瘀互结，其治疗大法为活血化瘀，健脾化痰。在辨证论治的基础上，注意适当运用活血化瘀中药，即辨证与辨病相结合。

## 三、辨证论治

### （一）酒精性脂肪肝

**1. 早期**　湿热蕴结，肝郁气滞证。

主症：发热口渴，腹胀按之不坚，胁下胀满或疼痛，食少纳呆，恶心欲呕，小便短少黄赤，大便秘结或黏腻，泻而不爽，苔黄而腻，脉弦滑而数。

治则：解毒化湿清热，疏肝理气健脾。

例方：柴胡疏肝散合葛根芩连汤加减，前方具有疏肝理气、活血止痛的作用，主治肝郁气滞、腹胀痞满、胁肋胀痛不适之症；后方能清利胃肠之湿热，主治口干口苦、食少纳呆、大便黏腻等症。

药物：柴胡、黄芩、陈皮、川芎、香附、枳壳、白芍、葛根、黄连。

加减：湿偏重者加苍术、藿香燥湿醒脾；热偏重者可重用黄连、栀子等；伴有恶心呕吐者，加竹茹、橘皮以清胃降逆；纳呆少食者可加神曲、麦芽以消食导滞；胁肋胀痛或刺痛者可加丹参、赤芍等。

**2. 中期**

（1）肝郁脾虚证

主症：胸胁胀满不适或刺痛、胀痛，多叹息，心烦抑郁，纳呆便溏，神疲乏力，少气懒言，舌红苔白腻，脉弦滑而细。

治则：疏肝解郁，健脾化湿。

例方：柴芍六君汤加减。本方疏肝解郁，健脾益气。主治胸胁胀满，情志抑郁，脾胃虚弱之肝郁脾虚之症。

药物：柴胡、白芍、党参、茯苓、白术、陈皮、法半夏、甘草等。

加减：若胸胁胀满者可加枳实、木香、厚朴等运脾理气；纳呆厌食者加砂仁、神曲、麦芽等理气开胃；若兼夹湿热者可加黄芩、黄连等清热化湿；若有血瘀之症可加丹参、赤芍、桃仁、红花、三七等活血化瘀之药。

（2）肝胆湿热证

主症：身目俱黄，黄色鲜明，发热口渴，头重身困，脘腹胀满或胁肋疼痛，口干苦，恶心呕吐，小便短少黄赤，大便秘结，舌红苔黄腻，脉弦数，或濡数。

治则：清热化湿，退黄健脾。

例方：茵陈五苓散合甘露消毒饮加减。前方作用在于清热利湿退黄，使湿热之气从小便而走；后方作用在于利湿化浊，清热解毒，湿热并治。

药物：茵陈、茯苓、猪苓、泽泻、白术、桂枝、黄芩、滑石、石菖蒲、藿香。

加减：胁肋痛甚者可加柴胡、郁金、川楝子、延胡索等疏肝理气止痛；热毒内盛，心烦懊恼者，可加黄连、龙胆草等；如邪郁肌表，寒热头痛者，加麻黄、连翘、赤小豆、桑白皮等以疏表清热，利湿退黄；如恶心、呕吐者，可加陈皮、竹茹、法半夏和胃止呕。

（3）痰瘀互结证

主症：腹胀或伴有刺痛、甚或腹部积块，质硬而固定，按之胀痛更甚，头昏头重，形体消瘦，纳差厌食，面色晦暗，神疲倦怠，气虚懒言，舌淡紫，苔光薄，脉细数或弦细。

治则：祛瘀化痰，软坚散结，扶正健脾。

例方：膈下逐瘀汤合六君子汤加减。膈下逐瘀汤重在活血化瘀行气，消积止痛；六君子汤健脾益气，健脾化湿，两方合用，攻补兼施。

药物：五灵脂、当归、川芎、桃仁、丹皮、赤芍、乌药、香附、红花、党参、白术、茯苓。

加减：如积块疼痛明显者，可加三棱、佛手、延胡索等活血化瘀，理气止痛；如痰湿内盛明显者，可加白芥子、法半夏、苍术等燥湿化痰散结之品。

**3. 晚期**

（1）肝肾阴亏，水湿困脾证

主症：腹大胀满，如囊裹水，甚至颜面、下肢水肿，脘腹痞胀，头晕目眩，腰膝酸软，神疲乏力，可有五心烦热，舌淡苔白腻，脉细缓。

治则：滋补肝肾，温中健脾，行气利水。

例方：六味地黄丸合实脾饮加减。前方滋补肝肾之阴，后方温补脾阳、温化水湿。

药物：山药、山萸肉、熟地、茯苓、泽泻、丹皮、厚朴、木香、白术、制附子、干姜、大腹子。

加减：水肿较甚，小便短少者，可加肉桂、猪苓、车前子等温阳化气行水；兼胸闷咳喘者，可加葶苈子、紫苏子、白芥子等泻肺行水，止咳平喘；如胸胁胀痛者，可加郁金、香附、青皮、砂仁等理气活络；若有脘腹痞满，神疲乏力明显者，可加黄芪、党参、山药、泽泻等健脾益气利水。

（2）脾肾阳虚，阳虚水泛证

主症：胁肋胀满，腹胀满有水，身肿日久，腰以下为甚，按之凹陷不起，形寒肢冷，腰膝酸软，四肢倦怠，面色㿠白，大便稀溏，舌淡胖，苔白，脉沉细或沉迟。

治则：温补脾肾，利水消肿。

例方：济生肾气丸合真武汤加减。济生肾气丸温补肾阳，真武汤温阳行水。

药物：制附子、桂枝、山药、茯苓、山萸肉、熟地、丹皮、芍药、白术、生姜。

加减：小便清长者，加菟丝子、补骨脂以温固下元；若水肿反复，精神疲惫，腰酸遗精，口干，五心烦热，肾阳久衰，阳损及阴，可加鹿角胶、菟丝子、龟甲胶等；若有气血亏虚之症可加当归、黄芪、党参等。

（3）正虚邪盛，水瘀互结证

主症：水肿迁延日久不退，肿势反复，四肢及全身悉肿，皮肤瘀斑，腹胀痞满，腹胀如蛙，青筋暴露，形寒肢冷，神疲乏力，面色㿠白，舌紫暗，苔白，脉沉细而涩。

治则：扶正祛邪，活血祛瘀，化气行水。

药物：桃仁、红花、川芎、当归、芍药、生地、茯苓、猪苓、泽泻、白术、桂枝。

加减：全身肿甚，气喘烦闷，小便不利，此为血瘀水盛，肺气上逆，可加葶苈子、泽泻逐瘀泻肺；如有腰膝酸软，神疲乏力，则为脾肾亏虚之象，可合用肾气丸以温补脾肾，利水消肿；对阳虚明显者，可配黄芪、制附子益气温阳以助化气行水之功。

（二）非酒精性脂肪肝

**1. 肝郁气滞证**

主症：情志抑郁，两胁胀痛，善太息，胃脘胀满不舒，甚至胃痛，纳呆，便秘，女子月经周期延后、乳房胀痛，舌质红，苔薄白，脉弦。

治则：疏肝理气。

例方：柴胡舒肝散。

药物：醋柴胡、枳壳、泽泻、陈皮、法半夏、郁金、白芍、大黄、山楂、生甘草。

加减：月经周期延后明显者加当归、乌药、香附等补血温经行气；胃痛明显者加青皮、延胡索、川楝子等以行气止痛；便秘明显者加木香、火麻仁、槟榔等以行气润肠通便。

**2. 肝郁脾虚证**

主症：胁肋胀闷，食欲缺乏，腹痛欲泻或腹部胀闷不舒，欲太息，倦怠乏力，便溏，舌淡边有齿痕，苔薄白，脉弦细。

治则：疏肝健脾。

例方：逍遥散。

药物：醋柴胡、炒白术、薄荷、炒白芍、当归、茯苓、山楂、生姜、生甘草。

加减：胸胁胀痛甚者加枳实、郁金、佛手等以行气止痛；乏力气短者加黄芪、太子参、山药等以益气补脾；便溏明显者加苍术、败酱草、防风等以燥湿清热。

**3. 痰湿内阻证**

主症：脘腹痞闷，形体肥胖，周身困重，口中黏腻，倦怠乏力，脘腹胀满，头晕恶心，纳差喜寐，大便黏滞不爽，舌质淡，苔白腻，脉沉滑。

治则：健脾益气，化痰祛湿。

例方：二陈汤加减。

药物：法半夏、陈皮、茯苓、泽泻、莱菔子、山楂、葛根、黄精、白术、藿香、甘草。

加减：食少纳呆者，加鸡内金、炒谷芽、炒麦芽等以消食健脾；呕恶者加竹茹、紫苏梗、生姜等以清热行气止呕；嗳气不舒者加旋覆花、代赭石等以降逆止呕。

**4. 湿热蕴结证**

主症：肝区不适或隐痛，脘腹痞闷，口干口苦，周身困重或身目发黄、食少纳呆，湿重者大便黏腻不爽，热重者大便秘结，小便黄，舌质红，苔黄腻，脉濡数或滑数。

治则：清热利湿。

例方：茵陈蒿汤加减。

药物：茵陈、栀子、大黄、虎杖、厚朴、车前草、茯苓、白术、猪苓、泽泻。

加减：肝区痛甚者，可加郁金、延胡索、川楝子等以行气止痛；大便黏腻不爽者加黄连、木香、白扁豆等以清热行气除湿；大便干结者加芒硝、杏仁、郁李仁等以软坚通便。

**5. 痰瘀互结证**

主症：右胁下痞块，胁肋刺痛，口黏纳呆，胸脘痞闷，面色晦滞，四肢沉重，舌胖大，色淡暗边有瘀斑，舌苔腻，脉弦滑或涩。

治则：活血化瘀，祛痰散结。

例方：膈下逐瘀汤合二陈汤。

药物：柴胡、当归、桃仁、五灵脂、穿山甲、丹皮、大腹皮、赤芍、茯苓、生白术、陈皮、法半夏、枳实。

加减：肝区刺痛者加延胡索、泽兰、青皮等以活血行气止痛；呕恶腹胀者加厚朴、竹茹、沉香等以燥湿清热行气；胁下痞块坚硬者加醋鳖甲、牡蛎、三棱等以攻坚破血。

**6. 肝肾亏损证**

主症：胁肋隐痛，腰膝酸软，头晕耳鸣，潮热盗汗，男子梦遗滑精，女子经少闭经，神疲乏力，足跟疼痛，舌淡或红，苔薄或少津，脉弦细。

治则：补益肝肾。

例方：六味地黄丸加减。

药物：生地、山萸肉、山药、茯苓、泽兰、丹皮、当归、延胡索、川芎、枳壳。

加减：头晕者加天麻、白术、法半夏等以祛风化痰；腰背酸痛甚者加杜仲、怀牛膝、桑寄生等补益肝肾；视物不清者加白菊花、枸杞、桑叶等以清肝益精明目。

# 四、西药治疗

## （一）酒精性肝病的治疗

临床治疗酒精性肝病目前尚缺乏针对性强、疗效高的药物，主要治疗措施是坚持戒酒，防治戒断综合征，治疗伴随的营养不良，保肝、抗肝纤维化，对症治疗酒精性肝硬化及其并发症。

**1. 戒酒和防治戒酒综合征**

（1）阿片受体拮抗药：阿片受体拮抗药可逐渐减少饮酒量，用于增加戒酒率及处理酒精戒断综合征，常用药物为纳曲酮和纳美芬。

1）纳曲酮：常用初始剂量是 25mg/d，1 周左右增至 50mg/d，4 个月为 1 个疗程。适于用中、重度酒瘾者，口服有效，作用时间较长，空腹服药容易出现恶心和呕吐，应在饭后服。如果在疗程中偶然酗酒者应考虑延长疗程，在观察期酒瘾增加或再度开始饮酒，可再启用纳曲酮。如果出现酒精戒断症状，如早期失眠、情绪不稳定等，加巴喷丁可以缓解，并且可预防早期复发，改善戒酒转归。

2）纳美芬：纳美芬注射液一般使用方法为静脉注射，也可肌内注射或皮下注射，初始剂量为 0.25μg/kg，用后需密切观察患者是否出现戒断症状，2～5 分钟后可重复用药，最大剂量0.25μg/kg。

（2）其他戒酒药物

1）阿坎酸钙：又称乙酰高牛磺酸钙，适用于酒精依赖者，口服，666mg，3 次/日。疗程为 3～6 个月，停药后继续随访 3 个月，中度肾功能异常者减半量，严重肾功能不全者禁用。

2）戒酒硫：又称双硫醒、酒畏等，戒酒硫更宜脱瘾后康复项目之前使用，适用于成年人，无精神病史且自觉戒酒者。戒酒硫治疗期间绝不能饮用含有乙醇的饮料，以防止乙醇-戒酒硫反应。该药有一定的毒性，不可长期使用，一般 3～5 天，每日剂量 500mg，不能大于治疗剂量，也不能连续使用超过 3～6 个月，防止体内蓄积出现严重不良反应。

3）二乙酰高牛磺酸：降低乙醇依赖。

4）巴氯芬：是唯一报道应用于酒精性肝硬化患者戒酒的药物。

（3）对抗和改善乙醇代谢的药物

1）美他多辛：剂量 500mg，2 次/天，疗程约 3 个月，除减少乙醇及其代谢产物对肝组织的毒性作用时间外，还能改变乙醇引起的精神和行为异常。

2）丙基硫尿嘧啶：适合重度酒精性脂肪肝，不适合轻、中度患者。

（4）镇静药物：地西泮，开始治疗时每 1～2 小时重复静脉给予 10mg，直至患者安静，总剂量有时可高达 40～60mg/d，一般在戒酒后 5～9 天后需停镇静药，以免产生药物依赖。

**2. 抗感染**

（1）类固醇激素：首选糖皮质激素泼尼松龙，40mg/d，疗程为 4 周，虽然类固醇激素能有效控制炎症反应，显著改善患者的短期生存率，但轻、中度酒精性脂肪性肝炎使用激素可能利大于弊。

（2）己酮可可碱：剂量 400mg，口服，3 次/日，疗程为 4 周，用于替代激素。

（3）TNF-α抑制药：可使重症酒精性肝炎患者的近期病死率从 50% 降至 10%，条件允许亦可试用抗 TNF-α单克隆抗体治疗。

**3. 保肝抗肝纤维化作用**

（1）保肝药物：对慢性病毒性肝炎的疗效大多未能肯定，适当补充一些维生素如复合维生素 B、维生素 C 及维生素 K 是必要的。临床上常用的有：①必需磷脂（肝得健）：为磷脂和维生素等的复合制剂，能保护肝细胞结构。②水飞蓟宾：为水飞蓟的提取物，能保护细胞膜及肝细胞生长，促进肝脏代谢功能。③肌苷：可促使受损肝细胞恢复和防止脂肪肝、改善肝病患者症状。④齐墩果酸：能减轻肝细胞变性、坏死及肝脏炎症和纤维化过程，改善症状和恢复肝功能。⑤促肝细胞生长素：能促进肝细胞再生。⑥强力宁或甘利欣：具有抗感染症、保护肝细胞、免疫调节和抗病毒多种作用。⑦甘草甜素：能减轻肝细胞脂肪变性及炎症反应，促进肝细胞再生。⑧葡醛内酯：能抑制肝糖原分解，促进肝糖原量增加，使脂肪量减少。⑨疗尔健：主要为肉毒碱，具有保肝、降脂等作用。

（2）抗肝纤维化药物：干扰素α、干扰素γ可在一定程度上抗肝纤维化。

### （二）非酒精性脂肪肝的治疗

**1. 胰岛素增敏药**

（1）二甲双胍：用于脂肪肝合并轻症 2 型糖尿病，尤其是胰岛素抵抗的肥胖患者，也有研究提示二甲双胍有助于降低 ALT。常用的盐酸二甲双胍起始剂量为 0.5g，2 次/日，或 0.85g/日，1 次/日，随餐服用。根据患者的状况，逐渐增加剂量，可每周增加 0.5g，或每 2 周增加 0.85g，逐渐加至每日 2g。

（2）噻唑烷二酮类药物：能抑制脂质过氧化，调节血糖和游离脂肪酸水平，改善脂肪组织的分布，其代表药物有曲格列酮、恩格列酮、罗格列酮和吡格列酮等，用药前必须监测肝功能，对氨基转移酶升高大于正常值高限 2.5～3 倍者应禁用。

（3）罗格列酮片：起始量为 4mg，1 次/日，空腹或进餐时服用，最大推荐剂量为 8mg/d，1 次/日或分 2 次服。

（4）吡格列酮：单药治疗初始剂量可为 15mg 或 30mg，1 次/日，疗程应大于 3 个月，如对初始剂量反应不佳，可加量，直至最大推荐剂量 45mg，1 次/日。

（5）选择性 c-jun 末端激酶抑制药：SP600125 是一种目前研究较多的选择性 c-jun 末端激酶抑制药，具有降低胰岛素抵抗发生、抑制氧化应激、减轻肝损伤、减少脂毒性的作用，有望成为一种治疗 NASH 的新药。

**2. 抗氧化药物**

（1）维生素 E：是重要的抗氧化药及膜稳定剂，每天补充 100～1600U 可以清除氧自由基，预防心脏疾病。随机对照研究发现，800U/d 的维生素 E 可改善除肝纤维化外的所有组织学病变。

（2）β-胡萝卜素：可转换为维生素 A，后者能清除氧自由基。

（3）其他：还有黄酮类、叶酸、褪黑素等。

**3. 调脂药**

（1）他汀类药物：是最为经典和有效的降脂药，广泛应用于高脂血症的治疗。代表药物有辛伐他汀、普伐他汀、阿托伐他汀、罗伐他汀。

1）辛伐他汀：每晚顿服 10mg，连服 6 个月，能有效降低血清中 TC、TG 水平。若需调整剂量则应间隔 4 天以上，最大剂量为 40mg/d。

2）阿托伐他汀：是高效调脂药物，可有效抑制脂肪肝的形成，改善肝功能。常用的起始剂量为 10mg，1 次/日，最大剂量为 80mg，1 次/日，剂量调整时间间隔应为 4 周或更长，可在一天内的任何时间一次服用，并不受进餐影响。

（2）贝特类药物：主要用于高三酰甘油血症的治疗，代表药物包括氯贝丁酯、非诺贝特、苯扎贝特和吉非贝齐等。

1）非诺贝特：具有调脂、抗感染、改善 IR 作用，还可参与机体的免疫反应、抗凝、调节血压等。常用治疗剂量为每次 0.1g，3 次/日，维持量每次 0.1g，1～2 次/日。

2）吉非贝齐：常规剂量为 600mg/d，4 周，用于其他血脂调节药物治疗无效者。

（3）依折麦布：作为饮食控制的辅助治疗，可单独使用以治疗原发性高胆固醇血症；与他汀类药物联合应用作为其他降脂治疗的辅助疗法；在其他降脂治疗无效时用于降低胆固醇和 LDL-C 水平。剂量为 10mg，1 次/日。

**4. 保肝抗肝纤维化药**

（1）熊去氧胆酸：高剂量单用（30mg/kg）可显著降低氨基转移酶水平，高剂量熊去氧胆酸联合噻唑烷二酮类或维生素 E 治疗 NASH，疗程为 1～2 年，疗效会更佳。

（2）水飞蓟宾：有降酶、调脂双重作用，可用于脂肪肝合并肥胖、IR 的患者，还可以减轻脂肪变性及肝纤维化。常用的水飞蓟宾片（利加隆）常规用量为 140mg，3 次/日。

（3）多烯磷脂酰胆碱：有减少氧化应激、脂质过氧化，降低炎症反应，抑制肝细胞凋亡和星状细胞活化等功能，可多方面用于保护肝细胞免受损害。初始治疗剂量为 456mg，3 次/日，1 个月后可改为 228mg，3 次/日。

（4）还原型谷胱甘肽：用于脂肪肝合并代谢紊乱患者，常用量为 400mg，3 次/日，疗程为 12 周；静脉途径常用量为 1800mg，1 次/日，疗程 30 天。

（5）甘草酸制剂：除了可抗感染、保护肝细胞膜稳定性，还具有抗过敏、免疫调节、促进吞噬细胞活性和抗纤维化作用，可多方面保护肝细胞。因为甘草酸制剂多为复方制剂，不同药物使用方法、剂量各有不同。

### （三）并发症的治疗

脂肪肝并发症包括腹水、食管-胃底静脉曲张破裂出血、肝性脑病等。

**1. 腹水** 是肝硬化失代偿期最常见的并发症，治疗应该注意病因的祛除，如酒精性肝硬化的戒酒、乙肝肝硬化的抗病毒治疗等。

肝硬化腹水患者的基础治疗首先应该注意限钠（88mmol/d）。血钠低（120～150mmol/L）时需要同时限水，并考虑补充高渗盐。药物首先考虑螺内酯和呋塞米，起始剂量分别为螺内酯100mg/d和呋塞米40mg/d，如体重下降和尿钠排泄不充分，每3～5天可增加用量，最大剂量为螺内酯400mg/d，呋塞米160mg/d。伐坦类药物（抗利尿激素受体拮抗药）可用于难治性低钠血症的治疗，米多君可增加尿量、尿钠排泄，并提高患者生存率，但仍需进一步临床验证。静脉输注白蛋白有助于改善患者生存率，可用于低蛋白血症和大量放腹水后。外科治疗包括经颈静脉肝内门-体静脉分流术（TIPS）、腹腔静脉分流术和肝移植术。

**2. 食管-胃底静脉曲张破裂出血** 本病的治疗应先恢复血容量，以稳定血压、保持血流动力学稳定并使血红蛋白水平维持在80g/L以上。药物治疗包括静脉注射生长抑素或加压素、特利加压素和质子泵抑制剂等；活动性出血时常存在胃黏膜和食管黏膜性水肿，预防性使用抗菌药物有助于止血，并可减少早期再出血及预防感染。气囊压迫可有效控制出血，但复发率高，目前只用于药物治疗无效的患者或作为内镜下治疗前的过渡疗法。进行气囊压迫时，应根据病情8～24小时放气1次，拔管时机应在止血后24小时，一般先放气观察24小时，若无出血即可拔管。内镜治疗的目的是控制急性食管静脉曲张出血，并尽可能使静脉曲张消失或减轻以防止其再出血。内镜治疗包括曲张静脉套扎术、硬化剂或组织黏合剂注射治疗。内镜治疗联合药物治疗是目前治疗急性静脉曲张出血的主要方法之一，可提高止血成功率。介入治疗包括TIPS、经球囊导管阻塞下逆行闭塞静脉冲张术（BORTO）、脾动脉栓塞术、经皮经肝曲张静脉栓塞术（PTEV）等。TIPS具有创伤小、成功率高、并发症少等优点，可用于治疗门静脉高压和胃底静脉曲张破裂出血。

**3. 肝性脑病** 肝性脑病的治疗首先应该去除诱因，如感染、胃肠道积血、便秘、过度利尿、电解质紊乱和营养支持不足等，在诱发因素去除后，肝性脑病常有一定程度的缓解。

（1）营养支持：欧洲肠内与肠外营养学会（ESPEN）指南推荐肝性脑病1级和2级患者非蛋白质能量摄入量为104.6～146.4kJ/（kg·d）；蛋白质起始摄入量为0.5g/（kg·d），之后逐渐增加至1.0～1.5g/（kg·d）。对于肝性脑病3级和4级患者推荐非蛋白质能量摄入量为104.6～146.4kJ/（kg·d）；蛋白质起始摄入量为0.5～1.2g/（kg·d）。肝性脑病患者首选肠内营养，若必须进行肠外营养时，建议脂肪供能占非蛋白能量的35%～50%，其余由糖类提供。

（2）肠道调节：乳果糖和拉克替醇是肠道不吸收双糖，能酸化肠道，减少氨的吸收；非氨基糖苷类抗生素利福昔明在肠道几乎不吸收，可广谱、强效地抑制肠道内细菌生长；微生态调节剂包括益生菌、益生元和合生元，可以促进宿主肠道内有益菌群生长和抑制有害菌群生长，改善肠上皮细胞的营养状态等，具有一定的应用价值。

（3）其他药物：门冬氨酸-鸟氨酸可增加氨基甲酰磷酸合成酶及鸟氨酸氨基甲酰转移酶的活性，促进脑、肝、肾利用氨合成尿素和谷氨酰胺，从而降低血氨。

（4）人工肝治疗：主要包括血浆置换、血液灌流、血液滤过、血液滤过透析（HDP）、血浆滤过透析（PDF）、分子吸附再循环系统（MARS）、部分血浆分离和吸附系统等，这些治疗模式在不同程度上有清除血氨、炎性反应因子、内毒素和胆红素等作用，并能改善肝性脑病症状，但对患者远期生存的影响尚需进一步研究。

## 五、非药物治疗

### （一）脂肪肝的饮食治疗

饮食治疗是大多数慢性脂肪肝患者的基本疗法，是近些年来在饮食与营养研究的基础上开发出的非药物疗法之一，可以有效地预防和控制脂肪肝的发生和进展。

**1. 脂肪肝饮食治疗目标** 主要有尽可能使患者体重、血脂和血糖维持在正常范围之内；防止低血糖、酮症酸中毒、肝性脑病等急性并发症；停止或改善肝脏、心血管、肾脏等慢性并发症；尽可能保持重要营养物质的需要量，以维持机体的正常生长发育和日常社会活动。

**2. 脂肪肝饮食治疗原则** 主要为保持理想体重，摄取热能要适度，三大营养要素的分配要合理，适当补充维生素、矿物质及膳食纤维，戒酒和改变不良饮食习惯。

（1）设定理想的目标体重：通过科学和合理的饮食调理，有效地把体重控制在正常范围，是防治脂肪肝至关重要的指导原则，应重视加强体育锻炼，以及工作、学习和生活中要参加一定强度的公益活动或义务劳动。

（2）合理控制热能摄入：热能来源于食物中的蛋白质、脂肪和糖类，其需要量与年龄、性别等有关。过高热能摄入可使患者体重增加、脂肪合成增多，从而加速肝细胞脂肪变性。临床研究表明，能源食物的摄取量比其种类更能影响患者的体重和餐后胰岛素分泌量。因此，合理控制每日热能的摄入量是治疗脂肪肝的首要原则。

（3）三大营养素的合理分配：脂肪肝患者首先要根据标准体重计算出每日所需的热能，在保证总热能恒定的情况下给予高蛋白、低脂肪饮食。

蛋白质摄入不足可加剧肝内脂肪沉积，而高蛋白饮食可增加载脂蛋白，特别是 VLDL 的合成，能提供胆碱、胆氨酸等降低脂肪肝因素，可使脂肪成分变为脂蛋白，将其输送出肝脏，减轻脂肪肝，而且还利于肝细胞再生及功能的恢复。适量的高蛋白饮食可减轻体重，刺激新陈代谢。脂肪肝患者每日摄入的蛋白质总量应占总热能的 15%～20%，由于豆类及豆制品等植物蛋白生物利用度低，所以其中 1/3 以上应为富含人体必需氨基酸的动物蛋白，如鱼类、瘦肉、牛奶、鸡蛋清等，有研究发现，兔肉富含 8 种必需氨基酸，脂肪与胆固醇含量很低，而脂肪又多为不饱和脂肪酸，为脂肪肝患者的理想食物。

脂肪是人体重要的热量来源，与维生素类、细胞代谢、激素功效、机体防御功能均有密切关系，尤其维生素 K 是肝脏合成蛋白质的必需辅助酶。因此，不能过分限制脂肪摄入。富含饱和脂肪酸的食物有猪油、牛油、羊油、黄油、奶油等，单不饱和脂肪酸的食物有橄榄油、菜籽油和茶油，多不饱和脂肪酸的食物有豆油、花生油、芝麻油等。但是脂肪肝患者饮食中必须限制脂肪的摄入量，每日摄入的脂肪总量应占总热能的 20%～25%以下，宜选用植物性脂肪或含长链不饱和脂肪酸的食物，如鱼类。

糖类主要来源于米、面等主食成分，糖类摄入过多会刺激肝脏大量合成脂肪酸，并且增加胰岛素分泌，促使糖转化为脂肪，造成脂肪肝。因此，脂肪肝患者应控制糖类的摄入，禁食含单糖和双糖的食品，如含糖量高的蔬菜、水果、胡萝卜、土豆、芋头、山药、粉条、巧克力、甜点心、饮料等。

（4）增加膳食纤维摄入量与维生素的摄入量：膳食纤维有利于调节血脂、肝脂、血糖，所以提倡摄入适量粗粮、蔬菜、水果，以满足机体对维生素的需要。可溶性膳食纤维可减慢胃排空时间、延缓肠道糖类吸收、促进胆汁酸盐和粪便中细菌产生的氮质结合与排泄，有利于减轻脂肪肝患者餐后血糖升高，改善糖耐量，降低血脂和胆固醇，减少动脉粥样硬化和结肠癌的发生率，并能增加饱腹感使患者能够耐受饮食管理。因此，脂肪肝患者膳食纤维可从每日 20～25g 增至每日 40～60g。富含可溶性膳食纤维的食品有玉米麸、粗麦粉、糙米、硬果、豆类、香菇、海带、木耳、鸭梨、魔芋等。但饮食中膳食纤维过多可刺激肠道运动影响食物吸收，长期过高纤维膳食可导致机体维生素和无机盐缺乏。因此，脂肪肝患者每日摄入膳食纤维的量应与其消化能力相适应。

肝内储存多种维生素，并且直接参与肝脏的代谢，其中维生素 B 和维生素 E 等参与肝脏脂肪代谢，并对肝细胞有保护作用；维生素 A 和胡萝卜素可防治肝纤维化；维生素 C 有保护肝细胞、改善肝功能的作用。新鲜的蔬菜和水果中含有丰富的维生素可保护肝细胞，防止脂肪肝对肝脏的损害，避免肝功能异常引起的储存维生素能力下降。因此，脂肪肝患者应多吃富含各种维生素的食物。

（5）坚持合理的饮食制度：饮食是人类生活中必不可少的，人们每天从食物中吸取身体所必需的各种营养物质，以供人体正常的生长发育。一日三餐安排得是否合理与人体健康关系极为密切。在正常情况下，人体生理功能、代谢变化都是有一定规律的，基础代谢下午高于上午，迷走神经兴奋晚上略高于白天。迷走神经兴奋可使胰岛腺分泌旺盛，因此人体胰岛素分泌在晚上达到一天中的最高峰，晚餐进食大量油腻的食物，造成体内血脂骤然升高，随着入睡，活动明显减少，能量消耗降低，多余的热量在胰岛素的作用下大量合成脂肪，沉积在体内，身体就会逐渐胖起来，造成动脉硬化、脂肪肝、冠心病等。因此，脂肪肝患者必须改变不良饮食习惯，实行有规律的一日三餐。

（6）脂肪肝食疗药膳：祖国医学对营养治疗很早就有认识，如《黄帝内经》"五谷为养，五果为助，五畜为益，五菜为充"的饮食原则就与现代营养学的平衡膳食原则比较一致。《景岳全书》"凡伤寒饮食有宜忌……不欲食，不可强食，强食则助邪；新愈之后，胃气初醒，尤不可纵食"的记载则是对饮食治疗的精彩论述。《食疗本草》《食疗心鉴》等都是古人对饮食治疗的总结。食疗在脂肪肝的治疗与保健中有重要作用，根据中医学理论体系特点，可按辨病加辨证结合的方法进行药膳食疗治疗脂肪肝。

1）山楂荷叶乳

证型：痰湿困阻。

功效：祛湿化痰，疏肝健脾。

原料：山楂 5g，荷叶 2g，竹茹 3g，陈皮 5g，牛乳 250ml。

制法：将山楂、荷叶、竹茹、陈皮加 500ml 水煎煮后浓缩成 50ml，放冷后加入牛乳，搅拌均匀即可饮用。

特点：本品中山楂入脾、胃、肝经，具有消食积、散瘀血作用，善消肉积；荷叶具有化湿祛浊功效；竹茹可化痰、清热、除烦；陈皮有理气和中、燥湿化痰功用；牛乳性味甘平，可补虚损、益胃生律，营养丰富且含有优质蛋白，可补充由于蛋白质摄入不足而形成的脂肪肝。所以本品适用于形体肥胖，胸胁隐痛，嗜睡乏力，舌苔白腻，脉弦滑，痰湿型的脂肪肝患者食用。

2）玫瑰荞麦糕

证型：肝郁气滞。

功效：理气解郁，活血散瘀。

原料：干玫瑰花 10g，荞麦粉 50g，糯米粉 50g，粳米粉 100g，白糖适量。

制法：白糖加水溶化，将荞麦粉、糯米粉、粳米粉放入锅中，加入白糖水，充分搅拌均匀，至半透明熟糊状。调入揉碎的玫瑰花及发酵粉少许，继续搅拌均匀，放置片刻，将其倒入模型内，置蒸锅上用武火蒸 20 分钟以上。

特点：本品中玫瑰花性味甘温入肝、脾经，具有理气解郁、和血散瘀作用；荞麦性味甘、凉，入脾、胃、大肠经，有下气消积功用，又称净肠草，可除肠中油腻积滞；粳米、糯米健脾益气，相互配合，可舒肝胆郁气，使胆汁排放增加，有益于脾虚肝郁气滞证。

3) 二子粟米粥

证型：肝肾阴虚。

功效：滋补肝肾。

原料：枸杞子 5g，女贞子 5g，小米 100g。

制法：将女贞子煎汁得约 200ml，并用此煎汁浸泡枸杞子，入小米，先武火后文火熬小米粥至烂熟为度。

特点：枸杞子、女贞子均入肝、肾经，为滋补肝肾要药。小米又称粟米，入肾经。小米中含蛋白质比其他作物高，并有丰富的氨基酸。据研究表明，小米可促进磷脂合成，协助肝中脂肪转复，起到消脂作用，因此对于肝肾阴虚所致临床表现为胁肋隐痛，绵绵不休，口干舌燥，心中烦热，舌红少苔弦细弱者可早、晚服用。

4) 玉米须冬葵子赤豆汤

证型：水湿停滞。

功效：化湿利水。

原料：玉米须 60g，冬葵子 15g，赤小豆 100g，白糖适量。

制法：玉米须、冬葵子水煎，取汁，去渣加入赤小豆煮熟。白糖调味吃豆饮汤。每日 1 剂，分 2 次服食。适用于形体肥胖、舌苔厚腻或有水肿脂肪肝患者服用。

5) 泽泻粥

证型：痰湿困阻。

功效：健脾利湿，祛痰活血。

原料：泽泻 30g，白术 10g，制半夏 5g，牛膝 10g，粳米 50g。

制法：将前 4 味药一起放入砂锅中加适量的清水煎煮 30 分钟，去渣取汁，将粳米入锅加入该药汁熬煮至粳米烂熟即成。可每日服 1 剂，分早晚 2 次服完。此型脂肪肝患者常有形体肥胖、嗜睡乏力、舌苔白腻、脉弦滑等症状。

6) 草决明旱莲汁

证型：肝肾亏虚。

功效：清肝明目，补肾益阳。

原料：草决明、墨旱莲各 30g，茄子 2 个，荷叶，蛇油少量。

制法：前 2 味加水 150ml 先煎 30 分钟，浓缩成 30ml 去药渣后备用；再把 2 个茄子（合计约 250g）洗净横切成 4 段，茄子一端中间挖空，另一端封闭，将浓缩药汁放入糟中，用荷叶包蒸 10 分钟，加蛇油少量食用，每日 1 次。

7) 草药菜汤

证型：气滞血瘀。

功效：活血化瘀，清热利湿。

原料：三七、车前草、薏苡仁、何首乌各 30g，冬瓜皮 100g，猪扇骨 100g，紫菜 20g，豆腐块 1 块。

制法：前 6 味炖汤 1 小时，后 2 味煮汤，与前汤交替食用，早晚各 200ml，隔日 1 次。三七活血化瘀，荷叶加速降低血脂，薏苡仁、冬瓜皮清热利湿健胃，何首乌促进纤维蛋白裂解，防止肝纤维化。

8）山楂肉片

证型：饮食积滞。

功效：滋阴健脾，开胃消食，利尿镇静。

原料：猪后腿 200g，山楂片 100g，荸荠 30g，鸡蛋清 2 个，淀粉 15g，面粉 15g，白糖 30g，植物油 50g，精盐少许，清汤适量。

制法：油炸。本方用于高血压、高血脂、脂肪肝患者。

9）龙眼玫瑰粥

证型：肝气犯胃。

功效：强身健体，延年益寿。

原料：龙眼肉（桂圆）20 枚，玫瑰花 5 朵，糯米 30g。

制法：先将糯米煮半熟再放入龙眼肉、玫瑰花，煮熟后稍加冰糖频服，每日 1～2 次。龙眼肉是"果中神品，老弱宜之"，《本草纲目》说龙眼能"开胃健脾，补虚益智"。玫瑰花味甘性平，芳香开胃，和肝理气，活血解毒，善治肝气、胃气不和之痰，有促进胆汁分泌的作用。

10）枸杞滑溜里肉片

证型：肝络失养。

功效：滋阴补血，益精明目。

原料：猪里脊肉 250g，枸杞子 50g，水发木耳 25g，水发笋片 25g，豌豆 25g，鸡蛋清 1 个。

制法：油炒，适当调味。本方具有降血糖、降血脂、抗感染、防止动脉粥样硬化形成的作用，能明显抑制脂肪在肝细胞内沉积，对脂肪肝患者尤为适合。

（二）脂肪肝的运动治疗

运动能促进神经、内分泌系统对新陈代谢的管理，提高脂蛋白酶的活性，促进脂肪的分解，以补充肌肉运动中消耗的热能。肌肉运动时，对血液中的游离脂肪酸和葡萄糖的利用率增高，促使脂肪细胞释放出大量游离脂肪酸，使脂肪细胞内的含脂量减少而缩小。同时运动可以消耗多余的糖类，减少其转化为脂肪。特别值得一提的是运动可使血清胆固醇和三酰甘油及致动脉粥样硬化的脂蛋白（如低密度脂蛋白和极低密度脂蛋白）含量降低，使具有抗动脉粥样硬化作用的高密度脂蛋白含量增高。因此，适度且具有一定量的体育运动，可以有效地预防和治疗脂肪肝。

根据人体物质代谢的方式，运动可以分为有氧运动和无氧运动两大类。有氧运动对呼吸系统、循环系统的生理生化功能均有一定程度的改善，能够促进呼吸，强化心脏，扩张血管，增加血液循环，增加组织器官的氧气供应。而无氧运动在短时间内消耗大量的能量，以增加糖酵解的方式供能，肌糖原的消耗和乳酸生成增多，使血糖和体液的 pH 降低，导致食欲亢进，游离脂肪酸的消耗受阻，但对心脏和肺脏的功能要求较高，因此无氧运动不适宜脂肪肝患者。

运动疗法作为治疗脂肪肝的有效手段，其疗效在长期的实践过程中得到了普遍认可。但是，对脂肪肝患者来说，进行体育运动必须具有一定的目的性和针对性。

首先，经体格检查发现的高脂血症、脂肪肝患者，无临床症状或临床症状轻或无严重并发症的脂肪肝、高脂血症患者，以及低密度脂蛋白血症患者，均可参加一般体育锻炼。对肝炎后脂肪肝，合并有轻度高血压、糖尿病、无症状性冠心病及肥胖症的患者来说，可在医生指导下进行适量的运动。

其次，要明确运动的种类。脂肪肝患者应选择有氧运动进行体育锻炼，如慢跑、中快速步行、骑自行车、上下楼梯、爬坡、打羽毛球、踢毽子、拍皮球、跳舞、做广播体操、跳绳和游泳等。这些运动方式会对心肺系统产生一定的压力，改善心肺的健康状况，并且可以兴奋交感神经，减少血浆胰岛素含量，降低 6-磷酸葡萄糖脱氢酶的活性，阻止游离脂肪酸合成。另外，还可以增加儿茶酚胺、胰高血糖素和生长激素的分泌，促进脂肪分解。有氧运动治疗脂肪肝，应保持一定的运动时间，最低应持续 15～20 分钟，因为只有运动 15 分钟以后，人体才开始由脂肪供能，才能逐渐消耗脂肪。

再次，要明确运动强度。运动强度的大小直接关系到脂肪肝的治疗效果。运动量的大小应以不发生主观症状（如心悸、呼吸困难等）为原则。运动量过小，运动幅度轻微而短暂，则不能消耗多余的热量，达不到治疗脂肪肝的目的。运动量过大，超出身体的适应能力，不仅会加重心、肺负担，还会造成过度疲劳和运动性损伤。因此，脂肪肝患者的体育锻炼应采取循序渐进的方式。具体来讲，脂肪肝患者应根据运动劳累程度和心率（脉搏）选择适当的运动量，以运动时脉搏为每分钟 100～160 次，持续 20～30 分钟，运动后疲劳感于 10～20 分钟内消失为宜。锻炼后若有轻度疲劳感，但是精神状态良好，睡眠佳，说明运动量是合适的；若是锻炼后感到十分疲乏，四肢酸软沉重，头晕，周身无力，食欲欠佳，睡眠不好，对运动有厌倦的感觉，说明运动量过大。运动效果不应仅追求降低血糖、改善体质、减轻体重，而且充实的生活质量、健康感也是一种很大的运动效果。

脂肪肝患者合并下列疾病时禁止运动：①急性心肌梗死急性期；②不稳定型心绞痛；③充血性心力衰竭；④严重的室性和室上性心律失常；⑤重度高血压；⑥严重糖尿病；⑦肝、肾功能不全。

脂肪肝患者合并下列疾病时应尽量减少运动量：①频发性室性期前收缩和心房颤动；②室壁瘤；③梗阻性肥厚型心肌病、扩张型心肌病和明显的心脏肥大；④未能控制的糖尿病；⑤甲状腺功能亢进；⑥肝、肾功能损害。

（张绪富）

# 第六节 医 案 精 选

## 医案一

李某，男，52 岁。就诊日期：2014 年 3 月 16 日。

患者曾于 2012 年体检时发现脂肪肝，因无明显症状，未予重视，近 2 个月来自觉右胁肋隐痛，腹胀，倦怠乏力，食少纳呆，稍受寒凉及油腻之物则大便溏泻，日行 2～3 次，且偶有头晕。查：乙型肝炎表面抗原（-），ALT 62U/L，GGT 73U/L，TG 2.15mmol/L，B 超示脂肪肝。给予多烯磷脂酰胆碱治疗效果不佳而来医院就诊。

查体：形体肥胖，一般情况尚好，腹软，肝脾肋下未触及，舌质淡红，偏暗滞，苔白腻，脉弦细。

诊断：中医诊断：胁痛（肝郁脾虚，痰湿中阻证）。西医诊断：脂肪肝。

治法：疏肝健脾，利湿化痰。

方药：予柴胡疏肝散合二陈平胃散加减。柴胡 15g，陈皮 10g，枳壳 12g，香附 12g，木香

10g，砂仁 15g，法半夏 10g，茯苓 20g，泽泻 20g，苍术 20g，厚朴 10g，川芎 15g，焦山楂 20g，荔枝核 20g，炙甘草 10g。10 剂，水煎服，日 1 剂。

二诊：2014 年 3 月 27 日。右胁下仍隐痛，但较前有所缓解，腹胀减轻，食欲改善，大便稀，日行 1～2 次，头晕明显好转，舌质淡红，暗滞，脉弦。此肝脾之气郁得舒，但痰湿仍未除尽，前方加郁金 10g 以行气活血，炒白术 20g 以健脾燥湿，10 剂。

患者以此方加减调理月余，右胁下隐痛、腹胀、便溏等症状消失，仅饮食不慎时出现溏泻，5 月 6 日查肝功能正常，但血脂稍高，嘱其加强锻炼，清淡饮食，同时自行口服参苓白术散与逍遥丸善后。

评析 本案证属肝郁脾虚，痰湿中阻，予柴胡疏肝散合二陈平胃散治愈。方中柴胡、香附疏肝解郁；苍术、厚朴、陈皮燥湿健脾，行气消胀；木香、砂仁芳香燥湿，行气止泻；法半夏、陈皮、茯苓、炒白术健脾除湿化痰；川芎、郁金行气活血；泽泻利水而不伤阴，祛邪而不伤正；焦山楂健脾消食。泽泻、焦山楂经现代药理学证实均能降低血脂，消除肝内脂肪，于方中辨证基础上加入可提高疗效。

## 医案二

刘某，男，46 岁。就诊日期：2008 年 8 月 5 日。

胁肋胀满不适，时作胀痛，伴倦怠乏力半年。舌质暗红，苔白腻，脉弦。于体检时发现：三酰甘油 3.7mmol/L，总胆固醇 7.6mmol/L，低密度脂蛋白胆固醇 6.4mmol/L，高密度脂蛋白胆固醇 2.0mmol/L。

辅助检查：肝功能：ALT 86U/L，AST 36U/L，总胆红素 19μmol/L，B 超示肝脏轻度肿大，表面光滑，肝实质回声近场增强，远场衰减，肝内小血管显示欠清，脾脏不大。提示：脂肪肝（中度）。

诊断：中医诊断：胁痛（肝郁脾虚，痰瘀阻络）。西医诊断：脂肪肝，高脂血症。

治法：疏肝健脾，化痰通络。

方药：茵陈 15g，郁金 10g，柴胡 10g，炙黄芪 30g，炒白术 15g，泽泻 10g，丹参 15g，生大黄 10g，生山楂 15g，枳实 10g，制何首乌 15g，赤芍 15g，虎杖 30g，红花 10g。每日 1 剂，水煎服。

本方加减服用 2 个月余，临床症状消失，复查血脂、肝功能恢复正常。

评析 血脂的生成和运行关键在于肝脾，脾主运化，为气血生化之源，肝主疏泄，主藏血，关系着血量的调节和气血正常运行，一旦脾失健运，肝失疏泄，血脂失于正常输布而滞留，痰瘀互结于肝，而形成本病。本病多因饮食不节，嗜食肥甘，情志不舒所致。其病机以肝脾功能失调为病之本，痰瘀阻滞经络为标。病成之后，本虚标实，相互作用而成为高脂血症性脂肪肝缠绵难愈的重要因素。治疗以疏肝健脾，消痰化瘀立法选方，本着《类证治裁》所谓"大抵肝为刚脏，职司疏泄，用药不宜刚而宜柔，不宜伐而宜和"，方以茵陈 15g，郁金 10g，柴胡 10g，炙黄芪 30g，炒白术 15g，泽泻 10g，丹参 15g，生大黄 10g，生山楂 15g，枳实 10g，制何首乌 15g 为基本方，方中茵陈、郁金、柴胡疏肝解郁，清利湿热，促使脂肪降解；炙黄芪、炒白术补气健脾祛湿，且体现"肝病实脾"的治疗原则；泽泻除水湿，消痰浊，具有影响与胆固醇代谢有关的酶及抑制三酰甘油在肝内合成等作用，可阻止脂质形成；丹参活血通络，祛肝经之瘀，增强肝脏血运，消除积聚脂肪；生大黄通腑导滞，降浊去脂，分流疏导，与泽泻合用，使邪有去路；生山楂祛瘀消积；枳实行气消痞，理脾导滞，且与升散之柴胡相配伍，一升一降，调畅气机，以利于气血运行；制何首乌补肝肾，益精血，使利湿不伤阴，活血不耗血。诸药合用，旨在清除痰浊瘀积，调节肝脾功能，疏通气血壅滞，从而达到断本清源、分流疏导、消通净脂的目的。

### 医案三

李某，男，46 岁。就诊日期：2011 年 6 月 7 日。

两胁胀满 3 个月，右胁时胀痛不适，倦怠乏力，食少纳呆，大便溏，夜眠不实，梦多，形体肥胖，舌质淡，暗滞，苔白，脉沉细无力。

辅助检查：肝功能：ALT 68U/L，AST 46U/L，胆红素指标正常，血清三酰甘油（TG）2.6mmol/L，血清胆固醇（CHOL）7.8mmol/L。B 超示：脂肪肝。

诊断：中医诊断：肝痞（肝郁脾虚，气滞湿阻）。西医诊断：脂肪肝。

治法：疏肝理气，健脾化湿。

方药：柴胡 15g，丹参 30g，陈皮 15g，木香 20g，焦山楂 30g，苍术 20g，草决明 20g，泽泻 20g，薏苡仁 20g，泽兰 20g，路路通 15g，丝瓜络 20g，半夏 10g，大枣 10 枚，延胡索 20g。10 剂，水煎服。

二诊：胁痛腹胀减轻，仍乏力倦怠，夜眠梦多，便溏、日 2 次，进食增量，舌淡红，暗滞，苔白，脉沉细。首方初效，但气虚明显，湿邪未化，宜增气养血安神。

方药：前方加黄芪 30g 以益气化湿；配当归 20g 扶助正气；加远志 20g 以安神，10 剂，水煎服。

三诊：胁痛腹胀明显缓解，体力增强，食欲良好，夜眠稍安，大便仍溏，日 2 次，肠鸣，时痛，便后缓解，舌淡红，苔白润，脉沉细。此湿邪留于肠间，阻碍气机所致，治宜通腑除湿。

方药：前方去草决明、路路通、丝瓜络，加大黄 10g、莱菔子 15g、白芍 20g，7 剂，水煎服。

四诊：胁腹胀痛缓解，饮食正常，仍便稀溏，而腹痛已解，舌质淡，苔白，脉沉细。此湿邪已去，脾气未健。治宜健脾益气，柔肝和胃。方药：党参 20g，苍术 20g，茯苓 20g，炙甘草 15g，木香 15g，砂仁 15g，陈皮 20g，荷叶 5g，厚朴 15g，丹参 15g，泽泻 20g。山药 25g，焦山楂 30g。7 剂，水煎服。

五诊：患者自觉无明显不适，饮食及二便正常，唯夜梦仍多，舌质淡，苔白润，脉沉。复查肝功能、血脂均正常，B 超示脂肪肝已消失。嘱其注意调节生活规律，节制饮食。予山楂降脂片 4 片，日 2 次口服，以善其后。

评析　本案患者既有肝郁气滞血瘀，又有脾虚湿停痰阻，故治疗当兼顾疏肝理气活血，健脾祛湿化痰。用泽泻、山楂，泽泻能泻其有余而利水除湿化痰，补其不足而坚阴补肾，是祛除而不伤正的妙药；山楂健脾消食化痰，入肝活血化瘀，配合泽泻可谓治疗脂肪肝的良药。

### 医案四

赵某，男，49 岁。就诊日期：2011 年 11 月 14 日。

右胁胀满 8 年，加重伴胃脘不适 1 个月。8 年前饮酒后渐出现右胁胀满不适，脘腹痞满，嗳气，排便不畅，头重头蒙，间断眩晕。彩超及 CT 均提示"中、重度脂肪肝"。饮酒史 30 年。

查体：形体肥硕，身高 172cm，体重 138kg，舌体胖大，苔白腻，脉沉滑。

辅助检查：ALT 56U/L，三酰甘油 5.2mmol/L。

诊断：中医诊断：肝癖（肝郁气滞型）。西医诊断：酒精性脂肪肝。

治法：疏肝和胃，辛开苦降。

方药：柴胡疏肝散合半夏泻心汤加减。柴胡6g，炒枳壳12g，炒白芍15g，制香附20g，郁金20g，清半夏10g，川黄连6g，黄芩10g，干姜3g，茯苓10g，太子参20g，焦槟榔6g，砂仁（后下）6g，粉甘草3g。

10剂，水煎服。

嘱戒除烟酒，节制食量，清淡饮食，适量运动。

二诊：2011年11月28日。胸肋疼痛大轻，腹胀亦消，自觉体重减轻。上方去春砂仁，太子参加至30g，加紫丹参20g。12剂，水煎服。

三诊：2011年12月12日。脘腹胀及胸痛消失，仍有右肋不适。化验肝功能：ALT 31U/L，已复常，三酰甘油2.7mmol/L，较前明显下降。舌脉同前，舌下脉络发紫，在疏肝健脾基础上加用化瘀之品。方药：丹参30g，赤芍30g，柴胡10g，焦白术10g，茯苓20g，薄荷叶6g，太子参40g，川楝子12g，焦槟榔6g，广郁金16g，制香附16g，延胡索15g。15剂，水煎服。

四诊：2011年12月30日。腹胀时轻时重，身困乏力，右肋疼痛已不明显。近一个半月体重减轻9kg。上方加淡猪苓30g，云茯苓再加10g，加强健脾利湿之功，10剂，水煎服。

五诊：2012年1月9日。肋痛消失。下午腹胀，困倦。仍以胃平汤加减。方药：太子参40g，清半夏10g，川黄连6g，黄芩15g，干姜6g，焦槟榔6g，制香附16g，广郁金16g，砂仁（后下）8g，广木香6g，川楝子12g，粉甘草6g。10剂，水煎服。

六诊：2012年1月19日。诸症均减，体重较初诊时减少19kg，复查彩超：轻度脂肪肝。治疗仍以疏肝和胃、健脾渗湿为主。方药：太子参40g，制香附16g，广郁金16g，草豆蔻6g，春砂仁6g，软柴胡9g，薄荷叶6g，薏苡仁40g，川楝子12g，大腹皮20g，炒枳壳12g，藿香、佩兰各15g，金银花30g。15剂，水煎服。

评析 该脂肪肝患者出现肝损伤，且有重度肥胖、高脂血症、大量饮酒史，酒毒伤肝，痰湿阻滞，肝胃不和，初诊应用柴胡疏肝散合半夏泻心汤加焦槟榔破气消积，春砂仁化湿、和胃、止呕；二、三诊时加紫丹参、京赤芍活血化瘀，延胡索行气以活血，使气行则血行，气血调畅，则胁肋不适自消。本案和肝脾为主，未单纯应用利尿祛湿、化痰降脂或保肝降酶之品，但疗效理想，原因在于患者肥胖之源虽在痰湿壅滞，而痰湿之源在于气机不和，调畅气机即可化痰祛湿，肥胖自减。由此体现了中医"治病求本"思想的神奇之处，临床不可简单停留在"头痛治头，脚痛治脚"的死板阶段。

## 医案五

何某，男，38岁。就诊日期：2012年6月8日。

5年前体检发现"脂肪肝"，近半年来时感右胁不适，耳鸣，血压不稳，波动在95～105/140～150mmHg，间断口服降压药。无大量饮酒史。现症：右胁胀痛不适，餐后加重，腹胀恶心，形体偏胖，乏力口苦，视物不清，大便不爽，舌质红，苔黄白厚腻，脉弦滑稍数。

诊断：中医诊断：肝癖（肝胆湿热型）。西医诊断：非酒精性脂肪肝，高血压。

治法：清肝利胆，祛湿解毒。

方药：龙胆泻肝汤加减。龙胆草9g，炒栀子9g，黄芩15g，柴胡9g，车前草20g，泽泻12g，木通3g，全当归10g，石菖蒲10g，灵磁石30g，钩藤30g。

10剂，颗粒剂，水冲服。

二诊：2012年6月18日。服药期间诸症均减轻，停服西医降压药物，仅服中药，血压稳定在130/85mmHg，停药后又有回升，耳鸣仍发。上方去泽泻、全当归，加川牛膝、怀牛膝各

20g，红花 15g 以益肾活血，6 剂，颗粒剂，水冲服。

三诊：2012 年 6 月 25 日。右胁胀痛大减，耳鸣减轻，血压平稳，大便稍溏，每日 2～3 次，因公出差，拟带药巩固疗效。治则以平肝潜阳、活血软坚为主。方药：钩藤 30g，夏枯草 20g，生石决 30g，珍珠母 30g，制鳖甲、龟甲各 20g，生龙骨、生牡蛎各 20g，川牛膝、怀牛 膝各 30g，丹参 30g，赤芍 30g，罗布麻 15g，龙胆草 9g，炒枳壳 12g，女贞子 30g。50 剂，颗 粒剂，水冲服。

2012 年 10 月 15 日其母亲来诊，诉该患者诸症均已好转。

评析　该患者平素喜食肥甘厚味，聚湿生热，湿热蕴结肝胆，则发右胁胀满不适；湿热循 肝胆经络上犯，蒙蔽耳窍则耳鸣，上扰肝之外窍则视物不清；肝失疏泄，少阳不利，则口苦； 湿热下注肠腑，则排便不爽。治疗以龙胆泻肝汤去细生地，加石菖蒲利湿化浊；灵磁石宁心安 神，平肝潜阳，聪耳明目；钩藤清热，平肝，息风，定惊。三诊时加夏枯草清肝火，散郁结， 降血压；罗布麻清火降压；龟甲、制鳖甲平肝潜阳，安神定惊，兼可明目；女贞子滋阴益肾。 此医案特点在于：平肝同时不忘滋肾，活血同时兼顾养血，化湿同时稍佐养阴。

## 医案六

赵某，男，38 岁。就诊日期：2006 年 12 月 29 日。

右胁不适，乏力、腰酸 1 年余。近 1 年来体重增加 10kg，间断右胁不适，乏力身困，腰 酸膝软，视物不清，口干，大便溏泻或秘结，舌质淡红，苔根部白厚，脉沉小滑。

辅助检查：肝功能：TB 22.1μmol/L，ALT 65U/L，TG 4.2mmol/L，彩超提示"中度脂肪肝"。

诊断：中医诊断：肝癖（肝肾亏虚型）。西医诊断：脂肪性肝炎，高脂血症。

治法：养肝益肾，补益精血。

方药：六味地黄汤加味。熟地 10g，山萸肉 20g，炒山药 20g，茯苓 10g，丹皮 10g，泽泻 20g，枸杞子 20g，菟丝子 15g，何首乌 10g，全当归 10g，炒白芍 15g，川牛膝 20g，怀牛膝 20g。6 剂，每日 1 剂，水煎 400ml，分 2 次温服。

嘱节制饮食，适量运动，减轻体重。

二诊：2007 年 1 月 12 日。体力稍增，口干好转，仍觉右胁胀满，上方去熟地，加浙贝母 20g，10 剂，水煎服。

上方稍有增减治疗 2 月余，胁肋胀闷、乏力腰酸等症大减，体重下降近 5kg。2007 年 3 月 22 日复查肝功能：TB 13.5μmol/L，ALT 40U/L，TG 2.1mmol/L，化验血黏度偏高。处方增 加化瘀之品：赤芍 20g，丹参 20g，红花 10g，泽泻 30g，山萸肉 20g，枸杞子 20g，菟丝子 15g，全当归 10g，炒白芍 15g，川牛膝 30g，怀牛膝 30g。10 剂，颗粒剂，每日 1 剂，冲服。以上 方为主加减调理 2 月余，诸症皆消，复查肝功能及血脂均正常。彩超：肝、胆、脾、胰未见 异常。

评析　六味地黄汤方中熟地滋肾填精，为主药；辅以炒山药补脾固精，山萸肉养肝涩精， 称为三补。又用建泽泻清泻肾火，并防熟地之滋腻；云茯苓淡渗脾湿，以助山药之健运，丹皮 清泻肝火并制山萸肉之温，共为经使药，谓之三泻。六药合用，补中有泻，寓泻于补，相辅相 成，补大于泻，共奏滋补肝肾之效。刘老在此基础上加枸杞子、菟丝子益肾明目；何首乌滋补 肝肾，润肠通便；全当归、炒白芍养血柔肝；川牛膝、怀牛膝引血下行，补肝肾，强筋骨，待 肝肾得养，正气来复，调整治则以益肾活血为主，后期加丹参、红花、赤芍凉血活血，化瘀通 络。现代研究表明，丹参、红花、赤芍都有良好的降脂减肥功效。最终使瘀血得行，精血得充， 肝肾得养，肝功能复常，肝脂得消。

## 医案七

王某，女，42岁。就诊日期：2016年10月15日。

患者有慢性乙型肝炎病史3年，胸胁痛，经常卧床休息，进食高营养食物，半年来身体渐胖，头晕胸闷，胸胁疼痛加剧，食欲好，大便秘结，身倦不愿活动。

查体：形体肥胖，肝大胁下四横指，质软。舌质淡红，苔白腻，脉弦滑。

辅助检查：肝功能正常。腹腔镜肝活检：肝细胞脂肪浸润，诊为"脂肪肝"。

诊断：中医诊断：胁痛（肝郁气滞，痰湿阻络）。西医诊断：脂肪肝，慢性乙型病毒性肝炎。

治法：疏肝理气，祛瘀通络。

方药：丹参15g，青皮12g，栀子9g，枳实9g，郁金9g，乳香9g，没药9g，五灵脂9g，沉香9g，甘草6g。

二诊：连服5剂，胸胁疼痛减轻，脉舌如前。依前方治疗，加礞石、大黄、皂角刺、丹皮、栀子、没药、沉香、丹参。又服5剂，每日溏便3~4次，便中有油腥物，胁痛大减，胸闷消失，舌质淡，苔薄黄，脉沉缓，是瘀浊下行，气血通畅之象。方药：钩藤15g，丹参15g，礞石9g，皂角刺9g，三棱9g，莪术9g，郁金9g，乳香9g，五灵脂9g，胆南星9g，甘草6g。连服5剂，症状消失，肝肋下缘两横指，体重较前减轻10kg，肝功能化验正常。

评析　慢性肝炎日久不愈，转变为脂肪肝，属于中医"积聚"的范畴。肝之脉布于两胁，肝气郁滞，不通则痛，故胁痛；"见肝之病，知肝传脾"，脾受肝制，脾失健运，运化失司，加之过食肥甘厚腻，经常卧床休息，体质肥胖，湿浊凝聚成痰，痰阻气机，血行不畅，瘀血搏结，乃成胁下积块；脉弦滑，苔黄腻，均为气滞和湿痰之征。本案辨证为肝郁气滞，痰湿阻络。治宜疏肝健脾，祛痰通络。患者食欲好，体胖，说明"此所急在积，速攻可之"，故用礞石、胆南星、大黄、皂角刺、三棱、莪术等峻剂荡涤湿痰，破血祛瘀。汤剂取效后，配成丸剂，缓图收功。

## 医案八

邓某，男，40岁。就诊日期：2014年3月2日。

因患肝炎后家属特殊照料，增加营养及甜食，且卧床休息为主，3个月内体重显著增加近10kg，但精神、体力反差，伴肝区胀痛。舌质淡红，苔白腻，脉弦滑细。

辅助检查：肝功能：ALT 80U/L，B超示：脂肪肝。

诊断：中医诊断：胁痛（气虚痰阻，肝气郁结，湿热互结）。西医诊断：脂肪肝。

治法：益气化痰，疏肝行气，清热解毒。

方药：生黄芪30g，炒党参12g，焦白术15g，制黄精20g，郁金15g，广木香9g，泽泻20g，生山楂15g，丹参15g，柴胡10g，当归12g，炒白术12g，垂盆草20g，土茯苓20g，夏枯草20g，生甘草6g，制大黄12g。

上方服用1个月余，ALT正常，精神、体力渐振作，肝区胀痛显减。连服3个月查B超：未见脂肪肝。

评析　脂肪肝可由酗酒、营养缺乏、肥胖、小肠旁路手术等引起。本案患者先患肝炎日久，继之恣食肥甘厚腻，且又不活动，以致渐渐成脂肪肝，证属气虚痰浊瘀阻，用益气化痰疏肝治之有效。方中泽泻、生山楂两味，目前已证实具有改善脂肪代谢、降低血清胆固醇等作用。本案提示，对肝炎患者应积极治疗，先行预防，同时加强锻炼，减肥，这是预防脂肪肝的重要环节。

（张绪富）

# 第七节　脂肪肝的中西医结合研究进展

脂肪肝（fatty liver，FLD）是以脂肪过度贮积于肝细胞内和肝细胞脂肪变性为特征的临床病理综合征。不同的种族、性别、年龄段均可发病，以40～49岁人群发病率最高，我国成人患病率为15%～25%。随着人们生活质量的提高和生活习惯、饮食结构的改变，脂肪肝的患病率逐年上升，并且患病年龄日趋提前。研究发现，非酒精性脂肪肝可进一步发展为肝硬化，其中30%～40%的患者死于肝相关性疾病，部分发生亚急性肝衰竭和肝细胞肝癌。脂肪肝正严重威胁国人的健康，成为仅次于病毒性肝炎的第二大肝病。

## 一、脂肪肝的发病机制

脂肪肝可分为酒精性脂肪性肝病（alcoholic fatty liver，AFLD）和非酒精性脂肪性肝病（nonalcoholic fatty liver，NAFLD）。酒精性脂肪性肝病病因明确，即长期大量饮酒。有研究认为，酒精性脂肪性肝病的主要发病机制是乙醇的代谢过程使肝细胞受到机体免疫反应的攻击，出现肝细胞缺氧、肝内代谢紊乱、肝血流动力学改变等。NAFLD的病因较多，发病机制尚未完全明确。有研究者认为，"二次打击"学说为部分NAFLD的发病机制，其中第一次打击是指各种原因引起的脂质过量沉积于肝细胞内，第二次打击是脂质过量沉积的肝细胞发生了一系列应激反应从而产生肝细胞炎症坏死和纤维化。

研究表明肠道微生态失调在NAFLD的发生发展中发挥了关键作用。肠道微生态失调影响三酰甘油的合成、积累及脂肪酸的代谢，使游离胆固醇和其他脂质代谢物的"有毒"水平增高，导致线粒体功能障碍，加重氧化应激和内质网应激，最终导致肝脏炎症的发生。并且肠道微生态失调可以改变肠道内紧密连接，增强小肠通透性，从而增加肠道对脂肪酸的吸收，加重炎症通路的激活和促炎细胞因子如IL-6和TNF-α的释放，肠道微生态失调可以降低胆碱水平，增加甲胺水平，加重NAFLD的发生发展。肠道微生态失调可以激活机体免疫系统，促进促炎基因的表达，加速NAFLD的发病。益生菌可改善肠道微生物群的组成，帮助维持肠道微生态的平衡，抑制有害细菌的增殖和改善胃肠道屏障功能；还可下调血清LPS和肝脏TLRS，从而稳定免疫系统，延缓肝脏疾病的进展。此外乳酸杆菌可以增强肠道屏障功能，调节免疫反应，抑制病原体，延缓NAFLD的发生发展。

## 二、脂肪肝的西医治疗进展

近年来，以肠道菌群为靶点治疗NAFLD得到了广泛认可，如王薇等发现，益生菌可通过改善NAFLD患者肠道微生态失衡，辅助降低血TNF-α，提升血脂联素水平，从而改善血糖、血脂代谢，并改善NAFLD的肝脏损伤。一项临床双盲试验中，NAFLD患者联合服用七种益生菌和低聚寡糖后，改善了肝脏的脂肪变性，延缓了NAFLD的进展。异麦芽寡糖和番茄红素联合治疗高脂饮食诱导的NAFLD小鼠，可增加脂肪组织脂肪动员，改善IR和内毒素血症，粪菌移植（FMT）也可改善肝脏脂肪堆积，但目前缺乏临床数据证实。

治疗NAFLD的新药研究也取得了一定的成果，调节代谢药物如奥贝胆酸片可改善患者肝组织学指标（脂肪变性、肝细胞气球样变和小叶炎症）；抗氧化应激药如缓释半胱胺酒石酸（CBDR）治疗后肝脏组织学指标没有明显改善，但血清氨基转移酶水平和小叶炎症显著降低；治疗肝纤维化的药物如CVC Ⅱb临床试验中，在CVC组纤维化改善超过1级和无加重脂肪性肝炎的人数是对照组的2倍，且CVC组患者全身炎症标志物减少；抑制细胞凋亡药如司隆色替可能减轻 NASH 患者肝纤维化；天然药物水飞蓟的一项随机对照试验中，NAFLD 患者使用水飞蓟宾治疗后体内空腹血糖、血脂、ALT 和 AST 的平均含量，以及血清胰岛素水平和 HOMA 指数明显下降，水飞蓟素与吡格列酮或二甲双胍相比，降低 ALT 和 AST 效果更显著。

酒精性肝病的治疗靶点主要有炎症靶点和肝脏保护性靶点，单核细胞趋化蛋白-1 的基因消融能够抑制小鼠酒精性肝损伤模型中促炎因子及与脂肪酸氧化相关基因的表达，表明 MCP-1 拮抗剂有可能用于治疗酒精性肝炎。研究表明，高脂饮食喂养后急性乙醇灌胃的小鼠模型研究中发现肝脏表达的 CXCL1 显著增加，肝脏中性粒细胞浸润明显，ALT、AST 升高明显，CXC 趋化因子可能在酒精性肝炎的促进中性粒细胞浸润中发挥重要作用。因此，能够靶定 CXC 趋化因子和减少中性粒细胞浸润的药物有可能用于治疗酒精性肝炎；肠道菌群、LPS 和 TNF 通路有助于小鼠慢性酒精性肝病早期的炎症和发病，益生菌、LPS 和 TNF 通路的拮抗剂也可能成为酒精性肝病患者的治疗靶点；乙醇可以激活补体 C3、C5 进而激活 Kupffer 细胞产生 TNF-α 和诱导肝细胞损伤，因此阻断补体的激活或者提高补体系统负调节因子的活性都可能对酒精性肝病患者的治疗有效；IL-22 的靶点主要是包括肝细胞在内的内皮细胞。既往研究表明，IL-22 治疗对肝脏有很多有益的影响，如减轻肝细胞损伤、促进肝细胞再生及减轻肝纤维化等，同时 IL-22 受体仅表达于内皮细胞和肝星状细胞，所以 IL-22 治疗 AIH 的不良反应很少。目前 IL-22 在健康志愿者中进行的 I 期临床试验已经完成，正在重症 AIH 和急性肝衰竭患者中进行 I b 期临床试验。在药物研究方面，皮质类固醇被认为是一线治疗酒精性肝炎的药物，可以治疗肝炎引起的纤维化，不仅可以改善症状，甚至可以逆转肝硬化组织学特征。多数随机研究支持在重症急性酒精性肝炎中使用激素治疗。肿瘤坏死因子参与酒精性肝病的发生，抗 TNF-α 药物可延缓或阻止酒精性肝病的发生，目前英夫利昔单抗和依那西普作为治疗酒精性肝病的常用药物。研究表明干细胞治疗可以减少肝脏炎症，进而改善纤维化，这可能是肝硬化患者的一种有前景的治疗措施。基础和临床研究显示，注射自体、已动员的骨髓来源的间充质干细胞，对酒精性肝病有一定疗效。

### 三、中医药治疗酒精性肝病进展

近半个世纪以来，国内外学者相继开展了降血脂抗脂肪肝药物的研究，特别是近 20 年来通过动物实验和药理研究学者们筛选出一批有效的抗脂中草药，如人参、丹参、泽泻、决明子、姜黄、何首乌、绞股蓝、灵芝、枸杞、山楂、柴胡、虎杖、茵陈、银杏叶、绿茶、大蒜等几十种。关于这些单味药抗脂肪肝的药效学观察及作用机制探讨的文献报道较多。从文献中可以看出，这些单味药，分别能有效地降低血清中胆固醇、低密度脂蛋白及极低密度脂蛋白含量，升高高密度脂蛋白含量，从而达到防治脂肪肝的作用。药物中抗脂的有效成分有大黄蒽醌、枸杞多醣、茶叶多醣、灵芝多醣、人参皂苷、柴胡皂苷、绞股蓝总皂苷、三七叶总皂苷、刺五加叶皂苷、大豆皂苷、大豆磷脂、葛根素、甘草甜素、山楂酮、黄芩苷、橙皮苷、白藜芦醇、植物固醇、银杏叶苦内酯、茶多酚、决明子大黄酚、荷叶生物碱、川芎嗪、姜黄素、大蒜素、阿魏酸、亚麻酸等。洪逸莲等研究发现，人参皂苷 $Rb_2$ 能明显减轻肝质量，改善肝脂肪变性，下调脂肪酸合成酶、脂蛋白脂酶、固醇调节元件结合蛋白水平，以及上调肉碱棕榈酰转移酶-1、胆固醇 7α羟化酶的 mRNA 水平，增加 PPARα基因和蛋白的表达，证实人参皂苷 $Rb_2$ 可以改善小鼠脂质代谢，其作用机制可能与增加肝中 PPARα 表达，调节脂代谢相关靶基因 SREBP-1c、FAS 和 CYP7A1 表达有关。

何首乌总提取物及主要成分二苯乙烯苷（TSG）能降低高脂饮食大鼠肠道内的总短链脂肪酸（SCFA）含量。生何首乌及 TSG 能够显著降低高脂饮食雄性大鼠肠道内乙酸、丙酸、丁酸含量，同时降低实验动物肝脏脂质含量和内毒素水平。生何首乌能下调高脂饮食雌性大鼠肠道内丙酸含量，降低肝脏脂质水平；而 TSG 低剂量能够升高乙酸含量，同时降低血脂和内毒素含量。何首乌及其活性成分 TSG 能够调节肠道微生物发酵产生的短链脂肪酸含量。王思源等提取山楂叶中的有效物质治疗脂肪肝大鼠，结果证实山楂叶有加强抗氧化、降低血清 AST 和 ALT、减轻肝细胞损伤的作用。

其他中医特色诊疗如复方及外治法在脂肪肝的治疗中也发挥了重要的作用。程发峰等研究发现，四逆散治疗显著增加了体重、蔗糖偏好，降低了TC、TG、FFA、AST、ALT、IL-6，对缓解应激相关非酒精性脂肪肝有一定的疗效。江维宁等研究发现，柴胡疏肝散可上调脂联素 mTNRNA 的表达和下调瘦素 mTNRNA 在肝内的表达，通过缓解 IR 实现对 NAFLD 的治疗作用。针刺疗法是最常见的中医外治法，其运用各种不同的针具刺入腧穴，以刺激腧穴、经络，达到防治疾病的目的。钱静娟等针刺关元、足三里、中脘、合谷、丰隆、太冲、内关等穴治疗脂肪肝患者 30 例，与单纯口服水林佳片的 25 名患者做对比，对其主要症状的改善及客观指标等进行观察比较，针灸组总有效率为 90%，对照组为 64%。中医外治穴位埋线疗法是根据中医针灸理论，将羊肠线置入患者体内穴位，以"调理气血，疏通经络"为目的的一种中医外治疗法，并具备针刺"静以留之"的长期作用。黄振等选取肝俞、太冲、丰隆、足三里、三阴交诸穴埋线治疗 NAFLD 患者 60 例，并与口服多烯磷脂酰胆碱胶囊的 60 例患者进行对比，结果显示埋线治疗组在改善肝功能、血脂及 B 超检查等方面均较西药组疗效更显著。

近年来，脂肪肝的病例不断增多，已成为内科临床常见病之一。为此，中医治疗脂肪肝越来越受到医师和患者的重视，临床治疗也取得明显的疗效。从辨病与辨证相结合的思路出发，采用专方论治或基本方治疗，是目前脂肪肝临床治疗与科研观察的主流。尤其是单味中药药理作用，可为中医药组方提供参考。根据目前的临床实践和研究可以认为，中医药防治脂肪肝有良好的前景。而关于抗脂肪肝的实验研究，目前，仍以单味中药及活性成分研究居多，对于复方中药药效学的研究较少。因此必须加强对实验研究有效药物的临床验证，确实地用于临床治疗，相信随着更深入的研究发展，将会有更多防治脂肪肝的中草药制剂问世。而脂肪肝患者在明确诊断及积极治疗下，若要病程越短，疗效越好，应强调中西医结合，辨病、辨证和辨因相结合，以取长补短。中医临床治疗脂肪肝可归纳为保肝、降脂和对症治疗三个方面，与现代医学主要采用抑制三酰甘油合成，增加肝血流量，改善肝功能，防止纤维化和肝硬化的发生等治疗思路有相似之处。另外，在致病因素等方面的观点也有相似之处。但两者又有各自的特点，所以应中西医结合运用，辨证治疗与单验方及外治法等特色疗法结合综合治疗脂肪肝，以取得较好的疗效。

（张绪富）

# 第五章 肝纤维化

## 第一节 概　述

　　肝纤维化指在各种致病因子持续作用下，肝组织内细胞外基质成分过度增生与异常沉积，导致肝脏结构和（或）功能异常的病理变化，是各种慢性肝病走向肝硬化发展的必经阶段。

### 一、中医对肝纤维化的认识

　　中医虽无"肝纤维化"的病名，但据其临床表现的不同可归属于"胁痛""积聚""肝癖""肥气""肝著"等范畴。《灵枢·五邪》说："邪在肝，则两胁中痛。"《素问·脏气法时论》说："肝病者，两胁下痛引少腹。"《素问·缪刺论》说："邪客于足少阳之络，令人胁痛不得息。"胁痛病位在肝，蕴含着肝纤维化不同阶段的症状表现。《素问·刺热论》说："肝热病者……胁满痛，手足躁，不得安卧。"《金匮要略·五脏风寒积聚病脉证并治》说："积者，脏病也，终不移……微下关，积在少腹。"《素问·举痛论》说："寒气客于厥阴之脉，厥阴之脉者，络阴器，系于肝，寒气客于脉中，则血泣脉急，故胁肋与少腹相引痛矣。"《灵枢·五邪》说："胁在肝，则两胁中痛……恶血在内。"《景岳全书·胁痛》曰："胁痛有内伤外感之辨，凡寒邪在少阳经，乃病为胁痛，耳聋而呕，然必有寒热表证者，方为外感，如无表证，悉属内伤。"《古今医鉴·胁痛》说："胁痛者……若因暴怒伤触，悲哀气结，饮食过度，冷热失调，颠仆伤形，或痰积流注于血，与血相搏，皆能为痛……治之当以散结顺气，化痰和血为主，平其肝而导其气，则无有不愈矣。"积聚是由于正气亏虚、脏腑失和、气滞血瘀，引发腹内结块，或胀或痛的一类病证。《金匮要略·五脏风寒积聚病脉证并治》中论"积者，脏病也，终不移；聚者，腑病也，发作有时"，明确了积与聚的不同证候特征；"此结为癥瘕，名为疟母，急治之，宜鳖甲煎丸"，其所创鳖甲煎丸为治疗积聚之方，现代也多用来治疗肝纤维化和肝硬化等疾病。"肝癖"属"积聚"范畴，《类证治裁·积聚论治》指出痞与癖的区别，认为"痞乃积块，在肌肉而可见，癖由内着，结隐癖难"。《类证治裁·积聚论治》指出肝癖的成因"初由寒气瘀血痰沫交结于肓膜，久而盘踞坚牢，至元气日削，盘踞日深"，治疗上"惟先理其气，气行则脉络通，或先调其中，脾运则积滞化"。肥气是肝之积的别称，《难经·五十六难》曰："肝之积，名曰肥气，在左胁下，如复杯，有头足，久不愈，令人发咳逆，痎疟，连岁不已。"《济生方》曰："肥气之状诊其脉，弦而细，其色青，其病两胁下痛，牵引小腹，足寒转筋，男子为积疝，女子为瘕聚。""肝著"出自《金匮要略·五脏风寒积聚病脉证并治》，曰："肝著，其人常欲蹈其胸上，先未苦时，但欲饮热，旋覆花汤主之。"《临证指南医案·胁痛》指出其病因"肝著，胁中痛，劳怒致伤气血"。《圣济总录》提出肝著初起的治法"治风寒客于肝经，膈脘痞塞，胁下拘痛，常欲蹈其胸上，名肝著，蹈胸汤方"。在历代医家对于胁痛、积聚、肥气等病的论述中都能反映出肝纤维化各期、各阶段的理法证治。

　　肝纤维化由病毒性肝炎、血吸虫感染、酒精中毒、胆汁瘀积等日久不愈而引起。根据胶原纤维沉积部位、范围，对肝结构破坏的程度，以及对肝微循环的影响，其病程可分为1～4期，第4期即为早期肝硬化。疾病初期，病情轻浅，多无明显临床表现；病证日久，即可见虚实夹杂之证。近现代医家对肝纤维化的病因病机、治疗有了进一步的认识和研究。

王绵之认为肝失疏泄、气机升降失常是肝纤维化的基本病机之一，是因情志不遂、六淫、疫疠等作用于肝而致，常表现为胁肋胀痛、胁下痞块、压之痛甚、舌质暗或有瘀斑、脉弦细等。因此其治疗宜疏肝解郁，理气通络。但因肝为刚脏，不宜过用辛散香燥，因此临床常选用香橼皮、广郁金、炒延胡索、远志、陈木瓜、通草、佛手等配伍组方，使肝郁得疏，气机得畅，而又不致化火生风，横逆犯脾伤胃。除了疏肝理气，王绵之教授在治疗中还重视活血化瘀、软坚散结、清除湿热余邪、养正顾护脾胃，以扶正祛邪，防病传变。

吕志平认为慢性肝炎肝纤维化的病因主要是湿热疫毒入侵和人体正气不足。病机的关键在于肝郁脾虚、血瘀兼湿热，在肝纤维化的不同阶段其病机各有侧重点，如早期以湿热毒郁结为主，继而出现肝郁脾虚、血瘀毒互结，后期则以肝脾亏虚为主，兼有湿热等。辨证论治以疏肝解郁、益气健脾、活血化瘀、软坚散结、清热利湿等为主，创立新方保肝宁，保肝宁主要由柴胡、枳壳、白芍、黄芪、丹参、桃仁、鳖甲、黄芩、白背叶根等组成，用于治疗以肝郁脾虚，血瘀兼湿热为主要病机的慢性肝炎肝纤维化患者。

钱英主张治疗肝纤维化应从"久病入络"、肝失荣养的病机入手，根据"肝体阴用阳"的生理特点和肝纤维化过程中肝体损伤及肝用失调的病理特点，倡导使用养血柔肝法。肝为刚脏，必济之以柔，肝为藏血之脏、赖血以濡之，故要达到"柔肝"的目的，必先养血。以"补血滋阴，增液盈脉"之法令肝体得养，肝血得充；强调"血以调为补"，临床治疗选用补血又活血的当归、丹参等，祛瘀不伤正，寓消瘀于补之中。临床上，钱英教授常用养血柔肝丸，该方选用当归、丹参、玉竹以养血，赤芍以柔肝，郁金以化痰，生牡蛎软坚为辅，更加入水红花子。从养血柔肝丸之组成来看，全方并无大剂活血化瘀之品，以养血为主，"寓消于补"。

张赤志认为痰瘀互结为肝纤维化的主要病理基础，慢性肝病肝纤维化是肝硬化"证未显现"阶段，其病因病机乃湿热疫毒等外邪侵入肝脏，或酒食所伤，疾病失治，迁延日久，渐致肝、脾、肾等功能失调，气血、津液搏结，使得经脉壅滞不通，且阳气不能畅行，引起营血瘀阻，津液不行，终至痰瘀沉积，瘀阻肝络。又现代研究发现，随着肝纤维化损伤程度的加重，痰瘀证候表现及肝纤维化血清学指标呈现正相关变化，可见痰瘀互结与肝纤维化密切相关，痰瘀互结是肝纤维化"证未显现"阶段的病机关键。

## 二、肝纤维化的流行病学概述

肝纤维化是各种慢性肝病导致肝硬化的必经过程，也是肝硬化病程中能逆转的极其重要的阶段，具有重要的临床意义。然而肝纤维化的临床表现无特异性，差异性较大，后期呈现肝功能不全和门脉高压症时多已进入肝硬化阶段，且临床上缺乏准确的非侵入性诊断方法，因此不易统计出肝纤维化发病率和患病率的可靠数据。根据肝纤维化的病理转归特点，我们从各种慢性肝病的患病率中可推测肝纤维化的患病情况：据世界卫生组织（WHO）报道，全球约20亿人曾感染乙型肝炎病毒（HBV），其中2.4亿人为慢性HBV感染者，每年约有65万人死于HBV感染所致的肝衰竭、肝硬化和肝细胞癌（HCC）。由此推断，肝纤维化患者在人群中是相当庞大的。

多种因素如病毒感染、乙醇摄入、血吸虫感染、胆汁淤积、中毒、代谢和遗传疾病、自身免疫性疾病、循环障碍、营养不良等可引起肝脏损害，导致肝纤维化的发生，临床上常见的病因有病毒感染、乙醇摄入、肝内脂肪沉积、毒物等。

乙型、丙型、丁型肝炎是引起肝纤维化与肝硬化最常见的疾病，其中在我国慢性乙型肝炎为最主要的病因。根据现有调查数据估计，我国慢性乙型肝炎感染者约为 9000 万人，占全球慢性感染者总数的 30%。每年因 HBV 感染相关肝硬化或肝癌死亡人数近 30 万人，占全球 HBV 感染相关死亡的 37%～50%。在我国近 9000 万 HBV 慢性感染者中，约 2800 万为慢性乙型肝炎患者。尽管近 30 年来由于实施新生儿接种乙型肝炎疫苗免疫，有效保护儿童免于 HBV 的感染，但由于 HBV 感染者基数大，感染危险因素复杂，且慢性 HBV 感染者难以痊愈，因此 HBV 感染形势依旧不容忽视。据报告，估计有 1.7 亿人感染丙型肝炎病毒（HCV），每年 HCV 新感染者 300 万～400 万例，死亡 25 万例，占所有传染病死因的第 10 位。据估计，自 2010 年起 10～15 年内，丙型肝炎相关性死亡人数将继续上升，到 2025 年将增加 3 倍。丙型肝炎易转为慢性，75%～85% 急性丙型肝炎可发展成慢性肝炎甚至肝硬化和肝细胞癌。感染型 HCV 17 年后，肝纤维化开始变得明显，虽然只有 2% 的感染者发生肝硬化，随着感染时间的持续，肝纤维化持续进展，40 年后肝硬化的发病率将超过 40%。慢性 HCV 感染导致相关肝纤维化的发病率和死亡率亦会上升。

乙醇摄入在我国已成为导致肝损害的第二大病因。近年来，随着经济的发展、生活水平的改善，嗜酒人群逐渐增多，有调查数据显示：1984～2001 年，我国酒类产量从 711.3 万吨上升至 3069.87 万吨，20 年间增长了 4 倍。自 20 世纪 80～90 年代，一般人群中嗜酒者比例自 0.21% 上升到 14.3%。21 世纪初我国部分省市流行病学调查研究显示，饮酒人群增长到 26.98%～43.40%。我国各地酒精性肝病流行性调查显示，酒精性肝硬化在肝硬化病因中构成比不断上升。有较多因素可影响酒精性肝损伤进展，主要包括饮酒量、饮酒年限、酒精饮料品种、饮酒方式、性别、种族、肥胖、肝炎病毒感染、遗传因素、营养状况等。

非酒精性脂肪肝是我国导致肝纤维化与肝硬化的第三大病因，且有逐渐增多的趋势，这与经济水平的提升，生活方式的改变，以及高脂肪、高热量饮食的增加密切相关。据估计，2%～3% 的成人患有非酒精性脂肪性肝炎，而其中 10%～15% 的非酒精性脂肪性肝炎将发展为肝纤维化及其相关性肝硬化。在肥胖、2 型糖尿病、高脂血症及高血压等代谢紊乱人群中，非酒精性脂肪肝的发病率较高。

药物性肝病是指药物和（或）其代谢产物引起的不同程度和类型的肝损害，也是引起肝纤维化的常见病因。肝脏是药物清除、生物转化和分泌的主要场所，当药物代谢过程中毒性产物的产生速率超过安全排泄的速率时就会引起肝损伤。目前已发现上千种药物可引起肝损伤，其中包括医学处方药及治疗、营养用途的非处方药物和中草药。药物性肝损伤绝大多数是在推荐剂量下发生的个体对药物或其代谢产物的特异质反应，难以预测，发病的原因可能与遗传背景、环境因素、药物的理化和毒理性质有关。

肝纤维化是肝硬化病程中的关键环节，因此有效阻断并逆转此环节的进一步发展具有重要治疗价值。积极去除危险因素，如抗病毒治疗，控制乙醇摄入或戒酒，控制体重、血糖、血脂，了解用药史，预防寄生虫感染史等尤为重要。

（安海燕）

# 第二节 病因病机

肝纤维化的病机演变是一个动态变化的进程，即"由实而虚、由表及里、由聚成积、由气入血及络、由轻到重"，其发展变化为"湿—热—毒—瘀—虚"，湿热疫毒及正气不足是主要的病因，肝郁脾虚、血瘀兼湿热是病机关键并贯穿疾病始终，肝肾不足是疾病最终转归，本虚标实为本病主要特点。

## 一、湿热疫毒内侵或残留未尽是主要病因

湿热疫毒引起的慢性肝损伤是肝纤维化的始动因素,湿热疫毒未尽是肝纤维化程度不断加重的关键因素,导致疾病的持续存在和慢性过程。湿热之邪可外感,亦可内伤。湿性重浊黏滞,缠绵难解,有碍气机运行,外湿或内湿皆可郁而化热,湿热互结侵犯肝胆而使肝胆失于疏泄调达,木克土,则脾胃运化功能失衡。外感湿热疫毒,从表入里,郁而不达,内阻中焦,熏蒸肝胆。湿热之邪郁积,久留不去,耗损正气,正虚邪恋,病势缠绵,则脏腑功能受损。湿邪最易滞脾,导致脾失健运,水湿不行。湿热阻碍于肝,则肝失疏泄,气滞不行则易血瘀;气滞血瘀而致肝区疼痛不适、肿大压痛,或入肝藏血,长期为患。或久病及肾,肾阴肾阳耗损,正气不足,水湿内停。又湿性重浊黏滞,清阳不升,故头重如裹;若湿热阻碍气机,则易滋生秽浊,大便不实,溏泻浑浊,且气滞于内则血不行、水湿停,脉络壅塞;湿热易灼伤阴液,炼液为痰。日久湿热、气滞、血瘀、痰结相互搏结于内,易成积聚,加重肝纤维化并导致病证迁延难愈。

外感寒湿,亦可导致脾阳不运,痰湿内聚,《金匮悬解·外感·积聚》曰:"积聚者,风寒之所成也。"《备急千金要方·肝脏·坚癥积聚》言:"积聚之始生,至其已成奈何?曰:积之始生,得寒乃生,厥止乃成积。"或合饮食所伤,如《景岳全书·积聚》说:"不知饮食之滞,非寒未必成积,而风寒之邪非食未必成形,故必以食遇寒,以寒遇食,或表邪未清,过于饮食,邪食相搏,而积斯成矣。"或合情志内伤,如《东垣试效方·五积门·五积论·肝之积肥气丸》曰:"或外中于寒,若内伤于忧怒,则气上逆,气上逆则六输不通,温气不行,凝血蕴裹不散,津液凝涩,著而不去,而成积矣。"内外合邪,寒湿内聚,浊气不化,凝聚成痰,风寒、痰湿、食积、气血互结于里,壅塞脉络,损伤肝脾,渐成积聚。《黄帝内经》云:"积者,盖厥气生足悗,悗生胫寒,胫寒则血脉凝涩,凝涩则寒气上入于肠胃,则膜胀,膜胀则肠外之汁沫迫聚不得散,日以成积。"

或感受虫毒,内伤脏腑,由于失治或未能及时治疗,导致脉络瘀阻,肝气机不利,气结血瘀;或疫毒壅塞肝脏,化热生毒,致使热毒损伤肝体,损耗气血,扰乱气机而致重病。肝病及脾,导致脾胃运化无权,升降失常,清浊相混,又营血壅滞,则易使积聚渐成,肝脏肿大、疼痛,甚则疮痈、臌胀。

## 二、正气不足是内在原因

李用粹曰"壮实人无积,虚人则有之,皆因脾胃虚衰,气血俱伤,七情恼郁,痰挟血液凝结而成"(《证治汇补·腹胁门·积聚》);李中梓曰"愚谓:积之成也,正气不足,而后邪气踞之"(《医宗必读·积聚》);同时《中藏经·积聚癥瘕杂虫论》也指出:"积聚癥瘕杂虫者,皆五脏六腑真气失而邪气并,遂乃生焉。"可见积病的病机是正虚邪犯,正气不足是肝纤维化发生不可忽视的一个方面。《温疫论》曰:"其感之深者,中而即发,感之浅者,邪不胜正,未能顿发,或遇饥饱劳碌,忧思气怒,正气被伤,邪气始得张溢。"湿热疫毒入侵之后是否发病,正气的强弱起到关键的作用,没有内虚,外邪不能独伤人。从西医观点来看,人体的免疫、修复和代偿等能力,均属于中医的"正气"范畴。《黄帝内经》曰:"正气存内,邪不可干,邪之所凑,其气必虚。"若正气强盛,即使感受湿热疫毒之邪也容易祛邪外出,"壮者气行则已";正气不足,尤以肝脾不足为主,则湿热毒邪容易侵入,"怯者则着而成病",感邪后无力祛除或不易祛除,使湿热邪毒内伏肝胆,若又遇饮食不节(洁)、劳倦过度、情志内伤等,则更加无力抵抗病邪。正气不足是感受病邪的主要病因之一,也是疾病发展的重要原因。正气之不足,

可因于禀赋不足,甚则胎中受邪,亦可后天失养,导致脾胃功能不足,防摄不当而受邪;邪气盛而损伤正气,也可导致正气不足。

肾为先天之本,若禀赋不足,则后天脏腑失于充养,功能不全,营卫不足,则易于感邪,难于祛邪,其内伤之邪亦较多,更易合外邪而发病,《黄帝素问宣明论方·积聚门》曰:"五脏之气虚,而内外诸邪所侵,故留稽不行,遂成积聚。"禀赋不足,胎中受邪者,胎气稚嫩,肾精未充,不识邪正,不能鼓邪外出,则令邪气潜藏,待其年长体壮之时,正气渐充,始与邪抗争,然邪藏已久,正气暗耗,故难以一鼓作气祛邪外出而使邪气缠绵;若脾胃固护不当,失于濡养,导致正气不足,若防摄不慎染毒者,也可因正虚无力攻邪,加之湿热疫毒,重浊黏滞,难以祛除邪毒,如《中藏经·积聚癥瘕杂虫论》曰:"盖因内外相感,真邪相犯,气血熏抟,交合而成也。"明代张介宾的《景岳全书·积聚》曰:"凡脾肾不足及虚弱失调之人,多有积聚之病。"

《医宗必读·积聚》指出:"初者,病邪初起,正气尚强,邪气尚浅,则任受攻;中者,受病渐久,邪气较深,正气较弱,任受且攻且补;末者,病魔经久,邪气侵凌。正气消残,则任受补。"指出该病的发展随着正气的强弱在不断变化。外邪内侵,初起正气抗邪外出,邪正相争,然失治误治,日久导致正气耗损,则正虚邪恋,导致本虚标实。又以湿热之邪最易于困遏脾胃,黏腻不爽,导致脾胃失于运化,脾气虚弱,且热为阳邪,久羁肝胆,必然会灼伤肝阴,导致气阴两伤,从而造成气阴两虚的病机改变。又因"肝肾同源"的特点,决定了肝阴不足,终必导致肾阴亏损,最终导致肝肾阴亏,肾之阴精不足,正气亏虚;若湿热疫毒入于血分,湿为阴邪,易伤阳气,气为血帅,气虚则血行无力,血行不畅而瘀血内生,加之津液不足则血液更易于黏稠滞涩,从而使血瘀更加严重,而血瘀内阻脏腑脉络,尤以肝、脾、肾为主要者,反之又导致邪毒留恋,脏腑气阴亏虚,形成湿热疫毒留而不去、血瘀阻络、气阴两虚这一邪实正虚的恶性循环。如此则邪伏中焦,邪正攻防,互有进退,病遂迁延日久,变化多端,终致肝纤维化发生。《张氏医通·积聚》指出:"积之成也,正气不足,而后邪气踞之。"《本草求真》曰:"洁古云:壮人无积,惟虚人则有之,故养正则邪自除。"

### 三、肝郁脾虚、血瘀兼湿是病机的关键

肝纤维化虽病在肝,但其病机转化、临床表现均与脾有关,肝病传脾是病机必然的演变过程;肝郁脾虚,肝脾同病是肝纤维化的重要病机之一。《素问·五常政大论》曰:"发生之纪,是谓启陈,土疏泄。"肝主疏泄,具有喜条达、恶抑郁的特点,《素问·五运行大论》指出:"其政为散,其令宣发。"《素问·气交变论》曰:"其德敷和,其化生荣,其政舒启,其令风,其变振发,其灾散落。"且肝与胆相表里,主司调畅气机,从而使气血运行得畅,这就是肝作为气血运行枢纽的功能所在。《素问·四时刺逆从论》有云:"厥阴有余病阴痹……涩则病积溲血……少阳有余病筋痹胁满……涩则积时筋急目痛。"可见肝胆壅塞不通是积聚发生的重要原因。而脾之运化、胃之受纳、胆汁分泌、水道的通调,皆有赖于肝之疏泄功能。清代唐容川的《血证论》曰:"木之性主于疏泄,食气入胃,全赖肝木之气以疏泄之,而水谷乃化。设肝之清阳不升,则不能疏泄水谷,渗泻、中满之证,在所不免。"肝纤维化时,一方面,急性期未治或治疗失当,湿热疫毒未净,迁延不愈,湿毒之邪困遏脾胃,损伤肝体,脾失健运之职,肝失疏泄之能,肝郁日久,肝气横逆克脾土,可致脾胃运化升降失常,则气血生化乏源,造成肝郁脾虚证候,症见胁满胀痛,胸闷善太息,少气懒言,四肢倦怠,纳食减少,食欲不振,腹胀便溏,舌淡苔白,脉沉弦等;另一方面,脾虚失运,湿邪方能为患。脾气健运,则湿毒易化。素体脾胃虚弱者,若再加之肝胆湿热,土虚木乘,湿邪困脾,则脾易生水湿与痰浊,水谷不化,

加之湿热灼津液，炼液为痰，痰湿胶着，易进一步加重肝纤维化。

此外，情志抑郁不解、劳倦或复感邪毒等均可阻碍气机，导致肝气郁结，失于条达，亦可导致肝血瘀阻，《灵枢·邪气脏腑病形》曰："若有所大怒，气上而不下，积于胁下，则伤肝。"《重辑严氏济生方·癥瘕积聚门·积聚论治》曰："有如忧、思、喜、怒之气，人之所不能无者，过则伤乎五脏，逆于四肢，传克不行，乃留结而为五积。故在肝曰肥气……"《三因极一病证方论·五积证治》中指出："肝积，名曰肥气，肥气者，以其积气藏于肝木之下，犹肥遁于山林也。"可见情志不舒，导致气机不畅，容易留积脏腑，尤以肝为要，肝郁结于内，血瘀内生，脾气不畅，则津液不运，痰湿内生而致脾虚。张景岳在《景岳全书·饮食门》中指出："怒气伤肝则肝木之气必侵脾土，而胃气受伤致妨饮食，此虽以肝气之逆，而肝气无不渐散，而脾气之伤受其困矣。"

或嗜食酒、肥甘厚味，损害脾胃，浊气蕴滞不行，清阳不升，浊气不降，以致清浊相混，壅塞于中焦，痰浊内生，以致脾胃运化功能失常，如《王旭高临证医案·卷之三·积聚门（虫积附）》有曰："由服药不当，或早用堵截，或饮食不节，致湿热痰浊漫无出路，郁于膜原之分，中气不化，日久成积。"痰浊阻滞，久则湿浊内生，郁而化热，熏蒸肝胆，或复感外邪，直趋中道，再循经络犯于肝，导致肝气郁结，气滞血瘀，如薛生白云："湿邪停聚，客邪再至，内外相引，故病湿热。"最终可导致湿热、气、血、痰浊互相搏结而成积块，如《丹溪手镜·积聚》曰："又因食、酒、肉、水、涎、血、气入积，皆因偏爱停留不散，日久成积块。"

肝失疏泄、脾失健运，故肝郁而气滞，脾虚而生湿。王清任在《医林改错·膈下逐瘀汤所治之症秘》中指出："气无形不能结块，结块者必有形之血也。血受寒则凝结成块，血受热则煎熬成块。"气血运行之枢纽阻塞不通，血滞不行故生瘀血，阻于脉络，而见面色晦暗，或见赤缕红丝，肝掌，舌质紫暗，或有瘀点、瘀斑，脉沉细涩等，《临证指南医案》曰："初病在气，久病必入血。"湿邪内蕴中焦，壅塞气机，而气为血之帅，则阻碍血之运行周身，《灵枢·百病始生》指出："湿气不行，凝血蕴而不散，津液涩渗，著而不去。"最终导致肝络癖阻成癥。又以血濡养周身，脏腑不得营养，则易衰败，肝气失条达，脾气不运，反之导致肝郁脾虚之证候。

《医学发明》曰："血者，皆肝所生，恶血必归于肝，不问何经之伤，必留胁下，盖主血故也。"肝为藏血之脏，体阴而用阳，《血证论》曰："肝属木，木气冲和条达，不致郁遏，则血脉得畅。"若气机不利，则血行不畅，血行停滞而有瘀，如《儒门事亲·五积六聚治同郁断二十二》有曰："夫肥气者，不独气有余也，其中亦有血矣，盖肝藏血故也。"湿热阻滞肝经，导致肝失疏泄，气机逆乱，血行不畅而致血瘀内停，脉络阻塞则胁痛，或迁延日久，与痰湿内结于胁下则为积聚，唐宗海在《血证论·瘀血》中指出："瘀血在经络脏腑之间，则为癥。"而湿热疫毒作为本病的主要病因之一，贯穿疾病全程，外邪之湿热内侵及脾虚内生之湿热皆胶着难去，瘀血内生，必然导致湿热与血瘀相互夹杂而成积聚，加重肝纤维化的程度。同样湿热与血瘀互结的程度，可衡量肝纤维化病程的严重程度。

《景岳全书·非风·论肝邪》曰："然肝邪之见，本由脾肾之虚，使脾胃不虚，则肝木虽强，必无乘脾之患；使肾水不虚，则肝木得养，又何有强直之虞？所谓胃气者，即二十五阳也，非独指阳明为言也；所谓肾水者，即五脏六腑之精也，非独指少阴为言也。"可见脾肾之虚，使得肝虚不能抵御外邪，同时也是肝病得以犯脾肾之因。而肝郁气滞，气阴两虚，脾虚及血瘀愈甚，痰浊、水湿、瘀血互结愈深，进而波及于肾，命门火衰，久病入络，瘀阻更甚，肾开阖失司，水道不利，水浊渐积，终至不得泄而成臌胀。临床可见腹大坚满，青筋显露，面色黧黑，形体消瘦，心悸少寐，咽干燥，齿衄鼻衄，呼吸困难，小便短少或滴沥，甚至无尿，舌质红绛少津，脉细弦而数。因此，痰湿血瘀是肝纤维化的病理产物，同时又能阻滞气机，致使气血运行不畅，津液输布不利，痰湿血瘀沉积更加严重，即可加速肝纤维化的形成及发展。

### 四、肝肾不足是必然趋势

中医学以肾为阴阳之本、生命之源，其功能正常亦有赖于后天水谷精微的滋养，才能充分发挥生理效应。明代李士材的《医宗必读》曰："相火有二，乃肾与肝也。肾应北方壬癸，于卦为坎，于象为龙，龙潜海底，龙起而火随之。肝应东方甲乙，于卦为震，于象如雷，雷藏泽中，雷起而火随之。泽也，海也，莫非水也，莫非下也。故曰：'乙癸同源'。"即肝肾同源，肝藏血，肾藏精，血的化生，有赖于肾中精气的气化，肾精充盈，有赖于肝血的滋养，即精血互生，生理上相互影响，病理上一损俱损。气血充沛，上可养肝，下可滋肾。又《临证指南医案》曰："肝为风木之脏，因有相火内寄，体阴用阳，其性刚，主动、主升，主赖肾水以涵养之，血液以濡之。"

肝纤维化病久及肾，元气渐虚，阴阳俱损。张景岳言："五脏之伤，穷必及肾。"一为肝胆病重或久病失治，肝阳虚衰，疏泄无能，导致气血瘀滞，若肝络瘀滞日久，则血行不畅，累及脾胃，则新血难生，故无以滋养肾精，或瘀血下郁肾系。二为湿热内蕴，病势缠绵，迁延不愈，"肝病传脾"后，又导致湿热滞留中焦，以致中阳不运，气血不生，精津不化，不能濡养肾脏，肾失封藏，诸脏俱损，或饮食不节，过食生冷，损伤脾阳，导致运化温煦无权，进而命门火衰。三为湿热内存日久，下注于肾。四为久病肝阴虚损，经脉失养，肝郁易化火生热，火热下灼肾系，则耗气伤津，暗耗肾阴，而肾精血亏损，则水不养木，《医宗必读》曰"壮水之源，木赖以荣"，进而导致肝阴不足，络脉失养，致使"不荣则痛"。《金匮翼·胁痛统论》指出："肝虚者，肝阴虚也，阴虚则脉细急，肝之脉贯膈布胁肋，阴血燥则经脉失养而痛。"肝之邪累及肾，导致肝虚与肾虚互为因果，症见右胁肋痛，两目干涩，口燥咽干，耳鸣，腰膝酸软，舌质红，剥苔或少苔，脉细数无力，进一步加重肝纤维化进程，甚则为肝硬化。肝病及肾，其转归可为：肝肾阴亏，甚则阴虚阳亢，生热化火，损伤精室、冲任；或湿热下注，留滞于肾；或肝血瘀阻，肾气受郁，失于闭藏，精关失固。

（安海燕）

# 第三节  临 床 表 现

肝纤维化可由多种病因导致，在我国以病毒性肝炎为主。慢性肝炎（尤其是慢性肝炎活动期）患者，可以表现出一定的症状和体征，但也有部分病例无明显的诱因及临床体征，但肝脏组织学上已有明显的病理变化。

### 一、病毒性肝炎肝纤维化患者的临床表现

乙型肝炎病毒（HBV）、丙型肝炎病毒（HCV）及丁型肝炎病毒（HDV）可致肝纤维化，且几种肝炎病毒重叠或同时感染可加重病情。肝纤维化多为慢性肝炎发展而来，尤其是慢性活动性肝炎，也有部分为无症状肝炎病毒携带者或由慢性迁延性肝炎转化而来，临床上可无明显症状，有症状者也主要为慢性肝炎的临床表现。

**1. 疲乏无力**  是肝纤维化患者早期常见的全身表现，有时可为慢性肝炎肝纤维化患者唯一的症状，常于劳累或精神紧张等情况下诱发，其程度可依据病情而异，常表现为乏力疲倦、体力减退，其原因与患者消化不良或摄食减少，以及糖、脂肪及蛋白质等物质代谢异常以致能量

供给障碍；肝细胞损害时，乳酸转化为肝糖原的过程障碍，乳酸堆积过多等有关。

**2. 消化道症状** 食欲减退也是肝纤维化的早期症状，如纳差、厌油腻食物，有时伴恶心、呕吐，进食后上腹部饱胀、腹胀、便秘或腹泻等。有些患者可伴发慢性胃炎，出现反酸、嗳气、呃逆、上腹部隐痛及上腹饱胀等症状。

**3. 出血** 慢性肝炎由于肝功能减退，影响凝血酶原及其他凝血因子的合成，常出现鼻衄、牙龈出血、皮肤和黏膜有紫斑或出血点，女性常有月经过多。出现上述症状往往提示肝纤维化已经发展到肝硬化的阶段。

**4. 皮肤的变化** 部分患者面色黝黑灰暗伴色素沉着，少数患者可见毛细血管扩张及蜘蛛痣，具有一定特征性，主要与雌激素增多有关。部分患者的皮肤和黏膜偶可出现瘀点、瘀斑。

**5. 肝脏肿大** 部分患者可有肝区隐痛，肝脏轻度或中度肿大，质地中等，压痛不明显，脾脏亦可有肿大。

**6. 男女性功能异常** 慢性肝病时，由于下丘脑-垂体-肾上腺轴功能失调，男女患者大多数有性欲减退，女性患者有时还可出现闭经、不育等；男性患者可出现女性化，如胡须、体毛减少及乳房肿大，其原因可能与血浆睾酮降低有关。临床上可见到少部分患者无明显自觉症状，不明原因乳房肿大，经检查才发现有慢性肝炎肝纤维化。

## 二、酒精性肝纤维化患者的临床表现

酒精性肝纤维化患者在西方发达国家较为多见，近年来，随着我国肝穿刺病理学检查的普遍开展，各地报道也逐渐增多。酒精引起的肝损伤包括酒精性脂肪肝、酒精性肝炎及酒精性肝纤维化三种，酒精性肝纤维化的病理改变缓慢，早期临床上可无明显症状和体征，很多的病例到了肝硬化时或因其他疾病死亡尸检或原因不明肝病进行肝活检时才被发现，其临床及实验室检查基本与病毒性肝炎肝纤维化患者相同。部分患者既往或现在具有慢性酒精中毒的一系列表现。

### （一）病史

**1. 酒精性脂肪肝发作史** 酒精性脂肪肝为较早期的酒精性肝病，可单独存在，也可与酒精性肝炎、肝纤维化同时存在。酒精性脂肪肝早期可无任何临床表现，给患者行B超检查时可发现有脂肪肝的征象，进一步发展可有食欲不振、轻度黄疸、肝脏肿大及压痛等，实验室检查血清谷草转氨酶（AST）升高，谷丙转氨酶（ALT）正常或轻度升高，如能及时治疗或立即戒酒，肝脏病变往往可发生逆转，否则可进一步发展为肝纤维化、肝硬化。

**2. 酒精性肝炎发作史** 酒精性肝炎发作史患者的临床症状比酒精性脂肪肝为重。主要表现为食欲不振、乏力、间歇性发热、右上腹疼痛、肝脏肿大及黄疸等，肝功能检查常有AST、ALT升高，黄疸指数增高，有时可高达170mol/L。经及时护肝治疗可缓解，如反复发作，病变发展可转变为肝纤维化。

### （二）症状

**1. 消化功能障碍** 表现为食欲减退、体重减轻、反复腹胀、腹泻。多数患者有急性胃炎史，甚至部分患者有急性胃出血史；少数患者合并有胃、十二指肠溃疡，临床上出现反酸、嗳气、呃逆、进食后上腹部饱胀等，胃镜检查可确诊。少数病例合并有酒精性胰腺炎。

**2. 营养障碍** 主要因长期、大量饮酒，摄食不足及胃肠道消化吸收功能不良引起。可有末梢神经炎、舌炎、缺铁性贫血、坏血病、脚气病、叶酸缺乏等。

**3. 中枢神经系统障碍** 长期大量酗酒，可引起中枢神经系统的一系列表现：肢体（尤其是上肢）不规则震颤，出汗，虚弱，兴奋，失眠，记忆力减退或记忆缺失及定向障碍等。

## 三、胆汁淤积性肝纤维化患者的临床表现

胆汁淤积性肝纤维化是由于肝内外胆道长期瘀滞或梗阻引起，主要临床表现为慢性梗阻性黄疸和肝脾大。根据胆道梗阻的部位，可分为原发性胆汁淤积性肝纤维化（肝内梗阻）和继发性胆汁淤积性肝纤维化（肝外梗阻）。本病患者的一般状况较好，症状轻微，主诉以黄疸多见，病程缓慢，逐渐恶化。

### （一）原发性胆汁淤积性肝纤维化患者的临床表现

本病起病隐匿，成年女性多见，占 90% 左右。发病年龄多在 40～60 岁，有遗传倾向。患者的一般状况较好，症状轻微，主诉以黄疸多见，病程缓慢，逐渐恶化。常见的临床表现如下：

**1. 消化功能障碍** 一般状况较好，疲乏无力、食欲减退不明显，少数患者可出现纳差、厌油等。因肝内胆汁长期排泄受阻，肠道内缺乏胆盐，脂肪消化障碍，可出现脂肪泻，大便量及次数增多，色淡质软或呈糊状等。

**2. 皮肤症状** 早期可出现皮肤瘙痒、黄疸，久病后皮肤粗糙、色素沉着、脱屑，部分可出现皮肤黄色素瘤，扁平状黄色素瘤多见于手掌、颈、躯干、乳房下，结节状黄色素瘤多见于四肢伸侧，特别是腕、肘、膝、踝、指关节与跟腱等处。

**3. 维生素缺乏** 由于胆汁性脂肪泻引起维生素 A 缺乏，可致皮肤粗糙、眼干燥症甚至夜盲。维生素 K 缺乏可引起凝血酶原时间延长，加上肝功能受损引起各种凝血因子及血小板缺乏，可出现鼻衄、齿龈出血、紫癜等出血现象。维生素 D 缺乏，钙与粪便中脂肪形成脂肪酸钙随粪排出，导致肝性骨病，患者可出现腰背及肋骨等部位疼痛，牙齿松动，严重者轻微外伤即可引发骨折。

**4. 肝脾大** 80%～90% 的患者可见肝脾大，随病程进展，质地逐渐偏硬，表面光滑，但常常无明显触痛。

**5. 自身免疫性疾病** 原发性胆汁淤积性肝纤维化患者可伴有诸多自身免疫性疾病的表现：如干燥综合征、硬皮病、钙化-雷诺症-皮指（趾）硬化、慢性甲状腺炎及溶血性贫血等。

### （二）继发性胆汁淤积性肝纤维化患者的临床表现

继发性胆汁淤积性肝纤维化主要因肝外长期梗阻导致，临床表现及实验室结果与原发性胆汁淤积性肝纤维化患者类似，但有以下几个不同点：

（1）有长期梗阻性黄疸。

（2）除胆汁淤积性肝纤维化的症状外，尚有原发病的症状与体征。

（3）发病的年龄与原发病有关，发病年龄最小的是先天性胆道闭锁，中年患者多由于结石所致，老年患者多数为癌肿引起。

（4）线粒体抗体阳性率远低于原发性胆汁淤积性肝纤维化患者。

## 四、心源性肝纤维化患者的临床表现

慢性充血性心力衰竭时，由于长期肝静脉瘀血，促使肝细胞缺氧而变性，继而从肝小叶中心部开始结缔组织增生，并向邻近肝组织扩展形成心源性肝纤维化，属于特殊类型的肝纤维化。其临床表现如下：

（1）原发病的临床表现如心悸、气促、紫绀或心力衰竭时出现胸腔积液、腹水。

（2）肝大：95%～99%的充血性心功能不全患者有肝大。

（3）心功能不全时多无脾大，肝纤维化时脾脏可正常或轻度肿大。

（4）肝区疼痛：多与肝大同时出现，一般呈钝痛、偶为剧痛。

（5）黄疸：多为隐匿性黄疸，约2.1%的患者呈显性黄疸，一般见于冠心病与二尖瓣狭窄所致的心功能不全。黄疸的程度与心功能不全的程度有关，心功能不全反复或迁延可使黄疸加深。

## 五、血吸虫病肝纤维化患者的临床表现

血吸虫病肝纤维化主要由日本血吸虫、曼氏血吸虫感染所致。血吸虫病肝纤维化患者，在感染血吸虫后的数十年时间里可毫无临床表现或自觉症状；引起门静脉高压时，患者才发生肝大，继之脾脏也肿大。当血吸虫感染时，侵袭期可有咳嗽、胸痛、偶见痰中带血丝等症状；急性期可有发热、咳嗽、胸痛、血痰、痢疾样大便，可带血和黏液、肝脾大等。如果急性期未治疗或治疗不彻底，或多次少量重复感染等，可逐渐发展成慢性。本期一般可持续10～20年，其病程漫长，症状轻重可有很大差异。晚期患者极度消瘦，出现腹水、黄疸、肝掌、毛细血管扩张、腹壁静脉怒张、蜘蛛痣和男性乳房肿大等症状，但主要临床表现为肝脾大。

（安海燕）

# 第四节 诊断与鉴别诊断

## 一、诊断标准

### （一）临床表现

肝纤维化患者的临床表现不典型，即使有症状，也往往缺乏特异性，差异较大。据《肝纤维化中西医结合诊疗指南》《肝纤维化的基础与临床》《肝纤维化中西医结合诊疗共识意见》，肝纤维化常见的临床表现有疲倦乏力、食欲不振、大便异常、肝区不适或胀或痛、面色晦暗、舌质暗红、舌下静脉曲张、脉弦细等。部分患者可无明显症状与体征，或表现为伴随原发病的其他临床表现。

### （二）实验室检查

**1. 组织病理学检查** 肝组织病理学检查是明确诊断、衡量炎症与纤维化程度及判定药物疗效的最重要依据。根据纤维增生程度与部位，将肝纤维化程度分为1～4期（stage，S，表5-1）。也可参照 Knodell、Ishak、Scheuer、Chevallier 等评分系统了解肝脏纤维化程度。

表5-1 肝脏炎症活动度分级和纤维化程度分期标准

| 级（G） | 汇管区及周围炎症活动度 | 小叶内炎症活动度 | 期（S） | 纤维化程度 |
| --- | --- | --- | --- | --- |
| 0 | 无炎症 | 无炎症 | 0 | 无 |
| 1 | 汇管区炎症 | 变性及少数点状坏死 | 1 | 汇管区纤维化扩大，局限窦周及小叶内纤维化 |

续表

| 级（G） | 汇管区及周围炎症活动度 | 小叶内炎症活动度 | 期（S） | 纤维化程度 |
|---|---|---|---|---|
| 2 | 轻度 PN 或嗜酸小体 | 变性，点、灶状坏死 | 2 | 汇管区周围纤维化，纤维间隔形成，小叶结构保留 |
| 3 | 中度 PN | 融合坏死或见 BN | 3 | 纤维间隔伴小叶结构紊乱，无肝硬化 |
| 4 | 重度 PN | BN 广泛，累及多个小叶（多小叶坏死） | 4 | 早期肝硬化 |

注：PN，碎屑坏死（界面肝炎）；BN，桥接坏死。

**2. 影像学检查** B 超、电子计算机断层扫描（computed tomograph，CT）和（或）磁共振成像（magnetic resonance imaging，MRI）的合理选用及相互对照验证，有助于动态观察纤维化程度。定量或半定量观察肝脏弹性、肝脏体积、肝脏表面的形态、肝包膜厚度、肝实质、肝内血管和胆管、脾脏和脾静脉及胆囊等指标的改变，可为纤维化的诊断和评估病变的活动度提供有价值的参考资料。门静脉主干内径宽度、门静脉每分钟血流量、脾脏厚度、脾静脉宽度及肝右叶最大斜径等参数的改变与肝纤维化程度有较好的相关性。CT 和（或）MRI 检查，其肝左叶和脾脏的大小及肝表面形态、门静脉侧支血管等的影像学改变，有助于观察肝纤维化程度和进展。

**3. 血清纤维化标志物检查** 慢性肝炎、肝纤维化与肝硬化血清学检查各组间检查结果有较多重叠，联合多项指标和动态观察有助于纤维化的诊断。相关标志物主要有：①透明质酸（hyaluronic acid，HA），血清 HA 在急、慢性肝炎时轻度升高，慢性活动性肝炎时显著升高，肝硬化时极度升高。②III型前胶原，血清中III型前胶原肽含量能反映肝脏胶原的合成情况，对纤维化程度的判断在于动态观察III型前胶原含量，急性肝炎、慢性活动性肝炎及肝硬化患者血清 P-III-P 含量均明显升高，慢性轻症肝炎多正常。③IV型胶原或其代谢片段（包括IV-C、IV-7S、IV-NC1）。④层粘连蛋白（laminin，LN），肝纤维化进展过程中，LN 与其他细胞外基质成分交联，形成基底膜样结构，使肝窦毛细血管化，故该指标可反映肝窦毛细血管化和汇管区纤维化。这些指标随弥漫性肝炎、肝纤维化、肝硬化的进展逐渐升高，综合应用对判定有肝纤维化及区分肝纤维化与肝硬化有指导意义，但不能代表纤维沉积于肝组织的量，对纤维化分期无直接指导意义，两项以上升高具有参考意义。

一些"间接"指标也可用于肝纤维化的诊断，如血小板（PLT）、白蛋白、胆红素及包括胰岛素抵抗等在内的影响纤维化的因素。

**4. 其他预测指标** 肝功能水平测定中，谷草转氨酶（AST）水平与肝组织的病变，尤其是肝纤维化进展间有较好的相关性。随着慢性肝炎进展至肝硬化，AST/ALT 比值出现倒置；也有研究表明，可将γ-谷氨酰转肽酶（GGT）作为反映肝纤维化的指标；此外，还有碱性磷酸酶（alkaline phosphatase，ALP）水平、总胆红素（TBIL）含量、AST/血小板值（AST to platelet ratio index，APRI）、γ-球蛋白含量等。其中以 AST/ALT 值、GGT、APRI 等数值升高意义尤为重要。

## 二、诊断要点

（1）慢性肝病病史：有慢性乙型病毒性肝炎、慢性丙型病毒性肝炎、血吸虫感染、酒精性肝病、非酒精性脂肪性肝病、药物性或中毒性肝病、胆汁淤积与自身免疫性肝病等病史。

（2）临床表现：临床症状无特异性，可无症状。除原发疾病临床表现外可有疲倦乏力、肝区不适或胀或痛、食欲不振、大便异常、舌质暗红或暗淡、脉弦细等。

（3）实验室检查：血清肝纤维化标志物（HA、P-III-P 或IV-C、IV-7S 或IV-NC1、LN）、AST/ALT 值、GGT、APRI 等异常升高。

（4）影像学检查：超声检查发现肝包膜粗糙，回声增密、增粗、增强且分布不均匀，血管走向不清等，或见门脉内径增宽、脾脏增厚等。

（5）肝组织病理学检查：肝组织苏木精伊红、Masson 三色染色和（或）网状纤维染色，可见纤维组织不同程度的增生（S1～S4）。

（6）危险因素：长期大量饮酒、患者病程较长与年龄较大、BMI 增加、胰岛素抵抗、肝细胞脂肪变性、HIV 感染与使用免疫抑制剂等。

## 三、鉴别诊断

几种常见肝纤维化的鉴别见表 5-2。

**表 5-2　几种常见肝纤维化的鉴别诊断**

| 鉴别要点 | 病毒性肝纤维化 | 酒精性肝纤维化 | 血吸虫病肝纤维化 | 胆汁淤积性肝纤维化 | 心源性肝纤维化 |
|---|---|---|---|---|---|
| 黄疸 | 可有可无 | 可有可无 | 无 | 明显 | 无或少有 |
| 瘙痒 | 少见 | 少见 | 少见 | 多见 | 无 |
| 黄疣 | 无 | 无 | 无 | 有 | 无 |
| 蜘蛛痣 | 有 | 偶有 | 无 | 早期无 | 无 |
| 肝掌 | 有 | 少有 | 无 | 无 | 无 |
| 男性乳房肿大 | 有 | 无 | 无 | 无 | 无 |
| 肝大情况 | 早期大，晚期小 | 早期大，晚期小 | 左叶增大多见 | 肿大 | 肿大 |
| 心脏变化 | 无 | 无 | 无 | 无 | 有 |
| 脾脏 | 中度或明显肿大 | 中度肿大 | 明显肿大 | 肿大 | 正常 |
| 抗线粒体抗体 | 阴性 | 阴性 | 阴性 | 阳性 | 阴性 |
| 总胆固醇 | 正常 | 正常 | 正常 | 增高 | 正常 |
| AKP | 正常 | 正常 | 正常 | 增高 | 正常 |
| 结肠黏膜查血吸虫卵 | 阴性 | 阴性 | 阳性 | 阴性 | 阴性 |
| 病原学血清检查 | HBsAg（+），抗-HCV、抗-HDV（+） | 阴性 | 阴性 | 阴性 | 阴性 |
| 长期大量饮酒史 | 无 | 有 | 无 | 无 | 无 |

（安海燕）

# 第五节　辨证要点与治疗

## 一、肝纤维化辨证的基本证型

肝纤维化的辨证大致分为肝胆湿热证、肝郁脾虚证、肝肾阴虚证、痰瘀互结证、肝郁气滞证五大类型。

### 1. 肝胆湿热证

主症：①口干苦或口臭；②胁胀或痛；③大便黏滞秽臭或大便不爽。

次症：①纳呆；②胃脘胀闷；③倦怠乏力；④皮肤巩膜黄染。

舌脉：舌质红，苔黄腻，脉弦数或弦滑数。

证型确定：具备主症 2 项和次症 1 或 2 项，参考舌脉象和理化检查。

治法：清热化湿。

代表方剂：茵陈蒿汤。茵陈、栀子、大黄。方中茵陈苦寒降泄，长于清利肝胆脾胃之湿热；栀子泻热降火，清利三焦湿热；大黄泻热逐瘀，通利大便。

**2. 肝郁脾虚证**

主症：①胁肋胀满疼痛；②胸闷善太息；③纳食减少；④神疲乏力。

次症：①精神抑郁或性情急躁；②脘腹痞闷；③面色萎黄；④大便不实或溏泻。

舌脉：舌质淡有齿痕，苔白，脉沉弦。

证型确定：具备主症 2 项和次症 1 或 2 项，参考舌脉象和理化检查。

治法：疏肝健脾。

代表方剂：逍遥散。柴胡、芍药、当归、白术、茯苓、炙甘草。方中柴胡疏肝解郁；芍药养血柔肝、缓急止痛；当归养血和血；白术、茯苓、炙甘草健脾益气。若胁痛重者，可酌加青皮、川楝子、郁金等增强理气止痛的作用。

**3. 肝肾阴虚证**

主症：①胁肋隐痛，遇劳加重；②腰膝酸软；③两目干涩。

次症：①口燥咽干；②心中烦热；③头晕目眩；④失眠多梦；⑤耳鸣如蝉。

舌脉：舌质红，苔薄白少津，脉弦细数。

证型确定：具备主症 2 项和次症 1 或 2 项，参考舌脉象和理化检查。

治法：滋养肝肾。

代表方剂：一贯煎。北沙参、麦冬、当归、生地、枸杞子、川楝子。方中生地、枸杞子滋养肝肾；沙参、麦冬、当归养阴柔肝；川楝子疏肝理气止痛。

**4. 痰瘀互结证**

主症：①面色晦暗；②体态肥胖；③纳呆口渴。

次症：①呕恶痰涎；②右胁下肿块，刺痛或钝痛，推之不移。

舌脉：舌体胖大，边有齿痕或舌质暗有瘀斑，脉弦滑或弦涩。

证型确定：具备主症 2 项和次症 1 或 2 项，参考舌脉象和理化检查。

治法：祛瘀化痰通络。

代表方剂：复元活血汤。柴胡、瓜蒌根、当归、红花、甘草、穿山甲、大黄、桃仁。方中大黄涤荡凝瘀败血，推陈致新；桃仁、红花活血祛瘀；穿山甲破瘀通络；当归补血活血；瓜蒌根消瘀散结，清热消肿；柴胡疏肝理气且引诸药入肝经；甘草缓急止痛，调和诸药。

**5. 肝郁气滞证**

主症：①胁肋胀痛，走窜不定，甚则引及项背肩臂；②疼痛每因情志变化而增减。

次症：①胸闷腹胀，嗳气频作；②得嗳气而胀痛稍舒；③纳少口苦。

舌脉：舌苔薄白，脉弦。

证型确定：具备主症 2 项和次症 1 或 2 项，参考舌脉象和理化检查。

治法：疏肝理气。

代表方剂：柴胡疏肝散。柴胡、枳壳、香附、川楝子、白芍、甘草、川芎、郁金、陈皮。方中柴胡、香附条达肝气而疏郁结；枳壳、陈皮疏肝理脾；川芎行气活血、开郁止痛；白芍养血柔肝、缓急止痛；甘草缓急止痛、调和药性。

肝纤维化的辨证论治要注意治疗宜疏肝柔肝并举，以防辛燥劫阴之弊。气滞血瘀为肝纤维化病机之关键，治疗多以疏肝解郁、理气止痛为法，多用辛温香燥之药；然肝为刚脏，体阴而用阳，若久用辛温香燥或配伍不当，易耗伤肝阴，甚至助热化火。故临证使用疏肝理气药时，要选用轻灵平和之品，如香附、苏梗、佛手、香橼之类；还要注意配伍柔肝养阴药物，如白芍、木瓜等，以顾护肝阴，养肝体。

## 二、肝纤维化的辨证要点

### （一）辨虚实

肝纤维化是慢性疾病，在疾病的不同阶段虚实主次各有不同，应审察详辨。疾病初期，以实证为主，包括气滞、湿热、痰湿等，实证病程短，疼痛较重，脉实而有力。病程迁延，化热伤阴，肝肾阴虚，则疼痛隐隐，病程长，来势缓，同时伴有全身阴血不足的表现；肝郁日久，影响脾之运化功能，可见肝郁脾虚伴痰湿之证。实证日久，正气耗伤，邪气羁留，可出现虚实同时并见的情况。

### （二）辨气血

临床上气滞血瘀往往难以截然分割，多同时并存而有所侧重，需通过仔细辨证加以区分，以明确主次。

气滞为主者，通常以胀痛为主要症状，痛无定处，游走不定，时轻时重。胀痛需分虚实：实者胀痛常因肝郁、湿阻、食积等引起。持续时间较短，胀痛部位以胃脘为主，连及腹部，可以引及两胁，胀痛可因大便秘结而增剧，随大便通调而减轻，常伴有嗳气、矢气。以肝郁为主者，腹胀胁痛，部位走窜不定，常随情志因素而变化，脉弦。以湿阻为主者，可见苔腻、口黏口甜、溲黄，甚则目黄肤黄。因虚而胀者，常因脾阳不足而致，这种虚胀常在午后入夜时加重，进食肥甘厚腻或奶制品后尤甚，便溏，舌淡苔白。

血瘀为主者，通常以刺痛为主要症状，痛处固定不移，经久不已，拒按，入夜尤甚，面色晦滞无华，舌质紫暗，或有瘀斑、瘀点，舌下络脉曲张，若有肝掌、蜘蛛痣等体征，亦可作为血瘀的诊断依据。

## 三、辨证施治

### （一）基本治法

基本治法：理气活血清利湿热，滋阴养血柔肝。

基本方药：鳖甲、桃仁、丹皮、蜂房、土鳖虫、法夏、川朴、党参、干姜、白芍、柴胡、黄芩、白背叶根、丹参、白术、北芪、凌霄花、茯苓。

随症加减：胸腹满闷，按之不舒者，加厚朴、黄连、半夏；胁痛重者，加郁金、川楝子，大便溏或泄泻者，去黄芩，加炒白术、山药、薏苡仁；瘀血重者可加三棱、莪术。

### （二）分型施治

**1.肝郁脾虚证**

主症：胁肋胀满疼痛，胸闷善太息，精神抑郁或性情急躁，纳食减少，脘腹痞闷，神疲乏力，面色萎黄，大便不实或溏泻，舌质淡有齿痕，苔白，脉沉弦。

治则：疏肝健脾。

例方：逍遥散。

药物：柴胡、白芍、当归、薄荷、甘草、川芎、白术、茯苓。

胁痛重者，加青皮、川楝子、郁金理气止痛；若气郁化火，症见胁肋掣痛，心急烦躁，口干口苦，尿黄便秘，舌红苔黄，脉象弦数，可去川芎，加丹皮、栀子、黄芩、白背叶根等清肝理气，活血止痛；若化火伤阴，症见胁肋隐痛，遇劳加重，心烦头晕，睡眠欠佳，舌红苔薄，少津，脉弦细，可去川芎，加制何首乌、枸杞子、丹皮、栀子、菊花等滋阴清热；若肝气犯脾，症见胁痛肠鸣腹泻者，可加炒白术、薏苡仁等健脾止泻；若胃失和降，症见恶心呕吐者，可加陈皮、半夏、砂仁、生姜等和胃止吐。

**2. 湿热蕴结证**

主症：口干口苦或口臭，胁胀或痛，纳呆，胃脘胀闷，倦怠乏力，皮肤、巩膜黄染，大便黏滞秽臭或干结，舌质红，苔黄腻，脉弦数或弦滑数。

治则：清热化湿。

例方：茵陈蒿汤加味。

药物：茵陈、栀子、大黄、黄芩、泽泻、车前子（包煎）。

若肝胆湿热甚者，可加龙胆草清利肝胆湿热；腹胀脘闷者，加厚朴、香附、砂仁化湿理气；若湿热煎熬，结成砂石，阻滞胆道，症见胁肋剧痛，连及肩背者，可加金钱草、海金沙、郁金及硝石矾石散等以利胆排石。

**3. 痰瘀互结证**

主症：胁肋刺痛，痛有定处，入夜尤甚，面色晦暗，纳呆口渴，大便黏腻，舌质紫暗，苔厚腻，脉象沉涩。

治则：祛瘀化痰通络。

例方：复元活血汤。

药物：柴胡、瓜蒌根、当归、红花、甘草、穿山甲、大黄、桃仁。

若胁肋下有癥块，而正气未衰者，可加三棱、莪术、地鳖虫、凌霄花等增强破瘀消坚之力，或配合服用鳖甲煎丸；腹胀脘闷、泛恶，舌苔厚腻者，加厚朴、藿梗；纳呆者加鸡内金、生山楂消食。

**4. 肝肾阴虚证**

主症：胁肋隐痛，遇劳加重，腰膝酸软，口燥咽干，心中烦热，头晕目眩，失眠多梦，两目干涩，舌质红，苔薄白少津，脉弦细数。

治则：滋养肝肾。

例方：一贯煎。

药物：北沙参、麦冬、当归、生地、枸杞子、山药、山茱萸、丹皮、泽泻、茯苓。

心中烦热者，可加炒栀子、酸枣仁以清热安神；头晕目眩者，可加黄精、女贞子、菊花以益肾清肝；若阴虚火旺者，可加黄柏、知母、地骨皮等。

**5. 肝郁气滞证**

主症：胁肋胀痛，走窜不定，甚则引及项背肩臂，疼痛每因情志变化而增减，胸闷腹胀，嗳气频作，得嗳气而胀痛稍舒，纳少口苦，舌苔薄白，脉弦。

治则：疏肝理气。

例方：柴胡疏肝散。

药物：柴胡、川芎、芍药、枳壳、陈皮、甘草、香附。

若胁痛重者，可酌情加川楝子、郁金以增加行气止痛的功效；若肝郁化火而见心急烦躁，口干口苦，尿黄便秘，舌红苔黄，脉象弦数，可去川芎，加丹皮、栀子、黄芩、川楝子等清肝理气，活血止痛。

## 四、西药治疗

### （一）治疗目标与策略

肝纤维化治疗的近期目标是抑制肝纤维化进一步发展；远期目标在于逆转肝纤维化，改善肝脏功能与结构，延缓肝硬化及其失代偿期的发生，改善患者生活质量，延长其生存期。

肝纤维化的病理过程涉及多个环节与因素，治疗策略上应顾及肝纤维化发生和发展的各个方面，包括治疗原发病、去除致病因素、抗肝脏炎症、抑制胶原纤维形成与促进胶原降解等，这实际上是一种广义的抗肝纤维化综合疗法。

### （二）病因治疗

病因治疗是抗肝纤维化的首要对策，如有效抑制肝炎病毒复制、杀灭血吸虫、戒酒等可减轻肝脏持续损伤，从而促进纤维化肝组织的修复。

对于慢性乙型肝炎患者，抗病毒治疗的适应证主要根据血清 HBV DNA 水平、血清 ALT 和肝脏疾病严重程度来决定，同时结合患者年龄、家族史和伴随疾病等因素，综合评估患者疾病进展风险后决定是否启动抗病毒治疗。推荐接受抗病毒治疗的人群需同时满足以下条件：①HBV DNA 水平：HBeAg 阳性患者，HBV DNA≥20 000U/ml（相当于 $10^5$ 拷贝/ml）；HBeAg 阴性患者，HBV DNA≥2000U/ml（相当于 $10^4$ 拷贝/ml）。②ALT 水平：一般要求 ALT 持续升高≥2×ULN；如用干扰素治疗，一般情况下 ALT 应≤10×ULN，血清总胆红素应<2×ULN。对持续 HBV DNA 阳性，达不到上述治疗标准，但有以下情形之一者，疾病进展风险较大，可考虑给予抗病毒治疗：①存在明显的肝脏炎症（2 级以上）或纤维化，特别是肝纤维化 2 级以上；②ALT 持续处于（1～2）×ULN，特别是年龄>30 岁者，建议行肝组织活检或无创性检查，若明显肝脏炎症或纤维化则给予抗病毒治疗；③ALT 持续正常（每 3 个月检查 1 次），年龄>30 岁，伴有肝硬化或肝癌家族史，建议行肝活组织检查或无创性检查，若明显肝脏炎症或纤维化则给予抗病毒治疗；④存在肝硬化的客观依据时，无论 ALT 和 HBeAg 情况，均建议积极抗病毒治疗。目前抗乙型肝炎病毒常用干扰素（IFN）与核苷（酸）类似物（NAs）。

对于慢性丙型肝炎患者，只要 HCV DNA 阳性，有治疗意愿且无禁忌证，均应接受抗病毒治疗。目前丙型肝炎病毒感染的主要治疗方案有长效干扰素和小分子靶向药治疗（DAAs 治疗）长效干扰素，价格昂贵且副作用较多。而现在最常用的效果最好的是 DAA 类药物，丙肝病毒转阴率达到 95%以上，常用的药物有索非布韦、达长他韦等。

对于酒精性肝病患者，戒酒是最基本的措施，戒酒可改善预后及肝损伤的组织学、降低门静脉压力、延缓纤维化进程、提高所有阶段酒精性肝病患者的生存率。主动戒酒比较困难者可给予巴氯芬口服。乙醇（酒精）依赖者戒酒过程中要及时预防和治疗乙醇（酒精）戒断综合征（可用安定类镇静治疗）。

对于血吸虫感染肝纤维化患者应进行病原治疗，药物首选吡喹酮。对于非酒精性脂肪性肝病患者，应控制饮食，调节代谢。

## （三）减少炎症和宿主免疫反应

慢性炎症反应是纤维化形成的前提，减轻炎症或抑制宿主免疫反应，可以避免刺激肝星状细胞激活，阻止肝纤维化的发生。临床用药包括糖皮质激素和水飞蓟宾等。糖皮质激素可以抑制炎症及免疫反应，多年来用于治疗自身免疫性肝炎。水飞蓟宾在肝脏中具有抗感染和抗纤维化的作用。另外，熊去氧胆酸具有抗感染、促进胆汁分泌和抗凋亡的作用，是治疗原发性胆汁性肝硬化的主要用药，可以改善肝脏组织学表现。

## （四）抗氧化剂

抗氧化剂包括维生素 E 和多烯磷脂酰胆碱等。维生素 E 作为抗氧化剂，可以减少氧化应激反应，用于非酒精性脂肪性肝炎的治疗。多烯磷脂酰胆碱具有抗氧化和抗纤维化双重作用，因酒精性肝病常与氧化应激有关，氧化应激可以导致脂质过氧化、细胞损伤、炎症反应和纤维化，故多烯磷脂酰胆碱在酒精性肝病的治疗中备受关注。

## （五）抗纤维化治疗

目前，西医对肝脏纤维化的治疗主要有以下几个方向：①保护肝细胞，如熊去氧胆酸、多烯磷脂酰胆碱、前列腺素 E 等药物能在各种慢性肝病中保护肝细胞并且抑制其凋亡；②抑制或中和细胞因子活性，如抑制 PDGF 和 TGF-β 等，能够调控 HSC 的活化和 ECM 生成的细胞因子活性而抑制肝纤维化发生；③抑制 HSC 活性或者促进其凋亡，目前临床治疗常用干扰素阻止 HSC 的增生和活化，减少 I、III 型胶原成分 mRNA 的转录，从而减少 ECM 的表达；④直接抑制肝脏 ECM 的合成及分泌，如秋水仙碱直接抑制肝细胞内微管形成，干扰胶原分泌，促进胶原降解，从而抑制肝脏 ECM 的合成与分泌。西医治疗肝纤维化的药物和技术不断发展，但是由于肝纤维化的发生发展机制复杂，存在多阶段不同的启动因素和持续致病因素，然而西药的疗效还不十分理想，加上药物价格昂贵，副作用和不良反应大，治疗费用高，这也阻碍了肝纤维化治疗的发展。

# 五、非药物治疗

## （一）精神治疗

情志因素对肝病的发生发展具有重要的作用，情志抑郁、忧思愤懑等不良情绪均不利于病情的恢复，因此对于肝纤维化患者应该注意心理疏导，引导患者建立乐观的心态与战胜疾病的信心。俗语有云"心病还需心药医"。当精神情绪不良时可用以下方法怡情摄神：

**1. 怡情法** 又称转移法，是通过一定的方法与措施来改变人的情绪与意志，或改变其周围环境，使之与不良刺激因素脱离，从而从不良的情绪中解脱出来。肝病患者往往将自己的注意力集中在自身的疾病中，以致产生苦闷、烦恼、忧愁、紧张、恐惧等不良情绪，此时可运用怡情法分散患者的注意力，转移其思想焦点或者改变周围环境，使患者从不良因素中脱离。如在烦闷不安时欣赏音乐、喜剧等，或根据自己的兴趣爱好，从事自己喜欢的活动如书法、绘画、象棋等。

**2. 暗示法** 是指用含蓄、间接的方法，对别人的心理和行为产生影响，诱导对象不经逻辑的思维和判断直接接受被灌输的观念，主动树立某些信念，或改变其情绪行为，达到缓解不良情绪的目的。一般可采用语言暗示，使患者产生对抗疾病的信心，重燃对生活的热情。

**3. 开导法** 是通过交谈，用浅显易懂的道理，经过劝说引导，使患者主动解除消极情绪的一种调畅情志的方法。当患者陷入不良情绪时，家属与医护人员可及时鼓励与安慰患者，让患者从朋友、亲人、医护的开导、劝告、安慰中得到精神力量，树立恢复健康的信心。

### （二）起居

作息规律，劳逸适度，有助于人体脏腑组织器官的生命活动保持一定的节律，发挥最佳的功能状态，有利于身心健康。肝纤维化患者应根据自身情况，适当地安排工作与生活，改善生活习惯。规律的作息，除了要培养规律的生活习惯外，还需要与自然界阴阳消长变化规律相适应，与人体生物钟相适应，以达到天人相应，顺应自然。

肝纤维化患者不宜劳逸失度，过劳和过逸都不利于健康的恢复。过度劳累，包括体劳、神劳与房劳。体劳即长期、过度消耗体力，一方面会耗损脏气，尤其是脾、肺之气，另一方面更可致筋骨的损伤。神劳指的是过度思虑，用脑过度，耗损心气。房劳又指"肾劳"，肝肾同源，肾精过度耗损，则不能资生肝血导致肝血不足。过度安逸也同样不利于健康的恢复。《素问·宣明五气》说："久视伤血，久卧伤气，久坐伤肉，久立伤骨，久行伤筋。"其"久卧""久坐"皆属于过逸的范围。

急性肝炎患者，应听从医嘱住院或留家隔离治疗休息。慢性肝炎无明显自觉症状或症状轻微，血清氨基转移酶未见明显升高者，可进行适度的劳作。重型肝炎患者，则必须卧床休息。非酒精性脂肪性肝病患者应调整不良的生活作息方式，可做中等量有氧运动，以控制体重，减少腰围。

### （三）饮食

饮食是人类赖以生存和维护健康必不可缺的物质之一，饮食不但可以营养身体，而且可以防治疾病。肝纤维化患者原则上饮食要避免膏粱厚味、辛辣炙煿，禁饮酒，宜进清淡而富有营养的饮食物。肝纤维化患者每日应保证供给蛋白质100～120g，可选择鱼、瘦肉、蛋类、牛乳、豆制品等高蛋白质食品。因肝纤维化时肝脏合成和分泌胆汁减少，妨碍了脂肪的消化与吸收，因此应适当限制脂肪，以每日给予50g左右为宜。脂肪过高易引起脂肪肝，加重肝功能损害。肝纤维化患者可每日摄取300～400g糖类，肝内如有足够的糖原储存，可以防止毒素对肝细胞的损害，一般可食用蜂蜜、新鲜果酱、藕粉、山药、芋头等。肝纤维化患者应注意摄取维生素E，因其能防止肝损伤，提高肝细胞存活率，促进肝细胞再生，抑制肝细胞膜脂质过氧化。

非酒精性脂肪性肝病患者应该建议低糖低脂的平衡膳食，减少含蔗糖饮料及饱和脂肪和反式脂肪的摄入并增加膳食纤维含量，以减轻体重。酒精性肝病患者，良好的营养支持十分重要，应在戒酒的基础上提供高蛋白、低脂饮食，并注意补充维生素B、维生素C、维生素K及叶酸。重症酒精性肝炎患者应考虑夜间加餐（约700kcal/d），以防止肌肉萎缩，增加骨骼肌容量。韦尼克脑病症状明显者需及时补充B族维生素。

（安海燕）

## 第六节　医案精选

### 医案一

区某，男，36岁。就诊日期：2017年5月22日。

患者3个月前无明显诱因出现纳食不馨，伴神疲乏力，未予以重视，近1个月来上述症状明显加重，故来就诊。患者无厌油腻，无腹痛腹胀，小便可，大便溏结不调。乙肝"小三阳"病史十余年，多次查肝功能正常，未予抗病毒治疗。

查体：神志清，精神可，全身皮肤及巩膜无黄染，无蜘蛛痣，无肝掌，心肺（－）。腹平软，全腹部无压痛及反跳痛，墨菲征阴性，麦氏点无压痛，肝脾肋下未触及，肝区叩击痛阴性，双肾区无叩击痛，移动性浊音阴性，肠鸣音正常，双下肢无水肿。舌质淡，苔白，脉弦滑。

辅助检查：乙肝五项：小三阳；肝胆彩超：肝实质回声稍粗，肝功能正常；肝纤四项：PCⅢ 28ng/ml，Ⅳ-C 180ng/ml，LN 220ng/ml，HA 110ng/ml。

诊断：中医诊断：纳差（肝郁脾虚）。西医诊断：①慢性乙型病毒性肝炎；②肝炎后肝纤维化。

治法：健脾益气，疏肝散结。

方药：鳖甲煎丸合参苓白术散加减。鳖甲（先煎）15g，法半夏10g，党参15g，干姜5g，炒白扁豆15g，砂仁（后下）10g，白芍10g，柴胡10g，白背叶根15g，白术15g，黄芪30g，茯苓10g，山药15g。水煎服，每日1剂。

患者服用本方1周后复诊，食欲明显恢复，乏力较前减轻，大便每日一行，成形，舌质淡红，苔薄，脉弦滑，上方去干姜继续服用，1个月后复诊，定期检查。

评析 患者感染疫毒之邪，迁延日久，肝失条达，木不疏土，脾失健运，运化功能失职，湿邪内蕴，而致纳食不馨，大便溏结不调；纳少且运化无力，导致水谷精微不足，气血化生无源而见乏力。故方用鳖甲煎丸合参苓白术散加减。方中以鳖甲煎丸软坚散结，参苓白术散健脾益气。鳖甲软坚散结，白背叶根清热解毒、利尿除湿，可提高机体非特异性免疫功能，抗病毒，保护肝脏；黄芪、党参、法半夏、干姜、炒白扁豆、白术、茯苓、山药健脾益气化湿；砂仁行气调中、醒脾化湿；柴胡、白芍疏肝柔肝。诸药合用，共奏健脾益气、疏肝散结之效。

## 医案二

陈某，男，44岁。就诊日期：2017年6月19日。

患者饮酒后出现胁痛3天。患者慢性乙型病毒性肝炎病史10余年，未予相关治疗。3天前大量饮酒后出现右季肋部疼痛，胀满不适，食欲不振，小便浑浊，大便黏。无皮肤瘙痒，无恶心呕吐，无发热，无咳嗽咳痰，无胸闷胸痛。

查体：神志清，精神可，全身皮肤及巩膜无黄染，无蜘蛛痣，无肝掌，心肺（－）。腹平软，全腹部无压痛及反跳痛，墨菲征阴性，麦氏点无压痛，肝脾肋下未触及，肝区叩击痛弱阳性，双肾区无叩击痛，移动性浊音阴性，肠鸣音正常，双下肢无水肿。舌质淡红，苔黄腻，脉弦滑。

辅助检查：肝胆彩超：肝实质回声稍粗，不均匀，包膜不光滑，胆囊壁毛糙，脾未见明显异常；肝功能：AST 75U/L，ALT 68U/L，GGT 42U/L；肝纤四项：PCⅢ 30ng/ml，Ⅳ-C 210ng/ml，LN 225ng/ml，HA 121ng/ml。

诊断：中医诊断：胁痛（肝胆湿热）。西医诊断：①慢性乙型病毒性肝炎；②肝炎后肝纤维化。

治法：清热解毒利湿，疏肝健脾散结。

方药：龙胆泻肝汤合鳖甲煎丸加减。龙胆草10g，黄芩10g，山栀子10g，泽泻10g，车前子10g，当归10g，生地15g，柴胡10g，生甘草5g，鳖甲（先煎）15g，白芍10g，柴胡10g，白背叶根15g，白术10g，白花蛇舌草15g，茯苓10g，土鳖虫15g，厚朴10g。水煎服，每日1剂，禁饮酒。

患者服用本方2周后复诊，季肋部胀痛明显缓解，大便每日2次，基本成形，舌质淡红，苔薄腻，脉弦滑。复查肝功能正常，上方继续服用，1个月后复诊，定期检查。

评析　患者感染疫毒之邪，迁延日久，肝失条达，木不疏土，脾失健运，运化功能失职，湿热内蕴，阻滞气机，中焦枢机不利，故出现胁肋部胀闷疼痛，纳食不馨，大便黏腻。证属肝胆湿热，故方用龙胆泻肝汤合鳖甲煎丸加减。方中龙胆草大苦大寒，泻肝胆实火；黄芩、山栀子具有苦寒泻火之功；泽泻、车前子清热利湿，使湿热从水道排出；生地、当归滋阴养血，以使标本兼顾；柴胡，是为引诸药入肝胆而设；生甘草有调和诸药之效；鳖甲软坚散结；白背叶根、白花蛇舌草清热解毒，利尿除湿，抗病毒，保护肝脏；土鳖虫活血止痛；厚朴下气宽中；白术、茯苓健脾祛湿。诸药合用，共奏清热解毒利湿，疏肝健脾散结之效。

## 医案三

林某，女，33岁。就诊日期：2017年7月17日。

患者无明显诱因出现肝区隐痛胀闷，纳差，时欲呕，大便溏结不调，小便黄，易疲劳，眠浅多梦。无皮肤瘙痒，无发热，无胸闷胸痛。患者慢性乙肝"小三阳"病史10余年，因肝功能正常，未予相关治疗。

查体：神志清，精神可，全身皮肤及巩膜无黄染，无蜘蛛痣，无肝掌，心肺（-）。腹平软，全腹部无压痛及反跳痛，墨菲征阴性，麦氏点无压痛，肝脾肋下未触及，肝区叩击痛弱阳性，双肾区无叩击痛，移动性浊音阴性，肠鸣音正常，双下肢无水肿。舌红苔黄，脉弦缓。

辅助检查：肝胆彩超：肝实质回声稍粗，不均匀，胆囊及脾未见明显异常。肝功能正常；肝纤四项：PCIII 22ng/ml，IV-C 193ng/ml，LN 201ng/ml，HA 185ng/ml。

诊断：中医诊断：胁痛（肝郁脾虚）。西医诊断：①慢性乙型病毒性肝炎；②肝炎后肝纤维化。

治法：清肝泻热，健脾和胃。

方药：小柴胡汤加减。柴胡15g，黄芩10g，半夏10g，炙甘草10g，郁金10g，陈皮10g，枳壳10g，白花蛇舌草15g，茯神15g，太子参10g，夏枯草15g，白芍30g。水煎服，每日1剂。

患者服用本方2周后复诊，肝区隐痛有所缓解，食欲增进，夜眠梦少，小便较清，舌质淡苔白，脉稍弦。上方加白术、山药各15g，继续服用，1个月后复诊，定期检查。

评析　患者因感染疫毒之邪，导致肝失条达，气机不利，郁久化热；肝火日久致心火亦旺，内扰心神，心神不安则多梦难眠；木不疏土，脾失健运，运化功能失职，进一步阻滞气机。方用小柴胡汤加减，方中柴胡散邪透表，疏解气机之郁滞为君药；黄芩清泻少阳郁热为臣药；半夏和胃降逆止呕；夏枯草既可清泻肝经郁火又能软坚散结；炙甘草有调和诸药之效；太子参、陈皮健脾；枳壳行气；茯神宁心安神。诸药合用，共奏清肝泻热，健脾和胃之效。

## 医案四

孙某，男，50岁。就诊日期：2017年9月11日。

患者右胁隐痛，伴恶心呕吐2年余。患者于2年前劳累后出现右胁隐痛，伴恶心呕吐，纳呆，厌食油腻，乏力，情绪忧郁，劳累后症状加重，休息可缓解，大便黏腻，小便黄。无皮肤瘙痒，无恶心呕吐，无发热，无胸闷胸痛。2年前外院诊断为"慢性乙型病毒性肝炎"，因肝功能正常，未予抗病毒治疗。

查体：神志清，精神可，全身皮肤及巩膜无黄染，无蜘蛛痣，无肝掌，心肺（-）。腹平软，全腹部无压痛及反跳痛，墨菲征阴性，麦氏点无压痛，肝脾肋下未触及，肝区压痛，双肾区无叩击痛，肠鸣音正常，双下肢无水肿。舌红，苔黄腻，脉弦弱。

辅助检查：肝胆彩超：肝实质回声稍粗，不均匀，胆囊及脾未见明显异常；肝功能正常。

诊断：中医诊断：肝瘟（气滞湿阻）。西医诊断：①慢性乙型病毒性肝炎；②肝炎后肝纤维化。

治法：清热利湿，疏肝健脾。

方药：垂盆草 20g，茵陈 15g，五味子 10g，白花蛇舌草 20g，黄芩 10g，白术 10g，茯苓 10g，芡实 15g，丹参 10g，郁金 10g，薏苡仁 20g，黄芪 15g。水煎服，每日 1 剂。

患者先后服用本方 2 周后复诊，肝区压痛消失，服药期间未出现呕吐症状，食欲增进，大便同前，舌质淡红，苔薄黄腻，脉弦弱。上方加白芍、土茯苓、夏枯草各 15g，继续服用，1个月后复诊，定期检查。

评析　患者平素情志抑郁，肝气郁结，木不疏土，导致脾胃运化失常，而恶心呕吐，纳呆，厌食。慢性肝炎虽病在肝，但病机转化和临床表现均与脾有关。在治疗上宜先疏肝，辅之以健运脾胃，患者诸症方可得解。方中垂盆草、茵陈、白花蛇舌草清热利湿解毒；白术、茯苓、芡实、薏苡仁健脾祛湿；黄芩、郁金清肝火、疏肝郁；五味子敛阴；黄芪益气；丹参活血。诸药合用，共奏清热利湿，疏肝健脾之效。

## 医案五

罗某，男，50 岁。就诊日期：2017 年 9 月 26 日。

患者皮肤黄染伴纳呆、腹胀、乏力 5 天，无厌油腻，无皮肤瘙痒，无恶心呕吐，小便黄，大便黏，每日 1 次，无发热，无胸闷胸痛。15 年前发现乙肝，多次查肝功能正常，未予抗病毒治疗。

查体：神志清，精神可，全身皮肤黄染，无蜘蛛痣，无肝掌，心肺（-）。腹平软，全腹部无压痛及反跳痛，墨菲征阴性，麦氏点无压痛，肝脾肋下未触及，肝区叩击痛阳性，双肾区无叩击痛，移动性浊音阴性，肠鸣音正常，双下肢无水肿。舌质淡红，苔黄腻，脉弦滑。

辅助检查：HBV-DNA 定量：$7.85×10^5$U/ml；肝胆彩超：肝实质回声稍粗，胆囊及脾未见明显异常；肝功能：AST 50U/L，ALT 96U/L，GGT 102.3U/L，总胆红素 82.4μmol/L，直接胆红素 43.0μmol/L，间接胆红素 39.4μmol/L；肝纤四项：PCⅢ 32ng/ml，Ⅳ-C 183ng/ml，LN 198ng/ml，HA 165ng/ml。

诊断：中医诊断：黄疸（湿热内蕴）。西医诊断：①黄疸型肝炎；②肝炎后肝纤维化。

治法：清热利湿，疏肝利胆。

方药：茵陈五苓散加减。茵陈 15g，车前草 10g，滑石 15g，茯苓 15g，泽泻 10g，白茅根 10g，猪苓 10g，白花蛇舌草 20g，凌霄花 10g，白术 10g，苍术 10g，厚朴 10g，陈皮 10g，垂盆草 15g。水煎服，每日 1 剂。

患者服用本方 1 周后复诊，皮肤黄染减轻，复查总胆红素 53.6μmol/L，直接胆红素 24.0μmol/L，间接胆红素 29.6μmol/L，肝区压痛减弱，小便量增加，颜色变淡，舌质淡红，苔薄黄腻，脉弦滑。上方去猪苓，加黄芪 15g，继续服用，1 个月后复诊，定期检查。

评析　患者感染湿热疫毒之邪，湿热内蕴，阻滞肝胆气机，故宜清热利湿，疏肝利胆。方中茵陈清热利胆退黄，五苓散中诸药为甘淡渗湿的药物，清热利湿，使湿邪从尿排出；因患者有腹胀纳呆，故加平胃散燥湿健脾，垂盆草、白花蛇舌草、凌霄花可增加清热利湿解毒之功。诸药合用，共奏清热利湿，疏肝利胆之效。

## 医案六

徐某，女，38岁。就诊日期：2017年10月16日。

患者右胁痛4年，加重2个月。患者4年前无明显诱因出现肝区疼痛，经查为乙肝"大三阳"，肝功能异常，予以护肝治疗后症状好转。2个月前因劳累后饮酒，右胁痛再次发作。伴口干苦，心烦失眠，纳差，月经不调，经来腹痛。

查体：全身皮肤及巩膜无黄染，无蜘蛛痣，无肝掌，心肺（-）。腹平软，全腹部无压痛及反跳痛，墨菲征阴性，麦氏点无压痛，肝脾肋下未触及，肝区叩击痛弱阳性，双肾区无叩击痛，移动性浊音阴性，肠鸣音正常，双下肢无水肿。舌红，苔薄黄，脉细数。

辅助检查：HBV-DNA定量：$6.74×10^7$U/ml；两对半：大三阳；ALT 45U/L，AST 58U/L，GGT 69.0U/L，胆红素正常；肝胆彩超：肝实质回声稍粗，胆囊及脾未见明显异常。

诊断：中医诊断：胁痛（肝肾阴虚、痰火内扰）。西医诊断：①慢性乙型病毒性肝炎；②肝炎后肝硬化。

治法：补益肝肾，清火化痰。

方药：一贯煎加减。生地15g，沙参15g，枸杞子15g，赤芍15g，茯神15g，白芍15g，丹参30g，白花蛇舌草10g，柴胡10g，枳壳10g，延胡索10g，川楝子10g，香橼10g，黄芩10g。水煎服，每日1剂。

患者服用本方2周后复诊，肝区刺痛明显缓解，胃纳一般，烦躁情绪较前好转，舌质淡红，苔薄黄，脉细。上方加焦三仙各15g，淡竹叶10g，嘱继续服用，1个月后复诊，定期复查。

评析 患者患病日久，期间不规律服药，病情时有反复。或因患者体质特性，或因药物攻伐，导致患者出现肝肾阴虚，痰火内扰之症。方用一贯煎加减治疗，其中生地、枸杞子滋养肝肾；沙参、白芍养阴柔肝；川楝子疏肝健脾，理气止痛；加用柴胡、枳壳、香橼、延胡索疏肝理气止痛；丹参、赤芍活血化瘀；稍佐黄芩、白花蛇舌草增强清热之功。

## 医案七

李某，男，44岁。就诊日期：2017年12月25日。

患者3年前查出乙型肝炎标志物阳性，未予重视。3个月前因熬夜劳累，出现乏力不适，活动后明显，休息后无缓解，伴时有小便色黄，胃纳欠佳。

查体：全身皮肤及巩膜无黄染，无蜘蛛痣，无肝掌，心肺（-）。腹平软，全腹部无压痛及反跳痛，墨菲征阴性，麦氏点无压痛，肝脾肋下未触及，肝区及双肾区无叩击痛，移动性浊音阴性，肠鸣音正常，双下肢无水肿。舌质淡红，苔薄黄腻，脉弦滑。

辅助检查：两对半：小三阳；肝功能正常；肝胆彩超：肝实质回声稍粗，胆囊及脾未见明显异常。

诊断：中医诊断：肝著病（肝郁脾虚）。西医诊断：①慢性乙型病毒性肝炎；②肝炎后纤维化。

治法：清热利湿，疏肝利胆。

方药：柴胡15g，川芎10g，香附10g，枳壳10g，芍药10g，首乌藤30g，合欢皮15g，甘草10g，茵陈15g，叶下珠15g，白背叶根10g，土茯苓20g，白术15g，白花蛇舌草20g，黄芪10g，丹参15g。水煎服，每日1剂。

患者服用本方2周后复诊，乏力缓解，小便量增多，色变浅，胃纳一般，舌质淡红，苔薄黄，脉弦。上方去枳壳、茵陈，加炒麦芽10g、夏枯草10g、鳖甲15g，嘱继续服用，1个月后复诊，定期复查。

评析 患者以"劳累后出现明显乏力"为主诉就诊。因其感染乙型肝炎病毒经年，湿热内蕴，影响肝胆气机。肝为"罢极之本"，故多见乏力等症。方以茵陈清热利湿退黄，具有保肝降酶、利胆退黄之效；叶下珠、白背叶根、白花蛇舌草清热解毒，利尿除湿，可抗病毒、保护肝脏；土茯苓解毒，除湿；柴胡、香附、枳壳疏肝解郁、理气宽中，可抗感染保肝；川芎活血行气；芍药柔肝止痛；首乌藤、合欢皮解郁安神；甘草调和诸药。诸药合用，共奏清热利湿，疏肝利胆之效。

## 医案八

陈某，男，65岁。就诊日期：2018年5月14日。

患者半年前出现两胁胀满不适，伴乏力，气短，腰膝酸软，头晕眼花，大便溏结不调，时口苦，情志不畅时明显。无皮肤瘙痒，无恶心呕吐，无发热，无胸闷胸痛。慢性乙型肝炎病史12年，慢性胃炎病史4年。

查体：全身皮肤及巩膜无黄染，无蜘蛛痣，无肝掌，心肺（－）。腹平软，全腹部无压痛及反跳痛，墨菲征阴性，麦氏点无压痛，肝脾肋下未触及，肝区及双肾区无叩击痛，移动性浊音阴性，肠鸣音正常，双下肢无水肿。舌淡，苔白有裂纹，左脉沉弱无力，右脉弦细。

辅助检查：两对半：小三阳；肝功能正常；肝胆彩超：肝实质回声稍粗，胆囊及脾未见明显异常；肝纤四项：PCIII 27ng/ml，IV-C 113ng/ml，LN 143ng/ml，HA 96ng/ml。

诊断：中医诊断：痞证（肝郁脾虚，气血亏虚）。西医诊断：①慢性胃炎；②肝炎后纤维化。

治法：疏肝健脾。

方药：柴胡15g，姜半夏15g，黄芩15g，党参20g，厚朴10g，茯苓15g，炒白术15g，砂仁15g，生地25g，枳壳15g，神曲15g，炒麦芽15g，丹参30g，白芍15g。水煎服，每日1剂。

患者先后服前方7剂后，自觉两胁胀闷症状好转，大便仍不成形，黏腻，排便费力，此乃饮食积滞明显，故前方加白扁豆30g，火炭母15g，以祛下焦积滞，用法同前。

评析 本案患者素体消瘦，气血不足，且兼有肝郁脾虚，导致气机不行，滞于中焦而成痞证，故给予半夏泻心汤、小柴胡汤加减。姜半夏寒热平调，调和肠胃，辛开苦降，生姜温中阳以运脾，半夏合生姜取其和胃降逆、宣散水气之功而消痞满；黄芩苦寒以降浊；砂仁入脾、胃两经，其善芳化中焦之湿浊、理脾胃之滞气；炒白术健脾燥湿；茯苓利水渗湿；枳壳、厚朴增加行气之功；白芍缓肝。诸药合用，共奏寒热平调、消痞散结、健脾渗湿之功。

## 医案九

刘某，男，52岁。就诊日期：2018年7月23日。

患者半年前巩膜皮肤黄染，近2个月来明显加重，身体瘙痒，伴恶心乏力，纳差，失眠多梦，心烦急躁，口苦咽干，小便黄赤，大便干结，手足心热，皮肤瘙痒，期间不规律治疗，未见明显好转。无恶心呕吐，无胸闷胸痛。

查体：精神差，全身皮肤及巩膜黄染，黄色鲜明，无蜘蛛痣，无肝掌，心肺（－）。腹平软，全腹部无压痛及反跳痛，墨菲征阴性，麦氏点无压痛，肝脾肋下未触及，肝脾区及双肾区无叩击痛，移动性浊音阴性，肠鸣音正常，双下肢无水肿。舌红苔，黄垢腻，脉弦滑数。

辅助检查：ALT 49U/L，AST 68U/L，GGT 55.0U/L，总胆红素461.7μmol/L，直接胆红素

342μmol/L，ACT 67U/L，碱性磷酸酶（AKP）40U/L，总胆固醇 9mmol/L，尿胆红素阳性。肝胆彩超：肝实质回声稍粗，不均匀，胆囊及脾未见明显异常。

诊断：中医诊断：黄疸（湿热内蕴）。西医诊断：①淤胆型肝炎；②肝纤维化。

治法：清热利湿，活血化痰，解毒退黄。

方药：茵陈解毒汤加减。茵陈 40g，藿香 10g，佩兰 10g，炒知母 10g，炒黄柏 10g，蒲公英 10g，赤芍 30g，炒山栀 10g，杏仁 10g，丹参 20g，熟大黄 15g，地骨皮 15g，丹皮 10g，醋柴胡 10g，郁金 10g，垂盆草 15g。水煎服，每日 1 剂。

上药服用 14 剂，患者心烦急躁好转，低热已退，自觉身黄有减，纳食有增，大便干结好转，唯觉身仍瘙痒。舌苔黄厚，脉沉滑。于上方加地肤子 15g，继服 14 剂。查总胆红素 17.1μmol/L，直接胆红素正常，ALT 30U/L，AKP 12U/L，总胆固醇 6mmol/L，尿胆红素阴性。黄疸消退，症状消失，现病情稳定，未再复发。

评析　本例淤胆型肝炎，症见巩膜、皮肤金黄厚重如涂一层粉，患者心烦急躁、身痒难忍、恶心纳呆、口苦咽干、尿黄赤、便干结、苔黄垢腻、脉沉滑数，为湿热中阻，蕴而发黄，湿热并重。方中茵陈、藿香、佩兰、炒知柏、蒲公英、垂盆草、炒山栀、地骨皮清热利湿、解毒退黄；赤芍、丹参、丹皮、杏仁、郁金养血凉血、活血化痰；醋柴胡为引经药；熟大黄退黄、荡涤肠胃，从大便而出。服药 14 剂，症已好转，服药 28 剂，病已减半。

## 医案十

曾某，男，27 岁。就诊日期：2018 年 10 月 22 日。

患者食欲不振，恶心 3 个月，伴口苦、乏力困顿、小便黄，大便可。自服胃动力药但无明显疗效。无皮肤瘙痒，无发热，无胸闷胸痛。乙肝"小三阳"病史 15 年，期间予以治疗，用药不详。

查体：精神差，面色萎黄，全身皮肤及巩膜无黄染，无蜘蛛痣，无肝掌，心肺（-）。腹平软，全腹部无压痛及反跳痛，墨菲征阴性，麦氏点无压痛，肝脾肋下未触及，肝区及双肾区无叩击痛，移动性浊音阴性，肠鸣音正常，双下肢无水肿。舌淡胖有齿痕，脉沉细。

辅助检查：两对半：小三阳；肝功能正常；肝胆彩超：肝实质回声稍粗，胆囊及脾未见明显异常。

诊断：中医诊断：纳呆（湿热内蕴，脾失健运）。西医诊断：①慢性乙型肝炎；②肝纤维化。

治法：清热利湿，理气健脾。

方药：茵陈 15g，藿香 10g，佩兰 10g，半夏 10g，厚朴 10g，柴胡 10g，白术 10g，黄芪 20g，陈皮 10g，党参 10g，茯苓 15g，紫苏梗 10g，布渣叶 15g，甘草 10g，丹参 30g。水煎服，每日 1 剂。

上药服用 7 剂，患者食欲好转，极少恶心，舌淡胖有齿痕，脉沉细。守上方继续服用 14 剂，诸症好转。

评析　患者虽年轻，但明显有正气不足之象，毒邪内侵日久，即可导致肝失疏泄，气滞血瘀，脾失健运，痰瘀交阻，脉络不通，日久耗伤精血，使正气愈亏。故方中以茵陈清热利湿；平胃散加紫苏梗健脾祛湿、理气和胃；丹参活血；黄芪、党参健脾益气；布渣叶、藿香、佩兰增加化湿之效。诸药合用，共奏清热利湿、理气健脾之功。

（安海燕）

# 第七节 肝纤维化的中西医结合研究进展

肝纤维化是由肝损伤及炎症反应发展而来的,以纤维性胶质渗出、纤维瘢痕形成为特点。随着肝纤维化的进展,胶原纤维生成与降解发生失衡。沉积的胶原纤维重构网状支架、分割肝小叶,从而影响肝功能。严重的肝纤维化可演变为肝硬化,甚至肝癌。然而,肝纤维化并非不可逆。目前认为,若是在肝硬化前给予适当、合理的治疗,肝纤维化是可以逆转的。

## 一、肝纤维化的病因及发病机制

肝纤维化是各种肝病所共有的慢性炎症性病理过程。引起肝纤维化的病因多种多样,病毒感染、过度饮酒、高脂饮食、自身免疫及药物等多种因素皆可导致肝纤维化。在西方国家,肝纤维化的主要病因包括酒精、非酒精性肝硬化和丙型病毒性肝炎,在中国则主要以乙型病毒性肝炎所致的肝纤维化为主。

肝纤维化的核心机制为肝内处于静止期的肝星状细胞(hepatic sterate cell,HSC)向增殖型肌纤维母细胞(MFB)转化。正常肝组织中,HSC 的含量极少。然而,损伤的肝细胞可通过细胞因子从体循环中募集单核-巨噬细胞。损伤早期,炎症型瘢痕相关巨噬细胞(SMA)分泌多种促炎因子,激活 HSC。大量的 HSC 向 MFB 转化,并聚集于损伤部位。短暂的炎症反应中,沉积的纤维性基质可被组织修复型表型的 SMA 吸收并分解,因此不影响肝功能的正常运作。但是,反复、慢性的炎症损伤可打破这种平衡机制,从而发生肝纤维化。此外,HSC 的转化活性还受组织生长因子 $\beta_1$(TGF-$\beta_1$)及丝裂原活化蛋白激酶(MAPK)信号分子的调控。其中,TGF-$\beta_1$ 是诱导肝纤维化发生的重要细胞因子。损伤的细胞可大量表达 TGF-$\beta_1$,通过信号转导调控靶基因的转录、翻译和胶原蛋白的合成并抑制其降解,从而诱导肝纤维化的发生和发展。肝纤维化的另一分子基础是 MAPK 通过细胞外调节蛋白激酶(ERK)调节成纤维细胞的增殖及细胞外基质的合成。综上所述,肝纤维化即肝中纤维胶原代谢调节失衡过程。

## 二、西药治疗肝纤维化的研究进展

目前,在肝纤维化的临床治疗中主要采取对因治疗,阻止肝细胞继续损伤,从而起到早治疗、早控制、提高生存率的目的。

### (一)抗病毒药物

恩替卡韦(Entecavir)为鸟嘌呤核苷酸类似物,主要用于抗慢性乙型肝炎病毒。该药通过与 HBV 多聚酶的天然底物三磷酸脱氧鸟嘌呤核苷竞争,从而抑制病毒的复制过程。其主要机制有:①抑制 HBV 多聚酶的启动;②抑制前基因组 mRNA 反转录负链的形成;③抑制 HBV-DNA 正链的合成。恩替卡韦最常见的不良反应有 ALT 升高、疲劳、眩晕、恶心、腹部不适、上腹痛、肝区不适、肌痛、失眠和风疹。有报道指出,恩替卡韦联合常规药物治疗能有效降低慢性乙型肝炎患者肝纤维化水平,改善炎症状态,增强患者肝功能。研究发现,100 例慢性乙型肝炎患者中,经恩替卡韦联合治疗的 50 名观察组患者的透明质酸酶、Ⅳ胶原、层粘连蛋白水平均明显低于对照组,足见恩替卡韦的临床价值。

### (二)利胆类药物

熊去氧胆酸(Ursodeoxycholic Acid)主要用于原发性胆汁性胆管炎的治疗,为胆酸类衍生物。熊去氧胆酸肠肝循环药物，主要通过促进胆汁排泄，从而达到治疗目的。其主要机制为：①增加胆汁酸的分泌，显著降低胆汁中胆固醇及胆固醇酯的物质的量和胆固醇的饱和指数，促进结石中的胆固醇溶解；②松弛肝胰壶腹括约肌，促进胆汁中固体成分的分泌，产生排胆作用。此外，该药亦可减少肝脏脂肪，具有解毒作用。相关临床观察表明，熊去氧胆酸单药治疗可显著改善原发性胆汁性肝硬化-自身免疫性肝炎（PBC-AIH）重叠综合征患者的肝纤维化水平。研究结果表明，经熊去氧胆酸单药治疗可有效改善患者谷草转氨酶（AST）、谷丙转氨酶（ALT）、免疫球蛋白 G（IgG）、碱性磷酸酶（ALP）、谷氨酰转肽酶（GGT）等肝脏生物化学指标，疗效满意且不良反应少，具有较大的临床应用价值。

### （三）间充质干细胞移植治疗

近年来，间充质干细胞（mesenchymal stem cells，MSC）移植被认为是治疗肝纤维化的新方法。有报道指出，静脉注射 MSC 条件培养上清（MSC-CM）对 $CCl_4$ 诱导的肝纤维化有一定的治疗作用。其可能机制是 MSC-CM 能降低 $TGF-\beta_1$ 的表达，抑制 HSC 的活化，从而减少胶原纤维的产生。同时，MSC-CM 可升高 HSC 中 MMP-2 的表达并促进 Collagen I 降解，最终减轻肝纤维化。MSC-CM 治疗疗效肯定，不失为干细胞在肝纤维化治疗领域应用的新策略。

### （四）基因疗法

除了以上治疗方法外，随着人们逐渐对肝纤维化发生机制的深入研究，肝纤维化的基因治疗逐渐成为抗肝纤维化的研究热点。基因治疗是将外源基因导入靶细胞，从而纠正基因缺陷和异常所引起的疾病。小干扰 RNA（siRNA）作为一种 RNAi 技术，能够高效、特异地破坏 mRNA 的完整性，从而抑制疾病相关基因的表达，在基因治疗领域有广阔的应用前景。目前研究表明，siRNA 能有效地从基因水平抑制 HSC 的活化与增殖，增加细胞外基质的降解，从而达到治疗肝纤维化的目的，可成为肝纤维化治疗的有效手段。

## 三、中西医结合治疗肝纤维化

中、西医并重一直是我国卫生事业发展的方针，也是我国建设"健康中国"的独有优势。随着抗肝纤维化治疗研究的不断进展，中、西药联合治疗肝纤维化的治疗也取得了巨大成就。充分发挥中、西药的长处，在正确的中西医药学理论指导下，联合应用中药和西药，可兼顾抗病因、逆转纤维化、调节机体免疫环境的协同作用。

### （一）单味中药结合抗病毒治疗肝纤维化

随着对中药疗效的日益肯定，西药联合单味中药治疗肝纤维化的研究也取得了显著的进展。在中西医药理论的指导下，应用于联合用药治疗的中药多具有行气活血、化瘀通络、柔肝散结、益气扶正的作用。傅金满等将 52 例慢性乙型肝炎患者随机分为对照组与治疗组。对照组给予治疗，而治疗组则给予干扰素α-2b 联合苦参素治疗。结果显示，对照组与治疗组治疗后的 ALT 和 AST 水平，HbsAg、HBeAg、HBV-DNA 的转阴率相较于治疗前均得到显著改善（$P<0.05$），但治疗组的改善水平显著高于对照组（$P<0.05$）。结果提示，苦参素联合干扰素治疗慢性乙型肝炎能够显著改善患者肝纤维化及细胞免疫状态，疗效肯定。此外，徐邦和等随机将血吸虫肝纤维化患者分为治疗组 139 例，对照组 118 例。其中，对照组给予吡喹酮，进行血吸虫病原治疗。而治疗组则在此基础上，采用与黄芪、丹参注射液联合治疗。疗程结束后通过血清纤维化指标及 B 超检查结果比较两组的治疗效果。结果显示，相较于对照组，治疗

组血清透明质酸、Ⅲ型前胶原、Ⅳ型胶原、层粘连蛋白水平皆明显下降。此外，治疗组的肝实质改善率和回缩率均有明显改善。相比之下，对照组的肝实质改善率和回缩率无明显差异。经治疗，治疗组的 139 例患者肝纤维化等级有显著下降，而对照组无明显改善趋势。因此，认为黄芪、丹参注射液联合常规护肝药治疗血吸虫病肝纤维化的效果优于单纯使用常规护肝药治疗，故具有一定的临床应用价值。

### （二）结合中医辨证论治治疗肝纤维化

辨证论治是中医治疗原则之一，而"证"正是中国传统医学的点睛之笔，故应用中药不可无"证"。根据《肝纤维化中西医结合诊疗指南》，肝纤维化的基本病机为正虚血瘀，而主要证型有肝胆湿热证、肝郁脾虚证及肝肾阴虚证。有临床观察报道，随机将慢性乙型肝炎患者分为观察组 60 例和对照组 56 例。观察组给予贺甘定联合安络化纤丸治疗，同时，对照组单用贺甘定治疗。治疗周期为 6 个月。治疗后结果显示，观察组和对照组的抗病毒效果和转阴率无明显差别。然而，对比肝纤维化观察指标血清层粘连蛋白（LN）、透明质酸（HA）和Ⅲ型前胶原（PCⅢ）和Ⅳ-C 水平发现，观察组的各项指标均显著下降，且改善率显著优于对照组（$P<0.01$）。显然，应用贺甘定联合行气活血之中药治疗肝纤维化的疗效要优于单用贺甘定治疗。这提示结合中医药理论治疗肝纤维化患者更有利于阻断或者逆转其肝纤维化的形成和发展。此后，盛雄等选取了 2015 年 1 月至 2016 年 1 月 80 例血清肝纤维化指标异常的慢性乙型肝炎患者，分为对照组和观察组，每组 40 例。对照组每日肌内注射 500 万 U 的干扰素$\alpha$-2b 进行治疗，而观察组则在此基础上联合每日 1 剂的小柴胡汤进行治疗。治疗周期均为 24 周。治疗后结果表明，观察组 $CD4^+$、NK 比例及 $CD4^+/CD8^+$ 比值均显著升高，$CD8^+$ 比例显著降低。观察组与对照组的数据差异具有统计学意义（$P<0.05$）。故认为，小柴胡汤联合干扰素$\alpha$在慢性乙型肝炎肝纤维化的治疗中具有良好的改善机体免疫状态的疗效。

## 四、中药治疗肝纤维化的分子机制研究

中医经典理论中并无"肝纤维化"的病名记载，但从其辨证分析与《金匮要略》中所提及的"肝著"极为相似。肝纤维化的中医病机较复杂，一般认为乃瘀血阻络、气阴亏虚等。肝纤维化的病理过程烦琐，涉及多种调节因子。然而，中药具有多成分、多环节、多靶点的治疗特点。因此，中药对病理过程复杂疾病的治疗具有综合性的优势。现从中药对正常肝组织和病变肝组织的作用两个方面，对中药治疗肝纤维化的分子机制研究进行介绍。

### （一）中药对正常肝组织的保护作用

据相关研究表明，丹参酮ⅡA 具有良好的抗氧化应激作用。丹参酮ⅡA 可通过降低丙二醛活性，升高超氧化物歧化酶、过氧化氢酶、谷胱甘肽过氧化物酶活性，清除肝细胞内活性氧自由基（ROS）的作用，从而降低肝细胞毒性，达到其保肝作用。卫昊等认为柴胡提取物对肝损伤有较明显的保护作用。据实验结果证实，柴胡提取物可降低 $CCl_4$ 所致急性肝损伤小鼠血清中 ALT、AST 活性。此外，ALT、AST 活性与柴胡皂苷 a 含量具有较为明显的线性关系，即柴胡皂苷 a 的含量与秦岭柴胡的保肝作用相关性较高。在临床疗效观察中，王伟杰等将 300 例肝纤维化患者，随机分成对照组和观察组，每组 150 例。在为期 3 个月的治疗中，对照组实施常规保肝治疗，而观察组则在常规保肝治疗的基础上加用柴胡疏肝散。在治疗前及治疗后均对患者进行肝功能、血清肝纤维化及检测肝、脾超声等指标的测定。结果发现，柴胡疏肝散观察组的临床总有效率显著高于对照组，观察组的 ALT、AST、GGT 含量显著降低，且血清白/

球蛋白值显著提高。纤维化指标结果显示，观察组治疗后的血清层粘连蛋白（LN）、透明质酸（HA）和Ⅲ型前胶原（PCⅢ）较治疗前显著降低，与对照组比较，有显著差异，有关其详细机制，有待深入研究。超声检查显示，观察组治疗前、后的门静脉直径及脾脏指数均显著减小，提示柴胡疏肝散有显著减低肝纤维化指标、抗纤维化的作用，还能显著改善肝功能，具有明显的保肝护肝作用。

### （二）中药对病变肝组织的抑制作用

在中药治疗肝纤维化的分子机制中，除了对肝的保护作用外，中药亦可以对异常增生的肝星状细胞进行抑制。刘雪梅等推测桂莪术提取物可通过抑制HSC-LX2增殖和Ⅰ型胶原的合成，提高基质金属蛋白酶-1（MMP-1）的表达，从而发挥其抗肝纤维化作用。随后，冯藜栎等在实验中发现，莪术含药血清可通过调控瘦素诱导下活化的大鼠HSC中的刺猬（Hedgehog，Hh）信号通路分泌性信号糖蛋白配体（Shh）和Wnt信号通路负调节因子分泌型卷曲相关蛋白1（SFRP1）的表达，参与Hh通路和Wnt信号通路抑制HSC的活化和增殖。有报道认为，藏红花酸抗肝纤维化作用可能与下调 $TGF\text{-}\beta_1/Smads$ 信号转导通路，从而抑制肝星状细胞LX-2的增殖有关。据相关临床疗效观察报道，选取84例肝纤维化患者，随机分为治疗前肝功能、肝纤维化指标均无显著性差异的观察组和对照组，每组42例。在治疗过程中，给予对照组患者以单纯苦参素胶囊治疗，而对于观察组患者，则给予安络化纤丸联合苦参素胶囊治疗。治疗后结果显示，两组患者的肝功能、肝纤维化指标均有明显改善，且治疗后观察组的改善效果显著优于对照组。

肝脏慢性炎性损伤是肝纤维化过程的中心环节，中药和西药治疗肝纤维化各有特点和优势。中医理论讲究整体性，重视机体各系统的功能并谐和疾病不同发展阶段的个性化。中药具有多成分、多环节、多靶点的特点，对复杂疾病具有其独特优势。西医分析型理论对肝纤维化机制认识更为细致，病因精确，靶点精准。因此，西药具有特异性强和疗效明确的特点。西药优于去除病因，中药善于调节胶原纤维的合成与吸收平衡，两者联合，相得益彰，具有广阔的研究发展前景和临床应用价值。

（安海燕）

# 第六章 肝硬化

## 第一节 概　述

　　肝硬化是由一种或多种致病因素长期作用于肝脏引起的慢性、进行性、弥漫性肝病。其病理特点为广泛的肝细胞坏死，肝脏纤维组织弥漫性增生，并形成再生结节和假小叶，导致肝小叶正常结构和血液供应遭到破坏，在此基础上出现一系列肝功能损害与门脉高压的临床表现。

### 一、中医对肝硬化的认识

　　中医虽无肝硬化的病名，但据其临床表现的不同可归属于"胁痛""积聚""黄疸""臌胀"等范畴。《素问·缪刺论》云："邪客于足少阳之络，令人胁痛不得息。"《素问·脏气法时论》云："肝病者，两胁下痛引少腹，令人善怒。"《黄帝内经》已明确指出胁痛的发生与肝胆病变密切相关。《诸病源候论》云："胸胁痛者，由胆与肝及肾之支脉虚为寒气所乘故也。"宋代严用和的《严氏济生方》云："夫胁痛之病……肝脏既伤，积气攻注，攻于左，则左胁痛；攻于右，则右胁痛；移逆两胁，则两胁俱痛""夫胁痛之病……多因疲极嗔怒，悲哀烦恼，谋虑惊扰，致伤肝脏"。《证治汇补·胁痛》云："治宜伐肝泻火为要，不可骤用补气之剂，虽因于气虚者，亦宜补泻兼施……故凡木郁不舒，而气无所泻，火无所越，胀甚惧按者，又当疏散升发以达之，不可过用降气，致木愈郁而痛愈甚也。"积聚病名首见于《黄帝内经》，《灵枢·五变》说："人之善病肠中积聚者……皮肤薄而不泽，肉不坚而淖泽，如此则肠胃恶，恶则邪气留止，积聚乃伤。"《难经》提出肝积病名对积聚的脏腑分属做出了明确的区分："肝之积气名曰肥气，在左胁下，如覆杯，有头足，久不愈，令人发咳逆、痎疟，连岁不已，以季夏戊己日得之。何以言之？肺病传于肝，肝当传脾，脾夏适王，王者不受邪，肝复欲还肺，肺不肯受，故留结为积，故知肥气以季夏戊己日得之""积者五脏所生，聚者六腑所成"。至明代张景岳在《景岳全书·积聚》中说："积之始成也，或因暴怒喜悲思恐之气，或伤酸甘辛咸之味，或停温凉寒热之饮，或受风寒暑湿燥火之邪，其初甚微……若久而延之，留滞不去，遂成五积。"对积聚的病因有较全面的认识。李中梓在《医宗必读·积聚》中说："积之成也，正气不足，而后邪气踞之……初中末之三法不可不讲也。初者，病邪初起，正气尚强，邪气尚浅，则任受攻；中者，受病渐久，邪气较深，正气较弱，任受且攻且补；末者，病魔经久，邪气侵凌，正气消残，则任受补。"将攻补两大法灵活应用于积聚初、中、末三期。黄疸最早出自《黄帝内经》。《素问·平人气象论》云："溺黄赤，安卧者，黄疸……目黄者曰黄疸。"《灵枢·论疾诊尺》云："面色微黄，齿垢黄，爪甲上黄，黄疸也，安卧，小便黄赤。"汉代张仲景的《伤寒杂病论》又将黄疸分为黄疸、谷疸、酒疸、女痨疸和黑疸，称为五疸。《金匮要略》曰："食谷即眩……身体尽黄，名曰谷疸""额上黑，微汗出……小便自利，名曰女劳疸""心中懊侬而热，不能食，时欲吐，名曰酒疸""酒疸下之，久久为黑疸"。这种分类法明了清晰，此后医家也多按此分类。关于黄疸病因病机的论述颇多，其中历代医家均认为湿热蕴蒸是最主要的病机。《素问·六元正纪大论》中记载："溽暑湿热相搏，争于左之上，民病黄瘅而为胕肿。"最早提出了炎暑湿热之邪为黄疸的病因。成无己在《伤寒明理论》中论述："湿也，热也，甚者则发黄。内热已盛，复被火者，亦发黄也。"《医学津梁》述："疸者，湿热所成，湿气不能发泄，则郁蒸而生热，热气不能宣畅，则固而生湿，两者相助而相成愈久愈甚者也。"《临证指南医案》中叙述："病从湿得之，阳黄之作，湿从火化，瘀热在里，胆热液泄，熏蒸遏郁，侵于肝则身目俱黄。"都阐述了湿热蕴蒸为黄疸最主要的病机。《诸病源候论》云："凡诸疸病，皆由饮食过度，醉酒劳伤，脾胃有瘀热所致，其病身而皆发黄。"指出因饮食不节，酗酒过度或饥饱无常，损伤脾胃化生瘀热的病因病机。"臌胀"病名首见于《黄帝内经》，《灵枢·水胀》曰："臌胀何如？岐伯曰：腹胀，身皆大，大与肤胀等也，色苍黄，腹筋起，此其候也。"张介宾在《景岳全书·气分诸胀论治》中指出"少年纵酒无节，多成水鼓"，认为臌胀的形成多与饮酒过度有关，符合现代酒精性肝硬化引起腹水的认识。喻嘉言在《医门法律·胀病论》中说："胀病亦不外水裹、气结、血凝……凡有癥瘕、积块、痞块，即是胀病之根。"对臌胀病机有了明确的认识。

　　肝硬化可由多种因素引起，如情志郁结、饮酒过多、感染虫毒、黄疸及胁痛迁延不愈等。病变脏腑涉及肝、脾、肾三脏，病理因素包括气滞、血瘀、痰凝、湿热，病理性质总属本虚标实。肝硬化早期，肝气不舒，气滞则血瘀，瘀血内停，脉络受阻，结而成块，主要病机为气滞血瘀，临床表现出腹部尤其胁下胀或痛，或伴有结块，治疗当调气活血。肝气久郁，气血不得条畅，进而横逆乘脾，脾失运化，则水湿内聚，土壅木郁，以致肝脾同病，久病及肾，肾开阖不利，水湿不化，则胀满愈甚，严重时表现为腹部胀大如鼓，腹壁青筋暴露，脐心突起，治当行气化瘀利水，补肝健脾益肾。湿郁日久亦可化热伤阴，而出现湿热与气阴亏虚并见之象，可见消瘦乏力，口黏纳呆，舌苔黏腻，治当清热祛湿兼顾益气养阴。

　　近现代医家对肝硬化的病因病机、治疗有了进一步的阐释。裘沛然认为肝硬化的主要病机为阴血亏虚，瘀热与湿毒互结，肝脾同病。肝藏血，体阴而用阳，湿热毒邪久恋不去，阴血煎灼，故肝硬化多阴血亏损之证。肝阴不足，疏泄失司，易致脾胃壅滞生湿，湿郁化热又能伤阴，阴虚亦可生内热。因此，本病阴虚与湿热并存，互相影响，但阴虚为本，湿热为标。肝硬化湿热日久，阻滞络脉，则生瘀血。《张氏医通》说："诸黄虽多湿热，然经脉久病，不无瘀血阻滞也。"肝硬化病虽在肝，但与脾的病理变化密不可分。湿困脾胃，出现脘腹胀闷，口黏欲呕，大便不实，纳少体倦，苔腻脉濡等症；土壅木亦失于条达，气血失于顺畅则见胁肋胀痛，情志易怒，精神不振等症；脾虚气血生化不足，肝木失荣，或肝虚不能藏血，脾土失养，亦可互相影响。

　　邓铁涛认为，治疗肝硬化应注重补气运脾祛瘀，慎防利尿伤阴。邓老认为血瘀的形成，除气滞、热迫之外，还有一个重要原因即气虚。慢性肝炎患者独见肝大，但肝质尚柔软或不易扪及，且无其他血瘀表现时，脾气虚是矛盾的主要方面，只有补气健脾促使脾功能的恢复，肿大的肝脏才会随病情的好转而恢复正常。此时不宜过早使用祛瘀药物，因祛瘀药物多有伤正、破气作用，若因肝大而过早使用反不利于治疗。只有当肝质较硬，易于扪及，或并见有面黏、唇紫、舌紫暗或有瘀斑瘀点、脉涩等，提示病机已转为血瘀为主时，方可加入祛瘀药。但此时仍需在补气运脾的基础上，使用祛瘀药。肝硬化晚期既有腹大青筋、舌有瘀斑瘀点或二便欠通的实象，又有四肢消瘦、饮食不振、倦怠乏力之虚象，故治疗需先攻，寓补于攻，然后再予攻补兼施，并证论治。

　　张琪认为，肝炎后肝硬化属于久病痼疾，肝脾肾失调、正虚邪实，在病程的不同阶段，有主次之分、轻重缓急之异。本病系急慢性肝炎迁延日久的结果，湿热之邪蕴蓄不除，日久伤及脏腑气血，导致实质性脏腑损害。其病机为肝郁气滞导致血瘀；气郁化火，火灼伤阴；湿热不除，久病伤阴；肝阴亏虚，肝体失养，失其条达之性，使肝郁更甚，加重瘀血。脾困日久，健运失职，气虚无力行血，瘀血阻滞日久而成痞块，进而日渐坚硬，固定不移，脉道受阻，则络脉怒张，腹筋暴起，可归属于"癥积"范畴；若脾为湿热困扰日久则水湿运化失健，水气不能下行，导致水液内停而形成腹水，可归属于"单腹胀"范畴；若肝阴不足，久必下竭肾水，或肾阴素亏，肾为肝母，无以涵养肝木，而致肝肾阴亏，患者可出现舌红少苔、五心烦热，甚则出现昏迷状态。肾为水火之宅，阴损及阳或肾阳素亏，间或见到脾肾阳虚或阴阳两虚者。

肝硬化属于中医"黄疸""臌胀"等范畴，病机前期常为湿热、疫毒侵袭，气滞血瘀，后期常伴正气亏虚、虚实夹杂，最终气滞、血瘀、痰浊搏结于胁下，形成肝硬化。众多医家认为脾虚肝郁血瘀在本病发展过程中占据重要地位，健脾疏肝活血是治疗本病的基本治则，应贯穿治疗始终。

## 二、肝硬化的流行病学概述

肝硬化是一种常见的慢性疾病，可由病毒性肝炎、慢性酒精性肝病、非酒精性脂肪性肝病、长期胆汁淤积、药物或毒物、肝脏血液循环障碍、遗传和代谢性疾病、免疫紊乱、血吸虫病等原因引起。

肝炎病毒引起的慢性肝炎在我国是导致肝硬化的主要病因，占 50%～60%，其中以乙型、丙型和丁型肝炎病毒为主，慢性乙型肝炎演变为肝硬化的年发生率为 0.4%～14.2%。年龄、男性、病毒的持续存在、肝脏坏死炎症及纤维化均为肝硬化发生及进一步进展为失代偿或肝癌的危险因素。病毒性肝炎后肝硬化的高发年龄为 30～60 岁，以男性多见。乙型和丙型或丁型肝炎的重叠感染及酗酒可加速肝硬化的进展。肝硬化是一种隐匿性和间歇性的慢性疾病，肝炎后肝硬化发展进程可全无症状，或存在一些非特异性的症状如乏力、食欲减退、腹部不适，在日常体检筛查中往往被忽略。因此，针对就诊的患者，医生应当综合其病史、日常生活与饮食习惯、性别、工作特点及临床症状等，初步推测患者是否有肝炎后肝硬化，当患者的一切临床表现都指向肝炎肝硬化时，就应进行必要的检查以明确诊断。

酒精性肝病是欧美国家肝硬化最常见的原因，占 50%～90%。酒精性肝病是指长期过度摄入乙醇导致的肝脏疾病，是西方国家晚期肝病的首要原因，其发展过程包括酒精性脂肪肝、酒精性肝炎、酒精性肝纤维化及酒精性肝硬化。在我国，随着经济水平的提高，人群嗜酒者比率逐年提升，乙醇已经成为仅次于肝炎病毒的导致肝硬化的第二大病因。酒精性肝病的发生除了与乙醇的过度摄入有关外，还与性别、年龄、种族、肥胖、病毒感染及遗传等多种因素密切相关。据调查，饮酒量和饮酒年限与肝硬化发病率有明显的相关性，若日均乙醇摄入量小于 20g（男性），持续饮酒时间小于 5 年，对肝功能的影响很小，几乎不会引起酒精性肝病的发生；但若日均乙醇摄入量大于 40g（男性）、持续饮酒时间大于 5 年，酒精性肝病发病率则显著上升。性别与酒精性肝病的发生也有密切关系，这与乙醇代谢能力的差异有关。女性对乙醇的毒性作用较男性更为敏感，若女性日均乙醇摄入量超过 20g 并持续 10 年以上，5%～41%的患者可增加酒精性肝硬化发生的风险。若嗜酒者合并乙型和丙型肝炎感染会加速肝硬化的发展。乙醇滥用与酒精性肝病发病率在我国不断增加，加强健康知识教育、提高民众对酗酒危害性的认识是减少酒精性肝病的重要措施。对于已经患有酒精性肝病的人群，戒酒是重要的治疗手段。

随着生活方式的改变，我国肥胖人群逐渐增多，NAFLD 也逐渐增多。NAFLD 是仅次于病毒性肝炎和酒精性肝病的肝硬化病因，是一种无过量饮酒和其他明确的肝损害因素所致，以肝实质细胞脂肪变性为特征的临床病理综合征。组织学上，NAFLD 分为 NAFL 和 NASH 两种类型。NAFL 指存在大泡为主脂肪变，无肝细胞损伤，多为良性、非进展性。NASH 指肝脏脂肪变性，合并炎症和肝细胞损伤，伴或不伴纤维化，可进展为肝硬化、肝衰竭和肝癌。具有肥胖、2 型糖尿病、血脂异常及代谢综合征等疾病的人是发生 NAFLD 的高危人群，不同种族不同年龄组男女均可发病。欧美等发达国家普通成人中 NAFLD 患病率高达 20%~40%，亚洲国家为 12%~30%。肥胖症患者 NAFLD 患病率为 60%~90%，NASH 为 20%~25%。2 型糖尿病和高脂血症患者 NAFLD 患病率分别为 28%~55%和 27%~92%。近年来，我国 NAFLD 患病率不断上升，呈低龄化趋势，发达城区成人 NAFLD 患病率在 15%左右。绝大多数 NAFLD 患者与代谢危险因素有关。

长期胆汁淤积也是肝硬化的病因之一，包括原发性胆汁性胆管炎（原发性胆汁性肝硬化）和继发性胆汁性肝硬化。原发性胆汁性肝硬化（PBC）是一种成年人慢性进行性胆汁淤积性肝疾病，以肝内进行性非化脓性小胆管破坏伴门静脉炎症和肝纤维化为特点，该病最终可发展为肝硬化和肝衰竭，是肝移植的主要适应证之一。PBC 发病年龄可在 20~90 岁，高发年龄为 40~60 岁，且以女性为主，男女比例约为 1∶9。PBC 发病不受地区和人种因素的影响，但受家族因素的影响，患者的一级家属中患病率远远高于普通人群。绝大多数 PBC 患者抗线粒体抗体（AMA）阳性，特别是 AMA-M2 亚型阳性对本病诊断敏感性和特异性较高。继发性胆汁性肝硬化（SBC），又称阻塞性胆汁性肝硬化，是由肝外胆管长期阻塞所致的肝硬化，是肝外胆管梗阻少见的并发症。患者发病的原因根据年龄而有差异，幼年多与先天性胆管畸形和胆管闭塞有关，中年以后则多由胆结石引起，老年应多考虑肿瘤性疾病。

通过对肝硬化流行病学的研究，为肝硬化的预防、诊断、治疗与疾病控制提供指导，具有重要的临床意义。

（安海燕）

# 第二节　病因病机

肝硬化的病因病机为气、血、水、食郁结于内，本虚标实贯穿本病的始终。本病初起邪气塞实，正气未虚；日久正气耗伤，邪实正虚，虚实夹杂；病至后期，气血衰少，体质羸弱，以正虚为主。各种病因多交错夹杂，合邪致病。早期肝硬化处于代偿期多表现为轻度乏力、食欲不振、恶心、腹胀，属中医"积聚""痞块"范畴；晚期肝硬化处于失代偿期，多见乏力、食欲减退、腹泻、腹痛、腹胀、体重减轻、皮肤瘙痒、发热、水肿、蜘蛛痣、肝掌、黄疸等，其中以腹胀表现最突出，属"臌胀"。

## 一、肝郁脾虚、气滞血瘀为基本病机

《读医随笔》说："肝之性喜升而恶降，喜散而恶敛。"肝主疏泄，情志失调则肝气不畅，郁结于内则气机停滞，脏腑失和，聚而不散，则成积聚。气为血帅，血随气行，气滞则脉络瘀阻，结而成块，尤以肝藏血为甚，血脉不畅，久则聚成瘀，血运行不畅又进一步导致气滞。张景岳在《景岳全书》中记载："怒气伤肝则肝木之气必侵脾土，而胃气受伤则妨饮食。"《素问·风论》曰："脾者土也，而恶木。"肝气郁结，久可横逆犯胃，导致脾失健运，谷食不化，出现乏力、食欲不振、恶心、腹胀；脾气逆乱，"清气在下，则生飧泄"，可见腹痛腹泻。脾胃功能受损，运化失常，津液不生，血为气之母，血衰则气少。气滞血瘀互为因果，导致邪气壅塞，耗伤正气，日久瘀血内结则成本虚标实之证。血瘀既成阻滞日久而成痞块，进而日渐坚硬，固定不移，脉道受阻，则络脉怒张，腹筋暴起。

脾主运化，主升清，主统血，《素问·太阴阳明论》曰"脾与胃以膜相连"，脾胃共同对水谷精微进行消化吸收，并输布全身。《丹溪手镜》记载："又因食、酒、肉、水、涎、血、气入积，皆因偏爱，停留不散，日久成积块。"酒食不节，饥饱失度，或过食肥甘厚腻，恣食生冷，久则伤于脾胃，脾运失职，水谷不生。精微物质缺乏使肝不得养，则疏泄不畅，气不得生，则气机壅塞，肝郁日久又克于脾，两者俱衰；《诸病源候论》记载："此由饮酒多食油烩之类，腹内痞满，因而成渴又饮水，水气与食结聚……所以成癖。"脾气不健，水液不运，多生痰与湿，痰湿内停，塞滞气机，或与气血相搏结，积聚于内。或有寒湿入侵，损伤脾阳，因于脾阳气易衰，阴气易盛，故内易生痰湿，外易受湿邪，正气不足，浊液不化，痰湿胶结凝滞。临床多见胃纳减少，腹胀便溏，四肢倦怠乏力。脾阳既损，则土虚不能制约肾水，"土虚水侮"，水液泛溢周身，若水液停滞日久，则可见腹胀满肿大有积水，足胫浮肿明显，甚则腰膝酸软、恶寒怕冷等肾虚之征象。痰气相结，内郁脉络；气日以衰，无力行血，则血自留结。"脾胃为后天之本，气血生化之源"，饥饱失度，脾胃运化失衡，水谷精微不得化生以濡润周身，则消瘦、精神不振。

《诸病源候论》记载："夫酒癖者，因大饮酒后，渴而引饮无度，酒与饮俱不散，停滞在于胁肋下，结聚成癖，时时而痛，因即呼为酒癖。其状，胁下弦急而痛。"若见胁痛仍嗜酒无度，不予戒断及治疗者，则进一步发展为"酒臌"。"酒臌"最早见于张介宾的《景岳全书》中，其记载"诸臌之中，尤以酒臌最难治之"，为长期饮酒合水湿停滞，导致肝、脾、肾三脏受损，血气败极之证。酒性湿热，少饮则益，嗜饮无度则易侵脾胃，生痰湿，不予节制者持续损伤脾胃功能，则脾胃亏虚愈加严重。痰浊阻碍气血运行，毒蕴不化，湿热搏结于中焦或胁下。《脾胃论·脾胃盛衰论》记载："百病皆由脾胃衰而生也。"饮食失度，过食肥甘厚腻，邪热蕴结，内阻气机，久瘀则肝脉阻塞，若其人素体多湿则内外合邪，进一步损伤肝，木郁不舒，脾胃失衡，则痰浊瘀血并行阻络而发本病。《灵枢·百病始生》曰："卒然多饮食，则肠满，起居不节，用力过度，则络脉，汁沫与血相搏，则合并凝聚不得散，而积成矣。"

肝硬化多由其他疾病发展而来，早期肝炎阶段多有湿热内蕴，脾胃为困，土壅木郁，及至肝硬化阶段则出现肝郁日久之象，肝失条达，气滞则血瘀。黄疸失治或治疗不当久不愈，湿浊壅遏，湿热久结蕴蒸津液，甚则化热，热淫血分而生瘀血，脉络瘀阻；或久疟不愈，痰湿与凝血结于脉络，则成痞块；或虫毒感染（血吸虫、阿米巴原虫等），损伤肝体，败坏气机，气血停滞，瘀血内结，日久而成癥结，腹有肿块，若伤及脾肾则水液停滞，足胫浮肿或有腹胀如鼓。

《素问·生气通天论》曰："岁木太过，风气流行，脾土受邪""岁土不及，风乃大行……民病飧泄霍乱，体重腹痛"。感受湿热之邪，久壅不愈，一为气机不利，《血证论》曰："肝属木，木气冲和条达。"肝郁气滞，则气血水均失疏泄，在肝胆则胆汁淤积不畅，内蕴外发为黄疸，18%的患者有皮肤瘙痒，可能由于胆汁淤积于皮肤所致；在脾胃则胆汁淤而不畅，不能助脾胃消化饮食水谷，疏泄不畅又阻碍气血津液化生，《医学见能》曰："胆者，肝之腑，属木，主升清降浊，疏利中土。"在肾则气无力推动水运行，水液停滞。二为湿热壅塞，脉络不畅，致使积聚成痞，症见腹痛腹胀、胁痛、肝大等。三为湿热耗灼津气血液，使阴阴虚损，或内结瘀血，或阴虚生热。若为热毒侵害，则湿热毒邪进展迅猛，邪毒内聚，正邪相争，火热腐伤肝体，肝脏功能迅速衰败，气阴两虚，阴竭阳衰。所病均为失于早期治疗或久伤失治迁延，逐渐积累而成本病，若仍久伤不愈，则易成臌胀、肝痿等。

## 二、本虚标实为主要病机特点

邪阻肝脏，终致"子盗母气"，或肝木亢盛耗竭肾水，又因于肝木郁而不得解，气滞血瘀，同时母脏虚弱无以涵养肝木，后期即成子母俱衰，或肝木衰败累及肾水以致子母俱亏，终究木枯水竭，即肝肾阴虚，患者可见面色晦暗、红丝缕缕、胁痛腰酸、鼻衄或齿龈渗血、咽喉干燥、夜寐梦多、舌红绛、少苔或苔薄中剥、脉弦细数等。肝肾阴精枯竭，虚热内生，与蕴结肝脏之邪气杂合而致瘀血内结，气机留滞。虚热灼津液，肝失血养，则见潮红心烦、手足心热、唇干口燥、失眠多梦、鼻衄牙宣，甚或形体消瘦。肾不填精，阳不得生，气机不行，则水液不得运行周身而见水湿内阻。

《景岳全书·杂证谟》曰："凡虚损……或先伤其气，气伤必及于精；或先伤其精，精伤必及于气。但精气在人，无非谓之阴分。盖阴为天一之根，形质之祖，故凡损在形质者，总曰阴虚，此大目也。"肝肾共居下焦，乙癸同源互生。肝藏血以养肾，主疏泄以利水道；肾藏精以滋肝血，肾阴资助肝阴以疏泄条达，精血同源，彼此互化，邪气内耗，导致肝肾阴精枯竭，精血无以濡润五脏六腑，且无以外达皮肉筋骨，导致脏腑功能失调，机体消瘦。阴虚则虚热内生，热与血结，进一步加重气滞血瘀之象。又肝之邪气久不得祛，加之肝肾阴精不足，肾阳亦受损，肾阳虚则命门火衰，脾阳不得温煦，脾肾阳虚。本病初起即犯及脾胃，发展至此期，肝、脾、肾三脏均功能失调，除一般肝硬化见证表现外，以水液代谢紊乱最为突出，称之为"臌胀"。

余无言在《金匮要略新义》中说："推其症状，必然腹满坚硬，脐部突出，腹皮青筋暴露，若有蛛网，甚或少腹下，有郁血性肝紫之斑点。"道出其主要临床症状。又李中梓在《医宗必读》提出："在病名有臌胀与蛊胀之殊。臌胀者，中空无物，腹皮绷紧，多属于气也。蛊胀者，中实有物，腹形充大，非虫即血。"提示臌胀多与气滞血瘀相关。同时《医门法律·胀病论》指出："胀病亦不外水裹，气结，血凝……凡有癥瘕、积块、痞块，即是胀病之根。"进一步指出臌胀的病因为气血水郁结为病。三焦水道不利，责之肝、脾、肾，在肝气郁血瘀，脾失运化，肾阳不司开阖，同时与肺气失宣达肃降，不能通调水道亦相关。郁结为疾病枢纽，性属本虚标实，若不得及时救治，邪水猖獗，则元气不支，邪陷正衰，气阴耗竭，内闭外脱，导致肝、脾、肾迅速衰竭。

近代医家有关本病病因病机的观点有以下几种：陈国忠认为脾虚"不能散精"为发生肝硬化的根本原因，《脾胃论》曰："脾胃虚则五脏六腑、十二经、十五络、四肢皆不得营运之气而百病出焉。"以脾虚则精气不能濡养百脉、灌溉四旁，以及精气不散而内聚久成郁结为主，临床表现为"气滞""水饮""血瘀"，为肝硬化腹水的基本病机，本虚标实为本病的病理特点。车念聪认为湿热内蕴是肝硬化的重要病因，并由于蕴结日久合气虚血不畅，导致痰浊阻络，遂成血瘀，则成痞块，坚而不移，水湿内生，日久耗气伤血，虚实夹杂，出现毒损肝络、肝络瘀阻、气阴两亏等证候。

刘平提出"血瘀为积之体，虚损为积之根"的"虚损生积"观点，认为肝硬化的病机本质乃"虚损生积"，肝脏形质损伤，阴精亏损，气不化生，导致气血不畅，凝血不散而成积。《金匮要略·血痹虚劳病脉证并治》说："五劳虚极羸瘦，腹满不能饮食，食伤、忧伤、饮伤、房室伤、饥伤、劳伤，经络营卫气伤，内有干血，肌肤甲错，两目黯黑，缓中补虚，大黄䗪虫丸主之。"此处指出了病机关键为"经络营卫气伤"，瘀血内生合阴虚血燥而成干血。一方面虚损于内，有形组织及营养气血亏虚；另一方面内积在里，以瘀血为主，结果形成本虚标实、虚实夹杂的精血亏虚并存之机，日久成癥积之证。刘铁军将代偿期肝硬化的病理因素归于"肝郁、湿热、血瘀"为主，倡导"肝气郁结、肝胆湿热、肝络瘀阻"是肝硬化的主要病机，认为气机失调，肝疏泄不畅，横逆克脾导致气滞、脾虚，久病五脏失调，导致郁、湿、热、瘀等邪气相互兼夹，日久耗损肝肾阴液，精血亏虚，可见肝肾阴虚证，各证型可相互转换结合为患。沈舒文认为肝硬化由多种病因引起，多由肝失疏泄开始，继而气滞血瘀，脏腑失调致肝脾肾俱损，水湿停留壅滞酿成腹水。肝失疏泄，气病及血，脉络壅塞，水湿潴留；肝病日久，木不疏土，脾失健运，加重水湿的阻塞。瘀、积、损、虚、水合参，共同构成虚实夹杂、本虚标实的特点，标实以肝络瘀血为主，本虚以气血为主，即肝络瘀阻与脾气虚弱贯穿于整个疾病过程中。赵文霞认为肝硬化的病机之本在气血失调，肝藏血、主疏泄，脾生血，为气血生化之源，两者协调则气血运行有序；肝脏受邪，木克脾土，致气血失调。钱英提出"体用同调""肝病固肾"的学术思想，认为肝病的发展是肝体受损而肝用失调的过程，即肝生理结构基础受损，而功能活动障碍，两者不协调的过程。此外，肝病其源在肾，由于先天肾精不足，导致正气亏虚、正虚邪恋，又子盗母气，累及肾，导致肾阴肾阳亏损。

张赤志认为肝病多从"湿、热、毒、瘀、虚"来阐述，多种病因导致气血水失调，其发展为气滞痰凝、入血阻络、痰瘀互结、水湿内停的过程，早期为肝气郁结、脾失健运生痰或湿浊凝津为痰，中期见痰瘀阻络，晚期痰瘀水互结发为臌胀，痰浊出现在气、血、水三个阶段。痰凝血瘀是肝硬化发生的基本病机，贯穿于疾病过程的始终。以肝脾肾至虚为本，气滞、痰凝、血瘀、水蓄病变为标，形成本虚标实、虚实错杂的病机特点。

（安海燕）

# 第三节 临 床 表 现

肝硬化起病多较隐匿，发展缓慢，潜伏期较久，肝细胞损伤、炎症、坏死、细胞外基质异常增生和沉积，有的需要经过数月至数年之久，可为3～5年或更长，仅有少数因为肝细胞大片坏死而急性进展。肝硬化临床分为两期，即肝功能代偿期和失代偿期。代偿期肝硬化临床表现无特异性，且多不典型。失代偿期肝硬化可出现明显的肝功能减退和门脉高压两大类临床表现。

## 一、代偿期肝硬化症状

大部分代偿期肝硬化患者早期多无症状或仅有轻度症状，主要表现为疲倦乏力、食欲不振、恶心、厌油、腹胀等非特异性的消化道症状，常于劳累或精神紧张等情况下诱发，可伴有肝区隐痛、便秘或腹泻等症状。部分患者可出现消瘦、皮肤色素沉着、蜘蛛痣等，男性因雌激素增加出现乳房胀痛、睾丸萎缩等，女性可有月经不调、乳房不适等症状。多数患者营养状态尚可，因肝硬化类型不同可能伴有不同程度肝脾大。上述症状多呈现间歇性，因劳累或伴发病出现，经休息可缓解。

## 二、失代偿期肝硬化症状

失代偿期肝硬化临床多已经有明显的肝功能异常征象，主要有肝功能减退和门静脉高压两类表现。

### （一）肝功能减退的临床表现

**1. 全身症状** 一般情况与营养状态较差，精神不振，甚者形体衰弱而卧床不起，皮肤干燥或水肿，消瘦乏力。乏力症状与肝硬化严重程度呈现一定正相关性，可能为消化不良导致营养摄入不足；或糖类、蛋白质、脂肪等物质代谢障碍；或神经肌肉功能障碍；或肌肉内的乳糖转化为糖原障碍；或肝内胆汁淤积，肠道胆汁不足导致维生素E吸收障碍，引起肌肉萎缩和肌无力。患者呈现明显肝病面容，当出现大量腹水时，体重减轻往往被掩盖。部分患者有皮肤瘙痒，可能由于胆汁淤积于皮肤所致。

**2. 黄疸** 部分患者出现黄疸，一般较轻，主要为肝细胞进行性或广泛性坏死，肝细胞不能转化未结合的胆红素，导致大量游离胆红素淤积，同时已形成的结合胆红素进入血液，导致血液中胆红素含量升高；同时胆汁排泄障碍，因此诱发黄疸。若肝硬化呈现持续性加重，则黄疸加重，即与肝硬化严重程度呈现一定相关性。

**3. 消化道症状** 食欲减退，厌食，恶心，进食后上腹不适或饱胀，终日腹胀，此表现为突出症状，可能与肠道菌群失调、门脉高压导致胃肠道瘀血、腹水及肝脾大使腹腔相对体积减少有关，可在晚期引起中毒性鼓肠。进食油腻食物后可出现腹泻，可能与结合胆酸缺乏导致脂肪微粒难以消化吸收，脂肪吸收障碍相关。

**4. 出血倾向、贫血** 常有鼻衄、牙龈出血、皮肤黏膜瘀点瘀斑和胃肠黏膜糜烂出血等，出血与肝脏合成凝血因子减少、脾功能亢进致血小板减少、毛细血管脆性增高等因素相关。由于营养不良、肠道吸收功能低下、胃肠失血、脾功能亢进等，可导致贫血。

**5. 内分泌失调** 肝脏功能障碍导致激素代谢转化异常，同时参与疾病的过程。

（1）性激素代谢：常见雌激素增多，雄激素减少。前者与肝脏对其灭活减少有关，后者与升高的雌激素反馈抑制垂体促性腺激素释放，从而引起睾丸间质细胞分泌雄激素减少有关。男性患者趋于女性化，常有性欲减退、睾丸萎缩、毛发脱落及乳房发育等；女性患者可引起卵巢功能紊乱，出现月经失调、闭经不孕及纤维囊性等症状。蜘蛛痣及肝掌的出现均与雌激素增多有关。

（2）肾上腺皮质功能：肝硬化时，合成肾上腺皮质激素重要的原料——胆固醇酯减少，肾上腺皮质激素合成不足；促皮质素释放因子受抑，肾上腺皮质功能减退，促黑素细胞激素增加。患者面部和其他暴露部位的皮肤色素沉着、面色黑黄，晦暗无光，称肝病面容。

（3）醛固酮抗利尿激素：肝功能减退时，肝脏不能及时地将多余的醛固酮及抗利尿激素消灭掉，致使其在体内蓄积过多。前者作用于远端肾小管，使钠重吸收增多；后者作用于集合管导致水的吸收增加，促进腹水形成。

（4）甲状腺激素：肝脏是甲状腺激素储存和代谢的主要器官，因而，肝病时可出现甲状腺激素异常。有人观察到肝细胞严重受损时，$T_4$ 向 $T_3$ 转化障碍，引起血清中 $T_3$、$FT_3$ 降低，而反 $T_3$（$rT_3$）增高，$T_4$ 和促甲状腺激素（TSH）正常，但临床上无甲状腺功能减退表现，将此现象称为"低 $T_3$ 综合征"。肝硬化患者血清总 T、游离 $T_3$ 降低，游离 $T_4$ 正常或偏高，严重者 $T_4$ 也降低，这些改变与肝硬化严重程度之间具有相关性。

**6. 不规则低热** 常为持续性低热，体温常波动于 37～38℃，除酒精性肝硬化患者要考虑酒精性肝炎外，其余均应鉴别发热是由肝硬化本身对致热性激素灭活降低，还是由继发性感染所致。

**7. 低白蛋白血症** 肝硬化时，由于有效的肝细胞总数减少和肝细胞代谢障碍导致白蛋白合成量减少 50%以上，引起低白蛋白血症，血浆胶体渗透压降低，毛细血管内液体进入组织间隙或腹腔内。此外，肝脏葡萄糖利用障碍、厌食呕吐等胃肠道病变导致摄入减少、或腹水及消化道出血或黏膜病变等导致丢失过多均可能引起低蛋白血症。

**8. 电解质紊乱** ①低钾，是肝硬化常见的现象，醛固酮增多易引起排钾；利尿药的应用常造成电解质紊乱而产生低血钾；若有呕吐、腹泻可致大量失钾；肾小管回吸收钾的功能较差，而回吸收钠的能力较强；有碱中毒时，已处于严重缺钾状态，肾小管仍可排出大量钾，使细胞内外的 pH 梯度增加，细胞内的 $K^+$ 与细胞外的 $H^+$ 交换，使细胞内的 pH 降低，易引起氨的吸收而诱发肝性脑病。②低钠：水肿和腹水可引起稀释性低钠血症；利尿药的应用可引起缺钠性低钠血症，是肝硬化常见的现象。

## （二）门静脉高压的临床表现

**1. 脾功能亢进及脾大** 肝静脉回流阻力增加及门静脉压力逆传到脾，使脾因瘀血而肿大，脾组织和脾内纤维组织增生。门脉性肝硬化患者的肝脏愈缩小，脾大就愈明显。脾大可伴有脾功能亢进。上消化道大出血时，脾可暂时性缩小，甚至不能触及。脾周围炎，可引起左上腹隐痛或胀痛。脾功能亢进可有白细胞、红细胞和血小板减少，易发感染及出血。

**2. 侧支循环建立和开放** 是门静脉高压的独特表现，门静脉压力超过 $1.96kPa$（$200mmH_2O$）。正常来自消化道器官和脾脏的回心血液流经肝脏受阻，使门静脉系统许多部位与体循环之间建立侧支循环。

（1）食管下段和胃底静脉曲张：对门静脉高压具有确诊价值。门静脉压力增高、食管炎、十二指肠食管反流，或粗糙坚硬食物机械损伤，或腹内压力突然升高时，可发生破裂出血，危及患者生命。

（2）腹壁和脐周静脉曲张：可见腹壁和脐周迂曲静脉，以脐为中心向四周辐射，严重者可出现团状曲张静脉，有时听诊可闻及静脉"营营"杂音，按压脾脏可增强。

（3）痔静脉曲张。

（4）腹膜后吻合支曲张。

（5）脾肾分流静脉：门静脉属支脾静脉、胃静脉等可与左肾静脉沟通，形成脾肾分流。

门静脉高压代偿性开放的上述侧支循环除了导致曲张静脉破裂出血等致命性事件，大量异常分流还可使肝细胞对各种物质的摄取、代谢及库普弗细胞（Kupffer cell）的吞噬、降解作用不能得以发挥，从肠道进入门静脉血流的毒素等直接进入体循环，引发一系列病理生理改变，如肝性脑病、肝肾综合征、自发性腹膜炎及药物半衰期延长等。此外，这些异常分流导致的门静脉血流缓慢，也是门静脉血栓形成的原因之一。

**3. 腹水** 是肝功能减退与门静脉高压的共同结果，标志肝硬化进入失代偿阶段。腹水时常出现腹胀，大量腹水使腹部膨隆，状如蛙腹，甚至促进脐疝形成。大量腹水抬高横膈或使其运动受限，出现呼吸困难和心悸。腹水形成的机制涉及以下几方面。

（1）门静脉高压：腹腔内脏血管床静水压增高，组织液回流吸收减少而漏入腹腔，是腹水形成的决定性因素。

（2）有效循环血容量不足：肾血流减少，肾素血管紧张素系统激活，肾小球滤过率降低，排钠和排尿量减少。

（3）低白蛋白血症：白蛋白低于 $30g/L$ 时，血浆胶体渗透压降低，毛细血管内液体漏入腹腔或组织间隙。

（4）肝脏对醛固酮和抗利尿激素灭能作用减弱，导致继发性醛固酮增多和抗利尿激素增多。前者作用于远端肾小管，使钠重吸收增加；后者作用于集合管，使水的吸收增加，水、钠潴留，尿量减少。

（5）肝淋巴液量超过了淋巴循环引流的能力，肝窦内压升高，肝淋巴液生成增多，自肝包膜表面漏入腹腔，参与腹水形成。

## （三）并发症

**1. 食管-胃底静脉曲张**（esophageal and gastric variceal bleeding，EGVB） 门静脉高压是导致 EGVB 的主要原因，临床表现为突发大量呕血或柏油样便，严重者致出血性休克。

**2. 自发性细菌性腹膜炎**（spontaneous bacterial peritonitis，SBP） 是非腹内脏器感染引发

的急性细菌性腹膜炎。腹水是细菌的良好培养基，肝硬化患者出现腹水后容易导致该病，致病菌多为革兰阴性杆菌。

**3. 肝肾综合征**（hepatorenal syndrome，HRS） 患者肾脏无实质性病变，由于严重门静脉高压，内脏高动力循环使体循环血流量明显减少；多种扩血管物质如前列腺素、一氧化氮、胰高血糖素、心房利钠肽、内毒素和降钙素基因相关肽等不能被肝脏灭活，引起体循环血管床扩张；大量腹水引起腹腔内压明显升高，均可减少肾脏血流尤其是肾皮质灌注不足，出现肾衰竭。临床表现主要为少尿、无尿及氮质血症。80%的急进型患者约2周内死亡。缓进型临床较多见，常呈难治性腹腔积液，肾衰竭病程缓慢，可在数个月内保持稳定状态，常在各种诱因作用下转为急进型而死亡。

**4. 肝性脑病**（hepatic encephalopathy，HE） 指急、慢性肝功能严重障碍或各种门静脉-体循环分流异常引起的，以代谢紊乱为基础，中枢神经系统功能失调的综合征。约50%肝硬化患者有脑水肿，病程长者大脑皮质变薄，神经元及神经纤维减少。

（安海燕）

# 第四节 诊断与鉴别诊断

## 一、诊断标准

临床诊断肝硬化通常依据肝功能减退和门静脉高压两大同时存在的症候群。影像学所见肝硬化的征象有助于诊断。肝活检若见假小叶形成，可建立诊断。

（一）主要指征

（1）内镜或食管吞钡X线检查发现食管静脉曲张，内镜检查食管静脉曲张呈蓝色、青色或白色，蛇形迂曲或呈串珠状、结节状隆起，沿食管长轴分布，在食管胃连接部最明显，向上延伸。一般分为轻、中、重度。轻度：血管直径<3mm，直行或略迂曲，病变限于食管下段；中度：血管直径3~6mm，蛇形迂曲，隆起于黏膜面，范围不超过食管中段；重度：血管直径>6mm，串珠结节隆起，部分阻塞食管腔，曲张静脉可达到食管上段。

（2）B超提示肝实质回声明显增强、不均、光点粗大，或见"鹅卵石"样增生结节，或肝表面欠光滑，凹凸不平或呈锯齿状，或门静脉直径≥1.4cm；或脾脏增大，脾静脉直径≥1.0cm。

（3）腹水，腹部膨隆，状如蛙腹，伴腹壁静脉怒张。

（4）CT显示肝脏形态异常，外形圆钝，各肝叶大小比例失常，左叶、特别是尾叶增大，尾叶/右叶比例>0.05。常有脾大，外缘超过5个肋单位；螺旋CT主要显示门静脉高压侧支循环的多种表现，门静脉2级以下分支变细、减少、扭曲、僵直，呈"枯枝状"改变，门静脉1~2级分支扩张、增粗、扭曲，个别有瘤样扩张，并可直观立体地显示胃冠状静脉曲张、脐周静脉曲张、脾肾及胃肾侧支的开放。

（5）肝活组织检查有假小叶形成，此为诊断的"金标准"。

（二）次要指征

（1）生化：一般肝功能异常，A/G倒置，蛋白电泳A降低，rG升高，血清胆红素升高，凝血酶原时间延长，氨基转移酶时有升高，AST值接近或超过ALT值等，或血清透明质酸（HA）、

III型前胶原肽（PIIIP）、单氨氧化酶（MAO）、腺苷脱氨酶（ADA）、板层素（LN）升高。

（2）血常规：代偿期多正常，失代偿期多有不同程度的贫血；脾功能亢进时，白细胞和血小板计数减少。

（3）体征：肝病面容（面色晦暗无华），可见多个蜘蛛痣，色暗，肝掌，黄疸，下肢水肿，肝脏质地偏硬，脾大，男性乳房发育。以上化验及体征所列，不必悉备。

肝硬化有典型临床表现时，诊断并不困难。早期患者症状隐匿，缺乏特异性，给诊断带来一定的困难。因此，临床上凡有上腹不适、腹胀、乏力、食欲减退和恶心等消化不良症状，尤其伴有肝脾大、质硬者应结合病史、体检、实验室检查、影像学检查（B 超、CT、MRI、门静脉或肝动脉造影等）进行综合判断，必要时进行特殊检查如肝组织活体检查，以资确诊。

## （三）病理学诊断

**1. 大体形态改变**　肝脏常明显缩小、硬度增加、重量减轻，肝表面呈弥漫的结节状。切面上，肝脏的正常结构消失，被一些周围有灰白色的结缔组织间隔呈轮状包围。

**2. 组织学改变**　正常的肝小叶结构被假小叶所取代，有的假小叶由几个不完整的肝小叶组成，内含 2～3 个中央静脉或一个偏在边缘部的中央静脉，甚至没有中央静脉。有的假小叶则由新生的肝细胞团构成，肝细胞的排列或血窦的分布极不规则。假小叶内的肝细胞可有不同程度的变性、坏死和再生。汇管区因结缔组织增生而显著增宽，其中可见程度不等的炎症细胞浸润，并见多数呈小胆管样结构（假胆管）。

**3. 病理类型**

（1）小结节性：外观肝体积正常或增大，硬度增加，肝包膜增厚，外观呈橘黄色、红黄色或棕栗色，表面不平，结节呈弥漫的颗粒状或结节状，细小均匀，一般在 3mm 以内，最大不超过 1cm，纤维隔较细，假小叶大小较一致，再生结节较少。此型肝硬化最为常见，如病毒性、酒精性均可引起小结节性肝硬化。酒精性肝硬化在变性的肝细胞内含有乙醇透明小体，瘀血性肝硬化的肝脏呈红褐色，有红黄相间的斑纹。

（2）大结节性：由肝细胞大块坏死形成，肝表面有大小结节和深浅不同的塌陷区，结节较粗大，且大小不均，直径一般在 1～3cm，最大直径可达 3～5cm，结节由多个小叶构成，纤维隔宽窄不一，一般较宽，再生结节多见。显微镜下可见大小不等、形态不规则的假小叶被宽度不等的纤维隔分割。肝细胞形态不一，可见到异形的肝细胞。汇管区可明显增宽，可见碎屑样坏死、气球样变、嗜酸性小体。急骤发展的病毒性肝炎多引发此型。

（3）混合型：小结节和大结节两种形态在同一肝脏中混合存在，比例基本相等。

（4）不完全分隔性或多小叶型：纤维隔明显，向肝小叶内伸展，但肝小叶并不完全被分隔，纤维组织包围多个肝小叶，形成较大的多小叶性的结节，结节内再生现象不明显。此型的病因在我国主要是血吸虫病。

## （四）病因诊断依据

（1）肝炎后肝硬化可检出相关病毒的抗原或抗体，如乙型肝炎病毒表面抗原（HBsAg）、表面抗体（抗-HBs）、核心抗原（HBcAg）、核心抗体（抗-HBc）、e 抗原（HBeAg）、e 抗体（抗-HBe）等，部分患者可出现自身抗体，如抗核抗体、平滑肌抗体、线粒体抗体、肝细胞特异性脂蛋白抗体等，或有明确的重症肝炎病史。

（2）酒精性肝硬化需有长期大量嗜酒史（80g/d，10 年以上）。

（3）血吸虫性肝硬化需有慢性血吸虫病病史。病原学检测包括从粪便检查虫卵、孵化毛蚴和经直肠黏膜活组织检查出虫卵。受检者如无病原治疗史，发现活卵、变性虫卵或死卵，均有助于确诊；若有治疗史，如发现活卵、近期变性虫卵，表明受检者体内有活成虫寄生，如只发现远期变性虫卵和死卵，则只提示曾有血吸虫感染史。

（4）其他病因引起的肝硬化需有相应的病史及诊断，如长期右心衰竭或下腔静脉阻塞、长期使用损肝药物、自身免疫性疾病、代谢障碍性疾病等。

### （五）分期、分级判断依据

（1）分期：分代偿期和失代偿期。凡具有较明显的肝功能损害（血浆白蛋白降低、直接胆红素升高、凝血酶原时间延长等）及门静脉高压表现（脾大、脾功能亢进、腹水等）者，可定为失代偿期。

（2）分级：按 Child（Child-Pugh）评分分级（表6-1）。

表 6-1　肝硬化 Child-Pugh 分级

| 项目 | 1 分 | 2 分 | 3 分 |
|---|---|---|---|
| 白蛋白（g/L） | >35 | 28～35 | <28 |
| 胆红素（μmol/L） | <34 | 34～51 | >51 |
| 凝血酶原时间（活动度%） | >50 | 30～50 | <30 |
| 腹水 | 无 | 轻 | 中、重 |
| 肝性脑病 | 无 | 1～2 级 | 3～4 级 |

注：A 级，总分<6 分；B 级，总分 6～9 分；C 级，总分≥10 分。

### （六）并发症诊断依据

（1）EGVB：消化内镜、腹部增强 CT 及门静脉成像是重要的检查方法。

（2）SBP：起病缓慢者多有低热、腹胀或腹水持续不减；病情进展快者，腹痛明显，腹水增长迅速，严重者诱发肝性脑病、出现中毒性休克等。体检发现轻重不等的全腹压痛和腹膜刺激征。腹水外观浑浊，生化及镜检提示为渗出性，腹水可培养出致病菌。

（3）HRS：①肝硬化合并腹水；②急进型（Ⅰ型）血清肌酐浓度在 2 周内升至 2 倍基线值，或>226μmol/L（25mg/L），缓进型（Ⅱ型）血清肌酐>133μmol/L（15mg/L）；③停利尿剂>2天，并经清蛋白扩容 [1g/（kg·d），最大量 100g/d] 后，血清肌酐值没有改善（>133μmol/L）；④排除休克；⑤近期没有应用肾毒性药物或扩张血管药物治疗；⑥排除肾实质性疾病，如尿蛋白>500mg/d，显微镜下红细胞>50 个或超声探及肾实质性病变。

（4）HE：①有严重肝病和（或）广泛门体侧支循环形成的基础及肝性脑病的诱因；②出现前述临床表现；③肝功能生化指标明显异常和（或）血氨增高；④头部 CT 或 MRI 排除脑血管意外及颅内肿瘤等疾病。少部分肝性脑病患者肝病病史不明确，以精神症状为突出表现，易被误诊。

## 二、鉴别诊断

（1）引起腹水和腹部膨隆的疾病：需与结核性腹膜炎、腹腔内肿瘤、肝病综合征、缩窄性心包炎和巨大卵巢囊肿等鉴别。

（2）肝大及肝脏结节性病变：应与慢性肝炎、血液病、原发性肝癌和血吸虫病等鉴别。

（3）肝硬化并发症：①上消化道出血应与消化性溃疡、糜烂出血性胃炎、胃癌等鉴别；②肝性脑病应与低血糖、糖尿病酮症酸中毒、尿毒症、脑血管意外、脑部感染和镇静药过量等鉴别；③肝肾综合征应与慢性肾小球肾炎、急性肾小管坏死等鉴别。

（安海燕）

# 第五节　辨证要点与治疗

## 一、肝硬化辨证的基本证型

肝硬化的辨证大致分为肝气郁结、气滞血瘀、寒湿困脾、湿热蕴结、肝肾阴虚、脾肾阳虚等六大类型。

**肝气郁结：**肝气郁结，失于疏泄，治当疏肝解郁、行气散结。代表方剂：柴胡疏肝散。柴胡、香附、川芎、芍药、枳壳、陈皮、甘草。方中柴胡苦辛入肝、胆经，以条达肝气而疏郁结；香附疏肝行气止痛；川芎行气活血、开郁止痛，柴胡、香附、川芎共奏疏肝解郁、行气止痛之功。陈皮理气和胃；枳壳疏理肝脾；芍药养血柔肝、缓急止痛；甘草调和药性。临床上，肝郁往往兼见脾虚，可加四君子汤益气健脾。

**气滞血瘀：**肝气不畅，脾运失职，肝脾失调则气机郁滞，瘀血内结，治疗当活血行气、化瘀软坚。代表方剂：膈下逐瘀汤。当归、川芎、赤芍、桃仁、红花、丹参、乌药、延胡索、郁金、炒五灵脂、枳壳。方中当归、川芎、赤芍、桃仁、红花、炒五灵脂、延胡索活血化瘀；乌药、枳壳行气止痛，气行则血行。临床上可根据病情进行加减，若瘀结甚者，可酌加石见穿、鳖甲、牡蛎、穿山甲、地鳖虫等软坚散结、破瘀消积之品。

**寒湿困脾：**阳虚湿困，脾失健运则水蓄不行，治疗当温脾化湿、行气利水。代表方剂：实脾饮。白术、熟附子、干姜、木瓜、大腹皮、茯苓、厚朴、木香、草果、薏苡仁、车前子、甘草。方中熟附子、干姜、白术振奋脾阳、温化水湿；木香、厚朴理气宽中；茯苓、草果、木瓜健脾除湿。若水湿过重者可加肉桂、猪苓、泽泻。

**湿热蕴结：**湿热蕴结，浊水停聚，治疗当清热利湿、攻下逐水。代表方剂：中满分消丸合茵陈蒿汤。黄芩、黄连、知母、厚朴、枳实、陈皮、茯苓、猪苓、泽泻、白术、茵陈、栀子、大黄、甘草。方中茵陈、栀子、黄芩、大黄清利湿热，导热下行；厚朴、枳实、陈皮行气消胀，运脾化湿；白术、茯苓、泽泻健脾利湿。在临床治疗中，若热毒炽盛、黄疸鲜明者可加龙胆草、半边莲。

**肝肾阴虚：**湿热内盛，易耗伤阴精，阴虚则络脉瘀阻更甚，治疗当滋养肝肾、活血化瘀。代表方剂：一贯煎合膈下逐瘀汤。生地、沙参、麦冬、阿胶（烊）、丹皮、当归、赤白芍、枸杞子、川楝子、丹参、桃仁、红花、枳壳。方中生地、枸杞子、阿胶滋养肝肾；沙参、麦冬养阴柔肝；川楝子疏肝泻热，理气止痛；当归、赤芍、桃仁、红花活血化瘀。

**脾肾阳虚：**积聚、臌胀日久，耗伤阳气，治疗当温补脾肾。代表方剂：附子理中丸合五苓散，或济生肾气丸合五苓散。偏于脾阳虚者用附子理中丸合五苓散，偏于肾阳虚者用济生肾气丸合五苓散。熟附子、肉桂、干姜、党参、白术、猪苓、茯苓、泽泻。方中熟附子、肉桂、干姜、党参、白术温补脾肾；白术、茯苓、猪苓、泽泻健脾利水。临床应用中，若腹部胀满，食后较甚，可在附子理中丸合五苓散基础上加木香、砂仁、厚朴；若面色灰暗、畏寒神疲、脉细无力可在济生肾气丸合五苓散基础上加巴戟天、仙灵脾。

## 二、肝硬化的辨证要点

### （一）代偿期肝硬化

代偿期肝硬化的主要病机是气滞而导致瘀血内结，属于中医"积聚"的范畴。积聚具有腹中气聚，攻窜胀痛，时作时止或右胁腹可扪及或大或小，质地或软或硬的包块，常有胀痛或刺痛的特点，还可伴有腹胀、纳差、黄疸等症状。

积聚有聚证与积证之分：聚证触之无形，聚散无常，痛无定处，病在气分，主要病机为气机阻滞；积证触之有形，固定不移，痛有定处，病在血分，主要病机为瘀血内结。

根据积块的特征与临床表现，积证可分初、中、末三期：初期正气未伤，邪实为主，表现为积块形小，软而不坚，胀痛不适，少见其他伴随症状；中期正气已伤，邪实正虚，表现为积块增大，按之较硬，疼痛持续，伴见面暗、纳差、乏力、消瘦；末期正气大伤，邪盛正衰，表现为积块明显，按之坚硬，疼痛剧烈，伴见面色萎黄、饮食大减、消瘦脱形。应根据正邪盛衰、虚实主次而分证论治。

### （二）失代偿期肝硬化

肝硬化腹水已成而表现为单腹胀者，即为中医之"臌胀"。积聚与臌胀皆有胀满、疼痛、积块等临床表现，但臌胀更有腹大如鼓，水液停聚的表现。

辨虚实主次：臌胀虽属本虚标实，虚实错杂之证，但虚实在不同阶段各有侧重。一般初起肝脾失调，肝郁脾虚；继则肝脾损伤，正虚邪实；终则肝、脾、肾三脏俱虚。

辨气血水：气滞为主，腹部膨隆，脐突皮光，叩之如鼓，胁下胀满或疼痛，腹胀得嗳气后稍减；血瘀为主，腹部胀大，青筋暴露，内有癥积疼痛，外有赤丝血缕；水聚为主，腹大状如蛙腹，按之如囊裹水，腹中有振水音。

## 三、辨证施治

### （一）代偿期肝硬化

**1. 基本治法**

基本治法：调气活血。

基本方药：鳖甲、桃仁、丹皮、厚朴、党参、白芍、柴胡、黄芩、白背叶根、丹参、白术、北芪、莪术、穿破石、猕猴桃根、凌霄花、茯苓。

随症加减：瘀积明显者加炮山甲、䗪虫、水蛭；腹水明显者加葶苈子、瞿麦、槟榔、大腹皮；兼见阴虚者加石斛、沙参等；兼见湿热者加茵陈、白茅根等。

**2. 分型施治**

（1）肝郁脾虚证

主症：胁肋胀痛或窜痛，急躁易怒，喜太息，口干口苦或咽部有异物感，纳差或食后胃脘胀满，便溏，腹胀，嗳气，乳房胀痛或结块，脉弦。

治则：疏肝健脾。

例方：柴胡疏肝散合四君子汤。

药物：柴胡、白芍、枳壳、香附、川芎、陈皮、白术、党参、茯苓、炙甘草。

随症加减：伴有苔黄、口干苦、脉弦数，气郁化火者加丹皮、栀子；伴有头晕、失眠，气郁化火伤阴者加制首乌、枸杞子、白芍；胁下刺痛不移、面青、舌紫者加延胡索、丹参；精神困倦、大便溏、舌质白腻、质淡体胖、脉缓，寒湿偏重者加干姜、砂仁。

（2）气滞血瘀证

主症：胁痛如刺，痛处不移，腹大坚满，按之不陷而硬，腹壁青筋暴露，胁下积块（肝或脾肿大），面色黧黑或晦黯，头、项、胸腹见红点赤缕，大便色黑，舌质紫暗，或有瘀斑、瘀点，唇色紫褐，脉细涩或扎，舌下静脉怒张。

治则：活血行气，化瘀软坚。

例方：膈下逐瘀汤。

药物：当归、川芎、赤芍、桃仁、红花、丹参、乌药、延胡索、牡蛎、郁金、炒五灵脂、枳壳。

随症加减：瘀结甚者，可酌加石见穿、鳖甲、莪术、地鳖虫等软坚散结，破瘀消积；积块大而坚硬作痛，可服用鳖甲煎丸以化瘀软坚；如伴目黄、溲黄，加茵陈、金钱草；兼阴伤者，加生地、石斛。

（二）失代偿期肝硬化

**1. 基本治法**

基本治法：行气活血利水，疏肝健脾补肾。

基本方药：鳖甲、桃仁、丹皮、厚朴、党参、白芍、柴胡、黄芩、白背叶根、丹参、白术、黄芪、莪术、穿破石、猕猴桃根、凌霄花、茯苓。

随症加减：瘀积明显者加炮山甲、䗪虫、水蛭；腹水明显者加葶苈子、瞿麦、槟榔、大腹皮、猪苓；兼见湿热者加茵陈、垂盆草等；出血量多者，加仙鹤草、参三七、地榆炭以增强凉血化瘀止血之功。

**2. 分型施治**

（1）寒湿困脾证

主症：腹胀如鼓，按之坚满或如蛙腹，胁下痞胀或疼痛，脘闷纳呆，恶心欲吐，舌苔白腻或白滑，小便短少，下肢浮肿，大便溏薄，脉细弱。

治则：理气行水，运脾化湿。

例方：实脾饮。

药物：白术、熟附子、干姜、木瓜、大腹皮、茯苓、厚朴、木香、草果、薏苡仁、车前子、甘草。

随症加减：水湿过重者加肉桂、猪苓、泽泻；气虚明显者加人参、黄芪；胁满胀痛者加郁金、青皮、砂仁；胁痛甚者，加青皮、香附、郁金、延胡索。

（2）湿热蕴结证

主症：腹大坚满，膨胀拒按，甚则脐突，身热，可见肤目黄染，烦热，口苦口臭，口渴欲饮，腹胀便秘，或大便溏泻，舌质红，苔黄腻，脉滑数。

治则：清热利湿，攻下逐水。

例方：中满分消丸合茵陈蒿汤。

药物：黄芩、黄连、知母、厚朴、枳实、陈皮、茯苓、猪苓、泽泻、白术、茵陈、栀子、大黄、甘草。

随症加减：热毒炽盛、黄疸鲜明者加龙胆草、半边莲、猕猴桃根；小便赤涩不利者加车前子、马鞭草；热迫血溢、吐血、便血者，去厚朴，加水牛角、生地、丹皮、生地榆；昏迷属热入心包者鼻饲安宫牛黄丸。

（3）肝肾阴虚证

主症：腹大胀满或见青筋暴露，面色晦滞，唇紫，口干而燥，心烦不寐，时或鼻衄，牙龈出血，小便短少，舌质红绛，脉弦细数。

治则：滋养肝肾，活血化瘀。

例方：一贯煎合膈下逐瘀汤。

药物：生地、沙参、麦冬、阿胶（烊）、丹皮、当归、赤白芍、枸杞子、川楝子、丹参、桃仁、红花、枳壳。

随症加减：内热口干、舌红少津者加天花粉、玄参；腹胀明显者加莱菔子、大腹皮；阴虚火旺者加知母、黄柏；低热明显者加青蒿、地骨皮；鼻衄甚者加白茅根、墨旱莲。

（4）脾肾阳虚证

主症：腹大胀满，形似蛙腹，朝宽暮急，面色苍黄或白，神倦怯寒，脘闷纳呆，肢冷或下肢浮肿，小便短少不利，舌体胖，舌淡紫，脉沉细无力。

治则：温补脾肾。

例方：附子理中丸合五苓散或济生肾气丸合五苓散（偏于脾阳虚者用附子理中丸合五苓散，偏于肾阳虚者用济生肾气丸合五苓散）。

药物：熟附子、干姜、党参、白术、猪苓、茯苓、泽泻。

随症加减：腹部胀满，食后较甚，在附子理中丸合五苓散基础上加木香、砂仁、厚朴；如面色灰暗、畏寒神疲、脉细无力可在济生肾气丸合五苓散基础上加巴戟天、仙灵脾；如腹壁青筋显露加赤芍、桃仁。

（5）瘀热伤络证

主症：腹大胀满，骤然大量呕血，血色鲜红，大便下血，暗红或油黑，身热烦躁，舌质红绛，脉弦细数。

治则：清热凉血，化瘀止血。

例方：犀角地黄汤合十灰散。

药物：水牛角、生地、丹皮、侧柏叶、茜草根、大黄炭。

随症加减：出血量多者，加仙鹤草、参三七、地榆炭、凌霄花以增强凉血化瘀止血之功；若出血不止，可采用综合治疗方法进行止血，先用三腔管经鼻或口腔插入胃内，将胃气囊充气后，牵引固定，再服中药糊剂（五倍子粉 3g、白及粉 3g，调成糊状），然后用食管气囊充气压迫；若大出血之后，气随血脱，阳气衰微，汗出如油，四肢厥冷，呼吸微弱，脉细微欲绝，治以大剂独参汤益气固脱。

（6）痰蒙心窍证

主症：腹大胀满，神志昏迷，烦躁不宁，或语无伦次，逐渐嗜睡，舌质红，苔黄腻，或舌质淡红，苔白腻，脉弦滑数，或弦滑。

治则：豁痰醒神开窍。

例方：安宫牛黄丸或苏合香丸。

药物：牛黄、郁金、犀角（现以水牛角代替）、黄连、朱砂、冰片、麝香、珍珠、栀子、雄黄、黄芩。

随症加减：痰热蒙蔽心窍者，用安宫牛黄丸研化吞服或鼻饲，以清热凉开透窍，亦可用清开灵注射液静脉滴注；痰浊蒙蔽心窍者，用苏合香丸研化吞服或鼻饲，芳香温开透窍；若昏迷加深，汗出肤冷气促，撮空，两手抖动，脉细微弱者，为气阴耗竭，正气衰败，急予生脉散、参附汤益气敛阴，回阳固脱。

肝硬化的辨证施治要注意以下几个方面：①滋养肝肾为要。肝硬化后期，多见肝肾阴虚之证，兼有瘀血水湿停聚，治疗时利水恐伤阴，滋阴又碍水。临证应以固护肝肾之阴为先，不可图一时利水之快，否则真阴耗尽，极易变生他证。养护肝肾之阴，以龟板、鳖甲、石斛、白芍之类为佳，不宜过于滋腻；或可选用甘寒淡渗之品，如沙参、麦冬、生地、白茅根、茯苓、猪苓、泽泻、车前草等，或在滋阴药中少佐桂枝等温化之品，既有助于通阳化气，又可防止太过滋腻。②健脾运湿为常。本病乃沉疴痼疾，难速愈而易复发，当经过有效治疗，腹水消退或消除大半后，患者体质多虚故当扶正固本以巩固疗效。因为脾居中州，为后天之本、气血之源、运湿之枢纽，又为肝病波及之要害，"见肝之病，知肝传脾，当先实脾"。所以，调理肝脾肾脏腑功能又当以健运脾胃为主，脾气得以运化，腹水无从再生；且肝之阴血有赖于脾之滋生，故治肝当以扶脾为先。③中西医结合治疗为法。肝硬化为难治之病，在治疗上缺乏行之有效、药到病除的措施。至于晚期并发症的出现，不论上消化道出血、肝性脑病、合并感染、肝肾综合征等，都应积极采取中西医结合治疗方法以便更快速地控制病情，抢救患者于危急之中。

## 四、西药治疗

### （一）病因治疗

**1. 抗病毒治疗** 对于代偿期乙肝肝硬化患者，为了延缓和降低肝功能失代偿及并发症的发生，抗病毒治疗是重要的治疗手段，只要有适应证且条件允许，就应进行规范的抗病毒治疗。持久及充分抑制 HBV DNA 可使患者病情稳定，预防进展为失代偿肝病，部分患者可出现肝纤维化消退甚至肝硬化逆转。抗病毒治疗药物包括干扰素（IFN）和核苷（酸）类似物（NAs）。对于代偿期乙肝肝硬化患者，不论 ALT 有无升高，HBeAg 阳性且 HBV DNA$\geq 10^4$U/ml 或 HBeAg 阴性且 HBV DNA$\geq 10^3$U/ml 或 HBV DNA 可检测到但未达到上述水平兼有疾病活动或进展的证据、且无其他原因可解释，在知情同意的情况下，可用核苷（酸）类似物治疗。代偿期患者肝功能好的在严密监测下也可选择干扰素，疗程 1 年。因其有导致肝功能失代偿等并发症的可能，宜从小剂量开始，根据患者的耐受情况逐渐增加到预定的治疗剂量。对于失代偿期乙肝肝硬化患者，治疗指征为 HBV DNA 阳性，ALT 正常或升高，建议在知情同意的基础上，应用核苷（酸）类似物抗病毒治疗，以改善肝功能并延缓或减少肝移植的需求。因需要长期治疗，最好选用耐药发生率低的核苷（酸）类似物治疗。干扰素治疗可导致肝衰竭，对失代偿期肝硬化患者属禁忌证。

**2. 抗纤维化治疗** 肝硬化可应用中药进行抗纤维化治疗，如扶正化瘀胶囊、复方鳖甲软肝片等（见肝纤维化）。

**3. 其他** 酒精性肝硬化患者需戒酒、肝豆状核变性所致的肝硬化患者应给予青霉胺等驱铜治疗、有血吸虫感染者应予杀血吸虫治疗、非酒精性脂肪性肝病需针对代谢综合征进行治疗等。

### （二）腹水的治疗

腹水是肝硬化的常见并发症，是导致肝硬化患者入院的主要原因。腹水的治疗目标是减轻腹水或下肢水肿给患者造成的不适并防止腹水引起的并发症，如自发性细菌性腹膜炎（SBP）、脐疝破裂及进一步发展为肝肾综合征。应测定体重、血清电解质、肾功能及 24 小时尿钠及尿钾排出量，以指导治疗。

**1.腹水的一般治疗**

（1）控制水和钠盐的摄入：对有轻度钠潴留者，钠的摄入量限制在88mmol/d（5.0g食盐）可达到钠的负平衡。应用利尿剂时，可适度放开钠摄入，以尿钠排出量为给药指导。轻中度腹水在限钠饮食和卧床休息后可自行消退。稀释性低钠血症（＜135mmol/L），应限制水的摄入（800～1000ml/d）。

（2）利尿剂的应用：经限钠饮食和卧床休息腹水仍不消退者须应用利尿剂，建议采用螺内酯与呋塞米联合治疗，而不是序贯治疗（先使用螺内酯，随后加入呋塞米）。通常最初给予螺内酯100mg和呋塞米40mg，每日早晨给药1次。对于腹水量少的瘦小患者，可采用更低剂量（如螺内酯50mg和呋塞米20mg）。若应用3～5日后临床效果不明显或体重减轻程度不理想，则药物剂量可分别增加100mg和40mg。若有需要，可以重复进行增量。推荐的最大剂量为螺内酯400mg/d和呋塞米160mg/d。服药后体重下降为有效（无水肿者每天减轻体重500g，有下肢水肿者每天减轻体重1000g。体重下降过多时，利尿剂需要减量）。对于肾实质疾病患者，应用低于100mg/40mg比例的螺内酯与呋塞米（如100mg/80mg或100mg/120mg），需要反复尝试来确定剂量，以达到不伴高钾血症的尿钠排泄。在某些情况下，不能使用螺内酯，特别是在肾小球滤过率极低或患者出现高钾血症时。避免采用静脉给予呋塞米，因为静脉给予呋塞米可能导致急性肾功能减退并可以导致逐渐加重的氮质血症，随后可能造成肝肾综合征假象。如出现肝性脑病、低钠血症（血钠＜135mmol/L）、肌酐＞120mmol/L应停用利尿剂，可用胶体或盐水扩容或用托伐普坦，但须避免24小时血钠上升＞12mmol/L。最新指南不推荐托伐普坦用于肝硬化患者低钠血症的常规治疗。

（3）提高血浆胶体渗透压：对于低蛋白血症患者，每周定期输注白蛋白、血浆可提高血浆胶体渗透压，促进腹水消退。

**2.顽固性腹水的治疗**　对限钠和大剂量利尿剂（螺内酯400mg/d联合呋塞米160mg/d）缺少反应，或治疗性腹腔穿刺放液后迅速复发，或在小剂量利尿剂时就发生肝性脑病、低钠、高钾等并发症，均属于顽固性或难治性腹水，其在失代偿期肝硬化患者中的发生率为10%。治疗应排查是否有不适当的限钠、利尿，使用肾毒性药物，存在自发性细菌性腹膜炎，门静脉、肝静脉栓塞及未经治疗的活动性肝病等情况，并针对这些可逆性原因进行治疗。还可以用下列方法治疗：

（1）反复排放腹水、输注白蛋白：对于顽固性大量腹水患者，如无其他并发症（肝性脑病、上消化道出血、感染），肝储备功能为Child-Pugh A、B级，无出血倾向（INR＜1.6，血小板计数＞$50×10^9$/L）可于1～2小时内抽排腹水4～6L，同时补充白蛋白6～8g/L腹水，以维持有效血容量，阻断RAAS系统激活。一次排放后仍有腹水者可重复进行，该方法腹水消除率达96.5%，排放腹水后应用螺内酯维持治疗。

（2）经颈静脉肝内门体分流术（TIPS）：是目前治疗顽固性腹水患者最有效的措施。术后门脉压力下降，阻断钠潴留，改善肾脏对利尿剂反应，可预防腹水复发。适应证是肝功能损害轻度而门静脉高压显著者。终末期肝病模型（model of end-stage liver disease，MELD）积分≥15的患者不宜做TIPS，应该考虑肝移植[MELD积分=9.6log（肌酐 mg/d）+3.8（胆红素 mg/d）+11.2log（INR）+6.4]。

## （三）并发症的治疗

**1.食管–胃底静脉曲张破裂出血**　是肝硬化最常见的并发症之一，也是肝硬化患者死亡的主要原因，应予以积极抢救，因此，所有诊断为肝硬化的患者都应该进行胃镜筛查。若胃镜下见到轻度静脉曲张，应给予口服非选择性β受体阻滞剂（普萘洛尔或纳多洛尔）预防出血。若胃镜下见到中重度静脉曲张，可给予口服非选择性β受体阻滞剂（普萘洛尔或纳多洛尔）或行套扎治疗预防出血。一旦静脉破裂出血，应紧急处理，积极抢救。

（1）重症监护：卧床、禁食、保持气道通畅、补充凝血因子、迅速建立静脉通道以维持循环血容量稳定，密切监测生命体征及出血情况。必要时输血，维持血红蛋白在 80g/L 左右。可预防性应用抗生素，可选用喹诺酮类抗生素或第三代头孢菌素，预防性使用抗生素时间最长不超过 7 天。短期应用抗生素不仅可以预防出血后感染，还可提高止血率、降低死亡率。

（2）控制急性出血：一旦怀疑食管-胃底静脉曲张破裂出血，应立即静脉给予缩血管药物，收缩内脏血管，减少门静脉血流量，达到止血效果。常用药物包括生长抑素及其类似物奥曲肽、特利加压素。生长抑素和奥曲肽安全性高，可连续使用 5 天甚至更长时间，其可通过收缩内脏血管降低门静脉压，从而控制出血。生长抑素首剂 250μg 静脉注射，继以 250μg/h 持续静脉输注。奥曲肽首剂 50μg 静脉注射，继以 50μg/h 持续静脉输注。血管加压素的人工合成类似物有特利加压素，其药理作用与血管加压素相似，可显著降低所有内脏器官的血流，从而降低门静脉压，但其生物效应持续时间更长，不良反应更少。特利加压素起始剂量为 2mg 每 4 小时静脉注射，出血控制后，可逐渐减量到 1mg 每 4 小时静脉注射。对于确诊食管-胃底静脉曲张破裂出血的患者，药物治疗应持续 3～5 天。对可疑食管-胃底静脉曲张破裂出血的患者应立即给予药物治疗，并尽早进行急诊胃镜检查，以明确出血原因。除了药物治疗，急性出血还可采用气囊压迫术、内镜治疗、断流术、介入治疗等外科手段。

（3）预防再出血：在第一次出血后，一年内再出血的发生率约为 70%，死亡率为 30%～50%，因此在急性出血控制后，应采用以下措施预防再出血。

1）内镜治疗：单纯食管静脉曲张，可用曲张静脉套扎术与硬化剂治疗，胃静脉曲张注射组织胶。推荐与药物联合应用。

2）药物治疗：非选择性β受体阻断药（普萘洛尔、纳多洛尔、替莫洛尔），通过其β受体阻滞作用，收缩内脏血管，降低门静脉血流量从而降低门静脉压（HVPG 平均下降 15%）。与对照组相比，预防出血效果确切。用法：普萘洛尔从 10mg/d 开始，每日增加 10mg，直至静息时心率下降到基础心率的 75%，作为维持剂量，长期服用，并根据心率调整剂量。15%的患者有禁忌证（窦性心动过缓、支气管哮喘、慢性阻塞性肺疾病、心力衰竭、低血压、房室传导阻滞、胰岛素依赖性糖尿病）。另外有 15%的患者不能耐受，出现 SBP、顽固性腹水、肾损害、低钠血症（<135mmol/L）或低血压（收缩压<90mmHg）而停用。卡维地洛作为普萘洛尔的替代药物，通过非选择性β受体阻滞和α₁肾上腺能阻滞作用，同时降低门脉血流量和肝血管张力，其降低门静脉压的作用大于普萘洛尔。起始剂量 6.25mg/d，1 周后增加到维持量 12.5mg/d。不良反应有液体潴留、平均动脉压降低，影响长期应用。

3）外科减压或断流：如果患者为代偿期或 Child A 级肝硬化，在药物或内镜治疗失败时也可考虑做远端脾肾吻合术或断流术。

4）TIPS：一线治疗失败后，选择覆膜支架 TIPS。食管静脉曲张、Ⅰ/Ⅱ型食管-胃底静脉曲张破裂出血且药物和内镜治疗失败率高的患者（HVPG>20mmHg、CPCC 级<14 分或 B 级合并活动性出血者），应该早期（24 小时内）行覆膜支架 TIPS，可以延长生存期。

5）肝移植：终末期肝病伴食管静脉反复出血者是肝移植的适应证。

（4）预防首次出血：出血高危人群（CPCC 级、曲张的食管静脉直径>5mm 伴红色征）应选择曲张静脉套扎术或药物治疗。药物包括普萘洛尔、卡维地洛等。

**2. 自发性细菌性腹膜炎** 当腹水细菌培养阳性和腹水中性粒细胞计数≥250×10⁶/L，且不存在可外科治疗的腹腔内感染灶时，可诊断为自发性细菌性腹膜炎。主要致病菌为革兰阴性菌（70%），如大肠杆菌（47%）、克雷伯杆菌（13%）。由于自发性细菌性腹膜炎后果严重，如临床上怀疑自发性细菌性腹膜炎应立即行经验性治疗，抗生素首选头孢噻肟2g每12小时1次，静脉滴注或头孢曲松2g每日1次，静脉滴注，在用药后48小时再行腹水检查，如中性粒细胞数减少一半，可认为抗生素治疗有效，疗程5～10天。腹水蛋白<10g/L、已发生过一次自发性细菌性腹膜炎及食管静脉破裂出血者是复发性自发性细菌性腹膜炎的高危患者，应口服环丙沙星40mg/d进行预防。自发性细菌性腹膜炎最严重的并发症是肝肾综合征。一旦诊断为自发性细菌性腹膜炎立即给予白蛋白输注1.5g/（kg·d），48小时后1g/（kg·d），可预防肝肾综合征，提高生存率。

**3. 肝肾综合征** 是终末期肝病患者出现的功能性肾衰竭，其诊断标准包括：①肝硬化腹水；②血肌酐>1.5mg/dl（133μmol/L）；③停用利尿剂2天后血肌酐水平未下降至1.5mg/dl（133mmol/L）以下；④不存在休克；⑤近期无肾毒性药物使用史；⑥无肾实质性疾病的表现，如蛋白尿>500mg/d、血尿（每高倍镜视野>50个红细胞）、肾超声改变等。

治疗原则是增加动脉有效血容量和降低门静脉压，在积极改善肝功能的前提下，可采取以下措施：①早期预防和消除诱发肝肾衰竭的因素，如感染、出血、电解质紊乱、不适当的放腹水、利尿等。②避免使用损害肾功能的药物。③输注白蛋白1g/（kg·24h），以后20～40g/24h，持续5～10天，使血Cr<132.6μmol/L。④血管活性药物特利加压素0.5～2mg静脉注射（缓慢静脉注射1小时或用输液泵），12小时1次，通过收缩内脏血管，提高有效循环血容量，增加肾血流量，增加肾小球滤过率，阻断RAAS激活，降低肾血管阻力。也可用去甲肾上腺素（0.5～3mg/h）或米多君（2.5～3.75mg/d）加奥曲肽（300～600μg/d）代替特利加压素。⑤TIPS有一定帮助，应用对象：SB<51pmol/L、Child Pugh<12分、无心肺疾患和肝性脑病者。⑥肝移植：对可能发生肝肾综合征的高危患者如稀释性低钠血症、低血压、低尿钠患者在发生肝肾综合征前行肝移植。

**4. 肝性脑病（HE）** 是肝衰竭和（或）门体分流引起的复杂的神经精神综合征，主要表现为人格改变、行为异常、意识及认知功能障碍。

（1）识别并纠正诱因：肝性脑病的诱因包括消化道出血，感染，高蛋白饮食，使用苯二氮䓬类、抗抑郁药及麻醉药物，低钾血症，使用利尿剂，便秘，手术，急性肝炎，氮质血症等。注意纠正水、电解质和酸碱平衡失调。缓解便秘，并控制使用麻醉、止痛安眠、镇静等药物。当患者狂躁不安或有抽搐时，禁用吗啡及其衍生物、水合氯醛、哌替啶及速效巴比妥类。必要时可减量使用（常量的1/2或1/3）地西泮（安定）、东莨菪碱，并减少给药次数。异丙嗪、氯苯那敏（扑尔敏）等抗组胺药有时可作为地西泮替代药。

（2）乳果糖：口服不吸收双糖是目前肝性脑病的主要治疗手段之一，其可有效地减少氨的吸收并能产生排泄的作用。乳果糖在结肠内被乳酸菌、厌氧菌等分解为乳酸和醋酸，降低结肠pH，使肠腔呈酸性，从而减少氨的形成与吸收；其轻泻作用有助于肠内含氮毒性物质的排出；肠道酸化后，促进乳酸杆菌等有益菌大量繁殖，抑制产氨细菌生长，氨生成减少。剂量为每次15～30ml，每日3～4次口服。从小剂量开始，根据2～3次软便/天，调整剂量。严重肝性脑病时，可用乳果糖置入鼻胃管给药，一般为15～45ml每8～12小时1次；或乳果糖300ml置于1L水中灌肠保留1小时，每2小时1次，直到症状改善。乳果糖还可以用于复发性肝性脑病的预防，其可以改善轻微型肝性脑病（MHE）患者的认知和生活质量，用于隐匿型肝性脑病（CHE）的治疗。乳果糖常见副作用有腹痛、饱胀感、腹泻和电解质紊乱。口服乳糖醇与乳果糖效果类似，且不良反应更少。

（3）抑制肠道细菌生长：利福昔明是一种口服后肠道吸收极少的广谱抗生素，目前的研究表明，其用于治疗急性及慢性肝性脑病与口服不吸收双糖效果类似，其对肝性脑病有良好的疗效，具有耐受性好、起效快等优点。可用于Ⅰ～Ⅲ度肝性脑病的治疗和预防复发性肝性脑病发作，推荐剂量是 800～1200mg/d，分次口服或与乳果糖合用。

含有双歧杆菌乳酸杆菌等的微生态制剂可起到维护肠道正常菌群、抑制有害菌群、减少毒素吸收的作用。

（4）促进氨的转化和代谢：L-鸟氨酸-L-天门冬氨酸（OA）中的鸟氨酸能增加氨基甲酰磷酸合成酶和鸟氨胶氨基甲酰转移酶活性，其本身也是鸟氨酸循环的重要物质，可促进尿素合成。天门冬氨酸可促进谷氨酰胺合成酶的活性；促进脑、肝、肾的利用和消耗氢以合成谷氨酸和谷氨酰胺而降低血氨，减轻脑水肿。每日静脉滴注 20g，用于显性肝性脑病（OHE），能显著降低肝性脑病患者血氨，改善临床症状，安全性好。

## 五、非药物治疗

**1. 精神治疗**　精神情志的调摄与肝硬化的治疗和预后密切相关。肝硬化患者应该保持乐观的心态，消除对疾病的恐惧，安心休养。若整日抑郁愤懑，忧愁悲叹，情志不畅易损伤肝脾，不利于病情的恢复。

**2. 起居**　代偿期患者可参加轻工作，但应注意劳逸结合，不可过度活动；失代偿期的患者则应卧床休息为主。

**3. 饮食**　合理的饮食对肝硬化患者的预后有重要的影响。肝硬化是一种慢性消耗性疾病，因此应给予高热量、高蛋白、高维生素且易消化的食物。

（1）肝硬化失代偿期的饮食指导：了解患者的饮食情况，及时调整饮食结构，以自然食品为主，注意热氮供应量以略低于肝功能正常者为宜。热氮比、糖脂比构成要适当。脂肪比例可适当减少，因为脂肪可刺激肝细胞分泌胆汁，加重胆汁淤积。每日脂肪用量应在 50g 以下，少食或不食动物脂肪，如肥肉、蛋白、脑等，以植物油为主。鼓励患者进食高热量、高维生素、高蛋白（肝性脑病除外）、易消化、无刺激性食物，如牛奶、鸡蛋、新鲜水果、蔬菜等。每周复查 1 次血清白蛋白。每日摄入食物中总热量应在 12.6MJ 左右，蛋白质摄入每日每公斤体重 2g，每日总量不超过 120g，用含支链氨基酸丰富的优质蛋白质。

（2）腹水患者的饮食指导：应予少钠盐或无钠盐饮食，钠的摄入量应限制在 10～20mol/d。低钠饮食有水果、鸡肉、肝脏、新鲜蔬菜等，避免进食咸肉、泡菜、酱油、午餐肉罐头及方便食品、冷冻食品等。还应限制入水量，水摄入量应限制在 1000ml/d 以内。钾、钠的摄入量可根据尿量、血压、水肿情况及血清钾、钠浓度而定。排尿多时应多吃含钾丰富的食物，如香蕉、枣、番茄等。

（3）肝功能显著减退及肝性脑病先兆者的饮食指导：应严格限制蛋白质食物，以免加重肝昏迷，每日蛋白质摄入量应少于 30g。

（4）肝性脑病患者的饮食指导：开始数日应严格禁食蛋白质，每日供给热量 5.02～6.69MJ 和足量维生素，特别是维生素 A、维生素 C、维生素 K 和 B 族维生素，以碳水化合物为主。昏迷不能进食者可经鼻胃管供食，食饲液最好用 25% 的蔗糖或葡萄糖溶液，每日可摄入 3～6g 必需氨基酸。神志清醒后，可逐渐增加蛋白质 40～60g/d。植物蛋白致肝性脑病的作用最小，且有利于氨的排出及通便，适用于肝性脑病患者。

（5）上消化道出血患者的饮食指导：有食管-胃底静脉曲张的患者应避免进食坚硬、粗糙的食物及刺多的鱼肉、带碎骨的肉类，以免引起曲张静脉破裂以致上消化道出血。急性大出血伴恶心、呕吐者应禁食。无明显活动性出血者，可给流食，出血停止后改无渣半流质饮食，开始少食多餐，每天 4～5 餐。不吃生拌菜、粗纤维多的蔬菜，不吃刺激性食物和饮料，如咖啡、浓茶等。

（6）肝硬化食疗方

1）鲤鱼赤小豆汤：鲜鲤鱼（或鲫鱼）除去内脏，填入赤小豆，加入少许姜葱、盐，熬成汤。吃豆及鱼肉，喝汤。适宜于肝硬化浮肿患者。

2）鲫鱼羹：大鲫鱼 500g 除去内脏，大蒜适量，砂仁、胡椒、花椒、陈皮、荜茇各 3g，将葱、酱、盐、椒、蒜等放入鱼肚，蒸熟做羹。吃鱼肉。适用于脾胃虚寒，水湿内停的肝硬化患者。

3）桑杞车前粥：取大米 100g，先煮至半熟，再加桑椹 30g，枸杞 30g，车前子 30g，煮熟即成。适用于肝肾阴虚的肝硬化患者。

4）山药苡米煮龟汤：怀山药 20～30g，苡米 15g，龟 1 只，陈皮少许。加适量水，炖煮龟，喝汤。龟不宜太大，500g 左右即可，可适当加调味之品或加些瘦肉类（注意要少量多餐，每周煮 1～2 次，龟甲、龟板宜砍碎煮）。适合低白蛋白，浮肿的肝硬化患者。

5）山药桂圆炖甲鱼：山药 30g，桂圆肉 20g，甲鱼 1 只（约 500g）。连甲带肉加适量水，与山药、桂圆肉清炖至熟烂，吃肉喝汤。适合肝肾阴虚的肝硬化患者。

6）猪肉枸杞汤：枸杞子 15g，瘦猪肉适量。共煮汤。适合肝肾阴虚的肝硬化患者。

7）蚕豆冬瓜皮汤：取蚕豆 50g，冬瓜皮 20g，鲜橘叶、大腹皮各 10g。水煎服。适合于肝郁脾虚的肝硬化水肿患者。

8）薏苡仁粥：薏苡仁 60g。加水适量，煮烂成粥，加白糖适量，每日 1 次。适用于肝硬化腹水患者。

9）黑豆 2000g，藕粉 500g，干小蓟、干生地各 100g，干桑椹子、何首乌各 200g。混合，共磨粉。每日用 100g，做成熟食食之，连服数月。适用于脾功能亢进伴有衄血者。

10）松花蛋 10 个，蚌肉 150g。蚌肉煮熟，松花蛋捣烂，两者拌匀。每日 1 次，分 10 次服完。适用于肝硬化肝脾大者。

11）西瓜皮、冬瓜皮、黄瓜皮各 16g。水煎服。适用于腹水患者。

12）玉米须 30～60g，赤小豆 30g，冬瓜子 15g。水煎服，每日 1 次，连服 30 日为 1 个疗程。适用于肝硬化腹水患者。

（安海燕）

# 第六节　医　案　精　选

## 医案一

陈某，男，65 岁。就诊日期：2017 年 7 月 17 日。

患者腹胀 3 个月。2016 年 11 月 25 日广州某医院 CT 示：肝内弥漫低密度影，肝硬化，门静脉高压，食管-胃底静脉曲张，少量盆腔积液、腹水，下腔静脉肝顶部狭窄。患者现腹胀，大便干结，纳尚可，眠一般。慢性乙型肝炎病史 30 余年。

查体：一般情况尚好，腹部膨隆，全腹无压痛，无反跳痛，移动性浊音（±），腹壁静脉轻度曲张；肝于肋下可及，剑突下 1.5cm，质硬，脾未触及；皮肤干燥，双下肢轻度凹陷性水肿。舌淡嫩，苔薄白伴瘀点，脉弦微滑。

辅助检查：HBV-DNA 定量：$8.16 \times 10^5$ U/ml，AFP 27ng/ml；两对半：小三阳；肝功能：AST 91U/L，TBIL 54.9μmol/L。

诊断：中医诊断：积聚（气滞血瘀）。西医诊断：肝硬化（失代偿）。

治法：行气活血，软坚利水。

方药：醋鳖甲 30g，醋莪术 10g，醋山甲 10g，薏苡仁 30g，生牡蛎 20g，酒黄精 15g，玄参 15g，芡实 15g，何首乌 15g，炒枳壳 15g，白术 10g，茯苓 10g，山药 15g，大腹皮 20g，炒莱菔子 20g，车前子 20g，黄芪 20g，猪苓 15g。水煎服，每日 1 剂。

患者服上方 1 周后，腹胀明显缓解，余无明显不适。继续服用前方 1 个月后，患者已无腹胀，移动性浊音（-），下肢水肿消失，大便软，眠可。上方去何首乌、炒枳壳、大腹皮，车前子改 10g，仍以益气活血、软坚散结为治。继续服用 1 个月后复查。

评析 腹胀，腹内有形肿物（肝硬化）当属中医"积聚"的范畴，因其感染肝炎病毒日久，影响肝疏泄之功能，气滞日久导致血行瘀滞，故根据该患者症状表现辨证为气滞血瘀证，治疗以行气活血、软坚利水为主。方中醋莪术既入血分，又入气分，功能破血散瘀、行气止痛；醋鳖甲、醋山甲软坚散结之要药；配以猪苓、车前子、薏苡仁、茯苓、大腹皮利水消肿；加之黄芪、山药、白术、芡实健脾益气等。全方攻补兼施，气血共调，使水湿自除，积聚得消。

## 医案二

张某，男，48 岁。就诊日期：2018 年 1 月 23 日。

患者胁痛，纳呆 3 月余，伴乏力、口苦，小便黄，大便稀。患者慢性乙型肝炎病史 20 余年，肝衰竭治疗后；肝硬化，食管-胃底静脉曲张，2016 年 9 月出现呕血、黑粪，后行 TIPS 术后好转。

查体：皮肤及巩膜轻度黄染，胸、颈部蜘蛛痣可查，无肝掌，心肺（-）。腹软，全腹无压痛及反跳痛，肝肋下未触及，脾未触及，墨菲征阴性，麦氏点无压痛；移动性浊音阴性，肠鸣音正常，双下肢无水肿。舌淡红，苔黄厚腻，脉弦细数。

辅助检查：2017 年 10 月 10 日查 AST 104U/L，ALT 117U/L；2018 年 1 月 15 日查 TBIL 145.1μmol/L，DBIL 16.5μmol/L，IBIL 128.6μmol/L。

诊断：中医诊断：胁痛（湿热蕴结）。西医诊断：肝硬化（失代偿）。

治法：清热祛湿，软坚益（理）气。

方药：醋鳖甲 30g，柴胡 10g，炒枳壳 10g，白芍 10g，黄芪 20g，白术 10g，茯苓 10g，丹皮 15g，黄芩 15g，茵陈 15g，栀子 10g，田基黄 15g，薏苡仁 20g，溪黄草 15g，甘草 5g。水煎服，每日 1 剂。

服上方 15 剂后，患者胁痛症状明显缓解，舌色转淡，苔稍薄，上方调整黄芪 30g，加赤芍 10g，再服 15 剂。2018 年 3 月 5 日复查肝功能：AST 62U/L，ALT 75U/L，TBIL 55.1μmol/L，DBIL 10.2μmol/L，IBIL 64.3μmol/L。

评析 肝硬化多由其他疾病发展而来，早期肝炎阶段多有湿热内蕴，脾胃为困，土壅木郁，及至肝硬化阶段则出现肝郁日久之象，肝失条达，气滞则血瘀。该患者湿热蕴结为标，气虚血瘀为本，症以胁痛、黄疸为甚，故以清热利湿的茵陈蒿汤配合益气行气、疏肝健脾之品。醋鳖甲软坚散结之要药，为肝硬化患者之首选；根据辨证处以清热解毒、利湿退黄、消肿散瘀的茵陈、栀子、黄芩、田基黄等，疏肝健脾的柴胡、炒枳壳、黄芪、白术，攻补兼施，扶正祛邪于一役，当会取得良好的疗效。

## 医案三

赵某，男，51 岁。就诊日期：2018 年 3 月 19 日。

1 个月前患者自觉肝区隐痛，伴头晕，目干涩，时有失眠多梦，胸部有压迫感，腰酸胀，五心烦热，乏力，纳眠可，大小便如常。多年前体检确诊为慢性乙肝（具体时间不详），未治疗。

查体：一般情况尚好，腹软，全腹无压痛，无反跳痛，移动性浊音（-），腹壁静脉轻度曲张；肝于肋下可及，质硬，脾未触及；墨菲征阴性，麦氏点无压痛；肠鸣音正常，双下肢无水肿。舌红，苔薄黄，脉沉细。

辅助检查：HBV-DNA 定量：$4.53 \times 10^6$ U/ml；两对半：小三阳；肝功能：AST 91U/L，TBIL 54.9μmol/L。肝胆 B 超：肝肋下斜切 89mm，剑下纵切 45mm，肝区回声增强增粗，门静脉 9mm，胆囊 46mm×18mm，胆总管 3mm。

诊断：中医诊断：胁痛（肝肾阴虚）。西医诊断：肝硬化。

治法：滋养肝肾，除热软坚。

方药：一贯煎合膈下逐瘀汤加减。生地 15g，熟地 15g，丹皮 10g，当归 10g，赤芍 15g，白芍 15g，枸杞子 15g，川楝子 10g，丹参 30g，桃仁 15g，红花 15g，黄精 15g，枸杞子 25g，胡黄连 10g，黄芩 10g，醋鳖甲 30g，白背叶根 15g，远志 15g，首乌藤 30g。水煎服，每日 1 剂。

患者先后服用本方 15 剂，胁痛、头晕、腰酸及失眠多梦等症均缓解，仍偶感胸闷，大便稍稀，舌淡红，苔薄黄，脉细。上方生地、黄精、远志改为 10g，继续服用 1 个月后复查。

评析　患者感染肝炎病毒日久，疫毒伤及肝肾之阴，故出现肝区隐痛，头晕，目干涩，腰酸胀；阴虚日久，虚火内生可见时有失眠多梦，五心烦热；气阴不足，血行瘀滞可见乏力，胸部有压迫感，舌红，苔薄黄，脉沉细，证属肝肾阴虚，方用一贯煎合膈下逐瘀汤加减。方中生地、熟地、枸杞子、黄精、白芍滋养肝肾；川楝子、黄芩疏肝泻热，理气止痛；当归、川芎、赤芍、桃仁、红花活血化瘀；胡黄连清虚热退骨蒸；醋鳖甲软坚散结；远志、首乌藤安神定志。诸药合用使肝肾之阴得养，虚火得除。

## 医案四

张某，男，67 岁。就诊日期：2018 年 4 月 9 日。

患者自 5 年余前因饮酒后出现全身乏力，伴恶心、纳差，未予重视，未经任何诊治。此后症状逐渐加重。1 周前患者因饮酒过量出现全身乏力加重，休息后不能缓解，伴右胁针刺样疼痛、恶心、纳差、口黏口苦，腹胀、食后尤甚，精神欠佳，睡眠多梦，大便可，小便黄。患者乙肝"小三阳"病史 20 多年，2 年前体检 B 超提示肝硬化。

查体：精神欠佳，腹软，全腹无压痛，无反跳痛，移动性浊音（-），肝区叩击痛，肝脾肋下未触及；全身皮肤及巩膜无黄染，无蜘蛛痣，无肝掌，肠鸣音正常，双下肢无水肿。舌质紫暗，苔黄腻，脉细弦。

辅助检查：WBC $5.8 \times 10^9$/L，PLT $140 \times 10^9$/L，ALT 357U/L。

诊断：中医诊断：胁痛（气滞血瘀）。西医诊断：肝硬化。

治法：清热利湿，健脾活血。

方药：保肝宁合鳖甲煎丸加减。柴胡 10g，枳壳 10g，白芍 15g，黄芪 30g，丹参 10g，桃仁 10g，鳖甲 15g，延胡索 15g，白背叶根 20g，生甘草 10g，郁金 10g，黄芩 30g，赤芍 10g，猕猴桃根 15g，莪术 15g，穿破石 15g。水煎服，每日 1 剂。

患者服用本方 15 剂后，乏力较前减轻，无恶心、纳差，偶有右胁疼痛、口苦、腹胀等症，精神可，睡眠欠佳，饮食可，二便调。

评析　患者由于饮酒损伤脾胃，以致脾胃运化功能失职，出现全身乏力、恶心、纳差等症状，久之湿浊内生，郁而化热，熏蒸肝胆，肝气不舒，脏腑失和，脉络受阻，血行不畅，出现右胁疼痛。舌质紫暗，苔黄腻，脉细弦为肝胆湿热，脾虚血瘀之征象。方选吕志平教授经验方保肝宁合鳖甲煎丸进行加减，方中柴胡、枳壳、生甘草、郁金共奏疏肝解郁、理气通络之功；黄芪健脾益气；桃仁、丹参、赤芍、莪术、穿破石活血祛瘀；白背叶根、猕猴桃根清热利湿兼有活血之功；鳖甲软坚散结。诸药合用即可清热利湿解毒，活血化瘀，健脾以固本祛邪。

## 医案五

刘某，男，45 岁。就诊日期：2018 年 6 月 11 日。

患者腹胀胁痛、纳呆，伴乏力、大便不通 5 个月余。患者乙肝"小三阳"病史 12 年余，1 年前体检 B 超提示肝脾大，少量腹水。

查体：精神欠佳，面色晦暗，全腹无压痛，无反跳痛，移动性浊音（±），肝区无叩击痛，肝脾肋下一横指；全身皮肤及巩膜无黄染，无蜘蛛痣，无肝掌，肠鸣音正常，双下肢无水肿。舌淡，苔白腻，脉细弦。

辅助检查：ALT 65U/L，白蛋白 24g/L，球蛋白 28g/L。

诊断：中医诊断：臌胀（气滞血瘀，脾虚湿蕴）。西医诊断：肝硬化。

治法：健脾利湿，行气活血。

方药：鳖甲煎丸合补中益气汤加减。黄芪 15g，党参 15g，白术 30g，炙甘草 15g，当归 10g，陈皮 5g，升麻 5g，柴胡 10g，鳖甲 15g，延胡索 15g，甘草 10g，赤芍 10g，猕猴桃根 15g，莪术 15g，穿破石 15g，黄芪 30g，丹参 10g，桃仁 10g，白背叶根 20g。水煎服，每日 1 剂。

患者服用本方 15 剂后，小便量增多，腹部已松，乏力较前减轻。上方加桔梗 10g，开利肺气，肺气得宣，水道自通。继续服用 2 周后复诊。

评析　患者为久病之人，其长期服用苦寒、清利肝胆之药，伤及脾阳，加之肝硬化产生的水湿之邪进一步损伤脾土。故治疗以鳖甲煎丸合补中益气汤加减使用，方中黄芪补中益气、升阳固表；党参、白术、炙甘草甘温益气、补益脾胃；陈皮调理气机；当归补血和营；升麻、柴胡协同参、芪升举清阳；桃仁、丹参、赤芍、穿破石活血祛瘀；白背叶根、猕猴桃根清热利湿兼有活血之功；鳖甲软坚散结。全方合用既可补气健脾，使后天生化有源，脾胃气虚诸证自可痊愈；又可软坚散结、活血化瘀，使腹内之癥积得消。

## 医案六

许某，男，35 岁。就诊日期：2018 年 7 月 2 日。

患者胃脘及腹部胀满、季肋部隐痛，伴纳呆、乏力、大便溏结不调、夜寐不安 2 个月余。患者慢性乙型病毒性肝炎病史 7 年，2 年前被外院诊断为早期肝硬化。

查体：患者精神欠佳，腹软，全腹无压痛，无反跳痛，移动性浊音（-），肝区无叩击痛，肝肋下 3cm，剑突下 4cm，边缘较钝；胸、臂有蜘蛛痣，肝掌；全身皮肤及巩膜无黄染，肠鸣音正常，双下肢无水肿。舌淡，苔薄腻，脉沉细弦。

辅助检查：肝功能正常。

诊断：中医诊断：积聚（肝郁脾虚，气滞瘀阻）。西医诊断：肝硬化。

治法：疏肝健脾，行气活血止痛。

方药：鳖甲煎丸加减。鳖甲 15g，桃仁 15g，丹皮 15g，川朴 10g，党参 15g，白芍 15g，柴胡 10g，黄芩 10g，白背叶根 10g，丹参 10g，白术 10g，北芪 30g，莪术 15g，穿破石 15g，猕猴桃根 15g，凌霄花 10g，茯苓 10g。水煎服，每日 1 剂。

患者服用本方 15 剂后，胃脘部及腹部胀痛明显减轻，食欲转佳，乏力减轻，夜寐仍不佳。上方加首乌藤 30g，继续服用，1 个月后复诊。

评析 积聚的发生多因感染疫毒、饮食失调、情志郁结日久，导致肝脾不和，气机不调，湿浊内生，内蕴生痰，痰阻气道，气滞血瘀而成。治疗时以软坚散结、活血化瘀为主要治法。方中鳖甲软坚散结；桃仁、丹参、莪术、穿破石、凌霄花活血祛瘀；白背叶根、猕猴桃根清热利湿兼有活血之功；党参、北芪、白术、茯苓健脾益气，化痰祛湿。全方合用既可软坚散结，活血化瘀，又可补气健脾，攻补兼施，故能取得良效。

## 医案七

钱某，女，34 岁。就诊日期：2018 年 10 月 22 日。

患者季肋部疼痛，伴乏力、腹胀、小便少色黄，大便稀，时下肢浮肿、鼻衄半年余。患者慢性乙型病毒性肝炎病史 7 年，2 年前外院诊断为早期肝硬化。

查体：患者精神欠佳，腹软，肝区压痛，无反跳痛，移动性浊音（-），肝脾肋下未触及；无蜘蛛痣，无肝掌；全身皮肤及巩膜无黄染，肠鸣音正常，双下肢无水肿。舌质暗，苔薄白腻，脉沉弦。

辅助检查：ALT 52U/L，总胆红素 45.23μmol/L；肝胆 B 超示：肝脏弥漫性病变，慢性胆囊炎，脾脏轻度肿大。

诊断：中医诊断：积证（肝郁血瘀）。西医诊断：肝硬化。

治法：疏肝健脾，祛瘀消癥。

方药：鳖甲煎丸加减。鳖甲 15g，桃仁 15g，丹皮 15g，川朴 10g，党参 15g，白芍 15g，柴胡 10g，黄芩 10g，丹参 10g，白术 10g，北芪 30g，莪术 15g，穿破石 15g，猕猴桃根 15g，凌霄花 10g，茯苓 10g，仙鹤草 10g，制附片（先煎）10g，三七粉（冲服）5g。水煎服，每日 1 剂。

患者服用本方 20 剂后，肝区疼痛、腹胀明显缓解，小便量增多，服药期间未出现下肢浮肿、鼻衄。复查肝功能恢复正常，上方加减使用半年后，患者病情稳定。

评析 积证的发生多因感染疫毒、饮食失调、情志郁结日久，导致肝脾不和，气机不调，湿浊内生，内蕴生痰，痰阻气道，气滞血瘀而成。治疗时以软坚散结、活血化瘀为主要治法。方中鳖甲软坚散结；桃仁、丹参、莪术、穿破石、凌霄花、三七粉活血祛瘀；猕猴桃根清热利湿兼有活血之功；党参、北芪、白术、茯苓健脾益气，化痰祛湿；仙鹤草、制附片补益脾肾，扶正固本。全方合用既可软坚散结，活血化瘀，又可疏肝健脾，攻补兼施，故能取得良效。

## 医案八

魏某，男，56 岁。就诊日期：2018 年 10 月 29 日。

患者腹胀胁痛半年，加重 1 个月，伴纳差、四肢乏力，消瘦，小便黄少，大便稀溏，皮肤干燥。患者慢性乙型病毒性肝炎病史 11 年，半年前诊断为肝硬化。

查体：患者精神欠佳，全身皮肤及巩膜轻度黄染，腹部胀满，肝区压痛，无反跳痛，移动性浊音（±），肝肋下 1.2cm，剑突下 2.3cm；颈、胸部蜘蛛痣，无肝掌；肠鸣音正常，下肢轻度水肿。舌紫暗有瘀点，苔白腻，脉沉弦。

辅助检查：ALT 52U/L，总胆红素 45.23μmol/L；肝胆 B 超示：肝脏弥漫性病变，脾脏轻度肿大，轻度腹水。

诊断：中医诊断：臌胀（脾气虚衰，水瘀互结）。西医诊断：肝硬化。

治法：健脾益气，化瘀行水。

方药：鳖甲煎丸加减。鳖甲 15g，桃仁 15g，丹皮 15g，川朴 10g，党参 15g，白芍 15g，柴胡 10g，黄芩 10g，丹参 10g，白术 10g，北芪 30g，莪术 15g，穿破石 15g，猕猴桃根 15g，凌霄花 10g，茯苓 10g，泽泻 15g，大腹皮 15g，车前子 10g，三七粉（冲服）5g。水煎服，每日 1 剂。

患者服用本方 14 剂后，肝区疼痛、腹胀减轻，小便增多，食欲渐增，精神好转。舌淡稍暗苔白，脉沉细。上方加减使用 3 个月后，患者病情稳定。

评析 臌胀证属本虚标实，该患者肝郁脾虚，脾失健运，水谷精微不能运化，水为湿，谷为滞，加以气机郁滞，血络瘀阻，发为臌胀，故治疗攻补兼施，以化瘀利水为主，辅以健脾益气。方中鳖甲软坚散结；桃仁、丹参、莪术、穿破石、凌霄花、三七粉活血祛瘀；猕猴桃根清热利湿兼有活血之功；党参、北芪、白术、茯苓健脾益气，化痰祛湿；泽泻、大腹皮、车前子利水祛湿。

## 医案九

孙某，男，34 岁。就诊日期：2018 年 11 月 5 日。

腹胀如鼓，伴尿少、右季肋部隐痛、巩膜黄染、纳差 3 月余。患者慢性乙型病毒性肝炎病史 4 年。

查体：患者精神可，巩膜轻度黄染，腹部胀满，肝区叩击痛（+），移动性浊音（+），肝脾肋下未触及，无蜘蛛痣，无肝掌；肠鸣音正常，下肢无水肿。舌红少苔，脉弦细。

辅助检查：ALT 56U/L，AST 67U/L，总胆红素 67.7μmol/L；肝胆 B 超：肝脏弥漫性病变，轻度腹水。

诊断：中医诊断：臌胀（肝肾不足，脾虚水泛）。西医诊断：肝硬化。

治法：滋养肝肾，健脾行水。

方药：鳖甲煎丸合一贯煎加减。鳖甲 15g，桃仁 15g，丹皮 15g，川楝子 10g，土鳖虫 10g，白芍 15g，柴胡 10g，丹参 10g，白术 10g，北芪 30g，穿破石 15g，党参 10g，茯苓 10g，泽泻 15g，生地 15g，熟地 15g。水煎服，每日 1 剂。

患者服用本方 1 个月后，腹水消退，黄疸消失，复查肝功能正常。舌淡苔薄，脉细。上方加减使用，定期复查。

评析 臌胀证属本虚标实，该患者肝失疏泄，郁久化火，伤及肝之瘀血，肝阴不足，久必及肾，故肝肾阴虚为病之本，气滞湿阻、水湿内停为其标，以治本为主。方中鳖甲、土鳖虫软坚散结；川楝子疏肝解郁通络；生地、熟地滋养肝肾之阴；桃仁、丹参、穿破石活血祛瘀；党参、北芪、白术、茯苓健脾益气，化痰祛湿，标本共治，臌胀得消。

## 医案十

李某，男，59 岁。就诊日期：2018 年 11 月 12 日。

右上腹季肋下胀痛，腰背酸痛，身重肢凉，畏寒恶风，自汗，小便黄，大便稀 4 月余。患者 2 年前患急性黄疸性肝炎，1 年前复发，外院确诊为乙型肝炎、早期肝硬化。

查体：精神倦怠，全身皮肤及巩膜无黄染，腹软，肝区压痛（+），移动性浊音（-），肝肋下 1.1cm，剑突下 1.9cm，胸部可见蜘蛛痣，无肝掌；肠鸣音正常，下肢无水肿。舌淡苔白腻，脉沉细。

辅助检查：乙肝两对半：小三阳；ALT 98U/L。

诊断：中医诊断：胁痛（脾肾阳虚，水湿内停）。西医诊断：肝硬化。

治法：温补脾肾，利水散结。

方药：鳖甲煎丸合桂枝附子汤加减。鳖甲 15g，桃仁 10g，丹皮 10g，白芍 15g，丹参 10g，白术 10g，北芪 30g，穿破石 15g，陈皮 10g，党参 10g，茯苓 10g，桂枝 10g，附子 10g，炙甘草 10g。水煎服，每日 1 剂。

患者服上方 7 剂后，已无恶风、畏寒之象，精神振作，食欲增强，腹水消退，黄疸消失，复查肝功能正常。舌淡苔薄，脉细。上方去桂枝，加苍术 10g，继续服用，定期复查。

评析　感染肝炎疫毒之邪，多属湿热内蕴，常用清热利湿解毒之法。但该患者因寒致病，寒湿内盛，表阳已虚，故以鳖甲煎丸合桂枝附子汤加减使用，方中附子温壮阳气，驱逐寒气；桂枝调和营卫，振奋阳气；鳖甲软坚散结；桃仁、丹参、穿破石活血祛瘀；党参、北芪、白术、茯苓健脾益气，利水祛湿，标本共治，表里双解。

（安海燕）

# 第七节　肝硬化的中西医结合研究进展

肝硬化自其出现在人类视野中起，便被长期研究和讨论。直至 1911 年，哈佛医学院病理学教授弗兰克·伯尔·马洛里（Frank Burr Mallory）发表了一篇简短的论文，他根据新的临床和病理工作重新将肝硬化定义为："肝脏的慢性、渐进性、破坏性病变，同时伴有部分结缔组织的修复活性和收缩。"肝硬化的病因尚不完全明确，常见的因素有酗酒、肝炎、血吸虫病、胆管癌、疟疾等。若任其发展至晚期，患者可表现为门静脉高压及肝功能障碍，甚至发展为肝癌。

## 一、肝硬化的病因及发病机制

肝硬化是以弥漫性的肝细胞变性、坏死，纤维性增生为病理特点，从而导致肝脏变硬、变形的慢性肝脏疾病。其病因可包括有毒化学物质、代谢性疾病、病毒、酒精或非酒精性脂肪性肝炎等可导致弥漫性、长期性肝细胞死亡的因素。

与其他器官不同，肝脏在人体中是一种更为特殊的存在。为保持人体功能稳定，肝脏与体重的比例必须维持在一个特定水平。肝的这种内环境稳态调整和维持能力被形象地称为"肝脏稳定器"。肝的这种独特的功能涉及各种复杂的再生机制，这些再生途径对不同类型的损伤具有特异的不同结果。因肝细胞死亡而导致的代偿性增殖可激活剩余的肝细胞增殖分裂。然而，当正常再生受到阻碍时，替代再生途径变得活跃并诱导祖细胞分裂、分化。其中，任何与代偿性和持续性肝细胞增殖相关的慢性肝病都可能导致肝硬化的发生和发展。

正常肝细胞染色体倍数范围在 $2n$（二倍体）、$4n$（四倍体）和 $8n$（八倍体）。一般来说，急性肝损伤可触发再生，且再生不影响染色体倍数，而在大多数慢性肝病的发展过程中，染色体倍数减少。慢性肝损伤和持续性代偿性增殖可激活"倍体转运体"，从而导致多倍体减少，最终二倍体以非整倍体细胞替换多倍体或整倍体肝细胞。

此外，慢性肝损伤亦可以与基因毒性物质有关，如脂质过氧化产物和活性氧等反应性亲电体，最终导致 DNA 损伤及基因组改变。而隐性等位基因的异常与肝硬化有着密切的联系。一般来说，此种异常可被正常的等位基因平衡，而不显现出病变。但是，因单克隆染色体慢性损伤的遗传毒性环境而引起的基因组异常则不能被相应正常等位基因的存在所平衡。这种等位基因不平衡的 DNA 改变为重要的潜在性生长控制因素，进而导致肝硬化的形成和发展。

## 二、西药治疗肝硬化的研究进展

### （一）抗病毒药物

重组人干扰素α-2b 是应用重组脱氧核糖核酸技术制成的高纯度干扰素α-2b。干扰素在细胞表面与特殊的膜受体结合而发挥其细胞活性。干扰素一旦与细胞膜结合，就能在细胞间产生一连串复杂的结果，包括阻止受感染细胞内病毒复制，抑制细胞增殖，通过免疫调节增强巨噬细胞的吞噬活性，增强淋巴细胞对靶细胞的特殊细胞毒性。相关临床数据表明，重组人干扰素α-2b 联合利巴韦林治疗肝硬化的临床疗效显著，能促进肝硬化患者 AQP8 和 AQP9 蛋白的表达，改善患者的肠道生理功能，且不增加药物不良反应的发生率。

### （二）降酶退黄药物

**1. 强力宁** 具有类似肾上腺皮质激素的作用，但无其不良反应，对肝细胞炎症有治疗作用，可防止肝脂肪变，阻止纤维化并促进肝细胞恢复，另有解毒、抗感染、抗过敏等作用。可用于初期肝硬化。强力宁的不良反应有胸闷、口渴、低血钾及血压升高。上海医科大学中山医院的施文娟等对于强力宁的临床观察表明，强力宁可显著降低 PIIIP、HA 及Ⅳ型胶原，抑制肝硬化的进展。

**2. 维生素类药物** 复合维生素 B 制剂中的 B 族维生素可参与机体代谢、维持细胞功能，有防止脂肪肝和保护肝细胞的作用。

### （三）保肝修复药物

青霉胺：是青霉素的代谢产物，具有免疫抑制作用，可抑制胶原纤维合成，有非特异性抗感染作用；有保护肝细胞膜和对抗多种肝脏毒物的作用；大部分经肝脏代谢，经尿及粪便排出。此药最常见的不良反应有发热、疲劳，但停药 72 小时内可消失。

## 三、中西医结合治疗肝硬化

慢性乙型肝炎后肝硬化也是由 HBV 所引起的进行性慢性疾病，其往往是肝炎及肝纤维化终末期的常见表现。在感染的慢性乙型肝炎患者中，超过 30% 的患者在未来 15 年内会发展成肝硬化。肝硬化不同于肝纤维化，肝硬化时的肝脏已发生实质性改变，其损害多不可逆转，故临床治疗效果也不理想。同样，基于与中西医结合治疗肝纤维化的理论基础，中医药在辨证论治的基础上与西医抗病毒药物联合治疗肝硬化可取得较好疗效。

### （一）单味中药结合抗病因药治疗肝硬化

随着科技的发展，对于单味中药联合西药治疗肝硬化的治疗日益深入。曹海芳等选取了 106 例乙肝肝硬化患者作为研究对象，以每组 53 例随机分为两组。其中，对照组仅给予替诺福韦酯，观察组则是给予替诺福韦酯与丹参注射液联合治疗。治疗结果显示，相较于对照组，观察组的Ⅳ-C、LN、HA、PCⅢ水平皆有显著改善。观察组的血清纤维化指标、血清HBV DNA水平均显著低于对照组，且两组数据差异具有统计学意义。结果表明联合治疗可在替诺福韦酯控制乙肝肝硬化患者病毒感染增殖情况的同时，改善其纤维化进展，且效果优于单独替诺福韦酯治疗，值得推广。另有，宋健等随机选择了65例代偿期乙型肝炎早期肝硬化患者并进行分组。其中苦参素联合拉米夫定治疗组33例，拉米夫定对照组32例，定期进行疗效观察。治疗结果显示，治疗组的肝功能指标ALT和TBIL均较对照组明显好转（$P<0.05$）。此外，治疗组的四项肝纤维化指标（PCⅢ、HA、LN和Ⅳ-C）亦较对照组明显下降且数据差异显著，具有统计学意义（$P<0.05$）。故认为苦参素联合拉米夫定可兼顾改善肝功能、减轻肝脏炎症和抗病毒、减轻或延缓肝硬化的进展。

### （二）中医辨证论治结合西药抗病因药治疗肝硬化

依据《肝硬化中西医结合诊疗共识》，肝硬化的主要中医辨证证型有肝气郁结证、水湿内阻证、湿热蕴结证、肝肾阴虚证、脾肾阳虚证及瘀血阻络证。在临床应用时，应当灵活变通，合理应用，方能达到治疗目的。

最近，有临床疗效观察采用前瞻性病例对照研究方法，将155例乙型肝炎肝硬化患者随机分为对照组77例和治疗组78例。对照组使用恩替卡韦（ETV）单独治疗，治疗组在对照组治疗用药的基础上联合使用扶正化瘀胶囊治疗。结果显示，治疗48周和72周治疗组的总有效率分别为87.18%和92.31%，显著高于对照组同期的71.43%和77.92%。两组数据差异具有统计学意义（$P<0.05$）。此外，治疗组与对照组的72周ALT/AST、TBIL复常率及HBV DNA转阴率分别为75%、72%、73%和67%、61%、64%。另有，治疗组的72周肝纤维化四项（HA、LN、PCⅢ、Ⅳ-C）结果优于对照组。两组数据显示治疗组肝硬化改善程度明显优于对照组，且数据差异具有统计学意义（$P<0.05$）。故认为，扶正化瘀胶囊联合ETV治疗乙型肝炎肝硬化的疗效明显优于单用ETV，疗效肯定。姚飞龙等将88例患者随机分为2组。其中，治疗组50例采用鳖甲煎丸联合阿德福韦酯治疗，而对照组的38例则单独使用阿德福韦酯进行治疗。治疗周期为1年。结果表明，治疗后治疗组HBeAg阴转率、HBeAg/HBeAb血清转换率及HBV DNA转阴率均高于对照组。此外，治疗后ALT及总胆红素显著降低、白蛋白显著升高且治疗组疗效显著优于对照组（$P>0.01$）。因此，鳖甲煎丸联合阿德福韦酯治疗乙型肝炎后肝硬化的疗效优于单用阿德福韦酯，疗效确切，值得推广。

## 四、中药治疗肝硬化的分子机制研究

就目前而言，疗效确切、副作用少且可用于临床的抗肝硬化西药很少，大多还处在实验研究阶段。因此，对中药的开发，为肝硬化治疗开辟一条新路就显得格外重要。正如上文所言，"瘀血"是形成肝纤维化的病机关键，因此，具有活血化瘀、扶正补气和清热解毒作用的中药在肝硬化的治疗中显示出一定的优势。

### （一）中药对正常肝组织的保护作用

在抗肝硬化的预防和治疗中，除了要求药物的抗纤维化效果，还需关注药物的毒副作用。只有兼顾阻止病理进展和保护正常组织才能达到提高生存率的治疗目的。血清总蛋白和球蛋白的比值是反映肝脏功能的关键指标。但由于肝脏极强的代偿能力及白蛋白较长的半衰期，此指标主要用于反映慢性肝损害及肝实质细胞的储备功能。有早期报道指出，汉防己甲素能抑制受损肝细胞钙离子内流使细胞质内钙离子浓度降低，从而使病变部位细胞变性坏死减轻、肝功能获得修复。张荣华等认为，三七对肝损伤具有保护作用。实验中发现，三七组可显著降低 ALT 的含量并稳定白蛋白和球蛋白的比值，可作为较理想的预防肝硬化的药物。此外，陈卫国等发现，氧化苦参碱（OMT）可以通过调节 NF-κB p65 信号传导及 TNF-α和 IL-6 的水平，改善 $CCl_4$ 诱导的肝纤维化，抑制肝细胞凋亡。有报道指出，拉米夫定联合丹参治疗乙型肝炎肝硬化可显著改善患者 HA、LN 等肝纤维化指标和 PT、APTT 等凝血指标。同时，相关临床疗效观察指出，将 106 例乙肝肝硬化患者随机分为对照组和观察组，每组 53 例。对照组仅给予替诺福韦酯，观察组在对照组的基础上给予丹参注射液联合治疗。治疗后结果显示，观察组可显著控制 HBV DNA 水平，保护肝脏。两组患者的血清纤维化指标、血清 HBV DNA 水平均呈显著降低趋势，且观察组指标水平均显著低于对照组。

（二）中药对病变肝组织的抑制作用

从 20 世纪 90 年代起，便有报道指出汉防己甲素可能通过抑制肝内的贮脂细胞、肌纤维母细胞等参与胶原生成的主要成分，从而明显降低肝硬化患者 HA、PIIIP 含量，减轻炎性细胞浸润和肝组织胶原纤维沉积，使肝肾功能得到不同程度的改善。韩涛等发现中药复方丹参能够增强间质胶原酶的基因表达从而抑制基质金属蛋白酶抑制因子-1（TIMP-1）的基因表达，进而促进沉积胶原的降解。此外，复方丹参能明显降低 HSC-6T 细胞Ⅰ、Ⅲ、Ⅳ型胶原 mRNA 水平。故认为中药复方丹参可能通过抑制肝星状细胞的增殖，抑制胶原的异常合成，促进异常沉积胶原的降解，从而起到抗肝纤维化的作用。临床观察表明，活血软肝汤对肝炎后肝硬化有较好疗效。随机将肝硬化患者分为治疗组和对照组各 50 例，分别采用活血软肝汤和人参鳖甲煎丸进行治疗，疗程 6 个月。结果发现，治疗组的症状体征明显改善，肝功能恢复等较对照组好，血清 HA、LN、PIIIP 水平也显著低于对照组水平。故认为活血软肝汤对肝炎后肝硬化有较好疗效，并能明显降低血清肝纤维化标志物水平。

中医学是中华民族的瑰宝。事实证明，将中药与西药联合应用治疗肝硬化可取得显著的优化疗效。然而正确的诊疗方法是建立在合理的理论基础之上的。因此，只有将中医药理论与西医药理论有机结合，才能做到正确的联合用药，优化临床疗效。中西医结合治疗肝硬化的疗效肯定，对其进行深入研究具有重要意义。

（安海燕）

# 第七章　肝硬化腹水

## 第一节　概　述

　　肝硬化腹水是一种常见的慢性进行性弥漫性肝病。引起肝硬化的疾病有多种，在我国，大多数为肝炎后肝硬化，少部分为酒精性肝硬化、自身免疫性肝炎肝硬化；胆汁淤积性肝硬化；地方病有血吸虫病肝硬化；遗传代谢性疾病中有肝豆状核变性等。其他疾病也可出现腹水，如结核性腹膜炎腹水、丝虫病乳糜腹水、腹腔内晚期恶性肿瘤、慢性缩窄性心包炎、肾病综合征等。

　　肝炎肝硬化患者多为乙型肝炎后肝硬化，丙型肝炎后肝硬化亦常见。肝硬化初期残余的正常肝细胞及肝组织尚能满足机体代谢功能等需要，糖、蛋白质及脂肪的合成代谢维持正常功能，表现为各项生化指标基本在正常范围，并未出现低蛋白血症及肝功能异常，腹腔内无积液（无腹水），此期称代偿期肝硬化，一旦到了明显肝功能异常伴有腹腔积液（腹水）、食管-胃底静脉曲张或曲张破裂出血、肝性脑病等合并症时，就进展为失代偿期肝硬化。可见肝硬化腹水是严重肝病即失代偿期肝硬化的主要表现。国外研究数据显示，失代偿期肝硬化如未得到有效治疗（如及时有效抗病毒治疗等），其5年生存率只有14%～20%，而失代偿肝硬化患者75%以上有腹水形成。可见，肝硬化腹水可作为肝硬化失代偿的主要判断依据。

　　西医对本病的研究较早，但在治疗方面仍属一个难题，一般采用护肝、利尿、腹腔穿刺放液术、手术治疗等，疗效尚不满意。

　　肝硬化腹水属中医的"臌胀"或"单腹胀"范畴。早在《黄帝内经》中即有臌胀症状和治疗的记载。《灵枢·水胀》曰："鼓胀何如？岐伯曰：腹胀，身皆大，大与肤胀等也。色苍黄，腹筋起，此其候也。"并提到用鸡矢醴及针刺治疗。《金匮要略》中论述更具体，如肝水的症状："其腹大，不能自转侧，胁下腹痛，时时津液微生，小便续通。"金元医家对臌胀的病因病机认识各有所主。如刘河间在《病机十九条》中提到"皆属于热"；李东垣在《兰宝秘藏》中指出"皆由脾胃之气虚弱"所致；朱丹溪则认为是"湿热相生，清浊相混，隧道壅塞"之故。至明清时期，对本病的研究不仅对症状、鉴别诊断有更深入的认识，而且在治疗方面也积累了较丰富的经验。如明代李梴在《医学入门》中认为："治胀必补中行湿，兼以消积，更断盐酱。"张景岳则提出了"治胀当辨虚实"的方法。历代医家的大量理论和实践为后世研究本病提供了深厚的基础。

　　近代中医对本病的研究是从20世纪50年代开始的，最早的临床文章见于1955年。1959年即有中医辨治的大样本观察资料出现。自此以后，本病的中医中药治疗日益引起重视。中医治疗肝硬化腹水，自20世纪50～90年代，据110篇文献资料统计，累计病例达5386例。通过临床探索和大量的临床经验的反复积累，证实中医中药在消除腹水、改善肝功能、促进肝脏质地变软等方面均有明显的效果。目前中医或中西医结合治疗本病，疗效大多在80%以上。

　　近年来，在取得较满意疗效的基础上，研究人员又开展了一些实验研究。如证实肝硬化虚证与血清锌、铜、铁含量密切相关，因而在肝硬化的治疗中，虚证患者应多选用一些含锌量高的中药，为本病的辨证用药提供了客观依据。

# 第二节　病因病机

## 一、中医病因病机

### （一）中医病因

臌胀，臌为他觉症状，胀为自觉感征，两者相合，则成臌胀。根据历代医家论述和现代认识，本病的病因主要是情志所伤，饮食不节，嗜酒无度，感染黄疸，积聚失治及感染血吸虫等。而此病因均可导致肝、脾、肾三脏功能失调，气、血、水瘀积腹内，形成臌胀。

（1）情志所伤：肝为藏血之脏，性喜条达。若情志抑郁，则肝失疏泄，气机郁滞，日久由气及血，可致脉络瘀阻；肝气横逆，克伐脾胃，脾失健运，则水湿停留，气血水壅结，而成臌胀。

（2）酒食不节：嗜酒过度，饮食不节，损伤脾胃，脾失健运，则湿浊内生，湿阻气机不利，肝气不畅，而致气血郁滞，水湿与气血交阻日久，遂成臌胀。

（3）虫毒感染：接触疫水，感染血吸虫，久延失治，内伤肝脾，气滞络瘀，水液停聚，而成臌胀。

（4）积聚失治：黄疸迁延失治，湿邪留恋，阻滞气血，损伤肝脾，气滞血瘀，水湿停聚；积聚日久不愈，气血瘀阻，脉络壅滞，肝脾受损，水液停留，而渐成臌胀。

### （二）中医病机

臌胀病位在肝，但根据中医五脏相关理论，大多数医家认为其发病机制为肝、脾、肾三脏功能障碍，多因肝失疏泄、脾失健运、肾失气化及三焦气化无力，使气、血、水瘀积于腹内而形成。然臌胀之根本在脾胃，病理因素不外水裹、气结、血瘀、虫蚀。本病病机特点为本虚标实，虚实错杂，气、血、水相因为患，以气虚为本，血瘀为标，腹水为标中之标，其病变以肝、脾、肾三脏为中心。现将病机归纳分述如下。

（1）气滞湿阻：多因五志过极，饮食所伤，肝脾不和，升降失司，浊气充塞；或肝失条达，经气痹阻，气壅湿阻；或气滞中满，脾胃运化失职，致水湿停留，积久不化，痞塞中焦而成本病。

（2）寒湿困脾：脾阳不振，寒湿停聚，脾为湿困，阳气失展，水蓄不行，腹大胀满，按之如囊裹水。水湿泛溢肌肤，故面浮肢肿、小便少。

（3）湿热蕴结：嗜酒过度，饮食不节，滋生湿热。脾胃损伤，积久体衰，脾虚则运化失职，酒湿与热毒蕴滞不行；或脾不健运，升降失常，清浊相混，隧道壅塞，郁而化热，热留为湿，湿热壅结而成本病。

（4）瘀血阻滞：黄疸积聚失治，湿热蕴积肝胆，治疗不当，日久湿热伤脾，水湿停滞，肝失疏泄，气血瘀阻而成本病。

（5）脾肾阳虚：感染血吸虫等，治疗不及时，内伤肝脾，脉络瘀阻，清浊不分；或饮食不节，脾阳虚衰。脾败则不能制水，水湿泛滥，损伤肾阳，肾阳不足则气化不利而成本病；慢性肝病日久，内伤肝脾，累及肾脏，肾与膀胱相为表里，肾虚则气化不利，水浊血瘀壅结而成本病。

（6）肝肾阴虚：饮食失节，损伤脾胃；或房劳过度，损伤肾阴，致元气亏虚，清浊相混，气道壅塞；或病久不愈，肝脾两伤，累及肾阴，以致水气停留不化，瘀血不行；或攻下逐水太过，伤津耗液，以致肝肾阴虚。

一般来说，本病初期多属肝脾气滞和血瘀，肝脾失调，气滞湿阻，进而湿从寒化，导致寒湿困脾，或湿从热化，导致湿热蕴结，进而气血瘀阻，脉络不通，导致肝脾血瘀。肝脾衰弱日久，久病及肾，若肾阳虚衰，无力温化脾阳，导致脾肾阳虚，开阖失司，气化不利，水盛泛溢肌肤。腹水形成多属气湿凝滞，阻于肝脾之脉络，形成本虚标实之证；末期多累及肾，而又有脾肾阳虚和肝肾阴虚之别，或两者并见。若肾阴亏损，则导致肝肾阴虚，脉络受阻，瘀血不行。甚者，阴虚血热，蒸液生痰，阳虚湿阻，聚而成痰，痰蒙心窍，导致神昏，出现烦躁不宁、语无伦次等严重症状。可见，臌胀即肝硬化腹水发病因素多样，病症多变，相互影响，病程发展多类，不加规范治疗病程结局严峻。

## 二、西医病因病机

西医学认为，肝硬化是引起腹水的主要病因，肝硬化患者一旦出现腹水，标志着已进入失代偿期（中晚期）。肝腹水是肝硬化最突出的临床表现；失代偿期患者75%以上有腹水。腹水形成的机制为钠、水过量潴留，主要原因有两大类，其一是腹内因素，另一类是全身因素。

（1）门静脉压力增高：超过 300mmH_2O 时，肝窦静水压随之升高，大量液体进入窦周间隙，肝淋巴液生成增加，当胸导管相对引流不足时则导致肝淋巴液漏出肝包膜而形成腹水。

（2）低白蛋白血症：肝功能受损后合成清蛋白的能力下降，出现低白蛋白血症，白蛋白低于30g/L 时，血浆胶体渗透压下降，促使血管内液体进入组织间隙而形成腹水。

（3）淋巴液生成过多：肝静脉回流受阻时，血将自肝窦壁渗透至窦旁间隙，致胆淋巴液生成增多（每日 7～11L，正常为 1～3L），超过胸导管引流的能力，淋巴液自肝包膜和肝门淋巴管渗出至腹腔。

（4）继发性醛固酮增多致肾钠重吸收增加。

（5）抗利尿激素分泌增多致水的重吸收增加。

（6）有效循环血容量不足：肝硬化时一氧化氮（nitric oxide，NO）等舒血管物质的局部释放使外周动脉广泛扩张，大量血液滞留于扩张的血管内，有效循环血量不足，激活了交感神经系统和肾素-血管紧张素-醛固酮系统（renin-angiotensin-aldosterone system，RAAS），血中抗利尿激素（antidiuretic hormone，ADH）、醛固酮、心房肽、前列腺素、肾素、血管活性肽、茶酚胺、精氨酸、血管加压素、一氧化氮、内皮素、白三烯等血管活性物质分泌增加导致肾血管收缩，肾小球滤过率下降和水钠重吸收增加，形成钠水潴留，从而导致肾血流量、排钠和排尿量减少。

以上多种因素，在腹水形成和持续阶段所起的作用有所侧重，其中肝功能不全和门静脉高压贯穿整个过程。另外，引起肝硬化腹水的疾病数目多，并且也较为常见，如肝硬化、肝癌、肝脓肿破裂等肝脏疾病是引起肝腹水最常见的原因；如胃、肠、肝、胆囊等腹腔脏器破裂都可出现肝腹水；严重营养不良也可以引起肝腹水，如低蛋白血症、维生素 B_1 缺乏等；一些心血管疾病也可引起肝腹水，如充血性心力衰竭、心包炎、心包压塞、肝静脉以上的下腔静脉梗阻等；肾脏疾病也是引起腹水的重要因素，如肾小球肾炎、肾小管病变、肾癌等也可以引起肝腹水；各种腹膜炎，如渗出性结核性腹膜炎、急性胰腺炎并发腹膜炎、肺吸虫性腹膜炎、播散性红斑狼疮性腹膜炎、胆固醇性腹膜炎、肉芽肿性腹膜炎、糖衣肝也可以引起肝腹水；腹膜肿瘤，如腹膜的转移瘤、腹膜间皮瘤时也可以引起肝腹水；如宫外孕破裂、女性生殖系肿瘤等女性生殖系统疾病也可以引起肝腹水。

（高 磊）

# 第三节　临床表现

## 一、中医临床表现

### （一）一般证型

综合各家经验，将本病的中医临床表现归纳为以下六型：

（1）气滞湿阻：此证为本病初起。①腹大胀满，胁下痞块，按之不坚，叩之如鼓；②胁肋胀痛，纳呆食少，食后腹胀，嗳气无力，小便短少，大便溏薄；③苔白腻，脉弦缓。

临床具备①+②或①+③均可辨为气滞湿阻型。

（2）寒湿困脾：此证为水湿内停。①腹大胀满，按之如囊裹水；②脘腹痞胀，得热稍舒，精神困倦，怯寒懒动，甚则颜面微浮，下肢浮肿，小便少，大便溏；③舌苔白腻，脉缓。

临床具备①+②或①+③均可辨为寒湿困脾型。

（3）湿热蕴结：此证为水湿内蓄而热化。①腹大坚满拒按，脘腹撑胀；②烦热口渴，目肤发黄，小便黄赤短少，大便秘结，不欲饮食，嗜卧；③舌红，苔黄腻，脉弦数。

临床具备①+②或①+③均可辨为湿热蕴结型。

（4）肝脾血瘀：此证属实胀之重症。①腹大坚满，腹壁青筋暴露，胁腹攻痛；②面色黧黑或唇色青紫，颈部胸部可见蜘蛛痣，肝掌，小便不利，大便色黑；③舌紫红，有瘀斑，脉细涩。

临床具备①+②或①+③均可辨为肝脾血瘀型。

（5）脾肾阳虚：此证为寒水内蓄。①腹大胀满，入暮为甚；②纳呆食少，精神疲乏，面色萎黄不泽，形寒肢冷，小便清而短少；③舌质淡紫胖，脉沉细。

临床具备①+②或①+③均可辨为脾肾阳虚型。

（6）肝肾阴虚：此证多因久病瘀热，伤津耗液，病重之症。①腹大坚满，甚则青筋暴露；②胁胀刺痛，形体消瘦，面色黧黑，口唇青紫，肌肤不泽，心烦口干，齿鼻衄血，小便短少，大便秘结；③舌质红绛，少苔，脉弦细而数。

临床具备①+②或①+③均可辨为肝肾阴虚型。

### （二）合并证型

以上六型为臌胀分证论治，临床上治疗较早、控制良好，较少见患者发生合并症，合并症有以下两种：

（1）瘀热伤络：临床上为阴虚血热日久。①腹大胀满，瘀热互结，脉络瘀损，热迫血溢，或出现大量呕血，便血；②瘀热互结，热入营血，故身热烦躁；③舌红绛，脉弦细数。

临床具备①+②或①+③均可辨为瘀热伤络型。

（2）痰蒙心窍：①腹大胀满，阴虚内热，蒸液生痰，或阳虚湿阻，聚而成痰，痰蒙心窍，导致神昏；②痰热内扰，故烦躁不宁，痰浊蒙蔽心窍，故语无伦次；③舌质红，苔黄腻，或舌质淡红，苔白腻，脉弦滑数或脉滑。

临床具备①+②或①+③均可辨为痰蒙心窍型。

## 二、西医临床表现

（1）黄疸：一般在晚期出现，可因肝细胞损害而引起，或由于癌块压迫或侵犯肝门附近的胆管，或癌组织和血块脱落引起胆道梗阻所致。

（2）腹壁静脉曲张：多见于肝硬化并门静脉高压及门静脉、下腔静脉或肝静脉阻塞时。肝硬化门静脉高压时可伴有脐周静脉曲张，且下腹壁曲张静脉血流方向自上而下。

（3）恶性肿瘤的全身性表现：有进行性消瘦、发热、食欲不振、乏力、营养不良和恶病质等，少数肝病患者，可有特殊的全身表现，称为伴癌综合征，以低血糖症、红细胞增多症较常见，其他罕见的有高血钙、高血脂、类癌等。

（4）肝肿大或肝缩小：肝腹水尤其是酒精性肝硬化所致的肝腹水，常伴肝肿大，晚期则肝可缩小；右心衰竭、心包积液所致腹水也可有肝肿大；肝癌时则肝大且质坚如石，表面可呈结节状；当急性型肝静脉阻塞时，则可有突发性进行性肝肿大并伴肝腹水迅速增长。

（高　磊）

# 第四节　诊断与鉴别诊断

## 一、中医诊断

中医诊断标准参照中华中医药学会发布的《中医内科常见病指南》。

（1）主症：腹部胀满如鼓，皮肤绷紧，叩之如鼓，有移动性浊音。可伴有腹部积块，或鼻衄齿衄，重者腹壁青筋显露，脐孔突起。常伴乏力、纳差、尿少、鼻衄、皮肤紫斑等出血现象，可见面色萎黄、黄疸、手掌殷红、面颈胸部红丝赤缕、血痣及蟹爪纹。

（2）常见体征：慢性肝病面容、肝掌、蜘蛛痣、腹壁静脉曲张、脾大、下肢凹陷性水肿等。腹部移动性浊音阳性。

## 二、西医诊断

### （一）西医常规诊断

（1）淋巴液生成过多：肝腹水的诊断中肝静脉回流受阻时，血将自肝窦壁渗透至窦旁间隙，超过胸导管引流的能力，淋巴液自肝包膜和肝门淋巴管渗出至腹腔。

（2）继发性醛固酮增多致钠重吸收增加，抗利尿激素分泌增多致水的重吸收增加。

（3）门静脉压力增高：超过 300mmH$_2$O 时，腹腔内脏血管床静水压增高，组织液回吸收减少而漏入腹腔。

（4）低白蛋白血症：白蛋质低于 30g/L 时，血浆胶体渗透压降低，致血液成分外渗。

（5）有效循环血容量不足，致交感神经活动增加，前列腺素、心房及激肽释放酶-激肽活性降低，从而导致肾血流量、排钠和排尿量减少。

### （二）西医诊断依据

**1. 病史**　有明确肝硬化病史及引起肝硬化的病因，常见病因有慢性乙型或丙型病毒性肝炎、酒精性肝病与血吸虫肝病等，其他病因有酒精与非酒精性脂肪肝、下腔静脉阻塞综合征、毒物或药物性肝损伤、胆汁淤积、代谢性及自身免疫性疾病等。

**2. 症状**　乏力、食欲不振、腹胀、腹水、大便溏薄或便秘、性功能减退、月经不调等肝硬化失代偿期症状；少量腹水可无明显症状，或仅有餐后腹胀。中、大量腹水表现为明显腹胀，餐后尤甚，可伴尿少、双下肢水肿。

**3. 体征**　腹水的出现可表现为腹围增加、近期体重增加、下肢浮肿。由心脏疾病引起的腹水，查体时可见有周围水肿、心脏扩大、心律失常等；由肝脏疾病引起的腹水，常有面色晦暗或萎黄，面部颈部或胸部可有蜘蛛痣或出现肝掌等；肾脏疾病引起的腹水可有面色苍白、周围水肿等，并且既往有肝炎、充血性心力衰竭、酗酒和恶性肿瘤病史等。腹部饱满患者需叩诊移动性浊音，体检移动性浊音阳性的敏感性为 83%，特异性为 56%。如果移动性浊音阳性，表明腹水量至少为 1500ml。大量腹水可见全腹隆起或呈蛙状腹，出现液波震颤，可并发脐疝，并可伴见慢性肝病面容、肝掌、蜘蛛痣、腹壁静脉曲张、脾大、下肢凹陷性水肿等。严重者可出现黄疸、消化性出血、意识障碍、扑翼样震颤，并发自发性细菌性腹膜炎者可出现腹部肌紧张、压痛和反跳痛等。

**4. 辅助检查**

（1）影像学检查：超声检查可显示少量的腹水，还可显示肝脏的大小、肝脏包膜的光滑度、肝内占位性病变等。

（2）实验室检查：是查明病因的重要手段，最重要的腹水诊断方法是腹腔穿刺术。如果患者出现大量蛋白尿，血尿素氮及肌酐升高，提示肾功能受损。

（3）免疫学检查：对肝脏和肾脏疾病的诊断有帮助，腹腔穿刺液的检查可确定腹水的性质和鉴别腹水的类型。根据腹水的外观，可分为清亮性、脓性、血性和乳糜性腹水。清亮性腹水通常提示漏出性腹水，脓性腹水提示感染，血性和乳糜性腹水当重点考虑恶性肿瘤。单纯的肝硬化腹水，只需对首次腹水样本进行筛选检查，包括细胞计数、乳酸脱氢酶（lactate dehydrogenase，LDH）、白蛋白和总蛋白。腹水/血 LDH＞0.6 且腹水总蛋白＞0.5g/L，提示腹水为漏出性腹水。血清-腹水白蛋白梯度（serum ascites albumin gradient，SAAG）较腹水/血 LDH 或腹水总蛋白在区别漏出性腹水和渗出性腹水方面更有意义。当 SAAG＞1.1g/dl，提示患者存在门静脉高压，准确性为 97%。若怀疑有腹水感染，应使用血培养瓶进行床旁腹水细菌培养。采用血培养瓶培养腹水较腹水培养瓶细菌灵敏度高且培养时间短。腹水中糖和乳酸脱氢酶的水平在区分原发性和继发性细菌性腹膜炎方面也存在意义。

## 三、西医鉴别诊断

另外，鉴别肝硬化腹水的方法多样，通常可以通过以下检查进行鉴别及分型：

（1）腹水蛋白：恶性腹水时由于腹膜炎症及微血管通透性增加，腹水蛋白含量增高，常在 30g/L 以上，腹水/血清白蛋白比值大多＞0.5，或血清-腹水白蛋白浓度梯度变小，常＜1.1，而单纯肝硬化患者有较大的白蛋白浓度梯度。但少数肝硬化患者腹水蛋白也可增高，非癌炎症腹水血清白蛋白比值或浓度梯度也可发生类似情况。

（2）腹水的酸碱度：炎症时大多 pH＜7.3，恶性时 pH＞7.4。

（3）腹水肿瘤标志物：癌胚抗原（carcinoembryonic antigen，CEA）＞15μg/L，见于恶性腹水，并提示腺癌；腹水甲胎蛋白（alpha fetoprotein，AFP）升高，提示原发性肝癌转移。

（4）腹水溶菌酶：癌细胞不含溶酶体，无溶菌酶产生，故渗出性或炎性腹水溶菌酶无增高（＜23mg/L）者，常提示恶性腹水。

（5）血性腹水：若肉眼明显血性或腹水红细胞＞10 万/μl，红细胞：白细胞＞10：1，首先怀疑肝癌破裂、腹膜转移或其他肿瘤所致恶性腹水；如为淡血性或红细胞＜10 万/μl，多考虑为良性炎症如结核、自发性细菌性腹膜炎（spontaneous peritonitis，SBP）或肝硬化患者自发性血性腹水。

（6）腹水染色体核型：恶性腹水中有较多的染色体分裂象，呈现超二倍体非整倍体异常或畸变,非癌腹水则无变异。此检查对鉴别良性腹水有较高的特异性、敏感性和实用价值,其意义优于一般细胞学检查。

(7)腹水铁蛋白:渗出性腹水如>500μg/L 或腹水铁蛋白/血清铁蛋白比值>1.0,常提示恶性腹水。

(8)腹水胆固醇:腹水胆固醇>1.24mmol/L,提示肿瘤的可能性大。但结核性腹膜炎时也可增高,鉴别时需注意。

### 四、中医鉴别诊断

(1)水肿:肺、脾、肾功能失调,水湿泛溢肌肤。其浮肿多从眼睑开始,继而延及头面及四肢,或下肢先肿,后及全身,严重者可伴见腹水。病机属肝、脾、肾功能失调,气血水互结于腹中。以腹部胀大为主,四肢一般不肿,多兼面色青晦,面颊部血痣赤缕,胁下癥积坚硬,腹壁青筋暴露等,晚期可见肢体浮肿。

(2)积证:以腹内结块,或胀或痛为主症,又是诱发臌胀的主要原因。病机属气滞血瘀,结聚于腹,而腹中无水液停聚。臌胀以腹大胀满,腹壁青筋暴露为特征。

(3)痞满:为自觉腹部胀满,外无胀形可见,而按之柔软无物,虽有胀满而无胀急之象。病机属脾胃功能障碍,中焦气机不利,升降失常。臌胀兼有腹部胀满,且腹大如鼓,皮色苍黄,脉络暴露等特征。

(高 磊)

## 第五节 辨证要点与治疗

### 一、中医辨证要点

辨虚实:臌胀为本虚标实之证,首先应辨其标本、虚实的主次。标实有气滞、血瘀、水停的侧重。本虚有脾气虚、气阴两虚、脾阳虚、脾肾阳虚、肝肾阴虚的不同。

#### (一)辨标实

(1)偏于气滞,兼次症常有两胁胀满,善太息,嗳气,或得矢气后腹胀稍缓,口苦,脉弦等。

(2)偏于血瘀,兼次症常有四肢消瘦,腹壁脉络显露,胁下或腹部痞块,面色黧黑,面颊、胸臂血痣或血缕,肌肤甲错不润,手掌赤痕,唇及爪甲色暗,舌边尖瘀点、瘀斑等。

(3)偏于水停,兼次症常有腹胀之形如囊裹水,或腹中有振水音,周身困乏无力,溲少便溏,或有下肢浮肿等。

腹部膨隆,脐突皮光,嗳气或矢气则舒,腹部叩之如鼓,为"气臌";腹部胀大,状如蛙腹,按之如囊裹水,为"水臌";腹部胀满,青筋暴露,内有癥积,按之胀满疼痛,而颈胸部可见血痣赤缕,为"血臌"。

临床上往往是气、血、水合而为病,以邪实为主的证型主要有气滞湿阻、寒湿困脾、湿热蕴结、肝脾血瘀等。

#### (二)辨本虚

(1)偏于脾气虚,兼次症有面色萎黄,神疲乏力,纳呆,舌淡,脉缓等。

（2）偏于气阴两虚，除兼脾气虚证候外，还可见口干不欲饮，饥不欲食，体瘦，五心烦热，舌红瘦小而少津等。

（3）偏于脾阳虚，兼次症常有面色苍白、畏寒肢冷，大便溏薄，舌淡胖有齿痕，脉沉迟无力等。

（4）偏于脾肾阳虚，兼次症除有脾阳虚证候外，还见腰膝冷痛，男子阴囊湿冷，阳痿早泄，女子月经短期，量少色淡等。

（5）偏于肝肾阴虚，兼次症常有头晕耳鸣，腰膝酸软，心烦少寐，颧红烘热，齿鼻衄血，舌红少苔，脉弦细而数等。

## 二、中医治疗原则

本病为本虚标实之证，早期以祛邪为主，中期和晚期均宜攻补兼施。中期以利水消胀为目的，晚期应重视并发症的防治。

（1）标实为主者，当根据气、血、水的偏盛，分别采用行气、活血、祛湿利水或暂用攻逐之法，同时配以疏肝健脾。

（2）本虚为主者，当根据阴阳的不同，分别采取温补脾肾或滋养肝肾法，同时配合行气活血利水。

## 三、中医辨证论治

臌胀根据病程、疾病的不同阶段、正邪的关系，临床表现各不相同，有多种证型。一般发病初期，多肝脾失调，以气滞、血瘀、湿阻为主；随着疾病迁延，正气渐伤，转入中期，正虚而邪盛，气血水停聚明显；至晚期，正气渐衰，邪气留恋，可有昏迷、吐血、便血等各种并发症。常见的证型有气滞湿阻证、寒湿困脾证、湿热蕴结证、肝脾血瘀证、脾肾阳虚证、肝肾阴虚、瘀热伤络证、痰蒙心窍证。

**1. 气滞湿阻证**

临床表现：①腹大胀满，叩之如鼓，按之不坚；②胁下胀满或疼痛，纳食少馨，食后胀甚，以嗳气或矢气为快，肢体沉困乏力，小便短少；③舌质暗，或有瘀点，苔白腻，脉弦滑。

治法：疏肝理气和血，除湿散满利水。

代表方：柴胡疏肝散合胃苓汤。

加减：若胁下胀满或疼痛明显时，可加佛手、延胡索、川楝子、木香等疏肝理气止痛之品。若胁下痞块，痛如针刺，可加赤芍、丹参、三棱、莪术、生牡蛎等活血化瘀，软坚散结之品。若纳食少馨，食后脘腹胀满，可加保和丸，以消食导滞。

方解：方中柴胡、陈皮、香附、枳壳疏肝理气；川芎活血行气；芍药、炙甘草柔肝养血，缓急止痛。诸药配伍，其奏疏肝行气，和血止痛之效。

**2. 寒湿困脾证**

临床表现：①腹大胀满，按之如囊裹水；②面色苍白无华，神疲肢倦，怕冷懒动，纳呆，口渴不欲饮，大便溏，小便短少；③舌淡胖，边有齿痕、瘀斑，舌苔白腻，脉沉缓。

治法：温中健脾，行气利水。

代表方：实脾饮。

加减：若肢体沉困，小便短少，加车前子、泽泻、猪苓、桂枝等化湿利水药物。若湿浊中阻，胃失和降，恶心呕吐，可加半夏、陈皮、生姜、竹茹等和胃降逆；若伴有胸闷、咳喘，加葶苈子、桑白皮泻肺行水。腹胀明显时，加黑白丑、莱菔子、薤白等以下气除满消痞。

方解：方中炮附子辛热，温补肾阳；干姜辛温，温脾之阳；黄芪益气利尿消肿；山茱萸滋补肝肾而固精，与温肾之附子配合滋补阴精化肾气，与补气之黄芪配合益气固精摄蛋白；白术、茯苓益气健脾化湿，导水湿下行以消肿；白芍酸收敛阴，使阳气归于阴，并缓解附子、干姜辛热之性；怀牛膝通利水湿；泽泻、车前子渗湿利尿；厚朴、大腹皮、陈葫芦行水消肿；益母草活血利水消肿；甘草、大枣益气和中，调和诸药。上药合用，具有温补脾肾，利湿行水，补肾阳兼顾肾阴，健脾兼而利水，理气消肿，补中寓固，水瘀同治之功效。

**3. 湿热蕴结证**

临床表现：①腹大胀满，脘腹撑急；②烦热口苦，口渴不欲饮，或面目肌肤发黄，大便溏或便秘，小便短少；③舌暗红，或紫暗，有瘀斑，苔黄厚腻，脉弦数。

治法：清热利湿，攻下逐水。

代表方：中满分消丸合茵陈蒿汤。

加减：若肢体困重，小便短少，加车前草、白茅根、通草等清热利水之品。若热势较重，口苦便秘，加连翘、龙胆草、虎杖清热解毒通便；若伴有胸闷、咳喘，加葶苈子、桑白皮泻肺行水。腹胀明显时，加黑白丑、莱菔子、薤白等以下气除满消痞。

方解：方由半夏泻心汤、六君子汤、枳术丸、四苓散等方综合加减而成，其中黄连、黄芩、茯苓、猪苓等清热利湿，佐以半夏、干姜辛开散结，枳实、厚朴等消除胀满，更以人参、白术等培补中气，攻补兼施，祛邪不伤正。

**4. 肝脾血瘀证**

临床表现：①腹胀坚满，青筋显露，胁腹刺痛；②面色黧黑，或见血痣赤缕，皮下瘀斑，或胁下有积块，口渴不欲饮，或见大便干结，小便短少；③舌紫暗，有瘀斑，舌苔厚腻，脉细涩。

治法：活血化瘀，行气利水。

代表方：调营饮。

加减：若胁下积块明显，加穿山甲、牡蛎、鳖甲、土鳖虫软坚散结，或合鳖甲煎丸。若见大便干结，可加枳实、冬瓜仁、槟榔理气通便。若疲倦乏力、头晕眼花，合八珍汤或人参养荣汤。

方解：调营饮中当归、川芎、赤芍活血化瘀；莪术、延胡索、大黄行气活血；瞿麦、槟榔、葶苈子、赤茯苓、桑白皮行气利水；陈皮、大腹皮理气消胀；细辛、肉桂温阳利水；干姜、大枣、甘草调和诸药。

**5. 脾肾阳虚证**

临床表现：①腹大胀满，朝宽暮急；②面色苍黄或㿠白，纳呆、大便溏，畏寒肢冷，下肢浮肿，或腰膝冷痛，男子阳痿，女子闭经；③舌淡胖，或淡紫，舌苔白腻，脉沉细无力。

治法：温补脾肾，化气利水。

代表方：附子理苓汤或济生肾气丸。

加减：偏于脾阳虚，以附子理苓汤为主，以温中健脾利水；偏于肾阳虚，以济生肾气丸为主，以温肾助阳，化气行水。脾肾阳虚者，两方可以交替服用。常加黄芪、益母草、泽兰等益气活血利水之品。

方解：济生肾气丸方中地黄滋补肾阴，少加肉桂、附子助命门之火以温阳化气，乃"阴中求阳"之意；山茱萸、山药补肝益脾，化生精血；牛膝滋阴益肾；泽泻、茯苓利水渗湿，并可防地黄之滋腻；丹皮清肝泻热；车前子清热利湿。诸药共奏温肾化气，利水消肿之功。

**6. 肝肾阴虚证**

临床表现：①腹大胀满，青筋显露；②面色晦暗，口干舌燥，心烦失眠，或鼻衄、齿衄，小便短少；③舌红绛少津，苔少或无苔，脉弦细数。

治法：滋养肝肾，养阴利水。

代表方：六味地黄丸合一贯煎或滋水清肝饮。

加减：伤津口干明显者，加石斛、玄参、麦冬养阴生津。青筋暴露，血瘀明显者，加丹参、泽兰、益母草、鸡血藤化瘀通络。鼻衄齿衄者，加白茅根、仙鹤草、茜草根凉血化瘀止血。耳鸣面赤颧红者，加龟板、鳖甲、牡蛎滋阴潜阳。若臌胀发展至晚期，肝、脾、肾受损，水湿瘀热互结，正虚邪盛，危机四伏；或药食不当，或复感外邪，病情可迅速恶化，导致大出血、昏迷、虚脱多种危重证候，常见并发症为出血与神昏。

方解：方中重用熟地，滋阴补肾，填精益髓，为君药。山萸肉补养肝肾，并能涩精；山药补益脾阴，亦能固精，共为臣药。三药相配，滋养肝、脾、肾，称为"三补"。但熟地的用量是山萸肉与山药两味之和，故以补肾阴为主，补其不足以治本。配伍泽泻利湿泄浊，并防熟地之滋腻恋邪；丹皮清泻相火，并制山萸肉之温涩；茯苓淡渗脾湿，并助山药之健运，称为"三泻"，渗湿浊，清虚热，平其偏胜以治标，均为佐药。六味合用，三补三泻，其中补药用量重于"泻药"，是以补为主；肝、脾、肾三阴并补，以补肾阴为主，是本方的配伍特点。

### 7. 瘀热伤络证

临床表现：①腹大胀满伴出血，轻者呕吐物中夹有鲜血或血块，或大便色黑；重者吐血盈碗盈盆，或大便暗红、便血不止。②口干口苦，胃脘灼热，或心悸气短，汗出肢冷。③舌质红，苔黄，或舌淡，脉弦滑而数，或细数。

治法：泻热宁络，凉血止血。

代表方：犀角地黄汤合十灰散或泻心汤合十灰散。

加减：若吐血、便血来势猛烈，病位在贲门上下者，可先用三腔管送入胃中，令胃囊充气，再吞服大黄、白及、三七粉半次量，再将食管囊充气，以增强止血功效。气血耗损，汗出肢冷时，可煎服独参汤，或生脉注射液或参附注射液静脉滴注，以益气固脱，或服黄土汤亦可。

方解：犀角地黄汤以水牛角清热凉血为君，生地凉血滋阴生津为臣，佐以丹皮、赤芍凉血活血散瘀，发挥清热解毒、凉血散瘀功效。十灰散（大小蓟、荷叶柏叶、茅根茜根、栀子大黄、丹皮棕榈皮，各烧炭存性）凉血止血。

### 8. 痰蒙心窍证

临床表现：①腹大胀满伴神昏，先见烦躁不宁，逐渐嗜睡，终至昏迷，或先语无伦次，逐渐嗜睡，终至昏迷；②纳呆，恶心呕吐，大便不通；③舌红、苔黄腻，或舌淡红、苔白腻，脉弦滑数，或弦滑。

治法：豁痰醒神开窍。

代表方：安宫牛黄丸或苏合香丸。

加减：湿热蒙闭心包者，用安宫牛黄丸，研化，吞服或鼻饲，以清热凉开透窍。痰湿蒙闭心包者，用苏合香丸，研化，吞服或鼻饲，以芳香温开透窍，或用菖蒲郁金汤鼻饲，以芳香豁痰开窍，亦可用清开灵静脉滴注，治疗湿热蒙闭心包者效佳。

方解：牛黄味苦性凉，善清心解毒，豁痰开窍；麝香通行十二经，善于开窍通关，为开窍醒神回苏的要药，共为君药。水牛角清心凉血解毒而定惊；黄连、黄芩、栀子助牛黄清热泻火解毒；冰片、郁金芳香辟秽，通窍开闭，助麝香以开窍，同为臣药。朱砂镇心安神；珍珠清心安神，以除烦躁不安；雄黄豁痰解毒，共为佐药。蜂蜜和胃调中，为使药。金箔为衣，取其重镇安神之效。本方清心泻火、凉血解毒与芳香开窍药结合运用，为凉开剂的配伍特点。

## 四、预后转归

本病在临床上往往虚实互见，本虚标实，虚实夹杂。如攻伐太过，实胀可转为虚胀，如复感外邪，或过用滋补壅塞之剂，虚胀亦可出现实胀的症状。臌胀早期及时投疏肝健脾、除湿消胀之剂，可使病情得到控制。一般而言，若水湿较重，迁延日久，伤及脾肾之阳，可转化为脾肾阳虚之证；若湿郁日久，或过用温热之品，亦可化热，转变成湿热蕴结之证；若湿热久恋，耗伤阴液，伤及肝肾，可转化为肝肾阴虚之证。若迁延过久，病症不愈，正气渐伤，邪气日盛，病情可进一步加重。若延至晚期，肝脾肾俱损，气血水互结，正虚邪实，腹水反复发生，病情极不稳定，将危及患者生命。

## 五、西医治疗

按 AASLD 分级标准，将腹水治疗分为 3 级。1 级：利尿剂治疗；2 级：限钠饮食、利尿剂治疗；3 级：限钠饮食、利尿剂治疗联合腹腔穿刺放腹水。

### （一）一般治疗

目前，肝硬化腹水患者的常规治疗以改善肝功能为主，主要从指导患者休息、增加营养供应、限制钠盐摄入等方面进行。指导患者充分卧床休息，可以使患者的肝血流量增加，促进其肾脏内钠盐的排出，在一定程度上起到利尿作用。增加营养供应主要为指导患者尽量多食用高蛋白（60～70g）、高热量（2kcal）、富含维生素及较易消化的食物，从而保障患者的氮平衡。钠盐的摄入及水的摄入与水钠潴留密切相关，所以要控制患者的水和钠盐摄入。然而，近年来的研究表明，单纯限制患者的钠盐及水分的摄入对肝硬化腹水的治疗效果较差，反而在一定程度上增加了多种并发症及低钠血症的发生风险。所以，肝硬化腹水患者短期内严格限制钠摄入，采用低盐饮食及适度补钠的原则，根据患者的腹水量、尿钠及血钠水平决定其钠的摄入量。患者的水摄入并不需严格控制，每天 1～1.5L 即可。

### （二）药物治疗

采用常规治疗不能消退腹水的患者，要给予药物治疗，常用的药物治疗方法包括血管活性药物、白蛋白、利尿剂、肝移植、穿刺放液、腹水浓缩回输、经颈静脉肝内门体支架分流术等。

**1. 血管活性药物治疗**　肝硬化腹水的发生与门静脉压力升高密切相关，所以降低门静脉压力是治疗本病的一个切入点。目前降低门静脉压力的药物主要为血管活性药物，包括依那普利、酚妥拉明、多巴胺等。血管活性药物可有效降低患者的门静脉压力。酚妥拉明、多巴胺能够对多巴胺受体起到直接兴奋作用，使腹腔内门静脉的小血管扩张，从而使门静脉压力降低，减少腹水外渗，并增加腹膜对渗出腹水的吸收。王兴飞采用微泵方式静脉滴注多巴胺 20mg/d 与酚妥拉明 20mg/d 治疗 65 例肝硬化腹水患者，发现患者的治疗有效率明显提高，其肝功能明显改善，取得了良好的治疗效果。曹舸等让患者口服依那普利 10mg/d，联合前列腺素 100μg/d 静脉滴注治疗肝硬化腹水，取得了良好效果。

**2. 白蛋白治疗**　低蛋白是导致肝硬化腹水的重要原因之一，所以提高患者体内蛋白水平治疗肝硬化腹水效果较好。及时给肝硬化腹水患者补充白蛋白，能够使患者的血浆胶体渗透压显著提高，对其肾脏血液循环具有良好的促进作用。另外，给患者静脉滴注人血白蛋白能够促进部分腹水重新回到血管，随后给患者静脉注射呋塞米可起到较好的消退腹水的作用。肝硬化腹水患者每周少量多次静脉滴注白蛋白（40～50g）能够显著提高患者的治愈率，且能降低并发症的发生风险。王芸采用白蛋白联合呋塞米治疗肝硬化腹水取得了较好的治疗效果。

**3. 利尿剂治疗** 利尿剂作用于肾小管，使肾小管对水、电解质的重吸收减少而起到利尿作用。利尿剂可以有效降低细胞外液容量，对肾脏排尿具有促进作用，从而达到促进水肿消退的效果。然而，若利尿剂应用不合理或应用时间过长，患者会出现严重并发症，所以利尿剂的应用要注意以下原则：①根据水肿程度决定利尿剂剂量。若患者无水肿，采用常规治疗；若常规治疗无效，则采用利尿剂治疗，但需注意控制适宜强度，剂量过大会导致细胞外液严重丢失，循环血容量减少，引起肾脏血流量不足，导致水钠潴留加重、电解质紊乱及氮质血症发生。②根据患者病情使用利尿剂。若患者治疗过程中出现体重下降或水肿消失，则立即减少利尿剂的剂量，或停止使用利尿剂。③临床治疗过程中，利尿剂应首选螺内酯，其次可选择双氢克尿噻及呋塞米。螺内酯的使用应坚持逐渐加量的原则，初始剂量保持在 $100\sim200mg/d$，然后逐渐加大剂量，但最大剂量不超过 $400mg/d$。此种剂量应用方法较安全、可靠。对于难治性腹水患者，可选择甘露醇进行治疗。

**4. 肝移植治疗** 肝硬化失代偿期出现并发症，内科治疗虽可改善病情，但不能从根本上改善患者的预后，肝移植是一种良好的治疗方法，也是最根本的治疗方法。随着器官保存、免疫抑制治疗和外科手术等方面的发展和进步，患者肝移植后的生存率已有显著改观。目前肝移植手术治疗肝硬化腹水已在国外广泛应用，然而在我国由于肝源缺乏、手术费用高昂等因素，肝移植治疗肝硬化腹水尚未广泛开展。

**5. 腹腔穿刺放液治疗法** 可用于治疗高度腹水及发生腹膜炎的患者，且具有较好效果。但反复、大量腹腔穿刺放液，患者会发生电解质紊乱及蛋白大量丢失。腹腔穿刺放液治疗法的适应证为：①高度腹水影响心肺功能；②高度腹水压迫肾静脉影响其血液回流；③并发自发性腹膜炎，须进行腹腔冲洗时。腹腔穿刺放液是治疗肝硬化腹水的有效方法，但反复大量放液，可造成蛋白质丢失和电解质紊乱，因此放液后要及时补充蛋白质和电解质。有人证实在补充蛋白质的情况下，对利尿剂耐药的张力性腹水患者，每次放腹水 $4\sim6L$ 是安全的，补液后补充白蛋白 $5g/L$，其电解质、血清肌酐改变明显减少。大量研究表明，每次放液以 $4\sim6L$ 为宜，且在放液后补充 $5g/L$ 的蛋白质。

**6. 腹水浓缩回输治疗法** 是一种简便有效且腹腔感染风险较小的方法。该方法可增加血容量，及时补充人体蛋白，降低血浆胶体渗透压，减少水钠尿潴留的发生，且能够改善血液循环，对腹水的消除具有重要作用。但该方法不适用于严重心肺功能不全、感染性和内源性毒素性腹水患者。

**7. 经颈静脉肝内门体支架分流术**（transjugular intrahepatic portosystemic shunt，TIPS） 可降低门静脉压，使心输出量、右心房压及肺动脉压增高，引起全身血管阻力及有效动脉血容量降低。多个荟萃分析评价了 TIPS 相对于 LVP 能更有效地控制腹水，延缓腹水再发时间，但对病死率无改善，而且可引起肝性脑病也需引起足够重视。

近年来，随着社会的快速发展、人们生活水平的不断提高，人们的生活方式及饮食习惯发生了较大改变，加上老年人口数量的不断增多，肝硬化的发病率呈增加趋势。肝硬化患者在最佳治疗时期未得到积极、有效的治疗，随着病情的进展常会出现肝硬化腹水。相关调查显示，肝硬化腹水的发病率高于 75%，直接对患者的生命构成了严重威胁，患者 3 年存活率不足 50%。因此，肝硬化腹水的发病率较高，危害性较大。本文根据临床经验从西医内科治疗角度阐述了肝硬化腹水的常用治疗方法，包括常规治疗、血管活性药物治疗、白蛋白治疗、利尿剂治疗、腹腔穿刺放液治疗、腹水浓缩回输治疗等方法，为肝硬化腹水的西医内科治疗提供了一定参考。

## 六、预防及护理措施

### （一）预防

（1）避免饮酒过度：肝病患者忌饮酒。

（2）避免与血吸虫、疫水接触，避免接触对肝有害的毒性物质，慎用对肝有损害的药物。

（3）避免情志所伤和劳欲过度。

（4）积极治疗黄疸、积聚、胁痛等病。

### （二）护理

（1）注意休息，病重者以卧床休息为主。

（2）饮食有节，低盐饮食；禁食生冷、油腻、辛辣刺激性食物及油炸、粗糙、坚硬食物。多食蔬菜、水果等富有维生素的食物，不宜过度高蛋白饮食。

（3）忌饮酒，少吸烟，慎用对肝有害的药物。

（4）注意记录 24 小时尿量、称体重、测腹围。

（5）保持情绪稳定，避免精神刺激，消除恐惧心理，增强治病信心。

（高　磊）

# 第六节　医案精选

## 医案一

詹某，男。就诊日期：2018 年 1 月 30 日。

患者诊断为"肝硬化"2 个月余。既往发现慢性肝炎 10 余年，未行系统治疗，2017 年 11 月底患者感上腹部隐痛，于徐闻县第二人民医院行超声：①肝质增粗，肝硬化待排；②胆囊息肉、胆囊炎；③脾大；④右肾萎缩？缺如？；⑤前列腺多发性钙化灶。MRI 平扫：①肝硬化并脾大、门静脉轻度扩张；②右肾体积小、左肾体积增大。ALT 224.2U/L，AST 87.3U/L。HBV DNA 定量：$2.62 \times 10^8$U/ml。后就诊我科予护肝治疗后氨基转移酶恢复正常，予抗病毒治疗。今日就诊，患者腹大胀满，胁肋胀痛，胁下痞块，按之不坚，纳差食少，日一次，喜嗳气，无力，小便短少，大便溏薄。苔薄白，脉弦。

辅助检查：ALT 64.7U/L，γ-GT 128U/L，AFP 47.74U/ml。

诊断：中医诊断：臌胀（气滞湿阻）。西医诊断：①肝硬化；②肝硬化腹水。

辨证分析：多因五志过极，饮食所伤，肝脾不和，升降失司，浊气充塞；或肝失条达，经气痹阻，气壅湿阻；或气滞中满，脾胃运化失职，致水湿停留，积久不化，痞塞中焦而成本病。

治法：疏肝理气，除湿散满。

方药：醋鳖甲 20g，醋莪术 10g，煅牡蛎 20g，丹参 10g，白术 10g，茯苓 10g，黄芪 15g，炒枳壳 10g，薏苡仁 30g，芡实 15g，白花蛇舌草 20g，桃仁 15g，黄芩 10g，龙葵 15g，半枝莲 15g，郁金 10g，制何首乌 15g，茵陈 15g，丹皮 15g，厚朴 10g。水煎服，每日 1 剂，共 14 剂。

方解：醋鳖甲、煅牡蛎软坚散结、收敛固涩；莪术消积止痛；丹参活血祛瘀；茯苓、白术、薏苡仁、芡实健脾益气、燥湿利水；龙葵散瘀消肿；半枝莲、黄芪利水消肿止痛；枳壳理气宽中、行滞消胀；厚朴燥湿下气；白花蛇舌草利湿通淋；黄芩清热燥湿；茵陈、郁金利湿退黄；制何首乌补肝肾、化浊降脂；桃仁、丹皮活血化瘀。合方共有利水渗湿，理气消积之功。

二诊：2018年3月27日。腹大胀满，胁肋稍胀痛，胁下痞块，按之不坚，食少，偶有嗳气、无力，小便短少，大便溏薄。苔薄白，脉弦。患者气滞症状缓解，胁肋疼痛减轻，仍有不欲饮食、小便短少、大便溏薄等症状。调整经验处方为：穿破石20g，猕猴桃根20g，桃仁15g，鸡内金20g，山慈菇15g，醋鳖甲20g，生牡蛎20g，龙葵15g，半枝莲15g，制何首乌15g，酒黄精15g，黄芪15g，白术15g，茯苓10g，莪术10g。以上水煎服，每日1剂，共14剂。

方解：醋鳖甲、生牡蛎软坚散结、收敛固涩；莪术消积止痛；桃仁活血化瘀；茯苓、白术健脾益气、燥湿利水；猕猴桃根、半枝莲、黄芪利水消肿止痛；何首乌补肝肾、化浊降脂；穿破石利湿散瘀；鸡内金健胃消食；山慈菇、龙葵散结消肿；黄精、黄芪补气升阳、利水消肿。

此为原方去薏苡仁、芡实、枳壳、厚朴等多味理气药，以及茵陈、郁金等利湿退黄药，加猕猴桃根利尿，穿破石利湿散瘀，鸡内金消食，黄精、黄芪补气升阳，合方共有利水渗湿，补肾消肿之功。

## 医案二

莫某，男。就诊日期：2018年1月30日。

患者2010年因上腹部不适于外院行肝穿刺活检，考虑"自身免疫性肝炎，肝硬化"。近期在东莞市中医院行MRI检查，未发现异常。查体：皮肤巩膜无黄染。给予相应治疗效果不明显，今日至医院就诊，患者腹大胀满，胁肋胀痛，胁下痞块，按之不坚，纳可，日一次，喜嗳气，无力，小便短少，大便溏薄。舌淡红，苔薄黄，脉弦细。

辅助检查：ALT 649.7U/L，AST 38.8U/L，GGT 154.3U/L，IBIL 13.8μmol/L，葡萄糖（glucose，GLU）11.2mmol/L，糖化血红蛋白7.0%，钾离子（$K^+$）2.8mmol/L。

诊断：中医诊断：臌胀（湿热蕴结）。西医诊断：①肝硬化；②肝硬化腹水。

辨证分析：嗜酒过度，饮食不节，滋生湿热。脾胃损伤，积久体衰，脾虚则运化失职，酒湿与热毒蕴滞不行；或脾不健运，升降失常，清浊相混，隧道壅塞，郁而化热，热留为湿，湿热壅结。另脾败不能制水，水湿泛滥，损伤肾阳，肾阳不足则气化不利而成本病；慢性肝病日久，内伤肝脾，累及肾脏，肾与膀胱相为表里，肾虚则气化不利而成本病。

治法：清热利湿，补肾益精。

方药：醋鳖甲20g，桃仁15g，丹参10g，白术10g，茯苓10g，垂盆草20g，醋五味子10g，茵陈15g，肉苁蓉10g，盐菟丝子，芡实15g，制厚朴10g，白花蛇舌草20g，黄连15g，玉米须30g。水煎服，每日1剂，共14剂。

方解：醋鳖甲软坚散结、收敛固涩；丹参、桃仁活血化瘀；茯苓、芡实健脾益气、燥湿利水；茵陈、垂盆草、玉米须利湿退黄；黄连清热燥湿；制厚朴燥湿下气；白花蛇舌草利湿通淋；醋五味子收敛固涩、补肾；肉苁蓉、盐菟丝子补肝肾、益精血。合方共有燥湿退黄，益气散结，补肾益精之功。

（高 磊）

## 第七节 肝硬化腹水的中西医结合研究进展

### 一、中医研究进展

祖国医学认为，肝硬化腹水当属"臌胀"范畴。主要病因为感受湿热疫毒、嗜酒无度、饮食不节、劳累过度和情志因素，单独致病或多因素共同作用于人体，致使人体肝、脾、肾脏腑功能失调，三焦气化失常，气、血、水互结积于腹中。病机特点为本虚标实，气虚血瘀水停。主要证型为气滞湿阻证、湿热蕴结证、脾肾阳虚证和肝肾阴虚四型。治疗原则的确立应在辨别虚实的基础上，选择合适的攻补兼施之法，需注意采用益气、活血、健脾、利水的基本治法，常用药物包括党参、黄芪、白术、山药、泽兰、猪苓、茯苓、泽泻等。气滞湿阻证当疏肝理气，行湿散满，方药为柴胡疏肝散合胃苓汤加减；湿热蕴结证当清热利湿，攻下逐水，方药为中满分消丸合茵陈蒿汤加减；脾肾阳虚证当温补脾肾，行气利水，方药为附子理中丸合五苓散；肝肾阴虚证当滋养肝肾，凉血化瘀，方药为一贯煎合膈下逐瘀汤加减。除辨证分型治疗外，目前中成药，如扶正化瘀胶囊、复方鳖甲软肝片及大黄䗪虫丸也被广泛用于肝硬化腹水患者的抗纤维化治疗。根据文献报道，中医外治法，包括中药灌肠、中药敷脐、针刺及经穴推拿和足部反射区按摩等治疗也能促进腹水的消退。

### 二、中西医治疗进展

#### （一）中医治疗

（1）陈昆山认为治腹水需重视三点：①益气健脾，常重用黄芪益气扶正、行血消水；②活血利水，常用赤芍、丹参、泽兰、红花等；③伴胸腔积液者重视调理肺、脾、肾，常予葶苈子宣肺，白术、茯苓健脾，肉桂温肾。

（2）刘敏等总结关幼波治疗肝硬化腹水的经验认为见"水"不单治水，重视补气调中、疏利三焦以行水，重视调理气血，重视活血行气化痰以助利水。

（3）江一平对本病辨治提倡：①祛湿解毒，培补中焦；②温宣并重，祛瘀活血；③阴虚水湿，攻补兼施。

（4）刘鲁明通过中医辨证分析对172例肝硬化腹水进行治疗，发现运用血府逐瘀汤合疏肝利湿药加减（柴胡、茵陈、青皮、当归、赤芍、桃仁、川楝子、延胡索、鳖甲、泽泻、防己、怀牛膝）治疗80例气滞血瘀型患者疗效显著。

（5）蔡焦生等以防己黄芪汤（防己、黄芪、白术、甘草）合猪苓汤（猪苓、茯苓、泽泻、滑石、阿胶）化裁治疗28例肝硬化腹水，有效者达21例，认为能够有效控制腹水复发，远期效果佳，能改善患者生活质量，延长患者的生存期。

（6）王伟明等利用化积膏贴敷神阙、足三里及肝、脾体表投影部位治疗肝硬化腹水，临床症状及门静脉宽度、脾厚度、肝功能等均明显改善，认为运用化积膏外敷能够起到软肝、缩脾、护肝降酶的作用。

（7）李泽福等运用五苓散配合艾炷隔姜灸治疗50例肝硬化腹水患者，对照组仅以五苓散治疗，结果观察组腹水消退有效率达94%，高于对照组的78%，认为此法能更有效地提高肝硬化腹水患者的免疫力，改善血液循环，提高渗透压，从而减少腹水。

（8）马小奇运用自拟益气活血消水汤（黄芪、党参、白术、丹参、赤芍、当归、马鞭草、大腹皮、车前子、茯苓、泽泻、益母草、甘草）内服联合自拟甘遂二丑散（甘遂、黑牵牛子、白牵牛子、肉桂、莪术、车前子、五倍子、冰片）研末外敷脐部治疗 36 例肝硬化腹水患者，总有效率达 89%。

## （二）西医治疗

目前西医治疗肝硬化腹水方法主要为利尿药物和手术治疗，但 20%～30% 的患者会发生利尿剂抵抗，而且利尿剂存在诸多副作用，如螺内酯和呋塞米联合使用可能发生肾功能不全，呋塞米可引起低钾或低氯性碱中毒、低钠血症及血容量不足，长期使用螺内酯会导致男性乳房发育。普坦类药虽然可能会改善患者的血钠水平，但目前无充足的证据显示长期应用托伐普坦的安全性，以及对于利尿剂抵抗和顽固性腹水患者低钠血症如何管理，也不能肯定是否早期应用托伐普坦可以预防利尿剂导致的低钠血症，虽 7.5mg/d 是安全可耐受并且疗效良好的剂量，然而起始治疗的最大剂量目前仍不明确，有待于进一步研究。手术治疗亦存在局限性和诸多弊端。如 TIPS 术对于肝性脑病、心功能不全、年龄超过 70 岁、肝功能分级评分（Child-Pugh 评分）超过 12 分的患者为禁忌；且行 TIPS 术后，由于大量的门静脉血直接分流入腔静脉内，造成肝脏缺血萎缩，诱发或加重肝功能下降，增加肝衰竭和肝性脑病的发病率。肝移植虽然是终末期肝病最有效的办法，但肝移植手术风险及复发率高，术后容易发生血管或者胆道并发症，需要长期服用免疫抑制剂，毒副作用大，价格昂贵。国内越来越多的文献报道了中医药联合利尿剂治疗肝硬化腹水，取得了较好的疗效。但目前中医辨证论治和疗效评价体系尚不统一，关于治疗有效率的报道参差不齐，可重复性差。对于本病，单一的疗法或手段难以达到理想的预期疗效，多种治疗方法的联合，多层次、多途径的综合是本病治疗的趋势。因此，拟定一套规范化、行之有效、可重复性强的综合治疗方案，对于提高本病的临床疗效具有重要的现实意义。

## （三）中西医结合治疗研究

目前，临床医生对肝硬化腹水的中西医结合治疗的研究多为常规西医支持治疗配合中药治疗为主。

（1）李雪梅等将 60 例肝硬化顽固性腹水患者随机分成 2 组，治疗组予自拟风柜斗草大黄汤（风柜斗草、大黄、黄芪、茯苓、白术、鸡内金、丹参、鳖甲、葶苈子、半边莲、牵牛子、车前子、大腹皮、川牛膝、泽兰）配合常规西医治疗，对照组单纯采用西药治疗，结果治疗组总有效率为 93.33%，对照组为 63.33%。

（2）刘承岭为研究一贯煎合五苓散联合西药治疗乙肝肝硬化腹水的临床疗效，将 100 例符合标准患者随机分成 2 组，观察组予一贯煎合五苓散（生地、北沙参、麦冬、枸杞子、川楝子、郁金、山药、白芍、黄芪、丹参、泽泻、桂枝、茯苓、猪苓、大黄、甘草、鳖甲）随症加减联合常规西药，对照组予常规西药，结果观察组总有效率达 90%，明显高于对照组的 70%。

（3）夏亮等运用加味葶苈大枣汤（葶苈、大枣、莪术、薏苡仁、黄芪、党参、茯苓、炙甘草）联合常规西药治疗 40 例血瘀水停型肝硬化腹水患者，得出其具有较好的消退肝硬化腹水作用，同时能明显改善患者 Child-Pugh 评分。

（4）张碧伦等运用自拟健脾消水汤（黄芪、白术、茯苓、猪苓、鳖甲、大腹皮、莪术、地鳖虫、青皮、枳实子）加减在常规西医治疗基础上联合腹水超滤回输治疗 54 例肝硬化腹水患者，有效率达 85%。

（5）李海涛等将 120 例肝硬化顽固性腹水患者随机分成 2 组，对照组予常规西医治疗，治疗组在对照组的基础上应用消鼓汤（枳椇子、车前子、枳实子、水红花子、葶苈子、炒莱菔子、益母草）内服，联合加味十枣汤（甘遂、大戟、芫花、芒硝）贴敷（穴位选神阙，予姜汁调贴），结果治疗组有效率达 91.7%，对照组为 78.3%，同时治疗组腹胀、下肢水肿、肝脾大、腹水、肝纤维化指标等改善均较对照组明显（P<0.01）。

（6）雷陵等运用中医多途径综合疗法（汤剂内服、神农消鼓舒腹散敷脐、多功能艾条仪穴位灸治）、腹水超滤浓缩回输联合西医常规治疗肝硬化腹水，发现此法对于中、重度肝硬化腹水比单用西药治疗疗效显著。

（7）宋春霞等将乙肝肝硬化患者 60 例随机分为 2 组，对照组 30 例予恩替卡韦，治疗组 30 例在对照组基础上给予柔肝散结汤（柔肝散结汤药物组成：丹参、黄芪、地鳖虫、水蛭、白术、白芍、桃仁。本方有疏肝健脾、活血化瘀、软肝散结、柔肝止痛之功效）。结果：治疗组血清肝纤维化指标如 HA、PC-Ⅲ 降低明显，TBIL 复常率治疗组优于对照组，差异有统计学意义，说明恩替卡韦联合
柔肝散结汤治疗乙肝肝硬化能协同改善肝功能及预后。

（8）吴氏将 42 例肝硬化患者随机分为 2 组，治疗组 20 例，对照组 22 例。对照组单服拉米夫定，治疗组在服用拉米夫定的基础上加服化纤汤（主要药物：丹参 30g，桃仁 20，地鳖虫 10g，大黄 10g，莪术 10g，柴胡 5g，郁金 10g，白芍 15g，生地、熟地各 20g，当归 10g，黄芪 30g，白术 15g，茯苓 15g，山茱萸肉 10g，淫羊藿 20g，菟丝子 20g，白花蛇舌草 15g，茵陈 15g，鳖甲 20g）。结果：拉米夫定和化纤汤合用患者的临床症状改善明显，而且抗纤维化的作用也大大提升，值得推广。

（9）张八和将 54 例肝硬化腹水患者随机分为 2 组，治疗组 30 例应用利尿剂等联合复方中药治疗，对照组 24 例用利尿剂等治疗，疗程均为 12 周，其中中药治疗组中医临床辨证将臌胀分为湿热致臌、脾虚致臌、阴虚致臌。根据证型不同而采用不同方剂。研究结果显示，治疗组患者临床症状、腹水消退、肝功能复常，与对照组比较有显著差异（P<0.05）；肝纤维化指标 HA、PC-Ⅲ、C-Ⅳ，治疗组优于对照组，因此利尿剂联合中药复方治疗肝硬化腹水疗效肯定，腹水消退快，安全性好，是一种较好的治疗选择。

（10）刘海玲等将 80 例肝硬化自发性细菌性腹膜炎患者分为 2 组，对照组 40 例采用抗生素等常规治疗，治疗组 40 例在对照组用药基础上加用中药灌肠治疗。中药灌肠的药物组成：金银花 30g，大黄（后下）20g，蒲公英 60g，虎杖 20g，煅牡蛎（先煎）30g，白花蛇舌草 50g，丹参 30g，马齿苋 30g，乌梅 30g，败酱草 20g，黄连 10g，保留灌肠 4 小时，两组疗程均为 2 周。总有效率治疗组为 90%，对照组为 75%，治疗组发热、腹痛、腹胀、腹部压痛及反跳痛缓解时间明显低于对照组（P<0.05），血清总胆红素、腹水白细胞、腹水多形核白细胞水平下降，与对照组比较差异明显。结论：中药灌肠联合抗生素治疗肝硬化自发性细菌性腹膜炎，比单用抗生素治疗有较好的效果，值得推广应用。

## 三、中西医结合展望

近年来，临床对肝硬化腹水的治疗积累了较丰富的经验。目前一般学者认为中医或中西医结合治疗肝硬化腹水的疗效优于单纯西药治疗。其优点如下：①由于中医重视整体，强调辨证，常常是祛邪与扶正相结合，标本兼治，故在改善症状、增强体质、恢复肝功能等方面优于西药。②中医利尿消水，一般采用益气、健脾、益肾、疏肝、行气、渗湿诸法，利水作用温和，疗效持久，副作用小，可长期使用。③疗效较巩固，复发率小。对臌胀的疗效判定，中医应有自己独立的标准，必须立足在中医特色的基础上，这不仅是中医临床及科研工作规范的需要，也是

辨证论治规范化、标准化的重要内容。中医对臌胀的诊治，目前总的来说还处于各抒己见，治法纷纭，方药各异，分散局限的状态。因此，今后研究的重点是逐渐形成统一的基本治法，尽快使中医对臌胀的理、法、方、药规范化、系统化，并在此基础上产生统一的中医诊疗方法以取得更满意的疗效。

肝硬化腹水中医治疗效果肯定，副作用少，方便、经济，随着针刺、艾灸、中药贴敷、中药灌肠等中医特色治疗的开展，对改善肝硬化腹水患者的生活质量有着明显的优势。西医治疗特别是手术治疗有时疗效相对突出，然副作用较多，加之费用高，很多患者无法接受治疗。中西医结合治疗具有明显的优势，经过多方临床经验论证，值得进一步推广应用。肝硬化腹水治疗应个体化选择治疗方案，在配合中医特色治疗的同时，可按肝硬化 Child-Pugh 评分进行评估，对于评分在 A、B 级的患者，如果其他方案治疗效果不佳，患者条件允许，综合考虑可行 TIPS 术治疗，并针对其术后并发症如肝性脑病、支架狭窄栓塞等进行预防及处理，对于评分在 C 级的患者，应尽可能避免 TIPS 术治疗，最理想的治疗就是肝移植，然因供体、经济、技术等各方面原因，肝移植手术在我国尚未广泛开展。肝硬化腹水的治疗是一个值得每个临床医生研究思考的问题，在不久的医学发展中，随着药物成分的提炼、药理研究不断深入，相信肝硬化腹水治疗将会有更大的突破性进展。

（高 磊）

# 第八章 肝 癌

## 第一节 概 述

肝癌是现代医学病名。中医对肝癌的认识，散见于"肝积""肥气""脾积""痞气""伏梁""癥瘕""积聚"等病证中。早在《灵枢·邪气脏腑病形》中载："肝脉急甚为恶言，微急为肥气，在胁下如覆杯。"《难经·五十六难》曰："肝之积名曰肥气，在左胁下，如覆杯，有头足，久不愈。"又《诸病源候论·积聚病诸候》述有："诊得肝积，脉弦而细，两胁下痛，邪走心下，足胫寒，胁痛引小腹……身无膏泽，喜转筋，爪甲枯黑，春瘥秋剧，其色青。"可见，中医古籍文献中多次记载了一类具有巨大、坚硬、固定、久不愈等特点的腹部胁下肿块，发病时多伴见消瘦、胁肋腹部疼痛、黄疸、食欲消退、腹水、出血等症状，这些都与肝癌证候极其相似。

### 一、中医对肝癌的认识

由于缺乏系统的解剖学知识，古人对肝癌的认识比较模糊，在我国古代医书中并无"肝癌"的病名，但对相关的症状、体征、诊治及预后等都作了较为细致的观察和记载。临床上，肝癌多以上腹部肿块，右胁肿硬疼痛剧烈，向肩背部放射，肿块进行性增大，质地坚硬而拒按及消瘦、食欲不振、乏力、腹胀等为主症，以发热、腹泻、出血等为兼症，晚期或伴有黄疸、腹水、昏迷等表现。根据其临床表现，早在《黄帝内经》就有类似记载，其中医病名可归属于"肝积""肥气""脾积""痞气""伏梁""癥瘕""积聚""胁痛""黄疸""膨胀""虚劳"等范畴。如《难经》中记载："脾之积，名曰痞气，在胃脘，覆大如盘，久不愈，令人四肢不收，发黄疸，饮食不为肌肤。"《圣济总录》云："积气在腹中，久不差，牢固推之不移者……按之其状如杯盘牢结，久不已，令人身瘦而腹大，至死不消。"这些记载中详细描述了发病于胁下、腹部的肿块，具有巨大、久不愈、坚硬、固定等特点，发病时可伴有黄疸、恶病质等表现，这些描述均与现代的腹腔恶性肿瘤相似。另外，《灵枢·邪气脏腑病形》曰："伏梁，在心下，上下行，是唾血。"《肘后备急方·治卒心腹癥坚方》曰："诊得肝积，脉弦而细，两胁下痛，邪走心下，足胫寒，胁痛引小腹……身无膏泽，喜转筋，爪甲枯黑，春瘥秋剧，其色青。"《太平惠民和剂局方》曰："心腹积聚，久癥癖块，大如杯碗，黄疸宿食，朝起呕吐，支满上气，时时腹胀，心下坚结，上来抢心，旁功两胁。"《太平圣惠方·治虚劳积聚诸方》言："虚劳积聚结块，心腹胁肋刺痛。"《肘后备急方·治卒心腹癥坚方》曰："治卒暴症，腹中有物坚如石，痛如矵刺，昼夜啼呼，不治之百日死方。"更加详细地记录了胁下肿块伴见消瘦、胁肋腹部疼痛、黄疸、食欲消退、腹水、出血等症状，这些都与肝癌证候极其相似，并对肝癌不易早期诊断、临床进展迅速、晚期出现恶病质、临床上难于治疗、预后差等都作了较为细致的观察。

## 二、肝癌的流行病学概述

肝癌可分为原发性和继发性两大类。原发性肝癌简称肝癌，是指由肝细胞或肝内胆管上皮细胞发生的恶性肿瘤。肝癌主要包括肝细胞癌、肝内胆管癌和肝细胞癌-肝内胆管癌混合型三种不同病理类型，三者在发病机制、生物学行为、组织学形态、治疗方法及预后等方面差异较大，其中肝细胞癌占到85%～90%以上。目前，全世界每年肝癌新发病例约55万，是世界范围内最常见的10种恶性肿瘤之一。在我国，肝癌是第4位常见的恶性肿瘤及第3位的肿瘤致死病因，严重威胁我国人民的生命和健康。全世界每年约有25万人死于肝癌，而我国约占全球肝癌死亡数的45%。本病可发生于任何年龄，多见于中年男性，男女之比为5∶1。肝癌的发病有着显著的地区分布差异性，表现为沿海高于内地，东南地区高于西北地区，沿海岛屿和江河海口又高于沿海其他地区。例如，江苏启东、海门，上海崇明，广西扶绥，广东顺德，福建莆田等地区都是我国肝癌高发区域。流行病学资料还表明，越是肝癌高发地区的患者的中位年龄越低，如广西扶绥地区为42.5岁，而低发地区如甘肃省为55岁。由于肝癌起病隐匿，早期没有症状或症状不明显，病情发展迅速，确诊时大多数患者已经达到局部晚期或发生远处转移，因此治疗困难，预后很差。

（庞　杰　黄少慧）

# 第二节　病因病机

## 一、中医病因病机

中医认为肝癌是受多种因素影响的复杂发病过程，感受邪毒、饮食不节、七情内伤是肝癌的主要病因，而正气亏虚、脏腑失调则是其发病的内在条件，其病机关键可归纳为毒、湿、痰、瘀、虚几方面，以正虚于内、脏腑亏虚为根本，以气滞血瘀、痰湿毒蕴为标。现将肝癌的病因病机分述如下。

### （一）感受邪毒

《灵枢·九针论》曰："四时八风之客于经络之中，为瘤病者也。"《灵枢·百病始生》曰："积之始生，得寒乃生，厥乃成积也。"张子和在《儒门事亲》中也提到"积之成也……或受风、暑、燥、寒、火、湿之邪"。中医认为外感六淫之邪，均能入侵脾胃，留着肝胆，导致脏腑功能失衡，邪毒内蕴，日久而发本病。另外，《诸病源候论》提到"积聚者，由阴阳不和，脏腑虚弱，受于风邪，搏于脏腑之气所为也"，已经认识到积聚的成因既有内因正虚，又复感外邪所致，充分说明了感受外邪可以引发肿瘤，同时又与机体的内在因素密切相关。就肝癌的发生而言，外感湿热疫毒是重要外因之一。外感湿热疫毒等邪气内郁体内，恰逢正气本虚不能逐邪外出，湿浊、湿热蕴于脾胃，熏蒸肝胆，脾失健运，肝失疏泄，邪凝毒结，痰浊、血瘀、湿毒相互交阻，黄疸、积聚乃有发生。

### （二）饮食因素

饮食有度、卫生清洁、营养均衡则脾胃健运，气血生化充足，是维持健康的基本条件；反之，饮食不节极易损伤脾胃，气血化源受损，后天不充，致使脏腑气血虚亏。《金匮要略》中说："秽饭、馁肉、臭鱼，食之皆伤人。"即指出进食不洁之物对身体有害。脾胃损伤，脾虚则饮食不能化生精微，而化痰浊，痰气交阻，肝脉阻塞，痰血互结，形成肝癌。《卫生宝鉴》曰："凡人脾胃虚弱或饮食过常或生冷过度，不能克化，致成积聚结块。"《诸病源候论》说："人之积聚癥瘕，皆由饮食不节，脏腑虚弱而生，久则成形。"都明确指出了积聚的形成与饮食因素密切相关。

### （三）情志因素

《灵枢·百病始生》言："内伤于忧怒则气上逆，气上逆则六输不通，凝血蕴裹而不散，津液涩渗，著而不去，则积皆成矣。"严用和的《济生方》中亦述及"忧思喜怒之气，人之所不能无者，过则伤乎五脏，逆于四时，传克不行，乃留结而为五积"，可见情志太过或不及与积病的发生有关。肝主疏泄，调畅一身之气机。肝脏与情志关系最为密切，情志改变也往往首先影响到肝，情志久郁，疏泄不及，终致气滞血瘀形成积聚而发本病。正如《素问·通评虚实论》曰："膈塞闭绝，上下不通，则暴忧之病也。"清代《金匮翼·积聚统论》中也提到："凡忧思郁怒，久不得解者，多成此疾。"

### （四）素体禀赋

中医认为肾藏精，其中"先天之精"是禀受于父母的生殖之精，它与生俱来，是构成胚胎发育的原始物质，即《灵枢·本神》所说的"生之来，谓之精"。而"后天之精"是出生后来源于摄入的饮食物，通过脾胃运化功能而生成的水谷之精气。肾为先天之本，脾为后天之本。肾中所藏精气是机体生命活动的根本，其盛衰影响着机体的生、长、壮、老、已。由此可以看出，如若一个人素有先天之精亏虚，禀赋不足，机体的气、血、津液和经络、脏腑等生理功能均会受到影响，生理功能较弱，正气不足，极易出现某些先天性疾病、生长发育不良、生殖免疫功能低下等。正如《灵枢·百病始生》言"正气存内，邪不可干""邪之所凑，其气必虚"。《景岳全书》中提到："凡脾肾不足，及虚弱失调之人，多有积聚之病。"

另外，由于"先天之精"在人出生以后有赖"后天之精"的不断滋养，肾中精气是在不断的盛衰变化中的。《灵枢·天年》曰："四十岁……膝理始疏，荣华颓落，发鬓斑白……"《素问·阴阳应象大论》曰："年四十……起居衰矣；年五十，体重，耳目不聪明矣；年六十，阴痿，气大衰，九窍不利，下虚上实，涕泣俱出矣。"可见，随着年龄的增长，肾中精气不断衰退，身体功能也逐渐衰退，加之平素饮食起居不节，则肿瘤也相应多发。如明代申斗垣在《外科启玄》中言："癌发初起时，不作寒热疼痛，紫黑色不破，里面先自黑烂，二十岁后，不慎房事，积热所生。四十岁以上，血亏气衰，味厚过多，所生十全一二，皮黑者难治，必死。"

### （五）正气亏虚，脏腑失调

在以上几点古人对积病发生的认识中，我们不难看出古人对正气的重视。可以说身体功能的好坏决定了疾病的发生、发展与变化。《医宗必读》中说："积之成也，正气不足，而后邪气踞之。"《活法机要》说："壮人无积，虚人则有之。脾胃怯弱，气血两衰，四时有感，皆能成积。"《诸病源候论·虚劳积聚候》说："虚劳之人，阴阳伤损，血气凝涩，不能宣通经络，故积聚于内也。"禀赋不足、年老体弱、劳倦过度或他病迁延等原因均可导致正气亏虚，脏腑气血虚弱，功能失调，脾虚湿聚，痰凝血瘀而发生肝癌。正是由于正气亏虚，脏腑功能失调，成为发生肝癌的根本原因。华佗在《中藏经》中曰："积聚、癥瘕、杂虫者，皆五脏六腑真气失而邪气并，遂乃生焉。盖因内外相感，真邪相犯，气血熏搏，交合而成。积者系于脏也。"宋代陈无择也在《三因极一病证方论》中提到："五积者，五脏之所积，皆脏气不平，遇时相逆而成。"

肝癌的预后转归与脾、肾、胆等密切相关。肝癌病变过程中每多兼见肝气郁结、肝克脾土、肝肾两虚等。肝为刚脏，体阴而用阳，主疏泄，性喜条达。若肝癌患者肝气郁结、土虚木乘，则易导致病情进展。肝肾精血同源，肝癌发生发展中，肝血亏耗易连及肾水亏虚。肝、胆互为表里，肝失疏泄则影响胆汁排泄不利。

综上所述，肝癌的发生以正虚于内、脏腑功能失调为根本，气、血、湿、热、瘀、毒互结为标，受外邪侵袭、饮食不节、情志失调等多因素综合作用而发病。其病位在肝、胆，与脾、肾、胃等密切相关，病机复杂，统而言之为本虚标实、虚实夹杂之证。肝癌病证危重，防治棘手。

## 二、西医病因与病理

### （一）病因

原发性肝癌的病因和发病机制尚未完全明确，目前认为其发病是多因素、多步骤的复杂过程，受环境、遗传等因素影响，已经产生共识的是任何原因导致的慢性肝病都可能在肝癌发生和发展过程中起到重要的作用。其中，各种环境因素是肝癌发病过程的外因，而机体本身的缺陷如遗传、免疫状态低下等是肝癌发病的内因，肝癌是在内外因协同作用下，多基因突变和异常累积引发的。流行病学及实验研究已表明，病毒性肝炎与肝癌的发生有着特定的关系，目前比较明确的与肝癌有关系的病毒性肝炎有乙型、丙型和丁型 3 种。其他危险因素尚有长期摄入黄曲霉素、饮水污染、酒精性肝硬化、性激素、亚硝胺类物质等。

**1. 病毒性肝炎** 慢性病毒性肝炎是原发性肝癌诸多致病因素中最主要的病因。在我国，肝癌患者中约 90% 有乙型肝炎病毒（HBV）感染的背景。研究表明，在 HBV 感染诱发肝癌的过程中，病毒 DNA 整合入肝细胞基因组后可激活一系列癌基因，使一些抑癌基因失活，HBV持续感染引起的肝细胞炎症、坏死及再生本身又可使某些癌基因激活，并改变肝细胞遗传的稳定性，导致细胞突变概率增加，细胞周期失控。西方国家以丙型肝炎病毒（HCV）感染常见。据报道，非甲型、乙型肝炎患者中约 90% 以上为 HCV 感染，20%～30% 的 HCV 感染者可转变为肝硬化，此类肝硬化患者最终约有 1/3 会转变为肝癌，因此，HCV 感染也是肝癌发生的主要危险因素之一。一般认为，HBV、HCV 感染后，肝脏的病理变化遵循着慢性病毒性肝炎—肝硬化—肝癌这一发展过程，部分患者在慢性肝炎阶段就可直接发展为肝癌。

**2. 饮酒、饮食与饮水** 嗜酒是肝癌发生的重要危险因素。在西方国家，饮酒是慢性肝病病因中最主要的因素。一些回顾性研究和前瞻性的临床与流行病学研究发现，乙醇和肝癌尚无直接关系，乙醇可增强 HBV、黄曲霉毒素、亚硝胺等诱发肝癌的作用，因此乙醇可能是一种共同致癌物质。长期进食霉变食物或含亚硝胺食物、食物缺乏微量元素如硒元素及饮用藻类毒素污染的水等都与肝癌的发生有密切关系。流行病学调查发现粮食受到黄曲霉毒素污染严重的地区，肝癌发病率高。黄曲霉毒素产生于黄曲霉菌，为一群毒素，在肝内可很快转化为具有活性的物质，并可与大分子物质直接结合，其代谢产物黄曲霉毒素 B 有强烈的致癌作用。已检测发现，食物中黄曲霉素 $B_2$ 的含量及人尿内黄曲霉素代谢物的排出量与肝癌死亡率明显相关。黄曲霉菌素 B 可能是一种环氧化物，可与 DNA 分子的鸟嘌呤碱基在 N 位行共价键结合，改变 DNA 的模板性质，干扰 DNA 的正常转录。黄曲霉素与 HBV 有协同致癌作用。20 世纪 70 年代,著名的疾病预防与控制专家苏德隆教授和俞顺章教授等主持完成了"饮水污染和肝癌关系的研究"，首次证实了饮水污染是肝癌的一个独立危险因素。1981 年在启东等 4 个县进行的流行病学调查结果表明，饮沟塘水的居民肝癌死亡率大于 100/10 万，而饮深井水和井水居民肝癌死亡率约低于 20/10 万。进一步通过排除法对不同饮用水源居民体内乙肝标志物、黄曲霉毒素摄入量对比调查显示组间并无显著区别，得出饮水污染是一项独立危险因素的结论。反之，饮用新水源（其中腐殖酸、亚硝胺、硫酸盐等污染指标较低）的居民肝癌死亡率明显降低。近年来的研究进一步证实，在富营养化的水中存在的微囊藻类毒素是肝癌的一种致病因子，但其确切的致癌机制仍在进一步研究之中。微量元素在肝癌发生、发展过程中具有一定影响，缺硒被认为是肝癌的一个重要发病因素。

**3. 毒物与寄生虫**　亚硝胺类、偶氮芥类、有机氯农药等化学物质是可疑的致肝癌物质。华支睾吸虫感染是导致原发性胆管细胞癌的常见病因之一。

**4. 遗传因素**　肝癌有时出现家族聚集现象，尤其以共同生活并有血缘关系者的肝癌罹患率高，因此有人认为肝癌发生与遗传易感性有关，同时也与家族饮食生活习惯有关。有研究显示，$\alpha_1$ 抗胰蛋白酶缺乏症患者发生肝癌的危险性增加，肝癌与血色素沉着症的联系仅仅存在于那些患此病且能长期生存，以致发生肝硬化的患者。

### （二）病理

**1. 肝癌的大体形态及分类**　肝癌结节外观多数呈球状，边界欠规则，肿瘤周围可出现卫星结节。肝脏周边部靠近薄膜的癌结节一般凸出表面但无中心凹陷。癌结节切面多呈灰白色，部分可因脂肪变性或坏死而呈黄色，也可因含胆汁呈绿色或出血呈红褐色。出血坏死多见于大结节的中央部。癌结节质地与组织学类型有关。多数肝癌伴大结节性或混合性肝硬化，部分门静脉、肝静脉腔内可见癌栓形成。

全国肝癌病理协作组在 Eggel 分类基础上又提出以下分型：

（1）块状型：最多见。呈单个、多个或融合成块，直径 5～10cm，>10cm 者称巨块型。此型肝癌中心易坏死、液化及出血；位于肝包膜附近者，肿瘤易破裂，导致腹腔内出血及直接播散。

（2）结节型：为大小和数目不等的癌结节，直径<5cm，与周围组织的分界不如块状形清楚，常伴有肝硬化。单个癌结节<3cm 或相邻两个癌结节直径之和<3cm 者称为小肝癌。

（3）弥漫型：最少见。癌结节小，呈弥漫分布，不易与肝硬化区分。

**2. 组织学分型**

（1）肝细胞肝癌：最多见，约占原发性肝癌的 90%。癌细胞来自肝细胞，异型性明显，胞质丰富，呈多角形，排列成巢状或索状，血窦丰富，有包膜者生长较缓慢。肝细胞肝癌的肝动脉供血超过 90%，这成为目前肝癌影像学诊断及介入治疗的重要组织学基础。

（2）胆管细胞癌：较少见，癌细胞来自胆管上皮细胞，呈立方形或柱状，排列成腺样，纤维组织较多、血窦较少。

（3）混合型肝癌：最少见，具有肝细胞肝癌和胆管细胞癌两种结构，或呈过渡形态。

**3. 肝细胞癌分级**　根据癌细胞的分化程度，将肝细胞癌分为 Ⅰ、Ⅱ、Ⅲ、Ⅳ四级，其中 Ⅰ 级为高分化型，Ⅱ、Ⅲ级为中分化型，Ⅳ级为低分化型，以中分化型肝细胞癌最多见。

Ⅰ级：癌细胞形态与正常肝细胞相似。一般呈索条状排列，胞浆嗜酸性，细胞核圆，大小较规则，核分裂少见。

Ⅱ级：癌细胞形态轻度变形，呈索条状或巢状排列，核浆比例明显增大，胞浆轻度嗜碱性，常可见到胆汁小滴，细胞核分裂增多。

Ⅲ级：癌细胞明显变形，呈巢状排列，核浆比例增大，胞浆染色呈嗜酸性，胆汁小滴少见，核的大小、染色不规则，核分裂多见，有时见癌巨细胞。

Ⅳ级：癌细胞呈明显异形，可见到梭形细胞和多核巨细胞，胞浆少而核深染，核分裂多，细胞排列紊乱，偶见胆汁或无胆汁颗粒。

**4. 特殊类型的肝癌** 纤维板层型肝癌的病理诊断标准：①强嗜酸性颗粒状的癌细胞浆；②在癌细胞巢间有大量平行排列的板层状纤维基质。此型是近年发现和认识的一种特殊类型的肝癌，在西方国家肝癌中所占比例较高。此型具有许多不同于肝细胞癌的特点：多见于青年人，少有 HBV 感染背景，少伴有肝硬化，甲胎蛋白（AFP）常呈阴性，癌灶多为单发，肿瘤生长缓慢，手术切除率高，预后较好。肝细胞癌中位生存期为 6 个月，而纤维板层型肝癌可达 32～68 个月。获手术切除的肝细胞癌中位生存期为 22 个月，纤维板层型肝癌达 50 个月。

**5. 肝癌癌前病变** 癌前病变是指具有癌变倾向，但不一定演变成癌的病变。肝癌的癌前病变有肝细胞不典型增生、肝硬化和腺瘤样增生。

（1）肝细胞不典型增生：与正常细胞比较，体积明显增大，为正常肝细胞的 2～3 倍，排列紧密，形成的细胞索较厚，胞浆丰富，细胞核大且略不规则，苏木素染色深，核膜厚，染色质分布不均匀，核仁大而明显，有时出现双核。

（2）肝硬化：大量研究提示肝硬化与肝癌的发生关系密切。流行病学数据显示，在我国肝硬化合并肝癌约占 40%，大结节性肝硬化合并肝癌则高达 73%，绝大多数肝癌是在大结节性肝硬化基础上发生、发展而来。肝硬化与肝癌在分子基础上具有一定程度的一致性。病理研究显示，在肝硬化假小叶内发现不典型增生肝细胞的频率很高，有可能肝硬化发生肝癌转化的过程就是由肝细胞不典型增生恶性演化形成的。

（3）腺瘤样增生：其病理特征是肝脏呈弥漫性结节性改变。在腺瘤样增生肝组织中，可以发现不典型增生肝细胞。对腺瘤样增生患者的追踪调查证明，部分患者可以发展为肝癌。

**6. 肝癌的恶性生物学特征** 肝癌细胞生长活跃，侵袭性强，周围血供丰富，极易侵袭包膜和血管，导致局部扩散或远处转移。

肝癌的转移有肝内转移和肝外转移，可通过血道、淋巴道和直接播散、局部扩散等方式转移到其他器官或组织。

（1）血行转移：肝内血行转移发生最早，也最常见。肝癌易侵犯门静脉及分支并形成癌栓，脱落后在肝内引起多发性转移灶。肝外最常见的转移部位为肺，其他部位有胸、肾上腺、肾及骨骼等，甚至可见肝静脉中癌栓延至下腔静脉及右心房。

（2）淋巴转移：转移至肝门淋巴结最为常见，也可转移至胰、脾、主动脉旁及锁骨上淋巴结。

（3）种植转移：少见，从肝表面脱落的癌细胞可种植在腹膜、膈、胸腔等处，引起血性腹水、胸腔积液。女性可有卵巢转移癌。

**7. 肝细胞癌分期** TNM 肿瘤分期方法是 Pierr Denoix 在 1943 年建立的分期方法。2002 年，国际肝癌协作组改进了 TNM 分期（第 6 版），于 2003 年 1 月 1 日生效（表 8-1）。

表 8-1 TNM 分期（第 6 版）

| 分期 | T（原发瘤） | N（局部淋巴结） | M（远处转移） |
| --- | --- | --- | --- |
| Ⅰ期 | $T_1$ | $N_0$ | $M_0$ |
| Ⅱ期 | $T_2$ | $N_0$ | $M_0$ |
| ⅢA 期 | $T_3$ | $N_0$ | $M_0$ |
| ⅢB 期 | $T_4$ | $N_0$ | $M_0$ |

续表

| 分期 | T（原发瘤） | N（局部淋巴结） | M（远处转移） |
| --- | --- | --- | --- |
| ⅢC 期 | 任何 T | $N_1$ | $M_0$ |
| Ⅳ期 | 任何 T | 任何 N | $M_1$ |

注：$T_1$：孤立肿瘤，不伴血管侵犯。$T_2$：①孤立肿瘤，伴血管侵犯；②多发性肿瘤，最大直径≤5cm。$T_3$：①多发性肿瘤，最大直径＞5cm；②肿瘤侵犯门静脉或肝静脉一级分支。$T_4$：①肿瘤侵犯胆囊以外其他邻近器官；②肿瘤穿透肝脏包膜。$N_0$：无局部淋巴结侵犯。$N_1$：有局部淋巴结侵犯。$M_0$：无远处转移。$M_1$：有远处转移。

（庞 杰 黄少慧）

# 第三节 临床表现

原发性肝癌起病隐匿，早期缺乏典型症状。肝癌的亚临床前期是指从病变开始至诊断亚临床肝癌之前，患者没有临床症状和体征，临床上难以发现，通常约需 10 个月。经甲胎蛋白（AFP）普查检出的早期病例可无任何症状和体征，称为亚临床肝癌。亚临床期肝癌瘤体大小为 3～5cm，但因患者多无典型症状，诊断仍较困难，平均 8 个月，期间少数患者可以出现上腹胀闷不适、腹痛、食欲缺乏、乏力等慢性基础肝病的相关症状。自行就诊患者多属于中晚期，如不治疗，患者常于 3～6 个月内死亡。因此，对于具备高危因素，出现上述症状者，应该警惕肝癌的可能性。

## 一、症状

（1）肝区疼痛：是肝癌最常见的症状，右上腹疼痛最常见，多呈间歇性或持续性隐痛、胀痛或钝痛，随着病情发展加剧。疼痛部位与病变部位密切相关，如病变位于肝右叶为右季肋区疼痛，位于肝左叶则为剑突下区疼痛，癌变侵犯至膈，疼痛可牵涉右肩或右背部。疼痛原因主要是肿瘤生长压迫薄膜所致。当肝癌包块出现坏死、破裂至腹腔内大出血时可突然出现上腹部剧痛和急腹症的表现。

（2）消化道症状：患者常出现食欲减退、饭后上腹饱胀腹胀、消化不良、恶心、呕吐等症状。因症状缺乏特异性，容易被忽视。

（3）全身性表现：呈进行性消瘦、乏力、营养不良、发热和恶病质等。肝癌比较常见发热，多为 37.5～38℃的持续性低热，也可呈不规则或间歇性、持续性或者弛张性高热。此类发热多为癌性热，与肿瘤坏死物的吸收有关；如果因癌肿压迫或侵犯胆管而致胆管炎，或因恶病质抵抗力减低合并感染也可发热，此时多伴有寒战，抗生素治疗有效。

（4）肝外转移灶症状：如有肺、骨、脑、胸腔等处转移，可产生相应的症状。

（5）黄疸：肝癌晚期可出现黄疸，多为阻塞性黄疸，少数为肝细胞性黄疸。

（6）伴癌综合征：即肝癌组织本身代谢异常或癌组织对机体产生的影响引起的内分泌或代谢紊乱的症候群，但比较少见，如自发性低血糖症、红细胞增多症、高钙血症、皮肤卟啉症、类癌综合征等，其特点是临床表现多样但缺乏特异性。

## 二、体征

在肝癌早期，多数患者没有明显的相关阳性体征，仅有少数患者体检可以发现轻度的肝大、黄疸和皮肤瘙痒，多是基础肝病的非特异性表现。原有肝炎、肝硬化背景的患者，可以发现肝掌、蜘蛛痣、红痣、腹壁静脉曲张、脾大等。中晚期肝癌，常见黄疸、肝大和腹水等。

（1）肝大：肝脏呈进行性增大，触之质地坚硬、表面凹凸不平，有大小不等的结节甚至巨块，边缘不整齐，常有不同程度的压痛。肝癌突出于右肋弓下或剑突下时，上腹可呈现局部隆起或饱满。如癌肿位于肝脏的横膈面，则主要表现为横膈局限性抬高，肝浊音界上移，肝界扩大。肝区扪及肿物常为肝癌患者的首诊原因。

（2）血管杂音：约50%的肝癌患者可在相应部位听诊到吹风样血管杂音，这是由于肝癌血管丰富而迂曲，动脉骤然变细或因肿块压迫肝动脉或腹主动脉所致。

（3）黄疸：在肝癌晚期，还常出现皮肤、巩膜黄染，多是由于癌肿或肿大的淋巴结压迫胆管引起胆道梗阻所致，亦可因肝细胞损害而引起。

（4）肝硬化征象：在肝硬化失代偿基础上发生肝癌者有基础疾病的临床表现，如门静脉高压和脾大。原有腹水可迅速增加且具有难治性。肝癌侵犯肝包膜或向腹腔内溃破可引起血性腹水。

### 三、常见并发症

并发症常发生在肝癌晚期，为本病致死的主要原因。

（1）肝性脑病（肝昏迷）和肾综合征：肝性脑病即肝昏迷，往往是肝癌终末期最严重的并发症之一，常因消化道出血、电解质紊乱、继发感染等诱发，一旦出现肝性脑病预后不良，约1/3的患者因此而死亡。肝癌晚期尤其是弥漫性肝癌，可以发生肝功能不全甚至衰竭，引起肝肾综合征，主要表现为显著少尿，血压降低，伴有低钠血症、低血钾和氮质血症，且多呈进行性发展。

（2）上消化道出血：约占肝癌死亡原因的15%。肝癌患者多伴有肝硬化背景。肝硬化门静脉高压，尤其是门静脉和肝静脉癌栓可以进一步加重门静脉高压，进而引起食管中下段或胃底静脉曲张破裂出血。大量出血可以导致休克和肝昏迷。

（3）肝癌结节破裂出血：约有10%的肝癌患者发生肝癌结节破裂出血，为肝癌最紧急而严重的并发症。癌灶晚期出现坏死液化可以自发破裂或因外力而破裂，因此对肝癌患者的临床查体触诊时宜手法轻柔。如果癌结节破裂局限于肝包膜下可产生局部疼痛，肝脏迅速增大，局部可触及软包块；如破入腹腔，可引起急性腹痛、腹膜刺激征和血性腹水，大量出血可致休克甚至迅速死亡。

（4）继发感染：患者因长期消耗、卧床或手术等，抵抗力减弱，容易并发多种感染，如肺炎、自发性腹膜炎、肠道感染和霉菌感染等。

（庞 杰 黄少慧）

# 第四节 诊断与鉴别诊断

## 一、筛查和诊断

### （一）高危人群的监测筛查

对肝癌高危人群的筛查，有助于早期发现、早期诊断、早期治疗，是提高肝癌疗效的关键。

在我国，肝癌的高危人群主要包括：具有 HBV 和（或）HCV 感染、长期酗酒、非酒精脂肪性肝炎、食用被黄曲霉毒素污染的食物、各种原因引起的肝硬化及有肝癌家族史等的人群，尤其是年龄 40 岁以上的男性风险更大。血清甲胎蛋白（alpha-fetoprotein，AFP）和肝脏超声检查是早期筛查的主要手段，建议高危人群每隔 6 个月至少进行一次检查。

### （二）影像学检查

各种影像学检查手段各有特点，应该强调综合应用、优势互补、全面评估。

**1. 超声检查** 腹部超声检查因操作简便、灵活直观、无创、便携、价格低廉等特点，是临床上最常用的肝脏影像学检查方法，也是目前肝癌筛查的首选方法。常规超声筛查可以早期、敏感地检出肝内直径 1cm 以上的可疑占位性病变，准确鉴别是囊性或实质性占位，并观察肝内或腹部有无其他相关转移灶。彩色多普勒血流成像不仅可以观察病灶内血供，也可明确病灶与肝内重要血管的毗邻关系，为临床治疗方法的选择及手术方案的制定提供重要信息。实时超声造影技术可以揭示肝肿瘤的血流动力学改变，帮助鉴别和诊断不同性质的肝肿瘤，凭借实时显像和多切面显像的灵活特性，在评价肝肿瘤的微血管灌注和引导介入治疗方面具有优势。

**2. 电子计算机断层成像** 目前电子计算机断层成像（CT）是肝癌诊断和鉴别诊断最重要的影像检查方法，用来观察肝癌形态及血供状况、检出、定性、分期及治疗后复查。CT 的分辨率高，特别是多排螺旋 CT，数秒内即可完成全肝扫描，可避免呼吸运动伪影；能够进行多期动态增强扫描，最小扫描层厚为 0.5mm，显著提高了肝癌小病灶的检出率和定性准确性。通常在平扫下，肝癌多为低密度占位，边缘有清晰或模糊的不同表现，部分有晕圈征，大肝癌常有中央坏死液化；可以提示病变性质和了解肝周围组织器官是否有癌灶；增强扫描方式（常用碘对比剂）除了可以清晰显示病灶的数目、大小、形态和强化特征外，还可以明确病灶和重要血管之间的关系、肝门和腹腔有无淋巴结肿大及邻近器官有无侵犯，为临床上准确分期提供可靠的依据，且有助于鉴别肝血管瘤。CT 检出和诊断小肝癌的能力总体仍略逊于磁共振成像。目前，CT 除常见应用于肝癌临床诊断及分期外，更多应用于肝癌局部治疗的疗效评价，特别对经导管肝动脉栓塞化疗（transcatheter arterial chemoembolization，TACE）后碘油沉积观察有优势。同时，借助 CT 的三维肝体积和肿瘤体积测量、肺和骨等其他脏器转移评价，临床应用广泛。

**3. 磁共振成像**（MRI） 常规采用平扫+增强扫描方式（常用对比剂 Gd-DTPA），因其具有无辐射影响，组织分辨率高，可以多方位、多序列参数成像，并具有形态结合功能（包括弥散加权成像、灌注加权成像和波谱分析）综合成像技术能力，成为临床肝癌检出、诊断和疗效评价的常用影像技术。若结合肝细胞特异性对比剂（Gd-EOB-DTPA）使用，可提高≤1.0cm肝癌的检出率和对肝癌诊断及鉴别诊断的准确性。在 MRI 或 CT 增强扫描动脉期（主要在动脉晚期），肝癌呈不均匀明显强化，偶可呈均匀明显强化，尤其是≤5.0cm 的肝癌，门脉期和（或）实质平衡期扫描肿瘤强化明显减弱或降低，这种"快进快出"的增强方式是肝癌诊断的特点。肝癌 MRI 和 CT 诊断，尚需结合其他征象（如假包膜等），尤其是对 MRI 其他序列上相关征象进行综合判断，方能提高肝癌诊断准确性。

**4. 数字减影血管造影**（DSA） 是一种侵入性创伤性检查，多主张采用经选择性或超选择性肝动脉进行 DSA 检查，当增强 CT/MRI 对疑为肝癌的小病灶难以确诊时，选择肝动脉造影是肝癌诊断的重要补充手段。通常可以发现直径在 1cm 的肝癌，甚至可以发现直径为 0.5cm 的肝癌。对直径 1~2cm 的小肝癌，肝动脉造影正确率达 90% 以上。该技术更多用于肝癌局部治疗或急性肝癌破裂出血治疗等。肝癌在 DSA 的主要表现是肿瘤血管和肿瘤染色，还可以明确显示肝肿瘤数目、大小及其血供情况。DSA 能够为血管解剖变异、重要血管解剖关系及门静脉浸润提供正确客观的信息，对于判断手术切除的可能性和彻底性及决定合理的治疗方案有重要价值。

**5. 核医学影像检查**

（1）正电子发射计算机断层成像（PET/CT）：氟-18-脱氧葡萄糖（$^{18}$F-FDG）PET/CT 全身显像通过一次检查能够全面评价淋巴结转移及远处器官的转移，对肿瘤进行分期，可准确显示解剖结构发生变化后或者是解剖结构复杂部位的复发转移灶，因此具有明确肿瘤分期、评价肿瘤恶性程度和预后、评价疗效等优势。碳-11 标记的乙酸盐（$^{11}$C-acetate）或胆碱（$^{11}$C-choline）PET 显像可提高对高分化肝癌诊断的灵敏度，与 $^{18}$F-FDG PET/CT 显像具有互补作用。PET/CT 全身显像的优势在于：①对肿瘤进行分期，通过一次检查能够全面评价淋巴结转移及远处器官的转移（证据等级 1）；②再分期，因 PET 功能影像不受解剖结构的影响，可准确显示解剖结构发生变化后或者是解剖结构复杂部位的复发转移灶（证据等级 2）；③疗效评价，对于抑制肿瘤活性的靶向药物，疗效评价更加敏感、准确（证据等级 2）；④指导放疗生物靶区的勾画、穿刺活检部位（证据等级 2）；⑤评价肿瘤的恶性程度和预后（证据等级 2）。

（2）发射单光子计算机断层扫描仪（SPECT-CT）：已逐渐替代 SPECT 成为核医学单光子显像的主流设备，选择全身平面显像所发现的病灶，再进行局部 SPECT-CT 融合影像检查，可同时获得病灶部位的 SPECT 和诊断 CT 图像，诊断准确性得以显著提高。

**6. 肝穿刺活体组织检查**　具有典型肝癌影像学特征的占位性病变及符合肝癌临床诊断标准的患者，通常不需要以诊断为目的进行肝穿刺活检。对于缺乏典型肝癌影像学特征的占位性病变，在超声或 CT 引导下细针穿刺行组织学检查是确诊肝癌的最可靠方法，但因属创伤性检查，存在出血或针道转移等风险，在经肿瘤标志物、影像学检查等未能确诊者可视情况考虑应用。肝穿刺活检时应注意防止肝脏出血和针道癌细胞种植；禁忌证是明显出血倾向，患有严重心、肺、脑、肾疾患和全身衰竭的患者禁用。

**（三）肝癌的实验室辅助检查**

**1. 肿瘤标志物检测**　AFP 测定是诊断肝细胞癌特异性的标志物，是当前诊断肝癌常用而又重要的方法，阳性率约为 70%，现已广泛用于肝细胞癌的普查、诊断、治疗效果判断、预测复发等。普查中发现 AFP 阳性可早于症状 8～11 个月出现。AFP 检查诊断肝细胞癌的标准为：在排除妊娠和生殖腺胚胎瘤的基础上，AFP≥400μg/L 为诊断肝癌的条件之一。对 AFP 逐渐升高不降或＞200μg/L，持续 8 周者，应结合影像学及肝功能变化作为综合分析或动态观察。慢性活动性肝炎和肝硬化病例有 20%～45% 的 AFP 呈低浓度阳性，多不超过 200μg/L，常先有血清 ALT（GPT）明显升高，AFP 呈同向活动，一般在 1～2 个月内随病情好转、ALT 下降而随之下降。AFP 低度升高者，应作动态观察，并与肝功能变化对比分析，有助于诊断。如 AFP 呈低浓度阳性持续达 1 个月或更久，ALT 正常，应特别警惕亚临床肝癌的存在。约 30% 的肝癌患者 AFP 水平正常，检测甲胎蛋白异质体，有助于提高诊断率。

其他肝癌标志物还包括血清岩藻糖苷酶（AFU）、γ-谷氨酰转移酶同工酶Ⅱ（GGT2）、异常凝血酶原（APT）、$α_1$-抗胰蛋白酶（AAT）、碱性磷酸酶同工酶（ALP-Ⅰ）等，有助于 AFP 阴性肝癌的诊断和鉴别诊断。

**2. 血液生化检查**　肝癌可以出现门冬氨酸氨基转移酶（谷草转氨酶，AST 或 GOT）、谷氨酸氨基转移酶（谷丙转氨酶，ALT 或 GPT）、血清碱性磷酸酶（AKP）、乳酸脱氢酶（LDH）或胆红素的升高，而白蛋白降低等肝功能异常表现。以及淋巴细胞亚群等免疫指标改变。

（四）肝癌的诊断标准

**1. 病理学诊断标准** 肝脏占位病灶或者肝外转移灶活检或手术切除组织标本，经病理组织学和（或）细胞学检查诊断为肝癌，此为金标准。病理诊断须与临床证据相结合，全面了解患者的 HBV/HCV 感染史、肿瘤标志物及影像学检查等信息。

**2. 临床诊断标准** 在所有的实体瘤中，国内外都认可的是唯有肝癌可采用临床诊断标准。一般认为肝癌诊断主要取决于三大要素，即慢性肝病背景、影像学检查结果及血清 AFP 水平。国内外学术界对于肝癌的诊断标准各有不同，下面列举原发性肝癌诊疗规范（2017 年版）中的临床诊疗标准。

（1）有乙肝或丙肝，或者有任何原因引起肝硬化者，至少每隔 6 个月进行一次超声及 AFP 检测，发现肝内直径≤2cm 结节，动态增强 MRI、动态增强 CT、超声造影及普美显动态增强 MRI 四项检查中至少有两项显示有动脉期病灶明显强化、门静或延迟期强化下降的"快进快出"的肝癌典型特征，则可做出肝癌的临床诊断；对于发现肝内直径>2cm 的结节，则上述四种影像学检查中只要有一项有典型的肝癌特征，即可临床诊断为肝癌。

（2）有乙肝或丙肝，或者有任何原因引起肝硬化者，随访发现肝内直径≤2cm 结节，若上述四种影像学检查中无或只有一项检查有典型的肝癌特征，可进行肝穿刺活检或每 2～3 个月密切的影像学随访以确立诊断；对于发现肝内直径>2cm 的结节，上述四种影像学检查无典型的肝癌特征，则需进行肝穿刺活检以确立诊断。

（3）有乙肝或丙肝，或者有任何原因引起肝硬化者，如 AFP 升高，特别是持续增高，应该进行上述四种影像学检查以确立肝癌的诊断，如未发现肝内结节，在排除妊娠、活动性肝病、生殖胚胎源性肿瘤以上消化道癌的前提下，应该密切随访 AFP 水平及每隔 2～3 个月进行一次影像学复查。

## 二、鉴别诊断

**1. AFP 阳性肝癌的鉴别诊断**

（1）慢性肝病：如肝炎、肝硬化，应对患者的血清 AFP 水平进行动态观察。

（2）妊娠、生殖腺或胚胎型等肿瘤：鉴别主要通过病史、体检及相关的影像学检查。

（3）消化道肿瘤：某些发生于胃肠及胰腺的腺癌也可引起血清 AFP 升高，称为肝样腺癌。除详细了解病史、体检和影像学检查外，测定血清 AFP 异质体有助于鉴别肿瘤的来源。如胃肝样腺癌时，AFP 以扁豆凝集素非结合型为主。

**2. AFP 阴性肝癌的鉴别诊断**

（1）继发性肝癌：多见于消化道肿瘤、肺癌和乳腺癌转移。患者可以无肝病背景，血清 AFP 正常，而 CEA、CA199、CA724 等肿瘤标志物可能升高。影像学检查可以辅助鉴别：①肝内多发占位；②典型的转移瘤影响，可见"牛眼征"（肿物周边有晕环，中央缺乏血供而呈低回声或低密度）；③增强 CT 或 DSA 造影可见肿瘤血管减少，血供没有肝癌丰富；④消化道内镜或 X 线造影检查可能发现胃肠道的原发癌灶病变。

（2）肝内胆管细胞癌：好发于 30～50 岁人群，是原发性肝癌的少见病理类型，主要依赖手术后病理检查确诊。临床症状无特异性，患者多无肝病背景，多数 AFP 不高，而 CEA、CA199 等肿瘤标志物可能升高。影像学检查 CT 平扫表现常为大小不一的分叶状或类圆形低密度区，密度不均匀，边缘一般模糊或不清楚，但是最有意义的是 CT 增强扫描可见肝脏占位的血供不如肝癌丰富，且纤维成分较多，有延迟强化现象，呈"慢进慢出"特点，周边有时可见肝内胆管不规则扩张；可有局部肝叶萎缩，肝包膜呈内陷改变，有时肝肿瘤实质内有线状高密度影（线状征）。

（3）肝肉瘤：影像学检查显示为血供丰富的均匀实性占位，不易与 AFP 阴性的肝细胞癌相鉴别，患者常无肝病背景，手术后病理检查可确诊。

（4）肝血管瘤：以肝海绵状血管瘤多见，女性多发，常无肝病背景，无症状。直径＜2cm 的血管瘤在超声检查时多呈高密度影，与小肝癌的低密度影迥异。直径在 2cm 以上血管瘤做 CT 增强扫描时可见自占位周边开始强化充填，呈"快进慢出"特点，MRI 呈典型的"灯泡征"。

（5）肝脓肿：多有发热、肝区叩击痛、白细胞计数和中性粒细胞分类增高等炎症征象。可能有阿米巴痢疾或化脓性疾病史而无肝病史。超声检查肝脓肿部位在未液化或脓成时易与肝癌混淆，液化后呈液性暗区则需与肝癌的中央坏死相鉴别。DSA 造影无肿瘤血管与染色。必要时可在压痛点做肝细针穿刺。抗阿米巴试验治疗显效。

（6）肝包虫：有流行牧区居住及与犬等接触史，一般病程较长，进展缓慢，肝脏进行性肿大，质地坚硬和结节感，晚期肝脏大部分被破坏，叩诊有震颤的"包虫囊震颤"特征性表现。包虫皮内试验为特异性试验，阳性率达 90%～95%。超声检查在囊性占位腔内可发现漂浮子囊的强回声，CT 有时可见囊壁钙化的结节。

（7）肝腺瘤：女性多于男性，常有口服避孕药史，多无肝病背景，$^{99m}$Tc 核素扫描，肝腺瘤能摄取核素，且延迟相表现为强阳性显像。

（庞　杰　黄少慧）

# 第五节　辨证要点与治疗

## 一、肝癌的中医药辨治

中医中药具有改善症状，提高生存质量，延长生存期，在一定程度上稳定或缩小肝癌的作用。结合肝癌的病因病机特点，肝癌的治疗原则总体上可归纳为扶正和祛邪两个方面。急则治其标，当以祛邪为主，采用解毒法、活血化瘀法、软坚散结法等；治病必求于本，注重扶正培本法在肿瘤治疗中的运用。治疗中，结合肿瘤发病虚实错杂的病机特点，一般宜攻补兼施，扶正祛邪并用。而在癌瘤的治疗中如何辨证运用扶正与祛邪之法，参考先贤的证治经验，早在张仲景时就已经对积聚治疗中攻、补二法的运用有着精辟的论述"治积之要，在知攻补之宜，而攻补之宜，当于孰缓孰急中辨之"，指出"凡积聚未久而元气未损者，治不宜缓……速攻可也"，而"积聚渐久，元气日虚，此而攻之，则积气本远，攻不易及，胃气切近，先受其伤，愈攻愈伤，则不死于积而死于攻矣"。可见，医生于肿瘤治疗中，不知辨证运用攻补二法，使用不当，一味求攻邪，不但不能治积，反而会导致胃气受损，机体正气进一步亏虚，加重病情，此乃医之过也。金元时期的著名医家刘完素于《宣明论方》中也提到"五脏之气虚，而内外诸邪所侵，故留稽不行，遂成积聚"，故在治疗上主张扶正与祛邪兼顾。明代王肯堂在《证治准绳》中首先提出了积聚的初、中、末分期治疗，初期宜"治其始感之邪与留结之客者，除之、散之、行之，虚者补之"；病至中期，"当祛湿热之邪，其块坚者消之，咸以软之，此时因邪久凑，正气尤虚，必以补泻迭相为用"；后期则应注意"补益其气，兼导达经脉，使荣卫流通则块自消矣"。这种结合病期分别攻补的治疗原则为后世倡导和沿用。肝癌的病程中也随着发展阶段的不同，正、邪发生着长消变化。如肝癌早期正气未衰，治则重在祛邪；病至中期，随着癌肿的发展，癌毒耗损正气，邪盛正虚，宜攻补兼施；肝癌晚期，已正气大伤，虽邪毒鸱张，但机体不能耐受攻伐，故治疗宜采用以补为主的措施。

### （一）肝癌的治则治法

**1. 治疗原则**　结合肝癌的病机发展特点，治疗宜分初、中、末三个阶段：初期针对邪实，以消积攻邪为主；中期邪实正虚则宜攻补兼施；后期正虚应予以养正除积。《医宗必读·积聚》指出："初者，病邪初起，正气尚强，邪气尚浅，则任受攻；中者，受病见久，邪气较深，正气较弱，任受且攻且补；末者，病魔经久，邪气侵凌，正气消残，则任受补。"

**2. 治法**

（1）扶正培本法：肝癌的发病特点是本虚标实、正虚邪实、虚实夹杂，其中正气亏虚是肝癌发生的内在基础和根本原因。《素问·阴阳应象大论》曰："治病必求于本。"故易水派代表人物张元素提出积聚的治疗之法当"养正积自除，犹之满座皆君子，纵有一小人，自无容地而出。今令真气实，胃气强，积自消矣"，强调充实真气、强壮胃气，则积聚自消。肾为先天之本，脾为后天之本，正气亏虚多以脾肾亏虚为主。本病病位在肝，肝木易克制脾土，病理上肝病极易传脾，故汉代张仲景在《金匮要略》中首先提出实脾主张，指出"见肝之病，知肝传脾，当先实脾""四季脾旺不受邪"。临床中，就肝癌而言，脾虚的临床表现更为多见，因此健脾益气法成为治疗肝癌的基本治法。补土派代表人物李东垣师承易水之学，更加强调疾病的内因皆可归咎于"内伤脾胃，百病由生"，治疗中尤其强调固护脾胃的重要性，提出"治脾胃即所以安五脏""善治病者，唯在调和脾胃""有胃气则生，无胃气则死"等论点。其所创立的补中益气汤现在仍在肝癌的治疗中广泛应用。目前临床中还经常运用的健脾益气类方药有四君子汤、归脾汤、人参养荣汤、十全大补汤等。常用的药物有人参、党参、生黄芪、白术、茯苓、黄精等。另外根据辨证的需要，扶正培本法中尚有益气养血法、养阴生津法、滋阴补肾法等。临床与实验结果表明，健脾理气药具有免疫调节、刺激骨髓造血、预防肿瘤及调理胃肠等作用。

（2）解毒法：古代医家很早就认识到应用解毒药治疗发病峻猛的痈疽创疡类疾病。而对于癌肿治疗应用解毒药则见于宋代东轩居士的《卫济宝书》，其曰："一曰癌，癌疾初发者却无头绪，只是肉热痛。过一七或二七，忽然紫赤微肿……宜下大车螯散取之。然后服排脓、败毒、托里、内补等散。然后用麝香膏贴之。五积丸散，疏风和气。"提到应用败毒之剂治疗癌疾。后又言："猛烈之疾，以猛烈之药，此所谓以毒攻毒也。"从而提出了"以毒攻毒"之法的含义。在古代，毒的概念比较广泛，包括药性，如《素问·五常政大论》曰："大毒治病，十去其六；常毒治病，十去其七；小毒治病，十去其八；无毒治病，十去其九。"毒还包括一些食物、药物、虫兽之害，《中华大字典》有"凡恶物皆为毒"之说，即是指对于人体有害之物而言，如风毒、寒毒、湿毒、热毒等。故以毒攻毒法是指使用有毒之品、性峻力猛之药解除癌毒而抗癌的一种方法。对肝癌，将其视为"恶物"，因其具有恶性增生的特点，极度危害机体。临床常用的以毒攻毒药物有全蝎、蜈蚣、蟾皮、土鳖虫、炮山甲、露蜂房、半夏、马钱子等。此类药物多具有毒性，属于虫类药或大辛大热之植物药，多具有开结拔毒之功效。

另一类解毒药物为清热解毒之品。清热解毒法针对热毒内蕴及其所致的肝癌癌毒及情志内伤或其他因素所导致的郁久化火，热毒内蕴肝胆的情况具有很好疗效。临床上常用的清热解毒药有露蜂房、白花蛇舌草、山豆根、猫爪草、龙葵、夏枯草、红豆杉、半枝莲、半边莲、穿心莲、七叶一枝花、板蓝根、大青叶、虎杖、蒲公英、苦参、龙胆草、土茯苓等。药理研究提示，清热解毒药如黄连、黄芩、半枝莲、七叶一枝花等在体外、体内均有较好的抗癌作用，并能显著延长荷瘤小鼠的生存期，减少转移的发生。清热解毒药还具有良好的消炎、抗菌、抗病毒、抗内毒素、保肝、利胆、退热、清除自由基、调节免疫等作用。清热解毒之品多苦寒伤胃，使用中当注意药物配伍。

（3）活血化瘀法：瘀血是指体内有血液停滞，包括离经之血积存体内，或血运不畅，阻滞于经脉及脏腑内的血液，它既是疾病过程中形成的病理产物，又能直接或间接作用于人体某一脏腑组织，发生多种病证。瘀血积于体内，久聚不散，则可形成癥积。清代王清任在《医林改错》中说："积聚一症，不必论古人立五积、六聚、七癥、八瘕之名……气无形不能结块，结块者，必有形之血也。血受寒，则凝结成块，血受热，则煎熬成块。"庆云阁在《医学摘粹》中也提到："积聚者，气血凝瘀也。积者所谓血滞而不濡者也。"瘀血也是肝积形成的重要病理基础之一，故针对癌毒以瘀血为著而设立了活血化瘀法。本法不仅可对应治疗瘀血，亦是治疗肿瘤、防止肿瘤扩散与转移的一个常用方法。肝癌患者临床常见各种瘀血症状如胁下肿块坚硬刺痛、面色黧黑、肌肤甲错、胸腹壁青筋、青紫舌、舌下脉络迂曲等均为瘀血征象。临床上常用的活血化瘀药有丹参、当归、赤芍、莪术、郁金、桃仁、三棱、石见穿、乳香、没药、炮山甲、九香虫、王不留行、生大黄等。药理研究证实，活血化瘀药具有直接杀伤肿瘤细胞、改善血液流变性、抗凝、抗血栓、促纤溶、调节机体免疫等作用，对放化疗还具有增效作用，因此广泛用于恶性肿瘤的治疗，使用中当注意辨证用药。另外，晚期肝癌需慎用活血破血之品，临床有因活血化瘀疗法使用不当或用药过于峻猛而加重病情甚至危及生命的案例报道。究其原因：①凝血功能不全，肿瘤易发生破裂出血；②肝癌患者多伴有肝硬化、门静脉高压，有消化道出血倾向。

（4）软坚散结法：肿瘤古时有"岩""石瘕"等名，突出了肿瘤为有形之物、坚硬如石的特点。软坚散结法是古代医家对一些坚硬肿块特有的治疗方法，是使用药物使肿块软化、缩小、消散的治疗方法。《黄帝内经》中虽然对积聚的治疗没有明确提出具体的治法与方药，但《素问·至真要大论》中载有的"坚者削之""结者散之""坚者软之"可视为积聚病证的治疗原则。而汉代医家张仲景虽然对积聚的论述甚少，但其创制的如鳖甲煎丸、大黄䗪虫丸、桂枝茯苓丸等都体现了软坚散结消癥的治疗大法，均为目前临床肝癌治疗的常用方剂。治疗肝癌常用的软坚散结类药物有穿山甲、龟板、鳖甲、牡蛎、海蛤壳、地龙、海藻、昆布等。

（5）疏肝理气法：肝癌病位在肝，肝主疏泄的功能影响着全身气机、血和津液的运行输布及调畅情志等功能表现。《血证论》曰："肝属木，木气冲和条达，不致遏郁，则血脉得畅。"反之，肝气郁结，气滞则血瘀，瘀血凝结于腹中，日久可变生积块。治疗肝癌常用的疏肝理气类药物有八月札、柴胡、青皮、木香、枳壳、金铃子、延胡索、香附、乌药、槟榔、紫苏梗等。现代药理研究显示，本类药物大多表现出对肿瘤细胞的抑制作用，可诱发癌细胞向正常细胞转化。该类药物还对消化道有兴奋作用，使肠蠕动加速、收缩加强，促进积气、粪便等代谢产物排出，增加胆汁分泌等。

### （二）肝癌的辨证论治

**1. 辨证要点** 肝癌的辨证必须根据病史长短、邪正盛衰及伴随症状，辨其虚实主次，初期以正气未虚、邪实为主；中期则积块坚硬，正气渐伤，邪实正虚；疾病后期，正气衰耗，以正虚为主。

**2. 分型证治** 由于研究者对肝癌辨治的认识不尽相同，故迄今尚未建立起统一的肝癌基本证型和治疗法则。

（1）气滞血瘀证

主症：两胁肋胀满作痛，或胁下有癥块，推之不移，拒按，甚或胁痛引背，入夜痛甚，脘腹胀闷，嗳气泛酸，恶心呕逆，纳呆食少，大便不调，或溏或结，倦怠乏力。舌质红或紫暗，可伴瘀点瘀斑，苔薄白或薄黄，脉弦细或涩。

治则：疏肝理气，活血消癥散结。

例方：复元活血汤加减。

药物：柴胡、当归、桃仁、川芎、瓜蒌、陈皮、白术、红花、大黄、䗪虫、甘草等。

若疼痛较甚者，可酌加三七粉、郁金、乳香、没药；气滞较甚者，加木香、香附、青皮、枳壳；腹胀甚者加厚朴、枳壳、大腹皮等。

（2）湿热蕴结证

主症：右胁下上腹肿块坚实，腹部胀满，胁肋刺痛，或腹大如鼓，烦躁易怒，身目俱黄如橘色，日见加深，口干口苦，便结溲赤。舌质红，苔黄腻，脉弦滑数。

治则：清利湿热，解毒软坚散结。

例方：茵陈蒿汤合鳖甲煎丸加减。

药物：茵陈、栀子、大黄、半枝莲、薏苡仁、郁金、八月札、鳖甲煎丸。

湿热重甚，还可加七叶一枝花、白花蛇舌草等清热凉血解毒之品；口苦而黏，小便黄赤者加车前子、滑石、泽泻、竹叶等；发热，口干、口臭，舌苔黄厚者，加黄连、金银花、虎杖、白花蛇舌草、知母等；皮肤瘙痒或有皮疹渗液，口中黏腻、腹满、便溏者，加炒薏苡仁、土茯苓、炒白术等；齿龈红肿渗血或鼻衄者加丹皮、青黛、小蓟；胁部痛甚者，可酌加徐长卿、蒲黄、五灵脂等。

（3）肝郁脾虚证

主症：右胁胀痛或右胁下肿块日渐增大，形体消瘦，神疲乏力，面色萎黄，胸闷泛酸，纳呆嗳气，腹胀腹泻。舌质淡胖，苔微白腻或黄腻，脉弦细。

治则：健脾化湿，疏肝活血。

例方：四君子汤合逍遥散加减。

药物：党参、丹参、大腹皮、白术、薏苡仁、茯苓、白花蛇舌草、陈皮、柴胡、当归、泽泻、甘草。

短气乏力甚者，可用生晒参易党参；胁痛、腹胀甚者，加香附、槟榔、木香、郁金、乳香、没药等；嗳气泛酸者加法半夏、竹茹、海螵蛸等；胁下肿块坚硬者加鳖甲。

（4）肝肾阴虚证

主症：右胁下上腹癥块膨隆，胁肋隐痛，形体消瘦，神疲乏力，头晕耳鸣，五心烦热，潮热盗汗，间或发热、烦渴，食少腹大，大便干结，小便短赤，甚则呕血、便血、皮下出血。舌红少津，苔薄黄或光剥苔，脉弦细数。

治则：滋阴柔肝，软坚散结。

例方：一贯煎加减。

药物：生地、芍药、丹皮、鳖甲、龟甲、北沙参、麦冬、枸杞子、女贞子、墨旱莲、当归、川楝子。

本型多见于终末期重症患者，多有危殆险症出现。大便秘结者，加瓜蒌仁；烦热盗汗者加地骨皮、知母；吐血、便血者可加仙鹤草、蒲黄炭、三七粉等；神志异常者可酌加石菖蒲、远志；神昏谵语者可急用安宫牛黄丸类。

（三）常用中成药

中医中药治疗能够改善症状，提高机体的抵抗力，减轻放化疗不良反应，提高生活质量。除了采用传统的辨证论治、服用汤剂之外，我国药监部门已批准了若干种现代中药制剂如槐耳颗粒、华蟾素片、肝复乐胶囊（片）、西黄丸、艾迪注射液、康莱特注射液、鳖甲煎丸等用于治疗肝癌，具有一定的疗效，患者的依从性、安全性和耐受性均较好。

**1. 槐耳颗粒**　主要成分为槐耳清膏，具有扶正固本、活血消癥的药用功效。适用于正气虚弱，瘀血阻滞，原发性肝癌不宜手术和化疗者辅助治疗用药，有改善肝区疼痛、腹胀、乏力等症状的作用。在标准的化学药品抗癌治疗基础上，可用于肺癌、胃肠癌和乳腺癌所致的神疲乏力、少气懒言、脘腹疼痛或胀闷、纳谷少馨、大便干结或溏泄、或气促、咳嗽、多痰、面色㿠白、胸痛、痰中带血、胸胁不适等症，可改善患者生活质量。现代药理研究显示：①本品有抗肝癌作用，可抑制肿瘤生长、诱导肿瘤细胞凋亡、诱导机体产生多种细胞因子、提高机体免疫力等。槐耳颗粒和沙利度胺联合用药有明显抑制肿瘤生长的作用，其机制可能是通过下调VEGF蛋白表达和降低微血管密度，促进肿瘤细胞凋亡，并且两者有协同作用。临床研究显示，槐耳颗粒治疗中晚期肝癌有一定疗效。用于肝癌肝移植患者，能够提高患者肝移植术后的无瘤生存率和生存时间，对抑制肿瘤复发转移有一定的作用，尤其是针对晚期肝癌肝移植患者，能够明显改善生存状况，且并不增加免疫排斥反应的发生概率。②减毒增效作用：槐耳颗粒联合化疗治疗原发性肝癌术后复发/转移患者显示安全有效，可降低甲胎蛋白水平与不良反应发生率，改善预后。槐耳颗粒联合索拉非尼治疗小肝癌切除术后或晚期肝癌均显示临床疗效显著，患者身体功能状态变好，治疗临床有效率、临床控制率、1年生存率等提升，而患者的炎症反应指数、血管内皮生长因子（VEGF）、甲胎蛋白（AFP）和白蛋白（ALB）水平均显著降低，联合用药的不良反应发生率低。

**2. 华蟾素片**　主要成分为干蟾皮提取物，具有解毒、消肿、止痛等作用。适用于中、晚期肿瘤及慢性乙肝等。现代药理研究显示：①抗肿瘤作用：华蟾素 3g 生药/kg 对小鼠移植性肿瘤 $H_{22}$ 肝癌具有抑瘤作用。体外药物试验表明华蟾素生药 2mg/ml 对消化系统肿瘤株人肝癌 SMMC-7721 有杀伤作用，其机制为直接杀伤肿瘤细胞 DNA，导致肿瘤细胞坏死。从分子水平观察华蟾素有使 $H_{22}$ 肝癌荷瘤小鼠血浆内 cAMP 含量升高，并使 cAMP/cGMP 值恢复正常的作用。临床资料表明，华蟾素与索拉菲尼联合应用或联合放射性 $^{125}I$ 粒子植入术均具有协同作用，疗效比单独用药有所提高，并能减轻放疗辐射与化疗的毒副作用。②免疫促进作用：华蟾素对CTX所致白细胞减少症有防治作用，能提高小鼠淋巴细胞比率，也可提高小鼠血清中IgG、IgA、IgM 的含量；试验资料也表明华蟾素具有增强体液免疫和细胞免疫的功能。③抗病毒作用：试验证明，华蟾素对 2215 细胞及鸭乙肝病毒均有抑制其复制的作用。

**3. 肝复乐胶囊（片）**　主要成分为党参、醋制鳖甲、重楼、炒白术、黄芪、陈皮、土鳖虫、大黄、桃仁、半枝莲、败酱草、茯苓、薏苡仁、郁金、苏木、牡蛎、茵陈、木通、制香附、沉香、柴胡等。具有健脾理气、化瘀软坚、清热解毒作用。适用于肝瘀脾虚为主证的原发性肝癌，症见上腹肿块，胁肋疼痛，神疲乏力，食少纳呆，脘腹胀满，心烦易怒，口苦咽干等。现代药理研究显示：①抗肝癌作用：本品具有抑制 Hep G2 细胞增殖的作用，对荷瘤小鼠肝癌也有一定的抑制作用，可诱导正常荷瘤小鼠产生干扰素，提高小鼠 NK 细胞活性和增强小鼠巨噬细胞吞噬功能。临床观察发现，单纯使用肝复乐胶囊可以改善肝癌患者的临床症状，恢复患者的体力状况，改善其生活质量，降低 AFP 值，延长患者的生存期；配合手术治疗、化疗、TACE、门静脉穿刺化疗、射频治疗及联合索拉非尼治疗等均提示抗肝癌疗效较好，并可以提高患者免疫能力和改善其生活质量。②保肝作用：本品对对乙酰氨基酚和 $CCl_4$ 所致小鼠急性肝损伤有一定保护作用。对原发性肝癌经导管动脉化疗栓塞后肝损伤具有预防作用。

**4. 西黄丸**　本方来源于清代王维德的《外科证治全生集》，主要由牛黄、麝香、醋乳香、醋没药组成，具有清热解毒、消肿散结功效。适用于热毒壅结所致的痈疽疔毒、瘰疬、流注等，现代也广泛用于癌肿的治疗。现代药理研究显示：①抗肝癌作用：可提高荷肝癌 $H_{22}$ 小鼠生存状态，延长其生存时间，提高荷瘤小鼠生存率。其抗肿瘤作用机制主要体现在体外抑制肿瘤细胞增殖、诱导肿瘤细胞凋亡、抗新生血管生长及调节免疫功能等方面。②改善肝癌患者生存质量：研究显示本品能明显改善肝癌患者的生活质量，缓解肝癌引起的腹胀、纳差等临床症状，并对疼痛有较好的控制作用。晚期癌症患者或化疗、放疗失败后的肝癌患者，有规律地口服西黄丸，可以提高生活质量，改善肝癌患者腹胀、腹痛、纳差等症状明显，肝功能损害及肝区疼痛也有所改善。

**5. 艾迪注射液**　主要成分为斑蝥、人参、黄芪、刺五加，具有清热解毒、消瘀散结作用。适用于原发性肝癌、肺癌、直肠癌、恶性淋巴瘤、妇科恶性肿瘤等。现代药理研究显示：①抗肝癌作用：本品对癌细胞有直接杀伤和抑制作用，对小鼠 $H_{22}$ 实体瘤有明显的抑制作用，可增强小鼠自然杀伤细胞（NK）的活性；可抑制体外培养 Bel-7402 人肝癌细胞的增殖并诱导癌细胞分化，显著降低反映肝细胞恶变的 AFP 的分泌量和γ-谷氨酰转肽酶（γ-GT）、醛缩酶（ALD）活性。艾迪注射液常联合化疗用于原发性中晚期肝癌的治疗，同时对肝转移瘤疗效显著。②免疫调节作用：能增强机体的非特异性和特异性免疫功能，提高机体的应激能力。③减毒增效作用：本品常和抗癌药 5-FU、CTX 联合应用及与放疗同步治疗有协同增效作用，能使白细胞和血小板保持在正常范围，可对介入化疗起到协同、增效、减毒及提高免疫力的作用。④逆转多药耐药：本品具有逆转肝癌细胞多药耐药（MDR）的作用，其机制可能与下调多药耐药相关蛋白 MRP1、P-gp 表达，上调凋亡相关蛋白 PDCD5 的表达有关。

**6. 康莱特注射液**　主要成分为注射用薏苡仁油，具有益气养阴、消肿散结功效。适用于手术前及不宜手术的脾虚痰湿型、气阴两虚型原发性非小细胞肺癌及原发性肝癌。配合放、化疗有一定的增效作用。对中晚期肿瘤患者具有一定的抗恶病质和止痛作用。现代药理研究显示：①抗肝癌作用：本品对裸鼠移植性人体肝癌 QGY 有一定抑制作用，能有效抑制 C57 小鼠肝癌模型的成瘤率及肿瘤的生长。②减毒增效作用：康莱特注射液分别和 5-FU、卡铂（CP）、顺铂（DDP）、丝裂霉素（MMC）联用比单纯化疗有明显的增敏作用，对 5-FU、CTX 或 CP 引起的小鼠白细胞降低、谷丙转氨酶（ALT）升高，以及 DDP 引起的小鼠血清尿素氮（BUN）升高有抑制作用。③免疫调节作用：本品能促进荷瘤小鼠的脾淋巴细胞增殖，提高 NK 细胞的活性，促进巨噬细胞吞噬功能；对荷瘤和正常小鼠的常压耐缺氧存活时间、游泳时间有一定延长作用。④镇痛作用：本品可抑制乙酸所致的小鼠疼痛反应，使扭体次数减少。

**7. 鳖甲煎丸**　本方来源于东汉张仲景的《金匮要略》，由鳖甲胶、阿胶、炒蜂房、鼠妇虫、炒土鳖虫、蜣螂、精制硝石、柴胡、黄芩、制半夏、党参、干姜、姜制厚朴、桂枝、炒白芍、射干、桃仁、丹皮、大黄、凌霄花、葶苈子、石韦、瞿麦组成，具有益气养血、活血化瘀、软坚散结等功效，是治疗肝脏疾病的常用古方，临床多用于治疗肝纤维化、肝硬化及肝癌，疗效显著。现代药理研究显示：①保肝抗感染作用：鳖甲煎丸能够明显缓解肝脏炎症，促进 ALT、AST 等肝功能指标恢复正常，同时可调控如 SOD、MDA、HYP、TGF-β₁、CTGF、TNF-α等各项细胞因子的表达水平，从而达到缓解肝脏炎症、保护肝脏的目的。②抗肝纤维化、肝硬化：本品可显著抑制肝纤维化患者血清中 HA、LN、PCⅢ、Ⅳ-C 等胶原的表达水平，同时能够调节 MMPs/TIMPs 比例，抑制肝脏中 ECM 的生成及促进其降解，减少其在肝脏中的沉积。另外，鳖甲煎丸还可通过调控 Wnt 及 NF-κB 信号通路，从而抑制 HSC 增殖、缓解肝脏炎症，从而达到抗肝纤维化、肝硬化的目的。③抗肝癌及抑制其侵袭转移：本品可显著抑制癌细胞增殖及促进其凋亡，同时可抑制肿瘤组织中血管生成。鳖甲煎丸还可通过调控肝癌细胞中 RhoA/ROCK、STAT 及 Wnt 等信号通路，显著抑制肿瘤组织生长、减少新生血管数量，从而达到抗肿瘤的目的。此外有研究表明，鳖甲煎丸可介导细胞炎症反应，改善肝癌细胞微环境，影响肿瘤的发生发展。④调节机体免疫功能：鳖甲煎丸可显著提高荷瘤小鼠的抗体水平，同时能够调控荷瘤小鼠外周血中 CD4$^+$T 细胞亚群的比例和降低 CD8$^+$T 细胞亚群的比例，纠正 CD4$^+$T/CD8$^+$T 的失衡，改变 Th1/Th2 漂移现象，维持 Th1 功能亚群的优势，表明鳖甲煎丸对机体免疫功能有显著的改善作用。

### （四）中医外治法

（1）双柏散：侧柏叶 2 份，大黄 2 份，泽兰 1 份，黄柏 1 份，薄荷 1 份，配药后共研细末，备用。临用时加等份量的开水和适量（约 1/10 份量）蜂蜜调成糊状，或经煲煮，或用微波炉加热，待凉至 60℃左右时外敷疼痛局部，外盖玻璃纸及棉絮，并以多头带绑扎固定。每例每次用 150～300g，外敷持续 6 小时左右，每天 1 次。对于肝癌轻、中度疼痛患者，使用双柏散外敷能够简单、有效地控制疼痛，不良反应极少。

（2）消瘤止痛外敷散：青黛 40g，雄黄 30g，明矾 30g，芒硝 10g，制乳香 50g，制没药 50g，冰片 10g，蟾蜍 20g，麝香 2g，上药除芒硝、麝香外，共研细末再加入芒硝搅匀，分成 15 份，每取 1 份，用 50%以上的白酒和红醋将其调成糊状，取 1/15 麝香均匀撒在药面上，若外敷局部出现发红、瘙痒、皮疹者，则停用 1～2 天，症状好转后继续使用。本品具有良好的镇痛作用，对中晚期肝癌疼痛的缓解效果优于布桂嗪；具有抑癌作用，可抑制癌瘤组织生长，缩小癌块面积，并能降低 AFP 水平。

（3）加味金黄膏贴敷：冰片 50g，甘油 50g，陈皮 75g，厚朴 75g，胆南星 75g，大黄 75g，白芷 75g，天花粉 75g，黄蜡 100g，苍术 125g，姜黄 125g，黄柏 250g。按比例研成粉末，过筛后加辅型剂调制成药膏。治疗时将药膏均匀地涂抹在防水油纸上，覆盖一层纱布，面积以稍大于疼痛范围为宜，敷贴在上腹部或右上腹部疼痛处，用胶带紧贴周围，每 8 小时更换 1 次，持续治疗 7 天。皮肤感染或有溃疡、皮疹者禁止使用。

（4）温阳止痛膏：由附片、白芥子、乳香、没药、蟾酥、雄黄、全蝎、蜈蚣、大黄、丹参各等份，冰片 0.5 份组成，使用时贴于肝区疼痛部位及肝俞、章门处，每日 1 贴，保留 24 小时，连用 2 周为 1 个疗程。温阳止痛膏对原发性肝癌具有较好的止痛功效。

（5）肝舒贴：主要由虎杖、姜黄、川芎、乳香等药物组成，贴于肝区胁肋疼痛部位（期门、日月、章门穴）处，2～3 日换贴 1 次，2 周为 1 个疗程。肝舒贴治疗肝癌肝区疼痛疗效显著，且无明显毒副作用。

（6）消肿止痛散结膏：由三棱、莪术、天花粉、土贝母、夏枯草、山慈菇、半夏、芒硝各30g，冰片 20g，蟾酥 10g，青黛 10g 组成。贴于期门、肝俞穴处，保留贴敷时间 3～5 天换贴1 次，10 天为 1 个疗程，观察 2 个疗程。针对肝癌肝区疼痛，消肿止痛散结膏有很好的疗效，且副作用小，更具有安全性。

（7）消痰通络凝胶：由天南星、半夏、山慈菇及威灵仙等组成，于疼痛部位局部涂擦消痰通络凝胶，用药面积直径大于痛处皮肤 1cm，剂量为 1ml/cm$^2$，每日规律使用 3 次，共 1 周。消痰通络凝胶对癌性疼痛有明确疗效，可以改善患者的生存质量，是治疗癌性疼痛的有效方法之一。

（8）癌痛宁巴布剂：川乌头 9g，魔芋 10g，山豆根 15g，丹参 10g，莪术 10g，红花 5g，麝香 0.5g，冰片 3g，规格：每张 8cm×12cm，实验研究显示，癌痛宁巴布剂对正常小鼠及荷瘤小鼠有明显的镇痛作用。临床和实验研究均提示本品具有良好的安全性。

### （五）食疗

肝癌患者要注重保证营养的摄入，可适当选用具有"软坚散结"作用的食品如甲鱼及增强免疫功能的食物；要保持大便通畅，因此应保证食物中的纤维素成分，适当摄入新鲜蔬菜、水果；忌烟酒和辛辣刺激，慎食油腻食物，食物不宜坚硬粗糙或过烫以防诱发消化道出血，有腹水时应限制盐的摄入。

根据辨证可选用食疗方：

（1）鲤鱼赤小豆冬瓜汤：适用于湿热蕴结者。鲜鲤鱼 1 条，赤小豆 30g，冬瓜 50g。鲤鱼去鳞及内脏，与赤小豆加水煮，至半熟时加入冬瓜至熟烂即可。

（2）藤梨根瘦肉汤：适用于热毒蕴结者。鲜猕猴桃根 100g，瘦猪肉 200g，姜 3 片。共煮至熟，调味即食。

（3）西洋参甲鱼汤：适用于肝肾阴虚、气血亏虚者。活甲鱼 1 只，西洋参 25g，枸杞 20g。甲鱼去头和内脏，洗净斩块。将甲鱼块、壳和姜片一起放入水中煮沸后加入西洋参，煮开后慢炖 50～60 分钟，最后加入枸杞，调味后即可食用。

## 二、肝癌的西医治疗

### （一）肝癌治疗决策

随着对肝癌研究的不断深入及各种肝癌治疗新技术和新药物的发展，目前肝癌的治疗呈多样化。合理治疗的选择需要考虑患者的全身情况、患者肝功能的储备情况及肿瘤局部本身所具有的特点等多方面因素，目前在国际上尚无统一的治疗选择标准。

肝癌的分期对于预后的评估、合理治疗方案的选择至关重要。影响肝癌患者预后的因素很多，包括肿瘤因素、患者一般情况及肝功能情况，据此国外有多种分期方案，如 BCLC、TNM、JSH、APASL 等。依据我国的具体国情及实践积累，中华人民共和国国家卫生健康委员会发布的《原发性肝癌诊疗规范（2019 年版）》推荐下述肝癌的分期方案及治疗决策路径，包括Ⅰa 期、Ⅰb 期、Ⅱa 期、Ⅱb 期、Ⅲa 期、Ⅲb 期、Ⅳ期（图 8-1）。

### （二）原发性肝癌的治疗原则

**1. 早期诊断和治疗**　早期发现、早期治疗仍是提高患者生存率的重要途径，此部分患者治疗预后最佳。但因为肝癌发病的隐蔽性，如何早期发现，寻找新的诊断筛查标准是重点难点问题。加大对肝癌高危人群的科普宣传教育，提高患者的体检及危患意识也是提高诊断率的关键环节。

**2. 治疗规范合理**　治疗过程中应注重治疗的规范性和合理性原则。"规范化"一是为首诊的患者选择合适的首次治疗方法；二是为进行过初次治疗后的患者选择合适的后续和序贯治疗。"合理性"应充分结合我国的具体国情及实践积累，可依据国家抗癌协会推出的肝癌治疗指南。以目前提供的肝癌循证医学证据，主要包括：①肝癌早期切除（微创治疗、肝移植）可提高患者的无瘤生存率；②TACE 可延长中晚期肝癌患者带瘤生存期；③索拉菲尼可延长中晚期肝癌患者生存时间。

**3. 综合治疗**　肝癌的治疗手段逐步丰富多样化，使得肝癌的临床疗效也有了很大提升。综合治疗是患者生存的重要保证。对于早期肝癌而言，手术切除、微创治疗及肝移植等均可取得较好的疗效，但最佳效果的取得仍涉及多种方法的合理应用，如根治性治疗本身、围术期处理、肝癌术后最佳辅助与新辅助治疗方案的确定及不同复发情况下治疗方案的确定等。国内外的肝癌研究者对综合治疗进行了多方面的研究和探索，由多种治疗方法的单纯组合发展为多个学科之间的协同联合研究。

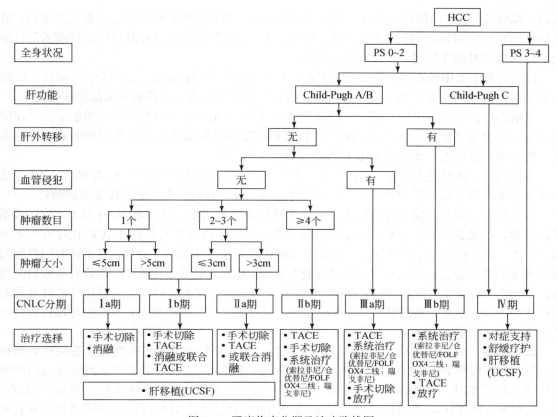

图 8-1 肝癌临床分期及治疗路线图

## （三）原发性肝癌治疗方法的选择

目前肝癌的治疗方案主要包括四大类：手术切除治疗、肝移植、TACE、局部消融治疗、放射治疗、全身治疗及对症支持治疗。

**1. 手术切除治疗** 肝癌治疗性切除术是目前治疗肝癌最有效的方法之一，凡有手术指征者均应不失时机争取手术切除，特别是早期肝癌患者。

肝切除术的基本原则：①彻底性：完整切除肿瘤，使切缘无残留肿瘤；②安全性：保留有足够功能的肝组织（具有良好血供及良好的血液和胆汁回流）以术后肝功能代偿，降低手术死亡率及手术并发症。肝癌术后残留肝的功能储备是否能维持患者的生命需求是决定手术成败的关键。我国大多肝癌患者合并肝硬化，肝脏储备功能下降，手术风险大。

手术适应证：①肝脏储备功能良好的 I a 期、I b 期和 II a 期肝癌是手术切除的首选适应证，尽管有以往研究显示对于直径≤3cm 肝癌，切除和射频消融疗效无差异，但最近的研究显示外科切除的远期疗效更好。②在部分 II b 期和 IIIa 期肝癌患者中，手术切除有可能获得比其他治疗方式更好的效果，但需更为谨慎的术前评估。对于多发性肝癌，相关研究显示，在满足手术安全性的条件下，肿瘤数目≤3 枚的多发性肝癌患者可能从手术获益；若肿瘤数目>3 枚，即使已手术切除，在多数情况下其疗效也并不优于 TACE 等非手术治疗。③对于其他 II b 期和 IIIa 期肝癌，如有以下情况也可考虑手术切除：如肿瘤数目>3 枚，但肿瘤局限在同一段或同侧半肝者，或可同时行术中射频消融处理切除范围外的病灶；合并门静脉主干或分支癌栓者，若肿瘤局限于半肝，且预期术中癌栓可完整切除或取净，可考虑手术切除肿瘤并经门静脉取栓，术后再结合 TACE、门静脉化疗或其他全身治疗措施；如合并胆管癌栓且伴有梗阻性黄疸，肝内病灶亦可切除的患者；伴有肝门部淋巴结转移者，切除肿瘤的同时行淋巴结清扫或术后行放射治疗；周围脏器受侵犯，但可一并切除者。

此外，对于术中探查不适宜切除的肝癌，可考虑术中肝动脉结扎（已少用，有时用于肝癌破裂出血时的手术止血）和（或）肝动脉、门静脉插管化疗或术中其他的局部治疗措施等。

术前治疗：对于不可切除肝癌，肝动脉结扎插管、TACE、外放射等治疗可能导致肿瘤降期从而使部分患者获得手术切除的机会，降期后切除的肝癌患者可能获得较好的长期生存效果。对于可切除肝癌，术前 TACE 并不能改善患者生存率。

术后治疗（转移复发的防治）：肝癌手术切除后 5 年肿瘤复发转移率高达 40%～70%，这与术前可能已存在微小播散灶或者多中心发生有关，故所有患者术后需要接受密切随访。一旦发现肿瘤复发，根据肿瘤复发的特征，可以选择再次手术切除、局部消融、TACE、放疗或系统治疗等，以延长患者生存期。对于高危复发者，有临床研究证实术后 TACE 治疗有一定的效果，能发现并控制术后肝内微小残癌，但该结论需要进一步证实。此外，对于伴有门静脉癌栓患者术后经门静脉置管化疗联合肝动脉化疗栓塞，也可延长患者生存期。尽管有临床研究提示，干扰素-α可减少复发、延长生存期，但仍存争议，目前仅推荐应用于合并慢性乙肝背景的肝癌术后患者。亦有大会报道，国内多中心随机平行对照研究结果表明，中药槐耳颗粒对肝癌根治性切除术后患者有一定的预防复发转移作用。

**2. 肝移植**  对于肝硬化肝癌治疗具有优越性，但不适用于肝癌已有血管侵犯及远处转移者。第一，肝移植术能将肝内病灶完全祛除，降低了复发率；第二，当合并有肝硬化及门静脉高压等其他病变时，移植能将这些因素一并解决；第三，切除的肝脏方便做全面的病理学检查，以便更加准确地评估预后。目前国际上比较通用的肝移植标准是 Milan 标准，即单个肿瘤直径＜5cm，或肿瘤数目＜3 个，最大直径＜3cm。肝移植的缺点是供肝源缺乏、手术风险大、手术费用高等。

**3. TACE**  因原发性肝癌起病隐匿，约 80%的患者在就诊时已经丧失了外科手术治疗的机会。因此，以介入治疗为主的非手术治疗是十分重要的手段之一。TACE 治疗在国内亦称介入治疗（interventional treatment），目前被公认为肝癌非手术治疗的最常用方法之一，具有靶向明确、创伤小、可重复、患者容易接受等特点，是目前不能手术切除的中、晚期肝癌的常用治疗方法。

TACE 的基本原则：①要求在数字减影血管造影机下进行；②必须严格掌握临床适应证；③必须强调超选择插管至肿瘤的供养血管内治疗；④必须强调保护患者的肝功能；⑤必须强调治疗的规范化和个体化；⑥如经过 4～5 次 TACE 治疗后，肿瘤仍继续进展，应考虑换用或联合其他治疗方法，如外科手术、局部消融和系统治疗及放疗等。

适应证：①Ⅱb 期、Ⅲa 期和Ⅲb 期的部分患者，肝功能分级 Child-Pugh A 或 B 级，ECOG 评分 0～2 分；②可以手术切除，但由于其他原因（如高龄、严重肝硬化等）不能或不愿接受手术的Ⅰb 期和Ⅱa 期患者；③多发结节型肝癌；④门静脉主干未完全阻塞，或虽完全阻塞但肝动脉与门静脉间代偿性侧支血管形成；⑤肝肿瘤破裂出血或肝动脉-门脉静分流造成门静脉高压出血；⑥控制局部疼痛、出血及栓堵动静脉瘘；⑦肝癌切除术后，DSA 造影可以早期发现残癌或复发灶，并给予介入治疗。

禁忌证：①肝功能严重障碍（Child-Pugh C 级），包括黄疸、肝性脑病、难治性腹水或肝肾综合征；②凝血功能严重减退，且无法纠正；③门静脉主干完全被癌栓栓塞，且侧支血管形成少；④合并活动性肝炎或严重感染且不能同时治疗者；⑤肿瘤远处广泛转移，估计生存期＜

3 个月者；⑥恶病质或多器官功能衰竭者；⑦肿瘤占全肝比例≥70%癌灶（如果肝功能基本正常，可考虑采用少量碘油乳剂分次栓塞）；⑧外周血白细胞和血小板显著减少，白细胞<$3.0\times10^9$/L（非绝对禁忌，如脾功能亢进者，与化疗性白细胞减少有所不同），血小板<$50\times10^9$/L；⑨肾功能障碍：肌酐>2mg/dl 或者肌酐清除率<30ml/min。

术后常见不良反应：栓塞后综合征，是 TACE 治疗的最常见不良反应，主要表现为发热、疼痛、恶心和呕吐等。发热、疼痛的发生原因是肝动脉被栓塞后引起局部组织缺血、坏死，而恶心、呕吐主要与化疗药物有关。此外，还有穿刺部位出血、白细胞下降、一过性肝功能异常、肾功能损害及排尿困难等其他常见不良反应。介入治疗术后的不良反应会持续 5～7 天，经对症治疗后大多数患者可以完全恢复。

影响 TACE 远期疗效的主要因素：①肝硬化程度、肝功能状态；②血清 AFP 水平；③肿瘤的容积和负荷量；④肿瘤包膜是否完整；⑤门静脉有无癌栓；⑥肿瘤血供情况；⑦肿瘤的病理分型。

随访及 TACE 间隔期间治疗：一般建议第一次 TACE 治疗后 3～6 周复查 CT 和（或）MRI、肿瘤相关标志物、肝肾功能和血常规等；若影像学检查显示肝脏瘤灶内的碘油沉积浓密、瘤组织坏死并且无增大和无新病灶，暂时不做 TACE 治疗。至于后续 TACE 治疗的频率应依随访结果而定，主要包括患者对上一次治疗的反应、肝功能和体能状况的变化。随访时间可间隔 1～3 个月或更长时间，依据 CT 和（或）MRI 动态增强扫描评价肝脏肿瘤的存活情况，以决定是否需要再次进行 TACE 治疗。目前主张综合 TACE 治疗，即 TACE 联合其他治疗方法，目的是控制肿瘤、提高患者生活质量和让患者带瘤长期生存。

**4. 局部消融治疗** 影像引导下经皮局部消融技术（PIGTA）作为一种肿瘤微创治疗方法，近几年在国内外发展迅速，已逐渐成为肿瘤非手术治疗的常用手段之一。PIGTA 是借助影像技术的引导，对肿瘤进行靶向定位，应用物理或化学方法杀死肿瘤组织。局部消融最常用超声引导，具有方便、实时、高效的特点。CT 及 MRI 结合多模态影像系统可用于观察超声无法探及的病灶。CT 及 MRI 引导技术还可应用于肺、肾上腺、骨等转移灶的消融等。治疗特点包括：①直接作用于肿瘤，具有高效快速杀伤肿瘤的优势；②治疗方位局限于肿瘤及其周围组织，对机体影响小，可以反复应用。常用的 PIGTA 包括射频消融（RFA）、微波消融（MWA）、激光消融、冷冻消融、无水乙醇瘤内注射（PEI）和超声聚焦刀（HIFU）等。治疗途径包括经皮、腹腔镜手术和开腹手术 3 种。目前，PIGTA 已经成为继手术切除和介入治疗之后的第三大肝癌治疗手段，特别是在小肝癌的治疗方面，射频消融（RFA）目前已被推荐为早期肝癌的一线治疗手段。

适应证：局部消融治疗适用于单个肿瘤直径≤5cm；或肿瘤结节不超过 3 个、最大肿瘤直径≤3cm；无血管、胆管和邻近器官侵犯及远处转移，肝功能分级为 Child-Pugh A 或 B 级的肝癌患者，可获得根治性的治疗效果。对于不能手术切除的直径为 3～7cm 的单发肿瘤或多发肿瘤，可联合 TACE。

常见消融手段：①RFA：是肝癌微创治疗最具代表性的消融方式，其优点是操作方便，住院时间短，疗效确切，花费相对较低，特别适用于高龄患者。对于直径≤3cm 的肝癌患者，RFA 的无瘤生存率略逊于手术切除。与 PEI 相比，RFA 具有根治率高、所需治疗次数少和远期生存率高的显著优势。RFA 治疗的精髓是对肿瘤整体灭活并尽量减少损伤正常肝组织，其前提是对肿瘤浸润范围和卫星灶的确认。超声造影技术有助于确认肿瘤的实际大小和形态，界定肿瘤浸润范围，检出微小肝癌和卫星灶，为制定消融方案灭活肿瘤提供了可靠的参考依据。②MWA：是我国常用的热消融方法，在局部疗效、并发症发生率及远期生存方面与 RFA 相比都无显著差异。其特点是消融效率高，避免 RFA 所存在的"热沉效应"。现在的 MWA 技术也能一次性灭活肿瘤，血供丰富的肿瘤可先凝固、阻断肿瘤主要滋养血管，再灭活肿瘤，可以提高疗效。建立温度监控系统可以调控有效热场范围，保证凝固效果。随机对照研究显示，两者之间无论是在局部疗效和并发症方面，还是生存率方面都无统计学差异。MWA 和 RFA 这两种消融方式的选择可根据肿瘤的大小、位置选择。③PEI：适用于直径≤3cm 肝癌的治疗，局部复发率高于 RFA，但 PEI 对直径≤2cm 的肝癌消融效果确切，远期疗效类似于 RFA。PEI 的优点是安全，特别适用于癌灶贴近肝门、胆囊及胃肠道组织，而热消融治疗（RFA 和 MWA）可能造成损伤的情况下。

**5. 放射治疗**　目前认为，肝细胞癌属于放射线敏感的肿瘤，其放射敏感性仅次于骨髓、淋巴组织和肾。临床试验结果表明，肝癌患者能够从放射治疗剂量大于 45～50Gy 中得到生存期获益。不能切除的原发性肝癌，需要接受包括放射治疗在内的多模式综合治疗。放射治疗分为外放疗和内放疗，外放疗是利用放疗设备产生的射线（光子或粒子）从体外对肿瘤进行照射，内放疗是利用放射性核素，经机体管道或通过针道植入肿瘤内。

（1）外放疗：适用于伴有门静脉/下腔静脉癌栓或肝外转移的Ⅲa 期、Ⅲb 期肝癌患者，多属于姑息性放疗，有一部分患者肿瘤缩小或降期，可获得手术切除机会。肝外转移包括淋巴结转移、肺转移、骨转移、肾上腺转移、脑转移、腹膜和胸腔内膜转移等，也可用于等待肝癌肝移植前的治疗。对肝外转移的患者，外放疗可减轻疼痛、梗阻或出血等症状，使肿瘤发展减缓，从而延长患者生存期。中央型肝癌切缘距肿瘤≤1cm 的窄切缘术后可以辅助放疗。

（2）内放疗：放射性粒子植入是局部治疗肝癌的一种有效方法，包括 $^{90}$Y 微球疗法、$^{131}$I 单克隆抗体、放射性碘化油、$^{125}$I 粒子植入等，放射性粒子可持续产生低能 X 射线、γ 射线或 β 射线，在肿瘤组织内或在受肿瘤侵犯的管腔（门静脉、下腔静脉或胆道）内植入放射性粒子后，通过持续低剂量辐射，最大程度杀伤肿瘤细胞。粒子植入技术包括组织间植入、门静脉植入、下腔静脉植入和胆道内植入，分别治疗肝内病灶、门静脉癌栓、下腔静脉癌栓和胆管内癌或癌栓。

**6. 全身治疗**　对于没有禁忌证的晚期肝癌患者，全身治疗可以减轻肿瘤负荷，改善肿瘤相关症状，提高生活质量，延长生存时间。

（1）分子靶向药物：分子靶向治疗是现代肿瘤治疗领域的突破性进展，代表了肿瘤生物治疗的最新发展方向。迄今为止，索拉非尼（Sorafenib）仍然是唯一获得批准治疗晚期肝癌的分子靶向药物。索拉菲尼是一种多靶点信号转导抑制剂，一方面通过抑制 Raf 激酶活性来抑制 Raf/MEK/ERK 信号转导途径，而该信号转导通路在肝细胞癌细胞的生存和生长中具有重要作用；另一方面通过抑制 VEGFR 和 PDGFR，阻断涉及血管生成的信号通路。两项大型国际多中心Ⅲ期临床试验均充分证明了索拉非尼对于不同国家地区、不同肝病背景的晚期肝癌都具有一定的生存获益。常规推荐用法为 400mg，口服，每日 2 次，应用时需注意对肝功能的影响。最常见的不良反应为腹泻、体重下降、手足综合征、皮疹、心肌缺血及高血压等，一般发生在治疗开始后的 2～6 周内，可用于肝功能 Child A、B 级的患者。而相对于肝功能 Child B 级患者，Child A 级的患者生存获益更明显。

（2）系统化疗：传统的细胞毒性药物，包括阿霉素、表柔比星、氟尿嘧啶、顺铂和丝裂霉素等。在肝癌中单药或传统联合用药有效率均不高，且毒副作用大，可重复性差。一个主要原因为化疗药物不但会激活乙肝病毒复制，还会损害患者的肝功能，加重肝炎肝硬化，导致化疗无法带来生存效益。根据 EACH 研究后期随访的数据，含奥沙利铂的 FOLFOX4 方案在整体反应率、疾病控制率、无进展生存期、总生存期方面均优于传统化疗药物阿霉素，且耐受性和安全性较好。因此，奥沙利铂在我国被批准用于治疗不适合手术切除或局部治疗的局部晚期和转移性肝癌。全身性药物化疗在胆管细胞癌中，特别是不可手术的局部进展期和晚期胆管细胞癌中有重要地位，吉西他滨方案提高了进展期胆管细胞癌患者的总生存率。

化疗适应证：①合并有肝外转移的晚期患者；②虽为局部病变，但不适合手术治疗和 TACE 者，如肝脏弥漫性病变或肝血管变异；③合并门静脉主干或下腔静脉瘤栓者；④多次 TACE 后肝血管阻塞和（或）TACE 治疗后复发的患者。

化疗禁忌证：①ECOG PS 评分＞2 分，Child-Pugh 评分＞7 分；②白细胞计数＜$3.0×10^9$/L 或中性粒细胞计数＜$1.5×10^9$/L，血小板计数＜$60×10^9$/L，血红蛋白＜90g/L；③肝、肾功能明显异常，氨基转移酶（AST 或 ALT）＞5 倍正常值和（或）胆红素显著升高（＞2 倍正常值），血清白蛋白＜28g/L，肌酐（Cr）≥正常值上限，肌酐清除率（CCr）＜50ml/min；④具有感染发热、出血倾向、中-大量腹水和肝性脑病。

其他药物：三氧化二砷治疗中晚期原发性肝癌具有一定的姑息治疗作用（证据等级 3）。在临床应用时，应注意监测肝肾毒性。

（3）免疫治疗：肝癌免疫治疗主要包括免疫调节剂［干扰素-α、胸腺素α1（胸腺法新）等］、免疫检查点阻断剂（CTLA-4 阻断剂、PD-1/PD-L1 阻断剂等）、肿瘤疫苗（树突细胞疫苗等）、细胞免疫治疗（细胞因子诱导的杀伤细胞，即 CIK）。这些治疗手段均有一定的抗肿瘤作用，但尚待大规模的临床研究加以验证。

（4）抗病毒治疗及其他保肝治疗：目前，对乙肝相关性肝细胞癌患者进行抗病毒治疗已得到国内外的共识。合并有乙肝病毒感染且复制活跃的肝癌患者，口服核苷（酸）类似物抗病毒治疗非常重要，属于 HBV 相关性肝细胞癌的三级预防，宜选择强效低耐药的药物如恩替卡韦、替比夫定或替诺福韦脂等，通过治疗可以改善并稳定肝功能，无论是肝癌的手术切除还是 TACE 等治疗，良好的肝功能是各种治疗的前提。TACE 治疗可能引起乙型肝炎病毒复制活跃，目前推荐在治疗前即开始应用抗病毒药物。抗病毒治疗还可以降低术后复发率，明显地改善肝细胞癌患者的预后，提高患者生活质量，延长其生存期。因此，抗病毒治疗应贯穿肝癌治疗的全过程。

肝癌患者在自然病程中或者治疗过程中可能会伴随肝功能异常，因此应及时适当地应用保肝药物，如异甘草酸镁注射液（甘草酸二铵肠溶胶囊）、复方甘草酸苷、还原型谷胱甘肽、多磷脂酰胆碱等；抗感染治疗药物如广谱水解酶抑制剂乌司他丁等；利胆类药物如腺苷蛋氨酸、熊去氧胆酸等。这些药物可以保护肝功能，提高治疗安全性，降低并发症，改善患者生活质量。

**7. 对症支持治疗** 适度的康复运动可以增强机体的免疫功能。另外，应加强对症支持治疗，包括在晚期肝癌患者中的积极镇痛、纠正贫血、纠正低白蛋白血症、加强营养支持。控制合并糖尿病患者的血糖，处理腹水、黄疸、肝性脑病、消化道出血等伴随症状。肝癌结节破裂时，应考虑肝动脉结扎、大网膜包裹填塞或紧急肝动脉栓塞等治疗。对不耐受手术的病例，只宜作补液、输血、止痛、止血等对症处理。其他并发症如上消化道出血、肝性脑病、感染等的治疗参照有关章节对症处理。

（庞 杰 黄少慧）

# 第六节　医 案 精 选

## 医案一

严某，男，69岁。就诊日期：2017年6月6日。

患者因肝癌复发术后来诊。患者于2006年8月行右肝肿瘤切除术，病理报告：HCC（肝细胞癌），Ⅱ～Ⅲ期（具体报告不详）。术后行TACE（经导管肝动脉栓塞化疗，具体用药不详）一次。2007年3月，CT复查提示：考虑肝癌复发（具体报告不详），遂于2007年4月在某医院肝胆外科再次行手术治疗。后欲寻求中医整体调理，遂于2007年6月至门诊就医。首诊症见：自觉术后右胁胀痛不适，精神欠佳，四肢乏力倦怠，少气懒言，自汗出，难入眠，口干口苦，纳差，小便调，大便稍黏腻不爽。

查体：皮肤、巩膜无黄染，脸色黧黑，腹壁未见静脉曲张，腹软，右肋缘下见一约30cm纵行手术瘢痕，腹部轻压痛，无反跳痛，肝脾肋下未触及，浅表淋巴结未触及，心肺听诊可。舌暗淡，苔微黄稍腻，脉弦细，左关弱。

诊断：中医诊断：肝积（肝郁脾虚、湿热瘀阻）。西医诊断：原发性肝细胞癌术后化疗后。

治法：疏肝健脾，清利湿热，解毒散结消癥。

方药：抗癌方合四君子汤加味。柴胡10g，枳壳15g，赤芍15g，白芍15g，桃仁10g，党参15g，白术15g，茯苓15g，黄芪20g，当归10g，生地15g，熟地15g，郁金15g，白背叶根20g，白花蛇舌草20g，鳖甲（先煎）20g，穿山甲（先煎）15g，半枝莲20g，莪术10g。

共14剂，日1剂，水煎二次合并早晚分服。嘱患者忌食辛辣刺激及虾蟹腥膻发物，戒烟酒，少吃油腻甜食，保持心情舒畅。

2周后复诊，患者诉右胁肋胀痛不适稍改善，精神好转，遂守方再服。随症加减，中药调理1年后，患者无明显不适感，复查CT提示：右叶肝癌局部切除术后，未见肿瘤复发转移。

遂予患者两方，一方以扶正健脾、滋补肝肾为主，一方以祛邪化瘀、消癥散结为主，交替服用，具体如下：

方一（扶正培本）：黄芪15g，党参30g，白术15g，茯苓15g，熟地15g，山药15g，制何首乌15g，补骨脂15g，黄精12g，白芍10g，灵芝20g，黄芩10g，栀子10g，枳壳10g，郁金10g。

方二（祛邪消癥）：鳖甲（先煎）20g，莪术10g，桃仁15g，穿破石15g，白背叶根20g，白花蛇舌草20g，黄芩15g，山慈菇15g，龙葵15g，虎杖15g，黄芪20g，芡实15g，白术15g，茯苓10g，山药15g。

嘱每3个月复查一次肝功能、AFP，每半年复查一次CT，调畅情志，适当运动。随访至2017年年底，患者肝癌无复发转移，生存质量佳。

评析　吕志平教授认为气滞、血瘀、痰湿、癌毒等是导致肝癌发生的关键病理因素，为"标"，而正气亏虚、脏腑虚弱、阴阳失调才是本病发生的"本"，本虚标实贯穿着肝癌发生发展的始末，多涉及肝、脾、肾等脏腑，因此中医治疗当扶正祛邪、标本兼顾。同时，吕志平教授指出现代医学抗肿瘤治疗的优势在于祛邪，但攻邪必致伤正，因此临床可见术后化疗后肿瘤患者往往表现为正气亏虚、脏腑虚弱，如本案乃肝癌术后化疗后患者，症见精神欠佳、倦怠乏力、少气懒言等气虚之象。因此，针对肝癌术后患者的中西医结合治疗，中医在辨证论治的基础上还应考虑分阶段立法施药，以术后1个月为期，1个月内的患者，以耗气伤血为主，故以扶正健脾、补益肝肾为法加减用药；1个月后的患者则以扶正与祛邪消癥相结合进行治疗。本案后期治疗的两个遣方用药即充分体现了吕志平教授肝癌治疗注重标本兼顾的思想，方一重在扶正培本，兼顾脾肾先后二天，辅以黄芩、栀子、枳壳、郁金等清热解毒、行气活血、消癥散结之品；方二则重在祛邪消癥，却又辅以黄芪、芡实、白术、茯苓、山药等以扶正。

### 医案二

李某，男，57岁。就诊日期：2015年5月5日。

患者因右侧肝癌切除术后1个月来诊。患者体检发现肝右叶肝癌，大小为4.3cm×3.7cm×2.5cm，于2015年4月2日行切除术，术后病理显示：肝细胞癌，切缘（-），结节性肝硬化。既往有慢性乙肝病史30余年。现自觉体倦乏力，右胁腹部胀闷疼痛，纳差，腰背酸痛，夜间口干，盗汗出，大便溏，每日1~2次。

查体：皮肤、巩膜无黄染，脸色萎黄，腹壁未见明显静脉曲张，腹软，右肋缘下见一约30cm纵行手术瘢痕，腹部轻压痛，无反跳痛，肝脾肋下未触及，浅表淋巴结未触及，心肺听诊可。舌淡嫩，苔薄微黄，脉弦细微濡。

辅助检查：血常规无异常；肝功能：AST 160U/L，ALT 120U/L，ALB 55g/L，GGT 56U/L；AFP 482ng/ml。

诊断：中医诊断：肝积（气血两伤、脾肾亏虚）。西医诊断：①原发性肝细胞癌术后；②慢性乙肝。

治法：健脾益气，培补肝肾，行气活血散结。

方药：抗癌方合八珍汤加味。黄芪20g，党参30g，炒白术15g，茯苓15g，熟地15g，当归10g，白芍15g，赤芍15g，制何首乌15g，黄精15g，芡实15g，鳖甲（先煎）30g，桃仁10g，莪术10g，猕猴桃根10g，延胡索10g。7剂，每日1剂，水煎早晚2次温服。

二诊：2015年5月19日。患者述体力、腹胀、腹部疼痛感较前明显缓解，胃纳较前稍佳，大便质烂，夜眠尚可，夜间口干、盗汗较前稍缓。舌淡红，苔薄微腻，脉弦偏滑。予前方去延胡索，加山药15g，枸杞子15g，白背叶根10g。14剂，每日1剂，水煎早晚2次温服。

三诊：2015年6月2日。患者自述一般情况好，体力、腹胀较前明显缓解，纳食一般，眠可，二便调。舌淡红，苔薄白，脉微弦滑。复查血常规、肝功能未见明显异常，AFP 55ng/ml。患者要求后续治疗以中医药治疗为主。予处方：鳖甲（先煎）30g，桃仁10g，莪术10g，猕猴桃根15g，山慈菇10g，石见穿10g，龙葵10g，白花蛇舌草15g，白背叶根10g，半枝莲10g，党参30g，生白术15g，茯苓15g，黄精15g，薏苡仁30g，芡实15g。

后以此方随症加减，随访一般情况好，无明显不适感，复查CT提示：右叶肝癌局部切除术后，未见肿瘤复发转移。

评析 本案乃肝癌术后1个月，以肝、脾、肾亏虚为本，肝郁气滞、痰瘀毒互结为标，加之术后，气血亏虚、脏腑虚弱的情况进一步加重，脾气虚则体倦乏力、纳差、便溏，肝肾亏虚见腰背酸痛、夜间口干、盗汗，肝郁气滞、痰瘀毒互结于右胁则见右胁腹部胀闷疼痛，故初以健脾益气、培补肝肾为主，辅以行气活血、软坚散结之法。健脾益气施以四君；肝藏血，肾藏精，肝肾同源，精血互生，因此吕志平教授倡肝肾同治，以四物补肝血，熟地、制首乌、黄精、芡实等养肾精；结合患者原发病虚实夹杂的病机特点，辅以鳖甲、桃仁、莪术、猕猴桃根、延胡索等行气活血散结之品。

### 医案三

顾某，男，62岁。就诊日期：2015年11月23日。

患者肝癌术后半年。患者2015年3月因腹胀在某三甲医院就诊，超声检查示肝占位性病变。后确诊为肝脏恶性肿瘤后，于2015年4月16日全麻下行右肝肿瘤切除术，术后病检显示：①肝细胞癌，粗梁型，Ⅱ级；②混合结节型肝硬化。患者术后行恩替卡韦抗病毒治疗，定期复查。患者既往有慢性乙肝及肝硬化病史，一直未予系统诊治。现欲寻求中医治疗，遂至门诊就医。现自觉稍神疲乏力，仍有腹胀，右上腹时有隐痛，口干、口苦，纳食一般，稍厌油腻之品，性情急躁，眠欠佳，难入眠，多梦，小便调，大便稍干结。

查体：皮肤巩膜无黄染，腹壁未见明显静脉曲张，腹尚软，右肋缘下见一约30cm纵行手术瘢痕，腹部轻压痛，无明显反跳痛，肝脾肋下未触及，浅表淋巴结未触及，心肺听诊可。舌红微赤，苔黄腻，脉弦微滑。

辅助检查：查血常规、AFP正常；肝功能：AST 55.0U/L，ALT 73.0U/L；HBV-DNA 9.53×$10^5$U/ml。

诊断：中医诊断：肝积（肝郁脾虚、湿热蕴结）。西医诊断：①原发性肝细胞癌术后；②慢性乙肝；③肝炎后肝硬化。

治法：疏肝健脾，清热解毒，祛湿化瘀。

方药：抗癌方合四君子汤、茵陈蒿汤加味。鳖甲30g，桃仁15g，延胡索15g，党参15g，生白术15g，茯苓10g，柴胡10g，枳壳15g，白芍10g，首乌藤30g，酸枣仁15g，白花蛇舌草15g，白背叶根10g，半枝莲10g，五味子10g，茵陈15g，栀子10g，大黄10g。7剂，每日1剂，水煎早晚2次温服。

二诊：2015年11月30日。患者自述口干苦较前好转，自觉体力、情绪均有好转，无明显腹胀腹痛，纳食一般，睡眠较前好转，二便调。舌红，苔薄黄，脉弦滑。前方去大黄、延胡索，加莪术10g增强化瘀软坚之功。

后以此方随症加减，1个月后复查肝功能、AFP正常。患者随访至今，一般情况好，无明显不适感，每3个月复查CT提示：右叶肝癌局部切除术后，未见肿瘤复发转移。

评析　本案患者既往肝炎肝硬化病史，来诊时为肝癌术后。患者具有代表性的慢性乙肝结节性肝硬化肝癌的发病进程。从临证所见，患者症见口干、口苦，厌食油腻，烦躁多梦，大便干结等，此乃肝胆湿热蕴结的征象，又兼有肝郁脾虚之证。吕志平教授特别指出，慢性乙肝活动期或肝癌早期的患者，多表现为肝胆湿热证，治疗上当重在清热、解毒、祛湿、退黄等为法。故本案治疗标本兼顾，疏肝健脾治本，清热解毒、祛湿化瘀治标，肝胆湿热以茵陈蒿汤加减用药。方中茵陈、黄芩、大黄、白花蛇舌草、白背叶根等具有清肝作用，经现代药理研究证实，在抗肝炎、保肝、利胆、退黄等方面具有作用。

### 医案四

黎某，男，48岁。就诊日期：2016年3月15日。

患者肝癌伴少量腹水半年余来诊。患者于2015年9月5日外院检查，腹部CT示：肝右叶多发占位，最大病灶约5.3cm×3.7cm，肝门充盈缺损，门静脉癌栓；肝硬化；脾大；少量腹水。AFP 10 254.65ng/ml。患者因丧失手术治疗指征，拟寻求单纯中医药治疗遂门诊求治。现症见：自觉全身乏力，腹胀，右胁胀闷疼痛，纳差，口干苦，面微赤，巩膜黄染，小便黄，大便2~3次/日，质烂黏腻不爽，眠一般。

查体：皮肤、巩膜黄染，腹部略膨隆，腹壁可见静脉曲张，腹尚软，腹部无明显压痛、反跳痛，肝脏肋下 3cm，质硬，表面凹凸不平，脾脏肋下 2cm，肾区无叩击痛。浅表淋巴结未触及，心肺听诊可。舌红赤，苔黄腻，脉弦微滑。

辅助检查：AST 106.0U/L，ALT 68.0U/L，TP 55.4g/L，ALB 30.5g/L，TBIL 27.5μmol/L，DBIL 13.2μmol/L，IBIL 19.7μmol/L；AFU 125.8U/L；γ-GGT 2740.0U/L；乙肝两对半：小三阳。

诊断：中医诊断：肝积（肝郁脾虚、湿毒蕴结）。西医诊断：①原发性肝细胞癌术后；②慢性乙肝；③肝炎后肝硬化；④腹水。

治法：清热解毒，利湿退黄，软坚散结。

方药：抗癌方合鳖甲煎丸加减。鳖甲 30g，桃仁 10g，莪术 10g，延胡索 10g，丹皮 10g，川朴 10g，党参 15g，白芍 10g，柴胡 10g，黄芩 10g，桂枝 10g，茯苓 20g，白术 15g，栀子 10g，猪苓 10g，泽泻 10g，半枝莲 10g，白花蛇舌草 15g，白背叶根 10g，茵陈 15g，黄芪 15g。14 剂，每日 1 剂，水煎早晚 2 次温服。

二诊：2016 年 3 月 29 日。患者体力好转，黄疸消退，腹胀稍缓解，纳食较前好转，大便 1~2 次/日，质稍烂，眠一般。舌红微赤，苔薄微黄，脉弦微滑。继续守前方治疗，2 周后复诊。

2016 年 4 月 12 日复查肝功能：AST 78.0U/L，ALT 55.0U/L，TP 60.8g/L，ALB 37.3g/L，TBIL 22.5μmol/L，DBIL 8.1μmol/L，IBIL 12.9μmol/L；AFP 9189.43ng/ml。患者症状较前进一步好转，仍睡眠欠佳，舌红，苔薄白，脉弦微滑。

遂予患者两方，一方以疏肝健脾为主，一方以清热解毒、软坚散结为主，交替服用，具体如下：

方一（疏肝健脾）：黄芪 15g，党参 30g，白术 15g，茯苓 15g，厚朴 10g，布渣叶 15g，鸡内金 15g，山药 15g，稻芽 30g，薏苡仁 30g，芡实 15g，柴胡 10g，枳壳 10g，白芍 15g，莪术 10g，桃仁 10g，首乌藤 15g，酸枣仁 15g。

方二（祛邪消癥）：鳖甲（先煎）30g，莪术 10g，桃仁 15g，穿破石 15g，白背叶根 15g，白花蛇舌草 15g，黄芩 15g，龙葵 15g，虎杖 15g，半枝莲 15g，黄芪 20g，芡实 15g，白术 15g，茯苓 10g，山药 15g。

嘱每 3 个月复查一次肝功能、AFP，每半年复查一次 CT，调畅情志，适当运动。患者持续纯中医治疗，坚持以两方交替服用，后因患者回乡未至门诊复诊，电话随访至 2017 年 12 月患者因肝癌晚期病故。

评析 本案患者因个人原因寻求纯中医治疗。中医治疗以延长患者生存期，改善症状，提高生存质量为目的。结合患者口干苦，面微赤，巩膜黄染，小便黄，大便 2~3 次/日，质烂黏腻不爽，舌红赤，苔黄腻，脉弦微滑等临床表现，以肝胆湿热、湿毒蕴结为标，正气亏虚为本。故治疗重在清热解毒、软坚散结，辅以扶正培本。吕志平教授特别指出，该患者未接受过治疗，要以祛邪为主，反之若接受了如恩替卡韦等抗病毒治疗，可以减轻清热解毒中药的用量。患者少量腹水，予五苓散加减，重在利水行气。经过清热解毒、利水退黄等治疗 1 个月，患者肝功能有所改善，AFP 有所下降。后期治疗继续强调标本兼治，以健脾疏肝为法重在治本，清热解毒、软坚散结为法重在治标。后期随访，患者中晚期肝癌，经纯中医药治疗，生存期 27 个月。

## 医案五

郁某，男，61 岁。就诊日期：2016 年 7 月 11 日。

患者肝癌微创治疗后 2 周来诊。患者既往慢性乙型肝炎病史 30 余年，于体检中发现肝内多发占位；肝硬化，后于某三甲医院确诊为"肝癌"，行局部消融治疗 4 次。2016 年 6 月 30 日外院全腹 CT 示：①肝内多发占位，肝癌并肝内多发子灶形成，肝癌灶部分治疗后；②肝硬化、脾大，门静脉高压并脾门区静脉迂曲扩张；③肝门区、腹膜后多发小淋巴结，肝周、盆腔积液。欲寻求中西医结合治疗，遂门诊求治。来诊时症见面色暗沉，右胁肋胀痛，腹胀，腰膝酸软，口燥咽干，眠欠佳，难入眠，多梦，小便量少，大便时干结。

查体：面部、颈及前胸部多发皮下毛细血管扩张，皮肤、巩膜无黄染，蛙状腹，腹壁可见静脉曲张，腹尚软，全腹部轻压痛，无反跳痛，肝右肋下 5cm，质硬，表面凹凸不平，压痛（+），脾脏肋下 3cm，肾区无叩击痛。双下肢足背轻度凹陷性水肿。舌嫩红，苔薄黄，脉弦细微弱。

诊断：中医诊断：肝积（肝肾阴虚）。西医诊断：①原发性肝细胞癌微创治疗后；②慢性乙肝；③肝炎后肝硬化。

治法：养阴柔肝，补肾健脾。

方药：抗癌方合一贯煎。鳖甲 30g，桃仁 10g，莪术 10g，猕猴桃根 15g，蛇舌草 15g，白背叶根 10g，半枝莲 10g，黄芪 15g，党参 10g，白术 10g，茯苓 10g，黄精 15g，制何首乌 15g，薏苡仁 15g，芡实 15g，北沙参 15g，麦冬 10g，当归 10g，生地 10g，枸杞子 10g，川楝子 5g。7 剂，每日 1 剂，水煎早晚 2 次温服。

二诊：2016 年 7 月 18 日。患者自觉胁肋、腹部胀痛略缓解，口干略缓解，纳食较前佳，眠一般，二便调。舌嫩红，苔薄黄，脉弦细微滑。守前方，减川楝子继续治疗。

服药 1 个月后，诸症状缓解，复查超声示未见肿瘤增大。后患者未再行西医抗癌治疗，以此方随症加减，定期复查肝功能、AFP、超声、CT 等。随访至 2017 年 6 月病故。

评析　本案患者来诊时为晚期肝癌患者，微创治疗后。吕志平教授认为该案患者用药要注意抓住缓急主次。首先，患者刚行微创治疗后，肝区胀痛，故应注意疏肝理气止痛为主。另外，晚期肝癌患者表现出肝肾亏虚之象，故要注重养阴柔肝，滋补肝肾。肝癌患者必兼脾虚，故仍要注重健脾。以吕志平教授经验方合一贯煎加减，患者症状缓解。患者经中医药治疗后，生存 11 个月，有效延长了晚期肝癌患者的生存期。

## 医案六

李某，男，66 岁。就诊日期：2017 年 3 月 15 日。

患者于 2016 年 12 月 10 日体检发现肝内占位病变 2 处，于某三甲医院就诊后确诊为"右肝原发性肝癌（巨块型）"。该院行手术治疗，病理检查为肝细胞癌，术后 AFP 减低。术后 1 个月，AFP 再次升高，该院再行 TACE 治疗 1 次。后患者转求中医治疗。来诊时症见：自觉稍倦怠乏力，腹部胀闷，进食后加重，稍口干，善太息，易急躁，纳呆，眠欠佳，稍多梦，大便欠规律，先干后溏，1～3 次/日，小便黄。

查体：皮肤、巩膜无黄染，肝掌（+），蛙状腹，腹壁可见静脉曲张，腹尚软，右肋缘下见一约 20cm 纵行手术瘢痕，右腹部轻压痛，无反跳痛，肾区无叩击痛。双下肢足背轻度凹陷性水肿。舌淡胖，苔白，脉弦细。

诊断：中医诊断：肝积（肝郁脾虚）。西医诊断：原发性肝细胞癌术后。

治法：疏肝健脾，软坚散结。

方药：抗癌方合四君、四逆加减。鳖甲 30g，桃仁 10g，莪术 10g，猕猴桃根 15g，白花蛇舌草 15g，白背叶根 10g，山慈菇 10g，黄芪 15g，党参 10g，白术 10g，茯苓 10g，黄精 15g，薏苡仁 15g，芡实 15g，生麦芽 15g，柴胡 10g，枳壳 10g，白芍 15g。14 剂，每日 1 剂，水煎早晚 2 次温服。

二诊：2017年3月29日。患者纳食较前好转，腹胀、腹痛较前减轻，偶有反酸、嗳气，小便黄，大便仍先结后溏，仍眠欠佳。舌淡红，苔微黄，脉弦细。守前方，去白背叶根，加海螵蛸10g、酸枣仁10g。

三诊：2017年4月12日。患者前症逐渐缓解，病情较稳定，纳眠一般，舌脉如前，遂守前方加减治疗。

后患者病情稳定，每3个月复查肝功能、AFP、超声、CT等。患者随访至今生存质量佳。

评析 肝癌虽为多因素、多环节致病，但总其病机，必以气滞为先。肝主疏泄，肝之为病，多因肝郁不疏，气机不畅所致。肝癌患者每有肝气郁滞，易出现侮脾犯胃。金代医家李东垣有"内伤脾胃，百病由生"，肝癌亦多有内伤脾胃的病机存在。本案中，患者症见腹胀、腹痛、善太息、易急躁、反酸、嗳气等均为脾虚肝郁之象。故治疗中，吕志平教授主张疏肝健脾，每以四君健脾，四逆疏肝，另外吕教授还强调养阴柔肝之法，如白芍、黄精之属。

## 医案七

于某，女，52岁。就诊日期：2017年7月17日。

患者因肝区胀痛时作半年余，加重2周来诊。既往慢性乙肝病史15年。来诊时神志清，精神一般，肝区胀痛，偶有胸闷，腰酸痛，口干，无发热恶寒，无咳嗽咳痰，无腹泻等，纳差，眠一般，多梦，盗汗出，情绪欠佳，易烦闷抑郁，小便黄，大便烂。

查体：全身皮肤及黏膜无黄染，前胸壁可见毛细血管扩张，全身浅表淋巴结未触及肿大。腹膨隆，胃脘部轻压痛，肝右肋下6cm，质硬，表面凹凸不平，压痛（+），脾肋下2cm触及，肾区无叩击痛，肠鸣音正常。舌暗红，少苔，脉弦细弱。

辅助检查：AST 78.4U/L，AFU 121.4U/L，GGT 2980.0U/L，AFP＞3000ng/ml。CT（平扫+增强）：①肝内多发占位，考虑肝癌，肝门区多发淋巴结转移，肝周少量积液；②左肺下叶后基底段小结节，未排除转移可能；③双肺轻度肺气肿并左肺尖肺大泡形成，右肺下叶少许纤维化灶。

诊断：中医诊断：肝积（肝肾阴虚，气滞血瘀）。西医诊断：原发性肝细胞癌。

治法：养阴柔肝，理气化瘀，清热解毒。

方药：抗癌方合一贯煎。鳖甲30g，桃仁10g，郁金10g，猕猴桃根15g，白花蛇舌草15g，白背叶根10g，半枝莲10g，太子参10g，白术10g，茯苓10g，黄精15g，制何首乌15g，薏苡仁15g，芡实15g，北沙参15g，麦冬10g，当归10g，生地10g，枸杞子10g，八月札10g，川楝子5g。

14剂，每日1剂，水煎早晚2次温服。另西洋参5g（水煎代茶饮）。

二诊：2017年7月31日。因无手术指征，患者抗拒靶向治疗、介入治疗及化疗等，继续以中医药治疗为主。诉服前药后，肝区胀痛明显减轻，口干减轻，遂守前方加减服药。

3个月后复查：AST 65.2U/L，AFP 2745ng/ml，超声检查示肝内占位未较前增大。患者全身情况良好，原方加减续服。随访至2018年12月病故。

评析 肝喜疏泄调达，气郁气滞，久则血瘀。吕志平教授指出，在治疗肝癌时，理气活血当贯彻始终。肝之为病，要注重疏肝，也应注意柔肝，柔肝当肝肾同治。

## 医案八

曲某，女，58岁。就诊日期：2018年1月2日。

患者来诊前1个月因右胁肋部胀痛不适赴医院体检，血常规：WBC 2.9×10⁹/L，HGB 95g/L，

PLT 34×10$^9$/L；肝功能：AST 76U/L，ALT 45U/L，ALB 35g/L；AFP＞3000ng/ml；CT：肝右叶占位，约 4.5cm×3.7cm，脾大。患者既往慢性乙肝病史 20 余年。2017 年 12 月 27 日外院 TACE 治疗 1 次，患者寻求中西医结合治疗，遂门诊求治。现症见：反复低热，乏力，纳食差，右胁部隐痛，夜间时有针刺感，口干苦，夜间尤甚，小便调，大便稍溏，每日 2～3 行。

查体：T 38.0℃。全身皮肤、巩膜无黄染，腹尚软，右腹部轻压痛，无反跳痛，肝脾肋下未触及，肾区无叩击痛。双下肢足背轻度凹陷性水肿。舌暗红，苔薄黄，脉弦滑。

诊断：中医诊断：肝积（气虚血瘀，毒郁内阻）。西医诊断：原发性肝细胞癌介入术后。

治法：益气养阴，行气活血，解毒消癥。

方药：抗癌方合青蒿鳖甲汤加减。鳖甲 30g，桃仁 10g，郁金 10g，猕猴桃根 15g，延胡索 15g，赤芍 15g，半枝莲 10g，太子参 15g，白术 10g，茯苓 10g，薏苡仁 15g，青蒿 10g，知母 10g，生地 10g，丹皮 15g。7 剂，每日 1 剂，水煎早晚 2 次温服。

二诊：2018 年 1 月 9 日。热退，乏力较前好转，右胁肋疼痛感明显缓解，小便调，大便仍溏。舌红苔薄白，脉弦微滑。调方为抗癌方合四君子汤加减：鳖甲 30g，桃仁 10g，莪术 10g，猕猴桃根 10g，山慈菇 10g，石见穿 15g，龙葵 10g，白花蛇舌草 10g，白背叶根 10g，半枝莲 10g，党参 15g，白术 10g，茯苓 10g，黄精 10g，制首乌 10g，薏苡仁 15g，芡实 15g。

后每 2 周门诊复诊，3 个月复查相关指标。随访至今，患者一般情况好，未发现肝癌复发和转移征象。

评析　本案患者行 TACE 治疗后，表现为肝区疼痛，反复发热。吕志平教授指出 TACE 治疗作为局部介入栓塞的方法，在抗肿瘤的同时也必然存在加重气滞血瘀的情况，因此应注意疏肝理气止痛。介入术后出现反复低热，考虑邪入血分，遂以青蒿鳖甲汤养阴活血透热。

## 医案九

薛某，男，66 岁。就诊日期：2018 年 4 月 8 日。

患者外院确诊为原发性肝细胞癌 1 个月来诊。近 3 个月，患者自觉右胁隐痛胀闷不适，伴反复腹痛、腹泻，服食生冷则加重，自觉乏力，体重下降。患者既往慢性乙肝病史 20 余年，慢性浅表性胃炎病史 10 年。外院 CT 示：肝右叶巨块型肝癌，并多发子灶形成，门脉右支癌栓形成，肝硬化，门静脉高压，脾大；AFP 3846ng/ml；肝功能：AST 176U/L，ALT 92U/L。患者来诊时症见：右胁部胀痛，伴腹胀，全身乏力，纳差，时恶心欲呕，时有腹痛即如厕，大便 5～6 次/日，便溏，腰膝冷，畏寒。

查体：全身皮肤、巩膜无黄染，浅表淋巴结无肿大，腹尚软，肝右肋下 4cm 可触及，质较硬，压痛（+），脾左肋下 2cm 可触及，无压痛、反跳痛。舌淡胖，苔白厚腻，脉沉细滑。

诊断：中医诊断：肝积（脾肾两虚，痰瘀内结）。西医诊断：①原发性肝癌；②慢性乙肝；③肝硬化。

治法：温肾健脾，化痰散瘀消癥。

方药：抗癌方合附子理中加减。鳖甲（先煎）15g，桃仁 10g，莪术 10g，猕猴桃根 15g，熟附子（先煎）10g，干姜 10g，党参 20g，肉桂 3g，炒白术 15g，白扁豆 15g，陈皮 10g，山药 15g，炙甘草 10g，砂仁 10g，薏苡仁 30g，芡实 15g。14 剂，每日 1 剂，水煎早晚 2 次温服。配合西医保肝护肝、营养支持疗法。

二诊：2018 年 4 月 22 日。自觉精神体力、畏冷较前明显好转，仍时有腹痛腹泻，但较前发作减少，大便仍质烂，2～3 次/日，纳食较前好转。舌淡暗，苔微薄黄，脉沉细微滑。守前方，熟附子、干姜减为 5g。

再服 2 周后，患者腹胀、腹泻缓解，纳食可，舌淡红苔白，脉沉细。复查 AFP 1962ng/ml；肝功能：AST 55U/L，ALT 40U/L。后期以抗癌方合参苓白术丸加减治疗：鳖甲 20g，桃仁 10g，莪术 10g，猕猴桃根 10g，石见穿 15g，龙葵 10g，白花蛇舌草 10g，半枝莲 10g，党参 20g，白术 10g，茯苓 10g，白扁豆 10g，陈皮 10g，山药 15g，薏苡仁 15g，芡实 15g。随访至今，患者病情稳定，生活质量佳。

**评析** 本案患者既往有慢性乙肝、慢性胃炎病史，饮食不节，伤及脾阳，病久则脾肾两虚，故症见畏冷，腰膝冷痛，腹痛、腹泻等。吕志平教授指出，肝癌均为虚实夹杂之证，但仍要辨清虚实的具体病因病机。本虚多责之于肝、脾、肾三脏，若阳虚多在脾、肾，若阴虚则多在肝、肾。本案即以脾肾阳虚为本，脾失运化，痰瘀互结而发病，因此治疗中要以温肾健脾治本，化痰散瘀消癥治标。治疗后，患者 AFP 呈现下降，也反映出以辨证论治为指导的中医药治疗具有抗癌作用。

## 医案十

陈某，男，65 岁。就诊日期：2018 年 6 月 12 日。

患者因腹胀 3 个月，于 2018 年 5 月 25 日至某医院诊治，CT 示：肝内弥漫低密度影，肝癌待排；肝硬化，门静脉高压、食管胃底静脉曲张；少量盆腔积液、腹水，下腔静脉肝顶部狭窄。肝功能：AST 91U/L，TBIL 54.9μmol/L。患者拟先求中医药治疗，遂来诊，症见：腹胀，右胁肋区胀闷不适，纳食一般，稍厌油腻，大便稍干结，双下肢轻度浮肿，皮肤干燥，纳尚可，眠一般。

查体：全身皮肤、巩膜无黄染，浅表淋巴结无肿大，腹尚软，肝右肋下 5cm 可触及，质较硬，压痛（+），脾左肋下 4cm 可触及，无压痛、反跳痛。双下肢足背轻度凹陷性水肿。舌淡嫩，苔薄白伴瘀点，脉弦微滑。

诊断：中医诊断：肝积（气滞血瘀）。西医诊断：①肝癌待排；②肝硬化（失代偿）。

治法：健脾疏肝，散结消癥。

方药：抗癌方合鳖甲煎丸、五苓散加减。醋鳖甲 30g，醋莪术 10g，醋穿山甲 10g，薏苡仁 30g，生牡蛎 20g，酒黄精 15g，玄参 15g，芡实 15g，生何首乌 15g，炒枳壳 15g，白术 10g，茯苓 10g，山药 15g，大腹皮 20g，炒莱菔子 20g，车前子 20g，黄芪 20g，猪苓 15g。14 剂，每日 1 剂，水煎早晚 2 次温服。

二诊：2018 年 6 月 26 日。期间经某三甲肿瘤医院确诊为原发性肝癌，AFP 1599ng/ml。因患者为弥漫性病灶，无手术治疗指征，故寻求纯中医治疗。服前方后，精神较前好转，腹胀稍缓解，纳食较前稍好转，双下肢浮肿较前减轻，二便调，舌淡嫩，苔薄白伴瘀点，脉弦微滑。前方生何首乌改为制何首乌，大腹皮、车前子各减为 10g 继续治疗。嘱 2 周后复诊。

三诊：2018 年 7 月 10 日。患者自觉一般情况可，精神体力佳，纳食可，二便调。舌淡红苔白，舌部瘀点较前略减少，脉弦细。以抗癌方合四君子汤加减继续治疗。后病情稳定，故以此方随症加减。随访至今，病情尚稳定，生存质量佳。

**评析** 本案患者初诊西医尚未确诊，西医辨病，中医辨证，故以辨证论治为指导的中医治疗可以提早开展。肝积的病机关键不离气虚、气滞、血瘀、痰、毒等蕴结，本虚标实。治疗上，《医宗必读·积聚》指出："初者，病邪初起，正气尚强，邪气尚浅，则任受攻；中者，受病渐久，邪气较深，正气较弱，任受且攻且补；末者，病魔经久，邪气侵凌，正气消残，则任受补。"本案患者尚属中期，故治疗中攻补兼施，以鳖甲、莪术、穿山甲等活血化瘀、软坚散结；以白术、茯苓、山药、黄芪等健脾益气，气行则血行，脾胃得健则益气化湿。另对症加减，水肿加强化湿利水、便秘辅以润肠通便等。

（庞　杰　黄少慧）

# 第七节　肝癌的中西医结合研究进展

HCC 是全球最常见的恶性肿瘤之一，在我国，肝癌每年新发例数约 36 万，年死亡人数高达 31 万，严重威胁人类健康。由于 HCC 起病隐匿，很多患者确诊时已发生远处转移。近年来，尽管 HCC 的诊治研究取得了显著进展，但 5 年生存率仅在 15%左右。在目前缺乏有效方法根治原发疾病的情况下，积极探索肝癌的发病机制，寻找相应的干预治疗靶标，具有重要的临床价值。

## 一、肝癌干细胞的研究进展

随着干细胞的概念引入肿瘤学研究，以及多种肿瘤干细胞得到成功分离和测定，肿瘤干细胞（cancer stem cell，CSC）学说逐渐形成。该学说认为，与正常细胞一样，肿瘤组织由处于各种不同分化程度的细胞组成；有一小群干细胞样细胞，具有自我更新能力、无限增殖能力和多向分化潜能，是肿瘤形成的起始细胞并维持肿瘤的持续生长，在肿瘤发生、进展、转移、复发过程中起着关键作用。研究显示，肝癌也是由具有自我更新和分化潜能等干细胞特征的肝癌细胞亚群产生和驱动，提示肝癌干细胞（liver cancer stem cell，LCSC）的存在，并利用免疫组化法证实了肝癌组织中 LCSC 的存在。根据肿瘤干细胞学说，如果治疗不能杀死导致肿瘤形成并维持肿瘤生长的肿瘤干细胞，那么肿瘤仍会复发。

**1. 肝癌干细胞**　现有证据支持肝癌干细胞来源于肝卵圆细胞、骨髓干细胞和具有干细胞样自我更新和多向分化潜能的侧群（side population，SP）细胞。目前，LCSC 可由数个细胞表面抗原所识别，包括 c-kit、CD133、CD90、CD44、OV6 和 CD326［又称为上皮细胞黏附分子（EpCAM）］或通过 Hoechst 染色技术分离 SP 细胞。分析移植瘤后发现，SP 细胞可产生 SP 和非 SP 细胞，与非 SP 细胞相比，只有 SP 细胞继承成瘤能力，SP 细胞在肝癌组织中具有更高的增殖潜能、致瘤性和抗凋亡属性。SP 细胞中数个干细胞基因表达上调，而这些基因对于维持干细胞功能和表型特征非常关键。在四种肝癌细胞系，即 HCCLM3、MHCCP97-H、MHCC97-L、Hep3B 中分离到了 SP 细胞，且发现 SP 细胞的比例高低与细胞系本身的转移能力呈正相关。SP 细胞筛选已被用于许多不同肿瘤中 CSC 的检测。最新的研究表明，肝癌干细胞在单细胞水平上存在表型、功能和转录方面的异质性，这是肝癌遗传异质性的重要原因。

**2. 靶向肝癌干细胞的治疗研究进展**

（1）溶瘤病毒的靶向治疗：目前，溶瘤病毒的靶向治疗研究主要集中在溶瘤腺病毒、单纯疱疹病毒-1（HSV-1）、新城疫病毒（NDV）和溶瘤痘苗病毒（oncolytic vaccinia virus）等方面。2015 年 10 月，美国 FDA 正式批准 HSV-1 类溶瘤病毒 T-VEC 为恶性黑色素瘤患者首次术后复发的局部治疗措施，这是第一个被 FDA 批准的溶瘤病毒药物。溶瘤病毒作为载体的优势在于能够介导抑癌基因进入肿瘤细胞并长期表达且不易引起耐药性，有些病毒对 CSC 具有天然的靶向性，通过改造后，可以提高其抗癌效果及安全性。

（2）抑制靶向信号通路：目前已经明确 Wnt/β-catenin 和 Hh 信号通路对胚胎发生和发展、CSC 和上皮间质转化（epithelial-mesenchymal transition，EMT）至关重要。Wnt 信号在干细胞生物中对维持自身平衡、再生、修复等发挥作用，而经典的 Wnt/β-catenin 信号通路在 LCSC

自我更新、分化及耐药中发挥重要作用。在肝癌患者中分离的 LCSC 如 CD133$^+$、EpCAM 及 CD24$^+$中均可检测到此信号通路的优先激活，相应的β-catenin 缺失将相应降低 LCSC 的自我更新和成瘤能力。因此，Wnt/β-catenin 信号通路可能成为治疗 HCC 的重要靶点之一。Hh 信号通路调控细胞增殖、分化及组织形成等过程，通过控制细胞命运和模式的形成，在胚胎发育和维持成熟组织内稳态中发挥重要作用，在 HCC 形成中起调控作用。Hh 在哺乳动物中存在三个同源基因：*Sonic Hedgehog*、*Indian Hedgehog* 和 *Desert Hedgehog*，其中 Sonic 是 HCC 的重要标志，多达 60%的肝细胞癌患者表达 Sonic。当阻断该途径，其细胞内的下游转录因子 Gli 介导的目标基因随之表达下调。随着研究的不断深入，越来越多的信号通路被发现参与了 HCC 的发生、发展进程，分析失调的 Notch、Hippo-YAP/TAZ、PI3K/AKT/m TOR、TGF-β、BMI1 等信号通路在 LCSC 中的作用并靶向抑制 CSC 可望在肝癌治疗中发挥重要作用。

**3. 中药干预肝癌干细胞的研究进展** 近年来的研究显示，中药能够靶向作用于肝癌干细胞，为中药抗肝癌的机制研究提供了理论依据。例如，砒霜（AS$_2$O$_3$）能够通过下调 CD133 和相关基因的表达使肝癌干细胞分化程度升高，砒霜与局部治疗相结合后可通过减少信号蛋白 Smad3 的表达，阻止血管外转移，从而抑制肝癌的复发转移。姜黄素是从一些姜科、天南星科植物的根茎中提取的一种化学成分，为二酮类化合物。研究显示，姜黄素能够抑制 NF-κB 通路，抑制组蛋白去乙酰化酶，选择性抑制肝癌干细胞，其消除能力与 NF-κB 抑制程度直接相关。姜黄素还可以降低 SP 细胞比例，抑制肝癌复发与转移。灵芝 L08（灵芝中提取的三萜类化合物）在降低人肝癌 SMMC7721 细胞成活率的同时，能够抑制肝癌干细胞的 CD133 蛋白水平，提示灵芝可抑制肝癌干细胞的增殖。目前，中药干预肝癌干细胞的研究以中药单体研究为主，已知的作用集中在以下几方面：①诱导肝癌干细胞分化；②抑制干细胞增殖；③促进干细胞凋亡；④改善干细胞局部微环境。

## 二、肝癌诊断标志物的新进展

### （一）传统的肝癌诊断标志物

AFP 是目前临床上最常用的肝癌生物标志物之一，但慢性肝脏疾病、胚胎肿瘤及消化道肿瘤也会导致 AFP 升高，且存在 AFP 阴性的肝癌患者，导致 AFP 作为肝癌筛查的标志物仍有较大的局限性。不同的 AFP 糖基可结合不同的植物凝集素，如 AFP-L3 是一种能与扁豆凝集素特异性结合的 AFP 异质体，在肝癌患者表现出 AFP-L3 特异性增加，而良性肝脏疾病常表现为 AFP-p4/5 增加。脱-γ-羧基凝血酶原（DCP）是在肝癌病程中特异产生的异常凝血酶原，肝癌术后复发患者血清中该物质水平高于未复发病例，是继 AFP 外最常用的肝癌标志物，其与 AFP 联合应用可显著提高肝癌检出率，减少漏诊。我国已将肝癌三联检（AFP-L3、DCP、AFP）列入国家"十三五"传染病防治规划中，积极应用于临床实践。磷脂酰肌醇蛋白聚糖 3（GPC3）是一种与细胞增殖与胚胎发育相关的硫酸肝素蛋白多糖，该蛋白分子仅在肝癌患者的癌组织及血清中表达升高，在健康人及良性肝脏疾病患者体内几乎检测不到，其表达与 AFP 无相关性，因此对 AFP 阴性的肝癌患者的诊断有重大价值。

### （二）新型的肝癌诊断标志物

**1. microRNA（miRNA）** 是一类长度为 19～25nt 的短链非编码 RNA，可通过非严格的碱基互补配对，结合 mRNA 的 3x-UTR 区，促进 mRNA 的翻译表达或降解，调节 mRNA 的表达水平，从而广泛参与基因转录后调控过程。近年来的研究证实，检测组织和血清中 miRNA

的表达水平可用于肝癌的诊断，预测肝癌的病理学分型和预后，在肝癌的筛查和随访中具有一定的参考价值。

**2. 长链非编码 RNA（LncRNA）** 是一类长度介于 200～100 000 个核苷酸的非编码 RNA。近年来的研究表明，LncRNA 在细胞生长、分化、代谢等生物学功能中发挥强大的调控作用，已成为肿瘤学研究的热点。有研究报道，LncRNA 与肝癌的发生、发展关系密切，也可作为肝癌预后的诊断标志物。

**3. DKK-1（dickkopf-1）** 是一种可以拮抗 Wnt 通路的分泌蛋白，在正常组织中几乎不表达，而在肝癌、肺癌、乳腺癌及宫颈癌组织中呈高表达。一项大样本、多中心的研究结果显示，通过 ELISA 法检测肝癌患者血清 DKK-1 浓度，患者血清中浓度显著升高，且行手术切除后降低至正常；同时，血清中 DKK-1 水平可区分肝癌、肝硬化及慢性乙型肝炎，对早期肝癌的诊断准确率高，检测方便。

**4. 热休克蛋白 90α（Hsp90α）** 是一种存在于细胞膜表面并分泌至细胞外的保守的分子伴侣。一项大样本、多中心临床试验发现，Hsp90α 诊断肝癌的敏感度可达 92.7%，特异度为 91.3%，甚至可以检测早期肝癌、小肝癌（<3cm）和 AFP 阴性肝癌，相应的 Hsp90α 检测试剂盒已获国家批准在临床中使用，对提高肿瘤患者的病情监测和疗效评价水平，以及实现肿瘤的个体化治疗均具有重要的推动作用。

（庞 杰 黄少慧）

# 参 考 文 献

安海燕，林俊豪，孙海涛，等. 2018. 鳖甲煎丸通过 RhoA/ROCK 信号通路抑制肝癌细胞血管形成拟态的生成. 南方医科大学学报，38（8）：997-1001.

安玉会，王洁琼，徐衍，等. 2012. 灵芝对肝癌干细胞糖代谢和标志物蛋白的影响. 河南医学研究，21（2）：129-132.

白文元，房红梅，姚希贤. 2003. 肝硬化诊断与鉴别诊断. 中国全科医学，（5）：356-366.

边秀娟. 2007.《金匮要略》肝病证治探讨. 江西中医学院学报，19（1）：33-34.

宾学森. 1993. 曾庆骅治疗肝脓肿的经验. 江西中医药，（6）：7-8.

蔡焦生，宫临征，张爱萍. 2010. 防己黄芪汤合猪苓汤治疗肝硬化腹水. 光明中医，（12）：2233-2234.

蔡晓明. 2007.《伤寒论》方药在肝病治疗中的运用. 中医理论临床应用学术研讨会论文集：143-144.

曹海芳，祖红梅，彭军宁，等. 2018. 丹参联合替诺福韦酯对乙肝肝硬化保肝作用分析. 中华中医药学刊，（7）：1679-1682.

曹少军，施冰. 2009. 脂肪肝的研究进展. 中国临床保健杂志，（1）：97-99.

陈成伟，成军，窦晓光，等. 2015. 原发性胆汁性肝硬化（又名原发性胆汁性胆管炎）诊断和治疗共识（2015）. 临床肝胆病杂志，（12）：1980-1988.

陈传，顾培华. 2003. 费伯雄治肝法探要. 河南中医，23（4）：19-20.

陈恩华. 2018. 阿德福韦酯联合拉米夫定治疗慢性乙肝的临床疗效观察. 中国民康医学，（12）：19-21+24.

陈冠新，文彬，孙海涛，等. 2018. 鳖甲煎丸对 $CCl_4$ 致大鼠肝纤维化模型中 NF-κB 信号通路的影响. 中国实验方剂学杂志，24（10）：161-167.

陈洪宾. 2004. 最新消化系统疾病临床诊断治疗实用技术手册. 第 2 卷. 北京：北京科大电子出版社.

陈家旭. 1997. 论肝为气血调节之枢. 中医杂志，39（1）：10-12.

陈杰，张先稳. 2005. 艾迪注射液对荷瘤小鼠的抗瘤效应及免疫调节作用. 徐州医学院学报，25（3）：208-210.

陈科. 2016. 健脾益气汤结合药膳治疗脂肪肝的临床疗效观察. 现代诊断与治疗，27（7）：1214-1215.

陈禄，廖宝斌，黄葱，等. 2017. 自拟益气扶阳汤用于慢性乙型病毒性肝炎的疗效观察. 中国医院用药评价与分析，（10）：1354-1355.

陈少东，王宏国，杨嘉恩，等. 2015. 菖郁逍遥方联合恩替卡韦分散片治疗慢性乙型病毒性肝炎伴抑郁症 35 例临床观察. 中医杂志，（14）：1208-1211.

陈少颖，易新宇，周小博，等. 2018. 中医药治疗非酒精性脂肪肝的研究进展. 大众科技，20（6）：68-70.

陈万青，张思维，曾红梅. 2014. 中国 2010 年恶性肿瘤发病与死亡. 中国肿瘤，23（1）：1-10.

陈卫国，文剑波，张潇. 2018. 氧化苦参碱通过抑制炎症因子活性调控细胞凋亡基因水平改善肝硬化大鼠肠黏膜屏障功能. 实用医学杂志，34（11）：1766-1770.

程良斌. 2011. 张赤志教授从痰论治肝硬化的经验. 中西医结合肝病杂志，21（2）：108-109.

程明亮，杨长青. 1996. 肝纤维化的基础研究及临床. 北京：人民卫生出版社.

程玉佩，张明香. 2018. 中医药治疗原发性肝癌研究进展. 辽宁中医药大学学报，20（1）：167-169.

程志强. 2010. 西黄丸治疗晚期原发性肝癌 23 例疗效观察. 中华中医药杂志，25（1）：52-54.

崔琨，范公忍，姬胜杰，等. 2012. 阿德福韦酯联合丹参片治疗乙型肝炎肝纤维化的临床研究. 当代医学，（2）：21-23.

邓玺玮，伍参荣，刘竹筠，等. 2014. 3 种中药制剂对 Hep G2 细胞增殖的抑制作用的实验研究. 中医药导报，20（12）：29-32.

邓永佳, 张房英, 赖小丽. 2015. Th17 细胞与 Treg 细胞在 HBV 感染患者中的检测意义. 肝脏, (11): 858-861.

丁庆学, 王德学, 张小会. 2017. 中医药治疗酒精性脂肪肝的研究进展. 基层医学论坛, 21 (16): 2124-2126.

董胜肖, 刘惠敏, 刘文格, 等. 2018. 扶正化瘀胶囊联合恩替卡韦片治疗乙型肝炎后肝硬化合并全身炎症反应综合征疗效观察. 现代中西医结合杂志, (33): 3671-3674.

董姝, 刘平, 孙明瑜. 2012. 非酒精性脂肪肝发病机制——"二次打击"学说研究进展. 临床肝胆病杂志, (7): 551-555.

董小玉, 徐成贺. 1992. 中医肝病实脾的实验研究. 实用中西医结合杂志, 5 (6): 349-350.

窦宇明, 沈桂堂, 耿爱文, 等. 柴胡舒肝汤联合熊去氧胆酸治疗原发性胆汁性肝硬化 32 例. 中西医结合肝病杂志, (4): 242-244.

杜宇琼, 车念聪, 张秋云, 等. 2012. 钱英教授"养血柔肝法"治疗肝纤维化经验初探. 中西医结合肝病杂志, 22 (6): 366-367.

樊尔艳, 贺松其, 文彬, 等. 2016. 鳖甲煎丸对大鼠肝星状细胞增殖与凋亡的影响. 中国中西医结合杂志, 36 (8): 960-966.

范仁忠, 王键. 2002. 肝胆病的中医特色治疗. 合肥: 安徽科学技术出版社.

房荣, 马小勇. 2018. 慢肝养阴胶囊联合替比夫定治疗慢性乙型肝炎的临床效果. 临床医学研究与实践, (12): 43-44.

费兆馥. 1984. 弦脉的客观化研究. 中西医结合杂志, 4 (4): 246-245.

冯藜栎, 曹文富. 2017. 莪术含药血清调控大鼠肝星状细胞 Shh 和 SFRP1 的机制研究. 中药药理与临床, 33 (1): 111-113.

冯丽华, 陈毅德, 郑志高, 等. 2012. 索拉非尼联合华蟾素片治疗中晚期原发性肝癌的临床疗效观察. 中国癌症杂志, 22 (11): 856-859.

傅金满, 张炜. 2013. 苦参素联合干扰素α治疗慢性乙型肝炎疗效观察及对患者肝纤维化指标与细胞免疫状态的影响. 中华医院感染学杂志, 23 (8): 1777-1779.

高慧, 肖芙蓉, 许小玲, 等. 2016. 自拟抗纤方治疗慢性乙型肝炎肝纤维化患者的疗效及对患者 Th1/Th2 细胞亚群的影响. 中国中西医结合消化杂志, (11): 864-867.

高丽英, 贾建伟, 张华伟. 2007. 自身免疫性肝炎中医辨治探微. 黑龙江中医药, (1): 27-28.

高生, 许新晖. 2008. 陈昆山治疗肝硬化腹水经验. 江西中医药, (9): 15-17.

高潇雪, 刘立新. 2016. 酒精性肝病流行病学及发病机制研究进展. 中华消化病与影像杂志 (电子版), 6 (2): 62-65.

高业博, 李卫东, 刘瑞, 等. 2018. 鳖甲煎丸化裁方对肝癌 HCCLM3 细胞增殖和凋亡的影响. 北京中医药大学学报, 41 (6): 471-475.

葛均波, 徐永健, 王辰, 等. 2019. 内科学. 9 版. 北京: 人民卫生出版社.

耿霄, 张蓓, 周文超, 等. 2014. 慢性乙型肝炎患者外周血 Th17 细胞/调节性 T 细胞比值变化的意义. 细胞与分子免疫学杂志, (12): 1304-1306, 1310.

龚淑芳, 蔡汝錞, 肖晓敏, 等. 2006. 消瘤止痛外敷散治疗中晚期肝癌 40 例. 江西中医药, 37 (12): 42-43.

郭朋, 孔伟. 2009. 慢性肝病中医特色诊疗. 北京: 人民军医出版社.

郭亚平. 2014. 安络化纤丸联合苦参素胶囊治疗肝纤维化疗效探讨. 中医临床研究, 6 (22): 53-54.

郭英君, 李京涛, 常占杰. 2007. 浅析自身免疫性肝炎中西医诊治特点. 现代中医药, (1): 18-19.

郭圆圆, 樊圆圆, 张永婷, 等. 2017. 间充质干细胞培养上清抑制星状细胞活化治疗肝纤维化的研究. 南京医科大学学报 (自然科学版), 37 (9): 1142-1147.

哈明昊, 黄钟鸣, 唐东旭, 等. 2016. 恩替卡韦联合逍遥散治疗肝郁脾虚型慢性乙型肝炎疗效观察. 中西医结合肝病杂志，（4）：222-223.

韩涛，王宝恩，马雪梅，等. 2001. 复方中药对肝星状细胞胶原合成与降解的影响. 天津医学，29（11）：671-673.

何佳欢，姜锦林. 2018. 慢性乙型病毒性肝炎的病因病机和治疗近况. 世界最新医学信息文摘，18（58）：109-111.

贺松其，张绪富，蔡红兵. 2005. 吕志平教授辨治慢性肝炎肝纤维化经验介绍. 新中医，37（3）：16-17.

洪嘉禾. 1993. 实用中医肝病学. 上海：上海中医学院出版社.

洪文旭，胡步虚. 1990. 中医肝胆病学. 西安：陕西科学技术出版社.

洪逸莲，顾雪疆，徐静，等. 2018. 人参皂苷 Rb2 对高脂性脂肪肝小鼠肝脏脂质代谢的影响及其机制. 温州医科大学学报，（5）：338-341.

胡刚明，李重，徐伟，等. 2018. 田玉美教授治疗慢性乙型病毒性肝炎的临床思辨经验. 时珍国医国药，29（2）：451-452.

胡海军，马英歌. 2015. 肝硬化中医治疗经验介绍. 山西医药杂志，44（2）：221-222.

胡晓丽，赵宏伟，吴晓岩，等. 2012. 乙型肝炎病毒感染的流行现状. 临床肝胆病杂志，（6）：413-416+421.

黄峰，戴侃记，孙晓洁. 2006. 补阳还五汤加味治疗原发性胆汁性肝硬化 30 例. 陕西中医学院学报，（5）：39-41.

黄晶晶，黄鸿娜，毛德文，等. 2016. 鳖甲煎丸对二乙基亚硝胺诱导大鼠肝癌癌前病变的影响. 辽宁中医杂志，（7）：1489-1491.

黄静，马萍，卢建峰. 2018. 中医药干预肝癌干细胞的研究进展. 世界最新医学信息文摘，18（43）：74-76+78.

黄炜，严律南，吴泓，等. 2010. 槐耳颗粒在肝癌肝移植患者术后临床应用价值的回顾性队列研究. 中国普外基础与临床杂志，17（6）：547-551.

黄新造，黄水香，柯文柄，等. 2013. 贺甘定联合安络化纤丸治疗慢性乙型肝炎肝纤维化疗效观察. 时珍国医国药，24（7）：1681-1682.

黄亚平，盛民立，李丽明，等. 1997. 灵丹王胶囊治疗肝硬化的临床观察和实验研究. 浙江中医学院学报，（3）：15-56.

黄振，宋双临. 2012. 穴位埋线治疗非酒精性脂肪肝 60 例临床观察. 山东中医药大学学报，（3）：211-112.

黄祖瑚，黄峻. 2015. 临床药物手册. 第 5 版. 上海：上海科学技术出版社.

贾文燕，贺松其，文彬，等. 2015. 鳖甲煎丸对肝癌细胞周期及 Wnt/β-catenin 信号通路中 COX-2 蛋白表达水平的影响. 中华中医药杂，30（8）：2964-2967.

江群. 2018. 替比夫定与拉米夫定治疗慢性乙型肝炎的临床研究. 四川生理科学杂志，（3）：1-7.

蒋健，何蔼. 2003. 原发性胆汁性肝硬化的临床特征及中西医结合治疗探讨. 中西医结合学报，（2）：99-102.

蒋梅，周岱翰. 2004. 槐耳冲剂治疗中晚期原发性肝癌 98 例. 上海中医药杂志，38（6）：21-22.

焦勤书，曾宝珠. 2018. 华蟾素片联合 125I 粒子植入术治疗晚期原发性肝癌疗效及对相关血液生化指标的影响. 现代肿瘤医学，26（10）：1565-1569.

金沈锐，秦旭华，肖桦，等. 2011. 西黄丸对荷瘤小鼠生存质量的影响. 中药药理与临床，27（1）：7-8.

靳华. 2016. 钱英教授学术思想与临床经验总结及和血法治疗乙肝肝硬化代偿期的理论和临床研究. 北京：北京中医药大学.

鞠连合，王秀华，付景洲，等. 2015. 400 例肝炎后肝硬化患者的流行病学和临床特点分析. 中国继续医学教育，7（31）：36-37.

康坚强，戴永生. 2007. 初探《内经》《难经》肝病五行辨证. 辽宁中医药大学学报，9（6）：71-73.

孔华丽，冯端浩. 2010. 阿德福韦酯和拉米夫定治疗慢性乙肝的疗效和安全性比较. 中国医药导刊，（12）：2076-2078.

孔莹. 2015. 芪黄龟苓膏治疗肝肾阴虚型非酒精性脂肪肝 62 例. 陕西中医，（10）：1336-1337.

兰戴天. 2016. 重组人干扰素 α-2b 注射剂联合利巴韦林颗粒治疗肝硬化的临床研究. 中国临床药理学杂志, 32（23）: 2125-2128.

雷建勇, 严律南, 曾勇, 等. 2014. 槐耳颗粒与索拉菲尼对于小肝癌切除术后的有效性及安全性分析. 中国普外基础与临床杂志, 21（8）: 991-995.

雷陵, 艾书眉. 2012. 中医多途径综合疗法、腹水超滤浓缩回输联合西医治疗肝硬化腹水随机对照临床研究. 实用中医内科杂志,（14）: 49-51.

黎灵锋, 刘桂荣, 翁秋青, 等. 2017. 自身免疫性肝病血清生化指标及各种自身抗体检测的临床应用价值分析. 中外医疗,（24）: 15-17.

李爱民, 刘文涛. 2017. 鳖甲煎丸联合恩替卡韦治疗乙型肝炎肝硬化的临床疗效观察. 湖北中医杂志, 39（5）: 16-18.

李博, 王绮夏, 马雄. 2017. 自身免疫性肝病 2016 年研究进展. 中华肝脏病杂志, 25（2）: 100-104.

李风华. 2013. 鳖甲煎丸对肝纤维化大鼠的治疗作用及其对细胞因子 p38、CTGF、TIMP-1 及 MMP-9 表达的影响. 石家庄: 河北医科大学.

李国焕, 张均倡, 胡萌, 等. 2015. 扶正化瘀胶囊联合恩替卡韦治疗乙型肝炎肝硬化疗效观察. 中西医结合肝病杂志, 25（4）: 217-219.

李海涛, 郑功泽, 王晶, 等. 2014. 中西医结合治疗肝硬化顽固性腹水 120 例的临床观察. 北京医学,（3）: 233-234.

李金昌. 2014. 加味金黄膏外敷治疗肝癌中度疼痛的临床观察. 中医药导报, 20（5）: 112-113.

李军祥, 陈誩, 姚树坤. 2017. 肝纤维化中西医结合诊疗共识意见（2017 年）. 中国中西医结合消化杂志, 25（12）: 895-900.

李林华. 2018. 疏肝健脾汤联合多烯磷脂酰胆碱治疗非酒精性脂肪肝 34 例临床观察. 亚太传统医药,（10）: 201-202.

李娜, 周艳, 刘娟, 等. 2019. 肠道微生态失调对非酒精性脂肪肝影响的研究进展. 成都医学院学报, 14（1）: 133-135.

李思维, 邹立勇, 尹宜发. 2005. 槐耳颗粒在肿瘤临床中的应用. 中国肿瘤, 14（10）: 698-700.

李铁军. 2002. 中医肝胆病临床实践. 贵阳: 贵州科技出版社.

李伟杰, 陈进, 聂钊源, 等. 2017. 疏肝消脂III方胶囊治疗非酒精性脂肪肝病的临床疗效观察. 成都中医药大学学报,（3）: 68-71.

李文成, 马艳春, 王琳. 2011. 宋金元时期方剂学发展特点探讨. 中华中医药杂志, 26（3）: 437-441.

李小林, 苏亚, 梁永谦, 等. 2014. 中西医结合治疗对慢性病毒性乙型肝炎患者抗病毒及调节免疫机制的影响. 中医药导报,（7）: 57-59.

李雪梅, 崔占义, 孙树枝, 等. 2012. 风柜斗草大黄汤加减治疗肝硬化顽固性腹水临床研究. 世界中西医结合杂志,（1）: 49-51.

李亚磊. 2018. 慢性肝病的病因病机及中医治疗探讨. 影像研究与医学应用, 2（3）: 226-227.

李永浩. 2004. 双柏散外敷治疗肝癌疼痛疗效观察. 中医外治杂志, 13（3）: 26-27.

李雨生, 李暑亭. 2006. 辨证论治肝病. 中国医药导报, 3（17）: 122.

李泽福, 温玉华. 2014. 五苓散配合艾灸治疗肝硬化腹水的临床研究. 哈尔滨医药,（4）: 316.

李正全, 庞佑清. 2003. 中医肝胆病证学. 北京: 人民卫生出版社.

李之清. 2004. 养阴消脂方治疗脂肪肝 28 例. 中西医结合肝病杂志,（3）: 181-182.

李忠, 严印珍. 2014. 益气化瘀降脂汤治疗脂肪肝 100 例临床观察. 中国民间疗法,（12）: 35.

李宗帅. 2017. 自身免疫性肝病十年回顾性研究. 昆明: 昆明医科大学.

梁建卫, 张玉振. 2013. 汪受传治疗小儿肝脓肿经验. 山东中医杂志, 32 (6): 432.

林果为, 王吉耀, 葛均波. 2017. 实用内科学. 北京: 人民卫生出版社.

林建军, 赵冬久, 童美琴, 等. 2015. 解毒化瘀疏肝方对慢性乙型病毒性肝炎外周血 T 淋巴细胞亚群的影响. 中华中医药学刊, (7): 1747-1749.

林小田. 2013. 现代肝病诊断与治疗. 北京: 军事医学科学出版社.

凌春萍, 毛德文, 陈月桥, 等. 2016. 补肾养肝祛邪方治疗慢性乙型肝炎肝肾阴虚证临床研究. 山东中医杂志, (12): 1035-1038.

刘博, 于硕, 邢莉, 等. 2010. 西黄丸联合介入化疗治疗中晚期原发性肝癌 80 例疗效分析. 中华中医药杂志, 25 (6): 947-948.

刘成海, 危北海, 姚树坤. 2011. 肝硬化中西医结合诊疗共识. 中国中西医结合消化杂志, 19 (4): 277-279.

刘承岭. 2014. 一贯煎合五苓散联合西药治疗乙肝肝硬化腹水 50 例临床研究. 中国现代医生, (30): 28-30.

刘广正. 2016. 益气解毒通络法治疗自身免疫性肝病的临床研究. 北京: 北京中医药大学.

刘海玲, 李娟, 苏海生, 等. 2009. 中药灌肠联合抗生素治疗肝硬化自发性细菌性腹膜炎 40 例. 现代中医药, (4): 12-14.

刘锦成. 2018. 清肝利湿降脂汤治疗酒精性脂肪肝疗效观察. 实用中医药杂志, (4): 412-413.

刘莲, 康海燕, 叶立红. 2009. 清热利湿解毒化瘀方佐治肝硬化 30 例临床观察. 河北医药, (20): 2827-2828.

刘鲁明. 2007. 辨证分型治疗肝硬化腹水 172 例疗效观察. 四川中医, (7): 59-60.

刘敏, 李献平. 2006. 关幼波治疗肝硬化腹水的经验. 中医药通报, (4): 11-12.

刘敏. 2017. 败黄肝宁合剂联合思美泰治疗乙肝肝硬化黄疸 (湿热瘀阻型) 的疗效观察. 武汉: 湖北中医药大学.

刘思德, 白杨, 郭文, 等. 2007. 应用肝复乐片降低射频治疗后肝癌局部复发的随机对照研究. 南方医科大学学报, 27 (3): 263-264.

刘喜德, 金实. 2000. 金实教授流气和络法治疗自身免疫性肝炎经验撷要. 中国中医药信息杂志, (9): 72-73.

刘晓燕, 吕志平, 张绪富, 等. 2004. 保肝宁对肝星状细胞的促凋亡作用. 山东中医杂志, (5): 294-297.

刘需祥. 2010. 拉米夫定联合丹参对乙型肝炎肝硬化患者血清肝纤维化指标和凝血指标的影响. 细胞与分子免疫学杂志, (8): 799-800.

刘雪梅, 张园, 韦燕飞. 2014. 桂莪术提取物对人肝星状细胞的影响. 世界科学技术-中医药现代化, 16 (4): 780-783.

刘耀光. 2016. 八种中药治疗乙型肝炎的最新研究进展. 临床医药文献电子杂志, (18): 3693+3696.

刘晔, 车念聪, 田甜, 等. 2018. 原发性胆汁性肝硬化中医证治探讨. 北京中医药, 37 (11): 1082-1083.

陆定波. 2012. 师从张赤志教授辩治肝纤维化学习体会. 湖北省中医中药学会肝病专业委员会第三次学术会议论文集: 108-111.

吕娇娇, 马晓燕. 2013. 脂肪性肝损伤中医病因病机探讨. 辽宁中医药大学学报, 15 (1): 116-117.

吕胜祥, 乔晓, 梁凤, 等. 2015. 脐带间充质干细胞治疗自身免疫性肝病患者疗效观察. 实用肝脏病杂志, (5): 500-503.

吕小燕, 苏娟萍, 刘强, 等. 2011. 保肝宁抗酒精性肝纤维化大鼠的实验研究. 时珍国医国药, 28 (4): 809-811.

吕志平, 董尚朴. 2016. 中医基础理论. 北京: 科学出版社.

吕志平, 赵春妮. 2006. 临床中医学. 北京: 科学出版社.

罗庆东, 王月飞, 赵红晔, 等. 2012. 鳖甲煎丸对肝癌荷瘤小鼠细胞免疫功能的干预作用. 中医药学报, (3): 21-23.

罗涛, 赵晶. 2009. 江一平辨治肝硬化腹水经验. 江西中医药, (10): 15-16.

罗媛元，王丽娜，殷子斐. 2017. SiRNA 在肝纤维化基因治疗中的应用进展. 山东医药，57（9）：103-106.

马立伟. 2017. 养阴补肝汤结合 TACE 治疗原发性肝癌的临床研究. 石家庄：河北医科大学.

马素平，赵文霞. 2015. 肝硬化学术思想与益气活血利水法治疗肝硬化腹水临床研究. 济南：山东中医药大学.

马小奇. 2003. 中药内服外敷法治疗肝硬化腹水 36 例. 江西中医药，（7）：20.

马雄. 2016. 自身免疫性肝病的诊治：从共识到指南. 中华肝脏病杂志，24（1）：3-4.

马玉美，杨峥，段生艳，等. 2018. 中西医联合治疗代偿期乙型肝炎肝硬化的临床研究. 中国社区医师，（18）：104-105.

马振增，陆伦根. 2016. 非酒精性脂肪性肝病与肝硬化. 实用肝脏病杂志，19（2）：135-138.

孟庆宇，施维群，倪伟，等. 2014. 芪灵合剂对慢性乙型肝炎患者 T 细胞表面程序性死亡 1 和程序性死亡配体 1 表达的影响. 中西医结合肝病杂志，（4）：210-213.

莫斌，杨家印，严律南，等. 2011. 槐耳颗粒用于肝癌肝移植术后的临床观察. 四川大学学报（医学版），42（5）：739-741.

莫婵，刘媛，曾婷，等. 2019. 灵丹多糖胶囊对 $CCl_4$ 致小鼠肝纤维化的保护作用. 中华中医药杂志，34（3）：1206-1209.

倪伟. 2016. 内科学. 第 10 版. 北京：中国中医药出版社.

聂凤褆，狄淑珍. 1986. 实时超声探讨"胸胁苦满"及用小柴胡汤治疗的临床观察. 中西医结合杂志，6（7）：419-420.

聂红明，梅昭荷，高月球，等. 2016. 补肾颗粒对慢性乙型肝炎患者 CD4+T 淋巴细胞整体免疫调控网络的影响. 上海中医药大学学报，（2）：14-18.

牛胜利. 2013. 益气健脾软肝汤治疗早期肝硬变 58 例. 陕西中医，（5）：520-521.

牛祎明. 20108. 疏肝解毒汤方与大黄䗪虫丸辅助恩替卡韦对慢性乙型肝炎患者的疗效及其对肝功能的改善与生活质量的影响. 抗感染药学，15（5）：891-893.

潘锦瑶，马军，贾林，等. 2004. 扶正养阴方与高强度超声聚焦联用对晚期肝癌疗效的探讨. 世界华人消化杂志，（7）：244-245.

庞志杰. 2018. 血清自身抗体检测对诊断自身免疫性肝病的应用研究. 中国继续医学教育，（24）：26-28.

彭安，陈敏珍，徐仿周，等. 2010. 艾迪注射液诱导 Bel-7402 人肝癌细胞分化的研究. 江西中医药，41（6）：38-39.

彭清华. 2015. 蛇珠乙肝康治疗慢性乙型肝炎疗效观察. 山西中医，（12）：43.

彭清华. 1988. 眼底病肝经瘀滞型与肝、肺血流图关系的研究. 湖南中医学院学报，8（4）：36-37.

皮峥嵘，左绪艳. 2018. 中西医结合治疗慢性乙型肝炎 45 例. 长江大学学报（自科版），15（20）：48-49.

祁培宏. 2007. 温阳止痛膏外敷治疗肝癌疼痛 40 例. 陕西中医，28（9）：1120-1121.

钱静娟，华忠，刘霞英，等. 2012. 针灸治疗非酒精性脂肪肝疗效观察与护理. 现代中西医结合杂志，（9）：998-999.

钱赟达，楼晓军，沈灵娜，等. 2018. 膈下逐瘀汤联合精准肝动脉化疗栓塞术治疗中晚期原发性肝癌临床研究. 新中医，（9）：140-143.

权启镇，徐俊，齐风，等. 1993. 汉防己甲素对肝硬化患者血清透明质酸及互型前胶原肽含最的影响. 上海医学，16（10）：562-564.

任健. 1996. 中国历代名医名方全书. 北京：学苑出版社.

沈丰，孙少华，吴红伟，等. 2016. 薏苡仁提取物对 C57 小鼠肝癌模型 IL-6 抑制作用的实验研究. 中国普外基础与临床杂志 23（1）：38-41.

沈俊灵. 1990. 指甲黯条对诊断慢性肝炎的临床意义. 河北中医，12（6）：36-37.

盛庆寿，郭洪武，王淼，等.2016. 蒿栀清肝丸联合射波刀治疗中晚期原发性肝癌（湿热聚毒证）60 例的临床观察. 世界最新医学信息文摘，（11）：77-78.

盛雄，邹卓琳.2018. 小柴胡汤联合干扰素α治疗慢性乙型肝炎肝纤维化疗效及对细胞免疫状态的影响. 中华中医药学刊，36（8）：2016-2018.

施文娟，张顺财，贺伯明，等.2000. 强力宁抗纤维化作用的临床观察. 中国临床医学，（1）：73-74.

石相如，章凯敏，徐晓娅.2018. 益气活血中药对肝癌放疗后肝脏微循环及肝纤维化指标的影响. 世界中医药，（5）：1123-1126.

史文丽.2010. 三物黄芩汤在自身免疫性肝病中的临床新用. 中医杂志，（S2）：110-111.

宋春霞，张伯鹏，阎志欣，等.2010. 恩替卡韦联合柔肝散结汤治疗慢性乙型病毒性肝炎肝硬化疗效观察. 河北中医，（8）：1171-1173.

宋含平.1997. 叶天士肝病三说浅析. 甘肃中医，10（2）：5-6.

宋健，钟慧闽，朱寿美，等.2008. 苦参素联合拉米夫定治疗乙型肝炎早期肝硬化 33 例. 世界华人消化杂志，（10）：1124-1127.

宋乃光.2006. 唐宋金元名医全书大成-刘完素. 北京：中国中医药出版社.

苏洪佳，陈国忠，谢君艳.2019. 从中医脾虚"不能散精"论治肝硬化腹水. 辽宁中医杂志，46（1）：61-62.

孙波.2016. 乙型肝炎流行病学特点及防治策略的研究. 中国卫生产业，（8）：81-83.

孙凤霞.2004. 自身免疫性肝炎 55 例临床分析. 北京中医药大学学报（中医临床版），（1）：4-6.

孙海涛，贺松其，文彬，等.2017. 鳖甲煎丸对肝星状细胞中β-catenin 及 NF-κB 信号通路活化的影响. 中药药理与临床，33（2）：2-6.

孙海涛，文彬，陈冠新，等.2018. 鳖甲煎丸对肝纤维化模型大鼠肝组织中 Wnt/β-catenin 信号通路相关蛋白及其靶基因表达的影响. 中医杂志，50（10）：876-881.

孙浩，龚婕宁.2008. 肝舒贴穴位敷贴治疗肝癌肝区疼痛的临床观察. 湖北中医杂志，30（2）：32-33.

孙宏训.1963. 实用肝脏病学. 上海：上海科学技术出版社.

孙文斌.2010. 浅探金元四大家治疗肝病之特点. 浙江中医杂志，45（1）：4-5.

孙孝洪.1990. 中医治疗学原理. 成都：四川科学技术出版社.

孙阳，吴勃岩，车艳新，等.2016. 鳖甲煎丸诱导肝癌细胞凋亡及对 STAT 信号通路的影响. 时珍国医国药，27（4）：849-851.

谭春雨，刘平.2010. 肝硬化"虚损生积"病机理论溯源及其临床意义. 上海中医药大学学报，24（4）：25-28.

唐博祥，陈明，朱洧仪，等.2011. 肝囊肿的中医药治疗进展. 中国实验方剂学杂志，17（1）：212-216.

唐承璐，吕小红，韩菊平，等.2018. 鳖甲煎丸对慢性乙肝合并肝硬化患者炎症因子及肝纤维化指标的影响. 海南医学院学报，24（15）：1410-1413.

唐东平，韦长元，唐凯，等.2001. 康莱特注射液对肝癌化疗增敏作用的实验研究. 肿瘤防治杂志，8（4）：396-397.

唐海鸿，陈英杰，童光东，等.2008. 熊去氧胆酸联合通胆汤对原发性胆汁性肝硬化的治疗作用. 世界华人消化杂志，（13）：1417-1424.

唐亦非，朱晓骏，黄凌鹰，等.2018. 槐耳颗粒联合索拉非尼治疗晚期肝癌的临床研究. 现代药物与临床，33（7）：1732-1735.

陶寰，刘永年，李俊松，等.2002. 癌痛宁巴布贴剂治疗癌性疼痛的临床与实验研究. 中医杂志，43（7）：507-510.

田思胜.2006. 唐宋金元名医全书大成-朱丹溪. 北京：中国中医药出版社.

铁明慧，张颖，王科.2018. 鳖甲煎丸对肝癌皮下转移瘤小鼠肿瘤新生血管及微环境的影响. 中医杂志，（4）：325-328.

童瑶，陈慧娟，张挺，等.2000. 肝的中西医比较研究. 山东中医杂志，19（9）：515-516.

王豹. 2016. 清热利湿疏肝健脾汤治疗原发性非酒精性脂肪性肝炎随机平行对照研究. 实用中医内科杂志, （10）：12-14.

王丹，关洪全. 2010. 鳖甲煎丸煎剂对大鼠免疫功能影响的实验研究. 辽宁中医药大学学报，12（7）：103-104.

王贵强，王福生，成军，等. 2015. 慢性乙型肝炎防治指南（2015 年更新版）. 临床肝胆病杂志，（12）：1941-1960.

王贵强，王福生，成军，等. 2016. 慢性乙型肝炎防治指南（2015 年版）. 实用肝脏病杂志，19（3）：389-400.

王洪岩，李鑫，徐有青. 2014. 酒精性肝病发病机制研究进展. 实用肝脏病杂志，17（1）：5-8.

王立峰，李元元，金磊，等. 2015. 原发性胆汁性肝硬化的流行病学与自然史变迁. 临床肝胆病杂志，31（2）：165-170.

王立金，刘冲，刘经选，2010. 等. 肝动脉化疗联合艾迪注射液治疗肝转移瘤的临床观察. 中华中医药学刊，28（7）：1456-1458.

王立茹. 1992. 赵献可学术思想初探. 天津中医学院学报，11（3）：8-10

王梦瑶，黄志军. 2018. 非酒精性脂肪肝治疗新药研究进展. 中国临床药理学杂志，34（20）：2452-2455.

王庆强，钱晶晶，左凌云，等. 2018. 恩替卡韦治疗慢性乙型肝炎对机体炎症反应、肝功能及肝纤维化的影响. 海南医学院学报，24（14）：1315-1318.

王思源，徐秋阳，张文洁，等. 2011. 山楂叶提取物治疗实验性大鼠脂肪肝药效研究. 中华中医药杂志，（12）：2955-2959.

王伟杰，席岳，尚立芝，等. 2017. 柴胡疏肝散对肝纤维化患者肝功能、肝纤维化标志物及肝脾超声指标的影响. 中药药理与临床，33（5）：166-169.

王伟明，谢涌涛. 2009. 化积膏外敷治疗肝硬化的临床研究. 中医外治杂志，（4）：6-8.

王晓芳，路振宇，党殿杰. 2018. 自拟化瘀降脂汤联合西药洛伐他汀治疗非酒精性脂肪肝（痰湿内阻证）疗效观察. 四川中医，（10）：88-90.

王秀清，韩波，袁晓英，等. 2017. 恩替卡韦联合苦参素治疗慢性乙型肝炎的有效性研究. 中华医院感学杂志，（7）：1494-1496+1517.

王艳芳，林佩，陆建美，等. 2017. 何首乌及其主要成分二苯乙烯苷对非酒精性脂肪肝大鼠肠道短链脂肪酸产生量的影响. 中国现代中药，（9）：1254-1261.

王玉凤，黄学武，张晓军. 2008. 浅探孙一奎辨治虚损之特色. 中医文献杂志，26（6）：23-24.

王玉荣，曾繁涛，罗意文，等. 2008. 西黄丸对细胞突变与肿瘤生长抑制的研究. 宜春学院学报，30（4）：99-100.

王志坦. 1993. 重用利胆药治疗肝肿大. 四川中医，（5）：22-23.

卫昊，卫伟光，刘清，等. 2012. 秦岭柴胡提取物保肝作用的实验研究. 陕西中医，33（10）：1432-1433.

魏经汉，魏太星. 2015. 医生专用药物手册. 郑州：河南科学技术出版社.

温艳东. 2011. 养阴疏肝汤治疗肝肾阴虚型慢性肝炎 105 例临床疗效观察. 中国中医基础医学杂志，（4）：443-444.

文彬，孙海涛，贺松其，等. 2016. 鳖甲煎丸对 HepG2 裸鼠移植瘤的抑制作用及瘤体组织中β-catenin、Tbx3 表达水平的影响. 南方医科大学学报，36（2）：210-214.

翁立冬，吴晨玲，乡世健，等. 2015. 苯酚-硫酸法测定灵丹多糖胶囊中多糖的含量. 山东化工，44（20）：63-64.

吴红莉，汪龙德，毛兰芳，等. 2018. 脂肪肝的研究进展. 中医研究，31（11）：69-72.

吴菊意，朱云. 2014. 龙胆泻肝汤加减联合化疗治疗湿热内阻型原发性肝癌临床观察. 中药材，2014，（7）：1301-1304.

吴相东，杨秋丽，王静波. 2009. 拉米夫定联合化纤汤治疗肝硬化 42 例临床观察. 吉林医学，（21）：2659-2660.

吴潇湘. 2006. 晋唐时期儒道佛对中医方剂学的影响. 中华医史杂志，36（2）：100-103.

吴孝雄，陈挺松，孙保木，等. 2014. 肝复乐胶囊预防原发性肝癌经导管动脉化疗栓塞后肝损伤. 中成药，

36（12）：2475-2478.

武守国，高婷婷. 2015. 益气健脾方联合恩替卡韦对慢性乙型肝炎后肝硬化患者治疗作用的临床观察. 中国中西医结合消化杂志，(3)：173-175.

夏海珊，陈少茹，钟月春，等. 2014. 肝纤维化的发病机制和药物治疗现况. 中国医药导报，11(18)：162-165+168.

夏亮，谢齐贵，陈明显，等. 2014. 加味葶苈大枣汤治疗血瘀水停型肝硬化腹水 40 例临床观察. 浙江中医杂志，(6)：415-416.

夏念信，邱宝安，王敬晗，等. 2017. 化疗联合槐耳颗粒对原发性肝癌术后复发/转移患者预后影响研究. 临床军医杂志，45(9)：887-890.

夏启荣，何峰. 2002. 肝硬化的诊断与治疗. 北京：人民卫生出版社.

肖瑶，王建青，祝亚文，等. 2017. 恩替卡韦联合聚乙二醇干扰素抗乙肝病毒疗效观察. 中国药师，(8)：1420-1422.

谢洁芸，吴意红，侯淑芳，等. 2018. 疏肝健脾软坚方治疗原发性肝癌的临床观察. 光明中医，(15)：2185-2186.

谢旭善，孙梅芳. 2000. 肝硬化. 北京：科学技术文献出版社.

邢练军，季光，张玮，等. 2001. 活血软肝汤治疗肝炎后肝硬化临床观察. 上海中医药杂志，(10)：21-22.

熊明芳. 2008. 血吸虫肝病的中医药治疗. 首届江西省中西医结合肝病学术研讨会、首届江西省中西医结合肝病新进展学习班资料汇编.

徐邦和，熊衍珉，王沁，等. 2010. 黄芪丹参加常规护肝药治疗血吸虫病肝纤维化. 中国血吸虫病防治杂志，22(6)：613-615.

徐建云. 2004. 晋唐社会政治对当时医学发展的客观效应. 南京中医药大学学报，5(3)：159-162.

徐荣庆，周珩. 2000. 论秦汉、晋唐、宋元中医发展的成就. 南京中医药大学学报（社会科学版），1(1)：23-28.

徐玉玲. 2018. 甘温益气健脾汤对中晚期原发性肝癌患者生存质量的影响. 中医学报，(6)：942-945.

薛蕾. 2013. 脂肪肝的中医病因病机辨析. 内蒙古中医药，32(13)：144-145.

颜小明，张立婷，李敏，等. 2016. TGF-β1/Smad 信号通路在肝纤维化中的研究进展. 现代生物医学进展，16(9)：1778-1781.

晏军，王煦. 2001. 王绵之教授治疗肝纤维化经验撷菁. 中医药学刊，19(5)：410-411.

杨宏丽. 2012. 肝复乐在肝癌治疗中的临床价值分析. 江西中医药，43(356)：20-22.

杨荟玉，孙爱民，程豪为，等. 2018. 恩替卡韦与阿德福韦酯治疗慢性乙型肝炎的效果比较. 河南医学研究，(6)：966-968.

杨静波，赵长普，李学慧. 2007. 以中药为主辨证治疗原发性胆汁性肝硬化 14 例. 中医研究，(3)：39-41.

杨军辉，胡方林. 2002. 王旭高肝病用药平淡特点管窥. 湖南中医学院学报，22(1)：40-42.

杨培青，汪云，梅夏齐，等. 2018. 藏红花酸对 TGF-β1 刺激的人肝星状细胞 LX-2 信号转导通路的影响. 现代生物医学进展，18(17)：3230-3234.

杨万荣，张振华，俞舒，等. 2016. 原研和仿制拉米夫定治疗慢性乙型肝炎的配对研究. 中国新药杂志，(1)：93-97.

杨雪梅，李巧芬，李德杏，等. 2007. 晋唐时期脏腑辨证学说的发展特点. 中华医史杂志，37(2)：67-70.

杨玥. 2010. 纳米雄黄对肺癌和肝癌细胞及其肿瘤干细胞的凋亡诱导作用. 兰州：兰州大学.

姚飞龙，贺松其，吕志平，等. 2011. 鳖甲煎丸联合阿德福韦酯治疗乙型肝炎后肝硬化 50 例疗效观察. 新中医，(4)：31-32.

姚希贤，徐克成. 2003. 肝纤维化的基础与临床. 上海：上海科技教育出版社.

姚勇. 1984. 病毒性肝炎的眼部证候与"肝开窍于目". 上海中医药杂志，(11)：20-21.

叶敏，孙大志，秦志丰，等. 2010. 消痰通络凝胶外用治疗癌性疼痛临床观察. 中国中医药信息杂志，17(7)：

22-24.

余安平，李雄英，李凌. 2013. 槐耳颗粒联合沙利度胺抑制鼠肝癌 H22 细胞种植瘤的实验. 肿瘤防治研究，40（9）：834-838.

余晓珂，任平，胡清伟. 2018. 化瘀软肝汤对代偿期乙型肝炎肝硬变患者肝脏功能及凝血功能的影响. 中医学报，（11）：2222-2225.

宇文亚. 2003. 叶天士胃病治肝初探. 陕西中医，24（7）：636-637.

喻贡金，李红霞，喻超，等. 2017. 艾迪注射液对人肝癌细胞株多药耐药性的逆转作用. 贵州医科大学学报，42（7）：759-762+771.

袁成民，杨铂，刘葵花，等. 2014. 芪冬复肝合剂抗肝纤维化 40 例临床观察. 中国中医药科技，（4）：442-443.

袁春樱，韩伍龙，张婷素. 2018. 疏肝消瘤汤联合替吉奥治疗原发性肝癌 30 例临床观察. 浙江中医杂志，（4）：287.

袁海宁，邓一鸣，吴健林. 2006. 益气健脾方剂治疗慢性乙型肝炎重度患者的临床观察. 广西医科大学学报，（2）：303-304.

袁利梅，杜同仿. 2009. 叶天士治疗中风用药规律探析. 时珍国医国药，20（3）：739-740.

袁维利，乔蓓，常静，等. 2010. 艾迪注射液联合化疗治疗原发性肝细胞癌系统评价. 华西医学，2010，25（1）：144-148.

苑振亭. 2016. 临床用药指南与评价. 北京：金盾出版社.

岳文浩，付文青，芦宗玉. 1995. 怒伤肝机制研究. 医学与哲学，16（9）：481-483.

曾民德，萧树东. 1995. 肝脏与内分泌. 北京：人民卫生出版社.

曾素娥，李志杰，李永健. 2010. 西药配合中药清热利湿方治疗急性黄疸型肝炎 45 例. 中国中医急症，（7）：1219-1220.

张八和. 2008. 利尿剂联合复方中药治疗肝硬化腹水 30 例疗效观察. 中国现代医生，（4）：5-6.

张碧伦，江一平. 2003. 中药配合腹水超滤回输治疗肝硬化腹水 54 例. 江西中医药，（12）：13-14.

张林. 2004. 计算机辅助古代肝病方剂组方规律的研究及古代肝病方剂数据库初探. 北京：北京中医药大学.

张林挺，艾华. 2002. "肝死脏浮之弱按之如索不来或曲如蛇行者死"之我见. 辽宁中医学院学报，4（2）：87.

张冉冉，李若瑜，徐慧超，等. 2018. 脂肪肝病机的"六郁"观. 世界中西医结合杂志，13（10）：1456-1458+1462.

张荣华，周子成，洪多伦，等. 2000. 三七、虫草菌丝对实验性肝纤维化预防作用的研究. 重庆医学，（6）：483-486.

张睿，顾海. 2014. 从中西医结合看重症肝炎治疗. 辽宁中医药大学学报，16（3）：83-86.

张婷. 2006. 计算机辅助设计分析历代肝病药膳组方规律的研究. 北京：北京中医药大学.

张夏，罗伟生，胡振斌，等. 2018. 非酒精性脂肪肝中医药研究进展. 辽宁中医药大学学报，20（7）：180-182.

张晓梅. 2017. 熊去氧胆酸单药治疗原发性胆汁性肝硬化肝炎重叠综合征的临床研究. 现代消化及介入诊疗，22（4）：487-489.

张绪富，吕志平，周迎春，等. 2003. 保肝宁对 HSC-T$_6$ 细胞增殖及 I 型胶原表达的影响. 中医药学刊，（2）：207-208.

张意兰，王志凌，马英杰，等. 2018. 解郁软坚活血方联合西药治疗乙型肝炎肝硬化临床研究. 陕西中医，（11）：1515-1517.

张玉峰，钟丹，党中勤，等. 2016. 葆肝康配方联合恩替卡韦治疗慢性乙型肝炎肝郁脾虚型 32 例临床观察. 中医杂志，（19）：1674-1677.

张育轩. 1994. 肝硬化临床诊断、中医辨证和疗效评定标准（试行方案）. 中国中西医结合杂志，（4）：237-238.

张照兰，时峰，孙新蕾. 2012. 消肿止痛散结膏穴位贴敷对缓解肝癌疼痛的临床观察. 四川中医，30（9）：

91-93.

赵伯智. 2006. 关幼波肝病医案解读. 北京：人民军医出版社.

郑洪新. 2006. 唐宋金元名医全书大成-张元素. 北京：中国中医药出版社.

中国中西医结合学会肝病专业委员会. 2006. 肝纤维化中西医结合诊疗指南. 中华肝脏病杂志，11：866-870.

中华人民共和国国家卫生和计划生育委员会. 2017. 原发性肝癌诊疗规范（2017 年版）. 临床肝胆病杂志，
    33（8）：1419-1431.

中华医学会肝病学分会，中华医学会感染病学分会. 2016. 丙型肝炎防治指南（2015 年更新版）. 传染病信息，
    29（1）：1-19.

中华医学会肝病学分会，中华医学会消化病学分会，中华医学会感染病学分会. 2016. 自身免疫性肝炎诊断和
    治疗共识（2015）. 胃肠病学，21（3）：165-177.

中华医学会肝病学分会脂肪肝和酒精性肝病学组. 2018. 酒精性肝病防治指南（2018 年更新版）. 实用肝脏病
    杂志，21（2）：170-176.

周培刚. 2018. 通过检测患者的相关抗体诊断其自身免疫性肝病的效果探究. 当代医药论丛，（18）：170-171.

周陶友，赵连三，陈敏，等. 2006. 自身免疫性肝病. 实用医院临床杂志，（5）：25-27.

朱建明，贡联兵. 2018. 急性病毒性肝炎中成药的合理应用. 人民军医，61（2）：188-189.

朱锦妍，陈智敏，杨俊莉. 2017. 疏肝散合汤剂治疗代偿性肝硬化患者的临床效果. 世界中医药，（7）：
    1576-1579.

朱美香，吴小明. 2005. "肝肾阴同源"的发生学考察. 时珍国医国药，16（10）：946-947.

庄旭升，张欣. 2018. 益气抗癌方联合含奥沙利铂方案 TACE 术对原发性肝癌血清肿瘤相关巨噬细胞及相关细
    胞因子水平的影响. 中华中医药学刊，（5）：1202-1205.

邹文爽，王汉，熊壮，等. 2017. 刘铁军教授治疗肝硬化经验浅析. 中国中医药现代远程教育，15（9）：71-73.

邹增城，陈鸿杰，杨宏志. 2016. 小柴胡汤加减联合恩替卡韦治疗肝郁脾虚型慢性乙型病毒性肝炎的疗效观察.
    中医临床研究，（24）：23-25.

Alison MR. 2006. Liver cancer: a disease of stem cells. Panminerva Med，48（3）：165-174.

Barnes MA，McMullen MR，Roychowdhury S，et al. 2015. Macrophage migration inhibitory factor is required for
    recruitment of scar-associated macrophages during liver fibrosis. Journal of Leukocyte Biology，97（1）：161-169.

Bergheim I，Weber S，Vos M，et al. 2008. Antibiotics protect against fructose-induced hepatic lipid accumulation in
    mice: role of endotoxin. J HEPATOL，48（6）：983-992.

Bioulac-Sage P. 2011. Primary biliary cirrhosis: a new histological staging and grading system proposed by Japanese
    authors. Clin Res Hepatol Gastroenterol，35（5）：333-335.

BoriosiG，Cantoni. 1981. 针灸经络在胚胎学方面对脏器形成的作用. 国外医学·中医中药分册，（3）：37-38.

Chang B，Xu MJ，Zhou Z，et al. 2015. Short- or long-term high-fat diet feeding plus acute ethanol binge
    synergistically induce acute liver injury in mice: an important role for CXCL1. HEPATOLOGY，62（4）：
    1070-1085.

Cheng F，Ma C，Wang X，et al，2017. Effect of traditional Chinese medicine formula *Sinisan* on chronic restraint
    stress-induced nonalcoholic fatty liver disease: a rat study. BMC Complement Altern Med，17（1）：203.

D'Alessandro LA，Meyer R，Klingmüller U. 2013. Hepatocellular carcinoma: a systems biology perspective. Front
    physiol，4（28）：1-6.

Della CC，Aghemo A，Colombo M. 2013. Individualized hepatocellular carcinoma risk: the challenges for designing
    successful chemoprevention strategies. World J Gastroenterol，19（9）：1359-1371.

DeSantis CE，Lin CC，Mariotto AB，et al. 2014. Cancer treatment and survivorship statistics，2014. CA: A Cancer

J Clin, 64 (4): 252-271.

Drenth JPH. 2015. EASL Clinical practice guidelines: autoimmune hepatitis. J HEPATOL, 63 (4): 971-1004.

Eslamparast T, Poustchi H, Zamani F, et al. 2014. Synbiotic supplementation in nonalcoholic fatty liver disease: a randomized, double-blind, placebo-controlled pilot study. AM J CLIN NUTR, 99 (3): 535-542.

Fong D, Yeh A, Naftalovich R, et al. 2010. Curcumin inhibitsthe side population(SP)phenotype of the rat C6 glioma cell line: towards targeting of cancer stem cells with phytochemicals. Cancer Lett, 293 (1): 65-72.

Fu Y, Xu X, Huang D, et al. 2017. Plasma heat shock protein 90alpha as a biomarker for the diagnosis of liver cancer: an official, large-scale, and multicenter clinical trial. EBio Medicine, (24): 56-63.

Fukui H. 2015. Gut microbiota and host reaction in liver diseases. Microorganisms, 3 (4): 759-791.

Gleeson D, Heneghan MA. 2011. British Society of Gastroenterology (BSG) guidelines for management of autoimmune hepatitis. GUT, 60 (12): 1611-1629.

Guclu E, Karabay O. 2013. Choice of drugs in the treatment of chronic hepatitis B in pregnancy. World J Gastroenterol, 19 (10): 1671-1672.

Hartmann P, Chen P, Wang HJ, et al. 2013. Deficiency of intestinal mucin-2 ameliorates experimental alcoholic liver disease in mice. HEPATOLOGY, 58 (1): 108-119.

Hausdorf G, Roggenbuck D, Feist E, et al. 2009. Autoantibodies to asialoglycoprotein receptor (ASGPR) measured by a novel ELISA-revival of a disease-activity marker in autoimmune hepatitis. CLIN CHIM ACTA, 408 (1-2): 19-24.

Hennes EM, Zeniya M, Czaja AJ, et al. 2008. Simplified criteria for the diagnosis of autoimmune hepatitis. HEPATOLOGY, 48 (1): 169-176.

Hirschfield GM, Beuers U, Corpechot C, et al. 2017. EASL clinical practice guidelines: the diagnosis and management of patients with primary biliary cholangitis. J HEPATOL, 67 (1): 145-72.

Huang S, He J, Zhang X, et al. 2006. Activation of the hedgehog pathway in human hepatocellular carcinomas. Carcinogenesis, 27 (7): 1334-1340.

Jiang WN, Li D, Jiang T, et al. 2018. Protective Effects of Chaihu Shugan San on nonalcoholic fatty liver disease in rats with insulin resistance. CHIN J INTEGR MED, 24 (2): 125-132.

Kasuya H, KoderaY, Nakao A, et al. 2014. Phase I dose-escalation clinical trial of HF10 oncolytic herpes virus in 17 Japanese patienrs with dvanced cancer. Hepatogastroenterology, 61 (131): 599-605.

Ki SH, Park O, Zheng M, et al. 2010. Interleukin-22 treatment ameliorates alcoholic liver injury in a murine model of chronic-binge ethanol feeding: role of signal transducer and activator of transcription 3. HEPATOLOGY, 52 (4): 1291-1300.

Kim SU, Park JH, Kim HS, et al. 2015. Serum dickkopf-1 as a biomarker for the diagnosis of hepatocellular carcinoma. Yonsei Med J, 56 (5): 1296-1306.

Lee TK, Cheung VC, Ng IO. 2013. Liver tumor-initiating cells as a tlierapeutic target for hepatocellular carcinoma. Cancer Lett, 338 (1): 101-109.

Lee YA, Wallace MC, Friedman SL. 2015. Pathobiology of liver fibrosis: a translational success story. Gut, 64(5): 830-841.

Ley RE, Peterson DA, Gordon JI. 2006. Ecological and evolutionary forces shaping microbial diversity in the human intestine. CELL, 124 (4): 837-848.

Li B, Liu H, Shang HW, et al. 2013. Diagnostic value of glypican-3 in alpha fetoprotein negative hepatocellular carcinoma patients. Afr Health Sci, 13 (3): 703-709.

Li B，Selmi C，Tang R，et al. 2018. The microbiome and autoimmunity：a paradigm from the gut-liver axis. CELL MOL IMMUNOL，15（6）：595-609.

Li LM，Hu ZB，Zhou ZX，et al. 2010. Serum microRNA profiles serve as novel biomarkers for HBV infection and diagnosis of HBV-positive hepatocarcinoma. Cancer Res，70（23）：9798-9807.

Lian J，Zeng L，Chen J，et al. 2013. Denovo combined lamivudine and adefovir dipivoxil therapy vesente cavirmonotherapy fo rhepatitis B virus-related decompensated cirrhosis. World Journal of Gastroenterology，19（37）：6278-6283.

Lin R，Zhou L，Zhang J，et al. 2016. Abnormal intestinal permeability and microbiota in patients with autoimmune hepatitis. Int J Clin Exp Pathol，8（5）：5153-5160.

Lingala S，Cui YY，Chen X，et al. 2010. Immunohistochemical staining of cancer stem cell markers in hepatocellular carcinoma. Exp Mol Pathol，89：27-35.

Llovet JM，Ricci S，Mazzaferro V，et al. 2008. Sorafenib in advanced hepatocellular carcinoma. N Engl J Med，359：378-390.

Lv LX，Fang DQ，Shi D，et al. 2016. Alterations and correlations of the gut microbiome，metabolism and immunity in patients with primary biliary cirrhosis. ENVIRON MICROBIOL，18（7）：2272-2286.

Mandrekar P，Ambade A，Lim A，et al. 2011. An essential role for monocyte chemoattractant protein-1 in alcoholic liver injury：regulation of proinflammatory cytokines and hepatic steatosis in mice. HEPATOLOGY，54（6）：2185-2197.

Manns MP，Akarca US，Chang TT，et al. 2012. Long-term safety and tolerability of entecavir in patients with chronic hepatitis B in the rollover study ETV-901. Expert Opin Drug Saf，11（3）：361-368.

Marquardt JU，Gomez-Quiroz L，Arreguin Camacho LO，et al. 2015. Curcumin effectively inhibits oncogenic NF-κB signaling and restrains stemness features in liver cancer. JHepatol，63（3）：661-669.

Mathurin P，O'Grady J，Carithers RL，et al. 2011. Corticosteroids improve short-term survival in patients with severe alcoholic hepatitis：meta-analysis of individual patient data. GUT，60（2）：255-260.

McCullough RL，McMullen MR，Das D，et al. 2016. Differential contribution of complement receptor C5aR in myeloid and non-myeloid cells in chronic ethanol-induced liver injury in mice. MOL IMMUNOL，75：122-132.

Michalopoulos GK，Hepatostat. 2017. Liver regeneration and normal liver tissue main tenance. Hepatology，65（4）：1384-1392.

Myant KB，Cammareri P，McGhee EJ，et al. 2013. ROS production and NF-kappal3 activation triggered by RAC1 facilitate WNT-driven intestinal stem cell proliferation and colorectal cancer initi-anon. Cell Stem Cell，12（6）：761-773.

Nakanuma Y，Zen Y，Harada K，et al. 2010. Application of a new histological staging and grading system for primary biliary cirrhosis to liver biopsy specimens：interobserver agreement. PATHOL INT，60（3）：167-174.

Oishi N，Wang XW. 2011. Novel therapeutic strategies for targeting liver cancer stem cells. Int Biol Sci，7（5）：517-535.

Pardal R，Clarke MF，Morrison SJ. 2003. Applying the principles of stem-cell biology to cancer. Nat Rev Cancer，3（12）：895-902.

Piratvisuth T，Lau G，Chao YC，et al. 2008. Sustained response to peginterferon alfa-2a（40 kD）with or without lamivudine in Asian patients with HBeAg-positive and HBeAg-negative chronic hepatitis B. Hepatol Int，2（1）：102-110.

Qin S，Bai Y，Lim HY，et al. 2013. Randomized，multicenter，open-label study of oxaliplatin plus fluorouracil/

eucovorin versus doxorubicin as palliative chemotherapy in patients with advanced hepatocellular carcinoma from Asia. J Clin Oncol，31：3501-3508.

Schulte-Pelkum J，Radice A，Norman GL，et al. 2014. Novel clinical and diagnostic aspects of antineutrophil cytoplasmic antibodies. J IMMUNOL RES：185416.

Seong J，Lee IJ，Shim SJ，et al. 2009. A multicenter retrospective cohort study of practice patterns and clinical outcome on radiotherapy for hepatocellular carcinoma in Korea. Liver Int，29（2）：147-152.

Shi GM，Xu Y，Fan J，et al. 2008. Identification of side population cells in human hepatocellular carcinoma cell lines with stepwise metastatic potentials. J Cancer Res Clin Oncol，134（9）：986-991.

Shu M，Hu X，Hung Z，et al. 2016. Effects of tanshinone ⅡA on fibrosis in a rat model of cirrhosis through heme oxygenase-1，inflammation，oxidative stress and apoptosis. Mol Med Rep，13（4）：3036-3042.

Singh DP，Khare P，Zhu J，et al. 2016. A novel cobiotic-based preventive approach against high-fat diet-induced adiposity，nonalcoholic fatty liver and gut derangement in mice. Int J Obes（Lond），40（3）：487-496.

Taketa K，Sekiya C，Namiki M，et al. 1990. Lectin-reactive profiles of alpha-fetoprotein characterizing hepatocellular carcinoma and related conditions. Gastroenterology，99（2）：508-518.

Trepo C，Chan HL，Lok A. 2014. Hepatitis B virus infection. Lancet，2014，384（9959）：2053-2063.

Tsukada S，Parsons CJ，Rippe RA. 2006. Mechanisms of liver fibrosis. Clinic Chimic Acta，364（1-2）：33-60.

Washington MK. 2007. Autoimmune liver disease：overlap and outliers. Mod Pathol，20 Suppl 1：S15-30.

Worns MA，Galle PR. 2017. Immune oncology in hepatocellular carcinoma-hypeand hope. Lancet，389（10088）：2448-2449.

Yang Y，Chen L，Gu J，et al. 2017. Recurrently deregulated LncRNAs in hepatocellular carcinoma. Nat Commun，（8）：14421.

Yuksel M，Wang Y，Tai N，et al. 2015. A novel "humanized mouse" model for autoimmune hepatitis and the association of gut microbiota with liver inflammation. HEPATOLOGY，62（5）：1536-1550.

Zachou K，Gampeta S，Gatselis NK，et al. 2015. Anti-SLA/LP alone or in combination with anti-Ro52 and fine specificity of anti-Ro52 antibodies in patients with autoimmune hepatitis. LIVER INT，35（2）：660-672.

Zhang KZ，Zhang QB，Zhang Q B，et al. 2014. Arsenic trioxide induces differentiation of CD133+ hepatocellular carcinoma cells and prolongsposthepatectomy survival by targeting GLI1 expression in a mouse model. Hematol Oncol，7（28）：1-12.

Zhang Z，Wang FS. 2013. Stem cell therapies for liver failure and cirrhosis. J HEPATOL，59（1）：183-185.

Zhou SL，Hu ZQ，Zhou ZJ，et al. 2016. miR-28-5p-IL-34-macrophage feedback loop modulates hepatocellular carcinoma metastasis. Hepatology，63（5）：1560-1575.

Zlieng H，Ponryen Y，Hernandez MO，et al. 2018. Single cell analysis reveals cancer stem cell lieterogeneity in liepatocellular carcinoma. Hepatology，68（1）：127-140.

# 附 录

本附录二至附录十一均摘自各权威指南，为最大程度保留原貌只作为体例调整。

## 附录一 吕志平教授学术团队论文发表情况

### 一、SCI 收录论文

[1] Liu Y，Bi Y，Mo C，et al. Betulinic acid attenuates liver fibrosis by inducing autophagy via the mitogen-activated protein kinase/extracellular signal-regulated kinase pathway [J]. J Nat Med，2019，73（1）：179-189.

[2] Zhou C，Lai Y，Huang P，et al. Naringin attenuates alcoholic liver injury by reducing lipid accumulation and oxidative stress [J]. Life Sci，2019，216：305-312.

[3] Gao L，Huang P，Dong Z，et al. Modified Xiaoyaosan（MXYS）exerts anti-depressive effects by rectifying the brain blood oxygen level-dependent FMRI signals and improving hippocampal neurogenesis in mice [J]. FRONTIERS IN PHARMACOLOGY，2018，9（1420）：1420.

[4] Liu K，Zhao X，Lu X，et al. Effect of selective serotonin reuptake inhibitor on prefrontal-striatal connectivity is dependent on the level of TNF-alpha in patients with major depressive disorder [J]. Psychol Med，2018：1-9.

[5] Gao L，Huang P，Dong Z，et al. Modified Xiaoyaosan（MXYS）exerts anti-depressive effects by rectifying the brain blood oxygen level-dependent fMRI signals and improving hippocampal neurogenesis in mice [J]. Front Pharmacol，2018，9：1098.

[6] Wang M，Huang W，Gao T，et al. Corrigendum to "Effects of Xiao Yao San on interferon- alpha-induced depression in mice" [Brain Res. Bull. 139（2018）197-202] [J]. Brain Res Bull，2018，143：246.

[7] Lai Y，Zhou C，Huang P，et al. Polydatin alleviated alcoholic liver injury in zebrafish larvae through ameliorating lipid metabolism and oxidative stress [J]. J Pharmacol Sci，2018，138（1）：46-53.

[8] Huang P，Gao T，Dong Z，et al. Neural circuitry among connecting the hippocampus，prefrontal cortex and basolateral amygdala in a mouse depression model：associations correlations between BDNF levels and BOLD - fMRI signals [J]. Brain Res Bull，2018，142：107-115.

[9] Wang M，Huang W，Gao T，et al. Effects of Xiao Yao San on interferon-alpha-induced depression in mice [J]. Brain Res Bull，2018，139：197-202.

[10] Lin H，Zhou Z，Zhong W，et al. Naringenin inhibits alcoholic injury by improving lipid metabolism and reducing apoptosis in zebrafish larvae [J]. Oncol Rep，2017，38（5）：2877-2884.

[11] Zhou Z，Zhong W，Lin H，et al. Hesperidin protects against acute alcoholic injury through improving lipid metabolism and cell damage in zebrafish larvae [J]. Evid Based Complement Alternat Med，2017，2017：7282653.

[12] Huang P，Dong Z，Huang W，et al. Voluntary wheel running ameliorates depression-like behaviors and brain blood oxygen level-dependent signals in chronic unpredictable mild stress mice [J]. Behav Brain Res，2017，

330：17-24.

［13］Zhong W，Gao L，Zhou Z，et al. Indoleamine 2，3-dioxygenase 1 deficiency attenuates CCl4-induced fibrosis through Th17 cells down-regulation and tryptophan 2，3-dioxygenase compensation［J］. Oncotarget，2017，8（25）：40486-40500.

［14］Li J，Huang S，Huang W，et al. Paeoniflorin ameliorates interferon-alpha-induced neuroinfla mmation and depressive-like behaviors in mice［J］. Oncotarget，2017，8（5）：8264-8282.

［15］Gao L，Chen X，Peng T，et al. Caveolin-1 protects against hepatic ischemia/reperfusion injury through ameliorating peroxynitrite-mediated cell death［J］. Free Radic Biol Med，2016，95：209-215.

［16］Zhu X，Jing L，Chen C，et al. Danzhi Xiaoyao San ameliorates depressive-like behavior by shifting toward serotonin via the downregulation of hippocampal indoleamine 2，3-dioxygenase［J］. J Ethnopharmacol，2015，160：86-93.

［17］Zhu X，Xia O，Han W，et al. Xiao Yao San improves depressive-like behavior in rats through modulation of beta-arrestin 2-mediated pathways in hippocampus［J］. Evid Based Complement Alternat Med，2014，2014：902516.

［18］Gao L，Zhou Y，Zhong W，et al. Caveolin-1 is essential for protecting against binge drinking-induced liver damage through inhibiting reactive nitrogen species［J］. Hepatology，2014，60（2）：687-699.

## 二、中文核心期刊论文

［1］莫婵，刘媛，曾婷，等. 灵丹多糖胶囊对 CCl₄ 致小鼠肝纤维化的保护作用［J］. 中华中医药杂志，2019，34（3）：1206-1209.

［2］潘亭，刘媛，吕志平. 大黄素甲醚对大鼠肝星状细胞 HSC-T6 细胞增殖及凋亡的影响［J］. 广东医学，2018，39（12）：1772-1775.

［3］毕研蒙，温金峰，刘媛，等. 中西医集成方案治疗中、重度抑郁症的临床观察［J］. 广州中医药大学学报，2018，35（05）：774-779.

［4］吕小燕，苏娟萍，刘强，等. 保肝宁抗酒精性肝纤维化大鼠的实验研究［J］. 时珍国医国药，2017，28（4）：809-811.

［5］梁伟海，黄鹏，李伦，等. 苦桉祛疹凝胶对大鼠湿疹模型的影响［J］. 中国实验方剂学杂志，2016，22（13）：97-101.

［6］李伦，钟伟超，梁伟海，等. 栀子大黄汤对四氯化碳致小鼠急性肝损伤的保护作用［J］. 中国实验方剂学杂志，2016，22（12）：108-112.

［7］梁伟海，黄鹏，李伦，等. 苦桉祛疹凝胶抗感染作用研究［J］. 时珍国医国药，2015，26（12）：2856-2857.

［8］田景平，温泽淮，李艳，等. 甘麦大枣汤治疗抑郁症疗效与安全性的系统评价［J］. 中国实验方剂学杂志，2015，21（21）：202-207.

［9］赵晓华，梁伟海，李伦，等. 非酒精性脂肪性肝病动物模型研究进展［J］. 中华中医药杂志，2015，30（7）：2441-2444.

［10］杨静雯，沈海容，朱晓霞，等. 红背叶根不同提取物对 Con-A 致急性肝损伤小鼠治疗作用的初步研究［J］. 实用医学杂志，2014，30（18）：2894-2897.

［11］沈海容，刘妮，张奉学，等. 红背叶根不同提取物体外抑制 HBsAg 和 HBeAg 的实验研究［J］. 中药新药与临床药理，2014，25（1）：39-43.

［12］丁秀芳，陶杨，陈磊，等. 逍遥散对慢性应激大鼠 LC/NE 系统的干预效应［J］. 医药导报，2013，32（11）：1428-1431.

[13] 王启瑞，陶华明，邬刚，等. 红背叶根体外抑制 HCV 亚基因复制子 RNA 表达活性部位筛选研究 [J]. 中药材，2013，36（6）：880-883.

[14] 孙学刚，林东兰，吕志平. 病证结合的经方方证转化医学研究思路 [J]. 中华中医药杂志，2013，28（6）：1644-1647.

[15] 黎春华，吕志平，孙学刚. 基于转化医学的中医研究生培养模式的探讨 [J]. 时珍国医国药，2012，23（12）：3132-3133.

[16] 华何与，吕志平，孙学刚，等. 大黄䗪虫超微粉剂对肝纤维化大鼠肝组织蛋白表达的影响 [J]. 中国实验方剂学杂志，2012，18（16）：222-227.

[17] 吕小燕，刘强，苏娟萍，等. 大黄䗪虫丸抗四氯化碳致大鼠肝纤维化的实验研究 [J]. 时珍国医国药，2012，23（4）：801-802.

[18] 符秀琼，吕志平，孙学刚. 转化中医学：一种沟通中医基础与临床的研究策略 [J]. 中医杂志，2012，53（3）：185-186.

[19] 孙学刚，吕志平. 方剂组学：一种基于方剂提取物质控的中医药转化医学研究策略 [J]. 中药药理与临床，2011，27（3）：120-122.

[20] 陈磊，吕志平. 中西医结合治疗乙肝肝硬化临床疗效和安全性的 Meta 分析 [J]. 中华中医药杂志，2011，26（5）：939-945+1242.

[21] 陈磊，吕志平. 中西医结合治疗肝炎后肝硬化腹水随机对照试验的质量评价 [J]. 中华肝脏病杂志，2011，19（3）：205-209.

[22] 姚飞龙，贺松其，吕志平，等. 鳖甲煎丸联合阿德福韦酯治疗乙型肝炎后肝硬化50例疗效观察 [J]. 新中医，2011，43（4）：31-32.

[23] 孙学刚，范钦，王启瑞，等. 大承气汤对内毒素血症小鼠肺与大肠 TLR4 及 TNF-α 表达的影响 [J]. 中国中西医结合杂志，2011，31（2）：244-248.

[24] 贺松其，姚飞龙，吕志平，等. Wnt/β-catenin 信号通路在肝癌转移侵袭中的调控机制 [J]. 中国实验方剂学杂志，2011，17（7）：251-254.

[25] 徐舒，蔡红兵，孙学刚，等. 中医证候现代研究的"组学"发展之路 [J]. 医学与哲学（人文社会医学版），2011，32（1）：71-72.

[26] 张艳平，陈磊，吕志平，等. 慢性乙型肝炎中西医结合研究与循证医学的发展 [J]. 中国中医药咨讯，2011，3（10）：42-44.

[27] 刘亚伟，吕志平，彭洁，等. 本科生加入研究团队提高中医科研实验室内涵建设的探索 [J]. 南方医学教育，2011，（1）：9-10.

[28] 陈磊，梁伟雄，吕志平. 生脉胶囊治疗慢性充血性心力衰竭临床疗效的多属性综合评价 [J]. 中华中医药杂志，2010，25（12）：2336-2338.

[29] 徐舒，陈合兵，李洪，等 "肝郁证"方证的代谢组学研究 [J]. 时珍国医国药，2010，21（10）：2718-2721.

[30] 陈磊，梁伟雄，吕志平. 生脉胶囊治疗慢性充血性心力衰竭临床疗效的 AHP 综合评价 [J]. 南方医科大学学报，2010，30（9）：2036-2040.

[31] 罗文政，张清仲，吕志平. 红曲改善大鼠非酒精性脂肪肝胰岛素抵抗的作用机制研究 [J]. 中药新药与临床药理，2010，21（4）：375-378.

[32] 李滨，吕志平，蔡红兵，等. 肝卵圆细胞活化对二甲基亚硝胺诱导的大鼠肝纤维化的影响 [J]. 山东医药，2010，50（24）：41-42.

[33] 姚莹华，刘强，陈育尧，等. 丹参多糖对小鼠急性肝损伤的保护作用 [J]. 中国实验方剂学杂志，2010，16（6）：227-230.

［34］赖景绍，蔡红兵，陈文倩，等. 大黄䗪虫丸抗实验性肝纤维化的功效组分研究［J］. 时珍国医国药，2010，21（6）：1322-1324.

［35］吕小燕，吕志平，孙学刚，等. 红背叶根对肾间质纤维化大鼠血流变及微循环的影响［J］. 北京中医药大学学报，2010，33（6）：398-401+435.

［36］孙学刚，黎春华，吕志平. 肝主疏泄与肝窦内皮功能关系探讨［J］. 中国中医基础医学杂志，2010，16（5）：373-375.

［37］张霖，吕志平. 虎杖苷对非酒精性脂肪肝大鼠胰岛素抵抗和血清肿瘤坏死因子影响的实验研究［J］. 时珍国医国药，2010，21（4）：1007-1008.

［38］陈磊，梁伟雄，吕志平. 生脉胶囊治疗慢性充血性心力衰竭临床疗效的 TOPSIS 法综合评价［J］. 南方医科大学学报，2010，30（4）：820-822.

［39］李滨，范钦，冯沃成，等. 大黄䗪虫丸对肝纤维化大鼠肝卵圆细胞的作用及其对 TIMP-1、CTGF 和 Notch1 表达的影响［J］. 中药药理与临床，2010，26（2）：1-4.

［40］吕小燕，孙学刚，刘强，等. 梗阻性肾间质纤维化大鼠血流变及微循环研究［J］. 时珍国医国药，2010，21（3）：736-738.

［41］华何与，吕志平，刘强，等. 大黄䗪虫超微粉剂对大鼠免疫性肝纤维化的影响［J］. 新中医，2010，42（3）：97-98.

［42］张绪富，戴迎春，周迎春，等. GII-4 型诺如病毒 ORF2 基因克隆及序列分析［J］. 中国公共卫生，2010，26（2）：194-196.

［43］孙学刚，范钦，王启瑞，等. 论现代中医教育——从循证、诠释到创新［J］. 时珍国医国药，2010，21（1）：255-256.

［44］吕小燕，刘强，孙学刚，等. 免疫性肝纤维化大鼠血液流变学研究［J］. 南方医科大学学报，2009，29（11）：2248-2250.

［45］张绪富，戴迎春，夏仁飞，等. GII-4 型诺如病毒体外结合唾液 HBGAs 受体的检测与分析［J］. 中国人兽共患病学报，2009，25（6）：560-562.

［46］徐舒，陈合兵，李洪，等. "肝郁证"大鼠模型的建立及代谢组学的初步研究［J］. 中华中医药杂志，2009，24（6）：787-791.

［47］贺松其，张绪富，吕志平，等. 保肝宁治疗慢性乙型肝炎肝纤维化的临床研究［J］. 中华中医药杂志，2009，24（5）：590-592.

［48］张绪富，贺松其，吕志平. "从络论治"器官纤维化异病同治研究思路探讨［J］. 中国中医基础医学杂志，2009，15（1）：80-81.

［49］张绪富，谭焱，贺松其，等. 保肝宁对 HSC-T6 细胞凋亡的影响［J］. 时珍国医国药，2008，（11）：2646-2647.

［50］张绪富，张晓刚，贺松其，等. 慢性乙型肝炎中医证型分布及保肝宁的疗效观察［J］. 辽宁中医杂志，2008，（11）：1701-1702.

［51］华何与，吕志平，张红栓，等. 论机体的自我否定倾向［J］. 时珍国医国药，2008，（10）：2528-2529.

［52］刘莉，吕志平，刘强. 高效液相色谱法测定大黄䗪虫丸中芍药苷的含量［J］. 时珍国医国药，2008，（8）：1963-1964.

［53］贺松其，吕志平，文彬，等. 保肝宁抗大鼠肝纤维化作用的实验研究［J］. 中国中医基础医学杂志，2008，（7）：502-504.

［54］贺松其，文彬，侯丽颖，等. 瘦素刺激肝星状细胞增殖的信号转导机制及中药保肝宁干预作用的探讨［J］. 辽宁中医杂志，2008，（6）：836-838.

［55］贺松其，吕志平，张绪富. 保肝宁治疗慢性乙型肝炎肝纤维化 128 例疗效观察［J］. 新中医，2008，（4）：

24-25.

[56] 贺松其，文彬，侯丽颖，等. 中药保肝宁对肝纤维化大鼠血脂及血清瘦素的影响 [J]. 中华中医药杂志，2008，（4）：317-320.

[57] 宋雨鸿，刘强，陈育尧，等. 红背叶根对小鼠免疫性肝损伤的保护作用 [J]. 南方医科大学学报，2008，（3）：494-496.

[58] 贺松其，文彬，侯丽颖，等. 保肝宁对肝纤维化大鼠瘦素及瘦素受体的影响 [J]. 南方医科大学学报，2008，（1）：45-47+51.

[59] 贺松其，文彬，侯丽颖，等. 保肝宁对肝纤维化模型大鼠肝功能及血清瘦素水平的影响 [J]. 新中医，2007，（12）：99-101+8.

[60] 安海燕，吕志平，贺松其. 双甲软肝煎治疗肝炎后肝硬化的临床观察 [J]. 中药材，2007，（6）：759-760.

[61] 安海燕，蔡红兵，周迎春，等. 关于证本质研究现状的思考 [J]. 四川中医，2007，（6）：18-20.

[62] 吕小燕，刘强，陈育尧，等. 红背叶根抗四氯化碳致大鼠肝纤维化作用研究 [J]. 辽宁中医杂志，2007，（5）：668-669.

[63] 侯丽颖，贺松其，文彬，等. 保肝宁对瘦素刺激 HSC 增殖及其 $JAK_2$-$STAT_3$ 信号通路影响的实验研究 [J]. 上海中医药杂志，2007，（3）：60-62.

[64] 吕小燕，刘强，陈育尧，等. 红背叶根拮抗酒精性肝纤维化大鼠模型的作用机制 [J]. 南方医科大学学报，2007，（2）：153-155.

[65] 侯丽颖，贺松其，文彬，等. 中药复方对瘦素刺激肝星状细胞增殖功能的影响及其机制 [J]. 中国组织工程研究与临床康复，2007，（7）：1290-1292.

[66] 张晓刚，吕志平，谭秦湘，等. 白背叶根抗乙型肝炎病毒的体外实验研究 [J]. 时珍国医国药，2006，（8）：1437-1438.

[67] 钟小兰，吕志平，钱令嘉，等. 肝郁证模型大鼠血清蛋白质组的差异表达研究 [J]. 中华中医药杂志，2006，（7）：399-401.

[68] 钟小兰，吕志平，钱令嘉，等. 束缚所致肝郁证动物模型肝组织蛋白质组的差异表达研究 [J]. 中医杂志，2006，（5）：371-373.

[69] 张晓刚，吕志平，钟小兰，等. 隐证型慢性乙型肝炎 129 例临床、生化分析及治疗思路 [J]. 陕西中医，2006，（5）：570-571+593.

[70] 谭秦湘，吕志平，张绪富，等. 蛋白质组学在肝郁证研究中的应用 [J]. 中国临床康复，2006，（11）：144-146.

[71] 谭秦湘，吕志平，钟小兰，等. 肝郁证辨证与相关蛋白关系初步研究 [J]. 辽宁中医杂志，2006，（2）：157-158.

[72] 钟小兰，吕志平，廖小明. 中医证实质与蛋白质组学研究 [J]. 辽宁中医杂志，2006，（2）：162-163.

[73] 张晓刚，吕志平，钟小兰，等. 129 例隐证型慢性乙型肝炎患者肝组织病理及病毒学分析 [J]. 上海中医药杂志，2006，（2）：19-20.

[74] 贺松其，吕志平. 中药抗肝纤维化作用机理研究近况 [J]. 时珍国医国药，2006，（1）：111-112.

[75] 钟小兰，吕志平，钱令嘉，等. 血清蛋白质组学在中医证型研究中的技术优化 [J]. 四川中医，2006，（1）：9-11.

[76] 刘强，喻毅，吕志平. 鳖甲的提取工艺研究 [J]. 中成药，2005，（11）：1342-1343.

[77] 谭焱，吕志平，欧素能，等. 保肝宁对肝星状细胞中核转录因子-κB 活性影响的实验研究 [J]. 中国中西医结合杂志，2005，（09）：804-807.

[78] 谭焱，吕志平，张绪富. 中医药对 CREB 及其信号通路在肝纤维化中调控作用的研究现状 [J]. 中华中

医药杂志，2005，（9）：554-556.

[79] 钟小兰，吕志平，张晓刚，等. 中医肝病辨治现代研究与蛋白质组学 [J]. 中医杂志，2005，（8）：563-565.

[80] 吕志平，贺松其，张绪富，等. 保肝宁抗肝纤维化的治疗作用探析 [J]. 上海中医药杂志，2005，（5）：6-8.

[81] 谭焱，吕志平，徐舒，等. 保肝宁对转录因子 Zf9 在 HSC 中的调节作用 [J]. 四川中医，2005，（4）：15-17.

[82] 刘晓燕，吕志平，张续富，等. 保肝宁对 HSC 中 NF-κB 影响的实验研究 [J]. 陕西中医，2004，（6）：569-571.

[83] 赵进军，吕志平，张绪富，等. 保肝宁对急性肝细胞损伤过程中核转录因子-κB 的影响 [J]. 中医杂志，2004，（6）：457-458.

[84] 刘强，吕志平，朱红霞. 黄芩苷渗透不同动物皮肤的透皮吸收研究 [J]. 中草药，2004，（5）：37-39.

[85] 李吉来，陈飞龙，吕志平. 白背叶根挥发性成分的研究 [J]. 中药材，2003，（10）：723-724.

[86] 朱盛山，吕志平，刘强. 氮酮对蟾酥中蟾毒内酯类成分透皮吸收的影响 [J]. 中成药，2003，（9）：6-7.

[87] 吕志平，刘晓燕，马俊萍. 黄芪抗肝纤维化研究进展 [J]. 陕西中医，2003，（7）：652-654.

[88] 张绪富，吕志平，刘晓燕. 以肝星状细胞为靶标的抗肝纤维化治疗进展 [J]. 中国药理学通报，2003，（6）：622-626.

[89] 吕志平，刘强，朱红霞. 复合型透皮吸收促进剂对黄芩苷透皮吸收的影响 [J]. 中成药，2003，（2）：18-20.

[90] 刘晓燕，吕志平，张绪富. 蛋白质组及其在现代中医研究中的应用 [J]. 中国中西医结合杂志，2003，（2）：84-87.

[91] 赵进军，吕志平，张绪富. 保肝宁抗大鼠肝纤维化的作用 [J]. 中国中西医结合杂志，2002，（S1）：158-161.

[92] 吕志平，刘强，路新卫. 不同浓度氮酮对黄芩苷体外透皮吸收的影响 [J]. 第一军医大学学报，2002，（11）：1003-1004.

[93] 魏连波，吕志平. 慢性肾功能衰竭营养不良中医证治需要注意什么？[J]. 中医杂志，2002，（9）：713.

[94] 赵进军，吕志平，王晓东，等. 白背叶根在肝纤维化动物模型中抗氧化作用的实验研究 [J]. 中药材，2002，（3）：185-187.

[95] 吕志平，喻方亭，俞守义，等. 中药治疗肠传性病毒性肝炎 236 例疗效观察 [J]. 中医杂志，2001，（6）：350-352.

[96] 吕志平，刘承才. 肝郁致瘀机理探讨 [J]. 中医杂志，2000，（6）：367-368.

[97] 贾钰华，胡庆茂，吕志平，等. 慢性痛症患者的甲襞毛细血管管径和流速变化及机理探讨 [J]. 中国中西医结合杂志，1996，（9）：537-540.

[98] 贾钰华，陈素云，吕志平，等. 舌色与心脏功能及血管功能的关系 [J]. 中国中西医结合杂志，1995，（6）：331-333.

[99] 贾钰华，胡庆茂，吕志平，等. 儿童不同体型与甲襞微循环的关系 [J]. 中国病理生理杂志，1994，（2）：198-201.

[100] 吕志平，罗仁，陈宝田. 利水益肾活血治疗肾性水肿 79 例 [J]. 辽宁中医杂志，1994，（2）：68-69.

[101] 陈素云，林院昌，宣文兰，等. 冠心病与血液病患者脉象形成机理的对比研究 [J]. 中医杂志，1992，（12）：44-45+4.

[102] 贾钰华，吕志平. 老年前期高脂血症的中医辨证与微循环改变 [J]. 中国病理生理杂志，1992，（5）：510.

[103] 贾钰华，吕志平. 中老年心律失常的中医辨证和微循环关系的初步观察 [J]. 上海中医药杂志，1992，

（6）：38-41.

[104] 贾钰华，赖新生，徐复霖，等. 暗红舌的临床与实验研究 [J]. 中医杂志，1992，（5）：46-48.

[105] 贾钰华，吕志平. 老年前期高脂血症的中医辨证与微循环改变 [J]. 辽宁中医杂志，1992，（4）：3-4.

[106] 吕志平，罗仁，陈健，等. "多联疗法"治疗肾病综合征规律初探——附 49 例病例中西医结合治疗小
　　　结 [J]. 四川中医，1992，（1）：52-53.

## 三、统计源期刊论文

[1] 戴娇娇，文凤，谢泽萍，等. 名老中医传承班"四位一体"培养模式的实践 [J]. 中医药管理杂志，2018，
　　26（23）：32-33.

[2] 周楚莹，赖裕玲，谢凌鹏，等. 牛大力水提物对斑马鱼药物性肝纤维化损伤的保护作用 [J]. 新中医，
　　2018，50（12）：12-16.

[3] 黄莎，莫婵，曾婷，等. 23 种岭南中药抗肝纤维化有效部位的高通量筛选 [J]. 今日药学，2018，28（10）：
　　655-660.

[4] 肖炜，吕志平，孙晓敏，等. 现代医学教育环境下中西医临床医学专业人才培养路径选择 [J]. 中医药
　　管理杂志，2018，26（14）：24-27.

[5] 张笑菲，高卓维，吕志平，等. 丹参酮ⅡA 抑制肝纤维化作用机制的研究进展 [J]. 山东医药，2018，
　　58（28）：86-89.

[6] 田景平，郑光，吕志平. 基于文本挖掘方法探索肝纤维证治方药规律 [J]. 医药前沿，2018，8（3）：356.

[7] 钟伟超，周楚莹，高磊，等. 大黄䗪虫丸对小鼠酒精性肝纤维化损伤的保护作用 [J]. 中成药，2017，
　　39（12）：2475-2480.

[8] 姚莹华，陈育尧，吕志平. 小鼠肝组织扫描电镜样本的制备及改良方法 [J]. 中国医学装备，2017，
　　14（6）：165-167.

[9] 黄洁春，熊苗，刘强，等. 红背叶根生物碱对急性肝损伤小鼠的预防保护作用 [J]. 陕西中医，2016，
　　37（5）：628-630.

[10] 贾钰华，周凤华，吕志平，等. 从教学模式的转变谈中西医结合概论学生自主学习模式课程的研制 [J].
　　　教育教学论坛，2016（18）：186-187.

[11] 田景平，温泽淮，郭新峰，等. 归脾汤治疗抑郁症疗效与安全性的系统评价 [J]. 中国中医药信息杂志，
　　　2016，23（4）：36-40.

[12] 吕小燕，苏娟萍，吕志平. 阿米巴肠炎一例误诊分析 [J]. 中国药物与临床，2015，15（11）：1683-1684.

[13] 刘志刚，翁立冬，刘莉，等. 苦桉祛疹凝胶质量标准研究 [J]. 辽宁中医药大学学报，2015，17（11）：
　　　44-49.

[14] 翁立冬，乡世健，洪军辉，等. HPLC 法测定灵丹多糖胶囊中丹酚酸 B 的含量 [J]. 今日药学，2015，
　　　25（10）：712-714.

[15] 翁立冬，吴晨玲，乡世健，等. 苯酚-硫酸法测定灵丹多糖胶囊中多糖的含量 [J]. 山东化工，2015，
　　　44（20）：63-64+68.

[16] 谭朝辉，沈淑鑫，靖林林，等. 逍遥散调控肝窦内皮窗孔改善大鼠抑郁样行为的机制研究 [J]. 广州中
　　　医药大学学报，2015，32（4）：705-710.

[17] 刘志刚，翁立冬，刘莉，等. 苦桉祛疹凝胶中苦参、地肤子、椿皮的水提工艺研究 [J]. 今日药学，2015，
　　　25（3）：160-162.

[18] 杨静雯，沈海容，朱晓霞，等. 红背叶根不同提取物对小鼠急性免疫性肝损伤实验研究 [J]. 陕西中医，
　　　2014，35（8）：1082-1085.

[19] 沈海容，杨静雯，朱晓霞，等. 红背叶根提取物对 Con-A 致小鼠急性肝损伤的保护作用研究 [J]. 辽宁中医杂志，2014，41（6）：1266-1268+1309.

[20] 刘亚伟，吕志平，彭洁，等. 本科生加入研究团队可加强中医科研实验室内涵建设 [J]. 分子影像学杂志，2014，37（1）：52-53.

[21] 洪旭伟，黄少慧，吕志平. 中西医结合治疗肝炎后肝硬化研究进展 [J]. 新中医，2014，46（1）：205-209.

[22] 沈海容，吕志平，刘妮，等. 肝舒胶囊治疗二甲亚硝胺致大鼠肝纤维化的疗效研究 [J]. 中国现代应用药学，2013，30（11）：1157-1160.

[23] 丁秀芳，陶杨，王国全，等. 逍遥散对慢性应激肝郁模型大鼠肾上腺髓质 c-fos、TH 的表达及干预作用 [J]. 陕西中医，2013，34（7）：913-916.

[24] 宋雨鸿，刘强，徐舒，等. 丹参多糖对小鼠免疫性肝损伤的保护作用 [J]. 中南药学，2013，11（5）：345-348.

[25] 张丽华，王艳，王春艳，等. 地黄饮子治疗绝经后妇女潮热临床研究 [J]. 新中医，2013，45（4）：67-69.

[26] 李靖，于成福，吕志平，等. 清肝方治疗 26 例脂肪肝的 CT 疗效评价 [J]. 安徽中医学院学报，2013，32（2）：26-29.

[27] 沈洁，吕志平，王奇，等. 关于中医药从业者科学素养研究的理论思考 [J]. 广东科技，2013，22（6）：168-169+176.

[28] 张明明，杨柳，赖梅生，等. 中西医治疗痤疮的不良反应比较 [J]. 辽宁中医杂志，2012，39（11）：2215-2216.

[29] 吕志平，肖炜，黄少慧，等. 综合医科大学中医学专业发展特色 [J]. 国际中医中药杂志，2012，34（11）：1050-1051.

[30] 赖梅生，张明明，马玲玲，等. 清肺愈痤方合复方颠倒散治疗痤疮 150 例疗效观察 [J]. 新中医，2012，44（10）：47-49.

[31] 丁秀芳，陶杨，张丽华，等. 慢性应激肝郁模型大鼠蓝斑 CRF、c-fos 的表达及逍遥散的干预作用 [J]. 热带医学杂志，2012，12（6）：690-693.

[32] 华何与，吕志平，张红栓，等. 大黄䗪虫丸超微粉剂对肝肾纤维化大鼠血液流变学的影响 [J]. 广东药学院学报，2012，28（3）：311-315.

[33] 吕小燕，刘强，苏娟萍，等. 大黄䗪虫丸对肾间质纤维化大鼠血液流变学及微循环的影响 [J]. 中国药物与临床，2012，12（5）：585-587.

[34] 吕小燕，刘强，苏娟萍，等. 大黄䗪虫丸对免疫性肝纤维化大鼠血流变及微循环的影响 [J]. 中华中医药学刊，2012，30（4）：867-869.

[35] 吕红伟，李靖，陈淳，等. 柴胡疏肝散对急性胃溃疡模型大鼠行为学及胃组织学的影响 [J]. 山东中医药大学学报，2012，36（2）：150-152.

[36] 吕小燕，苏娟萍，冯五金，等. 伪膜性肠炎发病机制及诊疗的探讨 [J]. 中国中西医结合消化杂志，2012，20（1）：7-9.

[37] 陈晓敏，吕志平，陈磊，等. 抑郁症中西医结合治疗临床研究文献的计量分析 [J]. 热带医学杂志，2011，11（12）：1354-1355+1366.

[38] 吕红伟，陈育尧，李靖，等. 柴胡疏肝散对胃溃疡大鼠血浆、胃、蓝斑中胃泌素及生长抑素的影响 [J]. 热带医学杂志，2011，11（11）：1237-1239.

[39] 陈磊，丁秀芳，吕志平. 中国发表的中西医结合治疗肝炎后肝硬化随机对照试验的文献评价 [J]. 中国循证医学杂志，2011，11（6）：716-720.

[40] 覃桂强，吕志平，刘强，等. 大黄䗪虫丸超微粉剂对肾间质纤维化模型大鼠血流变的影响 [J]. 山东中

医药大学学报，2011，35（3）：270-272.

[41] 陶杨，丁秀芳，陈育尧，等. 急性应激对大鼠行为学及蓝斑 TH、DBH 基因表达的影响 [J]. 热带医学杂志，2011，11（3）：274-277.

[42] 黄洁春，吕志平，刘强，等. 红背叶根提取物对四氯化碳致小鼠肝损伤的作用研究 [J]. 陕西中医，2011，32（1）：113-115.

[43] 陈磊，吕志平. 2000—2009 年国内肝炎后肝硬化中西医结合临床研究的计量分析 [J]. 现代中西医结合杂志，2010，19（30）：3227-3229.

[44] 段新芬，刘晓伟，曲宏达，等. 标准化病人在中医诊断学问诊中的应用与反思 [J]. 现代中西医结合杂志，2010，19（29）：3821-3823.

[45] 张霖，陈育尧，孙学刚，等. 虎杖苷对非酒精性脂肪肝大鼠保护作用及机制研究 [J]. 陕西中医，2010，31（6）：756-758.

[46] 吕志平，贺松其. 承前启后开拓创新全面推进教师队伍建设 [J]. 中医教育，2010，29（3）：12-14+25.

[47] 华何与，吕志平，陈育尧，等. 大黄䗪虫超微粉剂对大鼠肾间质纤维化的影响 [J]. 热带医学杂志，2010，10（4）：387-389+362.

[48] 孙学刚，符秀琼，冯沃成，等. 论肝窦内皮窗孔异常是肝脾失调致动脉粥样硬化的微观病机 [J]. 山东中医药大学学报，2010，34（1）：11-13.

[49] 陈磊，吕志平. CBM 肝炎后肝硬化中西医结合临床研究文献的计量分析 [J]. 医学信息（下旬刊），2010，23（5）：291-292.

[50] 陈磊，吕志平. 亚健康状态的中医学优势 [J]. 中外健康文摘，2010，7（8）：250-251.

[51] 陈磊，吕志平. CMCC/CMCI 肝炎后肝硬化中医药/中西医结合临床研究文献的计量学分析 [J]. 医学信息（下旬刊），2009，1（12）：7-8.

[52] 魏连波，叶任高，吕志平，等. 中西医结合治疗难治性肾病综合征的研究 [J]. 中国科技成果，2009，10（20）：36.

[53] 陈磊，吕志平. 我国亚健康的流行病学调查研究现状 [J]. 中外健康文摘，2009，6（22）：227-230.

[54] 罗文政，吕志平. 微观辨证与中医临床医学现代化 [J]. 中外健康文摘，2009，6（13）：182-183.

[55] 贺松其，吕志平，张绪富. 高等医学院校中医学课程教材的改革与创新 [J]. 南方医学教育，2009，（4）：14，11.

[56] 贺松其，吕志平. 医学教育中"精术"与"立德"的关系探析 [J]. 南方医学教育，2009，（1）：5-6.

[57] 吕志平，贺松其. 突出特色 铸造品牌 追求卓越-对中西医结合医院建设与发展的思考 [J]. 南方医学教育，2009，（3）：39-40.

[58] 张霖，吕志平. 固醇调节元件结合蛋白-1c 调控与非酒精性脂肪性肝病研究进展 [J]. 中西医结合肝病杂志，2009，19（5）：314-317.

[59] 吕小燕，孙学刚，刘强，等. 红背叶根对免疫性肝纤维化大鼠血流变及微循环的影响 [J]. 上海中医药杂志，2009，43（9）：70-72.

[60] 张晓刚，吕志平，吴国祥. 隐证型慢性乙型肝炎证候相关因素的 logistic 回归分析 [J]. 中华中医药学刊，2009，27（8）：1761-1762.

[61] 罗文政，张清仲，吕志平. 绞股蓝在脂肪肝治疗中的应用 [J]. 辽宁中医药大学学报，2009，11（8）：25-26.

[62] 胡涛，吕志平，钟小兰. 丹参防治全胃肠外营养致肝损害相关蛋白质组学初步研究 [J]. 山东中医药大学学报，2009，33（3）：209-210.

[63] 廖如燕，陈胤瑜，吕志平，等. 登革热传入风险预警量化指标体系的构建 [J]. 中国国境卫生检疫杂志，

2009，32（2）：78-84.

［64］贺松其，吕志平，张绪富，等. 非中医类专业中医学课程教学及教材改革的思路与方法［J］. 光明中医，2009，24（4）：769-770.

［65］张绪富，陈达理，吕志平. 合理运用病案教学法，提高中基教学效果［J］. 江苏中医药，2009，41（3）：59-60.

［66］张绪富，贺松其，陈达理，等. 因"材"施教《中医基础理论》的探索与实践［J］. 光明中医，2009，24（1）：156-157.

［67］胡涛，吕志平. 杞菊地黄丸联合恩替卡韦治疗肝肾阴虚型慢性乙型肝炎的临床研究［J］. 浙江中医杂志，2009，44（1）：48-49.

［68］贺松其，吕志平，文彬，等. 中药抗肝纤维化作用机理研究［J］. 光明中医，2008，23（12）：2057-2059.

［69］殷平善，吕志平，何清湖. 再论中西医结合研究与实践的基本思路［J］. 现代中西医结合杂志，2008，（33）：5131-5134.

［70］殷平善，吕志平，何清湖. 浅论中西医结合研究与实践的基本思路［J］. 现代中西医结合杂志，2008，（30）：4691-4693.

［71］肖炜，吕志平，蔡红兵. 中西医结合专业建设情况的调查分析［J］. 广东药学院学报，2008，（4）：436-437.

［72］侯丽颖，季幸姝，吕志平，等. 重组瘦素诱导 HSC 增殖及保肝宁调控作用的实验研究［J］. 现代医药卫生，2008，（13）：1897-1898.

［73］季幸姝，周福生，侯丽颖，等. 膈下逐瘀汤防治肝癌的机理研究［J］. 中华综合临床医学杂志，2008，（1）：10-13.

［74］贺松其，文彬，吕志平，等. 保肝宁对肝纤维化模型大鼠肝组织形态学及 JAK2、STAT3 蛋白磷酸化水平的影响［J］. 上海中医药杂志，2008，（5）：75-79.

［75］肖炜，吕志平. 中医药院校高等教育教学改革浅谈［J］. 中国中医药现代远程教育，2008，（5）：404-405.

［76］侯丽颖，季幸姝，吕志平，等. 瘦素诱导 HSC 增殖的信号转导通路及保肝宁调控作用的实验研究［J］. 中医药通报，2008，（2）：61-62+40.

［77］徐舒，吕志平，蔡红兵. 代谢组学——中医学现代化的新起点［J］. 江苏中医药，2008，（3）：26-29.

［78］张绪富，谭焱，贺松其，等. 保肝宁对 HSC-T6 细胞 $TGF\beta_1$ 表达的影响［J］. 陕西医学杂志，2008，（3）：270-272.

［79］贺松其，文彬，吕志平，等. 保肝宁对肝纤维化模型大鼠肝组织瘦素受体及其 JAK2/STAT3 信号通路的影响［J］. 广州中医药大学学报，2008，（1）：60-62+67.

［80］贺松其，文彬，侯丽颖，等. 保肝宁对肝纤维化大鼠肝功、血脂及肝组织瘦素表达水平的影响［J］. 中医药学报，2007，（6）：11-14+67.

［81］苗广宇，吕志平，徐国庆，等. 火罐+穴位贴敷疗法治疗支气管哮喘非急性发作期的临床研究［J］. 临床军医杂志，2007，（3）：368-371.

［82］贾钰华，吕志平. 功勋铸就千秋业 不废江河万古流（下）-从"告别中医药"的言论看中医药的发展［J］. 南方医学教育，2007，（1）：7-10.

［83］贾钰华，吕志平. 功勋铸就千秋业 不废江河万古流（上）-从"告别中医药"的言论看中医药的发展［J］. 南方医学教育，2006，（4）：11-13.

［84］吕小燕，吕志平，蔡红兵. 中医中药抗乙型肝炎病毒的研究近况［J］. 实用肝脏病杂志，2006，（4）：251-253.

［85］徐舒，吕志平. 造血干细胞治疗肝病的研究概况［J］. 临床肝胆病杂志，2006，（3）：238-240.

［86］徐舒，吕志平，蔡红兵，等. 白背叶根抗鸭乙型肝炎病毒的实验研究［J］. 中西医结合学报，2006，（3）：

285-288.

[87] 贺松其，文彬，吕志平，等. 鳖甲煎丸对肝纤维化模型大鼠转化生长因子β1 的影响 [J]. 中国中西医结合消化杂志，2006，(1)：11-13.

[88] 徐舒，吕志平. 干细胞肝移植实验研究进展 [J]. 中华肝胆外科杂志，2005，(12)：860-861.

[89] 刘晓燕，吕志平，谭焱. 保肝宁对实验性肝纤维化大鼠肝内核转录因子κB 表达的影响 [J]. 成都中医药大学学报，2005，(3)：18-23.

[90] 刘强，陈兴兴，孙学刚，等. 白芥子促进黄芩苷透皮吸收的研究 [J]. 中医外治杂志，2005，(4)：8-9.

[91] 张晓刚，吕志平. 汇仁肾宝口服液致急性肝炎 [J]. 药物不良反应杂志，2005，(3)：213.

[92] 贺松其，吕志平. 张锡纯自创方剂的理论基础和创新特点 [J]. 山东中医杂志，2005，(4)：195-197.

[93] 张绪富，叶华清，吕志平，等. 复方保肝宁对次氮基三醋酸铁溶液致 HSC-T6 细胞氧化应激的防护作用 [J]. 中西医结合肝病杂志，2005，(1)：31-33+37.

[94] 贺松其，吕志平，文彬，等. 茵陈紫金汤对小鼠四氯化碳急性肝损伤的保护作用 [J]. 中国中西医结合消化杂志，2005，(1)：26-27+30.

[95] 吕志平，贺松其. 直面现状 以人为本 构建未来-论转制后中医学说的人才建设 [J]. 南方医学教育，2005，(1)：5-7.

[96] 张晓刚，吕志平，谭秦湘，等. 中药治疗自身免疫性肝炎 1 例报告 [J]. 中西医结合肝病杂志，2004，(5)：312.

[97] 刘晓燕，吕志平，张绪富，等. 保肝宁对肝星状细胞的促凋亡作用 [J]. 山东中医杂志，2004，(5)：294-297.

[98] 刘强，吕志平. 中药经皮给药制剂的进展及发展趋势 [J]. 中医外治杂志，2004，(1)：31-33.

[99] 赵进军，吕志平，张绪富. 白背叶根对过氧化氢所致大鼠肝细胞损伤的保护作用 [J]. 华西药学杂志，2003，(4)：257-259.

[100] 吕志平，刘强，朱红霞. 黄芩苷渗透裸鼠皮肤的动力学研究 [J]. 中国药房，2003，(6)：11-12.

[101] 张绪富，吕志平，周迎春，等. 保肝宁对 HSC-T6 细胞增殖及 I 型胶原表达的影响 [J]. 中医药学刊，2003，(2)：207-208.

[102] 贺松其，吕志平. 慢性乙型肝炎辨治规律及用药原则探讨 [J]. 福建中医药，2002，(6)：43-44.

[103] 魏连波，方敬爱，吕志平，等. 叶任高肾病诊断逻辑思维程序探讨 [J]. 中国中西医结合肾病杂志，2002，(11)：672-675.

[104] 赵进军，吕志平，张绪富. 白背叶根对肝纤维化大鼠的实验研究 [J]. 现代诊断与治疗，2002，(5)：257-259.

[105] 吕志平，李鲲. "能力本位" 培养 21 世纪中医高素质创新人才 [J]. 中医药管理杂志，2002，(4)：42-43

[106] 赵进军，吕志平，刘永刚，等. 保肝宁对过氧化氢损伤大鼠肝细胞的保护作用 [J]. 广州中医药大学学报，2002，(3)：211-213.

[107] 赵进军，吕志平，张绪富. 核转录因子在肝星状细胞激活中的作用 [J]. 中华肝脏病杂志，2002，(3)：68-69.

[108] 赵进军，吕志平，张绪富. 白背叶根对肝纤维化大鼠模型的实验研究 [J]. 海峡药学，2002，(2)：18-20.

[109] 张绪富，吕志平，等. 血清药理学在抗肝纤维化研究中的应用概况 [J]. 南京中医药大学学报（自然科学版），2002，(2)：127-128.

[110] 周迎春，吕志平，陈镜合，等. 急性心肌梗塞病因病机研究进展 [J]. 中国中医急症，2002，(1)：52-54.

[111] 赵进军，吕志平，张绪富. 小柴胡汤治疗肝纤维化的研究进展 [J]. 中西医结合肝病杂志，2001，(3)：188-189.

[112] 戚亮新，张树军，吕志平，等. 医学院校大型科研设备使用量化调查分析和对策 [J]. 实验室研究与探索，2001，（2）：65-66+71.

[113] 刘菊妍，杨钦河，吕志平，等. 慢性阿片类耐受、戒断状态下下丘脑-垂体-性腺轴改变及温阳益气活血复方作用的临床与实验研究 [J]. 中国医药学报，2001，（1）：28-32+82.

[114] 吕志平，刘承才. 肝郁动物模型肝细胞线粒体超微结构观察 [J]. 湖南中医杂志，2000，（5）：61-62.

[115] 吕志平，刘承才."肝郁"大鼠血浆 $TXA_2$、$PGI_2$ 水平与肝微循环变化及逍遥散作用 [J]. 中国微循环，2000，（3）：160-161.

[116] 汤岳龙，吕志平. 当前中医药在日本面临的问题 [J]. 中国中医药信息杂志，2000，（9）：83-84.

[117] 赵进军，吕志平. IL-10/IL-12 在病毒性肝炎和肝纤维化中的作用 [J]. 传染病信息，2000，（3）：109-111.

[118] 吕志平，张劼. 清肝散膏剂外敷治疗慢性乙肝 61 例 [J]. 中医外治杂志，1999，（6）：10-11.

[119] 吕志平，罗仁，陈宝田，等. 中医肾病证的临床与实验研究 [J]. 传染病信息，1999，（2）：85-86.

[120] 喻方亭，吕志平，俞守义，等. 中药养肝降酶丸治疗单项转氨酶升高 333 例 [J]. 深圳中西医结合杂志，1997，（1）：9-10.

[121] 贾钰华，吕志平，胡庆茂，等. 幼儿体质类型与甲皱微循环的关系 [J]. 第一军医大学学报，1993，（4）：347-348.

[122] 吕志平，陈素云，梁泽. 老年前、老年期弦细脉甲襞微循环观察（附 66 例分析）[J]. 微循环学杂志，1993，（4）：42-43.

[123] 贾钰华，徐复霖，吕志平，等. 暗红舌的微循环和血液流变性研究（附 167 例甲襞、舌尖微循环和 55 例血液流变性观察分析）[J]. 微循环学杂志，1993，（3）：49-50.

[124] 陈素云，林院昌，吕志平，等."便通胶囊"治疗老年机能性便秘 [J]. 第一军医大学学报，1991，（4）：339-341.

[125] 吕志平，陈素云，梁泽. 弦 细脉的甲皱微循环观察分析——附 81 例病例 [J]. 辽宁中医杂志，1991，（11）：9-11.

[126] 吕志平，罗仁，陈健，等. 多联疗法治疗肾病综合征的疗效观察 [J]. 中医杂志，1991，（9）：26-29.

[127] 吕志平. 温阳止血治疗经漏 5 例 [J]. 实用医学杂志，1991，（3）：154.

[128] 吕志平，陈宝田. 镇眩汤治疗眩晕症 150 例 [J]. 新中医，1991，（3）：36-37.

[129] 陈素云，林院昌，吕志平，等. 益肺润肠、软通并用治疗中老年机能性便秘的临床与实验研究 [J]. 中药药理与临床，1991，（1）：30-32.

[130] 陈素云，林院昌，王云翔，等. 冠心病常见脉象及其与某些流体力学指标的关系探讨 [J]. 四川中医，1991，（1）：12-14.

[131] 陈素云，宣文兰，林院昌，等. 血液病的常见脉象及其实验研究 [J]. 辽宁中医杂志，1990，（12）：32-35.

[132] 罗仁，陈宝田，吕志平，等. 四联疗法治疗肾病综合征 31 例 [J]. 辽宁中医杂志，1990，（9）：21.

[133] 吕志平，崔志英，陈素云."久痛多淤"的甲皱微循环探讨——附 300 例痛证患者甲皱微循环观察报告 [J]. 中医研究，1990，（2）：16-19+2.

[134] 吕志平，梁泽，陈素云. 80 例平脉甲皱微循环初步观察报告 [J]. 第一军医大学学报，1989，（4）：352-353.

[135] 喻方亭，陈素云，吕志平，等. 应用脉搏波的线化理论对 70 例弦脉脉图的分析（摘要）[J]. 中西医结合杂志，1989，（10）：603.

[136] 吕志平. 微观辨证论治 21 例疑难病试探 [J]. 中医杂志，1989，（7）：17.

[137] 吕志平，齐兵，陈素云. 37 例冠心病人的甲皱微循环的观察 [J]. 第一军医大学学报，1987，（Z1）：258-259.

[138] 吕志平，罗仁，陈素云. 71例气、阴虚、气阴两虚、气虚血淤证的中医辨证与甲皱微循环观察 [J]. 辽宁中医杂志，1987，（10）：34-36.

[139] 陈素云，徐永芳，吕志平，等. 益气通络丹治疗中、老年内伤杂病30例小结 [J]. 四川中医，1987，（2）：14-15.

[140] 吕志平，徐永芳，梁泽，等. 84例类风湿性关节炎甲皱微循环观察 [J]. 第一军医大学学报，1986，（3）：252.

[141] 徐永芳，吕志平，梁泽，等. 101例正常人甲皱微循环的观察（摘要）[J]. 第一军医大学学报，1986，（3）：259.

[142] 吕志平. 消渴治验 [J]. 四川中医，1986，（8）：38.

[143] 于秀良，杨晓燕，徐永芳，等. 复方中药敷剂对化疗静脉炎的预防和治疗 [J]. 第一军医大学学报，1986，（2）：157-159.

[144] 陈素云，王双英，吕志平，等. 70例弦脉脉搏图分析 [J]. 第一军医大学学报，1985，（1）：57-59.

[145] 严碧玉，翟国江，吕志平，等. 类风湿性关节炎的研究II. 急性活动期与慢性稳定期的免疫状态及其临床意义 [J]. 第一军医大学学报，1983，（3）：203-208.

[146] 严碧玉，翟国江，吕志平. 类风湿性关节炎的研究I、类风湿性关节炎的临床观察 [J]. 第一军医大学学报，1983，（2）：106-111.

[147] 吕志平，崔生达. 金山利胆冲剂配合EPT，ENBD治疗胆胰疾病81例报告 [J]. 实用中西医结合杂志，1998，11（1）：1-4.

[148] 罗仁，吕志平，陈健，等. 氮质血症证治规律初探-附50例中医治疗小结 [J]. 辽宁中医杂志，1989，（11）：14-15.

## 四、会议论文

[1] 沈海容，杨静雯，朱晓霞，等. 红背叶根提取物防治Con-A致小鼠急性肝损伤的进一步机制研究 [C]. 第二十三次全国中西医结合肝病学术会议，2014.

[2] 杨静雯，沈海容，朱晓霞，等. 红背叶根不同提取物对急性免疫性肝损伤防治作用的研究 [C]. 第二十三次全国中西医结合肝病学术会议，2014.

[3] 丁秀芳，陶杨，赵晓华，等. 慢性应激对肝郁模型大鼠LC/NE系统的影响及逍遥散的干预作用 [C]. 第九次全国中西医结合基础理论研究学术研讨会，2013.

[4] 胡涛，吕志平. 杞菊地黄丸联合恩替卡韦治疗肝肾阴虚型慢性乙型肝炎的临床研究 [C]. 六味地黄类中成药与方剂临床应用学术研讨会，2012.

[5] 贺松其，吕志平，程旸，等. 鳖甲煎丸抑制肝癌细胞增殖、粘附及侵袭作用的实验研究 [C]. 第二十一次全国中西医结合肝病学术会议，2012.

[6] 贺松其，吕志平. 保肝宁对肝纤维化模型大鼠瘦素及其信号通路影响的实验研究 [C]. 第二十次全国中西医结合肝病学术会议，2011.

[7] 陈磊，吕志平. 中西医结合治疗乙肝肝硬化临床疗效和安全性的Meta分析 [C]. 第十次全国中医药传承创新与发展学术交流会暨第二届全国中医药博士生优秀论文颁奖会议，2011.

[8] 陈磊，丁秀芳，吕志平. 中西医结合治疗肝炎后肝硬化随机对照试验的系统评价 [C]. 第二届国际中西医结合肝病学术会议，2010.

[9] 吕志平，孙学刚. 慢性束缚应激诱导的肝郁证大鼠模型的蛋白质组学分析 [C]. 第六届全国中西医结合基础理论研究学术研讨会暨第二届湖南省中西医结合学会肝病专业学术年会，2010.

[10] 吕志平. Proteomic Analysis of Chronic Restraint Stress Induced Liver-Qi Stagnation Syndrome in Rats[C]. 第

六届全国中西医结合基础理论研究学术研讨会暨第二届湖南省中西医结合学会肝病专业学术年会,2010.

[11] 孙学刚,黎春华,吕志平.肝主疏泄与肝窦内皮功能关系探讨 [C].第五届国际络病学会,2009.

[12] 贺松其,吕志平.肝炎后肝硬化的证治规律及用药原则探讨 [C].第十八次全国中西医结合肝病学术会议,2009.

[13] 赖景绍,吕志平,张绪富,等.大黄䗪虫丸抗实验性肝纤维化的功效组分研究 [C].第十八次全国中西医结合肝病学术会议,2009.

[14] 孙学刚,冯沃成,李杰,等.大承气汤可能通过 TLR4 通路影响内毒素血证小鼠肺与大肠 TNF-α 的表达 [C].第二十一届全国中西医结合消化系统疾病学术会议暨国家级中西医结合消化系统疾病新进展学习班,2009.

[15] 吕志平,张绪富.肝郁证蛋白质组学研究思路探讨会 [C].海峡两岸中西医结合学术研讨,2003.

[16] 贺松其,吕志平.保肝宁抗大鼠肝纤维化作用的实验研究 [C].第十七次全国中西医结合肝病学术会议,2008.

[17] 贺松其,吕志平.保肝宁对肝纤维化模型大鼠瘦素及其信号通路影响的实验研究 [C].第二十次全国中西医结合肝病学术会议,2011.

[18] 张晓刚,吕志平.慢性乙型肝炎隐证型可能是肝郁脾虚证的前期阶段 [C].中华中医药学会第十三届内科肝胆病学术会议,2008.

[19] 吕小燕,吕志平,蔡红兵.中医中药抗乙肝病毒的研究近况 [C].第三届世界中西医结合大会,2007.

[20] 贺松其,吕志平,文彬,等.保肝宁对肝纤维化大鼠瘦素及瘦素受体的影响 [C].第三届世界中西医结合大会,2007.

[21] 贺松其,文彬,侯丽颖,等.中药抗肝纤维化作用机制的实验研究述评 [C].第三届世界中西医结合大会,2007.

[22] 贺松其,文彬,侯丽颖,等.保肝宁对肝纤维化大鼠血清肝功能、血脂的影响 [C].广东省肝脏病学会 2007 年年会,2007.

[23] 贺松其,文彬,侯丽颖,等.瘦素刺激肝星状细胞增殖的信号转导机制及中药保肝宁干预作用的探讨 [C].第三届世界中西医结合大会,2007.

[24] 贺松其,文彬,侯丽颖,等.保肝宁对肝纤维化大鼠肝功能、血脂及肝组织瘦素表达水平的影响 [C].第三届世界中西医结合大会,2007.

[25] 肖炜,马云,魏连波,等.肾康丸对高糖培养的大鼠系膜细胞 TGF-β1/Smad 信号通路的影响 [C].第三届世界中西医结合大会,2007.

[26] 肖炜,马云,侯连兵,等.肾衰宁分散片对腺嘌呤致慢性肾衰竭大鼠血清 NO、NOS、SOD 和 MDA 水平的影响 [C].第三届世界中西医结合大会,2007.

[27] 吕小燕,刘强,陈育尧,等.红背叶根拮抗酒精性肝纤维化大鼠模型的作用机理研究 [C].第三届世界中西医结合大会,2007.

[28] 吕志平,贺松其,文彬,等.保肝宁对肝纤维化大鼠肝组织瘦素及瘦素受体的影响 [C].广东省肝脏病学会 2007 年年会,2007.

[29] 贺松其,文彬,侯丽颖,等.中药抗肝纤维化作用机制研究 [C].广东省肝脏病学会 2007 年年会,2007.

[30] 贺松其,文彬,侯丽颖,等.瘦素刺激肝星状细胞增殖的信号转导机制及中药保肝宁干预作用的探讨 [C].第三届世界中西医结合大会,2007.

[31] 贺松其,文彬,侯丽颖,等.保肝宁对肝纤维化大鼠血清肝功能、血脂的影响 [C].广东省肝脏病学会 2007 年年会,2007.

[32] 张晓刚,吕志平,钟小兰.89 例无证可辨型慢性乙型肝炎患者肝组织病理分析 [C].首届国际中西医结

合肝病学术会议，2005.

[33] 吕志平，贺松其，张绪富. 保肝宁抗肝纤维化的方证原理和作用机制 [C]. 首届国际中西医结合肝病学术会议，2005.

[34] 钟小兰，吕志平. 肝郁证模型大鼠蛋白质差异表达的初步研究 [C]. 首届国际中西医结合肝病学术会议，2005.

[35] 徐舒，吕志平. 造血干细胞肝病治疗的研究概况 [C]. 首届国际中西医结合肝病学术会议，2005.

# 附录二　病毒性肝炎中医辨证标准（2017年版）

本标准规定了病毒性肝炎中急性肝炎、慢性肝炎、淤胆型肝炎、重型肝炎及慢性乙型肝炎病毒携带者的常见证型辨证标准，包括临床表现、主症、次症和辨证要求。肝衰竭各期纳入重型肝炎进行辨证分型。本标准适用于病毒性肝炎中医证型的辨识与判定。

## 一、急性肝炎

### 1. 湿热内蕴证

临床表现：纳呆，呕恶，厌油腻，右胁疼痛，口干口苦，肢体困重，脘腹痞满，乏力，大便溏或黏滞不爽，尿黄或赤，或身目发黄，或发热，舌红苔黄腻，脉弦滑数。

主症：①纳呆或呕恶；②右胁疼痛；③舌红苔黄腻。

次症：①脘腹痞满或肢体困重；②口干口苦；③脉弦滑数。

辨证标准：①具备所有主症者，即属本证；②具备主症2项及次症2项者，即属本证。

注：具备主症及次症2项者属于热重于湿证；具备主症及次症1项者，属于湿重于热证；具备全部主症及次症者，属于湿热并重。

### 2. 寒湿中阻证

临床表现：纳呆呕恶，腹胀喜温，口淡不渴，神疲乏力，头身困重，大便溏薄，或身目发黄，舌淡或胖，苔白滑，脉濡缓。

主症：①纳呆呕恶；②腹胀喜温；③舌淡或胖，苔白滑。

次症：①头身困重；②大便溏薄；③脉濡缓。

辨证标准：①具备所有主症者，即属本证；②具备主症2项及次症2项者，即属本证。

## 二、慢性肝炎

### 1. 湿热内结证

临床表现：纳差食少，口干口苦，困重乏力，小便黄赤，大便溏或黏滞不爽，或伴胁肋不适，恶心干呕；或伴身目发黄，舌红苔黄腻，脉弦数或弦滑数。

主症：①纳差食少；②口干口苦；③舌红苔黄腻。

次症：①大便溏或黏滞不爽；②困重乏力；③脉弦数或弦数。

辨证标准：①具备所有主症者，即属本证；②具备主症2项及次症2项者，即属本证。

### 2. 肝郁脾虚证

临床表现：胁肋胀痛，情志抑郁，身倦乏力，纳呆食少，脘痞，腹胀，便溏，舌质淡有齿痕，苔白，脉弦细。

主症：①胁肋胀痛；②腹胀或便溏；③舌质淡，有齿痕，苔白。

次症：①情志抑郁；②身倦乏力；③脉弦细。

辨证标准：①具备所有主症者，即属本证；②具备主症 2 项及次症 2 项者，即属本证。

**3. 瘀血阻络证**

临床表现：胁肋刺痛，面色晦暗，口干但欲漱水不欲咽，或胁下痞块，赤缕红丝；舌质紫暗或有瘀斑瘀点，脉沉涩。

主症：①胁肋刺痛；②面色晦暗；③舌质紫暗或有瘀斑瘀点。

次症：①赤缕红丝或胁下痞块；②口干但欲漱水不欲咽；③脉沉涩。

辨证标准：①具备所有主症者，即属本证；②具备主症 2 项及次症 2 项者即属本证。

**4. 肝肾阴虚证**

临床表现：胁肋隐痛，腰膝酸软，两目干涩，口燥咽干，失眠多梦，或头晕耳鸣，五心烦热，舌红少苔或无苔，脉细数。

主症：①胁肋隐痛；②腰膝酸软；③舌红少苔或无苔。

次症：①五心烦热；②失眠多梦；③脉细数。

辨证标准：①具备所有主症者，即属本证；②具备主症 2 项及次症 2 项者，即属本证。

**5. 脾肾阳虚证**

临床表现：畏寒喜暖，面色无华，少腹、腰膝冷痛，食少脘痞，腹胀便溏，或伴下肢浮肿，舌质暗淡，有齿痕，苔白滑，脉沉细无力。

主症：①畏寒喜暖；②少腹、腰膝冷痛；③舌质暗淡，有齿痕。

次症：①面色无华；②腹胀便溏；③脉沉细无力。

辨证标准：①具备所有主症者，即属本证；②具备主症 2 项及次症 2 项者，即属本证。

## 三、淤胆型肝炎

**1. 湿热瘀滞证**

临床表现：身目俱黄，色泽鲜明，皮肤瘙痒，胁肋胀痛，口干口苦，或大便灰白，尿黄，舌暗红，苔黄腻，脉弦数。

主症：①身目俱黄，色泽鲜明；②口干口苦；③舌暗红，苔黄腻。

次症：①皮肤瘙痒；②尿黄；③脉弦数。

辨证标准：①具备所有主症者，即属本证；②具备主症 2 项及次症 2 项者，即属本证。

**2. 寒湿瘀滞证**

临床表现：身目俱黄，色泽晦暗，皮肤瘙痒，胁肋刺痛，脘痞腹胀，尿黄，或大便灰白，舌暗淡，苔白腻，脉沉缓。

主症：①身目俱黄，色泽晦暗；②脘痞腹胀；③舌暗淡，苔白腻。

次症：①皮肤瘙痒；②胁肋刺痛；③脉沉缓。

辨证标准：①具备所有主症者，即属本证；②具备主症 2 项及次症 2 项者，即属本证。

## 四、重型肝炎（肝衰竭）

### （一）急性、亚急性重型肝炎（急性、亚急性肝衰竭）

急性、亚急性重型肝炎是临床常见的重危证候，其病机复杂，病情演变快，病死率高。由于中医治疗急性、亚急性重型肝炎缺少公认的临床经验积累和循证医学依据，故暂不拟出相应的辨证标准。但是，根据多年临床经验，建议根据疾病发展中出现的不同并发症，将其分别归属于中医的"急黄""瘟黄""臌胀"

"血证"等范畴。根据不同的临床证候及相关检查,将其辨证为热毒瘀肝证、瘀血内阻证、阴虚血热证、脾肾阳虚证、痰闭心窍证和邪陷正脱证等证型进行辨证论治,也可针对其主要并发症,从黄疸、腹水、出血、昏迷等进行辨病辨证论治。

### (二)慢性重型肝炎(慢加急性、亚急性肝衰竭/慢性肝衰竭)

#### 1. 湿热蕴毒证

临床表现:身目俱黄、或迅速加深,极度乏力,脘腹胀满,纳呆呕恶,口干不欲饮,小便短赤,大便溏或黏滞不爽,舌红苔黄腻,脉弦滑数。

主症:①身目俱黄,小便短赤;②脘腹胀满;③舌红苔黄腻。

次症:①极度乏力;②大便溏或黏滞不爽;③脉弦滑数。

辨证标准:①具备所有主症者,即属本证;②具备主症2项(主症①为必备症)及次症2项者,即属本证。

#### 2. 瘀热蕴毒证

临床表现:身目俱黄、或迅速加深,极度乏力,纳呆呕恶,口干,尿黄赤,大便秘结,或鼻齿衄血、皮肤瘀斑、昏狂谵妄、胁下痞块,舌质绛红,有瘀斑瘀点,舌下脉络增粗延长,脉弦数。

主症:①身目俱黄,小便短赤;②鼻齿衄血,或皮肤瘀斑;③舌质绛红。

次症:①极度乏力;②纳呆呕恶;③脉弦数。

辨证标准:①具备所有主症者,即属本证;②具备主症2项(主症①为必备症)及次症2项者,即属本证。

#### 3. 阴虚瘀毒证

临床表现:身目俱黄、色泽晦暗,腰膝酸软,神疲形衰,胁肋隐痛,失眠多梦,尿色深黄,舌质暗红,苔少或无苔,脉细涩。

主症:①身目俱黄、色泽晦暗;②神疲形衰;③舌质暗红,苔少或无苔。

次症:①腰膝酸软;②胁肋隐痛;③脉细涩。

辨证标准:①具备所有主症,即属本证;②具备主症2项(主症①必备)及次症2项者,即属本证。

#### 4. 阳虚瘀毒证

临床表现:身目俱黄、色泽晦暗,形寒肢冷,极度乏力,腹胀纳呆,便溏或完谷不化,但欲寐,或有胁下痞块,舌质淡胖有齿痕,苔白,脉沉迟。

主症:①身目俱黄、色泽晦暗;②形寒肢冷;③舌质淡胖有齿痕,苔白。

次症:①极度乏力;②腹胀纳呆;③脉沉迟。

辨证标准:①具备所有主症者,即属本证;②具备主症2项(主症①必备)及次症2项者,即属本证。

## 五、慢性乙型肝炎病毒携带者

#### 1. 湿热内伏证

临床表现:食少纳差,口黏口苦,脘腹痞满,胁肋不适,大便不畅,尿黄,舌红苔腻,脉弦滑。

主症:①胁肋不适;②脘腹痞满;③舌红苔腻。

次症:①口黏口苦;②大便不畅;③脉弦滑。

辨证标准:①具备所有主症者,即属本证;②具备主症2项及次症2项者,即属本证。

#### 2. 肝郁脾虚证

临床表现:胁肋隐痛,情志抑郁,乏力,腹胀便溏,舌淡,苔白,脉弦细。

主症:①胁肋隐痛;②情志抑郁;③舌质淡苔白。

次症:①腹胀或便溏;②乏力;③脉弦细。

辨证标准：①具备所有主症者，即属本证；②具备主症 2 项及次症 2 项者，即属本证。

**3. 脾肾亏虚证**

临床表现：面色无华或萎黄，腰膝酸软，腹胀便溏，小便清长，舌淡胖或有齿痕，苔白，脉沉细无力。

主症：①面色无华或萎黄；②腹胀便溏；③舌淡胖或有齿痕，苔白。

次症：①腰膝酸软；②小便清长；③脉沉细无力。

辨证标准：①具备所有主症者，即属本证；②具备主症 2 项及次症 2 项者，即属本证。

# 附录三　肝硬化临床诊断、中医辨证和疗效评定标准

## 一、概念

肝硬化是由不同病因引起的广泛性肝细胞变性坏死、结节性再生、肝脏弥漫性纤维化伴肝小叶结构破坏和假小叶形成，为多种慢性肝病晚期阶段的共同结局。肝硬化发展到肝功能失代偿期，临床主要表现为肝细胞功能障碍和门静脉高压症，可并发消化道出血、自发性细菌性腹膜炎、肝性脑病、肝肾综合征及原发性肝癌等。肝硬化的病因很多，如慢性病毒性肝炎、血吸虫感染、酒精中毒、药物与毒物损伤、胆道疾患、遗传代谢缺陷、自身免疫性损伤等。我国病毒性肝炎引起的肝硬化居于首位，近年来酒精性肝硬化明显增多。另外，临床上有少部分病因尚不清楚，称为隐源性（cryptogenic）肝硬化。

根据肝硬化临床表现和病变特点，代偿期多属于中医"癥积"的范畴，失代偿期出现腹水则属"臌胀"。此外，尚涉及黄疸、胁痛、水肿、血证等病证。

## 二、临床表现及类型

肝硬化的起病和病程发展一般较慢，临床上分为肝功能代偿期和失代偿期。代偿期可有轻度乏力、食欲减退、体重减轻、恶心、腹胀、腹泻等非特异性症状。失代偿期则出现黄疸，齿衄、鼻衄、瘀点、瘀斑等出血倾向，以及贫血、水肿、尿少。女性患者常出现月经失调、闭经、不孕，男性患者多见性欲减退。合并肝性脑病时出现情感异常、昏睡、昏迷等精神症状。门静脉高压可表现为脾大、腹水和食管-胃底静脉曲张破裂出血。$5.0\% \sim 10.0\%$ 的患者可出现胸腔积液，以右侧多见。常见体征有面色晦暗，蜘蛛痣，肝掌；皮肤、巩膜有不同程度黄染；下肢水肿；肝脏边缘变钝，肝脏早期肿大，晚期因萎缩不能触及；胆汁瘀积与肝瘀血引起的肝硬化肝脏常明显肿大；约 1/3 的患者脾脏肿大；多有腹壁静脉曲张。辅助检查：B 超见肝脏缩小，肝表面明显凹凸不平，呈锯齿状或波浪状，肝边缘变钝，肝实质回声不均、增强，呈结节状，门静脉和脾静脉内径增宽，肝静脉变细、扭曲，粗细不均，腹腔内可见液性暗区。

## 三、西医分类与中医证型

### （一）西医分类

西医根据病因，将肝硬化可分为肝炎后肝硬化、酒精性肝硬化、血吸虫性肝硬化、胆汁瘀积性肝硬化、心源性肝硬化和其他原因肝硬化。

### （二）中医证型

**1. 肝气郁结证**

主症：①胁肋胀痛或窜痛；②急躁易怒，喜太息；③口干口苦，或咽部有异物感；④脉弦。

次症：①纳差或食后胃脘胀满；②便溏；③腹胀；④嗳气；⑤乳房胀痛或结块。

诊断：具备主症 2 项和次症 1 或 2 项。

**2. 水湿内阻证**

主症：①腹胀如鼓，按之坚满或如蛙腹；②胁下痞胀或疼痛；③脘闷纳呆，恶心欲吐；④舌苔白腻或白滑。

次症：①小便短少；②下肢浮肿；③大便溏薄；④脉细弱。

诊断：具备主症 2 项和次症 1 或 2 项。

**3. 湿热蕴结证**

主症：①目肤黄染，色鲜明；②恶心或呕吐；③口干或口臭；④舌苔黄腻。

次症：①脘闷，纳呆，腹胀；②小便黄赤；③大便秘结或黏滞不畅；④胁肋灼痛；⑤脉弦滑或滑数。

诊断：具备主症 2 项和次症 1 或 2 项。

**4. 肝肾阴虚证**

主症：①腰痛或腰酸腿软；②胁肋隐痛，劳累加重；③眼干涩；④五心烦热或低热；⑤舌红少苔。

次症：①耳鸣、耳聋；②头晕、眼花；③大便干结；④小便短赤；⑤口干咽燥；⑥脉细或细数。

诊断：具备主症 2 项和次症 1 或 2 项。

**5. 脾肾阳虚证**

主症：①腹部胀满，入暮较甚；②大便稀薄；③阳痿早泄；④神疲怯寒；⑤下肢水肿。

次症：①小便清长或夜尿频数；②脘闷纳呆；③面色萎黄或苍白或晦暗；④舌质淡胖，苔润；⑤脉沉细或迟。

诊断：具备主症 2 项和次症 1 或 2 项。

**6. 瘀血阻络证**

主症：①胁痛如刺，痛处不移；②腹大坚满，按之不陷而硬；③腹壁青筋暴露；④胁下积块（肝或脾肿大）；⑤舌质紫暗，或有瘀斑、瘀点；⑥唇色紫褐。

次症：①面色黧黑或晦暗；②头、项、胸腹见红点赤缕；③大便色黑；④脉细涩或芤；⑤舌下静脉怒张。

诊断：具备主症 2 项和次症 1 或 2 项。

## 四、诊断

肝硬化出现黄疸、腹水等失代偿表现时，诊断并无困难。但在肝硬化早期，因缺乏特征性症状，且临床症状与病理改变常不一致，因而诊断常十分困难，需结合病史、体征和辅助检查进行综合判断。胃镜检查一旦发现食管-胃底静脉曲张且排除肝外阻塞，肝硬化诊断基本确立。病理学检查发现肝组织假小叶形成是最直接、最可靠的诊断方法。

### （一）病因学诊断

肝炎后肝硬化有明确的慢性病毒性肝炎史和（或）血清病毒标志物阳性；血吸虫肝硬化有明确的血吸虫感染史或疫水接触史；酒精性肝硬化有长期大量饮酒史（一般超过 5 年，折合乙醇量≥40g/d）；原发性胆汁性肝硬化除 GGT 明显增高外，抗线粒体抗体约 95.0%阳性；肝静脉回流受阻如肝静脉阻塞症（布加综合征）可根据影像学判断；心源性肝硬化有心脏病病史，如缩窄性心包炎、右心功能不全、持续体循环瘀血表现等；药物性肝硬化有长期使用损伤肝脏药物的经历；自身免疫性肝硬化的自身抗体呈阳性；遗传代谢性肝硬化如肝豆状核变性有角膜 K-F 环和血清铜蓝蛋白明显降低，α1 抗胰蛋白酶缺乏症可根据血清 α1-A T 水平判断；铁负荷过多的血色病性肝硬化可结合血清转铁蛋白及转铁蛋白饱和度等检查做出病因学诊断。

## （二）分期诊断

临床上肝硬化常分为代偿期和失代偿期。

**1. 代偿期**　代偿期症状较轻，有乏力，食欲减少或腹胀、上腹隐痛等症状。上述症状常因劳累或伴发病而出现，经休息和治疗后可缓解，肝功能正常或轻度异常，一般属 Child-Pugh A 级。影像学、生化学或血液学检查有肝细胞合成功能障碍或门静脉高压症（如脾亢及食管-胃底静脉曲张）证据，或组织学符合肝硬化诊断，但无食管-胃底静脉曲张破裂出血、腹水或肝性脑病等严重并发症。患者可有门静脉高压症，如轻度食管-胃底静脉曲张，但无腹水、肝性脑病或上消化道出血。

**2. 失代偿期**　失代偿期症状显著，主要为肝功能减退和门静脉高压症两大类临床表现。如血清白蛋白＜35g/L，胆红素＞35μmol/L，ALT、AST 升高，一般属 Child-Pugh B、C 级。患者可出现皮肤黏膜黄疸、肝掌和蜘蛛痣、胸腹水、脾大和食管-胃底静脉曲张，并可出现一系列并发症，如上消化道出血、肝性脑病、自发性腹膜炎、肝肾综合征和原发性肝癌。

## （三）肝脏储备功能的评估

Child-Pugh 改良分级法（附表-1）是目前国内外广泛使用的评估肝脏储备功能的方案，对判断预后、指导治疗、预测对手术的耐受及评估疗效均有十分重要的价值。

**附表-1　Child-Pugh 改良分级法**

| 指标 | 异常程度计分 | | |
| --- | --- | --- | --- |
| | 1 | 2 | 3 |
| 肝性脑病（期） | 无 | 1～2 | 3～4 |
| 腹水 | 无 | 轻 | 中度以上 |
| 血清总胆红素（μmol/L） | 17～34 | 34～51 | ＞51 |
| 血清白蛋白（g/L） | ＞35 | 28～35 | ＜28 |
| 凝血酶原时间延长（秒） | 1～3 | 4～6 | ＞6 |

注：根据总分分为 A、B、C 级。5～6 分为 A 级；7～9 分为 B 级；10～15 分为 C 级。

## （四）肝脏弹性测定

该方法能够比较准确地识别出轻度肝纤维化和重度肝纤维化（早期肝硬化），且无创伤性、操作简便，但易受肥胖、肋间隙大小及胆汁瘀积等因素影响。

## （五）鉴别诊断

（1）慢性肝炎：早期肝硬化与慢性肝炎临床表现十分相似，鉴别较困难。常需依据病理学检查明确诊断。

（2）与引起腹水的疾病鉴别：引起腹水的疾病有结核性腹膜炎、腹腔肿瘤如间皮细胞瘤、原发性腹膜癌和卵巢肿瘤等。实验室检查对于鉴别腹水的病因十分重要。此外，肝功能、B 超、CT 及磁共振检查也有助于鉴别。

（3）原发性肝癌：多数在肝硬化基础上产生。早期原发性肝癌与肝硬化鉴别主要依赖血清学与影像学检查。甲胎蛋白是原发性肝癌的特异性血清学标志物。B 超、CT 及磁共振检查可见明确的实质性占位性病变。

（4）与其他门静脉高压症鉴别：如 Budd-Chiari 综合征、缩窄性心包炎、门静脉血栓形成和慢性胰腺炎等。

（5）特发性门静脉高压症：是一种原因不明的，且多不伴有肝硬化的门静脉高压性疾病，主要表现为反复上消化道出血和脾亢。彩色多普勒检查对诊断该病具有重要意义。

### 五、疗效判定标准

#### （一）症状评定标准

参照《中药新药临床研究指导原则》主要症状分级与评分：0 级，无自觉症状，记 0 分；Ⅰ级，症状轻微，不影响日常生活，记 1 分；Ⅱ级，症状中等，部分影响日常生活，记 2 分；Ⅲ级，症状重，影响日常生活，不能坚持正常工作，记 3 分。采用尼莫地平法计算，疗效指数＝〔（治疗前积分－治疗后积分）/治疗前积分〕×100%。①临床痊愈：主要症状、体征消失或基本消失，疗效指数≥90%；②显效：主要症状、体征明显改善，疗效指数＜90%但≥70%；③有效：主要症状、体征明显好转，疗效指数＜70%但≥30%；④无效：主要症状、体征无明显改善，甚或加重，疗效指数＜30%。

#### （二）总体疗效评价

显效：疗程（6 个月）结束时，①主要症状明显改善；②肝脏体积不变，脾肿大稳定或缩小，无叩痛及压痛，有腹水者腹水消失；③肝功能恢复正常。以上 3 项指标保持稳定 0.5～1 年。

有效：疗程结束时，①主要症状明显好转；②肝脏体积不变，脾肿大稳定或缩小，无明显叩痛及压痛，有腹水者腹水减轻 50.0%以上而未完全消失；③肝功能指标下降幅度在 50.0%以上而未完全正常。

无效：未达有效标准或恶化者。

单项肝功能指标的疗效判定，同显效、有效、无效中有关规定。

### 六、治疗

治疗目标是延缓或减少肝功能失代偿和肝细胞癌的发生。

#### （一）病因学治疗

对乙型肝炎所致的代偿期肝硬化患者，不论 ALT 是否升高，HBeAg 阳性者的治疗指征为 HBV DNA≥$10^4$ U/ml；HBeAg 阴性者为 HBV DNA≥$10^3$U/ml；对 HBV DNA 可检测到但未达到上述水平者，如有疾病活动或进展的证据、且无其他原因可解释，在知情同意的情况下，可用核苷（酸）类似物治疗，治疗目标是延缓和降低肝功能失代偿和肝癌的发生。干扰素因有导致肝功能失代偿等并发症的可能，应十分慎重应用。如认为有必要，宜从小剂量开始，根据患者的耐受情况逐渐增加到预定的治疗剂量。对于失代偿期乙肝肝硬化患者，治疗指征为 HBV-DNA 阳性，ALT 正常或升高，建议在知情同意的基础上，应用核苷（酸）类似物抗病毒治疗，以改善肝功能并延缓或减少肝移植的需求。因需要长期治疗，最好选用耐药发生率低的核苷（酸）类似物治疗。干扰素治疗可导致肝衰竭，对失代偿期肝硬化患者属禁忌证。具体治疗方案参见中华医学会《慢性乙型肝炎防治指南（2010 年版）》。

代偿期丙型肝炎肝硬化（Child-Pugh A 级）患者，尽管对治疗的耐受性和效果有所降低，但为使病情稳定，延缓或阻止肝衰竭和原发性肝癌等并发症的发生，建议在严密观察下给予抗病毒治疗；失代偿期丙型肝炎肝硬化不采用干扰素抗病毒治疗（具体治疗方案参见《丙型肝炎防治指南》）。酒精性肝硬化者必须绝对戒酒（其他病因所致的肝硬化亦应禁酒）；有血吸虫感染者应予杀血吸虫治疗；对肝豆状核变性所致的肝硬化患者应给予青霉胺等驱铜治疗。

#### （二）抗肝纤维化治疗

肝硬化应积极用中药抗纤维化治疗，常用药物有扶正化瘀胶囊、复方鳖甲软肝片等。

### （三）一般治疗

代偿期患者应适当减少活动，注意劳逸结合，可参加轻工作；失代偿期患者应卧床休息为主。饮食以高热量、高蛋白和高维生素易消化的食物为宜；肝性脑病时限制蛋白质的摄入；有腹水时应少盐或无盐饮食；避免进食粗糙、坚硬食物；禁用损害肝脏的药物。

### （四）并发症的治疗

若出现肝硬化并发症时，需要对症治疗。如腹水的处理、食管-胃底静脉破裂出血的处理、肝性脑病和肝肾综合征的处理、脾亢及自发性腹膜炎的处理，可参见中华医学会相关指南进行处理。

### （五）中医中药治疗

**1. 辨证论治**

（1）肝气郁结证

治则：疏肝理气。

方药：柴胡疏肝汤（柴胡、白芍、枳壳、香附、川芎、陈皮、炙甘草）。

加减：兼脾虚证者加四君子汤；伴有苔黄、口干苦、脉弦数、气郁化火者加丹皮、栀子；伴有头晕、失眠、气郁化火伤阴者加制首乌、枸杞子、白芍；胁下刺痛不移、面青、舌紫者加延胡索、丹参；精神困倦、大便溏、舌质白腻、质淡体胖、脉缓，寒湿偏重者加干姜、砂仁。

（2）水湿内阻证

治则：运脾化湿，理气行水。

方药：实脾饮（白术、熟附子、干姜、木瓜、大腹皮、茯苓、厚朴、木香、草果、薏苡仁、车前子、甘草）。

加减：水湿过重者加肉桂、猪苓、泽泻；气虚明显者加人参、黄芪；胁满胀痛者加郁金、青皮、砂仁。

（3）湿热蕴结证

治则：清热利湿，攻下逐水。

方药：中满分消丸合茵陈蒿汤（黄芩、黄连、知母、厚朴、枳实、陈皮、茯苓、猪苓、泽泻、白术、茵陈、栀子、大黄、甘草）。

加减：热毒炽盛、黄疸鲜明者加龙胆草、半边莲；小便赤涩不利者加陈葫芦、马鞭草；热迫血溢，吐血、便血者，去厚朴，加水牛角、生地、丹皮、生地榆；昏迷属热入心包者鼻饲安宫牛黄丸。

（4）肝肾阴虚证

治则：滋养肝肾，活血化瘀。

方药：一贯煎合膈下逐瘀汤［生地、沙参、麦冬、阿胶（烊）、丹皮、当归、赤白芍、枸杞子、川楝子、丹参、桃仁、红花、枳壳］。

加减：内热口干、舌红少津者加天花粉、玄参；腹胀明显者加莱菔子、大腹皮；阴虚火旺者加知母、黄柏；低热明显者加青蒿、地骨皮；鼻衄甚者加白茅根、墨旱莲。

（5）脾肾阳虚证

治则：温补脾肾。

方药：附子理中丸合五苓散，或济生肾气丸合五苓散。

**2. 中成药治疗**

（1）扶正化瘀胶囊：每次1.5g，3次/日，口服，适用于瘀血阻络、肝肾不足者。

（2）强肝胶囊：每次1.2g，3次/日，口服，适用于肝郁脾虚、湿热内蕴者。

（3）复方鳖甲软肝片：每次4片，3次/日，口服，适用于瘀血阻络、气血亏虚兼热毒未尽者。

（4）大黄䗪虫丸：每次 3～6g，2 次/日，口服，适用于瘀血阻络、正气不虚者。

（5）鳖甲煎丸：大蜜丸每次 2 丸，小蜜丸每次 6g，水蜜丸每次 3g，2～3 次/日，口服，适用于肝脾血瘀、正气不虚者。

**3. 针灸治疗**

（1）肝气郁结证：选期门、内关、太冲，用泻法；兼水湿内停加阳陵泉、水分、气海，平补平泻。

（2）脾虚湿盛证：选脾俞、中脘、足三里、阴陵泉、水分，平补平泻。

（3）脾肾阳虚证：选脾俞、肾俞、水分、足三里、气海，平补平泻。

（4）肝肾阴虚证：选肝俞、肾俞、阴陵泉、三阴交、足三里，平补平泻。

# 附录四　中国病毒性肝炎防治规划（2017—2020 年）

为做好全国病毒性肝炎防治工作，遏制病毒性肝炎流行，保障人民群众身体健康，推动实现全面建成小康社会的奋斗目标，贯彻全国卫生与健康大会精神和《"健康中国 2030"规划纲要》部署，落实习近平总书记关于"对艾滋病、结核病、乙肝、血吸虫病等传统流行重大疾病，要坚持因病施策、各个击破，巩固当前防控成果，不断降低疫情流行水平"的指示精神，结合《"十三五"卫生与健康规划》和《"十三五"深化医药卫生体制改革规划》要求，制定本规划。

## 一、防治现状

病毒性肝炎是重要的公共卫生问题。在我国严重危害人民群众身体健康的病毒性肝炎主要包括经消化道传播的甲型肝炎、戊型肝炎，以及经血液、母婴和性传播的乙型肝炎、丙型肝炎等。为控制病毒性肝炎流行，我国按照控制传染源、切断传播途径和保护易感人群的传染病防控要求，实施了预防为主、防治结合的综合防控策略。多年来，全面推进国家免疫规划实施，不断提高甲型肝炎和乙型肝炎疫苗接种率，建立并巩固免疫屏障；大力开展爱国卫生运动，努力改善城乡卫生环境和普及安全饮用水，减少甲型肝炎和戊型肝炎经饮食饮水传播；不断强化医疗卫生机构医院感染防控，全面开展血站血液乙型肝炎及丙型肝炎病毒核酸检测，全面开展预防乙型肝炎母婴传播工作，强化易感染乙型、丙型肝炎病毒重点人群检测和综合干预，降低经血液、母婴、性等传播风险；广泛宣传病毒性肝炎防治知识，提高公众认知水平和自我保护能力；加强规范化治疗和管理，提升患者生存质量；成功研发了国产长效干扰素和全球首个戊型肝炎疫苗，丰富了防控手段。经过多年努力，我国甲型肝炎报告发病率降至历史最低水平，乙型肝炎防控提前实现世界卫生组织西太区提出的控制目标，有效遏制了我国病毒性肝炎的上升趋势。

目前我国病毒性肝炎防控形势依然严峻。长期积累的慢性病毒性肝炎患者基数较大，急性病毒性肝炎时有发生，传播风险依然存在。部分抗病毒治疗药品价格昂贵，药物可及性较差。一些地区和部门重视不够，社会力量动员不足，社会歧视仍然存在，防治人员数量和能力亟待加强。

## 二、总体要求

### （一）指导思想

全面贯彻党的十八大和十八届三中、四中、五中、六中全会精神，深入学习贯彻习近平总书记系列重要讲话精神和治国理政新理念新思想新战略，认真落实党中央、国务院决策部署，紧紧围绕统筹推进"五位一体"总体布局和协调推进"四个全面"战略布局，牢固树立和贯彻落实创新、协调、绿色、开放、共享的发展理念，坚持新形势下正确的卫生与健康工作方针，全面落实法定防治职责，充分利用新技术、新方法，全面开展病毒性肝炎防治工作，巩固当前防治成果，不断降低疫情流行水平，保障人民群众身体健康，奋力推进健康中国建设。

（二）工作原则

坚持政府主导、部门协作、社会参与；坚持预防为主、防治结合、依法防治、科学防治；坚持因地制宜、因病施策、突出重点、稳步推进。

（三）工作目标

全面实施病毒性肝炎各项防治措施，遏制病毒性肝炎传播，控制病毒性肝炎及其相关肝癌、肝硬化死亡上升趋势，逐步提升患者生存质量，减少社会歧视，减轻因病毒性肝炎导致的疾病负担。到 2020 年全国整体实现以下工作指标：儿童甲型肝炎、乙型肝炎疫苗全程接种率继续保持在 95%以上，新生儿乙型肝炎疫苗首针及时接种率继续保持在 90%以上，5 岁以下儿童乙型肝炎病毒表面抗原流行率继续控制在 1%以下；大众人群病毒性肝炎防治知识知晓率达 50%以上；血站血液乙型肝炎病毒、丙型肝炎病毒检测率达 100%；为符合条件的阿片类物质成瘾者提供戒毒药物维持治疗服务比例达 70%以上。

## 三、防控措施

（一）加强疫苗接种，筑牢甲型肝炎、乙型肝炎免疫屏障

全面推进基本公共卫生服务均等化，加强甲型肝炎和乙型肝炎疫苗接种管理，确保所有儿童，特别是城市流动儿童和农村偏远地区儿童享有均等机会接种甲型肝炎和乙型肝炎疫苗。重点做好新生儿乙型肝炎疫苗常规免疫接种工作，提高新生儿首剂乙型肝炎疫苗 24 小时内及时接种率和全程接种率。卫生计生、教育部门要做好儿童入托、入学查验预防接种证工作，对未接种（含未全程接种）甲型肝炎和乙型肝炎疫苗的儿童要及时予以补种。

（二）积极探索成人病毒性肝炎疫苗接种策略

鼓励有条件的地区逐步开展乙型肝炎病毒感染高风险人群（医务人员、经常接触或暴露血液人员、托幼机构工作人员、器官移植患者、经常接受输血或血液制品者、免疫功能低下者、职业易发生外伤者、乙型肝炎病毒表面抗原阳性者家庭成员、多性伴者等）的乙型肝炎疫苗接种工作，为食品生产经营从业人员、托幼机构工作人员、集体生活人员等易传播甲型肝炎病毒的重点人群接种甲型肝炎疫苗。戊型肝炎高流行地区可根据疫情防控需要，按照知情自愿的原则开展戊型肝炎疫苗接种工作。

（三）综合防控危险因素，减少疾病传播

强化乙型肝炎和丙型肝炎医源性感染管理。卫生计生部门要进一步加强各级各类医疗卫生机构医院感染控制管理，督促各项院内感染措施的有效落实。医疗机构要强化医源性感染管理意识和责任，严格落实预防医源性传播工作制度和技术规范，强化医疗废物管理，安排专兼职人员负责医院感染控制和临床用血管理工作。要大力加强开展血液透析、口腔诊疗及有创和侵入性诊疗等服务项目重点科室的院内感染控制管理，严格消毒透析设备、肠镜、胃镜、手术器械、牙科器械等医疗器械，严格规范注射、静脉输液、侵入性诊断治疗等医疗行为，有条件的单位要推广使用自毁型注射器等安全注射器具。卫生计生监督机构要加强对各级各类医疗卫生机构医院感染控制情况的监督检查，重点加大对院内感染防控意识差、防控措施薄弱等单位的监督检查力度和频度，对检查发现的问题，要按照《中华人民共和国传染病防治法》《医疗机构管理条例》等法律法规严格执法。卫生计生部门要会同公安等部门定期开展无照无证行医等违法违规行为集中整治工作。

加强血站血液乙型肝炎病毒和丙型肝炎病毒筛查。要加大宣传动员力度，大力推广无偿献血工作，采取有效措施减少高危行为人群献血。卫生计生部门要加强血液安全管理，合理规划血站实验室，加强人员能力建设，确保血站血液乙型肝炎病毒和丙型肝炎病毒核酸检测全覆盖。血站要严格落实血液管理各项规章制度，建立健全覆盖采供血全过程的质量控制与持续改进体系，确保血液安全。公安、卫生计生、食品药品监管等部门要依法严厉打击非法采集血液（血浆）、制售血液制品和组织他人出卖血液（血浆）等违法犯罪行为。卫生计生监督机构要重点检查血站、单采血浆站工作人员相关资质及消毒隔离制度规范等执行情况。

全面落实预防乙型肝炎母婴传播。卫生计生部门要扎实做好预防乙型肝炎母婴传播管理工作。医疗卫生机构应当为感染乙型肝炎病毒的孕产妇提供必要的实验室检测和辅助检查，密切监测肝脏功能情况，给予专业指导；为乙型肝炎病毒表面抗原阳性孕产妇所生儿童在24小时内及时规范注射乙型肝炎免疫球蛋白，并按照《国家免疫规划儿童免疫程序》要求接种乙型肝炎疫苗。有条件的地区，妇幼健康机构应当结合儿童保健工作，定期随访乙型肝炎病毒表面抗原阳性产妇所生儿童，监测乙型肝炎病毒母婴阻断措施效果，为进一步完善干预策略和措施提供依据。对于母婴阻断措施覆盖率低的薄弱地区和孕检产检率、住院分娩率低的重点人群，要认真查找原因，采取综合措施，切实推进预防母婴传播工作。

持续减少经饮食饮水传播甲型肝炎和戊型肝炎。大力开展爱国卫生运动，深入推进城乡环境卫生整洁行动，结合卫生城镇创建、健康城市建设，不断改善城乡环境卫生面貌，从源头上控制病毒性肝炎经饮食饮水传播的风险因素。食品药品监管部门要依法加强食品生产经营行业食品安全监管，卫生计生部门要组织做好食品安全风险监测、评估。教育、食品药品监管、卫生计生部门按职责分工加强对学校及托幼机构饮食和饮水卫生的管理、监督与指导，加强甲型肝炎及戊型肝炎等肠道传染病监测，及早发现传染源并进行处置。住建、卫生计生等部门要健全城乡生活垃圾及污水处理设施，加快推进城乡环境卫生基础设施建设和城乡环境卫生综合整治，全面推进农村无害化卫生厕所改造，完善卫生厕所建、用、管并重的长效管理制度。环保、住建、水利、卫生计生等部门要加强饮用水卫生监测、管理、监督和评价工作，加快推进农村饮水安全工程建设，建立城乡饮用水安全运行、维护管理体系，提升城乡饮用水安全保障水平。

加强传播病毒性肝炎重点人群防控。卫生计生部门要在性传播高风险人群中推广使用安全套，开展检测咨询及健康教育等综合干预。卫生计生、公安、食品药品监管等部门要进一步扩大戒毒药物维持治疗工作覆盖面，提升工作质量，在戒毒药物维持治疗未覆盖的地区，开展清洁针具交换工作。卫生计生部门要依法加强对宾馆、美容美发店等公共场所的监管，督促经营者落实从业人员健康检查和顾客用品用具卫生管理。各地要督促加强文身、文眉、修脚等行业使用的文身（眉）针具、修脚工具和用品卫生消毒管理。

（四）强化监测报告，及时处置聚集性疫情

要按照病毒性肝炎诊断标准进行疾病分类诊断，按照《中华人民共和国传染病防治法》要求报告传染病疫情，对疑似暴发或聚集性疫情，应当及时向当地疾病预防控制机构报告。疾病预防控制机构要密切关注疫情监测系统和当地舆情动态，建立完善病毒性肝炎暴发或聚集性疫情预警机制，制定预案，及时核实疑似暴发或聚集性疫情，做到早发现、早报告、早处置。确定发生暴发或聚集性疫情后，要依法组织力量，按照预防、控制预案进行防治，开展流行病学调查、疫情处置、治疗救助、宣传教育和风险沟通等工作。

疾病预防控制机构要加强对医疗卫生机构病例报告的技术指导，定期开展数据质量核查并通报结果。有效利用现有传染病疫情网络报告系统、哨点监测系统、死因监测系统、免疫规划信息系统、艾滋病综合防治信息系统和免疫规划效果评价等流行病学专题调查资源，定期分析疫情数据，及时掌握、研判本地病毒性肝炎疫情现状、危险因素及流行趋势。卫生计生监督机构要加强疫情报告的监督检查，进一步提升疫情报告质量。有条件的地区，卫生计生部门要根据实际情况，逐步建立以医院为基础的哨点监测系统，动态了解一般人群病毒性肝炎发病、死亡及相关危险因素基本情况。

（五）优化检测策略，加强传染源发现工作

各地要根据本地乙型肝炎、丙型肝炎等病毒性肝炎流行情况、医疗卫生机构服务能力等实际情况，制订完善的检测策略，明确重点检测对象，稳步扩大检测覆盖面。医疗机构要落实手术、住院、血液透析、侵入性诊疗等患者的乙型肝炎和丙型肝炎检查规定，为易感人群和肝脏生化检测不明原因异常者提供检查服务。医疗卫生机构和体检机构可在体检人员知情同意的前提下，将乙型肝炎、丙型肝炎检测纳入健康体检范畴。对检查发现的阳性者要提供必要的确诊及抗病毒治疗等有关服务，不具备条件的要及时转诊。严格执行《关于进一步规范入学和就业体检项目维护乙肝表面抗原携带者入学和就业权利的通知》要求，不得在就业和入学体检时开展乙型肝炎项目检测。

发展改革、卫生计生部门要结合中西部地区医院综合能力、县级及以上疾控中心和省级传染病医院建设工作，统筹考虑，优化实验室布局。县级及以上医疗卫生机构应具备病毒性肝炎相关抗原、抗体检测能力，确保全国以县（区）为单位可开展病毒性肝炎确诊检测工作。卫生计生部门要强化实验室能力建设和实验室质量控制，定期组织开展实验室检测质量评估，指导和规范病毒性肝炎实验室检测工作，提高实验室检测水平，保证检测质量。

（六）规范治疗管理，提高治疗效果

卫生计生部门要根据医药科学技术发展，适时修订病毒性肝炎诊断标准，按照循证医学原则制定、调整病毒性肝炎临床诊断和治疗路径，及时将疗效确切的抗病毒治疗新药纳入。医疗机构要加强病毒性肝炎的规范化诊疗，根据患者病毒性肝炎类型、临床阶段严格掌握治疗适应证，科学规范使用抗病毒药物，加强病情和药物不良反应监测，优先推动疾病进展快、纤维化程度高及病情严重的慢性病毒性肝炎患者的抗病毒治疗，持续扩大病毒治疗覆盖面。积极推进丙型肝炎抗病毒治疗工作，稳步提升抗病毒治疗率和治愈率。要加强患者管理和依从性教育，为患者及家属规范提供健康咨询和健康教育服务，指导患者避免酗酒、吸烟、过度不合理用药等可加重肝脏损害的行为，减少肝硬化和肝癌及相关死亡的发生，提高患者生存质量。要根据本地实际，探索慢性病毒性肝炎的分级诊疗服务模式，依托全民健康信息化建设，通过建立健康档案、家庭医生签约、双向转诊等形式为慢性病毒性肝炎患者提供治疗、护理、康复等综合服务。

要充分发挥中医药优势，进一步完善中医临床诊疗方案，加强中西医结合诊疗工作，提高病毒性肝炎的治疗效果。结合中医药优势和健康管理，以慢性病毒性肝炎管理为重点，探索开展中医特色健康管理，提升患者治疗效果和生活质量。

（七）做好药品供应，提高医疗保障水平

发展改革、工业和信息化、卫生计生、食品药品监管、人力资源社会保障、知识产权、中医药等部门要密切合作，按职责分工共同推进病毒性肝炎药品供应保障。对于疗效显著、临床亟需的抗病毒药物，食品药品监管等部门要及时纳入药品优先审评审批通道，加快新药注册审批。工业和信息化部门要督促企业及时组织生产，保障药品供应。各有关部门密切协作，通过集中采购、药品价格谈判、医保药品目录准入、短缺药品和仿制药物供应保障等多种方式，在保障企业合理利润的基础上，切实降低药品价格，推动完善病毒性肝炎药品集中采购机制，保证药品可及。严重影响病毒性肝炎防治、威胁公共健康时，依法实施药品专利强制许可。

卫生计生部门要逐步将更多符合遴选原则的病毒性肝炎药品纳入基本药物目录。人力资源社会保障、卫生计生、财政部门要认真落实社会保障政策，确保病毒性肝炎患者的基本医疗保障权益。各地要加强城乡居民大病保险和医疗救助与其他医疗保障制度的有效衔接，切实减轻贫困病毒性肝炎患者的医疗负担。

（八）加强宣传教育，努力消除社会歧视

新闻出版广电、网信和卫生计生等部门要充分发挥广播、电视、报刊等传统媒体和互联网、社交媒体公众号等新媒体作用，利用"世界肝炎日""全国儿童预防接种日""世界艾滋病日""国际禁毒日""全国爱国卫生月"等重要时点，针对大众人群、重点人群、患者等不同人群组织开展宣传教育活动。针对大众人群，广泛宣传病毒性肝炎可防可治等核心信息，普及防治知识，提高自我保护能力，减少对病毒性肝炎的恐惧和对患者的歧视。针对病毒性肝炎重点人群，要根据人群特点以免疫接种、疾病危险因素、减少危险行为和定期检测为宣传重点，减少新发感染。针对患者，要以早诊早治、科学规范治疗为宣传重点，提高治疗依从性和治疗效果，延缓疾病进展。

卫生计生部门要强化首诊负责制，做好接诊、必要的转诊及相关工作。各级各类教育机构不得以学生携带乙型肝炎病毒表面抗原为理由拒绝招收或要求退学。除卫生计生委核准并予以公布的特殊职业外，用人单位不得以劳动者携带乙型肝炎病毒表面抗原为由拒绝招（聘）用。各地要依法加强对病毒性肝炎感染者的隐私保护，疾病预防控制机构、医疗机构不得泄露涉及个人隐私的有关信息、资料。有关检测乙型肝炎项目的检测体检报告应密封，由受检者自行拆阅，任何单位和个人不得擅自拆阅他人的体检报告。要加强对病毒性肝炎感染者的爱心帮扶和情感支持，形成全社会共同防治病毒性肝炎的良好氛围，努力消除歧视。

## 四、保障措施

（一）加强组织领导，完善工作机构

充分发挥国务院防治重大疾病部际联席会议制度在病毒性肝炎防治工作中的领导和协调作用，强化部门合作，有关部门切实落实工作职责，形成齐抓共管的工作局面。卫生计生部门要科学评估本地病毒性肝炎流行状况，制定防治工作计划，建立完善相关政策措施。建立工作机制，明确疾病预防控制机构、健康教育机构、医疗机构、基层医疗卫生机构、妇幼机构、血站和卫生计生监督机构等医疗卫生机构的工作职责，落实工作任务。动员和支持企业、基金会、协会、有关组织和志愿者开展病毒性肝炎防治工作，多渠道筹资，发动社会力量广泛参与。各级财政部门要根据病毒性肝炎防治工作需要，合理安排防治经费，进一步加强资金整合，提高资金使用效益，保障防控措施的落实。

（二）加强队伍建设，提高防治能力

卫生计生部门要结合深化医药卫生体制改革，加强医疗卫生机构基础设施建设和能力建设，逐步提升感染控制、疫情监测、预防、诊断治疗等技术水平，提高服务能力和监督执法能力。在国家科技创新基地整体布局框架内，加快建设包括病毒性肝炎在内的国家感染性疾病临床医学研究中心，支持基层科学规范开展病毒性肝炎防治工作。各地要根据防治工作需要建立病毒性肝炎专业防治队伍，配齐配强专业人员，加强各级医疗卫生机构医护人员的专业技术培训，提高专业人员技术能力。定期对相关医务人员进行病毒性肝炎检测，提高防护意识，加强职业暴露防护。

（三）加强科研和国际合作，提高防治水平

科技、卫生计生等部门要按照科技计划管理改革的要求，加快实施"艾滋病和病毒性肝炎等重大传染病防治""重大新药创制"科技重大专项等科技计划，强化对基础研究和原创性研究的支持，注重基础性数据调查，开展快速检测与早诊技术及试剂研发、新型预防与治疗技术方案及策略研究、创新药及首仿药研发等。重点支持乙型肝炎及相关肝癌治疗新方案研究，开展乙型肝炎相关肝癌预警和早诊试剂研发，加快具有自主知识产权的抗病毒治疗药物研发，加强专利已经或即将到期药物的仿制。强化研链、产业链有机融合，加快科技成果转移转化和推广应用，不断完善相关国家政策。中医药等部门要以中医临床实践为基础，加强对病毒性肝炎的中医药防治研究。积极开展与国际组织、有关国家的合作交流，借鉴和吸收国际先进理念和防治经验，加强国际合作。通过提供技术支持、疫苗和药品等方式，在发展中国家推广我国病毒性肝炎防治成功经验，扩大国际影响。

### 五、督导与评估

国家卫生计生委负责制定本防治规划的督导与评估框架，组织相关部门开展督导检查，在 2020 年末组织或委托第三方开展评估工作。各地要定期对本防治规划的实施进展和主要成效进行督导与评估，并将结果报国家卫生计生委。

# 附录五　慢性乙型肝炎中医诊疗指南（2018 年版）

中医药在我国慢性乙型肝炎诊治中发挥着十分重要的作用。自 20 世纪 80 年代至今，中医药诊治慢性乙型肝炎一直被列为我国科技攻关的重点之一，并已取得诸多研究成果，形成了慢性乙型肝炎辨证分型和治疗方案，在中西医结合治疗方面进行有益探索，初步明确了中医药治疗慢性乙型肝炎的优势环节。

为进一步促进中医药防治慢性乙型肝炎诊疗方案的规范化，提高中医药治疗慢性乙型肝炎的效果，为慢性乙型肝炎中医药治疗的临床实践提供可靠依据，确保中医药治疗的安全性和有效性，结合近几年慢性乙型肝炎中医药防治进展，中华中医药学会肝胆病专业委员会联合中国民族医药学会肝病专业委员会在 2012 年《临床肝胆病杂志》公开发表的《慢性乙型肝炎中医诊疗专家共识》基础上，遵照循证医学的原则，进行系统文献荟萃和历代专家经验梳理，总结近五年中医药、中西医结合治疗慢性乙型肝炎的临床研究成果，形成《慢性乙型肝炎中医诊疗指南（2018 年版）》（后简称本《指南》），供中医药、中西医结合防治慢性乙型肝炎的临床医师参考。

本《指南》规定了慢性乙型肝炎的中医病因病机、诊断依据及中医证候分型、中医辨证论治方案、中成药治疗方案和专家推荐意见、中西医结合治疗方案和专家推荐意见、中医其他治法和专家推荐意见、疗效评价指标，为临床医生或相关人员提供有参考价值的慢性乙型肝炎中医药诊断治疗方案。

本《指南》所用术语参照 GB/T16751.1-1997《中医临床诊疗术语·疾病部分》、GB/T 16751.2-1997《中医临床诊疗术语·证候部分》、GB/T 16751.3-1997《中医临床诊疗术语·治法部分》规定的术语规范。正文中有关推荐意见所依据的证据分为 4 个级别 8 个等次（附表-2），以罗马数字表示。

附表-2　基于证据体的临床研究证据分级标准

| 分级 | 设计类型或判别标准 |
| --- | --- |
| Ⅰa | 由随机对照试验、队列研究、病例对照研究、病例系列这 4 种研究中至少 2 种不同类型的研究构成的证据体，且不同研究的结果效应一致 |
| Ⅰb | 具有足够把握度的单个随机对照试验 |
| Ⅱa | 随机对照试验或队列研究 |
| Ⅱb | 病例对照研究 |
| Ⅲa | 历史性对照的病例系列 |
| Ⅲb | 自身前后对照的病例系列 |
| Ⅳ | 长期在临床上广泛运用的病例报告和史料记载的疗法 |
| Ⅴ | 未经系统研究验证的专家观点和临床经验，以及没有长期在临床上广泛运用的病例报告和史料记载的疗法 |

## 一、定义

慢性乙型肝炎：由 HBV 持续感染引起的肝脏慢性炎症性疾病，可以分为 HBeAg 阳性慢性乙型肝炎和 HBeAg 阴性慢性乙型肝炎。

## 二、中医病因病机

中医学认为慢性乙型肝炎由湿热疫毒之邪内侵，当人体正气不足无力抗邪时发病，常因外感、情志、饮食、劳倦而诱发。其病机特点是湿热疫毒隐伏血分，引发"湿热蕴结证"；湿阻气机则肝失疏泄、肝郁伤脾或湿热伤脾，可导致"肝郁脾虚证"；湿热疫毒郁久伤阴可导致"肝肾阴虚证"；久病"阴损及阳"或素体脾肾亏虚感受湿热疫毒导致"脾肾阳虚证"；久病致瘀，久病入络即可导致"瘀血阻络证"。本病的病位主要在肝，常多涉及脾、肾两脏及胆、胃、三焦等腑。病性属本虚标实，虚实夹杂。由于本病的病因、病机、病位、病性复杂多变，病情交错难愈，故应辨明"湿、热、瘀、毒之邪实与肝、脾、肾之正虚"两者之间的关系。由于慢性乙型肝炎可以迁延数年甚或数十年，治疗时应注意以人为本，正确处理扶正与祛邪，重点调整阴阳、气血、脏腑功能平衡。

## 三、诊断依据及证候分类

### （一）诊断依据

本病诊断依据参照 2015 年中华医学会肝病学分会、感染病学分会发布的《慢性乙型肝炎防治指南（2015年版）》执行（Ⅰa，推荐）。

### （二）证候分类

参照 2015 年中华中医药学会肝胆病专业委员会制订的《病毒性肝炎中医辨证标准》。（Ⅴ，推荐）

**1. 肝胆湿热证**

临床表现：胁肋胀痛，纳呆呕恶，厌油腻，口黏口苦，大便黏滞秽臭，尿黄，或身目发黄。舌苔黄腻，脉弦数或弦滑数。

主症：①胁肋胀痛；②舌苔黄腻。

次症：①纳呆呕恶，厌油腻；②尿黄；③身目发黄。

辨证要求：①具备所有主症者，即属本证；②具备主症①及次症 2 项者，即属本证；③具备主症②及次症①、②者，即属本证。

**2. 肝郁脾虚证**

临床表现：胁肋胀痛，情志抑郁，纳呆食少，脘痞腹胀，身倦乏力，面色萎黄，大便溏泻。舌质淡有齿痕，苔白，脉沉弦。

主症：①胁肋胀痛；②腹胀便溏。

次症：①纳呆食少；②身倦乏力；③舌质淡有齿痕。

辨证要求：①具备所有主症者，即属本证；②具备主症①及次症②、③两项者，即属本证；③具备主症②及次症 2 项者，即属本证。

**3. 肝肾阴虚证**

临床表现：胁肋隐痛，遇劳加重，腰膝酸软，两目干涩，口燥咽干，失眠多梦，或五心烦热。舌红或有裂纹，少苔或无苔，脉细数。

主症：①胁肋隐痛；②腰膝酸软；③舌红少苔。

次症：①五心烦热；②失眠多梦；③脉细数。

辨证要求：①具备所有主症者，即属本证；②具备主症 2 项及次症 2 项即属本证；③具备主症 1 项及次症 2 项者即属本证。

**4. 瘀血阻络证**

临床表现：两胁刺痛，胁下痞块，面色晦暗，或见赤缕红丝，口干不欲饮。舌质紫暗或有瘀斑瘀点，脉沉细涩。

主症：①两胁刺痛；②胁下痞块；③舌质紫暗或有瘀斑瘀点。

次症：①面色晦暗，或见赤缕红丝；②脉沉细涩；③口干不欲饮。

辨证要求：①具备所有主症者，即属本证；②具备主症及次症各 1 项者即属本证；③具备所有次症者，即属本证。

**5. 脾肾阳虚证**

临床表现：胁肋隐痛，畏寒肢冷，面色无华，腰膝酸软，食少脘痞，腹胀便溏，或伴下肢浮肿。舌质暗淡，有齿痕，苔白滑，脉沉细无力。

主症：①胁肋隐痛；②畏寒肢冷；③舌质暗淡，有齿痕。

次症：①腰膝酸软；②腹胀便溏；③脉沉细无力；④下肢浮肿。

辨证要求：①具备所有主症者，即属本证；②具备主症 2 项及次症 2 项者，即属本证；③具备次症 3 项者，即属本证。

推荐意见：慢性乙型肝炎最常见的中医证型是肝胆湿热证、肝郁脾虚证、肝肾阴虚证、瘀血阻络证、脾肾阳虚证。但临床需注意兼证或合证，上述证型如出现兼杂，可根据临床表现辨证为复合证型。（Ⅰa，推荐）

## 四、慢性乙型肝炎中医药治疗

### （一）总体目标

以中医证候为诊疗指标，恢复或改善肝与肾、脾、胆、胃、三焦等脏腑的生理功能和气血平衡；以肝脏生化功能、乙型肝炎病毒学、肝脏组织学等为疗效指标，恢复或改善肝脏的生理功能；抑制病毒复制、提高抗原阴转率和血清转换率、阻断肝病的传变和演变（Ⅰa，推荐）。

### （二）抗病毒治疗

凡符合《慢性乙型肝炎防治指南（2015 年版）》中需要抗病毒治疗的慢性乙型肝炎患者，应加用抗病毒药物［干扰素或核苷（酸）类似物］，具体方案参照中华医学会肝病学分会、感染病学分会发布的《慢性乙型肝炎防治指南（2015 年版）》执行（Ⅰa，推荐）。

### （三）辨证论治方案

荟萃分析1988～2017年国内生物医学期刊发表的有关中医药及中西医结合治疗慢性乙型肝炎的临床研究文献（Ⅰa，选择性推荐），参照 2015 年中华中医药学会肝胆病专业委员会制订的《病毒性肝炎中医辨证标准》（Ⅴ，推荐）进行辨证论治。

**1. 肝胆湿热证**

治法：清热利湿。

推荐方药：茵陈蒿汤或甘露消毒丹加减。茵陈、栀子、大黄、滑石、黄芩、虎杖、连翘等（Ⅴ，推荐）。

**2. 肝郁脾虚证**

治法：疏肝健脾。

推荐方药：逍遥散加减。北柴胡、当归、白芍、白术、茯苓、薄荷、甘草等（Ⅴ，推荐）。

**3. 肝肾阴虚证**

治法：滋补肝肾。

推荐方药：一贯煎加减。当归、北沙参、麦冬、生地、枸杞子、玄参、石斛、女贞子等。（Ⅴ，推荐）

**4. 瘀血阻络证**

治法：活血通络。

推荐方药：膈下逐瘀汤加减。当归、桃仁、红花、川芎、赤芍、丹参、泽兰等。（Ⅴ，推荐）

**5. 脾肾阳虚证**

治法：温补脾肾。

推荐方药：附子理中汤和金匮肾气丸加减。党参、白术、制附子、桂枝、干姜、菟丝子、肉苁蓉等。（Ⅴ，推荐）

推荐意见：临床诊断为单一证候者可按上述方药治疗，两证相兼或多证并现，建议治疗时参照上述方案合并选用，药物剂量可参照《中国药典》执行。（Ⅴ，推荐使用）

### （四）中成药治疗

**1. 根据西医适应证选择用药**

（1）抑制病毒：可选用叶下珠制剂、苦参素制剂等中药制剂，研究表明，具有一定的抑制病毒复制的作用。（Ⅰb，选择性推荐）

（2）抗肝脏炎症五味子制剂（联苯双酯、双环醇、五灵丸等）：主要成分为五味子乙素、丙素等，能够可逆性地抑制肝细胞内的转氨酶活性，修复肝组织，增强肝细胞的解毒功能。（Ⅰb，选择性推荐）。甘草酸制剂：对肝脏类固醇代谢酶有较强的亲和力，阻碍皮质醇与醛固酮的灭活，具有皮质激素样效应，起到抗感染、抗过敏及保护肝细胞膜等作用。甘草制剂治疗慢性乙型肝炎，肝功能复常率为70%～90%。（Ⅰa，选择性推荐）。垂盆草制剂：治疗慢性乙型肝炎，1个月疗程ALT复常率为40%，3个月疗程达到90%。（Ⅰb，选择性推荐）。以上中成药均有抗肝细胞损伤、减轻肝细胞变性坏死、促进肝细胞再生的功效。

（3）调控免疫：多糖类药物，如冬虫夏草多糖、黄芪多糖、灵芝多糖、香菇多糖、牛膝多糖、猪苓多糖等具有一定的免疫调控作用。（Ⅰb，选择性推荐）

（4）抗肝纤维化：对延缓或逆转肝纤维化有明确的疗效，临床用药参照中国中西医结合学会肝病专业委员会发布的《肝纤维化中西医结合诊疗指南》执行。

**2. 根据中医证候选择中成药**

（1）肝胆湿热证常用中成药

1）叶下珠胶囊：由叶下珠组成。功能：清热解毒，祛湿利胆，可用于肝胆湿热所致的胁痛、腹胀、纳差、恶心、便溏等慢性肝炎。临床研究表明，叶下珠胶囊联合干扰素α治疗慢性乙型肝炎，可明显改善肝功能，具有抗HBV作用，并且能提高干扰素的远期疗效，明显降低复发率；叶下珠联合拉米夫定治疗慢性乙型肝炎，能提高HBeAg阴转率，具有明显的协同作用；叶下珠联合阿德福韦酯治疗慢性乙型肝炎，能提高临床疗效，促进肝功能恢复，具有明显的协同作用；叶下珠治疗慢性乙型肝炎，能提高患者HbeAg转阴率和HBV DNA转阴率，且停药后病毒反弹率和复发率低，其远期疗效好。

推荐意见：叶下珠制剂适用于肝胆湿热型慢性乙型肝炎，具有一定抑制HBV复制作用。（Ⅰa，选择性推荐）

2）苦参素胶囊：由苦参素，即氧化苦参碱组成。功能：清热燥湿，可用于肝胆湿热型慢性乙型肝炎。临床研究表明，苦参素胶囊可改善慢性乙型肝炎患者肝功能和HBV血清学标志物指标，抑制HBV复制；苦参素胶囊联合阿德福韦酯或恩替卡韦治疗慢性乙型肝炎，能够改善肝功能，抑制HBV DAN复制，疗效优于单用阿德福韦酯或恩替卡韦组；苦参素胶囊联合安络化纤丸治疗慢性乙型肝炎肝纤维化，抗肝纤维化疗效显著，改善程度优于单用安络化纤丸；苦参素联合阿德福韦酯或恩替卡韦治疗乙型肝炎肝硬化，能够抑制 HBV 复制，降低 HBV DNA 水平，防止肝细胞损伤及肝纤维产生，疗效显著，优于单用阿德福韦酯或恩替卡韦组。

推荐意见：苦参素制剂适用于肝胆湿热型慢性乙型肝炎，具有一定抑制 HBV 复制作用。（Ⅰa，选择性推荐）

3）乙型肝炎清热解毒冲剂（颗粒、胶囊）：由虎杖、白花蛇舌草、北豆根、拳参、茵陈、白茅根、茜草、淫羊藿、甘草、土茯苓、蚕沙、野菊花、橘红等组成。功能：清肝利胆，解毒除瘟，可用于肝胆湿热型急慢性乙型肝炎初期或活动期或 HBV 携带者。临床研究表明，乙型肝炎清热解毒颗粒联合干扰素α治疗 HBeAg 阳性慢性乙型肝炎，可提高 6 个月的 HBeAg 转阴率，提高患者生存质量；乙型肝炎清热解毒胶囊联合拉米夫定对肝胆湿热型活动性肝炎肝硬化疗效显著，可有效抑制 HBV 复制，且在抑制 YMDD 变异方面有一定疗效；乙型肝炎清热解毒冲剂能抑制 HBV 复制和促进 HBV 清除。

推荐意见：乙型肝炎清热解毒制剂适用于肝胆湿热型慢性乙型肝炎，具有一定抑制 HBV 复制作用。（Ⅰa，选择性推荐）

4）垂盆草冲剂：由垂盆草全草组成。功能：清利湿热，有降低 ALT 作用，可用于急性肝炎、慢性肝炎活动期。临床研究表明，垂盆草冲剂能够改善慢性乙型肝炎患者恶心、纳呆、上腹饱胀、乏力等症状，同时可保护肝脏炎症，降低 ALT 和 AST 水平且作用持久，复发率低，无毒副作用。

推荐意见：垂盆草颗粒适用于肝胆湿热型慢性乙型肝炎，具有较好的保肝降酶作用。（Ⅰa，选择性推荐）

5）当飞利肝宁胶囊：由水飞蓟、当药组成。功能：清利湿热，益肝退黄，可用于湿热郁蒸所致的黄疸（症见面黄或目黄，口苦尿黄，纳少乏力）、急慢性肝炎见上述证候者。临床研究表明，当飞利肝宁胶囊在改善慢性乙型肝炎患者临床症状、降低转氨酶、保护肝细胞功能方面有良好作用，在一定程度上可能有抗病毒作用，提高抗病毒药物的抗病毒疗效，提高 HBeAg 转阴率，且安全性好；当飞利肝宁胶囊联合抗病毒药物能改善慢性乙型肝炎患者临床症状、肝功能、门静脉高压症状，具有较好的抗感染保肝、抗肝纤维化的作用，能延缓纤维化进程；当飞利肝宁胶囊可更好地控制慢性乙型肝炎腹水患者的临床症状，改善肝功能，提高患者的生存质量。

推荐意见：当飞利肝宁胶囊适用于肝胆湿热型慢性乙型肝炎，具有较好的保肝降酶退黄作用。（Ⅰa，选择性推荐）

6）肝炎灵注射液：由山豆根组成。功能：降低转氨酶，提高机体免疫力，可用于慢性乙型肝炎。临床研究表明，肝炎灵注射液联合苦参碱能改善慢性乙型肝炎患者的肝功能，降低转氨酶，有效抑制 HBV 复制，停药后短期内不易反跳，且无毒副作用；肝炎灵注射液联合甘草酸二铵注射液能改善慢性乙型肝炎患者的肝功能，降低转氨酶，降低血清肝纤维化指标，有效抑制 HBV 复制，促进 HBeAg 阴转，且无毒副作用；肝炎灵注射液穴位注射治疗慢性乙型肝炎，可以充分发挥甚至放大肝炎灵注射液的药效，调节机体免疫功能，打破患者的免疫耐受状态，促进肝细胞的修复和再生，增强机体清除 HBV 的能力；肝炎灵注射液和黄芪注射液穴位注射联合苦参素口服可明显改善 YMDD 变异型慢性乙型肝炎患者的临床症状、体征，促进肝功能复常，提高 HBeAg 和 HBV DNA 阴转率，诱生 IL-2、IL-6。

推荐意见：肝炎灵注射液适用于肝胆湿热型慢性乙型肝炎，具有较好的保肝降酶退黄作用。（Ⅰa，选择性推荐）

7）鸡骨草胶囊：由三七、人工牛黄、猪胆汁、鸡骨草、白芍、大枣、栀子、茵陈、枸杞子组成。功能：疏肝利胆，清热解毒，可用于急、慢性肝炎和胆囊炎属肝胆湿热证者。临床研究表明，鸡骨草胶囊联合恩替卡韦治疗慢性乙型肝炎，可使异常的肝功能快速复常；在抗 HBV 方面的疗效也明显优于单用恩替卡韦，具有更好的护肝、抗 HBV 等作用。

推荐意见：鸡骨草胶囊适用于肝胆湿热型慢性乙型肝炎，具有较好的保肝降酶退黄作用。（Ⅰa，选择性推荐）

8）八宝丹：由牛黄、蛇胆、羚羊角、珍珠、三七、麝香等组成。功能：清利湿热，活血解毒，祛黄止痛，适用于湿热蕴结所致的发热、黄疸、小便黄赤、恶心呕吐、纳呆、胁痛腹胀、舌苔黄腻或厚腻干白；或湿热下注所致的尿道灼热刺痛/小腹胀痛，以及病毒性肝炎见有上述证候者。临床研究表明，八宝丹胶囊可以提高慢性乙型肝炎患者的临床疗效，改善肝功能、肝纤维化指标和凝血功能，起到保肝降酶、延缓肝纤维化发生的作用，而且用药安全无副作用。

推荐意见：八宝丹胶囊适用于肝胆湿热型慢性乙型肝炎，具有较好的保肝降酶退黄作用。（Ⅰa，选择性推荐）

9）双虎清肝冲剂：由金银花、虎杖、黄连、白花蛇舌草、蒲公英、丹参、野菊花、紫花地丁、法半夏、甘草、瓜蒌、枳实组成。功能：清热利湿，化痰宽中，理气活血，可用于湿热内蕴所致的胃脘痞闷、口干不欲饮、恶心厌油、食少纳差、胁肋隐痛、腹部胀满、大便黏滞不爽或臭秽，或身目发黄，舌质暗、边红，舌苔厚腻，脉弦滑或弦数，以及慢性乙型肝炎见有上述证候者。临床研究表明，双虎清肝冲剂治疗慢性乙型肝炎，可有效改善患者胃脘痞闷、口渴口干、食少纳差、恶心厌油、大便黏滞不爽或臭秽、身目发黄、胁肋隐痛等湿热内蕴的症状，恢复肝功能。

推荐意见：双虎清肝冲剂适用于肝胆湿热型慢性乙型肝炎，具有较好的保肝降酶退黄作用。（Ⅰa，选择性推荐）

10）熊胆胶囊：由熊胆粉组成。功能：清热、平肝、明目。临床研究表明，熊胆胶囊治疗高黄疸的慢性乙型肝炎，具有有保肝利胆功效，可减轻患者的黄疸症状。

推荐意见：熊胆胶囊适用于肝胆湿热型慢性乙型肝炎，具有较好的退黄作用。（Ⅰa，选择性推荐）

（2）肝郁脾虚证常用中成药

1）肝苏颗粒：由扯根菜组成。功能：降酶，保肝，退黄，健脾，用于慢性乙型肝炎活动期和急性病毒性肝炎。临床研究表明，肝苏颗粒能改善慢性乙型肝炎患者的临床症状、体征，促进肝功能恢复及有效地抑制HBV DNA复制，升高IL-21水平，提示肝苏颗粒在降酶、退黄、促进肝功能恢复、改善临床症状等方面具有疗效，能通过抗HBV、保护肝功能和调节免疫的作用提高临床疗效；肝苏颗粒改善慢性乙型肝炎患者的肝功能，阻断、延缓及改善肝纤维化，但对HBV DNA转阴无明显影响。

推荐意见：肝苏颗粒适用于肝郁脾虚型慢性乙型肝炎，具有较好的保肝降酶作用。（Ⅰa，选择性推荐）

2）九味肝泰胶囊：由三七、郁金、蜈蚣（不去头足）、大黄（酒制）、黄芩、山药、蒺藜、姜黄、五味子组成。功能：化瘀通络，疏肝健脾，可用于肝郁脾虚、气滞血瘀所致的胁肋胀痛或刺痛、抑郁烦闷、食欲不振、食后腹胀、大便不调、或胁下痞块等。临床研究表明，九味肝泰胶囊联合恩替卡韦治疗慢性乙型肝炎，可改善患者胸胁胀痛、肋下痞块、抑郁烦闷、倦怠乏力、舌质瘀斑瘀点等症状、体征，显著改善透明质酸（HA）和Ⅲ型前胶原肽（PⅢP）等肝纤维化指标。

推荐意见：九味肝泰胶囊适用于肝郁脾虚型慢性乙型肝炎，具有较好的抗肝纤维化作用。（Ⅰa，选择性推荐）

3）强肝胶囊：由白芍、板蓝根、丹参、当归、党参、地黄、甘草、黄精、黄芪、秦艽、山药、山楂、神曲、茵陈、郁金、泽泻组成。功能：清热利湿，补脾养血，益气解郁，用于慢性肝炎、早期肝硬化、中毒性肝病、脂肪肝等。临床研究表明：强肝胶囊能加强抗病毒药物的疗效，有效地改善慢性乙型肝炎肝纤维化患者的肝纤维化血清学指标及病理指标，在逆转慢性乙型肝炎肝纤维化和减轻肝内炎症坏死方面有较好的疗效；强肝胶囊联合阿德福韦酯治疗乙型肝炎肝硬化，有助于患者肝功能指标、脾门厚度及肝纤维化指标的改善，且患者指标改善程度明显优于阿德福韦酯组；替比夫定联合强肝胶囊治疗YMDD变异的失代偿期乙型肝炎肝硬化，肝功能、Child-Pugh评分和肝纤维化指标改善情况均明显优于替比夫定单药治疗组。

推荐意见：强肝胶囊适用于肝郁脾虚、肝胆湿热、瘀血阻络型相兼出现的慢性乙型肝炎，具有较好的抗HBV和抗肝纤维化作用。（Ⅰa，选择性推荐）

4）逍遥丸：由柴胡、当归、白芍、炒白术、茯苓、炙甘草、薄荷、生姜组成。功能：疏肝健脾，养血调经，用于肝郁脾虚所致的郁闷不舒、胸胁胀痛、头晕目眩、食欲减退、月经不调。临床研究表明，阿德福韦酯联合加味逍遥丸治疗乙型肝炎代偿期肝硬化，可明显提高 HBeAg 转阴率，改善肝功能和肝纤维化指标，降低停药后肝功能复发率；逍遥丸联合拉米夫定治疗慢性乙型肝炎，能明显改善患者的焦虑、抑郁等临床症状和体征，提高显效率和总有效率，降低患者 ALT 和 AST 水平，促进 HBV DNA 和 HBsAg 转阴。

推荐意见：逍遥丸适用于肝郁脾虚型慢性乙型肝炎，具有较好的抗 HBV 和抗肝纤维化作用。（Ⅰa，选择性推荐）

（3）肝肾阴虚证常用中成药

1）六味地黄丸：由熟地黄、山萸肉、牡丹皮、山药、茯苓、泽泻组成。功能：滋阴补肾，用于肾阴亏损所致的头晕耳鸣、腰膝酸软、骨蒸潮热、盗汗遗精、消渴等。临床研究表明，六味地黄丸联合五苓散加减能改善慢性乙型肝炎肝硬化腹水患者的 Alb 和 ALT 水平，有效改善临床症状，促进肝功能恢复。六味地黄丸联合干扰素α治疗 HBeAg 阴性慢性乙型肝炎，能明显改善患者的症状和肝功能，提高患者血清 HBsAg 下降幅度。Meta 研究纳入 18 个随机对照试验（RCT）表明，六味地黄丸联合抗病毒药物治疗乙型肝炎肝硬化，能明显改善 ALT、AST 和 Alb 水平，提高临床有效率。

推荐意见：六味地黄丸适用于肝肾阴虚型慢性乙型肝炎，具有较好的抗 HBV 和抗肝纤维化作用。（Ⅰa，选择性推荐）

2）杞菊地黄丸：由枸杞子、菊花、熟地黄、山萸肉、牡丹皮、山药、茯苓、泽泻组成。功能：滋肾养肝，用于肝肾阴亏所致的眩晕耳鸣、羞明畏光、迎风流泪、视物昏花。临床研究表明，杞菊地黄丸联合阿德福韦酯或恩替卡韦可明显降低肝肾阴虚型慢性乙型肝炎患者的 HBV DNA 和 ALT 水平，提高 HBeAg 转阴率、HBeAg/抗-HBe 血清转换率，有利于抑制病毒复制、减轻肝脏炎症反应，同时能缩短抗病毒药物的疗程。

推荐意见：杞菊地黄丸适用于肝肾阴虚型慢性乙型肝炎，具有较好的抗 HBV 和抗肝纤维化作用。（Ⅰa，选择性推荐）

（4）瘀血阻络证常用中成药

1）复方鳖甲软肝片：由鳖甲、莪术、赤芍、当归、三七、党参、黄芪、紫河车、冬虫夏草、板蓝根、连翘组成。功能：软坚散结，化瘀解毒，益气养血，用于慢性肝炎肝纤维化及早期肝硬化属瘀血阻络，气血亏虚，兼热毒未尽证。临床研究表明，复方鳖甲软肝片联合恩替卡韦可明显改善慢性乙型肝炎、代偿期肝硬化患者的肝功能、肝纤维化，明显优于单用恩替卡韦。

推荐意见：复方鳖甲软肝片适用于瘀血阻络型慢性乙型肝炎及其肝硬化，具有较好的抗肝纤维化作用。（Ⅰa，选择性推荐）

2）扶正化瘀胶囊：由丹参、发酵虫草菌粉、桃仁、松花粉、绞股蓝、五味子（制）组成。功能：活血祛瘀，益精养肝，用于乙型肝炎肝纤维化属瘀血阻络，肝肾不足证者。临床研究表明，恩替卡韦联合扶正化瘀胶囊治疗慢性乙型肝炎肝纤维化具有较好的临床效果。

推荐意见：扶正化瘀胶囊适用于瘀血阻络型乙型肝炎肝纤维化，症见胁下痞块，胁肋疼痛者，有较好的抗肝纤维化作用。（Ⅰa，选择性推荐）

3）鳖甲煎丸：由鳖甲胶、阿胶、蜂房（炒）、鼠妇虫、土鳖虫、蜣螂、硝石（精制）、柴胡、黄芩、半夏（制）、丹参、干姜、厚朴（姜制）、桂枝、白芍（炒）、射干、桃仁、牡丹皮、大黄、凌霄花、葶苈子、石韦、瞿麦等组成。功能：活血化瘀，软坚散结，用于胁下癥块者。临床研究表明，鳖甲煎丸联合恩替卡韦治疗慢性乙型肝炎肝纤维化，能够促进肝功能恢复，提高机体细胞免疫功能，改善血清肝纤维化指标，肝脏组织病理学显示肝纤维化组织增生程度显著减轻，疗效显著优于单用恩替卡韦组。

推荐意见：鳖甲煎丸对气滞血瘀型慢性乙型肝炎及其肝硬化的胁肋胀痛或刺痛效果较好，有较好的抗肝纤维化作用。（Ⅰa，选择性推荐）

4）大黄䗪虫丸：由熟大黄、土鳖虫（炒）、水蛭（制）、虻虫（去翅足，炒）、蛴螬（炒）、干漆（煅）、桃仁、苦杏仁（炒）、黄芩、地黄、白芍、甘草组成。功能：活血破瘀、通经消癥，用于瘀血内停所致的腹部肿块、肌肤甲错、目眶黯黑、潮热羸瘦、经闭不行等症。临床研究表明，大黄䗪虫丸联合恩替卡韦或拉米夫定或阿德福韦酯治疗慢性乙型肝炎肝硬化，可以显著改善患者的肝功能和肝纤维化指标，提高患者的生活质量，疗效优于单用组；大黄䗪虫丸联合聚乙二醇干扰素α-2a治疗慢性乙型肝炎肝纤维化可显著改善患者的HA、层粘连蛋白（LN）、PIIIP、Ⅳ型胶原（CIV）等肝纤维化指标，提高抗肝纤维化的作用。

推荐意见：大黄䗪虫丸适用于瘀血阻络型慢性乙型肝炎及其肝硬化，有较好的抗肝纤维化作用。（Ⅰa，选择性推荐）

5）安络化纤丸：由地黄、三七、水蛭、僵蚕、地龙、白术、郁金、牛黄、瓦楞子、牡丹皮、大黄、生麦芽、鸡内金、水牛角浓缩粉组成。功能：健脾养肝，凉血活血，软坚散结，用于慢性乙型肝炎、乙型肝炎后早中期肝硬化，表现为肝脾两虚、瘀热互结证候者。临床研究表明，安络化纤丸联合恩替卡韦治疗慢性乙型肝炎肝纤维化，可以显著改善患者肝组织汇管区和肝小叶内炎症及纤维化，降低患者HA、LN、CIV等肝纤维化指标，改善患者肝脏弹性测量值；安络化纤丸联合阿德福韦酯治疗慢性乙型肝炎肝纤维化可显著改善肝组织纤维化积分，降低患者HA、LN、CIV等肝纤维化指标。

推荐意见：安络化纤丸适用于瘀血阻络型慢性乙型肝炎及其肝硬化，有较好的抗肝纤维化作用。（Ⅰa，选择性推荐）

（5）脾肾阳虚证常用中成药

金匮肾气丸：由地黄、山药、山茱萸（酒炙）、茯苓、牡丹皮、泽泻、桂枝、附子（制）、牛膝（去头）、车前子（盐炙）组成。功能：温补肾阳，化气行水，用于肾虚所致的水肿、腰膝酸软、小便不利、畏寒肢冷。临床研究表明，金匮肾气丸联合阿德福韦酯治疗慢性乙型肝炎，能提高ALT/AST复常率和HBV DNA转阴率。

推荐意见1：金匮肾气丸适用于脾肾阳虚型慢性乙型肝炎，有较好的抗HBV作用。（Ⅰa，选择性推荐）

推荐意见2：中成药临床应用需遵循中医辨证论治原则，以提高临床疗效，减少药物不良反应。（Ⅴ，推荐使用）

（五）中西医结合治疗

中西医结合治疗是近20年来临床常用治疗方案，"十一五""十二五"国家传染病重大科技专项临床研究结果表明，中西药联用较单用西药可提高HBsAg和HBeAg转阴率或血清转换率、HBV DNA转阴率，也可明显改善肝脏炎症和纤维化，所用中药方剂或中成药可供临床辨证使用。（Ⅴ，推荐）

（1）中药联合拉米夫定：一项多中心随机双盲对照试验将320例慢性乙型肝炎患者随机分为试验组和对照组，试验组给予双虎清肝颗粒和乙型肝炎益气解郁颗粒联合拉米夫定治疗，对照组给予中药安慰剂联合拉米夫定治疗，疗程均为48周。试验组HBeAg血清学转换率优于对照组（38.0% vs 24.0%，$P<0.05$）。（Ⅰb，选择性推荐）多项RCT研究证实，苦参素联合拉米夫定治疗慢性乙型肝炎，其ALT复常率为50%～94%，治疗后24周，其HBV DNA转阴率为42.5%～94.3%；治疗后48周，联合治疗组HBeAg转阴率为35.4%～76%，HBeAg血清学转换率为38.4%～54.7%，均优于单用拉米夫定组。（Ⅰb，选择性推荐）

（2）中药联合阿德福韦酯：中药联合阿德福韦酯治疗慢性乙型肝炎的Meta分析发现，联合治疗组HBV DNA复常率为51.4%～97.5%，且AST、TBil改善情况均优于单用组（$P<0.05$），研究采用的中药包括蛇草汤（组成为白花蛇舌草、丹参、半枝莲、郁金、木香、五味子、生麦芽、吴茱萸、茵陈、垂盆草、虎杖、乌贼骨、香附、茯苓、黄芪）、加味逍遥散、双虎清肝颗粒、苦参素。（Ⅰa，选择性推荐）

（3）中药联合恩替卡韦："十一五"国家传染病科技重大专项多中心随机双盲临床研究中，针对慢性乙型肝炎（ALT在1～2倍正常值上限）炎症≥G2者，以中药模拟剂联合恩替卡韦为对照，应用灵猫方（淫羊藿、生黄芪、猫爪草、丹皮、胡黄连、青皮）联合恩替卡韦治疗1年，HBeAg转阴率显著提高（22.83% vs 11.81%，$P<0.05$），治疗组患者肝脏炎症等级≤G2者比例从33.30%提高到72.50%（$P<0.05$）。"十二五"国家传染

病科技重大专项多中心随机双盲安慰剂对照临床研究，以中药模拟剂联合恩替卡韦为对照，应用补肾健脾利湿方（淫羊藿、生黄芪、炒白术、猫爪草、仙鹤草、升麻、连翘、牡丹皮、青皮、苦参）联合恩替卡韦治疗HBeAg阴性慢性乙型肝炎，疗程120周，HBsAg转阴率显著提高（5.16% vs 1.29%，$P<0.05$），HBsAg下降≥50%的比例显著提高（32.54% vs 20.17%，$P<0.05$），治疗组患者治疗后肝脏炎症和纤维化评分显著改善。（Ⅰa，推荐）

（4）中药联合长效干扰素：Meta分析研究表明，聚乙二醇干扰素联合中药治疗在血清HBV DNA清除率（64.5% vs 45.0%）、血清HBeAg转阴率（47.4% vs 33.5%）和HBeAg血清学转换率（39.2% vs 23.1%）方面疗效明显优于单用聚乙二醇干扰素。（Ⅰa，推荐）

推荐意见1：中药联合西药治疗是我国慢性乙型肝炎治疗的主要形式，优势互补可提高临床疗效。（Ⅴ，推荐）

推荐意见2：中西药联用系统规范的临床研究开展得还不够，需进一步完善研究设计、实施、结果表达的规范性。（Ⅴ，推荐）

## （六）中医其他治法

**1. 穴位注射**　黄芪注射液2ml，隔日1次，足三里穴注射，2次/周，疗程均为1个月，共3个疗程。在中医辨证论治内服药的基础上加用此疗法，可改善乏力、纳差、腹胀、睡眠等临床症状，也可促进HBV DNA水平下降。（Ⅴ，选择性推荐）

**2. 中药穴位敷贴**　中药贴剂通过肝俞、足三里穴位敷贴或者敷脐，每天或隔天1次，疗程为2周以上。在中医辨证论治内服药的基础上加用此疗法，可明显改善胁痛、腹水等临床症状，改善肝功能和抑制肝纤维化的进展。（Ⅴ，选择性推荐）

**3. 生物信息红外肝病治疗仪（BILT治疗仪）**　在中医辨证论治内服药或中药穴位敷贴基础上加用BILT治疗仪局部照射肝区，每日1次，每次30分钟，1个月为1个疗程，共治疗2个疗程，可明显改善患者胁痛、腹胀、黄疸、乏力等症状，有助于改善肝功能和肝纤维化等指标。（Ⅴ，选择性推荐）

**4. 中药离子导入**　在中医辨证论治内服药基础上，通过导入仪导入中药药液（浸有中药药液的纱布垫放在导入仪电极板上，置于章门、期门、肝俞，每日1次，每日30分钟，1个月为1个疗程，可明显改善患者胁痛、腹胀、黄疸、乏力等症状，有助于改善肝功能，提高总有效率。（Ⅴ，选择性推荐）

推荐意见：中医药防治慢性乙型肝炎的其他治疗方法包括针灸、灌肠、穴位敷贴、远红外照射等，虽高级别临床研究证据不足，但在改善临床症状及肝功能等方面有一定作用，值得进一步临床研究。（Ⅴ，选择性推荐）

# 五、疗效评价

## （一）疾病疗效评价

参照中华医学会肝病学分会、感染病学分会发布的《慢性乙型肝炎防治指南（2015年版）》执行。

生化学应答：血清ALT、AST、TBil恢复正常。

病毒学应答：血清HBV DNA检测不到（PCR法）或低于检测下限，或较基线下降≥$2log_{10}$。

血清学应答：血清HBeAg转阴或HBeAg血清学转换或HBsAg转阴或HBsAg血清学转换。

组织学应答：肝脏组织学炎症坏死或纤维化程度改善达到某一规定值。

## （二）中医证候疗效评价

参照2017年《中医病证诊断疗效标准》（中华人民共和国中医药行业标准）。以单个症状消失率、好转率、未愈率为疗效评判标准。

　　消失率：临床症状、体征消失。

　　好转率：临床症状、体征好转。

　　未愈率：临床症状、体征无明显改善。

# 附录六　慢性乙型肝炎防治指南（2018 年美国肝病学会）

2018 年美国肝病学会（AASLD）的乙型肝炎指导旨在补充 2016 年 AASLD 的慢性乙型肝炎治疗实践指南并更新 2009 年以来的 HBV 指南。2018 年 AASLD 的乙型肝炎指导在乙型肝炎患者筛查、预防、诊断及临床管理方面提供了数据支持性的策略。与 2016 年指南不同的是，2018 年指导未行系统评价，亦未应用 GRADE 分级系统评价证据质量和推荐强度，而是基于以下几个方面由专家组共识发展而来：①评估和分析已发表的相关文章；②世界卫生组织对慢性乙型肝炎患者预防、照护和治疗方面的指导；③专家组管理急、慢性乙型肝炎患者的经验。

## 一、乙型肝炎筛查的指导意见

　　（1）筛查应同时检测 HBsAg 和抗-HBs。

　　（2）筛查人群：出生在血清 HBsAg 阳性率≥2%的国家的所有人；父母出生于 HBV 高流行地区（≥8%）且在婴儿时期未接种疫苗的美国出生人群；孕妇；需要接受免疫抑制剂治疗的人群及其他高危人群。

　　（3）筛查的人群中，抗-HBs 阴性者应接种疫苗。

　　（4）通常不推荐筛查抗-HBc 以判断既往感染，但对 HIV 感染者，将接受抗 HCV 治疗、抗癌治疗、免疫抑制剂治疗、肾脏透析的患者及献血（或器官捐献）的人群而言，筛查抗-HBc 至关重要。

## 二、HBsAg 阳性人群咨询服务的指导意见

　　（1）需告知 HBsAg 阳性人群避免将 HBV 传播给他人的相关知识。

　　（2）针对 HBsAg 阳性的医护人员及学生：①不能因患有乙型肝炎而被排除在培训和执业之外。②仅当 HBsAg 阳性的医护人员和学生的操作具有暴露倾向时，才推荐他们向所在单位的专家组寻求咨询和建议。若其血清 HBV DNA＞1000U/ml，则不应从事具有暴露倾向的操作；但若血清 HBV DNA 降低并维持在 1000U/ml 以下，则可进行具有暴露倾向的操作。

　　（3）除在日托中心、学校、体育俱乐部和露营场所采取综合常规预防措施外，社区感染 HBV 的儿童无须特殊安排。

　　（4）HBV 感染者应禁止或限制饮酒。

　　（5）建议控制体质量并治疗代谢相关并发症（包括控制血糖及血脂异常），以预防并发代谢综合征和脂肪肝。

## 三、HBsAg 阴性、抗-HBc 阳性（伴或不伴抗-HBs 阳性）人群咨询服务的指导意见

　　（1）不推荐常规筛查抗-HBc，但 HIV 感染者、将接受抗 HCV 治疗和免疫抑制剂治疗的人群除外。

　　（2）抗-HBc 阳性、HBsAg 阴性人群通过性接触或亲密接触途径均无传播 HBV 的风险。

　　（3）单纯抗-HBc 阳性者和来自 HBV 低流行地区且无 HBV 感染危险因素者应接种全系列的乙型肝炎疫苗。

　　（4）单纯抗-HBc 阳性且有感染乙型肝炎危险因素者不推荐接种疫苗，除非其合并 HIV 感染或免疫不全。

### 四、孕妇咨询服务的指导意见

（1）妊娠期接种乙型肝炎疫苗是安全的，无 HBV 免疫或未感染 HBV 的孕妇应接种疫苗。

（2）HBsAg 阳性的孕妇应补充检查［如 ALT、HBV DNA，如有指征行影像学筛查肝细胞癌（HCC）］，并确定是否需抗病毒治疗。

（3）符合标准抗病毒治疗指征的妇女应接受治疗。不符合标准治疗指征但孕中期 HBV DNA ＞200 000U/ml 的孕妇应考虑抗病毒治疗，以阻断母婴传播。

（4）未接受抗病毒治疗及分娩时或产后早期停止抗病毒药物的 HBV 感染孕妇，应在产后 6 个月内密切监测肝炎复发和血清学转换情况。应坚持长期随访以评估未来是否需要治疗。

（5）高病毒载量的 HBsAg 阳性孕妇行羊水穿刺术有潜在的母婴传播 HBV 风险，应权衡利弊。

（6）HBV 相关性肝硬化的孕妇应纳入高危产科实践管理范畴，需接受富马酸替诺福韦二吡呋酯（TDF）治疗，以预防肝硬化失代偿。

（7）需评估 HBV 感染孕妇性伴侣的 HBV 感染或免疫情况，适时接种乙型肝炎疫苗。

（8）不禁止母乳喂养。

### 五、阻断慢性 HBV 感染者传播乙型肝炎的指导意见

（1）乙型肝炎疫苗安全性极高，采取"0、1、6"的 3 针接种方案，即第 1 针接种后 1 个月和 6 个月分别接种第 2 针和第 3 针（同步或不同步接种甲型肝炎疫苗）。亦可对成人应用甲型乙型肝炎联合疫苗（Twinrix®）行 4 针接种方案，在第 1 针接种后 7 天、21～30 天及 12 个月分别接种第 2 针、第 3 针和第 4 针。最新用于成人的两针接种方案（0 和 1 个月各 1 针）的乙型肝炎疫苗（HEPLISAV-B®）已获批上市。

（2）HBV 感染者的性伴侣和家庭亲密接触者为 HBsAg 和抗-HBc 阴性时，应接种乙型肝炎疫苗。

（3）若新生儿的母亲感染 HBV，则新生儿应在分娩后注射乙型肝炎免疫球蛋白（HBIG）和接种乙型肝炎疫苗并完成后续疫苗接种。若婴幼儿的母亲 HBsAg 阳性，则婴幼儿应在 9～15 月龄行疫苗接种后检测。

（4）医护人员、慢性 HBV 感染者的性伴侣、长期血液透析者及免疫功能不全者（包括 HIV 感染者）应在接种最后一针疫苗后 1～2 个月检测疫苗应答情况。

（5）对初次系列疫苗接种无应答者，建议再次行 3 针方案的疫苗接种，并对免疫功能不全者（包括合并肝硬化的患者），可加倍剂量接种疫苗。

（6）建议每年对长期血液透析患者中的疫苗应答者进行随访检测。

（7）除免疫功能不全人群外，不推荐接种加强疫苗。

### 六、选择性应用血清学与病毒学检测方法的指导意见

（1）定量 HBV DNA 检测对指导治疗决策至关重要，包括启动治疗及评估患者对抗病毒治疗的应答情况。

（2）HBsAg 定量检测有助于管理接受聚乙二醇干扰素（PEG-IFN）治疗的患者，但不推荐其用于慢性乙型肝炎患者的常规检测或随访。

（3）对于那些考虑应用 PEG-IFN 治疗的患者，HBV 基因型检测是有益的。这是因为基因 A 型和 B 型患者的 HBeAg 和（或）HBsAg 消失率高于基因 C 型和 D 型。然而，不推荐 HBV 基因型检测用于慢性乙型肝炎患者的常规检测或随访。

（4）不推荐对抗病毒初治患者行病毒耐药检测。病毒耐药检测对抗病毒经治患者、经核苷和核苷酸类药物（NAs）治疗仍有持续病毒血症的患者或治疗过程中发生病毒学突破的患者是有益的。

### 七、尚未接受治疗的慢性 HBV 感染者监测的指导意见

（1）慢性乙型肝炎是一种动态性疾病。未接受治疗者应定期检测，以明确治疗指征。

（2）ALT 持续正常的 HBeAg 阳性者应每隔 3～6 个月检测 1 次 ALT。若 ALT 水平高于正常值上限，则应加强 ALT 和 HBV DNA 检测的频率。应每隔 6～12 个月检测 1 次 HBeAg。

（3）HBV DNA＞20 000U/ml 且 ALT＜2 倍正常值上限（女性＜50U/L，男性＜70U/L）的 HBeAg 阳性者，尤其是年龄＞40 岁且年轻时已感染 HBV 者（即感染时间长），应行肝活组织检查，以评估肝脏组织学病变的严重程度。①肝活组织检查是同时评估肝纤维化和肝脏炎症的唯一方法。若活组织检查标本提示中度或重度炎症（A2 或 A3）或显著肝纤维化（≥F2），则建议治疗。②评估纤维化的替代方法包括弹性成像（首选）和肝纤维化生物学标志物（如 FIB-4/FibroTest®）。若这些非侵入性检查提示显著肝纤维化（≥F2），则建议治疗。

（4）HBV DNA＞2000U/ml 且 ALT 在 1～2 倍正常值上限的 HBeAg 阴性者，尤其年龄＞40 岁且年轻时即感染 HBV 者（感染时间长），应行肝活组织检查，以评估肝脏组织学病变的严重程度。①肝活组织检查是同时评估肝纤维化和肝脏炎症的唯一方法。若活组织检查标本提示中度或重度炎症（A2 或 A3）或显著肝纤维化（≥F2），则建议治疗。②评估纤维化的替代方法包括弹性成像（首选）和肝纤维化生物学标志物（如 FIB-4/FibroTest®）。若这些非侵入性检查提示显著肝纤维化（≥F2），则建议治疗。

（5）HBV DNA＜2000U/ml 且 ALT 正常（女性≤25U/L，男性≤35U/L）的 HBeAg 阴性者，应在发现后的第 1 年内每隔 3 个月检测 1 次 ALT 和 HBV DNA，以确定是否为非活动性慢性乙型肝炎，建议此后每隔 6～12 个月检测 1 次 ALT 和 HBV DNA。如果考虑经济因素，可仅检测 ALT；当 ALT 超过正常值上限时，应缩短 ALT 和 HBV DNA 检测间隔至每隔 3～6 个月 1 次。

（6）对于 HBV DNA＜2000U/ml 但 ALT 升高者，建议检查其他原因导致的肝脏疾病，包括但不限于 HCV、HDV、药物毒性、非酒精性脂肪肝、酒精或自身免疫性肝病等。

（7）非活动期慢性乙型肝炎患者应每年评估 HBsAg 消失情况。

（8）HBsAg 持续阴转者不再需常规监测 ALT 及 HBV DNA。对于肝硬化患者、直系亲属有 HCC 病史者或感染 HBV 时间较长者（年轻时即感染 HBV 的女性＞40 岁、男性＞50 岁），应监测 HCC。

### 八、HBsAg 阳性人群 HCC 筛查的指导意见

（1）建议所有 HBsAg 阳性的肝硬化患者应每隔 6 个月检查 1 次肝脏超声，联合或不联合检测 AFP 均可。

（2）建议有 HCC 高危风险的成年 HBsAg 阳性者（包括 40 岁以上的亚裔男性或非裔美国男性、50 岁以上亚裔女性）、直系亲属有 HCC 病史者或感染 HDV 者应每隔 6 个月检查 1 次肝脏超声，联合或不联合检测 AFP 均可。

（3）尚无充分数据鉴定儿童 HCC 高危人群。然而，建议重度肝纤维化或肝硬化的 HBsAg 阳性儿童或青年人和直系亲属有 HCC 病史的 HBsAg 阳性儿童或青年人每隔 6 个月检查 1 次肝脏超声，联合或不联合检测 AFP 均可。

（4）建议居住地区无超声检查设备的 HBsAg 阳性 HCC 高危人群每隔 6 个月检测 1 次 AFP。

### 九、HBV 合并 HCV 感染治疗的指导意见

（1）所有 HBsAg 阳性者均应检测抗-HCV，以确定是否有 HCV 感染。

（2）HCV 病毒血症患者应接受抗 HCV 治疗。

（3）AASLD 的 HBV 指南推荐根据 HBV DNA 和 ALT 水平决定单纯 HBV 感染者的抗 HBV 治疗。

（4）HBsAg 阳性者经直接抗病毒药物（DAA）抗 HCV 治疗后有 HBV DNA 和 ALT 复燃风险；对于那些

不符合单纯 HBV 感染治疗标准的患者，应在 DAA 抗 HCV 治疗期间和治疗后 3 个月每隔 4~8 周检测 1 次 HBV DNA（根据美国肝病学会-美国感染病学会 HCV 指导）。

（5）HBsAg 阴性、抗-HBc 阳性的 HCV 感染者经 DAA 抗 HCV 治疗后 HBV 再激活风险极低。应在基线时、治疗结束时和随访期间监测 ALT 水平。对于那些治疗期间或治疗结束后 ALT 升高或不能复常者，建议检测 HBV DNA 和 HBsAg。

### 十、HDV 感染者管理的指导意见

（1）建议 HIV 阳性者、静脉吸毒者、男性同性恋者、性传播疾病高危人群及来自 HDV 高发地区的移民筛查抗-HDV。HBV DNA 低水平且 ALT 升高的患者应考虑筛查 HDV。若检查的必要性方面有任何不确定，建议最先检测抗-HDV。

（2）对于 HDV 感染高危人群，建议定期复查。

（3）建议抗-HDV 阳性患者定期检测 HDV RNA 和 HBV DNA 水平。

（4）推荐 HDV RNA 阳性和 ALT 升高的患者应用 PEG-IFNα 治疗，疗程 12 个月。

（5）若患者 HBV DNA 水平升高，建议联合 NAs 治疗［优选恩替卡韦、TDF 或替诺福韦艾拉酚胺（TAF）］。

（6）HDV 感染复发率高，若治疗后 ALT 水平升高，则需评估 HDV 复发。

（7）考虑到当前治疗方案的疗效有限，可将患者转诊至专门机构进行 HDV 试验性治疗。

### 十一、HBV 合并 HIV 感染治疗的指导意见

（1）无论 CD4 细胞计数水平高低，所有 HBV 合并 HIV 感染者均应进行抗逆转录病毒治疗（antiretroviral therapy，ARVT）。ARVT 方案应包括两种抗 HBV 活性药物，即 TDF 或 TAF 联合拉米夫定或恩曲他滨。

（2）若患者已接受有效的 ARVT，但治疗方案不包括抗 HBV 活性药物，则应改变治疗方案包含 TDF 或 TAF 联合拉米夫定或恩曲他滨。此外，对于接受 ARVT 能完全抑制 HIV 复制的共感染患者，可加用恩替卡韦抗 HBV 治疗。

（3）当改变 ARVT 方案时，若无另一种抗 HBV 药物替代，则不应停用有效的抗 HBV 药物。

（4）若肌酐清除率＜50ml/min，包含 TDF 联合恩曲他滨的治疗方案需调整剂量。若肌酐清除率＜30ml/min，则不建议使用包含 TAF 联合恩曲他滨的治疗方案。

### 十二、患者接受免疫抑制剂和细胞毒性药物治疗的指导意见

（1）建议所有人群在接受免疫抑制剂、细胞毒性药物或免疫调节剂治疗前应检测 HBsAg 和抗-HBc（总抗体或 IgG 抗体）。

（2）HBsAg 阳性、抗-HBc 阳性者在接受免疫抑制剂或细胞毒性药物治疗前应预防性抗 HBV 治疗。

（3）HBsAg 阴性、抗-HBc 阳性者应密切监测 ALT、HBV DNA 和 HBsAg 以便按需抗 HBV 治疗；推荐接受抗-CD20 抗体治疗（如利妥昔单抗）和干细胞移植者行预防性抗 HBV 治疗。

（4）在符合治疗指征的情况下，建议接受免疫抑制剂治疗前或至少同时进行预防性抗 HBV 治疗。一旦开始预防性抗 HBV 治疗，应贯穿整个免疫抑制剂治疗的始终，并在治疗完成后延长疗程至少 6 个月（接受抗-CD20 抗体治疗的患者延长疗程至至少 12 个月）。

（5）抗 HBV 治疗应优选耐药屏障高的药物（恩替卡韦、TDF 或 TAF）。

（6）建议未接受预防性治疗的患者应每隔 1~3 个月检测 1 次 HBV DNA 水平。抗 HBV 治疗结束后应监测 12 个月。

### 十三、急性乙型肝炎患者治疗的指导意见

（1）抗病毒治疗仅适用于急性肝衰竭或病程迁延且重症的急性乙型肝炎患者，如伴 TBil＞3mg/dl（或 DBil＞1.5mg/dl）、国际标准化比值＞1.5、肝性脑病或腹水。

（2）抗病毒药物首选恩替卡韦、TDF 或 TAF。①确定 HBsAg 阴性后，方可停用抗病毒药物；肝移植后，应无期限服用抗病毒药物。②禁用 PEG-IFN。

（3）6～12 个月后 HBsAg 未阴转者可诊断为慢性乙型肝炎，后续管理参照慢性 HBV 指南。

### 十四、接受 NAs 治疗并持续低病毒血症患者管理的指导意见

参见"二十三"条。

### 十五、失代偿期肝硬化患者管理的指导意见

参见"二十四"条。

### 十六、接受肝移植的乙型肝炎患者治疗的指导意见

（1）无论肝移植前 HBeAg 状态或 HBV DNA 水平如何，所有接受肝移植的 HBsAg 阳性患者均应接受 NAs 预防性抗病毒治疗，移植后联合或不联合 HBIG 治疗。①不应单独应用 HBIG 治疗。②推荐首选恩替卡韦、TDF 或 TAF，因其长期使用耐药率低。

（2）推荐个体化选择 HBIG 治疗方案。低危患者可应用 5～7 天的 HBIG 甚至不用亦可。对于移植后疾病进展风险最高的患者，如合并 HDV 和 HIV 感染，抗病毒药物联合 HBIG 治疗是最佳方案。依从性差的患者可能从抗病毒药物联合 HBIG 治疗中获益。

（3）所有接受 HBsAg 阴性但抗-HBc 阳性供肝的 HBsAg 阴性患者，应长期接受抗病毒治疗，以预防病毒再激活。已有报道显示，在此种情况下拉米夫定有效，但首选恩替卡韦、TDF 或 TAF。

（4）建议终身预防性抗 HBV 治疗。

### 十七、非肝脏实体器官移植受者乙型肝炎管理的指导意见

（1）所有接受肝外器官移植受者均应检测 HBsAg、抗-HBc 和抗-HBs，以评估 HBV 感染和免疫状况。抗-HBs 阴性者应在移植前接种乙型肝炎疫苗。

（2）所有 HBsAg 阳性的器官移植受者应在移植后终身抗病毒治疗，以预防或治疗 HBV 再激活。

（3）推荐首选替诺福韦（TAF/TDF）或恩替卡韦，因其长期使用耐药发生率低。

（4）HBsAg 阴性、抗-HBc 阳性的非肝脏器官移植者无须预防性抗 HBV 治疗，建议监测 HBV 再激活情况。或者因移植后的前 6～12 个月需应用最大剂量的免疫抑制剂，故在此期间应行抗 HBV 治疗。

（5）HBsAg 阴性、抗-HBc 阳性的非肝脏器官移植受者，接受抗-HBc 阳性移植物，无须预防性抗 HBV 治疗，应密切监测 HBV 感染情况。

（6）所有未接受治疗的非肝脏器官移植受者，应在移植后的第 1 年内每隔 3 个月及清除 T 淋巴细胞治疗（如抗胸腺细胞球蛋白）后，监测 ALT 和 HBV DNA 水平，以监测 HBV 再激活情况。

### 十八、免疫活动期慢性乙型肝炎患者治疗的指导意见

（1）AASLD 推荐成年免疫活动期慢性乙型肝炎患者（HBeAg 阳性或阴性）行抗病毒治疗，以降低肝脏相关并发症的发生风险。

（2）AASLD 推荐 PEG-IFN、恩替卡韦、TDF 作为成年初治免疫活动期慢性乙型肝炎患者的首选药物。

（3）TAF 亦可作为成年初治免疫活动期慢性乙型肝炎患者的首选药物。伴有肾功能不全或骨骼相关疾病或有相关疾病风险的患者应考虑应用 TAF 或恩替卡韦。肌酐清除率＜15ml/min 或肾脏透析患者不建议服用 TAF。

（4）健康成人的 ALT 正常值上限男性为 29～33U/L，女性为 19～25U/L。建议以男性和女性 ALT 的正常值上限（分别为 35U/L 和 25U/L）来指导管理决策。

### 十九、免疫耐受期慢性乙型肝炎治疗的指导意见

（1）AASLD 反对成年免疫耐受期慢性乙型肝炎患者进行抗病毒治疗。

（2）免疫耐受状态应依据 ALT 水平定义；ALT 的正常值上限男性为 35U/L，女性为 25U/L，而不应参考所在地实验室 ALT 的正常值上限。

（3）AASLD 建议成年免疫耐受期慢性乙型肝炎患者应至少每隔 6 个月检测 1 次 ALT 水平，以监测免疫耐受期向免疫活动期或非活动期的潜在转换。

（4）AASLD 建议特定人群（40 岁以上伴 ALT 正常、HBV DNA＞1 000 000U/ml 及肝组织病理学提示显著炎症坏死或纤维化）行抗病毒治疗。

### 二十、NAs 治疗期间发生 HBeAg 血清学转换的 HBeAg 阳性免疫活动期慢性肝炎患者治疗的指导意见

（1）AASLD 建议 NAs 治疗期间发生 HBeAg 血清学转换的 HBeAg 阳性免疫活动期无肝硬化的慢性乙型肝炎患者应至少再巩固治疗 12 个月后方可考虑停药。

（2）停药后可能会增加肝硬化失代偿及死亡的风险，故 AASLD 建议 NAs 治疗期间发生 HBeAg 血清学转换的、HBeAg 阳性免疫活动期、有肝硬化的、成年慢性乙型肝炎患者进行无期限的抗病毒治疗，直至出现高等级的停药证据。

### 二十一、HBeAg 阴性免疫活动期慢性乙型肝炎患者抗病毒疗程的指导意见

AASLD 建议 HBeAg 阴性免疫活动期的成年慢性乙型肝炎患者进行无期限的抗病毒治疗，直至出现高等级的停药证据。

### 二十二、NAs 治疗期间肾脏和骨骼疾病风险的指导意见

（1）由于恩替卡韦和 TDF 所致潜在肾脏和骨骼疾病风险无显著差异，故 AASLD 在这两种药物之间无偏向性指导意见。

（2）TAF 所致骨骼和肾脏损害的风险发生率低于 TDF。

（3）怀疑 TDF 相关的肾功能不全和（或）骨骼损害时，应停用 TDF，根据已知的耐药情况，换用 TAF 或恩替卡韦。

### 二十三、NAs 治疗期间持续低水平病毒血症患者管理的指导意见

（1）AASLD 建议，恩替卡韦或替诺福韦单药治疗期间持续低水平病毒血症（＜2000U/ml）患者继续单药治疗，无须参考 ALT 水平。

（2）AASLD 建议，TAF 单药治疗期间持续低水平病毒血症（＜2000U/ml）患者继续单药治疗，无须参考 ALT 水平。

（3）AASLD 建议，恩替卡韦或替诺福韦单药治疗期间发生病毒学突破的患者换用另一种高耐药屏障的单药继续治疗，或加用第二种无交叉耐药的抗病毒药物继续治疗。

（4）使用目前推荐的首选药物恩替卡韦、TDF 或 TAF 时持续病毒血症，其定义为治疗 96 周后 HBV DNA 水平的下降出现平台期和（或）仍能检测到 HBV DNA，换用或加用第二种药物疗效未被证实。

（5）恩替卡韦治疗期间出现病毒学突破的患者可换用或加用 TDF 或 TAF。TDF 或 TAF 治疗期间出现病毒学突破时，根据患者既往 NAs 的治疗史，首选换用或加用恩替卡韦。

（6）非首选药物拉米夫定或替比夫定治疗期间出现病毒学突破的患者，换用或加用 TAF 或 TDF。非首选药物阿德福韦治疗期间出现病毒学突破的患者，换用或加用恩替卡韦、TAF 或 TDF。

### 二十四、成年低水平病毒血症肝硬化患者管理的指导意见

（1）AASLD 建议，成年低水平病毒血症（＜2000U/ml）的代偿期肝硬化患者接受抗病毒治疗，以降低失代偿风险，无须参考 ALT 水平。

（2）恩替卡韦、TDF 或 TAF 为首选抗病毒药物。

（3）AASLD 建议，HBsAg 阳性的成年失代偿期肝硬化患者接受无期限的抗病毒治疗（推荐恩替卡韦或 TDF），以降低更严重的肝脏并发症发生风险，而无须参考 HBV DNA 水平、HBeAg 状态或 ALT 水平。

（4）由于缺乏 TAF 在失代偿期肝硬化患者中应用的相关研究，因此限制推荐 TAF 在此类人群中应用。然而，对于合并肾功能不全和（或）骨骼损害的失代偿期肝硬化患者，应考虑使用 TAF 或恩替卡韦。

### 二十五、妊娠期慢性乙型肝炎管理的指导意见

（1）AASLD 推荐 HBsAg 阳性且 HBV DNA＞200 000U/ml 的孕妇接受抗病毒治疗（拉米夫定、替比夫定或 TDF），以降低围产期传播 HBV 的风险。

（2）TAF 在孕妇中的使用情况未进行过研究，抗逆转录病毒注册系统中亦缺乏孕妇使用的安全性数据。因此，孕妇应用 TAF 缺乏数据支持。

（3）AASLD 反对 HBsAg 阳性但 HBV DNA≤200 000U/ml 的孕妇接受抗病毒治疗（拉米夫定、替比夫定或 TDF）用于降低围产期传播 HBV 的风险。

### 二十六、儿童慢性乙型肝炎治疗的指导意见

（1）AASLD 建议，同时存在 ALT 升高和 HBV DNA 阳性的 2～18 岁 HBeAg 阳性儿童接受抗病毒治疗，以实现持久 HBeAg 血清学转换的目标。

（2）健康儿童的 ALT 正常值上限并不固定，其受性别、年龄、青春期和 BMI 影响。有研究建议，婴儿期后 ALT 的界值：女孩为 22～31U/L，男孩为 25～38U/L。但并非所有研究均严格排除了超重儿童。从慢性乙型肝炎管理及与成人推荐保持一致的角度出发，建议儿童 ALT 正常值上限与成人一致，即男性为 35U/L，女性为 25U/L，以指导管理决策。

（3）IFNα-2b 获批用于 1 岁以上儿童。拉米夫定和恩替卡韦获批用于 2 岁以上儿童。PEG-IFNα-2a 虽未获批用于慢性乙型肝炎儿童，但获批用于 5 岁以上慢性丙型肝炎儿童，必要时，亦可考虑。TDF 获批用于 12 岁以上儿童。

（4）未进行儿童应用 TAF 治疗的相关研究。因此 12 岁及以上的儿童应用 TAF 缺乏数据支持。

（5）AASLD 反对 ALT 持续正常（无论 HBV DNA 水平如何）的 2～18 岁 HBeAg 阳性儿童抗病毒治疗。

## 附录七　亚太肝病学会慢性乙型肝炎的诊断与治疗共识

结合世界卫生组织（WHO）2015 年最新慢性乙肝防治指南（简称 WHO 指南），本文对比解读亚太肝病研究学会（APASL）慢性乙型肝炎（简称慢性乙肝）防治指南（简称 APASL 指南）主要更新内容。

## 一、治疗目标

WHO 指南的治疗目标是降低发病率和因进展性肝病导致的病死率，通过疫苗接种、治疗和预防传播，在全球范围内消除慢性乙型肝炎病毒（HBV）感染；延缓和减少肝脏失代偿、肝硬化、终末期肝病、肝细胞癌和死亡的发生，从而改善患者生活质量和延长其存活时间。

APASL 指南更新的治疗目标更具体，并明确规定了治疗终点：①理想治疗终点，即停止治疗后持续乙型肝炎病毒表面抗原（HBsAg）消失，伴或不伴乙肝表面抗体（anti-HBs）出现。②满意治疗终点，即停止治疗后持续病毒学抑制［乙型肝炎病毒 e 抗原（HBeAg）阳性的慢性乙肝患者同时伴有 HBeAg 血清学转换］。③基本治疗终点，即在长期治疗中维持病毒学应答。

## 二、治疗策略

（1）初治患者药物治疗：对于初治患者，WHO 指南推荐核苷（酸）类似物（NAs）恩替卡韦（ETV）和替诺福韦酯（TDF）为一线用药。2012 年 APASL 指南建议初治患者可选择 ETV（Ⅰ/A）、TDF（Ⅰ/A）、阿德福韦酯（ADV，Ⅰ/B）、替比夫定（LdT，Ⅰ/B）或拉米夫定（LAM，Ⅰ/B）治疗，其中 ETV 或 TDF 为着重推荐。2015 年 APASL 指南仍推荐初治患者选择 TDF（A1）、ETV（A1）、ADV（A2）、LdT（A2）或 LAM（A2）治疗，其中 ETV 和 TDF 作为一线推荐药物（A1）。

（2）经治患者药物治疗：对于经治患者，WHO 指南建议对于 NAs 耐药患者，全部推荐转换成 TDF 治疗。APASL 指南建议 LAM 或 LdT 耐药患者转换成 TDF，ADV 初治耐药患者转换成 TDF 或 ETV。

（3）治疗疗程：WHO 指南建议，如果无肝硬化临床证据，且能实现长期随访的患者，实现 HBeAg 血清学转换伴 HBV DNA 检测不到和 ALT 复常后，至少再巩固治疗 1 年（基于低等级证据的选择性推荐）。APASL 指南建议对 HBeAg 阳性患者，应在 HBeAg 血清学转换伴 HBV DNA 检测不出和 ALT 复常后再巩固治疗至少 1 年（A1），并推荐巩固治疗 3 年（C1）；对 HBeAg 阴性患者，治疗持续时间不确定。可在 HBsAg 血清学转换后停止，或 HBsAg 消失后再巩固治疗 1 年（B1）。

## 三、不良反应监测及特殊人群用药

### （一）不良反应监测

WHO 指南指出，所有患者在接受抗病毒治疗前，应检测基线肾功能并评估发生肾功能不全的风险；接受 TDF 或 ETV 长期治疗的患者，应每年监测肾功能（基于低等级证据的选择性推荐）。2012 年 APASL 指南推荐，使用 TDF 或者 ADV 治疗时，应监测肾功能（Ⅰ/A）；若使用 LdT 治疗时应监测有无肌力减弱（Ⅲ/A）。2015 年 APASL 指南也建议，若使用 TDF 或者 ADV，应至少每 3 个月监测肾功能和骨状况（A1）；若使用 LdT 治疗，应监测有无肌肉症状和肌力减弱（A1）。

### （二）特殊人群治疗

对于妊娠期女性，WHO 指南建议需要抗病毒治疗时，可考虑 TDF；而对防止母婴传播的抗病毒治疗，没有正式推荐。APASL 指南对妊娠期女性的推荐更新为需要抗病毒治疗时，可考虑妊娠全程使用 TDF（B1）；为了防止母婴传播，对于高病毒载量的妊娠妇女，在妊娠晚期可以用 LdT 或 TDF 治疗（B2）。

对合并肾功能不全的慢性乙肝的治疗，WHO 指南建议透析和肾移植患者根据肌酐清除率调整剂量；HBsAg 阳性患者进行肾移植时，应预防性使用 NAs 治疗，防止 HBV 复发。2012 年 APASL 指南未提及慢性肾脏病（CKD）患者的用药建议，对透析患者仅提及根据肌酐清除率调整药物剂量，对肾移植患者仅提及为防止 HBV 复发使用抗病毒药物。2015 年 APASL 指南充实并具体了慢性乙肝合并 CKD 患者的用药方案，即

LdT 或 ETV 可作为慢性 HBV 感染合并肾功能不全或肾脏替代治疗患者的一线抗病毒药物，同时应根据肌酐清除率调整剂量（A1）。

# 附录八　欧洲肝病学会丙型肝炎诊疗指南

欧洲肝病学会（EASL）2018 年年会期间发布了丙型肝炎治疗的更新指南，此版指南最重要的改变是，为了实现世界卫生组织提出的 2030 年消除丙型肝炎威胁的宏伟目标而做出的相应更新，力求发现和治疗更多患者，从筛查、诊断、治疗、管理等各方面作了较为详尽的描述和建议。

2018 年 EASL 丙型肝炎治疗指南第一大更新是降低对筛查诊断试剂的要求，提出所有怀疑感染 HCV 者都应该接受筛查，中高流行区≥2%～5%的普通人群都应该接受检查，可使用唾液筛查抗-HCV。在指南中有多处针对中低收入国家或地区如何实施 HCV 的诊断和管理给出了建议，例如，可使用灵敏度略低的 HCV RNA 检测手段或 HCV 抗原检测等替代高灵敏度的 HCV RNA。对于治疗终点持续病毒学应答（SVR）的评估，也可以使用替代的终点，停药后 24 周检测 HCV 抗原，使用灵敏度低的试剂检测 HCV RNA。

第二大更新是降低对基因型检测的要求。新版指南中对欧洲当前可用的丙型肝炎药物进行了分类：泛基因型类和基因型特异类，前者包括吉利德科学公司的索磷布韦/维帕他韦和艾伯维公司的格卡瑞韦/哌仑他韦方案。指南推荐：在基因分型无法进行和（或）无法负担的地区，或是出于简化治疗可及性的目的，新的泛基因型药物治疗可在基因型和基因亚型未知的情况下启动。但指南也指出：既往治疗史、有无肝硬化和基因型（包括基因 1 型的亚型）仍然对选择方案和疗程有帮助。

第三大更新是降低对治疗监测的要求。新版指南提出在确保依从性的情况下，使用高治愈率的泛基因型方案药物治疗时，在治疗结束后 12 周检测 HCV RNA 用以判断 SVR 并非必需。耐药检测方面，仍然不推荐在治疗前广泛检测 HCV 耐药。其理由除当前仍然没有标准化、商品化的耐药检测手段以外，指南还指出：对于基线可检测到耐药相关置换（resistance-associated substitution，RAS）的患者，现在已有了高效的治疗手段。因此，对于直接抗病毒药物（direct-acting antiviral agents，DAAs）初治的患者，不推荐在治疗前广泛检测 HCV 耐药。但针对 DAAs 治疗失败的患者，应该进行 RAS 检测，对于补救治疗方案的选择有指导意义。

该指南采用的循证等级仍为 GRADE 系统，证据等级分为高质量（A）：进一步研究也不可能改变该疗效评估结果的可信度；中等质量（B）：进一步研究很有可能影响该疗效评估结果的可信度，且可能改变该评估结果；低质量（C）：进一步研究极有可能影响该疗效评估结果的可信度，且该评估结果很可能改变，任何疗效评估结果都很不确定。推荐强度分为强推荐（1）和弱推荐（2）。具体推荐意见主要涉及以下方面。

## 一、急慢性丙型肝炎的诊断

（1）对于所有可疑 HCV 感染者，均应将血清或血浆抗-HCV 检测作为一线诊断方法（A1）。

（2）对于可疑急性 HCV 感染、免疫抑制和血液透析患者，血清或血浆 HCV RNA 检测应被纳入基线评估（A1）。

（3）如抗-HCV 阳性，应采用高灵敏度分子学方法（检测下限≤15U/ml）进行 HCV RNA 检测（A1）。

（4）在中低收入国家及高收入国家的特殊人群中，定量 HCV RNA（检测下限≤1000U/ml）可广泛应用于 HCV 诊断和管理（B2）。

（5）抗-HCV 阳性但 HCV RNA 阴性者，应在 12 或 24 周后复查 HCV RNA 以确定 HCV 是否自发清除（A1）。

（6）血清或血浆的 HCV 核心抗原是 HCV 复制的标志物，在 HCV RNA 检测不可及或无法负担时，它可替代 HCV RNA 用于诊断急性或慢性 HCV 感染（A1）。

## 二、慢性丙型肝炎的筛查

（1）HCV 感染筛查方案应根据当地 HCV 感染的流行病学情况制订，最好纳入国家防控计划中（A1）。

（2）HCV 感染筛查应包含高危感染人群、新生儿、血清学阳性率中等或偏高（≥2%～5%）地区人群（B2）。

（3）HCV 筛查应基于酶免疫分析法的血清或血浆抗-HCV 检测（A1）。

（4）抗-HCV 筛查应与预防、管理、治疗有效衔接（A1）。

（5）干血斑点法的全血样本可替代静脉采血的血浆或血清抗-HCV 检测样本，运送至中心实验室采用酶免疫分析法进行检测（A2）。

（6）快速诊断试验采用血清、血浆、指尖全血、唾液作为标本，可取代医疗中心传统的酶免疫分析法，从而简化抗-HCV 筛查，提高患者管理的可及性（A2）。

（7）如果抗-HCV 阳性，应进一步查血清或血浆 HCV RNA 或 HCV 核心抗原（HCV RNA 检测不可及或无法负担时）检测，以明确患者是否有现症感染（A1）。

（8）干血斑点法的全血样本可替代静脉采血的血浆或血清 HCV RNA 检测样本，送至中心实验室采用分子学方法进行检测（A2）。

（9）抗-HCV 阳性患者应检测 HCV RNA，以加强检测和治疗的衔接（B1）。

（10）如果即时 HCV RNA 检测方法（检测下限≤1000U/ml）或 HCV 核心抗原可及且合算时，可用来代替抗-HCV 用于 HCV 感染筛查（C2）。

## 三、HCV 治疗的目标和终点

（1）治疗的目标为治愈 HCV 感染，从而预防 HCV 相关肝脏及肝外疾病的并发症，包括肝坏死性炎症、肝纤维化、代偿期肝硬化、失代偿期肝硬化、肝细胞癌（HCC）、严重肝外表现和死亡；改善生活质量、治愈 HCV 感染；预防 HCV 的持续传播（A1）。

（2）治疗终点：治疗结束后 12 或 24 周，血清或血浆 HCV RNA（采用敏感检测方法，检测下限≤15U/ml）阴性（SVR 12 或 24）（A1）。

（3）若 HCV RNA 不可及或无法负担，可将 SVR24 血清或血浆 HCV 核心抗原检测阴性作为治疗前 HCV 核心抗原阳性患者的治疗终点（A1）。

（4）如果敏感 HCV RNA 检测不可及或无法负担时，可将治疗结束后 24 周时血清或血浆 HCV RNA（检测下限≤1000U/ml）阴性（SVR24）作为替代治疗终点（B1）。

（5）进展期肝纤维化或肝硬化患者应持续监测 HCC，因为 SVR 只能降低但不能完全消除发生 HCC 的风险（A1）。

## 四、治疗前评估

（1）治疗前需评估并发症对肝脏疾病进展的影响，必要时需予以适当治疗（A1）。

（2）治疗前需评估肝脏疾病的严重程度（A1）。

（3）治疗前应明确患者是否有肝硬化，因为治疗方案需相应调整，且肝硬化患者治疗后必须监测 HCC（A1）。

（4）进展期肝纤维化（METAVIR 评分 F3）的患者也必须在治疗后监测 HCC（B1）。

（5）基线评估纤维化分级应采用非侵入性诊断方法，仅在病因不明确或有潜在其他病因时才需肝活组织检查（A1）。

（6）治疗前需明确肾功能［肌酐/估算肾小球滤过率（estimatedglomerular filtration rate，eGFR）］（A1）。

（7）有临床症状的患者需评估 HCV 相关的肝外表现（A1）。

（8）无保护性抗体的患者建议接种 HBV 和 HAV 疫苗（A1）。

（9）应采用敏感检测方法（检测下限≤15U/ml）进行血清或血浆 HCV RNA 定量检测（A1）。

（10）中低收入国家或高收入国家的特殊人群，如果敏感检测方法不可及或无法负担，可采用检测下限≤1000U/ml 的检测方法（B1）。

（11）当 HCV RNA 检测不可及或无法负担时，HCV 核心抗原的定性和定量检测可作为 HCV 复制的替代指标（A1）。

（12）治疗前需检测 HCV 基因型及基因 1 型的亚型，以决定治疗方案和疗程（A1）。

（13）在基因型检测不可及或无法负担的地区，或为了简化治疗，可不必进行基因型检测而直接开始新型全基因型治疗方案（B1）。

（14）不推荐治疗前行 HCV 耐药检测（B1）。

（15）在有些地区，如果唯一可及的治疗方案需要进行治疗前耐药检测，而评估 HCV 是否对 NS5A 抑制剂（氨基酸 24-93）耐药的检测易于获得且结果可靠，这些分析可指导治疗（参照 2016 年 EASL 丙型肝炎治疗指南的推荐意见）（B2）。

## 五、治疗禁忌

（1）特定细胞色素酶 P450/P 糖蛋白诱导剂（如卡马西平、苯妥英钠）可显著降低 DAAs 的血药浓度，禁与所有 DAAs 治疗方案合用（A1）。

（2）Child-Pugh B 和 C 级失代偿期肝硬化患者或既往发生失代偿的患者禁用包含蛋白酶抑制剂的治疗方案（A1）。

（3）仅当严重肾功能不全患者 [eGFR<30ml/（min・1.73m$^2$）] 无可用获批治疗药物时，才考虑应用索磷布韦（B1）。

## 六、治疗指征：哪些患者需要治疗

（1）所有 HCV 感染者均需考虑治疗，包括初治和既往治疗未达 SVR 者（A1）。

（2）明显肝纤维化或肝硬化患者（METAVIR 评分 F2、F3 或 F4），包括代偿期（Child-Pugh A 级）和失代偿期（Child-Pugh B、C 级）肝硬化患者，显著肝外表现患者（HCV 相关混合冷球蛋白血症所致的血管炎、HCV 免疫复合物相关肾病、非霍奇金 B 细胞淋巴瘤），肝移植后 HCV 复发患者，合并加速肝脏疾病进展的疾病（非肝脏实质器官或干细胞移植术后、HBV/HCV 共感染、糖尿病），有传播 HCV 风险的患者 [静脉瘾者（people who inject drugs，PWID）、高危性行为男男同性恋、有生育愿望的育龄期女性、血液透析患者、囚犯] 需即刻进行治疗（A1）。

（3）具备肝移植指征（MELD 评分≥18～20 分）的失代偿期（Child-Pugh B 或 C 级）肝硬化患者，应先进行肝移植，再进行抗 HCV 治疗（B1）。

（4）失代偿期肝硬化患者（Child-Pugh B 级，MELD 评分≥18～20 分），如果肝移植等待时间超过 6 个月，可于移植前开始抗 HCV 治疗，但是此类患者临床获益尚不明确（B2）。

（5）对于因非肝脏并发症所致的预期寿命有限患者，不推荐抗 HCV 治疗（B2）。

## 七、药物（附表-3～附表-5）

（1）HCV DAAs 的相互作用（drug-drug interactions，DDI）复杂且多见。因此所有患者开始 DAAs 治疗前和在治疗期间加用其他药物前需要进行充分的 DDI 风险评估（DDI 推荐信息定期更新见 www.hep-druginteractions.org）（A1）。

（2）在 HIV/HCV 共感染者中，尤其需要重视 DDI，有些抗 HIV 药物不推荐与 DAAs 合用或与之合用需调整剂量，或禁与 DAAs 药物合用（A1）。

（3）需教育患者提高治疗的依从性，采用推荐剂量，报告其他用药（处方药、非处方药及毒品）（A1）。

附表-3　2018 年在欧洲获批药物

| 药物 | 成分 | 推荐剂量 |
|---|---|---|
| 全基因型药物或组合药物 | | |
| 索磷布韦 | 400mg 索磷布韦 | 1 片/次，1 次/日 |
| 索磷布韦/维帕他韦 | 400mg 索磷布韦/100mg 维帕他韦 | 1 片/次，1 次/日 |
| 索磷布韦/维帕他韦/伏西瑞韦 | 400mg 索磷布韦/100mg 维帕他韦/100mg 伏西瑞韦 | 1 片/次，1 次/日 |
| 格卡瑞韦/哌仑他韦 | 100mg 格卡瑞韦/40mg 哌仑他韦 | 3 片/次，1 次/日 |
| 基因特异型药物或组合药物 | | |
| 索磷布韦/雷迪帕韦 | 400mg 索磷布韦/90mg 雷迪帕韦 | 1 片/次，1 次/日 |
| 帕立瑞韦/奥比他韦/利托那韦 | 75mg 帕立瑞韦/12.5mg 奥比他韦/50mg 利托那韦 | 2 片/次，1 次/日 |
| 达塞布韦 | 250mg 达塞布韦 | 1 片/次，2 次/日（早晚） |
| 格拉瑞韦/艾尔巴韦 | 100mg 格拉瑞韦/50mg 艾尔巴韦 | 1 片/次，1 次/日 |

附表-4　初治或经治的无肝硬化 HCV 感染者治疗方案

| 患者 | 既往治疗经验 | 索磷布韦/维帕他韦 | 格卡瑞韦/哌仑他韦 | 索磷布韦/维帕他韦/伏西瑞韦 | 索磷布韦/雷迪帕韦 | 格拉瑞韦/艾尔巴韦 | 奥比他韦/帕立瑞韦/利托那韦+达塞布韦 |
|---|---|---|---|---|---|---|---|
| 基因 1a 型 | 初治 | 12 周 | 8 周 | 不推荐 | 8～12 周 | 12 周（HCV RNA≤800 000U/ml） | 不推荐 |
| | 经治 | 12 周 | 8 周 | 不推荐 | 不推荐 | 12 周（HCV RNA≤800 000U/ml） | 不推荐 |
| 基因 1b 型 | 初治 | 12 周 | 8 周 | 不推荐 | 8～12 周 | 8 周（F0～F2）12 周（F3） | 8 周（F0～F2）12 周（F3） |
| | 经治 | 12 周 | 8 周 | 不推荐 | 12 周 | 12 周 | 12 周 |
| 基因 2 型 | 初治 | 12 周 | 8 周 | 不推荐 | 不推荐 | 不推荐 | 不推荐 |
| | 经治 | 12 周 | 8 周 | 不推荐 | 不推荐 | 不推荐 | 不推荐 |
| 基因 3 型 | 初治 | 12 周 | 8 周 | 不推荐 | 不推荐 | 不推荐 | 不推荐 |
| | 经治 | 12 周 | 12 周 | 不推荐 | 不推荐 | 不推荐 | 不推荐 |
| 基因 4 型 | 初治 | 12 周 | 8 周 | 不推荐 | 12 周 | 12 周（HCV RNA≤800 000U/ml） | 不推荐 |
| | 经治 | 12 周 | 8 周 | 不推荐 | 不推荐 | 不推荐 | 不推荐 |
| 基因 5 型 | 初治 | 12 周 | 8 周 | 不推荐 | 12 周 | 不推荐 | 不推荐 |
| | 经治 | 12 周 | 8 周 | 不推荐 | 不推荐 | 不推荐 | 不推荐 |
| 基因 6 型 | 初治 | 12 周 | 8 周 | 不推荐 | 12 周 | 不推荐 | 不推荐 |
| | 经治 | 12 周 | 8 周 | 不推荐 | 不推荐 | 不推荐 | 不推荐 |

注：初治或经治，即聚乙二醇干扰素联合利巴韦林、聚乙二醇干扰素联合利巴韦林+索磷布韦、索磷布韦+利巴韦林。

附表-5　初治或经治的代偿期肝硬化 HCV 感染者治疗方案

| 患者 | 既往治疗经验 | 索磷布韦/维帕他韦 | 格卡瑞韦/哌仑他韦 | 索磷布韦/维帕他韦/伏西瑞韦 | 索磷布韦/雷迪帕韦 | 格拉瑞韦/艾尔巴韦 | 奥比他韦/帕立瑞韦/利托那韦+达塞布韦 |
|---|---|---|---|---|---|---|---|
| 基因 1a 型 | 初治 | 12 周 | 12 周 | 不推荐 | 12 周 | 12 周（HCV RNA≤800 000U/ml） | 不推荐 |
| | 经治 | 12 周 | 12 周 | 不推荐 | 不推荐 | 12 周（HCV RNA≤800 000U/ml） | 不推荐 |

续表

| 患者 | 既往治疗经验 | 索磷布韦/维帕他韦 | 格卡瑞韦/哌仑他韦 | 索磷布韦/维帕他韦/伏西瑞韦 | 索磷布韦/雷迪帕韦 | 格拉瑞韦/艾尔巴韦 | 奥比他韦/帕立瑞韦/利托那韦+达塞布韦 |
|---|---|---|---|---|---|---|---|
| 基因 1b 型 | 初治 | 12 周 | 12 周 | 不推荐 | 12 周 | 12 周 | 12 周 |
| | 经治 | 12 周 | 12 周 | 不推荐 | 12 周 | 12 周 | 12 周 |
| 基因 2 型 | 初治 | 12 周 | 12 周 | 不推荐 | 不推荐 | 不推荐 | 不推荐 |
| | 经治 | 12 周 | 12 周 | 不推荐 | 不推荐 | 不推荐 | 不推荐 |
| 基因 3 型 | 初治 | 不推荐 | 12 周 | 12 周 | 不推荐 | 不推荐 | 不推荐 |
| | 经治 | 不推荐 | 16 周 | 12 周 | 不推荐 | 不推荐 | 不推荐 |
| 基因 4 型 | 初治 | 12 周 | 12 周 | 不推荐 | 12 周 | 12 周（HCV RNA≤800 000U/ml） | 不推荐 |
| | 经治 | 12 周 | 12 周 | 不推荐 | 不推荐 | 不推荐 | 不推荐 |
| 基因 5 型 | 初治 | 12 周 | 12 周 | 不推荐 | 12 周 | 不推荐 | 不推荐 |
| | 经治 | 12 周 | 12 周 | 不推荐 | 不推荐 | 不推荐 | 不推荐 |
| 基因 6 型 | 初治 | 12 周 | 12 周 | 不推荐 | 12 周 | 不推荐 | 不推荐 |
| | 经治 | 12 周 | 12 周 | 不推荐 | 不推荐 | 不推荐 | 不推荐 |

注：初治或经治，即聚乙二醇干扰素联合利巴韦林、聚乙二醇干扰素联合利巴韦林+索磷布韦、索磷布韦+利巴韦林。

## 八、慢性 HCV 患者的治疗［包括无肝硬化或代偿期（Child-Pugh A 级）肝硬化患者］

（1）无干扰素、无利巴韦利的 DAAs 治疗方案适用于无肝硬化或代偿期（Child-Pugh A 级）肝硬化患者，包括初治患者和经治患者（包括聚乙二醇干扰素联合利巴韦林；聚乙二醇干扰素、利巴韦林和索磷布韦；或索磷布韦和利巴韦林）（A1）。

（2）无干扰素、无利巴韦林的 DAAs 治疗方案同样适用于 HIV 合并感染者，该类人群中药物病毒学应答与无 HIV 人群相同。如 DAAs 与抗逆转录药物有相互作用，治疗方案和药物剂量需要调整（A1）。

（3）为尽量避免药物副作用及 DDI，在相同疗程可获得相似的 SVR 率时，两种药物联合用药优于三种药物联合用药（B1）。

### （一）HCV 基因 1a 型感染的治疗（附表-6）（A1）

（1）400mg 索磷布韦/100mg 维帕他韦，1 片/次，1 次/日。

（2）100mg 格卡瑞韦/40mg 哌仑他韦，3 片/次，1 次/日，与餐同服。

（3）400mg 索磷布韦/90mg 雷迪帕韦，1 片/次，1 次/日。

（4）100mg 格拉瑞韦/50mg 艾尔巴韦，1 片/次，1 次/日。

### （二）HCV 基因 1b 型感染的治疗（附表-7）（A1）

（1）400mg 索磷布韦/100mg 维帕他韦，1 片/次，1 次/日。

（2）100mg 格卡瑞韦/40mg 哌仑他韦，3 片/次，1 次/日，与餐同服。

（3）400mg 索磷布韦/90mg 雷迪帕韦，1 片/次，1 次/日。

（4）100mg 格拉瑞韦/50mg 艾尔巴韦，1 片/次，1 次/日。

（5）75mg 帕立瑞韦/12.5mg 奥比他韦/50mg 利托那韦，3 片/次，1 次/日，与餐同服，联合达塞布韦 250mg，1 片/次，2 次/日（早、晚）。

**附表-6 HCV 基因 1a 型治疗方案**

| 药物 | 适用人群 | 疗程 |
|---|---|---|
| 全基因型药物 | | |
| 索磷布韦/维帕他韦 | 初治、经治、无肝硬化或代偿期肝硬化 | 12 周（A1） |
| 格卡瑞韦/哌仑他韦 | 初治、经治、无肝硬化 | 8 周（A1） |
| | 初治、经治、代偿期肝硬化 | 12 周（A1） |
| 基因特异型药物 | | |
| 索磷布韦/雷迪帕韦 | 初治、无肝硬化或代偿期肝硬化 | 12 周（A1） |
| | 初治无肝硬化 | 8 周（B2） |
| | 经治 | 不推荐（B1） |
| 格拉瑞韦/艾尔巴韦 | 初治、聚乙二醇干扰素联合利巴韦林经治、无肝硬化或代偿期肝硬化 | 12 周（B1） |
| | 基线 HCV RNA≤800 000U/ml | |
| | 基线 HCV RNA＞800 000U/ml | 不推荐（A1） |

**附表-7 HCV 基因 1b 型治疗方案**

| 药物 | 适用人群 | 疗程 |
|---|---|---|
| 全基因型药物 | | |
| 索磷布韦/维帕他韦 | 初治、经治、无肝硬化或代偿期肝硬化 | 12 周（A1） |
| 格卡瑞韦/哌仑他韦 | 初治、经治、无肝硬化 | 8 周（A1） |
| | 初治、经治、代偿期肝硬化 | 12 周（A1） |
| 基因特异型药物 | | |
| 索磷布韦/雷迪帕韦 | 初治、经治、无肝硬化或代偿期肝硬化 | 12 周（A1） |
| | 初治无肝硬化 | 8 周（B1） |
| 格拉瑞韦/艾尔巴韦 | 初治、经治、无肝硬化或代偿期肝硬化 | 12 周（A1） |
| | 初治、肝纤维化分期 F0～F2 | 8 周（B2） |
| 优化帕立瑞韦/奥比他韦/ | 初治、经治、无肝硬化或代偿期肝硬化 | 12 周（A1） |
| 利托那韦联合达塞布韦 | 初治、肝纤维化分期 F0～F2 | 8 周（B2） |

（三）HCV 基因 2 型感染的治疗（附表-8）（A1）

（1）400mg 索磷布韦/100mg 维帕他韦，1 片/次，1 次/日。

（2）100mg 格卡瑞韦/40mg 哌仑他韦，3 片/次，1 次/日，与餐同服。

（四）HCV 基因 3 型感染的治疗（附表-9）（A1）

（1）400mg 索磷布韦/100mg 维帕他韦，1 片/次，1 次/日。

（2）100mg 格卡瑞韦/40mg 哌仑他韦，3 片/次，1 次/日，与餐同服。

（3）100mg 索磷布韦/100mg 维帕他韦/100mg 伏西瑞韦，1 片/次，1 次/日，与餐同服。

（五）HCV 基因 4 型感染的治疗（附表-10）（A1）

（1）400mg 索磷布韦/100mg 维帕他韦，1 片/次，1 次/日。

（2）100mg 格卡瑞韦/40mg 哌仑他韦，3 片/次，1 次/日，与餐同服。

（3）400mg 索磷布韦/90mg 雷迪帕韦，1 片/次，1 次/日。

（4）100mg 格拉瑞韦/50mg 艾尔巴韦，1 片/次，1 次/日。

## （六）HCV 基因 5 型感染的治疗（附表-11）（A1）

（1）400mg 索磷布韦/100mg 维帕他韦，1 片/次，1 次/日。

（2）100mg 格卡瑞韦/40mg 哌仑他韦，3 片/次，1 次/日，与餐同服。

（3）400mg 索磷布韦/90mg 雷迪帕韦，1 片/次，1 次/日。

## （七）HCV 基因 6 型感染的治疗（附表-12）（A1）

（1）400mg 索磷布韦/100mg 维帕他韦，1 片/次，1 次/日。

（2）100mg 格卡瑞韦/40mg 哌仑他韦，3 片/次，1 次/日，与餐同服。

（3）400mg 索磷布韦/90mg 雷迪帕韦，1 片/次，1 次/日。

**附表-8　HCV 基因 2 型治疗方案**

| 药物 | 适用人群 | 疗程 |
|---|---|---|
| 全基因型药物 | | |
| 索磷布韦/维帕他韦 | 初治、经治、无肝硬化或代偿期肝硬化 | 12 周（A1） |
| 格卡瑞韦/哌仑他韦 | 初治、经治、无肝硬化 | 8 周（A1） |
| | 初治、经治、代偿期肝硬化 | 12 周（A1） |

**附表-9　HCV 基因 3 型治疗方案**

| 药物 | 适用人群 | 疗程 |
|---|---|---|
| 全基因型药物 | | |
| 索磷布韦/维帕他韦 | 初治、经治、无肝硬化 | 12 周（A1） |
| | 肝硬化 | 不推荐（B2） |
| 格卡瑞韦/哌仑他韦 | 初治、肝纤维化分期 F0～F2 | 8 周（A1） |
| | 初治、肝纤维化分期 F3 无肝硬化 | 8 周（B2） |
| | 经治、无肝硬化 | 12 周（B1） |
| | 初治、代偿期肝硬化 | 12 周（B1） |
| | 经治、代偿期肝硬化 | 16 周（B1） |
| 索磷布韦/维帕他韦/伏西瑞韦 | 初治、经治、代偿期肝硬化 | 12 周（B2） |

**附表-10　HCV 基因 4 型治疗方案**

| 药物 | 适用人群 | 疗程 |
|---|---|---|
| 全基因型药物 | | |
| 格卡瑞韦/哌仑他韦 | 初治、经治、无肝硬化 | 8 周（A1） |
| | 初治、经治、代偿期肝硬化 | 12 周（A1） |
| 索磷布韦/维帕他韦 | 初治、经治、无肝硬化或代偿期肝硬化 | 12 周（A1） |
| 基因特异型药物 | | |
| 索磷布韦/雷迪帕韦 | 初治、无肝硬化或代偿期肝硬化 | 12 周（B1） |
| | 经治 | 不推荐（B1） |
| 格拉瑞韦/艾尔巴韦 | 初治、无肝硬化或代偿期肝硬化、基线 HCV RNA≤800 000U/ml | 12 周（A1） |
| | 经治和初治基线 HCV RNA＞800 000U/ml | 不推荐（A1） |

**附表-11　HCV 基因 5 型治疗方案**

| 药物 | 适用人群 | 疗程 |
| --- | --- | --- |
| 全基因型药物 | | |
| 索磷布韦/维帕他韦 | 初治、经治、无肝硬化或代偿期肝硬化 | 12 周（B1） |
| 格卡瑞韦/哌仑他韦 | 初治、经治、无肝硬化 | 8 周（B1） |
| | 初治、经治、代偿期肝硬化 | 12 周（B1） |
| 基因特异型药物 | | |
| 索磷布韦/雷迪帕韦 | 初治、无肝硬化或代偿期肝硬化 | 12 周（B1） |
| | 经治 | 不推荐（B1） |

**附表-12　HCV 基因 6 型治疗方案**

| 药物 | 适用人群 | 疗程 |
| --- | --- | --- |
| 全基因型药物 | | |
| 索磷布韦/维帕他韦 | 初治、经治、无肝硬化或代偿期肝硬化 | 12 周（B1） |
| 格卡瑞韦/哌仑他韦 | 初治、经治、无肝硬化 | 8 周（B1） |
| | 初治、经治、代偿期肝硬化 | 12 周（B1） |
| 基因特异型药物 | | |
| 索磷布韦/雷迪帕韦 | 初治、无肝硬化或代偿期肝硬化 | 12 周（B1） |
| | 经治 | 不推荐（B1） |

## 九、全基因型药物方案简化无肝硬化或代偿期肝硬化 HCV 患者的治疗

（1）高效、安全、耐受性好的全基因型抗 HCV 药物获批，简化抗 HCV 治疗成为可能（B1）。

（2）治疗前仅需评估是否有 HCV 复制（血清或血浆 HCV RNA 或 HCV 核心抗原阳性）及是否有肝硬化（采用简单非侵入性方法 FIB-4 或 APRI）以决定是否需要治疗后随访（B1）。

（3）初治和经治无肝硬化或代偿期肝硬化患者无需检测基因型，可用索磷布韦/维帕他韦治疗 12 周或格卡瑞韦/哌仑他韦治疗 12 周（B1）。

（4）通过非侵入性方法排除肝硬化，初治患者可采用格卡瑞韦/哌仑他韦 8 周治疗方案（A1）。

（5）如果供应商能够保证质量控制达标，可采用仿制药治疗（A1）。

（6）需严密监测潜在 DDI，必要时调整药物剂量（A1）。

（7）由于这些药物在所有依从性好的人群中 SVR12 率都很高，治疗结束后 12 周检测 SVR 并非必要（B1）。

（8）高危人群及再感染风险人群应进行 SVR12 检测，如果条件允许应每年监测 SVR（B1）。

（9）如果可提供 HCC 治疗，进展期肝纤维化（F3）或代偿期肝硬化（F4）患者获得 SVR 后需监测 HCC 并加强管理（A1）。

## 十、严重肝脏疾病有或无肝移植指征患者，以及肝移植后患者的治疗

（1）无干扰素方案由于其有效、易于应用、安全、耐受性好，是 HCV 单独感染和 HIV/HCV 合并感染且处于失代偿期（Child-Pugh B、C 级）肝硬化患者（无论是否有肝移植指征）及肝移植后患者的唯一选择（A1）。

（2）包含蛋白酶抑制剂方案禁用于失代偿期肝硬化患者（A1）。

## 十一、失代偿期肝硬化、无 HCC、有肝移植适应证患者的治疗

（1）失代偿期肝硬化患者应在有 HCV 治疗经验、可行肝移植的临床中心进行治疗，治疗期间需要密切监测，如果发生严重失代偿应停止治疗（A1）。

（2）失代偿期肝硬化、无 HCC、等待肝移植且 MELD 评分＜18～20 分患者应在移植前开始治疗；应尽快启动治疗以便在移植前完成全部治疗疗程，并进一步评估获得 SVR 后的肝功能，如果肝功能有显著改善，有些患者甚至可能从移植等待名单中移除（A1）。

（3）包含蛋白酶抑制剂的药物禁用于失代偿期肝硬化患者（A1）。

（4）失代偿期肝硬化、无 HCC、等待肝移植且 MELD 评分＜18～20 分患者，可用索磷布韦/雷迪帕维（基因型 1、4、5 和 6）或索磷布韦/维帕他韦（全基因型）及利巴韦林（＜75kg，1000mg/d；≥75kg，1200mg/d）治疗 12 周（A1），利巴韦林起始剂量可从 600mg/d 根据耐受性逐渐调整（B1）。

（5）失代偿期肝硬化且有利巴韦林禁忌或无法耐受利巴韦林的患者，应采用无利巴韦林的索磷布韦/雷迪帕维（基因型 1、4、5 和 6）或索磷布韦/维帕他韦（全基因型）方案治疗 24 周（A1）。

（6）等待肝移植的失代偿期肝硬化患者不良事件发生风险极高，抗 HCV 治疗期间或之后仍需进行临床或检验评估（B1）。

（7）失代偿期肝硬化、无 HCC、等待肝移植且 MELD 评分≥18～20 分患者应首先进行肝移植。移植后再进行抗 HCV 治疗（B1）。

（8）失代偿期肝硬化、无 HCC、等待肝移植且 MELD 评分≥18～20 分但等待时间超过 6 个月的患者可根据具体情况在移植前进行抗 HCV 治疗（B2）。

### 十二、无肝硬化或代偿期肝硬化、有 HCC 及肝移植指征患者的治疗

（1）合并 HCC 等待肝移植的 HCV 感染者，肝移植应作为主要治疗目标，可通过多学科讨论个体化制订抗 HCV 方案（A1）。

（2）抗 HCV 治疗并不影响肝移植等待名单上患者的管理，可在肝移植前开始抗病毒治疗以预防感染复发及移植后并发症（A2）。

（3）也可在肝移植后进行抗病毒治疗，可获得较高 SVR（A2）。

（4）无肝硬化或代偿期肝硬化、有 HCC 且在肝移植等待名单上的患者应在肝移植前后进行抗 HCV 治疗（A1）。

### 十三、肝移植后复发

（1）所有移植后 HCV 复发患者均应考虑再次治疗（A1）。

（2）肝移植后应尽早治疗，理想时间是患者稳定后（一般术后 3 个月），因为 SVR 可减少移植后终末期肝脏疾病的发生（A1）。

（3）肝移植后 1 年发生胆汁淤积性肝炎或中到大量纤维化或门静脉高压，提示疾病有可能快速进展、移植器官失活，需紧急抗病毒治疗（A1）。

（4）抗 HCV 治疗期间或之后需检测免疫抑制剂血药浓度（A1）。

（5）移植后 HCV 复发、无肝硬化、代偿期或失代偿期肝硬化患者可采用索磷布韦/雷迪帕维（基因型 1、4、5 和 6）或索磷布韦/维帕他韦（全基因型）方案抗病毒治疗（A1）。

（6）移植后 HCV（基因型 1、4、5 和 6）复发、无肝硬化、代偿期肝硬化患者，予索磷布韦/维帕他韦治疗 12 周，治疗前无须调整免疫抑制剂剂量（A1）。

（7）移植后 HCV（基因型 2、3）复发、无肝硬化、代偿期肝硬化患者，予索磷布韦/维帕他韦治疗 12 周，治疗前无须调整免疫抑制剂剂量（A1）。

（8）移植后 HCV 复发、无肝硬化、代偿期肝硬化且 eGFR＜30ml/（min·1.73m$^2$）的患者，可采用格卡瑞韦/哌仑他韦治疗 12 周，治疗期间或治疗后仍需检测免疫抑制剂血药浓度，必要时调整剂量（B1）。

（9）移植后 HCV 复发且失代偿期肝硬化患者，可用索磷布韦/雷迪帕维（基因型 1、4、5 和 6）或索磷布

韦/维帕他韦（全基因型）及利巴韦林（<75kg，1000mg/d；≥75kg，1200mg/d）治疗 12 周，利巴韦林起始剂量为 600mg/d，随后根据耐受性逐渐调整（B1）。

（10）失代偿期肝硬化且有利巴韦林禁忌或无法耐受利巴韦林者，应采用无利巴韦林的索磷布韦/雷迪帕维（基因型 1、4、5 和 6）或索磷布韦/维帕他韦（全基因型）方案治疗 24 周（B1）。

### 十四、无肝移植指征的失代偿期肝硬化患者的治疗

（1）失代偿期肝硬化且不在移植等待名单的患者（Child-Pugh B 或 C 级，评分不超过 12 分），如无影响其生存时间的并发症，应即刻开始治疗（A1）。

（2）包含蛋白酶抑制剂的治疗方案禁用于失代偿期肝硬化患者（A1）。

（3）失代偿期肝硬化且不在移植等待名单的患者，可用固定剂型索磷布韦/雷迪帕维（基因型 1、4、5 和 6）或索磷布韦/维帕他韦（全基因型）及利巴韦林（<75kg，1000mg/d；≥75kg，1200mg/d）治疗 12 周，利巴韦林起始剂量为 600mg/d，随后根据耐受性逐渐调整（A1）。

（4）失代偿期肝硬化且不在移植等待名单的患者，可用索磷布韦/雷迪帕维（基因型 1、4、5 和 6）或索磷布韦/维帕他韦（全基因型）及利巴韦林治疗 12 周（A1）。

（5）失代偿期肝硬化且不在移植等待名单的患者，且有利巴韦林禁忌或无法耐受利巴韦林者，应采用无利巴韦林的索磷布韦/雷迪帕维（基因型 1、4、5 和 6 或索磷布韦/维帕他韦（全基因型）方案治疗 24 周（B2）。

（6）失代偿期肝硬化患者不良事件发生风险极高，抗 HCV 治疗期间或之后仍需进行临床或检验评估（B1）。

### 十五、治疗后 HCC 且无肝移植指征患者的治疗

（1）肝硬化患者也应进行抗 HCV 治疗，这些患者有感染复发或发生 HCC 的风险，故在 SVR 后仍需进行 HCC 监测（A1）。

（2）对于接受过 HCC（HCV 相关的 HCC）治疗的人群，抗病毒治疗是否能够降低 HCV 相关的 HCC 复发风险，从而让患者长期获益尚不明确。但是这类患者常合并进展期肝纤维化或肝硬化，必须接受适当的抗病毒治疗，并且需密切监测 HCC 的发生（B1）。

### 十六、特殊人群的治疗

#### （一）HBV/HCV 合并感染者

（1）HBV/HCV 合并感染者应采用与单一 HCV 感染同样的治疗方案和治疗原则（B1）。

（2）HBV/HCV 合并感染且满足 HBV 治疗标准的患者需接受核苷或核苷酸类似物治疗（根据 2017 年 EASL 临床指南 HBV 的管理）（A1）。

（3）HBsAg 阳性患者应接受核苷或核苷酸类似物预防性治疗至抗 HCV 治疗结束后 12 周，抗 HBV 结束后需每个月监测 HBV（B1）。

（4）对于 HBsAg 阴性、抗-HBc 阳性患者，需每个月监测血清 ALT 水平，如果在抗 HCV 治疗期间或之后 ALT 异常或较前升高则需进一步完善 HBsAg 和 HBV DNA 检测，若 HBsAg 和 HBV DNA 阳性，则需开始核苷或核苷酸类似物抗 HBV 治疗（B1）。

（5）正在进行抗 HCV 治疗的 HBsAg 阴性、抗-HBc 阳性患者，应每个月监测血清 ALT，若 ALT 升高则需进一步完善 HBsAg 和 HBV DNA 检测（B1）。

#### （二）免疫复合物介导的 HCV 肝外表现

（1）HCV 感染相关的混合冷球蛋白血症、肾脏疾病必须采用无干扰素和利巴韦林的 DAAs 治疗方案，同

时需警惕副作用（B1）。

（2）是否予利妥昔单抗治疗 HCV 相关肾病需由多学科团队决定（B1）。

（3）HCV 相关的淋巴瘤同样需应用无干扰素和利巴韦林的 DAAs 治疗方案，联合特定的化疗，同时需警惕 DDI（B1）。

### （三）肾功能不全患者（包括透析患者）

（1）轻到中度肾功能不全［eGFR≥30ml/（min·1.73m$^2$）］HCV 感染者可参照普通人群的推荐方案，无须调整剂量，但需密切监测（A1）。

（2）严重肾功能不全［eGFR＜30ml/（min·1.73m$^2$）］及终末期肾病已进入血液透析的患者应在专业临床中心治疗，需要多学科团队监测（B1）。

（3）对于 eGFR＜30ml/（min·1.73m$^2$）或终末期肾病患者，索磷布韦目前没有推荐剂量，因此索磷布韦慎用于此类患者，除非无其他药物可替代（B1）。

（4）HCV 所有基因型感染且伴有严重肾功能不全［eGFR＜30ml/（min·1.73m$^2$）］及终末期肾病已进入血液透析，而无肾移植指征的患者，应采用格卡瑞韦/哌仑他韦治疗 8 周或 12 周（A1）。

（5）HCV 基因 1a 型、初治基因 4 型且伴有严重肾功能不全［eGFR＜30ml/（min·1.73m$^2$）］及终末期肾病已进入血液透析，而无肾移植指征、基线 HCV RNA≤800 000U/ml 的患者，可采用格拉瑞韦/艾尔巴韦治疗 12 周（A1）。

（6）基因 1b 型 HCV 感染且伴有严重肾功能不全［eGFR＜30ml/（min·1.73m$^2$）］及终末期肾病已进入血液透析，而无肾移植指征的患者，可采用格拉瑞韦/艾尔巴韦治疗 12 周或优化利托那韦/帕立瑞韦/奥比他韦联合达塞布韦治疗 12 周（A1）。

（7）对于终末期肾病、肾移植前后患者，治疗的获益和风险需个体化评估（B1）。

### （四）非肝脏实质器官移植患者

（1）实质脏器移植后患者（包括肾脏、心脏、肺脏、胰腺、小肠），应在移植前后抗 HCV 治疗，至少可延长预期寿命 1 年（A1）。

（2）在肾脏、心脏、肺脏、胰腺或小肠移植前，等待名单上的患者可参照普通人群推荐开始抗 HCV 治疗，根据基因型、肝脏疾病的严重程度及既往抗 HCV 治疗选择治疗方案（A1）。

（3）实质脏器移植后患者（包括肾脏、心脏、肺脏、胰腺、小肠）应予以索磷布韦/雷迪帕维（基因型 1、4、5 和 6）或索磷布韦/维帕他韦（全基因型）方案，免疫抑制剂无须调整剂量（A1）。

（4）实质脏器移植后（包括肾脏、心脏、肺脏、胰腺、小肠）eGFR＜30ml/（min·1.73m$^2$）的患者，可予格卡瑞韦/哌仑他韦治疗 12 周，同时需监测免疫抑制剂血药浓度，必要时调整剂量（B1）。

### （五）接受 HCV 阳性移植器官的患者

（1）抗-HCV 阳性、HCV RNA 阳性捐献者的器官可移植于 HCV RNA 阳性的患者（B1）。

（2）可将抗-HCV 阳性、HCV RNA 阳性捐献者的器官用于 HCV RNA 阴性的患者，但需当地法规允许，并签署知情同意书，移植后应即刻开始 DAAs 治疗（C2）。

（3）中度或进展期肝纤维化（F2 或 F3）的肝脏不推荐用于移植供体（B2）。

### （六）PWID 及接受阿片类似物替代治疗（opioid substitution therapy，OST）者

（1）PWID 应常规、自愿检测抗-HCV 和 HCV RNA，HCV RNA 阴性 PWID 需每年监测 HCV RNA，高危注射期需密切随访（A1）。

（2）作为广泛全面减害计划的一部分，PWID 包括囚犯都应有机会得到 OST 及清洁注射器（A1）。

（3）所有 HCV 感染的 PWID 都有抗病毒治疗的指征，对于正在接受 OST、既往有静脉注射毒物或近期注射毒物者，基于 DAAs 的治疗方案安全且有效（A1）。

（4）应给予 HCV 感染的囚犯抗 HCV 治疗（B1）。

（5）治疗前的教育应包括 HCV 传播的危害、肝纤维化进展的危险因素、HCV 再感染的风险及减害计划策略（B1）。

（6）正在接受 OST 的患者，美沙酮和丁丙诺啡无须调整剂量（A1）。

（7）在抗 HCV 治疗时需对 PWID 提供减害服务、教育和咨询，预防治疗成功后复发（B1）。

（8）仍有持续高危行为的 PWID 应在 SVR 后监测 HCV 复发，最好每年 2 次，至少每年 1 次 HCV RNA 评估（A1）。

（9）SVR 后随访中 HCV 复发者应再次予抗 HCV 治疗（A1）。

（七）血红蛋白病和出血性疾病

（1）无论是否有血红蛋白病或出血性疾病，抗 HCV 治疗指征不变（A1）。

（2）无论是否有血红蛋白病或出血性疾病，无干扰素、利巴韦林的抗 HCV 方案不变（B1）。

（八）青少年和儿童

（1）12 岁及以上青少年，HCV 基因型 1、4、5 和 6 感染，初治、经治、无肝硬化或代偿期肝硬化患者予以 400mg 索磷布韦/90mg 雷迪帕维治疗 12 周（B1）。

（2）12 岁及以上青少年，HCV 基因型 2、3 感染，初治、经治、无肝硬化或代偿期肝硬化患者，可应用其他获批的成人治疗方案，但该人群中的安全性仍需更多数据（C2）。

（3）小于 12 岁的儿童，应等待适用于此人群的 DAAs 获批，包括全基因型方案（B1）。

## 十七、未达 SVR 患者的再治疗（包含蛋白酶抑制剂或 NS5A 方案治疗失败患者的再治疗）

（1）聚乙二醇干扰素联合利巴韦林，聚乙二醇干扰素、利巴韦林联合索磷布韦或索磷布韦联合利巴韦林方案治疗失败的患者必须再次进行治疗，参照推荐，根据基因型选择经治患者的治疗方案（A1）。

（2）包含 DAAs 治疗方案失败的患者可于再治疗前进行 HCV 耐药检测，有经验的治疗人员及病毒学家组成的多学科团队可根据他们的耐药经验指导治疗（B2）。

（3）无肝硬化或代偿期肝硬化、包含蛋白酶抑制剂或 NS5A 方案治疗失败患者应予索磷布韦/维帕他韦/伏西瑞韦联合治疗 12 周，最好基于有治疗经验的人员和病毒学家组成的多学科团队（A1）。

（4）无肝硬化或代偿期肝硬化、包含蛋白酶抑制剂或 NS5A 方案治疗失败，且存在低应答因素（终末期肝病、长疗程 DAAs 治疗、复杂 NS5A RAS 改变）患者可予索磷布韦联合格卡瑞韦/哌仑他韦治疗 12 周，基于有治疗经验的人员和病毒学家组成的多学科团队制订个体化治疗（B2）。

（5）在非常难治患者（包含蛋白酶抑制剂或 NS5A 方案失败 2 次，有 NS5A RAS），可予索磷布韦/维帕他韦/伏西瑞韦联合，或索磷布韦、格卡瑞韦/哌仑他韦联合，同时加用利巴韦林（<75kg，1000mg/d；≥75kg，1200mg/d）治疗 12 周，基于有治疗经验的人员和病毒学家组成的多学科团队制订个体化治疗，治疗周期可延长至 16~24 周（C2）。

（6）失代偿期肝硬化、包含蛋白酶抑制剂或 NS5A 方案治疗失败患者禁用蛋白酶抑制剂，应再次予索磷布韦/维帕他韦，同时加用利巴韦林（<75kg，1000mg/d；≥75kg，1200mg/d）治疗 24 周，基于有治疗经验的人员和病毒学家组成的多学科团队的个体化治疗（B2）。

### 十八、急性 HCV 患者治疗

（1）急性 HCV 患者应予索磷布韦/雷迪帕韦（基因型 1、4、5 和 6）或利托那韦/帕立瑞韦/奥比他韦联合达塞布韦（基因型 1b）治疗 8 周（B1）。

（2）基于与慢性 HCV 患者的相似性，可予索磷布韦/维帕他韦（全基因型）、格卡瑞韦/哌仑他韦（全基因型）或格拉瑞韦/艾尔巴韦（基因型 1b 或 4）治疗 8 周（C2）。

（3）因有延迟复发的报道，应监测 SVR12、SVR24（B2）。

（4）如无明确 HCV 传播证据，不建议暴露后预防性抗病毒治疗（B1）。

### 十九、治疗监测

#### （一）治疗效果监测

（1）应采用敏感分子学方法（检测下限≤15U/ml）监测血清或血浆 HCV RNA（A1）。

（2）在中低收入国家及高收入国家的特殊人群中，定量 HCVRNA 检测（检测下限≤1000U/ml）可广泛应用于 HCV 诊断和管理（B1）。

（3）在 HCV RNA 检测不可及或无法负担时，用酶免疫分析法检测血清或血浆 HCV 核心抗原可替代 HCV RNA 用于监测治疗效果（A1）。

（4）无干扰素治疗方案的患者，应分别监测基线、治疗结束 12 和 24 周 HCV 核心抗原水平（A1）。

（5）在某些国家或地区，基于 DAAs 方案的 SVR12 率极高，除高危行为或再感染风险人群，SVR 监测并非必须（B2）。

#### （二）治疗安全性监测

（1）接受包含 DAAs 治疗方案的患者每次就诊时均需评估临床副作用（A1）。

（2）需监测基线、治疗后 12 和 24 周的 ALT 水平，以发现无显性症状患者（B1）。

（3）对于接受利托那韦/帕立瑞韦/奥比他韦、达塞布韦方案治疗的患者需监测 IBil（A1）。

（4）eGFR 下降的患者需每个月监测肾功能（A1）。

（5）蛋白酶抑制剂在严重肝损伤患者中的不良反应发生率很高，因此含有蛋白酶抑制剂治疗方案（格卡瑞韦/哌仑他韦、格拉瑞韦/艾尔巴韦、利托那韦/帕立瑞韦/奥比他韦联合达塞布韦、索磷布韦/维帕他韦/伏西瑞韦）禁用于失代偿期肝硬化患者（B1）。

#### （三）DDI 监测

（1）治疗期间应监测并发症药物的有效性、毒性及潜在的 DDI（A1）。

（2）可在治疗期间停用有相互作用的合并用药或替换为相互作用较小的药物（B1）。

#### （四）减量治疗

（1）出现严重不良事件或 ALT 突增至 10 倍正常值上限时应停止治疗（B1）。

（2）在需要利巴韦林治疗的患者中（失代偿期肝硬化），如果 Hb 下降至 100g/L，利巴韦林应以每次 20mg 减量，若 Hb 下降至 85g/L，则需停用利巴韦林（A1）。

### 二十、提高治疗依从性的方法

（1）HCV 治疗应在有治疗和评估经验的多学科团队背景下进行（A1）。

（2）告知患者依从性对获得 SVR 的重要性（A1）。

（3）对于社会经济地位低下患者或者移民，HCV 的临床管理应包含社会支持服务（B1）。

（4）通过同行支持及患者的鼓励来改善 HCV 的管理（B2）。

（5）治疗期间有大量乙醇摄入患者需接受额外支持（B1）。

### 二十一、治疗后达 SVR 患者的随访

（1）轻度纤维化（METAVIR 评分 F0～F2）、达 SVR 且没有持续高危行为及无其他并发症的患者可停止随访（A1）。

（2）进展期肝纤维化（F3）和肝硬化（F4）、达 SVR 需每 6 个月超声监测 HCC（A1）。

（3）肝硬化患者中，如果治疗前内镜检查发现食管静脉曲张，治疗后仍需用内镜监测静脉曲张，尽管静脉曲张出血在获得 SVR 的低危人群中非常罕见（除非有持续肝损伤的其他因素仍然存在或持续存在）（A1）。

（4）应向患者阐明复发的风险，以避免高危行为（B1）。

（5）在 PWID 或高危男性行为者中，最好每年 2 次，至少 1 次检测 HCV RNA 以监测再次感染（A1）。

（6）SVR 后随访中有明确 HCV 复发证据者应予以抗病毒治疗（A1）。

### 二十二、未治疗及治疗失败患者的随访

（1）未治疗或治疗失败的慢性 HCV 患者应定期随访（A1）。

（2）每 1～2 年采用非侵入性方法进行纤维化分级（A1）。

（3）进展期肝纤维化和肝硬化患者必须每 6 个月进行 HCC 监测（无限期）（A1）。

# 附录九 非酒精性脂肪性肝病防治指南（2018 年更新版）

非酒精性脂肪性肝病（non-alcoholic fatty liver disease，NAFLD）是一种与胰岛素抵抗（insulin resistance，IR）和遗传易感密切相关的代谢应激性肝损伤，疾病谱包括非酒精性肝脂肪变（non-alcoholic hepatic steatosis）、非酒精性脂肪性肝炎（nonalcoholic steatohepatitis，NASH）、肝硬化和肝细胞癌（hepatocellular carcinoma，HCC）。NAFLD 不仅可以导致残疾和死亡，还与代谢综合征（metabolic syndrome，MetS）、2 型糖尿病（type 2 diabetes mellitus，T2DM）、动脉硬化性心血管疾病及结直肠肿瘤等的高发密切相关。随着肥胖和 MetS 的流行，NAFLD 已成为我国第一大慢性肝病和健康体检肝脏生物化学指标异常的首要原因。并且，越来越多的乙型肝炎病毒（hepatitis B virus，HBV）慢性感染者合并 NAFLD，严重危害人民生命健康。

为了规范 NAFLD 的诊断、治疗、筛查和随访，中华医学会肝病学分会脂肪肝和酒精性肝病学组于 2006 年组织国内有关专家制订了《非酒精性脂肪性肝病诊疗指南》（第 1 版），并于 2010 年第 1 次修订。近 8 年来，国内外有关 NAFLD 诊疗和管理的临床研究取得了很大进展，为此，中华医学会肝病学分会脂肪肝和酒精性肝病学组联合中国医师协会脂肪性肝病专家委员会对本指南再次修订。

本指南旨在帮助临床医生在 NAFLD 诊断、治疗、筛查和随访中做出合理决策，但不是强制性标准，也不可能涵盖或解决 NAFLD 诊疗及管理的所有问题。临床医师在面对某一患者时，应在充分了解有关本病的最佳临床证据，认真考虑患者具体病情及其意愿的基础上，根据自己的专业知识、临床经验和可利用的医疗资源，制定合理的诊疗方案。鉴于 NAFLD 研究进展迅速，本指南将根据学科进展和临床需要不断更新和完善。

本指南根据推荐意见分级的评估、制定和评价（GRADE）系统，将循证医学证据等级分为 A、B 和 C 三个级别，推荐等级分为 1 和 2 两个级别，见附表-13。

**附表-13　推荐意见的证据等级和推荐等级**

| 级别 | 详细说明 |
|---|---|
| 证据等级 | |
| A 高质量 | 进一步研究不大可能改变对该疗效评估结果的信心 |
| B 中等质量 | 进一步研究有可能使我们对该疗效评估结果的信心产生重要影响 |
| C 低质量 | 进一步研究很有可能影响该疗效评估结果，且该评估结果很可能改变 |
| 推荐等级 | |
| 1 强推荐 | 充分考虑到了证据的质量、患者可能的预后情况及治疗成本而最终得出的推荐意见 |
| 2 弱推荐 | 证据价值参差不齐，推荐意见存在不确定性，或推荐的治疗意见可能会有较高的成本疗效比等，更倾向于较低等级的推荐 |

## 一、术语

本指南用到的术语及其定义见附表-14、附表-15。

**附表-14　非酒精性脂肪性肝病的相关定义**

| 术语 | 工作定义 |
|---|---|
| 非酒精脂肪性肝病（NAFLD） | 肝脏病理学和影像学改变与酒精性肝病相似，但无过量饮酒等导致肝脂肪变的其他原因，患者通常存在营养过剩、肥胖和代谢综合征相关表现 |
| 非酒精性（non-alcoholic） | 不饮酒或无过量饮酒史[过去 12 个月每周饮用乙醇男性<210g，女性<140g]，未应用胺碘酮、甲氨蝶呤、他莫昔芬、糖皮质激素等药物，并排除基因 3 型丙型肝炎病毒感染、肝豆状核变性、自身免疫性肝炎、全胃肠外营养、乏β脂蛋白血症、先天性脂质萎缩症、乳糜泻等可以导致脂肪肝的特定疾病 |
| 非酒精性肝脂肪变 | 又称单纯性脂肪肝，是 NAFLD 的早期表现，大泡性或大泡为主的脂肪变累及 5%以上肝细胞可以伴有轻度非特异性炎症 |
| 非酒精性脂肪性肝炎（NASH） | NAFLD 的严重类型，5%以上的肝细胞脂肪变合并小叶内炎症和肝细胞气球样变性。不合并肝纤维化或仅有轻度纤维化（F0～F1）为早期 NASH；合并显著肝纤维化或间隔纤维化（F2～F3）为纤维化性 NASH；合并肝硬化（F4）为 NASH 肝硬化 |
| NAFLD 相关肝硬化 | 有肥胖症、代谢综合征、2 型糖尿病（或）NAFLD 病史的隐源性肝硬化 |

**附表-15　代谢综合征的相关定义**

| 术语 | 工作定义 |
|---|---|
| 代谢综合征 | 是指心血管危险因素的聚集体，表现为存在 3 项及以上代谢性危险因素（腹型肥胖、高血压、高三酰甘油血症、低高密度脂蛋白胆固醇血症、高血糖） |
| 腹型肥胖 | 腰围>90cm（男性），>85cm（女性） |
| 高血压 | 动脉血压≥130/85mmHg（1mmHg=0.133kPa）或正在应用降血压药物 |
| 高 TG 血症 | 空腹血清 TG≥1.7mmol/L 或正在服用降血脂药物 |
| 低 HDL-C 血症 | 空腹血清 HDL-C<1.0mmol/L（男性），<1.3mmol/L（女性） |
| 高血糖 | 空腹血糖≥5.6mmol/L，或餐后 2h 血糖≥7.8mmol/L，或有 2 型糖尿病 |

## 二、流行病学和筛查

NAFLD 是全球最常见的慢性肝病，普通成人 NAFLD 患病率介于 6.3%～45%[中位数 25.2%，95%可信区间（CI）：22.1%～28.7%]，其中 10%～30%为 NASH。中东地区和南美洲 NAFLD 患病率最高，非洲最低，包括中国在内的亚洲多数国家 NAFLD 患病率处于中上水平（>25%）。来自上海、北京等地区的流行病学调查结果显示，普通成人 B 型超声诊断的 NAFLD 患病率 10 年间从 15%增加到 31%以上，50～55 岁之前男性患病率高于女性，其后女性的患病率增长迅速甚至高于男性。1996～2002 年上海某企业职工健康查体血清丙氨酸氨基转移酶（ALT）增高者 NAFLD 检出率从 26%增至 50%以上，NAFLD 目前已成为健康体检血清 ALT 和 γ-谷氨酰转移酶（GGT）增高的主要原因。中国香港成年人在 3～5 年内 NAFLD 累计发生率为 13.5%，但是重度肝脂肪变和进展性肝纤维化相对少见。浙江省宁波市非肥胖成人 NAFLD 患病率和年发病率分别为 7.3%和 1.8%。在 152 例肝活组织检查证实的 NAFLD 患者中 NASH 占 41.4%，肝硬化占 2%；另一项 101 例肝活组织检查证实的 NAFLD 患者中，NASH 和肝硬化分别占 54%和 3%。合并 MetS、T2DM 的 NAFLD 患者通常肝组织学损伤严重，NASH 和进展性肝纤维化检出率高。

我国 NAFLD 患病率变化与肥胖症、T2DM 和 MetS 流行趋势相平行。目前我国成人总体肥胖、腹型肥胖、T2DM 患病率分别高达 7.5%、12.3%和 11.6%。一方面，肥胖症、高脂血症、T2DM 患者 NAFLD 患病率分别高达 60%～90%、27%～92%、28%～70%；另一方面，NAFLD 患者通常合并肥胖症（51.3%，95% CI：41.4%～61.2%）、高脂血症（69.2%，95% CI：49.9%～83.5%）、高血压（39.3%，95% CI：33.2%～45.9%）、T2DM（22.5%，95% CI：17.9%～27.9%）及 MetS（42.5%，95% CI：30.1%～56.1%）。与肥胖症密切相关的富含饱和脂肪酸和果糖的高热量膳食结构，以及久坐少动的生活方式同样也是 NAFLD 的危险因素。腰围增粗与 IR 和 NAFLD 的关联高于皮下脂肪增多及人体质量指数（body mass index，BMI）增加。即使应用 2000 年世界卫生组织西太平洋地区标准诊断超重和肥胖症，BMI 正常成人（瘦人）NAFLD 患病率亦高达 10%以上。瘦人 NAFLD 通常有近期体质量和腰围增加的病史，高达 33.3%的 BMI 正常的 NAFLD 患者存在 MetS，NAFLD 比 BMI 所反映的总体肥胖和腰围所提示的腹型肥胖更能预测 MetS。肌肉衰减综合征（肌少症）与瘦人和肥胖症患者脂肪肝的发生都独立相关。我国汉族居民 NAFLD 的遗传易感基因与国外报道基本相似，PNPLA3 I148M 和 TM6SF2E167K 变异与 NAFLD 及其严重程度相关，这类患者 IR 的特征不明显。此外，高尿酸血症、红细胞增多症、甲状腺功能减退症、垂体功能减退症、睡眠呼吸暂停综合征、多囊卵巢综合征也是 NAFLD 发生和发展的独立危险因素。

推荐意见 1：NAFLD 是健康体检肝脏生物化学指标异常的主要病因，血清 ALT 和 GGT 增高者应筛查 NAFLD（A1）。

推荐意见 2：肥胖症、高三酰甘油（TG）血症、T2DM 和 MetS 患者需要通过肝脏生物化学和 B 型超声筛查 NAFLD（A1）。

推荐意见 3：鉴于不健康的生活方式在 NAFLD 的发病中起重要作用，疑似 NAFLD 患者需调查饮食及运动习惯。（A1）

### 三、自然转归和随访

NAFLD 患者起病隐匿且肝病进展缓慢，NASH 患者肝纤维化平均 7～10 年进展一个等级，间隔纤维化和肝硬化是 NAFLD 患者肝病不良结局的独立预测因素。在包括 1495 例 NAFLD 随访 17 452 人/年的系统综述和 Meta 分析中，全因死亡特别是肝病死亡风险随着肝纤维化的出现及程度加重而显著增加。非酒精性肝脂肪变患者随访 10～20 年肝硬化发生率仅为 0.6%～3%，而 NASH 患者 10～15 年内肝硬化发生率高达 15%～25%。合并 MetS 和（或）血清 ALT 持续增高的 NAFLD 患者肝组织学分型更有可能是 NASH，大约 40.8%（95% CI：34.7%～47.1%）的 NASH 患者发生肝纤维化进展，平均每年进展 0.09（95% CI：0.06～0.12）等级，NAFLD 相关肝硬化和 HCC 通常发生于老年患者。年龄>50 岁、BMI>30、高血压、T2DM、MetS 是 NASH 患者间隔纤维化和肝硬化的危险因素。与肥胖的 NAFLD 患者相比，BMI<25 的 NAFLD 患者的肝脏炎症损伤和纤维化程度相对较轻。来自中国香港的 307 例肝活组织检查证实的 NAFLD 患者在中位数 49 个月的随访中，6 例死亡，2 例并发 HCC，1 例肝衰竭，但这些不良结局都来自肥胖组。合并高血压的 NASH 伴肝纤维化患者也是疾病进展的高危人群。NAFLD 相关肝硬化患者代偿期病程可以很长，一旦肝功能失代偿或出现 HCC 等

并发症则病死率高。NAFLD 与 HCC 之间有因果关系，NAFLD 患者 HCC 发病率为 0.29‰～0.66‰，危险因素包括隐源性肝硬化、MetS 和 T2DM，PNPLA3 rs738409 C＞G 患者更易发生 HCC。NASH 肝硬化患者发生 HCC 的风险显著增加，应该定期筛查 HCC，然而高达 30%～50% 的 HCC 发生在非肝硬化的 NASH 患者。鉴于非肝硬化的 NASH 患者并发 HCC 的总体风险低，暂不推荐对于尚无肝硬化的 NAFLD 和 NASH 患者筛查 HCC。

在普通人群中，无论是血清 ALT 和 GGT 增高还是 B 型超声诊断的 NAFLD 都显著增加 MetS 和 T2DM 发病率。NAFLD 患者随访 5～10 年 T2DM 风险增加 1.86 倍（95% CI：1.76～1.95），MetS 发病风险增加 3.22 倍（95% CI：3.05～3.41），心血管事件发病风险增加 1.64 倍（95% CI：1.26～2.13）。与对照人群相比，NAFLD 患者全因死亡率显著增高，主要死因是心血管疾病和肝外恶性肿瘤，NASH 患者肝病死亡排名第 3。即便有效控制 MetS 组分及其他传统心血管疾病危险因素，NAFLD 患者冠心病发病率仍然显著增加；肝移植术后冠心病风险仍持续存在并成为影响患者预后的重要因素。与无脂肪肝的对照人群相比，女性 NAFLD 患者冠心病和脑卒中的发病率显著增高且起病年龄提前。尽管 NAFLD 与动脉硬化性心脑血管疾病的高发密切相关，但是并存的脂肪肝可能并不影响冠心病和脑梗死患者的预后。NAFLD 和 NASH 患者年肝病病死率分别为 0.77‰（95% CI：0.33‰～1.77‰）和 11.77‰（95% CI：7.10‰～19.53‰），全因死亡率分别为 15.44‰（95% CI：11.72‰～20.34‰）和 25.56‰（95% CI：6.29‰～103.80‰）。此外，NAFLD 特别是 NASH 还与骨质疏松、慢性肾脏疾病、结直肠肿瘤、乳腺癌等慢性病的高发密切相关。HOMA 稳态模型检测的 IR（homeostasis model assessment IR，HOMA-IR）增高的"瘦人"NAFLD 和 NASH 同样面临代谢、心血管危险因素和肝病进展的风险。

推荐意见 1：鉴于肥胖症、高血压、T2DM 和 MetS 是 NAFLD 患者疾病进展的危险因素，需加强这类患者代谢、心血管和肝病并发症的监测（B1），合并胰岛素抵抗和（或）腹型肥胖的瘦人 NAFLD 同样需要定期随访（B2）。

推荐意见 2：鉴于 NAFLD 与 T2DM 互为因果，建议 NAFLD 患者定期检测空腹血糖、糖化血红蛋白，甚至做口服糖耐量试验，以筛查糖尿病（A1）。

推荐意见 3：鉴于 NAFLD 患者心脑血管疾病相关病死率显著增加，建议 NAFLD 患者定期评估心脑血管事件的发病风险（A1）。

推荐意见 4：NASH 肝硬化患者应该根据相关指南进行胃食管静脉曲张和 HCC 的筛查（B1），目前尚无足够证据推荐对 NAFLD 患者筛查结直肠肿瘤（C1）。

## 四、诊断与评估

NAFLD 的诊断需要有弥漫性肝细胞脂肪变的影像学或组织学证据，并且要排除乙醇滥用等可以导致肝脂肪变的其他病因。因无特异性症状和体征，大部分患者因偶然发现血清 ALT 和 GGT 增高或者影像学检查结果显示弥漫性脂肪肝而疑诊为 NAFLD。NAFLD 的评估包括定量肝脂肪变和纤维化程度，判断有无代谢和心血管危险因素及并发症、有无肝脏炎症损伤及是否合并其他原因的肝病。

### （一）"非酒精性"的界定

"非酒精性"是指无过量饮酒史（男性饮酒折合乙醇量＜30g/d，女性＜20g/d）和其他可以导致脂肪肝的特定原因。为此，在将肝组织学或影像学弥漫性脂肪肝归结于 NAFLD 之前，需要除外酒精性肝病（alcoholic liver disease，ALD）、基因 3 型丙型肝炎病毒（hepatitis C virus，HCV）感染、自身免疫性肝炎、肝豆状核变性等可导致脂肪肝的特定肝病，并除外药物（他莫昔芬、胺碘酮、丙戊酸钠、甲氨蝶呤、糖皮质激素等）、全胃肠外营养、炎症性肠病、乳糜泻、甲状腺功能减退症、库欣综合征、β脂蛋白缺乏血症、脂质萎缩性糖尿病、Mauriac 综合征等导致脂肪肝的特殊情况。在将血清氨基酸转移酶（ALT、AST）和（或）GGT 增高及隐源性肝硬化归结于 NAFLD 之前，需除外可以导致肝脏生物化学异常和肝硬化的其他原因。然而，"非酒精性"

肝病的真实内涵是指营养过剩、IR 及其相关代谢紊乱诱导的慢性肝损伤。事实上，脂肪肝可由"非酒精"因素（IR 和代谢紊乱）与乙醇滥用、基因 3 型 HCV 感染等一种或多种病因共同导致，慢性 HBV 感染亦常因 IR 和代谢紊乱并发 NAFLD，而 NAFLD 患者可能比对照人群更易发生药物与中毒性肝损伤，各种原因的慢加急性肝衰竭可以发生在 NASH 背景上。临床上，需要重视肥胖、T2DM、MetS 在其他原因肝病患者肝脏损伤、肝硬化及 HCC 发病中的促进作用，并加强合并 NAFLD 的其他肝病患者代谢和心血管危险因素及其并发症的防治。

### （二）肝脂肪变的诊断

病理学上的显著肝脂肪变和影像学诊断的脂肪肝是 NAFLD 的重要特征，肝脂肪变及其程度与肝脏炎症损伤和纤维化密切相关，并可预测 MetS 和 T2DM 的发病风险。常规的上腹部影像学检查可以提供肝脏、胆囊、胰腺、脾脏、肾脏等疾病诊断的有用信息，做出弥漫性脂肪肝、局灶性脂肪肝、不均质性脂肪肝的影像学诊断。B 型超声是临床应用范围广泛的影像学诊断工具，根据肝脏前场回声增强（"明亮肝"）、远场回声衰减，以及肝内管道结构显示不清楚等特征诊断脂肪肝。然而，B 型超声对轻度脂肪肝诊断的敏感性低，特异性亦有待提高，因为弥漫性肝纤维化和早期肝硬化时也可观察到脂肪肝的典型特征。受控衰减参数（CAP）是一项基于超声的肝脏瞬时弹性成像平台定量诊断脂肪肝的新技术，CAP 能够检出 5%以上的肝脂肪变，准确区分轻度肝脂肪变与中-重度肝脂肪变。然而，CAP 与 B 型超声相比容易高估肝脂肪变程度，当 BMI>30、皮肤至肝包膜距离>25mm 及 CAP 的四分位间距（IQR）≥40dB/m 时，CAP 诊断脂肪肝的准确性下降。CAP 区分不同程度肝脂肪变的诊断阈值及其动态变化的临床意义尚待明确。X 线计算机断层摄影术（CT）和磁共振成像（MRI）检查诊断脂肪肝的准确性不优于 B 型超声，主要用于弥漫性脂肪肝伴有正常肝岛及局灶性脂肪肝与肝脏占位性病变的鉴别诊断。磁共振波谱分析（MRS）能够检出 5%以上的肝脂肪变，准确性很高，缺点是花费高和难以普及。应用 BMI、腰围、血清 TG 和 GGT 水平等指标组合的脂肪肝指数、肝脂肪变指数等，对脂肪肝的诊断性能存在年龄、种族群体等差异，主要作为影像学诊断脂肪肝的替代工具用于流行病学调查和某些特殊的临床情况。

### （三）脂肪性肝炎的诊断

鉴于 NASH 是单纯性脂肪肝进展至肝硬化和 HCC 的中间阶段且难以自行康复，在 NAFLD 患者中识别 10%～30%的 NASH 更具临床意义，然而现有影像学技术和实验室检查等无创方法不能准确诊断 NASH。对于 NAFLD 初诊患者，详细了解 BMI、腰围、代谢性危险因素、并存疾病和血清生物化学指标，可以综合判断是否为 NASH 高危人群。MetS、血清 ALT 和细胞角蛋白-18（CK-18）（M30 和 M65）水平持续增高，提示 NAFLD 患者可能存在 NASH，需要进一步的肝活组织检查结果证实。血清 ALT 正常并不意味着无肝组织炎症损伤，ALT 增高亦未必是 NASH。尽管存在创伤和并发症，以及取样误差和病理观察者之间差异等缺点，肝活组织检查至今仍是诊断 NASH 的金标准。肝活组织检查可准确评估肝脂肪变、肝细胞损伤、炎症坏死和纤维化程度。肝脂肪变、气球样变和肝脏炎症合并存在是诊断 NASH 的必备条件。欧洲脂肪肝协作组提出的 SAF 积分（肝脂肪变、炎症活动和纤维化各自计分之和）比美国 NASH 临床研究协作网推荐的 NAFLD 活动性积分（NAS）更能提高病理医生诊断 NASH 的一致性，并减少观察者之间的误差。这些积分系统是通过半定量评估 NAFLD 的主要病理学改变，从而对 NAFLD 进行病理分型和分期，以及临床试验时的疗效评价。肝活组织检查的费用和风险应与估计预后和指导治疗的价值相权衡。

### （四）肝纤维化的评估

鉴于肝纤维化是唯一准确预测肝脏不良结局的肝脏病理学改变，在 NAFLD 患者中诊断显著肝纤维化和肝硬化对预后判断的价值大于区分单纯性脂肪肝与 NASH。许多因素可以影响 NAFLD 患者肝纤维化的动态变化，应用临床参数和血清纤维化标志物不同组合的多种预测模型，可粗略判断有无显著肝纤维化（≥F2）和进展期肝纤维化（F3，F4），其中 NAFLD 纤维化评分（NFS）的诊断效率可能最高。然而，现有的肝纤维化无创预测模型并不符合"诊断准确性报告标准"对诊断性检测的质量要求。近年来，影像学技术的进展显著提高了肝纤维化的无创评估能力。基于 FibroScan 的振动控制瞬时弹性成像（VCTE）检测的肝脏弹性值（LSM）对 NAFLD 患者肝纤维化的诊断效率优于 NFS、APRI、FIB-4 等预测模型，有助于区分无/轻度肝纤维化（F0，F1）与进展期肝纤维化（F3，F4），但是至今仍无公认的阈值用于确诊肝硬化。肥胖症会影响 FibroScan 检测成功率，高达 25% 的患者无法通过 M 探头成功获取准确的 LSM 值。此外，LSM 值判断各期纤维化的阈值需要与肝病病因相结合；重度肝脂肪变（CAP 值显著增高）、明显的肝脏炎症（血清氨基酸转移酶>5×正常值上限）、肝脏淤血和胆汁淤积等都可高估 LSM 值判断肝纤维化的程度。基于 MRI 的实时弹性成像（MRE）对 NAFLD 患者肝硬化诊断的阳性预测值与 VCTE 相似，但 MRE 阴性预测值更高。当无创方法检测结果高度疑似存在进展期肝纤维化时需要肝活组织检查验证，病理学检查需明确描述肝纤维化的部位、数量，以及有无肝实质的重建和假小叶。高度可疑或确诊肝硬化包括 NASH 肝硬化、NAFLD 肝硬化及隐源性肝硬化。

### （五）代谢和心血管危险因素评估

NAFLD 与 MetS 互为因果，代谢紊乱不但与 T2DM 和心血管疾病高发密切相关，而且参与 NAFLD 的发生和发展。疑似 NAFLD 患者需要全面评估人体学指标和血清糖脂代谢指标及其变化。鉴于心血管事件是影响 NAFLD 患者预后的主要因素，所有 NAFLD 患者都应进行心血管事件风险评估。建议采用改良的国际糖尿病联盟的标准诊断 MetS。对于 NAFLD 患者需要常规检测空腹血糖和糖化血红蛋白，甚至进一步做标准 75g 葡萄糖口服糖耐量试验（OGTT），筛查空腹血糖调节受损、糖耐量异常和糖尿病。除了 PNPLA3 I148M 多态性相关的 NAFLD 以外，IR 几乎是 NAFLD 和 NASH 的共性特征。HOMA-IR 是用于评价群体的 IR 水平的指标，计算方法：空腹血糖水平（FPG，mmol/L）×空腹血胰岛素水平（FINS，mU/L）/22.5，正常成人 HOMA-IR 指数大约为 1。无糖调节受损和糖尿病的 NAFLD 患者可以通过 HOMA-IR 评估胰岛素的敏感性，"瘦人"脂肪肝如果存在 IR，即使无代谢性危险因素亦可诊断为 NAFLD，随访中 HOMA-IR 下降预示 NAFLD 患者代谢紊乱和肝脏损伤程度改善。人体成分测定有助于发现常见于"瘦人"的隐性肥胖［体脂含量和（或）体脂占体质量百分比增加］和肌少症。

推荐意见 1：临床疑诊 NAFLD 和 NASH 时，需要排除过量饮酒、基因 3 型 HCV 感染、肝豆状核变性、自身免疫性肝炎及药物性肝损伤等可以导致肝脂肪变的其他病因（A1），并判断是否并存慢性乙型肝炎等肝脏疾病（B1）。

推荐意见 2：慢性病毒性肝炎合并 NAFLD 及 NAFLD 合并药物性肝损伤，可能会导致更为严重的肝脏损伤，需要客观评估代谢性危险因素在这类患者肝脂肪变和肝损伤中的作用（B1）。

推荐意见 3：通过病理学和（或）影像学检测结果发现的脂肪肝患者，除需检测肝脏生物化学指标外，还应筛查代谢综合征相关组分，并重视适量饮酒与代谢性危险因素在脂肪肝发病中的交互作用（A1）。

推荐意见 4：HOMA-IR 是评估无糖尿病人群胰岛素抵抗的替代方法（A1），有助于体质量正常且无代谢危险因素的隐源性脂肪肝患者 NAFLD 的诊断（B2）。

推荐意见 5：脂肪肝的影像学诊断首选 B 型超声检查（A1），B 型超声还可以提供额外的诊断信息。CAP 是脂肪肝定量评估的替代工具（B1）。

推荐意见 6：NASH 的诊断需通过肝活组织检查证实，诊断依据为肝细胞脂肪变合并气球样变和小叶内炎症（A1）。建议根据 SAF 积分将 NAFLD 分为单纯性脂肪肝、早期 NASH（F0，F1）、纤维化性 NASH（F2，F3）及 NASH 肝硬化（F4）（C2）。

推荐意见 7：合并 MetS、T2DM、血清氨基酸转移酶和（或）CK-18（M30，M65）持续增高的 NAFLD 患者是 NASH 的高危人群，建议通过肝活组织检查明确诊断（A2）。

推荐意见 8：血清肝纤维化标志物和评分系统及肝脏瞬时弹性检测可以用于排除 NAFLD 患者存在进展期肝纤维化（A2），并可用于随访监测肝纤维化的进展（C2）。这些无创诊断方法即使联合应用对间隔纤维化和早期肝硬化诊断的准确性也较低，建议用肝活组织检查证实（B2）。

推荐意见 9：当无创性检测方法不能判断脂肪性肝炎或血清生物化学指标异常的病因时，建议用肝活组织检查协助诊断（B1）。在将隐源性肝硬化归因于 NAFLD 肝硬化时需认真排除其他原因（C2）。

## 五、预防和治疗

鉴于 NAFLD 是肥胖和 MetS 累及肝脏的表现，大多数患者肝组织学改变处于单纯性脂肪肝阶段，治疗 NAFLD 的首要目标为减肥和改善 IR，预防和治疗 MetS、T2DM 及其相关并发症，从而减轻疾病负担、改善患者生活质量并延长寿命；次要目标为减少肝脏脂肪沉积，避免因"附加打击"而导致 NASH 和慢加急性肝衰竭；对于 NASH 和脂肪性肝纤维化患者还需阻止肝病进展，减少肝硬化、HCC 及其并发症的发生。NAFLD 患者的疗效判断需综合评估人体学指标、血清生物化学指标及 B 型超声等肝胆影像学变化，并监测药物不良反应，从而及时调整诊疗方案。在治疗和随访过程中，建议密切观察患者的生活方式、体质量、腰围和动脉血压变化，每隔 3～6 个月复查血清生物化学指标和糖化血红蛋白，6～12 个月复查上腹部 B 型超声。血清氨基酸转移酶恢复正常和肝脂肪变消退，即使提示 NASH 改善也不代表肝纤维化程度不加剧。通过肝脏瞬时弹性成像、MRS、MRE 动态观察肝脂肪变和纤维化程度在 NAFLD 疗效评估和新药研发中的作用有待明确。定期肝活组织检查至今仍是评估 NASH 和肝纤维化患者肝组织学变化的唯一标准，治疗 NASH 的目标是脂肪性肝炎和纤维化程度都能显著改善，至少要达到减轻肝纤维化而脂肪性肝炎不加剧，或者 NASH 缓解而纤维化程度不加重。

### （一）改变不良生活方式

减少体质量和腰围是预防和治疗 NAFLD 及其合并症最为重要的治疗措施。对于超重、肥胖及近期体质量增加和"隐性肥胖"的 NAFLD 患者，建议通过健康饮食和加强锻炼的生活方式教育纠正不良行为。适当控制膳食热量摄入，建议每日减少 2092～4184kJ（500～1000 千卡）热量；调整膳食结构，建议适量脂肪和碳水化合物的平衡膳食，限制含糖饮料、糕点和深加工精致食品，增加全谷类食物、ω-3 脂肪酸及膳食纤维摄入；一日三餐定时适量，严格控制晚餐的热量和晚餐后进食行为。避免久坐少动，建议根据患者兴趣并以能够坚持为原则选择体育锻炼方式，以增加骨骼肌质量和防治肌少症。例如，每天坚持中等量有氧运动 30 分钟，每周 5 次，或者每天高强度有氧运动 20 分钟，每周 3 次，同时做 8～10 组阻抗训练，每周 2 次。1 年内减重 3%～5%可以改善 MetS 组分和逆转单纯性脂肪肝，体质量下降 7%～10%能显著降低血清氨基酸转移酶水平并改善 NASH，但是体质量下降 10%以上并维持 1 年才能逆转肝纤维化，遗憾的是肥胖症患者 1 年内能够减重 10%以上者<10%。包括临床营养师、运动康复师在内的多学科联合策略对提高 NAFLD 患者参与生活方式干预项目的积极性并长期坚持至关重要，健康中国 2030 计划的有效实施有望控制我国肥胖、T2DM 和 NAFLD 的流行。

### （二）针对 MetS 的药物治疗

对于 3～6 个月生活方式干预未能有效减肥和控制代谢危险因素的 NAFLD 患者，建议根据相关指南和专家共识应用一种或多种药物治疗肥胖症、高血压、T2DM、血脂紊乱、痛风等疾病，目前这些药物对患者并存的 NASH 特别是肝纤维化都无肯定的治疗效果。BMI≥30 的成人和 BMI≥27 伴有高血压、T2DM、血脂紊乱等合并症的成人可以考虑应用奥利司他等药物减肥，但需警惕减肥药物引起的不良反应。此外，应谨慎长期使用可能会增加患者体质量的药物。血管紧张素 Ⅱ 受体拮抗剂可以安全用于 NAFLD 和 NASH 患者的高血压的治疗。ω-3 多不饱和脂肪酸虽可能安全用于 NAFLD 患者高 TG 血症的治疗，但是该药对血清 TG>5.6mmol/L

患者的降脂效果不肯定，此时常需处方贝特类药物降低血脂和预防急性胰腺炎，但需警惕后者的肝脏毒性。除非患者有肝衰竭或肝硬化失代偿，他汀类药物可安全用于 NAFLD 和 NASH 患者降低血清低密度脂蛋白胆固醇（LDL-C）水平以防治心血管事件，目前无证据显示他汀类药物可以改善 NASH 和肝纤维化。他汀类药物使用过程中经常出现的无症状性、孤立性血清 ALT 增高，即使不减量或停药亦可恢复正常。尽管二甲双胍对 NASH 并无治疗作用，但其可以改善 IR、降低血糖和辅助减肥，建议用于 NAFLD 患者 T2DM 的预防和治疗。人胰高糖素样肽-1（GLP-1）类似物利拉鲁肽不仅具备多重降糖机制，而且能够减肥和改善 IR，适合用于肥胖的 T2DM 患者的治疗。吡格列酮虽然可以改善 NASH 患者血清生物化学指标和肝脏组织学病变，但该药在患者中长期应用的疗效和安全性尚待明确，建议仅用于合并 T2DM 的 NASH 患者的治疗。

### （三）减肥手术

减肥手术，又称代谢手术，不仅可以最大程度地减肥和长期维持理想体质量，而且可以有效控制代谢紊乱，甚至逆转 T2DM 和 MetS。国际糖尿病联盟建议，重度肥胖（BMI≥40）的 T2DM 患者，以及中度肥胖（35≤BMI≤39.9）但保守治疗不能有效控制血糖的 T2DM 患者都应考虑减肥手术。轻度肥胖（BMI30～34.9）患者如果保守治疗不能有效控制代谢和心血管危险因素也可以考虑减肥手术。亚裔群体的 BMI 阈值应下调2.5。近 10 年全球减肥手术的数量持续增长，不管哪种类型的减肥手术都较非手术治疗能最大程度地减肥，亚洲国家以袖状胃切除术最为常用。合并 NASH 或代偿期肝硬化不是肥胖症患者减肥手术的禁忌证。减肥手术不但可以缓解包括纤维化在内的 NASH 患者的肝组织学改变，而且可能降低心血管疾病病死率和全因死亡率，但其改善肝脏相关并发症的作用尚未得到证实。目前尚无足够证据推荐减肥手术治疗 NASH，对于严重的或顽固性肥胖患者及肝移植术后 NASH 复发的患者可以考虑减肥手术。亦可考虑给严重的病理性肥胖或减肥治疗失败的受体，以及合并肝纤维化的 NASH 供体进行减肥手术。

### （四）针对肝脏损伤的药物治疗

鉴于改变生活方式和应用针对 MetS 的药物甚至减肥手术难以使 NASH 特别是肝纤维化逆转，为此有必要应用保肝药物保护肝细胞、抗氧化、抗感染，甚至抗肝纤维化。来自美国的临床试验结果显示，维生素 E（α-生育酚，800U/d）口服 2 年可以使无糖尿病的 NASH 成人血清氨基酸转移酶恢复正常并显著改善肝脂肪变和炎症损伤。然而，我国药典并无大剂量维生素 E 治疗慢性肝炎的适应证，并且长期大剂量使用维生素 E 的安全性令人担忧。来自美国的临床试验结果显示，奥贝胆酸可显著减轻 NASH 患者肝纤维化程度，但是该药对脂代谢有不良影响，可导致皮肤瘙痒，并且其在 NASH 治疗中的作用并未被日本的临床试验所证实。目前在我国广泛应用的水飞蓟宾、双环醇、多烯磷脂酰胆碱、甘草酸二胺、还原型谷胱甘肽、S-腺苷甲硫氨酸、熊去氧胆酸等针对肝脏损伤的治疗药物安全性良好，部分药物在药物性肝损伤、胆汁淤积性肝病等患者中已取得相对确切的疗效，但这些药物对NASH 和肝纤维化的治疗效果仍需进一步的临床试验证实。在综合治疗的基础上，保肝药物作为辅助治疗推荐用于以下类型的 NAFLD 患者：①肝活组织检查确诊的 NASH；②临床特征、实验室及影像学检查提示存在 NASH或进展性肝纤维化，例如，合并 MetS 和 T2DM，血清氨基酸转移酶和（或）CK-18 持续升高，肝脏瞬时弹性检查 LSM 值显著增高；③应用相关药物治疗 MetS 和 T2DM 过程中出现肝脏氨基酸转移酶升高；④合并药物性肝损伤、自身免疫性肝炎、慢性病毒性肝炎等其他肝病。建议根据肝脏损伤类型、程度及药物效能和价格选择一种保肝药物，疗程需要 1 年以上。对于血清 ALT 高于正常值上限的患者，口服某种保肝药物 6 个月，如果血清氨基酸转移酶仍无明显下降，则可改用其他保肝药物。至今尚无有效药物可推荐用于 NASH 患者预防肝硬化和 HCC，咖啡、阿司匹林、二甲双胍、他汀类药物等对肝脏的有益作用仍需临床试验证实。

### （五）肝脏移植手术

NAFLD 对肝脏移植手术的影响涉及移植的供体和受体两大方面，我国目前已面临脂肪肝作为供肝而出现的移植后肝脏原发性无功能的高发风险，而由于 NASH 导致的失代偿期肝硬化、HCC 等终末期肝病需进行肝脏移植的病例亦在不断增多。NASH 患者肝移植的长期效果与其他病因肝移植相似，特殊性主要表现为年老、肥胖和并存的代谢性疾病可能影响肝移植患者围手术期或术后短期的预后，肝移植术后 NAFLD 复发率高达50%，并且有较高的心血管并发症的发病风险。为此，需重视 NASH 患者肝移植等待期的评估和管理，以最大程度为肝移植创造条件。肝移植术后仍须有效控制体质量和防治糖脂代谢紊乱，从而最大程度降低肝移植术后并发症发生率。

### （六）减少附加打击以免肝脏损伤加重

对于 NAFLD 特别是 NASH 患者，应避免极低热卡饮食减肥，避免使用可能有肝毒性的中西药物，慎用保健品。鉴于 NAFLD 患者偶尔过量饮酒可导致急性肝损伤并促进肝纤维化进展，而合并肝纤维化的 NAFLD 患者即使适量饮酒也会增加 HCC 发病风险，NAFLD 患者需要限制饮酒并避免过量饮酒。多饮咖啡和饮茶可能有助于 NAFLD 患者康复。此外，还需早期发现并有效处理睡眠呼吸暂停综合征、甲状腺功能减退症、小肠细菌过度生长等可加剧肝脏损伤的并存疾病。

推荐意见 1：提倡给 NAFLD 患者提供包括健康饮食、加强锻炼和修正不良行为的生活方式干预的指导（C2），NAFLD 患者 1 年内减重 5%以上可以改善血清生物化学指标和肝脏组织学病变（B1）。

推荐意见 2：饮食指导应兼顾限制能量摄入、调整膳食结构和避免不良膳食行为（B1）。通过低热量饮食伴或不伴体育锻炼来减轻体质量，通常都可以减少肝脏脂肪沉积（A1）。

推荐意见 3：中等量有氧运动和（或）阻抗训练均可降低肝脏脂肪含量，可根据患者兴趣以能够长期坚持为原则选择训练方式（B2）。

推荐意见 4：NAFLD 患者虽要限制饮酒量，并严格避免过量饮酒（B1）；多饮咖啡和茶可能有助于 NAFLD 患者康复（C1）。

推荐意见 5：除非有肝衰竭和失代偿期肝硬化，NAFLD/NASH 患者可以安全使用血管紧张素 II 受体拮抗剂、ω-3 多不饱和脂肪酸、他汀类药物、二甲双胍、吡格列酮等药物治疗代谢综合征和心血管危险因素（C1）。

推荐意见 6：肝活组织检查证实的单纯性脂肪肝患者仅需通过饮食指导及体育锻炼来减轻肝脏脂肪沉积（B2），NASH 特别是合并显著肝纤维化患者则需应用保肝药物治疗（B1）。

推荐意见 7：高度疑似 NASH 或进展期肝纤维化但无肝活组织检查资料的 NAFLD 患者，也可考虑应用保肝药物治疗（C1）。

推荐意见 8：至今尚无公认的保肝药物可推荐用于 NASH 的常规治疗，双环醇、水飞蓟宾、多烯磷脂酰胆碱、甘草酸制剂、维生素 E 等对 NASH 的治疗效果有待进一步临床研究证实（C1）。

推荐意见 9：目前尚未明确保肝药物治疗的最佳疗程，建议选择一种保肝药物，连续使用 1 年以上。如果用药 6 个月血清氨基酸转移酶仍无明显下降则建议改用其他保肝药物（C1）。

推荐意见 10：治疗肥胖、MetS 和 T2DM 的减肥手术可改善 NASH 患者的肝组织学表现（B1），但目前无足够证据推荐减肥手术治疗 NASH（B1）。

推荐意见 11：NAFLD/NASH 不是肥胖症患者减肥手术的禁忌证，除非有明确的肝硬化（A1）。

推荐意见 12：NASH 相关终末期肝病和肝细胞癌患者可以进行肝脏移植手术，肝脏移植总体生存率与因其他病因而肝脏移植相似，但是肝移植术后心血管相关病死率较高（A1）。

## 六、存在的问题与展望

NAFLD 是一种多系统受累的代谢性疾病，与 MetS、T2DM 互为因果，共同促进肝硬化、HCC、冠心病、慢性肾病和结直肠肿瘤等肝外恶性肿瘤的高发。当前我国肥胖和 MetS 患病率增长迅速，NAFLD 患病率已经赶超欧美等发达国家并已成为我国肝病和代谢领域的新挑战，对国民健康和社会发展构成严重威胁。NAFLD

的防治不但是临床医学问题，而且也是预防医学、社会医学和卫生行政主管部门共同面临的重大课题。"健康中国 2030"的有序推进和实施，可望控制我国 NAFLD 及其相关疾病日趋严重的流行现状，国家科技部、国家自然科学基金委、国家卫生和计划生育委员会等部门资助的重大重点项目的顺利完成则有望在 NAFLD 及其相关肝硬化和 HCC 的遗传特征、发病机制、新药研发、无创诊断等方面取得突破性进展。

当前，临床医生需加强基于影像学和（或）肝活组织检查的 NAFLD 患者的队列研究，加强 NAFLD 相关 HCC 分子机制及潜在肿瘤学标志物和干预的转化医学研究，进一步探讨我国儿童脂肪肝和乙型肝炎合并脂肪肝预后转归的特殊性。非侵入性方法诊断 NASH 和肝纤维化至今仍不能替代肝活组织检查，需要加强血清学标志物、基因组学、蛋白质组学、糖组学、代谢组学及新兴影像学技术的研发和临床应用，而肠道稳态结构和功能改变的研究可能为无创诊断和有效防治 NASH 提供新思路。我国传统的膳食结构、锻炼方式，以及益生元、益生菌、黄连素和广泛使用的保肝药物对 NASH 的治疗效果需开展规范的临床试验来证实，并加强减肥手术治疗 NASH 的效果和安全性，以及 NASH 患者肝脏移植围手术期处理的临床研究。这些研究结果都将为我国 NAFLD 的诊疗实践提供新的证据，从而为国家卫生政策的制定提供科学依据。

此外，当前国内外有关 NAFLD 的指南众多且更新迅速，在指导临床实践的同时亦带来不少困惑。国内外指南在药物选择和生活方式干预等方面存在差异，不同国家和地区的医疗模式、医疗保险体系和药物可及性等方面亦差异显著。欧美国家现有 NASH 临床试验的研究对象 90% 以上为欧美人种，这些药物对于中国人的效果和安全性需要进一步验证。当前需要加强医务人员和大众 NAFLD 防治知识的普及教育，及时更新科普版脂肪肝防治指南。临床医生需要认真学习和理性思考，结合自己的临床经验和患者的具体情况，合理诊疗和科学管理好 NAFLD 患者。总之，我国 NAFLD 的有效防治任重而道远，在各级政府支持和医药企业的参与下，三级医院多学科联合诊疗与一级医疗机构紧密合作，力争创建中国特色的 NAFLD 防治和管理模式。

# 附录十　酒精性肝病诊疗指南

酒精性肝病是由于长期大量饮酒导致的肝脏疾病。初期通常表现为脂肪肝，进而可发展成酒精性肝炎、肝纤维化和肝硬化。严重酗酒时可诱发广泛肝细胞坏死，甚至引起肝衰竭。酒精性肝病是我国常见的肝脏疾病之一，严重危害人民健康。为进一步规范酒精性肝病的诊断与治疗，中华医学会肝病学分会脂肪肝和酒精性肝病学组及中国医师协会脂肪性肝病专家委员会组织国内有关专家，在参考国内外最新研究成果和相关诊疗共识的基础上，对 2010 年制订的《酒精性肝病诊疗指南》进行修订。本指南中的证据等级根据 GRADE 分级修订，分为 A、B 和 C 三个级别，推荐等级分为 1 和 2 两个级别，见附表-16。

**附表-16　推荐意见的证据等级和推荐等级**

| 级别 | 详细说明 |
| --- | --- |
| 证据等级 | |
| A 高质量 | 进一步研究不大可能改变对该疗效评估结果的信心 |
| B 中等质量 | 进一步研究有可能使我们对该疗效评估结果的信心 |
| C 低质量 | 进一步研究很有可能影响该疗效评估结果，且该评估结果很可能改变 |
| 推荐等级 | |
| ①强推荐 | 充分考虑到了证据的质量、患者可能的预后情况及治疗成本而最终得出的推荐意见 |
| ②弱推荐 | 证据价值参差不齐，推荐意见存在不确定性，或推荐的治疗意见可能会有较高的成本疗效比等，更倾向于较低等级的推荐 |

本指南旨在帮助临床医师对酒精性肝病的诊断与治疗做出正确决策，并非强制性标准。临床医师在针对某一具体患者时，应充分了解本病的最佳临床证据和现有医疗资源，并在全面考虑患者具体病情及其意愿的基础上，根据自己的知识和经验，制定合理的诊疗方案。由于酒精性肝病的研究不断发展，本指南将根据需要不断更新和完善。

## 一、流行病学

我国尚缺乏全国性的酒精性肝病流行病学资料，但地区性的流行病学调查结果显示，我国饮酒人群比例和酒精性肝病患病率均呈现上升趋势。华北地区流行病学调查结果显示，从 20 世纪 80 年代初到 90 年代初，嗜酒者在一般人群中的比例从 0.21% 上升至 14.3%。21 世纪初，东北地区流行病学调查结果显示，嗜酒者比例高达 26.98%，部分地区甚至高达 42.76%；南方及中西部省份流行病学调查结果显示，饮酒人群增至 30.9%~43.4%。

部分嗜酒者或饮酒过量者会出现乙醇相关健康问题，其中酒精性肝病是乙醇所致的最常见的脏器损害。21 世纪初，我国部分省份酒精性肝病流行病学调查资料显示，酒精性肝病患病率为 0.50%~8.55%；其中 40~49 岁人群的酒精性肝病患病率最高，达到 10% 以上。酒精性肝病占同期肝病住院患者的比例不断上升，从 2000 年的 2.4% 上升至 2004 年的 4.3%；酒精性肝硬化占肝硬化的病因构成比从 1999 年的 10.8% 上升到 2003 年的 24.0%。酒精性肝病已成为我国最主要的慢性肝病之一。

## 二、影响因素

酒精性肝损伤及酒精性肝病的影响因素较多，包括饮酒量、饮酒年限、乙醇饮料品种、饮酒方式、性别、种族、肥胖、肝炎病毒感染、遗传因素、营养状况等。

根据流行病学调查资料，乙醇所造成的肝损伤具有阈值效应，即达到一定饮酒量或饮酒年限，就会大大增加肝损伤风险。然而，饮酒量与肝损伤的量效关系存在个体差异。乙醇饮料品种较多，不同乙醇饮料对肝脏所造成的损伤也有差别。饮酒方式也是酒精性肝损伤的影响因素，空腹饮酒较伴有进餐的饮酒方式更易造成肝损伤；相比偶尔饮酒和酗酒，每日饮酒更易引起严重的酒精性肝损伤。与男性相比，女性对乙醇介导的肝毒性更敏感，表现为更小剂量和更短的饮酒期限就可能出现更重的酒精性肝病，也更易发生严重的酒精性肝炎和肝硬化。饮用同等量的乙醇饮料，男女血液中乙醇水平明显有差异。种族、遗传、个体差异也是酒精性肝病的重要影响因素。汉族人群的酒精性肝病易感基因乙醇脱氢酶（ADH）2、ADH3 和乙醛脱氢酶（ALDH）2 的等位基因频率及基因型分布不同于西方国家，可能是我国嗜酒人群和酒精性肝病的发病率低于西方国家的原因之一。此外，酒精性肝病并非发生于所有的饮酒者，提示酒精性肝病的易感性存在个体差异。

酒精性肝病病死率的上升与营养不良程度相关。维生素 A 缺少或维生素 E 水平下降，也可加重肝脏损伤。富含多不饱和脂肪酸的饮食可促使酒精性肝病的进展，而饱和脂肪酸对酒精性肝病起到保护作用。肥胖或体质量超重可增加酒精性肝病进展的风险。

肝炎病毒感染与乙醇对肝脏损伤起协同作用，在肝炎病毒感染基础上饮酒，或在酒精性肝病基础上并发乙型肝炎病毒（HBV）或丙型肝炎病毒（HCV）感染，都可加速肝脏疾病的发生和发展。

## 三、临床诊断标准

（1）有长期饮酒史，一般超过 5 年，折合乙醇量男性 ≥40g/d，女性 ≥20g/d；或 2 周内有大量饮酒史，折合乙醇量 >80g/d。但应注意性别、遗传易感性等因素的影响。乙醇量（g）换算公式=饮酒量（ml）×乙醇含量（%）×0.8。乙醇使用障碍筛查量表（AUDIT）、密西根乙醇依赖筛查量表（MAST）、CAGE 问卷等量表可以用来筛选乙醇滥用和乙醇依赖。

（2）临床症状为非特异性，可无症状，或有右上腹胀痛、食欲不振、乏力、体质量减轻、黄疸等；随着病情加重，可有神经精神症状、蜘蛛痣、肝掌等表现。

（3）血清天冬氨酸氨基转移酶（AST）、丙氨酸氨基转移酶（ALT）、γ-谷氨酰转移酶（GGT）、总胆红素（TBil）、凝血酶原时间（PT）、平均红细胞容积（MCV）和缺糖转铁蛋白（CDT）等指标升高。其中 AST/ALT>2、GGT 升高、MCV 升高为酒精性肝病的特点，而 CDT 测定虽然较特异但临床未常规开展。禁酒后这些指标可明显下降，通常 4 周内基本恢复正常（但 GGT 恢复较慢），有助于诊断。

（4）肝脏 B 型超声、X 线计算机断层摄影术（CT）、磁共振成像（MRI）或瞬时弹性成像检查有典型表现（见本指南影像学诊断部分）。

（5）排除嗜肝病毒现症感染、药物和中毒性肝损伤、自身免疫性肝病等。

推荐意见：酒精性肝病无特异性临床诊断方法，长期饮酒史的仔细询问非常重要，符合第 1 项者，排除其他原因的肝病，同时具有第 3、4 项者，可诊断为酒精性肝病；符合第 1、3、4 项，同时有病毒性肝炎现症感染证据者，可诊断为酒精性肝病伴病毒性肝炎（A1）。符合酒精性肝病临床诊断标准者，其临床分型诊断如下。

1）轻症酒精性肝病：肝脏生物化学指标、影像学和组织病理学检查结果基本正常或轻微异常。

2）酒精性脂肪肝：影像学诊断符合脂肪肝标准，血清 ALT、AST 或 GGT 可轻微异常。

3）酒精性肝炎：是短期内肝细胞大量坏死引起的一组临床病理综合征，可发生于有或无肝硬化的基础上，主要表现为血清 ALT、AST 或 GGT 升高，可有血清 TBil 增高，可伴有发热、外周血中性粒细胞升高。重症酒精性肝炎是指酒精性肝炎患者出现肝衰竭的表现，如黄疸、凝血机制障碍、肝性脑病、急性肾衰竭、上消化道出血等，常伴有内毒素血症。

4）酒精性肝纤维化：临床症状、体征、常规超声显像和 CT 检查常无特征性改变。未做肝活组织检查时，应结合饮酒史、瞬时弹性成像或 MRI、血清纤维化标志物（透明质酸、Ⅲ型胶原、Ⅳ型胶原、层粘连蛋白）、GGT、AST/ALT、AST/血小板值、胆固醇、载脂蛋白-A1、TBil、α2 巨球蛋白、铁蛋白、稳态模式胰岛素抵抗等改变，综合评估，做出诊断。

5）酒精性肝硬化：有肝硬化的临床表现和血清生物化学指标、瞬时弹性成像及影像学的改变。

## 四、影像学诊断

（1）超声显像诊断：具备以下 3 项腹部超声表现中的 2 项者为弥漫性脂肪肝：①肝脏近场回声弥漫性增强，回声强于肾脏；②肝脏远场回声逐渐衰减；③肝内管道结构显示不清。超声显像诊断不能区分单纯性脂肪肝与脂肪性肝炎，且难以检出<30%的肝细胞脂肪变，且易受设备和操作者水平的影响。

（2）瞬时弹性成像诊断：能通过 1 次检测同时得到肝脏硬度和肝脏脂肪变程度 2 个指标。受控衰减参数（CAP）测定系统诊断肝脏脂肪变的灵敏度很高，可检出仅有 5%的肝脏脂肪变性，特异性高、稳定性好，且 CAP 诊断不同程度肝脏脂肪变的阈值不受慢性肝病病因的影响。瞬时弹性成像用于酒精性肝病进展期肝纤维化及肝硬化，肝脏硬度（LSM）临界值分别为 12.96kPa 及 22.7kPa。定期瞬时弹性成像监测有利于患者预后评估。

（3）CT 诊断：弥漫性肝脏密度降低，肝脏与脾脏的 CT 值之比≤1。弥漫性肝脏密度降低，肝/脾 CT 值≤1.0 但>0.7 者为轻度，肝/脾 CT 值≤0.7 但>0.5 者为中度，肝/脾 CT 值≤0.5 者为重度。

（4）MRI 诊断：磁共振波谱分析、双回波同相位和反相位肝脏 MRI 可以定量评估酒精性肝病肝脏脂肪变程度。磁共振弹性成像（MRE）用来诊断肝纤维化的界值为 2.93kPa，预测敏感度为 98%、特异度为 99%。MRE 可完整评估肝脏实质的病变，且不受肥胖、腹水的影响。MRE 对纤维化分期（F2~F4）的受试者工作特征曲线下面积（AUROC）接近 1。缺点：其他原因如炎症、脂肪变、血管充血、胆汁淤积、门静脉高压等亦可导致肝脏硬度增加，从而使 MRE 评估纤维化受到干扰；此外，检查费用昂贵、设备要求高等，使 MRE 的普及程度不及瞬时弹性成像。

推荐意见 1：超声是目前最常用的酒精性脂肪肝诊断方法，具有无辐射、无创伤、价格低廉等优点，可作为首选；然而超声无法敏感识别 30%以下的肝脏脂肪变，存在操作者和仪器依赖性，不能区分单纯性脂肪肝与脂肪性肝炎。CT 可以对肝脏进行整体评估，鉴别肝癌或者局部脂肪沉积，但是 CT 存在辐射且很难评估肝脏纤维化。MRI 尤其是 1H 磁共振质谱成像，可以无创、定量评价肝脏脂肪含量，但是费用昂贵并且需要特殊设备，限制了其在临床的广泛应用（A1）。

推荐意见 2：肝纤维化是最重要的转归决定因素，识别和定量评估纤维化是判断病情、随访疗效、评估预后的关键环节。在资源有限的情况下，推荐使用 AST/血小板值作为无创肝纤维化初步评估；在设备且经济条件允许的情况下，推荐瞬时弹性成像或 FibroTest 作为无创肝纤维化评估的首选检测（A1）。

推荐意见 3：瞬时弹性成像快速、简单、安全、易学，可广泛应用。它的主要不足是无法对有腹水及病态肥胖者进行准确检测，操作经验不足也会限制其应用。正确解读瞬时弹性成像结果需要考虑以下因素：四分位距（IQR）/中位数（<30%），血清转氨酶水平（<5×正常值上限），人体质量指数>30，或皮肤到肝包膜距离>25mm 时使用 XL 探头，无肝外胆汁淤积，无右心衰或其他原因引起的肝脏淤血，无持续过量的乙醇摄入（A1）。

## 五、组织病理学诊断

酒精性肝病病理学改变主要为大泡性或大泡性为主伴小泡性的混合性肝细胞脂肪变性。依据病变肝组织是否伴有炎症反应和纤维化，可分为单纯性脂肪肝、酒精性肝炎、肝纤维化和肝硬化。酒精性肝病的病理学诊断报告应包括肝脂肪变程度（F0～F3）、炎症程度（G0～G4）、肝纤维化分级（S0～S4）。

**1. 单纯性脂肪肝** 依据肝细胞脂肪变性占据所获取肝组织标本量的范围，分为 3 度（F0～F3）：F0，<5%肝细胞脂肪变；F1，≥5%且<33%肝细胞脂肪变；F2，≥33%且<66%肝细胞脂肪变；F3，≥66%肝细胞脂肪变。

**2. 酒精性肝炎和肝纤维化** 酒精性肝炎时肝脏脂肪变程度与单纯性脂肪肝一致，分为 3 度（F0～F3），依据炎症程度分为 4 级（G0～G4）。G0，无炎症；G1，腺泡 3 带呈现少数气球样肝细胞，腺泡内散在个别点灶状坏死和中央静脉周围炎；G2，腺泡 3 带明显气球样肝细胞，腺泡内点灶状坏死增多，出现 Mallory 小体，门管区轻至中度炎症；G3，腺泡 3 带广泛的气球样肝细胞，腺泡内点灶状坏死明显，出现 Mallory 小体和凋亡小体，门管区中度炎症和（或）门管区周围炎症；G4，融合性坏死和（或）桥接坏死。

依据纤维化的范围和形态，肝纤维化分为 4 期（S0～S4）：S0，无纤维化；S1，腺泡 3 带局灶性或广泛的窦周/细胞周围纤维化和中央静脉周围纤维化；S2，纤维化扩展到门管区，中央静脉周围硬化性玻璃样坏死，局灶性或广泛的门管区星芒状纤维化；S3，腺泡内广泛纤维化，局灶性或广泛的桥接纤维化；S4，肝硬化。

推荐意见：酒精性肝病的病理学诊断报告需包括肝脏脂肪变程度（F0～F3）、炎症坏死程度（G0～G4），及肝纤维化分级（S0～S4）（C1）。

**3. 酒精性肝硬化** 肝小叶结构完全毁损，代之以假小叶形成和广泛纤维化，为小结节性肝硬化。根据纤维间隔有无界面性肝炎，分为活动性和静止性。

## 六、酒精性肝病的治疗

### （一）评估方法

有多种方法用于评价酒精性肝病的严重程度及近期存活率，主要包括 Child-Pugh 分级、PT-胆红素判别函数（Maddrey 判别函数）、终末期肝病模型（MELD）积分、Glasgow 酒精性肝炎评分（GAHS）、ABIC 评分、Lille 评分、瞬时弹性成像等。其中 Maddrey 判别函数的计算公式为 4.6×PT（s）差值+TBil（mg/dl），得分>32 分表示有很高的 30 天病死率。MELD 积分>18 分、Glasgow 酒精性肝炎评分>8 分、ABIC 评分>9 分提示预后不良。重症酒精性肝炎糖皮质激素治疗 7 天时可使用 Lille 评分评估，评分>0.45 分提示激素无效。

## （二）治疗

酒精性肝病的治疗原则是戒酒和营养支持，减轻酒精性肝病的严重程度，改善已存在的继发性营养不良和对症治疗酒精性肝硬化及其并发症。

**1. 戒酒**　完全戒酒是酒精性肝病最主要和最基本的治疗措施。戒酒可改善预后及肝损伤的组织学、降低门静脉压力、延缓纤维化进程、提高所有阶段酒精性肝病患者的生存率。主动戒酒比较困难者可给予巴氯芬口服。乙醇依赖者戒酒过程中要及时预防和治疗乙醇戒断综合征（可用地西泮类镇静治疗）。

**2. 营养支持**　酒精性肝病患者需要良好的营养支持，应在戒酒的基础上提供高蛋白、低脂饮食，并注意补充维生素 B、维生素 C、维生素 K 及叶酸。酒精性肝硬化患者主要补充蛋白质热量的不足，重症酒精性肝炎患者应考虑夜间加餐（约 700kcal/d），以防止肌肉萎缩，增加骨骼肌容量。韦尼克脑病症状明显者需及时补充 B 族维生素。

**3. 药物治疗**

（1）糖皮质激素可改善重症酒精性肝炎患者 28 天生存率，但对 90 天及半年生存率改善效果不明显。

（2）美他多辛可加速乙醇从血清中清除，有助于改善乙醇中毒症状、乙醇依赖及行为异常，从而提高生存率。

（3）S-腺苷蛋氨酸治疗可以改善酒精性肝病患者的临床症状和血清生物化学指标。多烯磷脂酰胆碱对酒精性肝病患者可防止组织学恶化的趋势。甘草酸制剂、水飞蓟宾类和还原型谷胱甘肽等药物有不同程度的抗氧化、抗感染、保护肝细胞膜及细胞器等作用，临床应用可改善肝脏生物化学指标。双环醇治疗也可改善酒精性肝损伤，但不宜同时应用多种抗感染保肝药物，以免加重肝脏负担及因药物间相互作用而引起不良反应。

（4）酒精性肝病患者肝脏常伴有肝纤维化的病理学改变，故应重视抗肝纤维化治疗。目前有多种抗肝纤维化中成药或方剂，今后应根据循证医学原理，按照新药临床研究规范进行大样本、随机、双盲临床试验，并重视肝组织学检查结果，以客观评估其疗效和安全性。

（5）积极处理酒精性肝硬化的并发症（如食管胃底静脉曲张破裂出血、自发性细菌性腹膜炎，肝性脑病和肝细胞肝癌等）。

（6）严重酒精性肝硬化患者可考虑肝移植。早期的肝移植可以提高患者的生存率，但要求患者肝移植前戒酒 3～6 个月，并且无其他脏器的严重酒精性损害。

推荐意见 1：戒酒是酒精性肝病治疗最基本的措施，营养支持非常重要。是否需要药物干预、用哪些药物干预需根据患者病情，采取个体化治疗（A1）。

推荐意见 2：戒酒后肝脏炎症、纤维化可仍然存在。若证实肝脏有炎症和肝纤维化分期≥F2 的患者应接受药物治疗。抗感染、保肝药物动物实验证实有效，但仍缺乏大样本严格的临床试验资料，至今尚缺乏疗效确切且可被推荐用于酒精性肝炎的治疗药物（B1）。

推荐意见 3：酒精性肝硬化患者需积极防治并发症，在戒酒 3～6 个月后可考虑肝移植治疗终末期肝病（B1）。

# 附录十一　中西医结合肝纤维化诊疗指南

肝纤维化是向肝硬化发展的必经阶段，也是影响慢性肝病预后的重要环节，严重影响了我国人民的身体健康和生活质量。近年来，国内外对肝纤维化基础与临床的研究又有了新的进展，故有必要对"肝纤维化中西医结合诊疗共识意见"进行制定。因此，中国中西医结合学会消化系统疾病专业委员会组织全国中西医消化研究领域的专家，对肝纤维化诊疗方面形成的主要观点进行总结，并先后组织国内中西医消化病专家就肝纤维化的中医证型、辨证治疗、疗效评定标准等一系列关键问题进行讨论，按照国际通行的 Delphi 法进行了

3 轮次投票，通过了"肝纤维化中西医结合诊疗指南征求意见稿（第三轮）"表决选择：①完全同意；②同意，但有一定保留；③同意，但有较大保留；④不同意，但有保留；⑤完全不同意。如果＞2/3 的人数选择①，或＞85%的人数选择①＋②，则作为条款通过。全文如下。

## 一、概念

肝纤维化在国际疾病分类（ICD-10）中可作为一种病名（K74.001），但主要是一种组织病理学概念。肝纤维化指肝组织内细胞外基质（extracellular matrix，ECM）成分过度增生与异常沉积，导致肝脏结构和（或）功能异常的病理变化，结构上表现为肝窦毛细血管化与肝小叶内及汇管区纤维化；功能上可以表现为肝功能减退、门静脉高压等。其中，肝脏损伤、肝脏星状细胞与 Kuffer 细胞被激活，是启动纤维化的重要因素。当肝内弥漫性纤维组织增生、肝细胞结节性再生、假小叶形成，即发展到肝硬化。肝纤维化属中医"胁痛""黄疸""积聚""膨胀""肝积"等范畴。按照 2005 年美国肝病学会临床诊疗指南中心的证据分类方案，正文中有关推荐意见所依据的证据共分 3 个级别 5 个等次，见附表-17。

**附表-17　推荐意见的证据质量分级**

| 等级 | 证据等级定义 |
| --- | --- |
| I | 随机对照临床试验 |
| II-1 | 有对照但非随机的临床试验 |
| II-2 | 队列研究或病例对照研究 |
| II-3 | 多时间点病例系列分析，结果明显的非对照试验 |
| III | 专家的观点及描述性流行病学研究 |

## 二、西医诊断

### （一）诊断标准

#### 1. 临床评估

（1）病因：是决定病理改变特征及其病变的基本因素，确认相关致病因素的长期存在是判断肝纤维化持续进展的基础条件。

（2）临床表现：肝纤维化患者的临床表现无特异性，差异较大。常见的临床表现有疲倦乏力、食欲不振、大便异常、肝区不适或胀或痛、面色晦暗等。部分患者可无明显症状与体征，或可表现为伴同于原发病的其他临床表现。虽然临床特征对肝纤维化程度的反映有滞后性，预测价值有限，但其在随访和预后评估方面仍有一定作用。

#### 2. 血清学指标
肝纤维化的血清学标志物分为直接血清学标志物和间接血清学标志物。目前认为反映细胞外基质（ECM）成分的透明质酸（HA）、III型前胶原肽或其代谢片段（包括 PIII、P II NP、PIIICP）、IV型胶原或其代谢片段（包括 PIV-NP、PIV-NC1、PIV）及层粘连蛋白（LN）；反映 ECM 改变相关酶的基质蛋白酶抑制因子-1（TIMP-1）和反映纤维化形成的相关细胞因子转化生长因子$\beta_1$（TGF$\beta_1$）进行联合检测较有意义。上述 6 项指标中有 2 项以上指标有异常者对肝纤维化诊断有提示意义。某些"间接"指标也可用于肝纤维化的诊断，如血小板（PLT）、白蛋白、胆红素及包括胰岛素抵抗等在内的影响纤维化的因素。

#### 3. 影像学诊断

（1）B 型超声波可提供肝脏表面、肝脏体积、肝脏实质、脾脏大小、门静脉管径和每分钟血流参数、脾静脉管径及胆囊改变等各项观察指标的数值，有助于动态观察纤维化程度。但这些方法指标对检测晚期肝纤维化脾大、门静脉增宽具有较高的灵敏度和特异性，对轻或中度肝纤维化却不灵敏。且超声受操作者主观判断影响，客观性较弱。腹部 CT、MRI 也可以用于肝纤维化严重程度分析。但其对早期肝纤维化的诊断不敏感，且 CT、MRI 肝脏弥漫性实质性病变的价值远不如肝内局灶性占位性病变，故不推荐作为常规检查，而主要用于 B 型超声的补充。

（2）FibroScan 瞬时弹性成像系统被称之为 FibroScan（FS），目前在临床上较普及应用于肝纤维化与肝硬化的诊断评估、抗纤维化疗效动态监测及肝硬化并发症的预测等。Roulot 等使用 FibroScan 检测 429 例健康对照者，建立了 FibroScan 正常值，男性为（5.8±1.54）kPa，女性为（5.23±1.59）kPa，目前临床上肝脏弹性值的界定范围尚无公识，一般认为 7.5～17.5kPa 纤维化可能性较大，说明 FibroScan 能够准确区分出健康者与肝纤维化患者，可以作为一种筛选方法用于临床。但肝脏的弹性与肝纤维化程度呈非线性关系，因而弹性影像诊断技术对肝纤维化，尤其是早期肝纤维化诊断准确性低。且 FS 受体质量指数（BMI）、肋间隙宽度、年龄及操作者经验等影响。

（3）声辐射力脉冲成像（acoutic radiation force impulse，ARFI）属于振动性弹性成像的一种，能间接反映该区域肝组织的硬度。由于肝纤维化过程是肝内胶原纤维逐渐增多而导致肝组织硬度增加的过程，因此 ARFI 可从横向弹性参数上间接反映肝组织的弹性硬度，从而推测肝纤维化的程度。由于可以通过超声检测选择待评价区域，ARFI 可以避免解剖学障碍，如大血管等，而且肝脏脂肪变性并不会影响 ARFI 的检测结果。Friedrich-Rust 等使用 ARFI 检测 86 例慢性病毒性肝炎患者，结果显示其与肝纤维化分期显著相关，诊断≥F2 期和 F4 期的 AUROC 分别为 0.82 和 0.91，结果与 FibroScan 相似。

**4. 其他无创性评估方法**

（1）APRI AST 与 PLT 计数比值指数：对明确慢性丙型肝炎患者有无肝纤维化具有重要意义，当 APRI 临界值为 0.5 时，其诊断慢性丙型肝炎患者有无肝纤维化的特异度和灵敏度分别为 50%和 81%；APRI 临界值为 1 时，诊断显著纤维化的特异度和灵敏度分别是 71%和 76%。

（2）Fibrotest 系统：可应用于慢性丙型肝炎、慢性乙型肝炎、酒精性肝病和非酒精性脂肪性肝病等多种肝病的纤维化检测。

（3）四因素纤维化指数模型（FIB-4）：包括 AST、ALT、血小板计数和年龄 4 项指标，计算公式为 FIB-4=（年龄×AST）/（血小板计数×ALT）。国内针对慢性乙型肝炎患者肝纤维化诊断的研究显示，FIB-4 指数对于显著肝纤维化（≥S2 级）的 AUROC 为 0.813，以 1.56 分值为界值，诊断显著肝纤维化的灵敏度、特异度、阳性预测值（PPV）和阴性预测值（NPV）分别达到 86.21%、71.43%、86.2%和 71.4%。

（4）FibroIndex：有研究显示，FibroIndex 判别≥S 3 级的 AUROC 为 0.889，以积分 3.0 为界值，诊断的灵敏度为 90.2%，特异度为 76.1%，准确性为 82.0%，且其积分与肝纤维化分期呈良好的正向线性相关。

这些无创检测均只作辅助性诊断，价值有限，不能完全代替肝穿刺活检。

**5. 组织病理学诊断** 病理组织学检查是明确诊断，衡量炎症活动度、纤维化程度，以及判定药物疗效的重要依据。肝活组织检查的基本要求包括为避免因肝穿组织太小给正确诊断带来困难，力求用粗针穿刺（最好用 16G），标本长度 1cm 以上，至少在镜下包括 6 个以上汇管区。肝活组织检查标本应做连续切片，常规做苏木精-伊红、Masson 三色染色和（或）网状纤维染色，以准确判断肝内炎症、结构改变及纤维化程度，并根据需要增加免疫组织化学染色或病毒抗原或核酸的原位检查。慢性肝炎组织学分级（Grade，G）、分期（Stage，S），见附表-18。依据 2000 年西安全国肝病会议通过的标准，将肝炎病变依炎症活动度及纤维化程度分别分为 0～4 级和 0～4 期，前者又将汇管区及汇管区周围炎症（界面炎）与小叶内炎症分为 2 项，分别按程度定级，当 2 项的程度不一致时，总的炎症活动度以高者为准。也可参照 Knodell、Ishsk、Seheuer、Chevallier 等评分系统了解肝脏纤维化程度，其中 Knodell、Ishsk、临床应用较广。

**附表-18 肝脏炎症活动度分级和纤维化程度分期标准**

| | 炎症活动度 | | | 纤维化程度 |
|---|---|---|---|---|
| 级（G） | 汇管区及周围 | 小叶内 | 期（S） | 纤维化程度 |
| 0 | 无炎症 | 无炎症 | 0 | 无 |
| 1 | 汇管区炎症 | 变性及少数点状坏死 | 1 | 汇管区纤维化扩大，局限窦周及小叶内纤维化 |
| 2 | 轻度 PN 或嗜小体 | 变性，点、灶状坏死 | 2 | 汇管区周围纤维化，纤维间隔形成，小叶结构酸小体保留 |
| 3 | 中度 PN | 融合坏死或见 BN | 3 | 纤维间隔伴小叶结构紊乱，无肝硬化 |
| 4 | 重度 PN 叶 | BN 广泛，累及多个小叶（多小叶坏死） | 4 | 早期肝硬化 |

注：PN，碎屑坏死（界面肝炎）；BN，桥接坏死。

## （二）诊断要点

（1）临床评估：包括相关病因及临床表现等观察指标。

（2）血清学标志物：前述 6 项指标中有 2 项或以上指标有异常者具有肝纤维化诊断提示意义。还可选择性参照综合血清学标志物。

（3）影像学诊断：B 超检查发现肝包膜粗糙，回声增密、增粗、增强且分布不均匀，血管走向不清等，或见门静脉内径增宽、脾脏增厚等。FS、ARFI 等对于肝纤维化诊断有较大帮助。

（4）病理组织学：肝组织苏木精–伊红、MASSON 三色染色和（或）网状纤维染色，可见纤维组织不同程度的增生，并依据 2000 年西安全国肝病会议通过的标准，将肝炎病变依炎症活动度及纤维化程度分级、分期。

## 三、中医辨证

### 1. 肝胆湿热证

主症：①口干苦或口臭；②胁胀或痛；③大便黏滞秽臭或大便不爽。

次症：①纳呆；②胃脘胀闷；③倦怠乏力；④皮肤巩膜黄染。

舌脉：舌质红，苔黄腻，脉弦数或弦滑数。

证型确定：具备主症 2 项和次症 1 或 2 项，参考舌脉象和理化检查。

### 2. 肝郁脾虚证

主症：①胁肋胀满疼痛；②胸闷善太息；③纳食减少；④神疲乏力。

次症：①精神抑郁或性情急躁；②脘腹痞闷；③面色萎黄；④大便不实或溏泻。

舌脉：舌质淡有齿痕，苔白，脉沉弦。

证型确定：具备主症 2 项和次症 1 或 2 项，参考舌脉象和理化检查。

### 3. 痰瘀互结证

主症：①面色晦暗；②体态肥胖；③纳呆口渴。

次症：①呕恶痰涎；②右胁下肿块，刺痛或钝痛，推之不移。

舌脉：舌体胖大，边有齿痕或舌质暗有瘀斑，脉弦滑或弦涩。

证型确定：具备主症 2 项和次症 1 或 2 项，参考舌脉象和理化检查。

### 4. 肝肾阴虚证

主症：①胁肋隐痛，遇劳加重；②腰膝酸软；③两目干涩。

次症：①口燥咽干；②心中烦热；③头晕目眩；④失眠多梦；⑤耳鸣如蝉。

舌脉：舌质红，苔薄白少津，脉弦细数。

证型确定：具备主症 2 项和次症 1 或 2 项，参考舌脉象和理化检查。

**5. 肝郁气滞证**

主症：①胁肋胀痛，走窜不定，甚则引及胸背肩臂；②疼痛每因情志变化而增减。

次症：①胸闷腹胀，嗳气频作；②得嗳气而胀痛稍舒；③纳少口苦。

舌脉：舌苔薄白，脉弦。

证型确定：具备主症 2 项和次症 1 或 2 项，参考舌脉象和理化检查。

## 四、治疗

### （一）治疗原则

在了解病因、病理生理基础和纤维化进展的自然史，明确纤维化的分期及疾病的活动程度的基础上，去除病因或高危因素，满足安全、有效并符合卫生经济学基本原则，合理安排治疗方案和疗程，并及时评价疗效。

### （二）西医治疗

（1）治疗原发病：戒酒是酒精性肝病治疗的核心；慢性乙型肝炎的治疗目标是持续抑制 HBV DNA 复制，使肝病获得缓解，阻止其进展为肝硬化和肝癌；在直接抗病毒药上市之前，聚乙二醇干扰素联合利巴韦林仍是我国现阶段 HCV 感染者抗病毒治疗的主要方案。放血疗法治疗遗传性血色素沉着病可以改善肝纤维化程度，血吸虫感染应清除微生物，胆道堵塞应解除胆道梗阻。非酒精性脂肪性肝病患者控制体重可以减轻肝纤维化。

（2）减少炎症和宿主免疫反应：减轻炎症或抑制宿主免疫反应，可以避免刺激 HSC 的激活，阻止肝纤维化的发生。临床用药包括糖皮质激素和水飞蓟宾等。糖皮质激素可以抑制炎症及免疫反应，多年来用于治疗自身免疫性肝炎。水飞蓟宾在肝脏中具有抗感染和抗纤维化的作用。另外，熊去氧胆酸具有抗感染、促进胆汁分泌和抗凋亡的作用，是治疗原发性胆汁性肝硬化的主要用药，可以改善肝脏组织学表现。

（3）抗氧化剂：包括维生素 E 和多烯磷脂酰胆碱等。维生素 E 作为抗氧化剂，可以减少氧化应激反应，用于 NASH 的治疗。多烯磷脂酰胆碱具有抗氧化和抗纤维化双重作用，因酒精性肝病常与氧化应激有关，氧化应激可以导致脂质过氧化、细胞损伤、炎症反应和纤维化，故多烯磷脂酰胆碱在酒精性肝病的治疗中备受关注。

（4）其他治疗：抑制星状细胞活化和增殖及促进星状细胞凋亡在动物模型中已有相关研究，其在人体中的作用还有待进一步研究。近年来出现的基因治疗、干细胞移植等为抗纤维化治疗开辟了新的思路，但目前尚缺乏临床研究证据。

### （三）中医药治疗

**1. 中医辨证治疗**

（1）肝胆湿热证

治法：清热化湿。

代表方药：茵陈蒿汤加味（《伤寒论》），药用茵陈、栀子、大黄、黄芩、泽泻、车前子（包）等；龙胆泻肝汤加减（《医方集解》），药用龙胆、栀子、黄芩、川楝子、枳壳、延胡索、泽泻、车前子等。

（2）肝郁脾虚证

治法：疏肝健脾。

代表方药：逍遥散加减（《太平惠民和剂局方》），药用柴胡、芍药、当归、薄荷、甘草、川芎、白术、茯苓等。

（3）痰瘀互结证

治法：燥湿化痰，活血化瘀。

代表方药：二陈汤（《太平惠民和剂局方》）合鳖甲煎丸加减（《金匮要略》），药用半夏、橘红、茯苓、鳖甲、乌扇、黄芩、柴胡、干姜、大黄、芍药、桂枝、厚朴、䗪虫等。

（4）肝肾阴虚证

治法：滋养肝肾。

代表方药：一贯煎加减（《续名医类案》），药用北沙参、麦冬、当归、生地黄、枸杞子、山药、山茱萸、丹皮、泽泻、茯苓等。

（5）肝郁气滞证

治法：疏肝理气。

代表方药：柴胡疏肝散加减（《景岳全书》），药用柴胡、枳壳、香附、川楝子、白芍、甘草、川芎、郁金等。

**2. 中成药治疗**

（1）扶正化瘀胶囊（片）

功效：活血祛瘀，益精养肝。

适应证：乙型肝炎肝纤维化属瘀血阻络，肝肾不足证者，症见胁下痞块，胁肋疼痛，面色晦暗，或见赤缕红斑，腰膝酸软，疲倦乏力，头晕目涩，舌质暗红或有瘀斑，苔薄或微黄，脉弦细（Ⅰ）。

（2）复方鳖甲软肝片

功效：软坚散结，化瘀解毒，益气养血。

适应证：慢性肝炎肝纤维化及早期肝硬化属瘀血阻络，气阴亏虚，热毒未尽证候者均可使用（Ⅱ-1）。

（3）大黄䗪虫丸

功效：活血破瘀，通经消痞。原为治疗五劳虚极，瘀血内结而设。

适应证：用于瘀血内停，腹部肿块，肌肤甲错，目眶暗黑，潮热羸瘦，经闭不行。孕妇禁用，过敏者停服。对实验性肝纤维化有效，临床观察发现有一定的改善血清纤维化指标作用（Ⅲ）。

（4）鳖甲煎丸

功效：消癥化积。

适应证：原用于治疗疟母，症见疟疾日久不愈，胁下痞硬肿块，近代也用于肝脾肿大属血瘀气滞者。对于慢性乙型肝炎肝纤维化、早期肝硬化、肝硬化门静脉高压等均有治疗效果（Ⅲ）。

（5）苦参素胶囊

适应证：慢性乙型肝炎病毒，乙型病毒性肝炎患者肝纤维化的辅助用药（Ⅰ）。

（6）强肝胶囊功能

功效：清热利湿，补脾养血，益气解郁。

适应证：慢性肝炎、早期肝硬化，对肝纤维化也有一定的作用。

（7）安络化纤丸

功效：健脾养肝，凉血活血，软坚散结。

适应证：慢性肝炎、早期肝硬化，对肝纤维化也有一定的作用。

**（四）中西医结合治疗要点**

在病因防治和抗肝纤维化治疗本身，现代医药目前尚无特效或高效低毒方法与药物，中西医结合治疗肝纤维化有明显的特色与优势；应用中药或中成药一定要在中医理论指导下，针对病因病机，四诊合参，辨证论治。肝纤维化呈慢性病程，需要较长疗程。

## 五、疗效评定

### （一）疗效评估的基本原则

分别按肝组织病理学和临床综合评定系统评估其疗效，不以"总有效率"判断疗效标准；疗效考核包括治疗终止时的效果及停药 3 个月或更长时间随访的持续效果。

### （二）疗效评定标准

**1. 非创伤性指标的疗效评估**　可按临床、生化、影像三大部分参数改变考核治疗的显效、有效和无效。①症状和体征：有效者在疗程结束及其后随访中，临床症状和体征明显减轻并稳定。②直接血清学标志物：有效者在疗程结束后应满足前述 6 项指标中至少 2 项或以上测定值较治疗前下降≥40%，且停药后维持稳定。③间接血清学标志物：有效者在疗程结束后应有明显改善，各项指标趋于正常，且停药后维持稳定。④影像学：有效者在疗程结束后，上述影像学指标中至少门静脉主干内径及脾厚度有明显缩小。

**2. 组织学疗效评估**　可采用半定量计分系统（SSS）。SSS 是针对研究目的而设的数学模型，它代表的是病变的相对严重程度，是病理学家依据大量科学数据、随访资料，经反复验证，确定各类病变在疾病进展中的意义，然后依据病变程度和严重性予以的量化，见附表-19、附表-20。有效：肝组织活检肝纤维化 SSS 评分较治疗前下降≥2 分。无效：凡未达到有效标准者。

**附表-19　炎症活动度半定量计分系统**

| 计分 | 汇管区炎症（P） | 小叶内炎症（L） | 碎屑坏死（PN） | 桥接坏死（BN） |
|---|---|---|---|---|
| 0 | 无 | 无 | 无 | 无 |
| 1 | 部分汇管区少量炎细胞浸润 | 变性及少数点状坏死 | 限局 PN | 偶见主要为 P-P |
| 3 | 多数汇管区较多炎细胞浸润 | 多数灶状坏死 | 多数汇管区 PN 达周长 50% | 少数出现 C-P |
| 4 | 汇管区扩大炎细胞集聚/淋巴滤泡形成 | 灶状坏死相融合 | PN 广泛＞周长 50% 深达小叶中带 | 多数 BN 小叶结构失常（包括多小叶坏死） |

注：计分：P+L+Z×（PN+BN）

**附表-20　纤维化半定量计分系统**

| 计分 | 小叶（L）静脉周/窦周 | 汇管区（P） | 纤维间隔 数量（N） | 纤维间隔 宽度（W） |
|---|---|---|---|---|
| 0 | 无 | 无 | 无 | — |
| 1 | 限局、少数 | 扩大无隔 | ≤6/10mm | 细 |
| 2 | 弥漫、多数 | 扩大有隔 | ＞6/10mm | 疏松、宽 |
| 3 | — | 肝硬化 | 肝硬化 | 致密、宽 |
| 4 | — | — | — | ≥2/3 活检面积 |

注：计分：L+P+Z×（N×W）

（黄　莎）